I Theoretische Grundlagen

II Praktische Anwendungen

Springer
*Berlin
Heidelberg
New York
Hongkong
London
Mailand
Paris
Tokio*

Susanne Smith Roley
Erna Imperatore Blanche
Roseann C. Schaaf

Sensorische Integration

Grundlagen und Therapie bei
Entwicklungsstörungen

Mit 93 Abbildungen
und 38 Tabellen

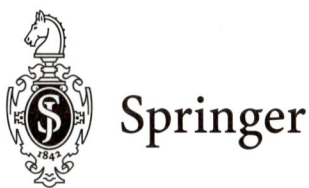

Susanne Smith Roley
c/o Pediatric Therapy Network,
1815 West 213th Street, Suite 100, Torrance
Los Angeles CA 90501, USA,
E-Mail: susanne@concentric.net

Erna Imperatore Blanche
Occupational Science and Occupational Therapy
University of Southern California
Los Angeles, CA, USA

Roseann C. Schaaf
Occupational Therapy
Thomas Jefferson University
Philadelphia, PA, USA

Übersetzung koordiniert von Elisabeth Söchting

Elisabeth Söchting
GSIÖ, Königsbühelstraße 53, A-2384 Breitenfurt,
E-Mail: office@sensorische-integration.at

ISBN 3-540-00093-3   Springer-Verlag Berlin Heidelberg New York

Bibliografische Information Der Deutschen Bibliothek
Die Deutsche Bibliothek verzeichnet diese Publikation in der Deutschen Nationalbibliografie; detaillierte bibliografische Daten sind im Internet über <http://dnb.ddb.de> abrufbar

Dieses Werk ist urheberrechtlich geschützt. Die dadurch begründeten Rechte, insbesondere die der Übersetzung, des Nachdrucks, des Vortrags, der Entnahme von Abbildungen und Tabellen, der Funksendung, der Mikroverfilmung oder der Vervielfältigung auf anderen Wegen und der Speicherung in Datenverarbeitungsanlagen, bleiben, auch bei nur auszugsweiser Verwertung, vorbehalten. Eine Vervielfältigung dieses Werkes oder von Teilen dieses Werkes ist auch im Einzelfall nur in den Grenzen der gesetzlichen Bestimmungen des Urheberrechtsgesetzes der Bundesrepublik Deutschland vom 9. September 1965 in der jeweils geltenden Fassung zulässig. Sie ist grundsätzlich vergütungspflichtig. Zuwiderhandlungen unterliegen den Strafbestimmungen des Urheberrechtsgesetzes.

Springer-Verlag Berlin Heidelberg New York
ein Unternehmen der BertelsmannSpringer Science+Business Media GmbH

http://www.springer.de/medizin

© Springer-Verlag Berlin Heidelberg 2004
Printed in Germany

Die Wiedergabe von Gebrauchsnamen, Handelsnamen, Warenbezeichnungen usw. in diesem Werk berechtigt auch ohne besondere Kennzeichnung nicht zu der Annahme, daß solche Namen im Sinne der Warenzeichen- und Markenschutzgesetzgebung als frei zu betrachten wären und daher von jedermann benutzt werden dürften.

Produkthaftung: Für Angaben über Dosierungsanweisungen und Applikationsformen kann vom Verlag keine Gewähr übernommen werden. Derartige Angaben müssen vom jeweiligen Anwender im Einzelfall anhand anderer Literaturstellen auf ihre Richtigkeit überprüft werden.

Umschlaggestaltung: deblik Berlin
Layout: deblik Berlin
Satz und Repro: AM-productions GmbH, Wiesloch
Gedruckt auf säurefreiem Papier   22/3160/is – 5 4 3 2 1 0

Vorwort zur deutschen Ausgabe

Zunächst möchte ich mich bei den Herausgeberinnen des Buches „Understanding Sensory Integration with Diverse Populations", insbesondere Susanne und Erna, für die langjährige Zusammenarbeit, Unterstützung und Förderung der Gesellschaft für Sensorische Integration in Österreich (GSIÖ) bedanken. Diese gipfelte nun in der Zusammenarbeit, die – wenngleich mit verteilten Rollen – erforderlich war, damit das Erscheinen dieses Buches auf Deutsch möglich wurde!

Mit der Übersetzung dieses Fachbuchs betraut zu werden bedeutete nicht nur einen Ausdruck der Anerkennung, sondern es bot mir und den 13 Kolleginnen, die an der Übersetzung mitarbeiteten, die Gelegenheit, die Texte intensiv kennen zu lernen.

Im Verlauf der Übersetzung und Überarbeitung der Kapitel wurden mir die hohe Qualität der Beiträge und die immense Bedeutung dieses Buches nicht nur für die SI, sondern für die gesamte Ergotherapie im deutschen Sprachraum zunehmend bewusst. Für eine Therapierichtung, deren Vertreterinnen immer noch ins Stocken geraten, wenn sie erklären sollen, was das Besondere der Ergotherapie ausmacht, da der ergotherapeutische Ansatz einerseits so banal („die alltägliche Beschäftigung") und andererseits so komplex und facettenreich ist!

Die deutschsprachige Literatur zur Sensorischen Integration stammt, abgesehen vereinzelten Übersetzungen, nicht von Ergotherapeutinnen, sondern aus der Feder von Berufsgruppen, die Sensorische Integration in einen pädagogischen, medizinischen oder psychologischen Rahmen stellten. Diese Interpretationen führten immer wieder zu einer verzerrten Darstellung des SI-Konzeptes, da der in der Ergotherapie zentrale Gedanke der „occupation", der Beschäftigung im Sinne der individuellen Alltags- oder Umweltbewältigung, verloren ging. Für die Ergotherapeutin Jean Ayres war dies neben der neurophysiologischen Basis, auf die sie ihr Konzept stellte, jedoch eine implizite Grundannahme der Theorie und Praxis der Sensorischen Integration.

Zwischen Leserinnen der Arbeiten Ayres', die aus dem Fachbereich der Ergotherapie kommen, und solchen mit einem anderen beruflichen Hintergrund ergaben sich daraus immer wieder Missverständnisse und Diskrepanzen hinsichtlich Verständnis, Beurteilung, Interpretation und praktischer Umsetzung: Für Ergotherapeutinnen sind die komplexe Sichtweise des Menschen als handelndes Wesen in seiner Umwelt sowie der intensive Dialog und die vertrauensvolle therapeutische Beziehung selbstverständliche Elemente der SI – denn sie sind Grundelemente der Ergotherapie. Für manche Außenstehende mag diese kindzentrierte Form der Therapie, die dem Kind maximale Kontrolle und Selbststeuerung überlässt, nach Spiel oder Spielerei aussehen und das strukturierte funktionelle Training vermissen lassen. Andere kritisierten die SI wegen ihrer neurophysiologischen Basis als zu biologistisch und einseitig oder vermissten die Interaktion zwischen Therapeutin und Kind.

Leider waren wir Therapeutinnen oft nicht in der Lage, in der ganzen Komplexität zu erläutern, welche klinischen Überlegungen und Schlussfolgerungen wir in der Ergotherapie nach den Prinzipien der Sensorischen Integrationstherapie anstellen, welche Aspekte des

Kindes, seiner Lebenssituation und seines Zustandes im jeweiligen Moment wir berücksichtigen, nach welchen Prinzipien wir Therapiemaßnahmen setzen und worauf wir damit abzielen. So kann das vorliegende Buch ein Sprachrohr für die Ergotherapie sein: Es fasst all das in Worte, was während der Therapie in unserem Kopf abläuft und auf welch komplexen Überlegungen unsere Intervention begründet ist.

Heute ist „Occupational Science", die Wissenschaft von der menschlichen Beschäftigung, eine eigene Wissenschaftsdisziplin. Ayres hatte die Person mit ihrem Bedürfnis nach Beschäftigung, die für sie in ihrer individuellen Lebenssituation Bedeutung hat, bereits lange in den Mittelpunkt gestellt, bevor dieser Perspektive ein offizieller Platz in der Wissenschaft eingeräumt wurde: 1989, im Jahr nach Ayres' Tod wurde die „Occupational Science" an der University of Southern California in L.A. als Doktoratsstudium eingeführt. Es ist dieselbe Universität, an der sie die Sensorische Integration begründet und erforscht hatte, an der SI bis heute weiterentwickelt und gelehrt wird und zu der auch die Herausgeberinnen dieses Buches in enger Verbindung stehen.

Dieses Fachbuch ist ein Beleg dafür, wie weit es Ergotherapeutinnen im Bereich des wissenschaftlichen Arbeitens bringen können, sofern ihnen der Zugang zu Wissenschaft und Forschung möglich ist. Sämtliche Autorinnen dieses Bandes sind Ergotherapeutinnen mit einem Studienabschluss in Ergotherapie/"Occupational Therapy" und teilweise mit Doktoraten in „Occupational Science" oder anderen Fachdisziplinen. Die Beiträge stellen das originale Konzept und seine Weiterentwicklung durch die „zweite Generation von Forschenden, Lehrenden und Praktizierenden" nach Ayres wissenschaftlich fundiert dar. Ein derartiges Werk aus ergotherapeutischer Feder konnte im deutschen Sprachraum bislang nicht zustande kommen, da die Akademisierung unserer Berufsausbildung gerade erst am Beginn steht. Dies ist mit ein Grund, warum die SI im deutschen Sprachraum eine völlig andere Entwicklung genommen hat als in den USA und in anderen Ländern, wo Ergotherapeutinnen selbst aus ihrem Berufsverständnis heraus relevante Fragestellungen untersuchen, dazu publizieren und so zur Theorieentwicklung beitragen konnten.

Die Übersetzung dieses Buches soll es den deutschsprachigen SI-Interessierten erleichtern, mit den aktuellen Erkenntnissen und neuen Entwicklungen in der SI auf dem Laufenden zu bleiben. Wir hoffen, dass dieses Buch nicht rasch überflogen in einem Regal landet, sondern dass es sich als Grundlagenliteratur für Kurse und Ausbildungen in Sensorischer Integration etablieren kann und nicht nur gelesen, sondern durchgearbeitet wird und von vielen Kolleginnen und Kollegen als Arbeitsunterlage im Berufsalltag genützt wird!

Anmerkungen zur Übersetzung

Als SI-Expertinnen haben wir uns die Freiheit genommen, nicht immer eine wortgetreue Übersetzung zu liefern, sondern herauszuarbeiten, was die Autorinnen betonen wollen oder was „hinter" einem Satz steht. Wir haben auch versucht, kulturelle Eigenheiten auf den deutschen Sprachraum abzustimmen.

Der ergotherapeutischen Leserschaft wird der für die Übersetzung gewählte Begriff „Beschäftigung" auffallen, der ja im deutschen Sprachraum in weiten Teilen der Ergotherapie aus der Fachterminologie verbannt wurde. Der Grund liegt darin, dass ich als Hauptver-

Vorwort zur deutschen Ausgabe

antwortliche für diese Übersetzung zugleich eine Verfechterin des Beschäftigungsbegriffes bin.

„Beschäftigung" entspricht meiner Meinung nach in seiner vollen Bedeutung dem Begriff „occupation" und zwar in allen drei Aspekten:

- beruflich („bei einer Firma beschäftigt sein"),
- als Zeitvertreib („zu beschäftigt sein, um im Augenblick etwas anderes tun zu können", wobei „beschäftigt sein" keineswegs nur für sinnlose Betätigung steht. Freizeitbeschäftigungen sind natürlich ganz im Sinne der Ergotherapie eingeschlossen) und
- geistig („sich mit einem interessanten Thema beschäftigen","eine Studie beschäftigt sich mit eine aktuellen Frage").

Der in Deutschland aktuelle Begriff „Betätigung" reduziert die Inhalte des Begriffes „occupation", da der Aspekt der gedanklichen Beschäftigung nicht enthalten ist. Betrachtet man die historische Entwicklung der Berufsparadigmen, so mag der Betätigungsbegriff gut dem funktionellen Denken der letzten Jahrzehnte entsprechen. Dem ganzheitlichen Ansatz, der nicht zuletzt durch die Entwicklung der „Occupational Science" zunehmend die Berufsphilosophie prägt, entspricht der Ausdruck „Beschäftigung" mit seiner umfassenden Bedeutung weit mehr.

Ich möchte in diesem Zusammenhang auch auf meinen Artikel „Put Occupation back into Therapy!" in der österreichischen Fachzeitschrift ergotherapie (2000) verweisen.

Weiter möchte ich erwähnen, dass in der Originalausgabe durchgehend die Formulierung „Kind/Mensch mit Behinderung" zu finden ist. Durch diese Ausdrucksweise wird betont, dass die Person im Mittelpunkt steht und die Behinderung ein Attribut unter vielen ist. Diese Formulierung wurde in der Übersetzung nicht durchgehend beibehalten, da sie den Text unnötig verlängern und den Lesefluss behindern würde. Ich hoffe, dass der Respekt vor der Individualität der Klienten trotzdem zum Ausdruck kommt.

Als Service für die Leser wurden der deutschen Ausgabe ein Index und ein Glossar hinzugefügt. Anhand des Index lassen sich Textstellen, in denen bestimmte Begriffe vorkommen, rasch auffinden. Im Glossar sind gekennzeichnete Wörter näher erläutert.

Abschließend möchte ich mich beim Springer-Verlag für die Bereitschaft bedanken, dieses Buch auf Deutsch herauszugeben. Mein besonderer Dank gilt Frau Marga Botsch und Frau Heidrun Becker für die gute Zusammenarbeit beim Lektorat, für ihr Bemühen, die Thematik zu verstehen, und für ihre nützlichen Tipps und Anregungen.

Elisabeth Söchting

Im Glossar (Kap. 21) finden Sie ausführliche Erläuterungen zu den im Text in blauer Schrift und mit einem Pfeil gekennzeichneten ▶ **Begriffen**.

Geleitwort zur amerikanischen Ausgabe

Beschäftigungen sind jene Aktivitäten, die das Leben lebenswert machen. Sie reichen von den routinemäßigen Alltagsaktivitäten, die der Gesundheit und Hygiene dienen, bis zu Beschäftigungen, die Ausdruck unserer Vorlieben und Passionen sind. Wilcock (1998) definierte die „Deprivation von Beschäftigung" als einen Zustand, in dem einer Person Möglichkeiten fehlen, Aktivitäten auszuführen, die der Entwicklung von Fähigkeiten, der Gesundheitsförderung und dem Wohlbefinden dienen. In der jüngst gebildeten ▶ **International Society of Occupational Scientists** vertritt sie mit ihren Kolleginnen das Prinzip der „occupational justice": In einer wirklich humanen Welt sollte allen Menschen zu einem mit bedeutungsvollen und gesundheitsfördernden Beschäftigungen erfüllten Leben verholfen werden.

Zu den häufigsten Hindernissen, die sich der „occupational justice" für Kinder und manche Erwachsene in den Weg stellen, zählen sensorisch-integrative Dysfunktionen. Kinder und Erwachsene mit dieser Beeinträchtigung erleben normalerweise eine Einschränkung des Beschäftigungsverhaltens, die nichts mit Armut oder sozialer Ungerechtigkeit zu tun hat, sondern mit den funktionsuntüchtigen neuralen Mechanismen ihres eigenen Körpers. Da sie Sinnesempfindungen, die sich aus Erfahrungen ergeben, nicht richtig interpretieren können, neigen diese Personen dazu, sich von Beschäftigungen zurückzuziehen. Glücklicherweise wurde diese zuvor vernachlässigte Störung vor über 20 Jahren von Dr. A.J. Ayres identifiziert. Sie widmete den Rest ihres Lebens der Entwicklung einer Theorie zur Erklärung der neurologischen Grundlagen dieser Störung, woraus sich ein wirksamer therapeutischer Ansatz ergab. In der Folge konnten Ergotherapeutinnen und Angehörige anderer Gesundheitsberufe diese Theorie studieren und in der Praxis anwenden. Sie befähigen damit Personen, die sonst unter der Deprivation von Beschäftigungen leiden müssten, zur Ausführung von Aktivitäten, die ihre Fähigkeiten erweitern, ihre sensorische Verarbeitung verbessern und letztlich ihre Gesundheit fördern.

Seit ihrem Tod 1988 hat das intellektuelle Erbe von Dr. Ayres noch an Bedeutung gewonnen. Die nächste Generation von Forscherinnen, Lehrenden und Praktikerinnen setzt die von ihr initiierte wissenschaftliche Forschung im neuen Millennium fort. Die Herausgeberinnen, Susanne Smith Roley, Erna Imperatore Blanche und Roseann Schaaf, und die Autorinnen dieses Buches gehören zu dieser Gruppe. Den Herausgeberinnen gebührt spezielles Lob, weil sie die Motivation und den Weitblick besessen haben, Kapitel zum aktuellsten Forschungsstand und zur klinischen Praxis der Sensorischen Integration in einem Band zu vereinen. So ist dieses Buch in gewissem Sinn eine bis zum Rand gefüllte Schatzkiste, und die einzelnen Kapitel stellen mit ihren Schwerpunkten und ihrer inhaltlichen Tiefe die Vielfalt der wertvollen Juwelen und Perlen dar.

Die in diesem Buch zusammengetragenen aktuellen Literaturüberblicke zeigen, dass Dr. Ayres' anfängliche theoretische Formulierungen nicht antiquiert sind. So vertrat z. B. Ayres die Position, dass Erfahrungen die Entwicklung des Gehirns beeinflussen und umgekehrt die Gehirnentwicklung und die neuralen Mechanismen auf das Verhalten einwirken. Jacobs & Schneider und Kraemer bestätigen diese Theorien in ihren Kapiteln. Kraemer führt Studien an, die zeigen, dass die Auswirkungen von Erfahrungen auf Gehirnentwicklung und Verhalten sogar größer sind, als bisher angenommen. Die aktuellen wissenschaftlichen Erkenntnisse sind also weit davon entfernt, die Grundsätze des Konzeptes der Sensorischen Integration zu widerlegen, sondern führen vielmehr zu einem verfeinerten und verbesserten Verständnis.

Miller et al. stellen die Hypothese auf, dass zusätzlich zu den ursprünglich von Ayres beschriebenen Störungsbildern ein neues Syndrom der Sensorischen Integrationsstörung existiert, das sie sensorische Modulationsstörung nennen.

Giuffrida führt ein Informationsverarbeitungsmodell ein, um unser Verständnis der Praxie zu vertiefen.

Blanche & Parham erweitern Ayres' Vorstellung davon, wie die Sensorische Integration die Verhaltensorganisation beeinflusst, indem sie eine Perspektive vorstellen, die die ▶ **Orchestierung** von Aktivitäten in Zeit und Raum umfasst.

Andere Beiträge wie die Kapitel über Ideation von May-Benson, über Propriozeption von Blanche & Schaaf und über Aufmerksamkeit und Erregungszustand von Reeves synthetisieren neueste wissenschaftliche Erkenntnisse mit Themen, die Dr. Ayres für wichtig hielt. Diese Kapitel stimmen Ayres' Perspektive auf die neuesten Erkenntnisse zur Sensorischen Integration ab. Aktuelle wissenschaftliche Fortschritte scheinen Ayres' ursprüngliche Beschreibung der sensorisch-integrativen Funktionsstörung kategorisch zu bestätigen.

Die Kapitel des Praxisteils beeindrucken durch ihre Ausführlichkeit und Komplexität sowie durch die intensive Verbindung von Theorie und Praxis. Hoshmand und Polkinghorne (1992) warnten davor, dass in gehobenen Berufen die Theorie den Bezug zur Praxis verlieren kann und parallel dazu die Praktiker ihre Arbeit ohne theoretischen Hintergrund ausführen. Die Kapitel in diesem Buch zeigen hingegen deutlich, dass die Theorie und Praxis der Sensorischen Integration eng miteinander verbunden sind. Beim Studium dieser Kapitel zeigen sich die klinischen Rätsel, auf die die theoretische Arbeit ausgerichtet sein muss, und die detaillierten Anwendungen der Theorie in der therapeutischen Praxis.

Die beiden Kapitel zur Befundung (Assessment) erläutern diese Art von Reziprozität. Burkes ▶ **narrativer** Befunderhebungsansatz (durch freie Erzählungen der Klienten) ergänzt die von Dr. Ayres entwickelten standardisierten Testverfahren. Er integriert Ayres' theoretisches Konzept, indem praktische Informationen hinzugefügt werden, die nur in einem flexiblen, offenen klinischen Überlegungsprozess (▶ **Klinisches Reasoning**) gewonnen werden können.

Windsor et al. stellen einen auf der Theorie der Sensorischen Integration beruhenden Befundungsansatz vor, der ein besseres Verständnis für die Partizipation der Klienten in ihrer sozialen Welt bietet. In beiden Ansätzen stellen Konstrukte der Sensorischen Integration die Basis für das Verständnis des Zustandes des Klienten dar. Indem die Autorinnen Verbindungen zwischen der Sensorischen Integrationsstörung und anderen Parametern im Leben des Klienten ansprechen, unterstreichen sie den Bedarf nach systematischer Forschung über diese hypothetischen Beziehungen.

Eine andere bedeutsame Leistung dieses Bandes liegt darin, dass die Anwendbarkeit der Theorie und Praxis der Sensorischen Integration auf unterschiedliche Patientengruppen herausgearbeitet wird. Dr. Ayres bemühte sich ihr Leben lang darum, ihre Theorie auf aphasische, lernbehinderte und autistische Kinder zu erweitern.

Als Fortsetzung dieser Tradition enthält das Buch sorgfältig aufbereitete Kapitel über die Anwendung der SI-Theorie bei jungen Risikokindern (Schaaf & Anzalone, Kap. 14), bei sehbehinderten und blinden Kindern (Roley & Schneck, Kap. 15), bei Kindern mit Zerebralparese (Blanche & Nakasuji, Kap. 16), bei autistischen Kindern (Mailloux, Kap. 17), bei institutionalisierten und (beschäftigungs)deprivierten Kindern (Cermak, Kap. 18), bei Personen mit Fragilem X-Syndrom (Hickman, Kap. 19) und Down-Syndrom (Giuffrida, Kap. 8). Diese Kapitel beschreiben, wie die Theorie und Praxis der Sensorischen Integration bei diesen Störungsbildern das Wissen anderer Ansätze ergänzen kann.

Ein weiteres Thema ist die besondere Philosophie, die hinter dem Behandlungskonzept der SI steht, obwohl es ursprünglich als wissenschaftliche Theorie entwickelt wurde. Kernelement dieser Philosophie ist der spielerische und einfühlsame Kontext, in dem die Behandlung stattfinden sollte. In diesem Rahmen wird ein Angebot an sensorischen Erfahrungen zur Verfügung gestellt, das von einer geübten Therapeutin genau überwacht wird. Zum Beispiel beschreibt Reeves in ihrem Kapitel über Regulation, Erregungszustand und Aufmerksamkeit die SI-Behandlung als Schaffen von Gelegenheiten, um adäquate anpassende Reaktionen zu bahnen. Und Mailloux beschreibt in ihrem Kapitel über Autismus die Wichtigkeit einer sicheren und behaglichen Umgebung, in der vielfältige Sinnesreize erfahren und interpretiert werden können. Ganz gleich wo oder mit welcher Gruppe von Patienten nach der Sensorischen Integrationstherapie gearbeitet wird, sollte der Klient aktiv an herausfordernden Aktivitäten beteiligt sein, die weder belastend noch langweilig, sondern befriedigend und lustig sind und Selbstvertrauen und Kompetenz vermitteln.

Vor dem Hintergrund dieser Philosophie und der Forschungsergebnisse ihrer Dissertation wendet Blanche die SI-Theorie auf das allgemeinere Thema der Umgestaltung des Lebensstils („lifestyle redesign") für jedermann an. Blanches Studie ergab, dass Erwachsene automatisch Berufe wählen, die ihren sensorischen Bedürfnissen entsprechen. Sie ist überzeugt, dass die kreative Anwendung der SI-Theorie auf die menschliche Existenz generell die Menschen gesünder und glücklicher machen könnte. Denn Personen, die in der Lage sind, ihre sensorischen Bedürfnisse zu erkennen und ihre Aktivitäten darauf abzustimmen, können Stress reduzieren und ihrem Leben eine positive Ausrichtung geben.

Mit diesem Buch wird die hervorragende Leistung des Konzeptes der Sensorischen Integration auf ein neues Niveau gehoben und seine große potenzielle Wirkung auf viele Lebensbereiche der Menschen veranschaulicht.

Univ. Prof. Dr. Florence Clark

Literatur

Ayres, J. *Sensory Integration and Learning Disorders*. (1972). Los Angeles, California: Western Psychological Services.

Ayres, J. *Sensory Integration and the Child*. (1979). Los Angeles, California: Western Psychological Services.

Hoshmand, L. T., & Polkinghorne, D. E. (1992). Redefining the Science-Practice Relationship and Professional Training. *American Psychologist, 47*, 55–65.

Wilcock, A. A. *An Occupational Perspective of Health*. (1998). Thorofare, New Jersey: SLACK Incorporated.

Vorwort zur amerikanischen Ausgabe

Dr. A. Jean Ayres, die Begründerin des ergotherapeutischen Konzeptes der Sensorischen Integration (SI), wandte ihre Theorie während ihrer beruflichen Laufbahn auf zahlreiche diagnostische Gruppen an (1972a, 1979). Der klassische Informationsfilm zur Sensorischen Integration „Help Me Be Me" (Brown 1974) enthält eine unvergessliche Szene, in der eine erwachsene Frau mit Entwicklungsbehinderung außerstande ist, ein Ei aufzuschlagen. Im Kommentar wird erläutert, dass bei dieser Frau eine Dyspraxie, eine schlechte Integration vestibulär-propriozeptiver Empfindungen (die für die Haltungskontrolle notwendig wäre) sowie eine Schwerkraftunsicherheit vorliegen. Außerdem werden Kinder mit autistischen Störungen, Lernbehinderungen und Aufmerksamkeitsdefizit gezeigt. Bereits dieser frühe Film veranschaulicht die Anwendbarkeit der Sensorischen Integrationstherapie bei unterschiedlichen klinischen Patientengruppen.

Die Sensorische Integrationstherapie wurde im Zusammenhang mit Lern- und Verhaltensstörungen bekannt und hauptsächlich bei diesen Personengruppen eingesetzt. Ayres erklärt dies im SIPT-Handbuch selbst damit, dass die Entwicklung der SI-Theorie hauptsächlich auf wissenschaftlichen Arbeiten an dieser Population beruht. Sie entwickelte den *SCSIT* (*Southern California Sensory Integration Tests*) bzw. dessen Revision, den *SIPT* (*Sensory Integration and Praxis Tests*), nicht nur, um die versteckten Defizite in der Sensorischen Integration zu erkennen und zu beurteilen, sondern auch, um ihre Theorie der Sensorischen Integration zu ▶ **validieren** (Ayres 1980, 1989). In den 1970ern, als sie ihre Tests entwickelte, standen staatliche Forschungsgelder für die Untersuchung von Lernbehinderungen zur Verfügung. Ayres erkannte jedoch, dass die Prinzipien der Sensorischen Integration für einen Personenkreis gültig sind, der weit über Lernstörungen hinausgeht (Ayres 1989). Bei vielen Kindern mit Entwicklungsbehinderungen liegen sensorisch-integrative Dysfunktionen vor, die ihre Alltagsbewältigung oft mehr beeinträchtigen als ihre Hauptdiagnose. Daher dokumentiert dieses Buch nicht nur den aktuellen „state of the art" (aktuellen Erkenntnisstand) der Sensorischen Integrationstherapie, sondern will die Leserinnen und Leser auch herausfordern, in ihrer praktischen Arbeit über das traditionelle Anwendungsgebiet der SI hinauszugehen.

Die enge Verbindung zwischen dem Prozess der Sensorischen Integration und der Alltagsbewältigung ist für die Betroffenen und ihr Umfeld eindeutig. Eine der Herausgeberinnen, Susanne Smith Roley, zählt selbst zu diesem Personenkreis. Sie erlebte die beeinträchtigenden Auswirkungen von sensorisch-integrativen Funktionsstörungen selbst mit, anhand ihrer Brüder Keith und Paul, die bis 1989 als geistig retardiert galten und erst im Erwachsenenalter mit Fragilem X-Syndrom diagnostiziert wurden.

Fragiles X-Syndrom ist eine durch geistige Retardierung, muskuläre ▶ **Hypotonie**, Ängstlichkeit, mangelhaften Blickkontakt, soziale Schwierigkeiten und Überempfindlichkeit gegenüber sensorischen Reizen charakterisierte genetische Störung (Hagerman 1996).

Ihre Schullaufbahn absolvierten Keith und Paul in sonderpädagogischen Einrichtungen. Da ihre funktionellen Leistungen in Tests ihrem kognitiven Niveau entsprachen, wurde ihnen leider keine Therapie bewilligt. Nach dem Schulabschluss führten Keith und Paul ein weitgehend unabhängiges Leben. Sie arbeiteten ganztags und konnten den routinemäßigen Aktivitäten des täglichen Lebens selbstständig nachkommen. Obwohl sie durch ihre Fähigkeit, routinemäßige Abläufe einzuhalten, eine gewisse Unabhängigkeit erlangt hatten, waren ihre sozialen Kontakte sehr eingeschränkt, und sie konnten Routinen nicht ohne Hilfe ändern: Komplikationen im Alltag wie ein defekter Wasserhahn oder ein verpasster Bus überforderten sie. Einmal wurden Paul und Keith von einer Gruppe Halbwüchsiger angepöbelt. Das verstörte sie derartig, dass sie sich weigerten, jemals wieder die Jalousien ihres Hauses zu öffnen.

Der unerwartete Tod von Paul stürzte Keith in eine Depression und Desorientierung, sodass er seine Arbeit nicht mehr fortführen konnte. Er konnte seine Zeit nicht mehr einteilen und sich nicht mehr selbst versorgen. Die Trauer verschlimmerte seine Defizite in der ▶ **Selbstregulation**, ▶ **Praxie**, sensorischen Modulation und im Sozialverhalten. Seine Depression musste stationär behandelt werden. Den Spezialisten, die ihn im Krankenhaus wegen der Depression behandelten, entging aber das Ausmaß der Schwierigkeiten in der Selbstregulation, die Keith bereits vorher gehabt hatte. Zu seinen Gefühlen von Ängstlichkeit und Kontrollverlust kamen die Änderungen in den gewohnten Abläufen, die Einweisung ins Krankenhaus und die Veränderungen nach Pauls Tod hinzu. In der Folge verlor Keith nicht nur seinen besten und einzigen Freund, sondern auch seinen Arbeitsplatz, seine Wohnung und seine ganze Unabhängigkeit.

Keith hatte, ähnlich wie die meisten Menschen ohne Behinderung, einen Beruf (Servierhilfe) gewählt, der ihm ein Gefühl von Kompetenz vermittelte, seine sensorischen Bedürfnisse erfüllte und seinem Leben Stabilität gegeben hatte. Zu dem Zeitpunkt, als er diese Stützen am meisten gebraucht hätte, um die Belastungen zu bewältigen, waren sie nicht mehr verfügbar. Von einem sensorischen Standpunkt aus fehlte ihm nun die beruhigende und organisierende Wirkung von 8 Stunden täglichem Schleppen schwerer Tabletts. Keith zog sich von der Umwelt zurück und benötigte alle Unterstützungen, die die öffentlichen sozialen Dienste bieten konnten. Er war nun in einem Zustand, in dem ihm Leistungen bewilligt wurden, für die er vorher „zu gut" gewesen war.

Diese Lebensgeschichte wirft viele Fragen auf: Wie wäre alles verlaufen, wenn er mit Sensorischer Integrationstherapie behandelt worden wäre? Hätte er eine breitere Basis sozialer Unterstützung entwickeln können? Hätte er seine selbstregulierenden Fähigkeiten trotz eines so einschneidenden Erlebnisses aufrechterhalten können? Hätte er sich schneller erholen können, um zu einem unabhängigen Lebensstil zurückzufinden?

Es ist zwar eine Aufgabe zukünftiger Forschungsarbeiten, die Effekte des sensorisch-integrativen Ansatzes zu validieren und replizieren (wiederholbar zu machen), doch liegen bereits viele Belege für seine Wirksamkeit in Form von anekdotischen und Einzelfallstudien vor (Blanche et al. 1995; Daems 1994; Parham 1998; Parham & Mailloux 1996; Schaaf 1990; Schaaf et al. 1987). Bei Personen wie Paul und Keith sind die funktionellen Defizite im physischen, sozialen und emotionalen Bereich nicht allein durch ihre Diagnose, sondern auch durch die sekundären sensorisch-integrativen Funktionsstörungen verursacht. Diese Menschen können nicht darauf warten, dass die Forschungsstrategien und die Finanzierungspolitik die theoretischen und praktischen Fortschritte nachholen.

Mit diesem Buch sollen die Diskussion und die Entwicklung des SI-Konzeptes fortgesetzt und Therapeutinnen zur Anwendung der SI-Prinzipien bei unterschiedlichen Patientengruppen angeregt werden. Zur Untermauerung des sensorisch-integrativen ▶Klinischen Reasoning erforschen und erweitern Wissenschaftlerinnen, Theoretikerinnen und praktisch tätige Therapeutinnen das Konzept der Sensorischen Integration.

Im theoretischen Teil (Kapitel 1 bis 10) werden Fakten und Literatur aus unterschiedlichen Fachgebieten wie ▶ Occupational Science, Psychobiologie, Psychologie, Neurowissenschaften und Kindesentwicklung dargestellt. Dieser Teil soll die theoretischen Grundlagen der Sensorischen Integration und ihre Anwendung bei verschiedenen Populationen untermauern und erweitern.

Die klinischen Kapitel (11 bis 20) präsentieren eine Kombination von qualitativen und quantitativen Daten, Strategien des Klinischen Reasoning und Behandlungsprinzipien. Sie sollen als Leitlinie für die Untersuchung der Auswirkungen einer funktionierenden bzw. einer gestörten Sensorischen Integration bei Personen mit Entwicklungsbehinderungen dienen. In diesem Teil wird die praktische Anwendung der Sensorischen Integrationstherapie beschrieben bei Kindern mit diagnostizierten Entwicklungsbehinderungen (Sehbehinderungen, Zerebralparesen, Autismus und Fragiles X-Syndrom) und Kindern ohne andere primäre Diagnose (bei denen die sensorische Modulationsstörung, ein erhöhtes Risiko oder Deprivation im Vordergrund steht).

Das Wissen und die Kenntnisse, die hier von Lehrenden, Wissenschaftlerinnen und Praktikerinnen zusammengetragen wurde, ist ein bedeutender Schritt, um die Schwierigkeiten, Möglichkeiten und Strategien behinderter Menschen besser zu verstehen. Die Herausgeberinnen hoffen, dass dieses Projekt zu Fortschritten im Verständnis und der Anwendung der Sensorischen Integration beitragen wird.

Susanne Smith Roley, Dr. Erna Imperatore Blanche, Dr. Roseann C. Schaaf

Literatur

American Psychiatric Association. (1994). *Diagnostic and statistical manual of mental disorders* (4th ed.). Washington, DC: Author.
Ayres, A.J. (1972a). *Sensory integration and learning disorders.* Los Angeles: Western Psychological Services.
Ayres, A.J. (1972b). *Southern California Sensory Integration Tests.* Los Angeles: Western Psychological Services.
Ayres, A.J. (1979). *Sensory integration and the child.* Los Angeles: Western Psychological Services.
Baloueff, (1998) – missing
Blanche, E.I., Botticelli, T.M., & Hallway, M.K. (1995). *Combining neuro-developmental treatment and sensory integration principles: An approach to pediatric therapy.* Tucson, AZ: Therapy Skill Builders.
Brown, D. (Writer & Director). (1975). *Help me be me* [Film]. (Available from Earth Links, 519 Seabright Avenue, Suite #103, Santa Cruz, CA 95062).
Daems, J. (Ed.). (1994). *Reviews of research in sensory integration.* Torrance, CA: Sensory Integration International.
Gordon, C.Y., Schanzenbacher, K.E., Case-Smith, J., & Carrasco, R.C. (1996). Diagnostic problems in pediatrics. In J. Case-Smith, A.S. Allen, & P.N. Pratt (Eds.), *Occupational Therapy for Children* (3rd ed., pp. 113–162). St. Louis: Mosby-Year Book, Inc.
Hagerman, R.J. (1996). Physical and behavioral phenotype. In R.J. Hagerman & A. Cronister (Eds.), *Fragile X syndrome: Diagnosis, treatment and research* (2nd ed., pp. 3–87). Baltimore, MD: The Johns Hopkins University Press.
Hanft, B.E., Miller, L.J., & Lane, S.J. (2000). Toward a consensus in terminology in sensory integration theory and practice: Part 3: Observable behaviors: Sensory integration dysfunction. *Sensory Integration Special Interest Section Quarterly, 23*(3), 1–4.
Lane, S.J., Miller, L.J., & Hanft, B.E. (2000). Toward a consensus in terminology in sensory integration theory and practice: Part 2: Sensory integration patterns of function and dysfunction. *Sensory Integration Special Interest Section Quarterly, 23*(2), 1–3.

Miller, L.J., & Lane, S.J. (2000). Toward a consensus in terminology in sensory integration theory and practice: Part 1: Taxonomy of neurophysiological processes. *Sensory Integration Special Interest Section Quarterly, 23*(1), 1–4.

Ottenbacher, K. (1982). Sensory integration therapy: Affect or effect? *American Journal of Occupational Therapy, 36*, 571–578.

Parham, L.D. (1998). The relationship of sensory integrative development to achievement in elementary students: Four-year longitudinal patterns. *Occupational Therapy Journal of Research, 18*(3), 105–127.

Parham, L.D., & Mailloux, Z. (1996). Sensory integration. In J. Case-Smith, A.S. Allen, & P.N. Pratt (Eds.), *Occupational therapy for children* (3rd ed., pp. 307–355). St. Louis: Mosby-Year Book, Inc.

Schaaf, R. (1990). Play behavior and occupational therapy. *American Journal of Occupational Therapy, 44*, 68–75.

Schaaf, R., Merrill, S., & Kinsella, N. (1987). Sensory integration and play behavior: A case study of the effectiveness of occupational therapy using sensory integrative techniques. *Occupational Therapy in Health Care, 4*(2), 61–75.

Sherrington, C.S. (1906). *The integrative action of the nervous system*. New Haven, CT: Yale University Press.

Sherrington C.S. (1955). *Man on his nature.* Garden City, NY: Doubleday and Co. (Original work published 1940)

Wilbarger, J., & Roley, S.S. (1994, June). What is sensory integration? A series of interviews on the scope, limitations, and evolution of sensory integration theory. *Sensory Integration Special Interest Section Newsletter, 17*(2), 1–7.

Inhaltsverzeichnis

I Theoretische Grundlagen

1 Sensorische Integration neu gesehen: Die Philosophie hinter der Praxis 3
Susan Spitzer, Susanne Smith Roley
1.1 Dr. A. Jean Ayres 4
1.2 Sensorische Integration: Eine Basis für Handeln und Beschäftigung 5
1.2.1 Die Notwendigkeit integrierter Sinneseindrücke 7
1.2.2 Anpassende Reaktion und Selbststeuerung 9
1.2.3 Der dynamische Prozess der Sensorischen Integration 10
1.2.4 Die Rolle der Sensorischen Integration in der Entwicklung 14
1.2.5 Entwickeln der Handlungsperformanz 16
1.2.6 Sensorische Integration und tägliche Beschäftigungen 17
1.3 Beurteilung sensorisch-integrativer Funktionen: Ein Leitfaden für die Befunderhebung 17
1.4 Sensorische Integrationstherapie bei Kindern mit Entwicklungsbehinderungen 19
1.4.1 „Sensorische Alchemie" 19
1.4.2 Spiel und Selbststeuerung 21
„Inner drive" – der innere Antrieb und Drang nach Kompetenz 21
Variationen der klassischen SI-Therapie ... 22
1.4.3 Herausforderungen erfolgreich begegnen: anpassendes Verhalten 22
Ein Gerüst zur Verfügung stellen (Scaffolding) 22
Graduieren von Aktivitäten 23
1.4.4 Die Kombination von Sensorischer Integrationstherapie mit anderen Therapieansätzen 24
1.5 Ergebnisse und Effektivität der Intervention 24
1.5.1 Effektivitätsstudien 25
SI bei geistiger Retardierung 25
SI bei Autismus 25
SI bei Entwicklungsverzögerung 25
1.5.2 Nachweis für die Wirksamkeit der SI-Therapie bei verschiedenen Patientengruppen 26
1.6 Schlussfolgerungen 26
1.7 Literatur 27

2 Neuroplastizität und die Umwelt: Bedeutung für die Sensorische Integration 31
S. Essie Jacobs, Mary L. Schneider
2.1 Die Interaktion zwischen dem Organismus und der Umgebung 32
2.2 Das Wachstum des Gehirns: ein langwieriger Prozess 34
2.3 Die Anlage-Umwelt-Diskussion 34
2.4 Genese und Eliminierung von Synapsen ... 35
2.5 Die Bedeutung der neuralen Aktivität für das synaptische Netzwerk 35
2.5.1 Die Hebb-Synapse 35
2.5.2 Langzeitpotenzierung 36
2.6 Die Bedeutung des Verhaltens für die Modifizierung von Synapsen 38
2.7 Erfahrungsabhängige kortikale Plastizität 39
2.8 Effekte von pränatalem Stress und Alkohol auf die Gehirnfunktion 41
2.8.1 Auswirkungen von pränatalem Stress 41
2.8.2 Pränataler Alkohol- und Stresseinfluss 42

2.9	Schlussfolgerungen für die Sensorische Integrationstherapie 43		**4**	**Ein systemisches Modell der sensorischen Modulation** **61**	
2.10	Zusammenfassung 44			*Lucy Jane Miller, Judith E. Reisman,*	
2.11	Literatur 44			*Daniel N. McIntosh, Jodie Simon*	
			4.1	Definition der sensorischen Modulation und ihrer Störung 62	
3	**Entwicklungsneuroplastizität: eine Grundlage der Sensorischen Integration** **47**		4.1.1	Verhaltenssymptome der sensorischen Modulationsstörung 63	
			4.1.2	Physiologische Anzeichen der sensorischen Modulationsstörung 64	
	Gary W. Kraemer		4.2	Das neue theoretische Modell 64	
3.1	Säugetiermütter und ihre Jungen als dynamische Systeme 48		4.2.1	Die vier externen Dimensionen des systemischen Modells der sensorischen Modulation 65	
3.2	Die Mutter-Kind-Beziehung bei Tieren 49				
3.2.1	Mütter verhelfen dem Nachwuchs zu Erfahrungen 50		4.2.2	Die drei internen Dimensionen des systemischen Modells der sensorischen Modulation 66	
3.2.2	Mütter lernen über und von ihrem Nachwuchs 50				
3.2.3	Generationsübergreifende Integration 51		4.3	SMD bei Kindern mit Entwicklungsstörungen 68	
3.3	Mütterliche Deprivation 51				
3.4	Die Brücke zwischen Wissenschaft und Praxis 52		4.3.1	Zusammenhang zwischen den Forschungsergebnissen und dem systemischen Modell der sensorischen Modulation 68	
3.4.1	Holistische Sichtweise versus Perspektive multipler Systeme 52				
	Das „medizinische" Modell: multiple Systeme 52		4.3.2	Ergebnisse: Fragiles X-Syndrom und Autismus 68	
3.4.2	Warum das medizinische Modell überholt ist: eine holistische psychobiologische Perspektive von Entwicklungsverläufen 54			*Fragiles X-Syndrom* 68	
				Autismus............................... 69	
				Vergleich Fragiles X-Syndrom und Autismus 69	
	Interaktion und Integration 54		4.3.3	Ergebnisse: Aufmerksamkeitsdefizit/ Hyperaktivitätsstörung (AD/HD) und SMD im Vergleich mit normal entwickelten Kindern 70	
	Adaptive Plastizität und Entwicklungsverläufe 55				
	Entwicklungsverlauf in Entwicklungsstufen 56			*Aufmerksamkeitsdefizit/Hyperaktivitätsstörung (AD/HD)*...................... 70	
	Plastizität der ganzen Person 56			*Sensorische Modulationsstörung* 71	
3.5	Schlussfolgerungen und Zusammenfassung 58			*Vergleich von AD/HD und SMD* 71	
			4.4	Von den Daten zum Modell 72	
3.6	Literatur 59		4.5	Schlussfolgerungen 72	
	Weiterführende Literatur 59		4.6	Zusammenfassung 73	
			4.7	Literatur 74	
				ANHANG............................... 77	

4A.1	Studienprotokoll	77	**5**	**Vom Neuron zum Verhalten: die Bedeutung von Regulation, Erregungszustand und Aufmerksamkeit für den Prozess der Sensorischen Integration** ... **91**
4A.1.1	Beschreibungen der fünf Studiengruppen	77		
	Gruppe 1: Normal entwickelte Kinder (Typ)	77		*Gretchen Dahl Reeves*
	Gruppe 2: Kinder mit Fragilem X-Syndrom (FXS)	77	5.1	Regulationsprozesse ... 92
			5.1.1	Neurale Regulation ... 92
	Gruppe 3: Kinder mit autistischer Störung (Aut)	77	5.1.2	Selbstregulation ... 92
			5.1.3	Homöostase ... 93
	Gruppe 4: Kinder mit Aufmerksamkeitsdefizit (AD/HD)	77	5.1.4	Modulation ... 93
			5.2	Sensorische Integration und Regulation ... 93
	Gruppe 5: Kinder mit Anzeichen einer SMD und keiner anderen Störung (SMD)	77	5.3	Neuronale Basis der Regulation ... 95
			5.3.1	Neuronale Aktivität und synaptische Übertragung ... 95
4A.1.2	Elternauskunft	77	5.3.2	Habituation und Sensibilisierung: einfache Formen des Lernens auf der Basis von Neuronenreaktionen ... 95
4A.1.3	Das sensorische Herausforderungsprotokoll	77		
	Einführung	82	5.3.3	Erregungszustand und Aufmerksamkeit: Grundlage für das Lernen auf höherer Ebene ... 96
	Instrumentation	82		
4A.1.4	Darbietung der sensorischen Reize	82		
	Darbietung der Geruchsreize	82	5.3.4	Interaktion multipler Systeme ... 97
	Darbietung der auditiven Reize	82	5.4	Neuroanatomische Komponenten der Regulation ... 97
	Darbietung der visuellen Reize	82		
	Darbietung der taktilen Reize	83	5.4.1	Hirnstamm ... 98
	Darbietung der vestibulären Reize	83		*Formatio reticularis (Netzkörper)* ... 98
4A.2	Detaillierte deskriptive Datenanalyse	83		*Neurotransmitter im Hirnstamm* ... 100
4A.2.1	Detailergebnisse der Stichprobe mit Fragilem X-Syndrom	83	5.4.2	Hypothalamus ... 101
			5.4.3	Das limbische System ... 105
4A.2.2	Detailergebnisse der Gruppe mit autistischer Störung	84		*Amygdala* ... 105
				Septumregion ... 106
4A.2.3	Detailergebnisse der Gruppe mit AD/HD	86		*Hippocampus* ... 106
				Limbische Verbindungen und Gedächtnisbildung ... 107
4A.2.4	Detailergebnisse der Gruppe mit sensorischer Modulationsstörung (SMD)	87	5.4.4	Großhirn ... 109
				Rechte Hemisphäre ... 109
4A.3	Limitierungen der Studie	88		*Frontallappen des Kortex* ... 109
				Orbitofrontaler Kortex ... 110
			5.5	Zusammenfassung und Schlussfolgerungen ... 110
			5.6	Literatur ... 111

6 Propriozeption: ein Eckstein der Sensorischen Integrationstherapie 113

Erna Imperatore Blanche, Roseann C. Schaaf

6.1 Was ist Propriozeption? 115
6.1.1 Propriozeption versus Kinästhesie 115
6.1.2 Propriozeptive Rezeptoren 117
6.1.3 Propriozeptive Integration 117
6.1.4 Propriozeptiv-taktile Integration 117
6.1.5 Propriozeptiv-vestibuläre Integration 118
6.2 Eine neue Sicht der Propriozeption: diskriminative und modulierende Funktionen 119
6.2.1 Die modulierende Funktion von Propriozeption 119
6.2.2 Die diskriminative Funktion der Propriozeption 119
6.3 Eine neue Systematik für das Verständnis propriozeptiver Funktionsstörungen 120
6.3.1 Hyporeaktivität auf propriozeptive Reize . 122
6.3.2 Propriozeptive Reizsuche 122
6.3.3 Gravitationsunsicherheit 123
6.3.4 Propriozeptive Sensitivität 123
Haltungsunsicherheit? 124
6.4 Der therapeutische Einsatz von Propriozeption 124
6.4.1 Beurteilung des propriozeptiven Reizbedürfnisses des Kindes 125
Frage 1: Welcher Art sind die Schwierigkeiten des Kindes in der Alltagsbewältigung? 125
Frage 2 für ? "Reizsucher": Welche Art von Reizen sucht das Kind und warum? 126
Frage 3 für das Kind mit Schwierigkeiten der Informationsverarbeitung in anderen sensorischen Systemen: Welche Arten von Propriozeption könnten ihm bei der Organisation seiner Aktivitäten in der Umwelt helfen? 127
Frage 4: Hat das Kind Probleme bei der Modulation oder Diskrimination propriozeptiver Reize? 128
6.4.2 Therapeutische Anwendung: Hilfe zur Verhaltensorganisation 128
6.5 Zusammenfassung 129
6.6 Literatur 129

7 Die Entwicklung des Konzeptes der Praxie in der Sensorischen Integration 133

Erna Imperatore Blanche

7.1 Entwicklung des Begriffes „Bewegungsplanung" in der SI 134
7.2 Bewegungsplanung versus motorische Fertigkeiten 135
7.3 Nachweise für den Zusammenhang zwischen Praxie und Sensorischer Integration 136
7.3.1 Klinische Studien 137
7.3.2 Neurologische Grundlagen 137
7.3.3 Theorien zur motorischen Kontrolle 138
7.4 Praxie und Handlungsperformanz 138
7.5 Literatur 139

8 Praxie, Bewegungsplanung und motorisches Lernen 141

Clare Giuffrida

8.1 Neudefinition der Praxie 143
8.1.1 Praxie 143
8.1.2 Die Apraxie Erwachsener 143
8.1.3 Ungeschicklichkeit und Entwicklungsdyspraxie 144
8.2 Von der Idee zur Aktion 147
8.2.1 Bedeutung der Informationsverarbeitung für das Bewegungsgeschick . 147
Struktur und Wesen der Informationsverarbeitung 148
8.2.2 Bewegungslernen 151
Feedbackunabhängige Bewegungen: geschlossene Schleife 152
Feedbackunabhängige Bewegungen: offene Schleife 153
8.2.3 Bewegungskontrolle 156
Das motorische Programm 156
Stufen des Bewegungslernens 156

8.3	Forschungsüberblick zur Rolle der Informationsverarbeitung für die Bewegungsplanung 158	9.3.4	Neuroanatomische Basis der Ideation .... 187 *Sensomotorische Felder* .... 187 *Frontallappen* .... 189 *Limbisches System*.................... 189 *Schlussfolgerungen* 190	
8.4	Behandlungsstrategien, die sich an den Theorien zum Bewegungslernen orientieren 158	9.4	Zusammenfassung und klinische Anwendung 192	
8.4.1	Zur Steigerung der bewussten Wahrnehmung sensomotorischer Planung und Ausführung 159	9.5	Literatur 193	
8.4.2	Zum Erlernen einer sensorischen Vorstellung des richtigen Bewegungsverhaltens („reference of correctness") ... 160 *Zur Anbahnung und Nutzung eines visuell-verbalen Bezugssystems* 160	**10**	**Praxie und die Organisation des Verhaltens in Raum und Zeit ...... 195** *Erna Imperatore Blanche, L. Diane Parham*	
		10.1	Grundlegende Konzepte zu Praxie und Verhaltensorganisation 196	
8.4.3	Zur Entwicklung von Bewegungsschemata 161	10.1.1	Praxie: Ayres neu gesehen 196	
8.5	Zusammenfassung..................... 162	10.1.2	Verhaltensorganisation .... 198 *Beziehung des Einzelelements zum Ganzen* .... 198 *Sequenzieren* 198	
8.6	Literatur 162			
	ANHANG 165			
8A	Studien zur Informationsverarbeitung.... 165			
8A.1	Informationsverarbeitung bei normal entwickelten Kindern mit Koordinations- und Planungsstörungen .... 165 *Sensorische Defizite* 165	10.2	Räumliche und zeitliche Aspekte der Verhaltensorganisation 200	
		10.2.1	Momentane und erlebte Dimension 200	
		10.2.2	Raumwahrnehmung 200	
8A.2	Studien an Kindern mit Down-Syndrom 169	10.2.3	Zeitwahrnehmung.................... 201	
		10.3	Die Integration von Raum und Zeit als Voraussetzung für Verhaltensorganisation 204	
9	**Ein theoretisches Modell der Ideation in der Praxie .... 173** *Teresa A. May-Benson*	10.3.1	Räumlich-zeitliche Einheiten 204	
		10.3.2	Räumlich-zeitliche Horizonte .... 204 *Körperraum in der Gegenwart* .... 205 *Greifraum in der unmittelbaren Zeit* ..... 206 *Bewegung im verfügbaren Raum in der unmittelbaren Zeit* .... 207 *Bewegung im kognitiven Raum in ausgedehnten Zeiträumen*............ 208 *Vorstellung von Handlungen in der Zukunft* 209	
9.1	Definition der Ideation 175			
9.2	Ideation bei Apraxie im Erwachsenenalter und ihre Verbindung zur Dyspraxie bei Kindern 176			
9.3	Vorschlag für ein Modell der Ideation in der Praxie 181			
9.3.1	Neuropsychologische Basis der Ideation 183	10.4	Ein Modell der Praxie und Verhaltensorganisation 209	
9.3.2	Die Rolle und Funktion der Umwelt für die Ideation 185	10.5	Anwendung in der Ergotherapie 211	
9.3.3	Rolle und Funktion der Sprache für die Ideation 185	10.5.1	Therapeutische Aktivitäten innerhalb des 1. Horizontes 211	

10.5.2	Therapeutische Aktivitäten innerhalb des 2. Horizontes	212	**12**	**Beurteilung der Sensorischen Integration und Praxis** **231**
10.5.3	Therapeutische Aktivitäten innerhalb des 3. Horizontes	213		*Mary-Margaret Windsor, Susanne Smith Roley, Stacey Szklut*
10.5.4	Therapeutische Aktivitäten innerhalb des 4. Horizontes	213	12.1	Begriffsdefinition von Assessment, Evaluation und Befundung 232
10.6	Zusammenfassung	214	12.2	Befundung der Sensorischen Integration und Praxis in der Ergotherapie 232
10.7	Literatur	214	12.2.1	Identifizierung 233
			12.2.2	Nicht standardisierte Befunderhebungsverfahren 233
			12.2.3	Standardisierte Befunderhebungsverfahren 236

II Praktische Anwendungen

			12.3	Interpretation sensorisch-integrativer Defizite 237
			12.4	Dokumentation: Beziehung zwischen dem Funktionsmodell und der Sensorischen Integration 240
11	**Klinisches Reasoning in der sensorisch-integrativen Befunderhebung** **219**		12.4.1	Anwendung der ICIDH-2 in der Ergotherapie 242
	Janice Posatery Burke		12.4.2	Organisation des ergotherapeutischen Assessments 244
11.1	Klinisches Reasoning in der Praxis	221		*Darstellung der Zuweisungsproblematik* .. 244
11.2	Klinisches Reasoning in der Ergotherapie	223		*Aufnahmeinformationen* 244
11.3	Prinzipien des Klinischen Reasoning im Rahmen der Sensorischen Integrationstherapie	224		*Erhebung des Beschäftigungsverhaltens* .. 244 *Beobachtung durch standardisierte und nicht standardisierte Verfahren* 245
11.3.1	Fallbeispiel: Wie ein Weg für Josh gefunden wird	224		*Zusammenstellung der Daten und Überprüfung der Eindrücke* 246
11.3.2	Klinisches Reasoning aus sensorisch-integrativer Perspektive ..	225		*Evaluation von Effekten* 246
	Die Bedeutung der Theorie für das Klinische Reasoning	225	12.5	Eingangsbefund/Zwischenbefund: das dynamische Assessment der Sensorischen Integration 246
	Narrative Interviews	226	12.6	Zusammenfassung 249
11.4	Die drei Ansätze des therapeutischen Schlussfolgerns......	228	12.7	Literatur .... 250 Weiterführende Literatur 252
11.4.1	Sensorisch-integratives Klinisches Reasoning anhand der drei Denkstrategien (Burke 1997)	228		ANHANG........................... 253
			12A	Beurteilungsverfahren................. 253
11.4.2	Benennen und Eingrenzen des Problems .	229	12A.1	Zweck und Verwendung von Tests 253
11.4.3	„Reflexion-in-Aktion"	229		*Diskrimination* 253
11.5	Zusammenfassung.....................	230		*Evaluation* 253
11.6	Literatur	230		*Prognose* 254

12A.2	Formulare zum ergotherapeutischen Assessment 255	13.2.3	Therapieerfolge 275
	Beobachtungen zur sensorischen Modulation 256		*Externe Dimensionen* 275
			Sensorische Verarbeitung 276
	Beobachtungen zur sensorischen Modulation, Fortsetzung 257		*Emotion* 276
		13.3	Fallstudie: Stevie 276
	Beobachtungen zur sensorischen Diskrimination 258	13.3.1	Zuweisungsgründe und Befundung 276
			Einfluss der externen Dimensionen auf Stevies Alltagsbewältigung 277
	Beobachtungen zur sensorischen Diskrimination, Fortsetzung 259		*Einfluss der internen Dimensionen auf Stevies Alltagsbewältigung* 277
	Anpassende Reaktionen: Planung und räumlich-zeitliche Adaptation 260	13.3.2	Stevies Behandlung 278
			Therapieziele 278
12A.3	Strukturierte Klinische Beobachtungen: Anwendung bei unterschiedlichen Populationen 261		*Direkte Behandlung* 278
		13.3.3	Therapieerfolge 280
		13.4	Schlussfolgerungen und Diskussionspunkte.................. 281
12A.4	Überblick über ausgewählte Instrumente zur Beurteilung sensorisch-integrativer Leistungen 263	13.5	Literatur 283
			ANHANG 285
		13A.1	Assessmentverfahren des STAR-Zentrums der Kinderklinik Denver zur Befundung von SMD 285
13	**Therapeutisches Vorgehen bei sensorischer Modulationsstörung (SMD): Überlegungen zur Befundung und Behandlung 265**		*Child Behavior Checklist (CBCL; Achenbach 1991)* 285
			Goal Attainment Scale 285
	Lucy Jane Miller, Clare Summers		*Leiter International Performance Scale – Revised (Leiter-R; Roid & Miller 1997)* ... 285
13.1	Befundung und Behandlung bei SMD 266		
13.1.1	Der Assessment-Prozess 266		*Sensory Profile (SP; Dunn 1999)* 285
13.1.2	Der Behandlungsprozess bei sensorischen Modulationsstörungen . 268		*Short Sensory Profile (SSP; McIntosh et al. 1999)* 285
	Das Klinische Reasoning in der Behandlung von SMD 268		*Vineland Adaptive Behavior Scales (Sperling et al. 1984)* 286
	Vorgehen in der direkten Therapie 270		*Multidimensional Scale for Children (March 1997)* 286
	Therapieverlauf im Rahmen der Effektivitätsstudie 270		*Weitere Verfahren* 286
13.2	Fallstudie 1: Kamon 271	13A.2	Checkliste zur Verhaltensbeobachtung in der Testsituation 287
13.2.1	Zuweisungsgrund und Befundung 271		
	Einfluss der externen Dimensionen auf Kamons Alltagsbewältigung 271	13A.3	Elterninterview bei SMD 288
	Einfluss der internen Dimensionen auf Kamons Alltagsbewältigung 272	13A.4	Auszug aus Kamons Goal Attainment Scale 290
13.2.2	Kamons Behandlung 274		
	Therapieziele 274		
	Elternberatung....................... 274		
	Sensorische Integrationstherapie 274		

14 Sensorische Integration bei Risikokindern und Kleinkindern ... 293

Roseann C. Schaaf, Marie E. Anzalone

14.1 Die einzigartigen Gelegenheiten und Herausforderungen der frühen Kindheit 294
14.1.1 „Die genau richtige Herausforderung" ... 294
14.1.2 Erste Beziehungen 295
14.1.3 Physiologische Faktoren 296
14.2 Sensorisch-integrative Betrachtungsweise von Säuglingen 296
14.2.1 Sensorische Responsivität (Reaktivität) 298
  Reizschwelle und Verhaltensorganisation . 299
  Empfindlichkeitskontinuum 299
14.2.2 Kriterien der Verhaltensorganisation 302
  Erregungsniveau 303
  Aufmerksamkeit..................... 303
  Affekte 304
  Aktivität 305
14.3 Befunderhebung bei Risikokindern und Kleinkindern mit sensorisch-integrativer Dysfunktion 306
  Elterninterview 308
14.3.1 Komponenten der Befunderhebung 308
  Beurteilung des Kindes 308
  Beurteilung der natürlichen Umwelt 311
  Beurteilung der sozialen Umwelt 311
14.3.2 Strukturieren von Ergebnissen: Von Daten zum Interventionsplan 311
  Unterstützung der Eltern, damit sie ihr Kind verstehen 312
  Förderung der bestmöglichen Übereinstimmung zwischen Kind und Umwelt ... 314
  Direkte sensorisch-integrative Behandlung 316
14.4 Grundprinzipien der Sensorischen Integrationstherapie für Säuglinge und Kleinkinder 317
14.5 Zusammenfassung 320
14.6 Literatur 321
  ANHANG 324
14A Befundmaterialien 324
14A.1 Ausgewählte Assessment-Instrumente ... 324
  Zur Beurteilung des Kindes 324
  Zur Beurteilung der Umwelt 328
  Zur Beurteilung der Familie 329
14A.2 Leitfaden zur sensorisch-integrativen Beobachtung 331

15 Sensorische Integration bei visuellen Defiziten einschließlich Blindheit 335

Susanne Smith Roley, Colleen Schneck

15.1 Das Sehen als ganzheitliche Leistung 336
15.1.1 Visuelle Komponenten 338
15.1.2 Funktionelle Sehbeeinträchtigungen 339
  Sehbehinderung und Blindheit 343
15.2 Die Rolle der Sensorischen Integration für das Sehen........................ 344
15.2.1 Ebenen der sensorischen Verarbeitung ... 344
  Erste Ebene der sensorischen Verarbeitung: Interozeption............. 346
  Zweite Ebene der sensorischen Verarbeitung: Propriozeption 346
  Dritte Ebene der sensorischen Verarbeitung: Exterozeption 346
15.2.2 Intermodales Zusammenspiel 346
  Fallbeispiel Dan...................... 348
15.2.3 Analyse des Raumes 349
15.2.4 Praxie 349
  Feedforward und Feedback 349
15.2.5 Sehbehinderung, Blindheit und Sensorische Integration 350
  Fallbeispiel Michael 351
15.2.6 Gemeinsamkeiten zwischen Personen mit Blindheit und autistischer Störung ... 353
  Fallbeispiel Culver.................... 355
15.2.7 Befunderhebung bei Kindern mit visueller Beeinträchtigung und Blindheit 356
15.3 Folgen von schwerwiegender visueller Beeinträchtigung und Blindheit . 358
15.3.1 Beziehungsverhalten 358
15.3.2 Exploratives Verhalten 358

15.3.3	Posturale Kontrolle	359	16.4	Spezifische sensorische Verarbeitungs-	
15.3.4	Entwicklung der Feinmotorik	359		defizite bei Kindern mit Zerebralparese	379
15.3.5	Stereotype Verhaltensweisen	359	16.4.1	Spastische Hemiplegie und Störungen	
15.3.6	Sprache	360		der Bewegungsplanung	379
15.3.7	Handlungsperformanz	361		*Joe, ein Junge mit Bewegungsplanungs-*	
15.4	Verwendung sensorisch-integrativer Behandlungsprinzipien bei sehbehinderten Kindern	362	16.4.2	*störung bei spastischer Hemiplegie*	382
				Spastische Tetraplegie und generalisierte Defizite im Registrieren	384
15.4.1	Therapeutische Nutzung intermodaler Verbindungen	362		*Raúl, ein Junge mit generalisierter sensorischer Registrierungsstörung und spastischer Tetraplegie*	385
	Haltungskontrolle, Grobmotorik, Fortbewegung	363	16.4.3	Spastische Diplegie und Schwerkraftunsicherheit	386
	Feinmotorik	363		*Matt, ein Kind mit Gravitations-*	
	Praxie	363		*unsicherheit bei spastischer Diplegie*	388
	Modulation	363	16.4.4	Zerebelläre Ataxie und vestibulär-	
15.4.2	Umgang mit Therapiestillständen	364		propriozeptive Verarbeitungsstörungen	388
15.5	Zusammenfassung	368		*Helen, ein Mädchen mit Ataxie*	
15.6	Literatur	368		*und Störungen im Registrieren und Modulieren vestibulär-*	
				propriozeptiver Reize	389
16	**Sensorische Integrationstherapie bei Kindern mit Zerebralparese**	**371**	16.4.5	Athetose und Defizite im Registrieren von vestibulär-propriozeptivem Input	390
	Erna Imperatore Blanche, Bonnie Nakasuji			*Bobby, ein Kind mit Athetose*	
16.1	Klinisches Bild der sensorischen Verarbeitungsdefizite bei zerebralparetischen Kindern	373		*und Störungen im Registrieren propriozeptiv/kinästhetischer und vestibulärer Reize*	390
16.1.1	Taktile Verarbeitung	373	16.4.6	Hypotonie und generalisierte	
16.1.2	Propriozeptive Verarbeitung	373		propriozeptive Defensivität	391
16.1.3	Vestibuläre Verarbeitung	374		*Kyle, ein Junge mit Hypotonie*	
16.2	Allgemeine Prinzipien der Befundung und Behandlung	374		*und generalisierter propriozeptiver Defensivität*	391
16.2.1	Identifizierung von sensorischen Verarbeitungsstörungen	374	16.5	Zusammenfassung und Schlussfolgerungen	392
	Testverfahren für die Beurteilung einzelner sensorischer Systeme	375	16.6	Literatur	392
16.2.2	Identifikation von Störungen in der Bewegungsplanung	376			
16.3	Die Rolle von Feedback und Feedforward in der Bewegungsplanung	377	**17**	**Sensorisch-integrative Intervention bei Kindern mit autistischer Störung**	**395**
	Feedforward	377		*Zoe Mailloux*	
	Feedback	378	17.1	Definitionen und Häufigkeit	396
	Praktische Gesichtspunkte	378	17.2	Aktueller Forschungsstand	397

17.3	Bedeutung der sensorisch-integrativen Theorie bei autistischer Störung 399	18	**Auswirkungen von Deprivation auf die sensorische Verarbeitung, Spiel und Praxie** 417
17.3.1	Auftretende Probleme 399		*Sharon A. Cermak*
	Sensorisches Registrieren und sensorische Modulation 399	18.1	Faktoren, die für Entwicklung erforderlich sind 419
	Schwerkraftunsicherheit 400	18.1.1	Einfluss der Ernährung 419
	Störungen der taktilen Verarbeitung 401	18.1.2	Einfluss der sozialen Beziehungen 419
	Störungen der visuellen Wahrnehmung 401	18.1.3	Einfluss des aktiven Explorierens 420
	Störungen der auditiven Verarbeitung 401	18.2	Institutionalisierung: die Auswirkungen von Deprivation 420
	Dyspraxie 402	18.2.1	Frühe Forschungsarbeiten 420
17.4	Assessment 403	18.2.2	Die Bedeutung von Berührung und Bewegung für Wachstum und Entwicklung 423
17.4.1	Systematische Beobachtung 403		
17.4.2	Fragebögen zur Wahrnehmungs-entwicklung 404		*Berührung* 424
			Bewegung 427
17.4.3	SIPT 405	18.2.3	Rumänien: aktuelle Forschungs-arbeiten 427
17.5	Intervention........................ 405		
17.5.1	SI-Prinzipien an autistische Kinder anpassen 406		*Entwicklungsverlauf rumänischer Kinder in den USA und Kanada* 428
17.5.2	Behandlungsplanung 407		*Ergebnisse* 430
17.5.3	SI-Aktivitäten in Therapie und Alltag 407		*Sensorische Verarbeitung* 430
	Ansprechen des vestibulären Systems 407	18.3	Prognose 432
	Ansprechen des propriozeptiven Systems . 408	18.4	Intervention........................ 432
	Ansprechen des taktilen Systems 408		*Fallbeispiel Andrea* 433
	Ansprechen des auditiven Systems 408	18.5	Behandlungsstrategien und Implikationen der Forschung für die Behandlung 436
	Ansprechen der Praxie 409		
17.5.4	Eine bedeutungsvolle soziale Umgebung im Sinne des sensorisch-integrativen Denkmodells schaffen 409		
		18.6	Zusammenfassung 436
		18.7	Literatur 437
17.6	Fallbeispiel zu Diagnostik, Intervention und Erfolgskontrolle 410		
		19	**Fragiles X-Syndrom** 441
	Fallbeispiel Austin 410		*Lois Hickman*
17.7	Vergleich der Sensorischen Integrations-therapie mit anderen Methoden 413	19.1	Das Störungsbild 442
		19.1.1	Allgemeine Verhaltensprobleme 444
17.7.1	„Social stories" und „Floor time" 413	19.1.2	Charakteristika der sensorischen Verarbeitung 445
	Social stories 413		
	Floor time 413	19.2	Befunderhebung.................... 446
17.7.2	Verhaltenstherapie 413	19.3	Intervention 448
17.7.3	Langfristige Planung 414	19.3.1	Pharmakologische und optometrische Interventionen 448
17.8	Zusammenfassung................... 415		
17.9	Literatur 415		

19.3.2	Sensorisch-integrative Behandlungsstrategien 448	20.2.1	Zeitliche Dimension von Beschäftigungen – kurzfristige und langfristige Strategien 459
19.3.3	Ideen für die Therapie, zu Hause und Schule 449		*Konsumierende Aktivitäten* 459
	Ruhezone 449		*Längerfristige Aktivitäten* 459
	Reizreduktion........................ 449		*Langfristige Beschäftigungen* 459
	Dynamisches Sitzen.................. 449	20.2.2	Fallbeispiel 460
	Einsatz von Geruchsreizen 449		*Ian* 460
	Wechsel der Aktivitäten und Umgang mit Veränderungen 450	20.3	Analyse von Beschäftigungen als „stärkende Nischen"................ 461
	Einsatz von Musik 450	20.3.1	Stärkung durch die Reduktion sensorischer Reize 461
	Feste Pausenzeiten 450	20.3.2	Die Suche nach Neuheit: ein Gefühl von Abenteuer 461
	Tiefdruck und propriozeptives Reizangebot 451	20.3.3	An die eigenen Grenzen gehen: Reizsuche zur verbesserten Selbstwahrnehmung 462
	Grundhaltung 451		
19.4	Fallstudien........................... 451	20.3.4	Risikofreude: die Suche nach Neuheit und gesteigerter Selbstwahrnehmung 463
	Fallbeispiel Neil 451		
	Fallbeispiele Dan und Tom 452	20.4	Praktische Anwendung: Lebensstil als anpassendes Verhalten 464
	Dan 452		
	Tom 452	20.4.1	Zusammenstellung eines Repertoires an stärkenden Beschäftigungen 465
19.5	Zusammenfassung.................... 453		*Die Eigenschaften der Erfahrungen* 465
19.6	Literatur............................. 454		*Die Art der Beschäftigungen* 465
			Der zeitliche Aspekt der Aktivitäten...... 465
20	**Beschäftigungen zur langfristigen Förderung von anpassendem Verhalten** 455	20.5	Zusammenfassung 468
		20.6	Literatur............................. 469
			Weiterführende Literatur 469
	Erna Imperatore Blanche		
20.1	Die Suche nach angenehmen sensorischen Erfahrungen 456		
20.1.1	Die Umkehrtheorie 457	**21**	**Glossar** 471
20.1.2	Die Theorie der Reizsuche 457		
20.2	„Stärkende Nischen" 458	**22**	**Sachverzeichnis**.....................483

Herausgeberinnen

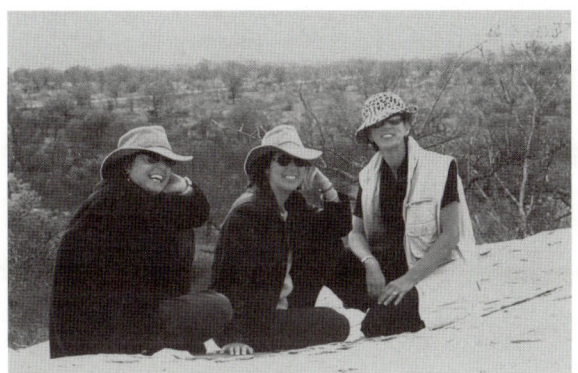

Susanne Smith Roley, ▶ M.S., ▶ OTR

Susanne Smith Roley hat sich im Laufe von über 20 Jahren klinischer Praxis auf die Sensorische Integrationstherapie spezialisiert. Sie erlangte ihren Bachelor of Science in Ergotherapie an der University of Indiana und ihren Master in Allied Health Sciences an der Boston University. In der Folge machte sie die SI-Ausbildung bei Dr. Ayres und arbeitete an der Restandardisierung des SIPT mit. Sie ist die Projektleiterin des Ausbildungsprogrammes in Sensorischer Integrationstherapie an der Abteilung für Ergotherapie der University of Southern California (USC). Sie führt eine private Praxis in Orange County und ist Weiterbildungs- und Forschungskoordinatorin des Pediatric Therapy Network. Ihre Veröffentlichungen und Vorträge zur Theorie und Anwendung der Sensorischen Integration sind international anerkannt.

Erna Imperatore Blanche,
▶ PhD, OTR, ▶ FAOTA

Erna Imperatore Blanche ist seit über 20 Jahren praktizierende Ergotherapeutin. Sie graduierte an der University of Chile als Ergotherapeutin und erlangte einen Master in Sonderpädagogik am Teacher's College der Columbia University und ein Doktorat in Occupational Science an der University of Southern California (USC). Sie studierte im Rahmen des OT610, der klinischen Ausbildung der USC, bei Dr. Ayres und ist heute eine der Hauptinstruktorinnen dieses Lehrganges. Sie ist Miteigentümerin von Therapy West, eines Zentrums für Kindertherapie in Los Angeles, und gehört dem Lehrkörper der Abteilung für Ergothera-pie und Occupational Science der USC an. Sie hat zahlreiche Texte zu den Themen Sensorische Integration, neurophysiologische Entwicklungstherapie (nach Bobath), Spiel und ▶ Occupational Science veröffentlicht und ist eine gefragte Vortragende innerhalb und außerhalb der USA.

Roseann C. Schaaf,
▶ MEd, ▶ OTR/L, ▶ FAOTA

Roseann C. Schaaf ist die stellvertretende Vorsitzende und Direktorin des Graduiertenprogramms an der Abteilung für Ergotherapie der Thomas Jefferson University. Ihren Bachoelor in Ergotherapie und ihren Master in Pädagogik erlangte sie an der Temple University. Zurzeit arbeitet sie an ihrer Dissertation im Bereich der Neuro- und Verhaltenswissenschaften am Bryn Mawr College. Ihre praktische Arbeit, Forschung und Lehre ist an den Prinzipien der Sensorischen Integration orientiert. Sie ist Verfasserin zahlreicher Artikel und Kapitel zu verschiedenen Aspekten der Theorie und Praxis der Sensorischen Integrationstherapie. Ihre Vortragstätigkeit führte sie u.a. bis nach Afrika und Europa. Zurzeit arbeitet sie mit Dr. Lucy Miller an der Erforschung der neurophysiologischen Substrate der sensorischen Modulationsstörung, eines bestimmten Typs von Sensorischer Integrationsstörung.

Übersetzerinnen

Elisabeth Söchting, Mag. phil., Dipl. Ergotherapeutin

Elisabeth Söchting schloss ihre Ergotherapieausbildung und ihr Psychologiestudium in Wien ab. Nach 7 Jahren klinischer Erfahrung eröffnete sie 1994 eine der ersten ergotherapeutischen Praxen in Wien. Sie war an den Ergotherapieakademien in Wien und Baden als Lehrtherapeutin tätig. Durch mehrere Veröffentlichungen in der Fachzeitschrift und Vortragstätigkeit hat sie sich im Bereich der Ergotherapie einen Namen gemacht. 1995 war sie Mitbegründerin der (A)GSIÖ, wo sie fortan federführend in der Programm- und Curriculumsentwicklung sowie in der Koordination der Weiterbildungen tätig war.

Sie ist die Initiatorin dieser Buchübersetzung und koordinierte das Übersetzerteam aus 12 Ergotherapeutinnen und einem Arzt. Sie übersetzte mehrere Kapitel und überarbeitete den gesamten Text.

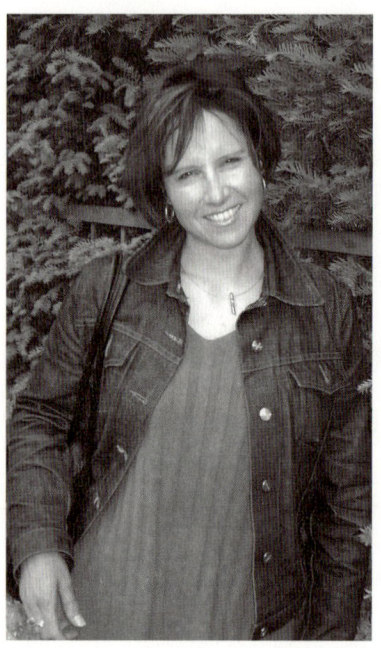

Übersetzerteam

Elke Auflitsch (Ö)
Karoline Borchardt, b Sc (D)
Isolde Fehringer (Ö)
Irmgard Himmelbauer (Ö)
Dr. Michael Merl (Ö)
Romana Müllner (Ö)
Renate Sattler (Ö)
Daniela Schlager-Jaschky (Ö)
Mag. Johanna Stadler-Grillmaier (Ö)
Barbara Straka (Ö)
Mag. Tanja Stamm (Ö)
Birgit Suchan-Dewina (Ö)
Sophie Ulbrich-Ford (Ö)

Autorinnen

Marie Anzalone,
ScD, OTR, FAOTA
Assistenz-Professorin für Clinical
Occupational Therapy
Columbia University
New York, New York

Erna Imperatore Blanche,
PhD, OTR, FAOTA
Miteigentümerin und Leiterin
von Therapy West
Lektorin an der Abteilung
of Occupational Science
and Occupational Therapy
der University
of Southern California.
Los Angeles, California

Janice P. Burke,
Ph.D, OTR/L, FAOTA
Professorin und Vorsitzende
der Abteilung
für Occupational Therapy
College of Health Professions
Thomas Jefferson University
Philadelphia, Pennsylvania

Sharon A. Cermak,
PhD, OTR, FAOTA
Professorin der Abteilung
für Occupational Therapy
Boston University
Sargent College of Health
and Rehabilitation Sciences
Boston, Massachusettes

Florence Clark,
PhD, OTR, FAOTA
Professorin und Vorsitzende der
Abteilung of Occupational Science
and Occupational Therapy
University of Southern California
Los Angeles, California

Clare Giuffrida,
PhD, FAOTA, OTR/L
Professorin der Abteilung
Occupational Therapy
University of Florida
Gainesville, Florida

Essie Jacobs,
PhD, OTR
Assistenz Professorin
für Occupational Therapy
Abteilung für Kinesiologie
University of Wisconsin-Madison,
Wisconsin

Lois Hickman,
MS, OTR, FAOTA
Private Praxis
Lyons, Colorado

Gary W. Kraemer, PhD
OTR
Professor der Abteilung
für Kinesiologie und Occupational
Therapy am Medical Sciences
Center der University
of Wisconsin-Madison

Daniel N. McIntosh, PhD
(University of Michigan)
Professor der Abteilung für
Psychologie
University of Denver
Denver, Colorado

Zoe Mailloux, MA, OTR, FAOTA
Verwaltungsdirektorin des Pediatric Therapy Network
Torrance, California

Lucy Jane Miller, PhD, OTR
Ergotherapeutin und Wissenschaftlerin am Gesundheitszentrum der University
of Colorado und an der Abteilung
für Pädiatrie und Rehabilitationsmedizin
Leiterin des Zentrums
für „Sensory Integration
Dysfunction Treatment
And Research" (STAR) an der
Kinderklinik in Denver, Colorado

Teresa A. May-Benson,
MS, OTR/L
Forschungsleiterin bei
Occupational Therapy
Associates
Watertown, MA.
Doktoratsstudium an der
Boston University
Boston, Massachusetts

Bonnie Nakasuji, M,A., OTR
Miteigentümerin und Leiterin
von Therapy West
Los Angeles, California

Diane Parham, PhD, OTR, FAOTA
Professorin der Abteilung
of Occupational Science
and Occupational Therapy
University of Southern California
Los Angeles, California

Gretchen Reeves, PhD, OT, FAOTA
Assistenz-Professorin
am Medical College of Ohio
Toledo, Ohio

Susanne Smith Roley, MS, OTR
Projektleiterin des Ausbildungs-
programmes in Sensory
Integration der University
of Southern California
Koordinatorin für Weiterbildung
und Forschung des Pediatric
Therapy Network
Los Angeles, California

Roseann Schaaf,
MEd, OTR, FAOTA
Stellvertretende Vorsitzende
der Abteilung für Occupational
Therapy
Thomas Jefferson University
Philadelphia, Pennsylvania

Jodie Simon, PhD
Wissenschaftliche Mitarbeiterin
im Bereich Entwicklungsbio-
psychologie
University of Colorado Health
Sciences Center
Denver, Colorado

Colleen M. Schneck,
ScD, OTR/L, FAOTA
Professorin der Abteilung
für Occupational Therapy
Eastern Kentucky University
Richmond, Kentucky

Mary Schneider, PhD, OTR
Professorin für Occupational
Therapy an der Abteilung
für Kinesiologie
University of Wisconsin-Madison
Madison, Wisconsin

Judith Reisman, PhD, OTR, FAOTA
Direktorin der Abteilung
für Occupational Therapy
der University of Minnesota
Minneapolis, Minnesota

Clare A. Summers, MA, OTR
Expertin für Sensorische
Integration
Kinderklinik Denver, Colorado

Susan L. Spitzer, OTR
Doktoratsstudium an der
University of Southern California
Praktizierende Ergotherapeutin
im Schulsystem
Los Angeles, California

Stacey Szklut, MS, OTR/L
Klinische Leiterin
Occupational Therapy Associates,
Watertown
Watertown, Massachusettes

Mary-Margaret Windsor,
ScD, OTR/L
Konsultierende Assistenz-
Professorin
Towson University
Towson, Maryland

Theoretische Grundlagen

1 **Sensorische Integration neu gesehen: Die Philosophie hinter der Praxis** – 3
Susan Spitzer, Susanne Smith Roley

2 **Neuroplastizität und die Umwelt: Bedeutung für die Sensorische Integration** – 31
S. Essie Jacobs, Mary L. Schneider

3 **Entwicklungsneuroplastizität: eine Grundlage der Sensorischen Integration** – 47
Gary W. Kraemer

4 **Ein Systemisches Modell der sensorischen Modulation** – 61
Lucy Jane Müller, Judith E. Reisman, Daniel N. McIntosh, Jodie Simon

5 **Vom Neuron zum Verhalten: die Bedeutung von Regulation, Erregungszustand und Aufmerksamkeit für den Prozess der Sensorischen Integration** – 91
Gretchen Dahl Reeves

6 **Propriozeption: ein Eckstein der Sensorischen Integrationstherapie** – 113
Erna Imperatore Blanche, Roseann C. Schaaf

7 **Die Entwicklung des Konzeptes der Praxie in der Sensorischen Integration** – 133
Erna Imperatore Blanche

8 **Praxie, Bewegungsplanung und motorisches Lernen** – 141
Clare Giuffrida

9 **Ein theoretisches Modell der Ideation in der Praxie** – 173
Teresa A. May-Benson

10 **Praxie und die Organisation des Verhaltens in Raum und Zeit** – 195
Erna Imperatore Blanche, L. Diane Parham

Sensorische Integration neu gesehen: Die Philosophie hinter der Praxis

Susan Spitzer, Susanne Smith Roley

1.1   Dr. A. Jean Ayres   – 4

1.2   Sensorische Integration:
        Eine Basis für Handeln und Beschäftigung   – 5

1.3   Beurteilung sensorisch-integrativer Funktionen:
        Ein Leitfaden für die Befunderhebung   – 17

1.4   Sensorische Integrationstherapie
        bei Kindern mit Entwicklungsbehinderungen   – 19

1.5   Ergebnisse und Effektivität der Intervention   – 24

1.6   Schlussfolgerungen   – 26

1.7   Literatur   – 27

> Dr. A. Jean Ayres begründete mit dem Konzept der Sensorischen Integration (SI) eine Sichtweise der kindlichen Entwicklung, die vor ihrer Zeit nicht üblich war (Kovalenko, in: Roley & Wilbarger 1994). In der Theorie der Sensorischen Integration zeigte sie komplexe neurologische Prozesse auf, die grundlegend für die Fähigkeit von Individuen zur sinnvollen täglichen ▸ **Beschäftigung** sind. Obwohl sich diese Theorie und ihre Anwendung seit Dr. Ayres' Originalarbeiten erweitert und entwickelt hat, spricht aus diesem Rahmenkonzept immer noch das Herz, der Geist und die Seele dieser bemerkenswerten Frau. Denn es sind ihre ursprünglichen Arbeiten, die die „Philosophie" der Sensorischen Integration definieren und die SI von anderen Konzepten und Therapieansätzen in der Ergotherapie abheben.

1.1 Dr. A. Jean Ayres

Die Grundlagen, die Dr. Ayres im Laufe ihrer beruflichen Karriere entwickelte, bestimmen und strukturieren bis heute maßgeblich die Theorieentwicklung in der Sensorischen Integration. Dr. Ayres ist der Prototyp des „verletzten Heilers" (L. Kovalenko, in Roley & Wilbarger 1994): Anna Jean Ayres war ein schwächliches Kind (Sieg 1988), das unter seinen eigenen „versteckten Störungen" litt, was zweifelsohne ihre Berufswahl, ihre Arbeitsweise und ihre Forschung beeinflusste. Sie hatte den Drang, die versteckten Störungen, die Lernen und Verhalten beeinträchtigen können, zu untersuchen. So wurde sie zur Wissenschaftlerin, die sich durch ihre Forschungen Wissen über die neurophysiologischen Grundlagen des Verhaltens aneignete. Sie betrieb intensive Literaturstudien zur Neurologie, Psychologie, Ontogenese und Phylogenese. Mit Hilfe ihrer exzellenten analytischen Fähigkeiten entwickelte sie eine detaillierte und anspruchsvolle **Testreihe zur Untersuchung und Dokumentation versteckter Störungen**. Aus ihrem Verständnis der Normalentwicklung heraus entwickelte sie **Behandlungsstrategien und -materialien** in der Überzeugung, dass der innere Antrieb des Kindes, sich zu entwickeln, durch das Spiel zum Vorschein kommt.

Dr. Ayres' tiefes Verständnis für die versteckten Störungen der Sensorischen Integration war die Basis für ihre ▸ **empathische** Arbeitsweise mit den Klienten.

▸ Beispiel

Wurde ein Kind plötzlich widerspenstig und sie erkannte einen Zusammenhang mit taktiler Abwehr, bemerkte sie: „Manchmal kann diese Art von Berührung unangenehm sein." (Brown 1975) Sie bot Kindern Aktivitäten an, indem sie Fragen stellte und Kommentare äußerte wie: „Möchtest du die Griffe?" „Was für eine wunderbare Idee, diese Bohnensäcke aufzuheben!", oder: „Was könnte denn passieren, wenn du sie in deine Taschen steckst, während du die Leiter hinaufkletterst?" Benahm sich ein Kind „daneben", bestätigte sie ihm, wie schwierig die Aktivität war: „Das muss aber sehr schwierig für dich gewesen sein. Vielleicht probierst du es beim nächsten Mal wieder!" Sie sah die sensorischen Bedürfnisse des Kindes voraus, indem sie bemerkte: „Hast du genug von dieser Schaukel? Lass mich dir helfen. Du überlegst dir, wie du deinen Fuß darüber bekommst, während ich hier stehe und den Reifen halte."

Dr. Ayres motivierte die Kinder zur freiwilligen Teilnahme, indem sie ihren inneren Antrieb zu lernen und zu spielen, anregte. Die Kinder entwickelten eine Bindung zu ihr und verließen sich auf ihre ruhige, konsequente Anwesenheit. Sie gab ihnen gerade so viel Unterstützung, dass ihnen der Erfolg gesichert war, und fügte nur eine geringfügige zusätzliche Anforderung hinzu.

❗ Beachte

Die Beziehung zwischen Klient und Therapeutin in der Sensorischen Integrationstherapie nannte Ayres **art of therapy**, die Kunst des Therapierens (Ayres 1972a).

Dr. Ayres zeigte enormen Respekt vor den Kindern, die sie betreute. Ihre Arbeitsweise ist Ausdruck einer **Philosophie des Mitgefühls und des Respekts** vor dem Drang des Individuums, sein Nervensystem durch selbst motivierte Interaktionen mit der Umwelt zu entwickeln.

🛈 Tipp

Auf der Basis von Mitgefühl und Respekt muss die Therapeutin versuchen, hinter das Vordergründige zu blicken. Zeigen Kinder Probleme wie Schläfrigkeit, Überstimulierung, Unaufmerksamkeit, Angst, Ungeschicklichkeit, fehlende Motivation, unsoziale Haltung oder Depression, muss sie die verdeckten Hintergründe untersuchen. Für die Therapeutin ist es von Bedeutung, ob das Kind glücklich ist oder ob es weiß, wie es spielen soll. Sie erfreut sich an der einzigartigen Persönlichkeit des Kindes; ganz unabhängig davon, ob seine funktionellen Fähigkeiten dem jeweiligen Alter entsprechen.

Die Gültigkeit des SI-Konzepts

Dr. Ayres war mit ihrem Denken ihrer Zeit voraus (Kovalenko, in Roley & Wilbarger 1994). Heute, dreißig Jahre nach Erscheinen ihres ersten Buches, beziehen sich die meisten pädiatrischen Arbeiten und Publikationen in der Ergotherapie auf die Prinzipien der Sensorischen Integration. Das Konzept erfuhr über den Beruf der Ergotherapie hinaus eine weite Verbreitung und ist nun Allgemeingut, wie sich in den USA und auch hier in Europa an der Ausstattung von Turnhallen und Spielplätzen zeigt. Auch im pädagogischen Bereich sind Begriffe aus der Sensorischen Integration wie „Taktile Abwehr" nicht mehr unbekannt.

Trotz dieses weit verbreiteten Gebrauchs der Sensorischen Integration gehen die Debatten über die Gültigkeit des SI-Konzepts und der Wirksamkeit der SI-Behandlung weiter. Indirekt wird durch diese leidenschaftliche Diskussion bestätigt, dass die Theorie der Sensorischen Integration es wert ist, sich damit auseinander zu setzen (Kielhofner 1992).

Die Kontroversen um die Sensorische Integration ergeben sich aus ihrer Kernphilosophie und auch aus der Widersprüchlichkeit der individuellen Erfahrungen mit diesem Ansatz. Der sanfte, kindgemäße, spielerische und doch intellektuell fordernde Zugang zum Kind ruft bei den Anwenderinnen ein tiefes emotionales Engagement hervor. **Das Konzept der Sensorischen Integration wurde innerhalb der Ergotherapie entwickelt und ist nach wie vor perfekt auf diesen Anwendungsbereich zugeschnitten.** Die Theorie der Sensorischen Integration bietet eine wissenschaftliche Grundlage für Techniken, die Wachheit, Affektlage und Motivation der Kinder unterstützen und zur Erfahrung von Wohlbefinden, Engagement und Kompetenz führen.

Kinder, die mit Sensorischer Integrationstherapie behandelt werden, erleben die Behandlung mit Begeisterung und freuen sich schon auf die nächsten Therapiestunden. Eltern und andere Pflege- und Bezugspersonen sind häufig dankbar und erleichtert, endlich eine Behandlung gefunden zu haben, die zu Gesundheit und Wohlbefinden des Kindes und der Familie beiträgt.

Der **Bericht einer Mutter**, die einen anderen therapeutischen Ansatz mit dem Ansatz der Sensorischen Integration vergleicht, verdeutlicht diesen Punkt:

▶ Beispiel

Ich hielt es nicht aus zu sehen, dass mein Kind jedes Mal weinte, wenn wir auf den Parkplatz zur Therapie fuhren. Einmal schrie meine Tochter, und die Therapeutin kommentierte dies damit, dass sie sich durch den Widerstand meines Kindes „durcharbeiten" müsste. Es zeigte sich, dass die Therapeutin die Sehne meines Kindes so lange gedehnt hatte, bis sie gerissen war. Zu dieser Therapeutin ging ich nie wieder. Die Sensorische Integrationstherapie verfolgt offenbar dieselben Ziele, aber genauso ernst wird es genommen, dass meine Tochter glücklich ist! Die Therapeutin spielt mit ihr und bringt sie zum Lachen. Sie ist entspannt und das Handling nach der Therapie leicht. Die Therapeutin hat nicht nur die Spastizität im Auge. Sie akzeptiert meine Tochter und mag sie so, wie sie ist. (Mutter eines Kindes mit Zerebralparese, persönliche Mitteilung, 1986)

1.2 Sensorische Integration: Eine Basis für Handeln und Beschäftigung

❗ Beachte

Sensorische Integration ist „die Organisation des sensorischen Inputs für den Gebrauch" (Ayres 1979, S. 184). Sie ist Grundlage für ▶ anpassende Reaktionen auf Herausforderungen, die die Umwelt bietet, und für das Lernen.

Als solches ist die Sensorische Integration ein natürliches Ergebnis der normalen Entwicklung (Turkewitz 1994). Normale sensorisch-integrative Fähigkeiten sind die Grundlage für eine bedeutungsvolle und zweckmäßige Beteiligung am gesamten Spektrum von Alltagsbeschäftigungen (Abb. 1.1). In der Theorie der Sensorischen Integration werden die dynamischen Interaktionen zwischen den Fähigkeiten und Einschränkungen einer Person und ihren Auswirkungen auf und wechselseitigen Beeinflussungen durch die Umwelt berücksichtigt.

Die **theoretischen Kernkomponenten** der Sensorischen Integration sind:
- die Notwendigkeit integrierter Sinneseindrücke,
- die anpassende Reaktion und Selbststeuerung,
- der dynamische Prozess der Sensorischen Integration,
- die Rolle der Sensorischen Integration in der normalen Entwicklung.

Die folgende Übersicht über diese Komponenten soll den Beitrag der Sensorischen Integration zur Gesundheit, zum Wohlbefinden und zur Beschäftigung erklären.

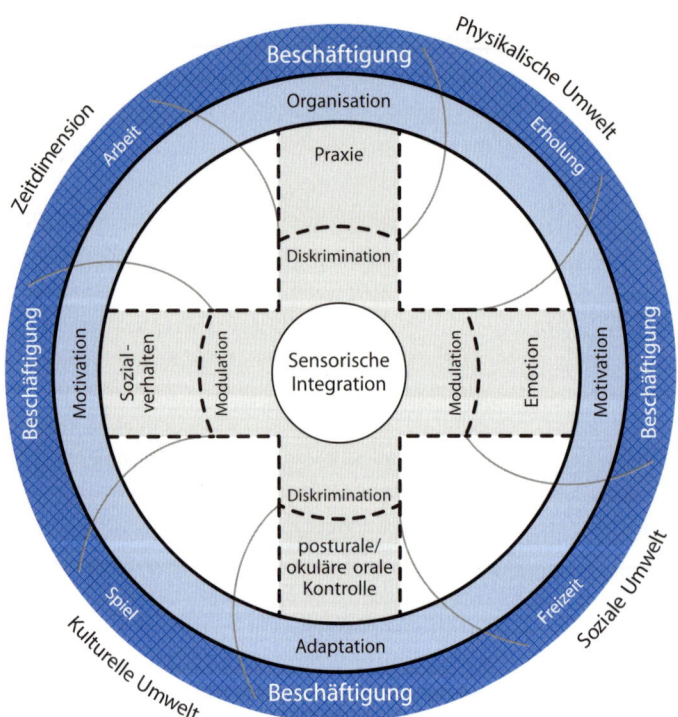

 Abb. 1.1. Der dynamische Prozess der Sensorischen Integration
Die Beziehung zwischen der Sensorischen Integration und der Alltagsbewältigung gleicht einem **rollenden Rad**. Die Sensorische Integration ist die Nabe. Die Speichen sind: **sensorische Modulation**, die Auswirkungen auf soziales Engagement und emotionales Wohlbefinden; hat **sensorische Diskrimination**, die eine Grundlage für praktische Fertigkeiten und die Haltungs-, Augen- und Mundkontrolle ist.
Die Felge, in der die Speichen verankert sind, bilden: Adaptation, Motivation und Organisation. Das Rad trägt den Reifen, der Handeln bzw. Beschäftigung repräsentiert – Arbeit, Spiel, Freizeit und Erholung. Das Rad dreht sich im Handlungskontext der physikalischen, sozialen und kulturellen Umgebung. Das Rad (in seiner Gesamtheit und seinen Einzelteilen) und die Umgebung befinden sich in ständiger Interaktion, ihre Kräfte wirken aufeinander. Die Flexibilität des SI-Rades und seine Interaktion mit dem Kontext der Beschäftigung ist viel größer als bei einem echten Rad, das durch den physikalischen Raum rollt.

1.2.1 Die Notwendigkeit integrierter Sinneseindrücke

In der Fachliteratur, die sich mit den Auswirkungen von deprivierender und anregender Umwelt beschäftigt, wird der Nachweis dafür erbracht, dass gesunde Individuen Interaktionen mit der Umwelt benötigen, die ihrem Zentralnervensystem (ZNS) genaue sensorische Informationen liefern (Lane 1997).

> **! Beachte**
> Ayres beschrieb Sinneseindrücke ursprünglich als Nahrung für das Gehirn (1979, S. 7). Diese Metapher wurde später von Wilbarger (1995) überarbeitet, wobei sie das Schlagwort „sensorische Diät" prägte.

Die Fähigkeit des Individuums, Art, Menge und Intensität von Sinneseindrücken aus der Umwelt zu registrieren und zu verarbeiten, bewirkt entweder Ordnung oder Verwirrung im Verhalten und in der Gefühlslage. Physikalische Umweltfaktoren oder auch pränataler Stress können Defizite der sensorischen Integration verursachen (s. Kapitel 14). Die Interaktion mit dem Kind während der alltäglichen Versorgung kann seine physiologischen Funktionen (Wachheit und Selbstregulation) beeinflussen (Holloway 1997). Beziehungen beeinflussen auch die physiologische Regulation (Hofer 1995). Psychobiologische Untersuchungen deuten darauf hin, dass die Mutter-Kind-Interaktionen und die individuelle biologische Regulation das Aktivitätsniveau des Kindes beeinflussen (New York State Psychiatric Institute 1996).

Für die Untersuchung bzw. Befundung der Regulationsfähigkeiten oder des optimalen sensorischen Angebots ist es deshalb wichtig, das Individuum nicht außerhalb seines Kontextes zu sehen. Der Schwerpunkt des Assessments muss auf den Arten von Sinneseindrücken liegen, die die Person in ihrer sich ständig verändernden soziokulturellen und physikalischen Umgebung verarbeitet.

Die meisten Menschen in der heutigen westlichen Gesellschaft sprechen von den „fünf Sinnen" Sehen, Tasten, Hören, Riechen und Schmecken als Tor zu den sinnlichen Lebenserfahrungen. Mit dem Konzept der Sensorischen Integration wurde eine **umfassendere Sicht der Sinnesverarbeitung** bekannt, die die verschiedenen Aspekte der Berührung (einschließlich Schmerz, Temperatur, Tiefdruck und Vibration) und andere sensorische Systeme (wie die Wahrnehmung von Bewegung, Schwerkraft, Muskelspannung, Gelenkstellung und Sehnendehnung) einschließt. Neuere Studien bestätigen den Einfluss weiterer sensorischer Empfindungen wie jene aus den Eingeweiden (Interozeptoren) und jene, die durch elektrische, chemische oder vibratorische Reize, den Luftdruck und durch elektromagnetische Energie hervorgerufen werden (Gallagher 1993; Sandyk 1996).

> **▶ Exkurs**
> **Schmerz**
> Ein kurzer Überblick über die bestuntersuchte Sinnesmodalität, den **Schmerz**, zeigt die Komplexität dieser Empfindung. Melzack und Wall (1973) zeigten, dass Schmerz nicht auf einen spezifischen Haut- oder Gewebebereich begrenzt ist, obwohl eine Schädigung der Haut oder des Gewebes oft Schmerz auslöst. Beschädigtes Gewebe erzeugt nicht immer Schmerz: Einigen Individuen bereiten Bedingungen, die Gewebe schädigen, Vergnügen bzw. Genuss, und manche registrieren den Reiz überhaupt nicht, selbst bei lebensbedrohlichen Wunden. Auch können Schmerzen von Gliedmaßen, die nicht mehr existieren (Phantomschmerz), genauso wie von vielen Stellen des Körpers (wie Bauchschmerz, Kopfschmerz, Rückenschmerzen, generelle Körperschmerzen etc.) erlebt und wahrgenommen werden. Die Intensität, mit der Schmerz empfunden wird, variiert (Montegue 1987) je nach
> - der individuellen Reizschwelle,
> - den früheren Erfahrungen,
> - der Erwartungshaltung,
> - der Selbstkontrolle,
> - den Atemtechniken,
> - der Medikation.
>
> Emotionaler Schmerz, der nicht mit einer körperlichen Verletzung verbunden ist, kann sich verheerend auf die ▶ **Handlungsperformanz**, das Beschäftigungsverhalten und die Gesundheit auswirken.

Mit großer Wahrscheinlichkeit sind alle sensorischen Empfindungen so komplex wie die Schmerzempfindung und müssen nur noch genauer erforscht werden.

In der Wissenschaft werden häufig sensorische Systeme isoliert untersucht (z. B. die Rolle des Sehens in der Tiefenwahrnehmung oder die Rolle des Vestibularsystems beim Erkennen von Bewegung und Schwerkraft). Diese ▶ **modalspezifische** Annäherung führt zwar zu einem tieferen Verständnis jedes einzelnen Systems; **in funktioneller Hinsicht ist jedoch die Integration von Empfindungen aus verschiedenen sensorischen Modalitäten entscheidend**, um die typischen multisensorischen Umweltzusammenhänge interpretieren zu können.

❗ Beachte
Ayres' ▶ **faktorenanalytische** Studien legten nahe, dass bestimmte sensorische Systeme zusammen wirken, um die Wahrnehmung zu ▶ **fazilitieren** (Ayres 1965, 1966a, 1966b, 1969, 1971, 1972a, 1972b, 1972c, 1972d, 1976, 1977, 1986, 1989b).

▸ Beispiel
Normalerweise arbeiten das propriozeptive und taktile System zusammen, um die Basis für das Körperbewusstsein und die Praxie herzustellen. Ebenso arbeiten das visuelle und auditive System bei der Perzeption von Sprache (in Wort und Schrift) zusammen (Ayres 1989b). Dieselben Daten zeigten, dass Kinder mit sensorisch-integrativer Dysfunktion offenbar andere sensorische Kombinationsstrategien benützen, um Aufgaben auszuführen, als Kinder ohne SI-Störung. Kinder mit SI-Dysfunktion verbinden z. B.
- visuelle Informationen mit propriozeptiven oder
- vestibuläre Informationen mit auditiven.

Klinisch zeigt sich bei wiederholten Beobachtungen von Kindern mit SI-Dysfunktion, dass sie sich bei Geschicklichkeitsaufgaben stärker als normal entwickelte Kinder auf visuelle Informationen verlassen. Deshalb ist es von Interesse, dass nicht nur untersucht wird, wie die sensorischen Systeme zusammenarbeiten, sondern auch überlegt wird, wie Kinder mit sensorisch-integrativen Problemen diese Systeme benützen, um ihre Defizite zu kompensieren.

❗ Beachte
Ayres (1972a) belegte ihre Sichtweise, dass „**multisensorische Stimuli** effektiver sind als Botschaften einer einzelnen Modalität" (S. 30), mit Erkenntnissen aus den Neurowissenschaften. Wir nehmen Ereignisse, die multisensorischen Input bieten, eher wahr und reagieren auch schneller auf derartige Ereignisse (Streri 1993).

▸ Exkurs
Neurowissenschaftliche Erkenntnisse
Auch aktuelle Erkenntnisse der neurowissenschaftlichen Forschung unterstützen die Wichtigkeit der ▶ **Konvergenz** von Inputs verschiedener Modalitäten und der Beziehungen unter den sensorischen Systemen (Wallace et al. 1996). Es wurde auch untersucht, wie die Sensorische Integration im Gehirn abläuft, indem versucht wurde, die Lokalisation, Verbreitung und Eigenschaften der Neuronen zu identifizieren, die auf multisensorische Eindrücke reagieren (z. B. Blair & Thompson 1995; Regan et al. 1995; Wallace et. al. 1996). Andere Forscher versuchten zu klären, wie bestimmte Arten von sensorischem Input integriert werden und in kognitive Funktionen wie die abstrakte Vorstellung von Raum und Zeit involviert sind (Anderson 1995). Interessanterweise unterstützen diese relativ aktuellen neurologischen Forschungen Ayres' ursprüngliche Theorie (1972). Sie stellte fest, dass „(es nicht) richtig ist, die Entwicklung oder Funktion jeder sensorischen Modalität isoliert zu betrachten ... (da das) Gehirn nicht auf diese Weise funktioniert" (1972a, S. 31).

Gemäß der SI-Theorie interagieren das taktil-propriozeptive und das vestibulär-propriozeptive System normalerweise mit dem auditiven und visuellen System, um die **multimodale sensorische Information** bereitzustellen, die für die Durchführung von sinnvollen motorischen Reaktionen benötigt wird. Aus der sensorisch-integrativen Perspektive ist die Erforschung der Zusammenhänge dieser multimodalen Verarbeitung von größter Wichtigkeit. Die Faktorenanalysen zum SCSIT

1.2 · Sensorische Integration: Eine Basis für Handeln und Beschäftigung

(*Southern California Sensory Integration Tests*; Ayres 1972c) und später zum SIPT (*Sensory Integration and Praxis Tests*; Ayres 1989a) liefern ▶ **Evidenz** für beständige Beziehungen zwischen spezifischen sensorischen Bereichen. Ayres zeigte Beziehungen zwischen diesen Sinnen und anderen Systemen auf, die mit kognitiven und motorischen Funktionen verbunden sind (Ayres 1965, 1966a, 1966b, 1972b, 1972d, 1974, 1977, 1986, 1989b).

Turkewitz und Kenny (1982) nahmen an, dass in der Entwicklung der **Zeitpunkt des Beginns der Interaktionen zwischen den sensorischen Systemen** für die Beziehungen zwischen den Systemen und für die Art und Weise, wie einzelne Modalitäten funktionieren, bestimmend ist. „Die Konfrontation mit ähnlichen (sensorischen) Umständen kann in verschiedenen Entwicklungsstadien völlig unterschiedliche Konsequenzen haben." (Turkewitz 1994, S. 11) Wird visueller Input früher als normal eingeführt, so kann dies einen negativen Einfluss auf die Verarbeitungsfähigkeiten von anderen sensorischen Modalitäten haben; besonders auf die auditive Aufmerksamkeit, wie sich bei frühgeborenen Kindern zeigte (Turkewitz 1994). Er ging davon aus, dass auditive Aufmerksamkeitsdefizite eher durch einen Reizschwellenmechanismus bewirkt werden als durch einen Mechanismus, der direkt mit der Aufmerksamkeit zusammenhängt (oder evtl. durch eine Kombination von beiden).

1.2.2 Anpassende Reaktion und Selbststeuerung

Obwohl die Integration von Sinnesempfindungen entscheidend für die Funktionsfähigkeit ist, hat sie ohne die Fähigkeit, auf diese Informationen in einer sinnvollen Art und Weise zu reagieren, nur minimalen Nutzen für den Organismus. Durch selbst motivierte, zweckmäßige und zunehmend **adaptive Reaktionen** sind eine Weiterentwicklung und das Wachstum als Mensch möglich. Dr. Ayres hielt diesen Antrieb, sich an ständig wechselnden Umgebungen anzupassen, für angeboren. Sie meinte, dass sich das Nervensystem durch die ▶ **Anpassungsreaktionen** selbst die Möglichkeiten für ein zunehmendes neuronales Wachstum verschafft, sofern adäquate Herausforderungen vorhanden sind.

Eine der häufigsten Fehlinterpretationen durch Personen, die nicht mit der Theorie der Sensorischen Integration vertraut sind, ist eine Überbetonung der Empfindung. Bei der **Sensorischen Stimulation** liegt der Fokus **nicht** wie bei der Sensorischen Integration gleichzeitig

- auf der Integration dieser Empfindungen,
- auf der Organisation der Informationen für einen zukünftigen Verhaltens-, Aktions- oder Reaktionsplan und
- auf dem Überwachen des Aktionsplans während der Ausführung.

> **Beachte**
> Obwohl die Sinnesempfindung ein wirklich wichtiges Merkmal der Sensorischen Integration ist, wird in der SI-Theorie das Individuum nicht als passiver Empfänger von Umweltreizen verstanden: Das Individuum verarbeitet die Sinnesempfindungen nicht nur, sondern organisiert und integriert sie, um ein sinnvolles Ergebnis zu erzielen.

Dieses sinnvolle Ergebnis zeigt sich im Verhalten als sog. **anpassende Reaktion:** eine Anpassung an eine Anforderung aus der Umwelt (Ayres 1972a, 1979). Anpassungsverhalten schließt motorische bzw. aktionsorientierte Reaktionen ein, ist aber nicht darauf beschränkt.

> **Beispiel**
> Eine physische Anpassungsreaktion kann eine Steigerung der Haltungskontrolle sein, d. h. das längerfristige tonische Halten einer Position, oder aber eine Augenbewegung in Richtung der Stimme der Mutter.
>
> Eine Anpassungsreaktion kann eine organisiertere Reaktion des autonomen Nervensystems mit physiologischen Korrelaten wie eine Verbesserung der Atmung und Herzfrequenz, der Verdauungsfunktionen oder des Schlaf-Wach-Rhythmus sein, die nicht alle leicht zu beobachten sind.
>
> Eine affektive Anpassungsreaktion kann eine verstärkte emotionale Stabilität unter Stressbedingungen

wie Abwesenheit der primären Bezugsperson, Schlafmangel oder unbekannte Umgebung sein.

Eine Anpassungsreaktion kann auch besser organisiertes Verhalten in vorgegebenen Routineabläufen bedeuten, indem das zeitlich-räumliche ▶ **Sequenzieren** rhythmischer und fließender erfolgt, um z. B. einem rollenden Fußball nachlaufen und diesen wegschießen zu können.

Das Konzept der anpassenden Reaktion impliziert die **aktive Beteiligung des Individuums**, das aktiv Verhaltensreaktionen auf die sich verändernde Umgebung verarbeitet und organisiert.

Die anpassende Reaktion ist eigentlich ein Maß für die Fähigkeit des Individuums, sich mit Herausforderungen in der Umwelt auseinander zu setzen und sie erfolgreich zu bewältigen. Ob die Reaktion des Individuums **eine Anpassungsreaktion ist oder nicht**, ist abhängig von (Ayres 1972a):
- seinem individuellen Entwicklungsstand,
- dem Niveau der vorher erlernten Fähigkeiten und
- seinen sensorisch-integrativen Fähigkeiten.

Je besser ein Individuum integriert ist, desto komplexere, altersentsprechendere Anpassungsreaktionen sind zu erwarten. Für eine Person, deren sensorisch-integrative Funktionen unreif sind, sind bereits weniger komplexe Aktionen eine Anpassungsreaktion.

Gewohnheitshandlungen oder Verhaltensmuster **erfordern keine Anpassungskapazitäten**, sofern keine Veränderungen in der Umweltanforderung vorliegen. Um das Niveau der Anpassungsreaktion einer Person zu heben, müssen Elemente der sozialen und der physikalischen Umwelt die Fähigkeit des Individuums zur Bewältigung zumindest leicht beanspruchen. Das Kind muss angepasster, effektiver reagieren, als es vorher in der Lage war (Ayres 1972a).

Die Anpassungsreaktion ist von Augenblick zu Augenblick spezifisch. Was in einer Minute Anpassung ist, kann in der nächsten Gewohnheit sein. An der Anpassungsreaktion sind verschiedene Systeme beteiligt, die die Ausführung der Handlung unterstützen. Dazu gehören auch homöostatische Mechanismen, affektive Zustände, kognitive- und Aufmerksamkeitskomponenten und die Handlungs- und Bewegungssysteme.

Die scheinbar zirkuläre Definition der Anpassungsreaktion in der SI-Theorie ist einer der verwirrendsten Aspekte des Konzepts. Eine Anpassungsreaktion ist:
- zum einen ein Indikator für den Grad der Sensorischen Integration, weil „die Wirksamkeit der Reaktion von der Genauigkeit des sensorischen Feedbacks" während der Reaktion abhängig ist (Ayres 1972a, S. 127), und
- zum anderen ein Antrieb für die Sensorische Integration, denn „wenn die Muskeln zusammenarbeiten, um eine angepasste Bewegung des Körpers auszuführen, senden diese Muskeln und Gelenke gut organisierte Reize zum Gehirn" (Ayres 1979, S. 143).

Das Konzept der Anpassungsreaktion ist jedenfalls schwer fassbar. Die genaue Anpassungsreaktion einer Person ist nicht vorhersagbar (Ayres 1972a; Spitzer 1999).

1.2.3 Der dynamische Prozess der Sensorischen Integration

Spitzer (1999) charakterisierte die Sensorische Integration als dynamischen Prozess. Als solcher ist die Sensorische Integration eine **sich selbst organisierende Aktivität** des Menschen, der innerhalb eines Umweltkontextes interagiert. Das Individuum gewinnt und organisiert sensorische Information durch Interaktionen mit der Umwelt.

❗ **Beachte**

„Sensorische Integration sortiert, ordnet und kombiniert schließlich alle einzelnen sensorischen Inputs zu einer Funktion des ganzen Gehirns." (Ayres 1979, S. 28)

Ergebnis dieses Prozesses sind
- ein zunehmend komplexeres Verhalten,
- die Anpassungsreaktion und
- aktive, sinnvolle Beschäftigung.

„Sind die Gehirnfunktionen intakt und ausbalanciert, so sind die Körperbewegungen gut angepasst, fällt das

1.2 · Sensorische Integration: Eine Basis für Handeln und Beschäftigung

Lernen leicht und ist gutes Verhalten ein natürliches Ergebnis." (Ayres 1979, S. 28) Lewkowicz und Lickliter (1994) gehen so weit zu sagen, dass die Interaktionen zwischen den sensorischen Systemen Entwicklung ermöglichen. Die Komplexität und der Umfang der SI-Theorie ermöglicht es Therapeutinnen, die Wechselwirkungen zwischen diesen Prozessen zu untersuchen und Strategien zu entwickeln, um das anpassende Verhalten zu verbessern (◘ Tabelle 1.1).

Eine systemische Sichtweise der Sensorischen Integration hilft der Therapeutin, über eine Analyse der Funktion der einzelnen Sinnessysteme hinaus komplexere Zusammenhänge und Wechselwirkungen zu verstehen.

> **Beispiel**
> Bei Personen mit einer Sehbehinderung liegen oft auch Schwierigkeiten in der Fein- und Grobmotorik, der sensorischen Modulation, der Praxie, der Sprache und den sozialen und kognitiven Fähigkeiten vor (Chen & Dote-Kwan 1995). Häufig wird angenommen, dass die Defizite mit der Sehbehinderung verbunden sind. Aber Beobachtungen von prinzipiell normal entwickelten blinden Menschen zeigen eine große Schwankungsbreite in ihren funktionellen Fähigkeiten. Aus der Perspektive der Sensorischen Integration ist es wichtig, beim Ausfall eines einzelnen Systems die multisensorische Vernetzung in Betracht zu ziehen.

◘ **Tabelle 1.1.** Analyse der sensorischen Erfahrung

Impuls	Modalität	Erregung	Gedächtnis	Wahrnehmung	Anstrengung	Aktion/Handlung
Internes sensorisches Ereignis	Temperatur	–	–	–	–	–
	Schmerz	Registrieren	–	Bedeutung	Motivation	–
	Vibration	–	Habituation	–	Aufmerksamkeit	–
	Vestibulär	Orientieren	–	Assoziationen	–	Zielorientiertes Management von Zeit und Aktivität
	Propriozeptiv	Modulation	Interne „Bewegungslandkarten"	Synthese	Motorische Fertigkeiten	Explorieren und Manipulieren der Umgebung
Externes Stimulusereignis	Taktil	Emotion			Selektion/Organisation von Verhalten	Partizipierendes Mitglied der sozialen und kulturellen Umwelt
	Gustatorisch		Interne sensorische „Landkarten"		Anpassend reagieren	
	Olfaktorisch					
	Auditiv		Sensorisches Wiedererkennen	Diskrimination		Sich beschäftigen
	Visuell		Feedforward	Feedback	Praxie	Reflexion und Anpassung des Lebensstils

Sinneseindrücke zu erfahren ist ein versteckter Prozess von komplexen und nichtlinearen Beziehungen, die das Bemühen und das Handeln unterstützen. Die Person erzeugt und erfährt Sinnesempfindungen verschiedener Modalitäten, die moduliert, mit bestehenden Erinnerungen verglichen, zu Wahrnehmungen zusammengefügt und für alle Bereiche der Interaktion und des Handelns genützt werden. Der Akt der Wahrnehmungserfahrung per se verändert die Natur des Individuums und die Art, wie das Individuum Sinnesempfindungen erlebt.

Ayres' Theorieentwicklung im Bereich der **dynamischen Systeme** war ihrer Zeit voraus. Andere Theoretiker stellten erst in den 80er-Jahren des 20. Jahrhunderts Modelle von dynamischen Systemen vor. Die zu Ayres' Zeit gängigen theoretischen Paradigmen, wie z. B. die generelle systemische Theorie, konnten die auftretenden Phänomene einfach nicht erklären. Jüngere theoretische Entwicklungen in der Theorie der dynamischen Systeme können helfen, die Komplexität des sensorisch-integrativen Verhaltens zu erklären (Spitzer 1999) (Tabelle 1.2).

> **Exkurs**
> **Die Theorie der dynamischen Systeme**
> Die Theorie der dynamischen Systeme stammt ursprünglich aus der Physik. Heute wird sie von Wissenschaftlern aus der Biologie und Humanbiologie auf ihre Forschungsbereiche angewendet. Zurzeit ist sie das weitgehend akzeptierte Modell für die Untersuchung der Komplexität von Verhalten und ersetzt die generelle systemische Theorie. Es scheint, dass die jüngsten Entwicklungen der Theorie der dynamischen Systeme in bestimmter Hinsicht die Sensorische Integration besser unterstützen und ihr Glaubwürdigkeit verleihen, als es frühere theoretische Paradigmen getan haben. Trotzdem ist bei der Anwendung der Theorie der dynamischen Systeme auf die Sensorische Integration Vorsicht geboten, solange keine weiteren Untersuchungen dazu vorliegen (Spitzer 1999; Streri 1993).

Die Komplexität der Sensorischen Integration als dynamischer Prozess ist der springende Punkt für ein falsches Verständnis der SI, wie es bei jungen Therapeutinnen, Studenten, Eltern oder Fachleuten anderer Berufsgruppen häufig anzutreffen ist. Oberflächlich betrachtet und ohne fundiertes Wissen über die Sensorische Integration ist der Zusammenhang zwischen der Behandlung und den Zielen des Kindes bzw. den Therapiezielen schwer zu erkennen.

Tabelle 1.2. Die Beziehung der Theorie der dynamischen Systeme zur Sensorischen Integration und die daraus resultierenden Zusammenhänge

Zentrale Annahmen der dynamischen Systemtheorie	Vergleich mit der SI-Theorie	Fragen und Möglichkeiten
Entstehung von Verhalten: Tritt auf durch die Interaktion von Faktoren; nicht linear; nicht vorherbestimmt oder programmiert	Intermodale Sensorische Integration ist das Fundament für die Entstehung zunehmend komplexer Verhaltensweisen (Ayres 1972a)	Das genaue Ergebnis der Therapie vorherzusagen ist schwierig (in der Praxis und in der Forschung), wir „kennen" es a priori nicht (Ayres 1992a; Cool 1995) Bessere Wege des Effektivitätsnachweises müssen entwickelt werden
Interaktion mit der Umgebung: Ein offenes System muss mit der Umgebung interagieren, sonst stirbt es; Verhalten entsteht im Kontext einer bestimmten Umgebung und Aufgabe (Thelen & Ulrich 1991)	Eine an sensorischen Reizen reiche Umgebung ist entscheidend für die Entwicklung der Sensorischen Integration (Ayres 1979; Merrill 1990)	Verstärkt die Wichtigkeit des Kontextes (Behandlungskontext und Kontext des täglichen Lebens)
Selbstorganisation: Nur die Person selbst kann sich organisieren; ein spontaner Prozess des Findens neuer Lösungen, wenn die alten Lösungen nicht mehr länger funktionieren (Kamm et al. 1990)	Kindgesteuerte Therapie; das Kind wird zur Eigenaktivität in der Therapie angeregt (Ayres 1972a, 1979)	Verstärkt die zentrale Bedeutung der aktiven Rolle des Kindes in der Therapie

1.2 · Sensorische Integration: Eine Basis für Handeln und Beschäftigung

Tabelle 1.2. Fortsetzung

Zentrale Annahmen der dynamischen Systemtheorie	Vergleich mit der SI-Theorie	Fragen und Möglichkeiten
angestrebte Zustände: Ein relativ stabiler Zustand oder Verhaltensmuster, den das System anstrebt (Thelen & Ulrich 1991)	Zunehmend komplexere Verhaltensmuster werden „anpassende Reaktion" genannt (Ayres 1972a, 1979)	Ein therapeutischer oder natürlich auftretender „Anstoß" kann notwendig sein, um dem Kind zu helfen, von einem Verhaltensmuster (Niveau der Partizipation in Beschäftigungen) in eine andere komplexere Ebene der Partizipation in Beschäftigungen zu kommen
Phasenwechsel: Übergang von einem angestrebten Zustand in einen anderen	▶ **Baseline** und Ergebnisse (angestrebtes Verhalten/Fertigkeit) der Behandlung können als angestrebte Zustände aufgefasst werden	
Kontrollparameter: Der primäre Faktor, der für den Phasenwechsel verantwortlich ist; die Bedeutung seiner Rolle verändert sich mit jedem Phasenwechsel (heterarchisches Modell)	Sensorischer Input und anpassende Reaktion können als Kontrollparameter in der SI aufgefasst werden Das Nervensystem kann als Kontrollparameter für das Handeln bzw. die Beschäftigung aufgefasst werden Die SI betont die Rolle des Nervensystems und nimmt primär Bezug auf ein modifiziertes hierarchisches Modell	Notwendigkeit, in der Befundung und Behandlung andere Kontrollparameter (außerhalb des Nervensystems) in Betracht zu ziehen Mehr Forschung bzw. Theorieentwicklung zu Kontrollparametern, die spezifischer identifizieren Wann ist das Nervensystem (oder die Sensorische Integration) der Kontrollparameter für das Beschäftigungsverhalten? Wie soll das Nervensystem aufgefasst werden?
Desorganisation: Phasenwechsel werden von einer anfänglichen Desorganisation ausgelöst (Kontrollparameter destabilisiert das System, um es zu veranlassen, sich selbst zu reorganisieren)	Die offizielle Theorie geht davon aus, dass die SI ein zunehmend geordneter Prozess ist (Ayres 1972a) SI hat auch eine spiralförmige Qualität (Ayres 1972a, Fisher & Murray 1991, 2002) Die „genau richtige Herausforderung" erfordert eine gewisse Überwindung (Dunkerley et al. 1997; Koomar 1997)	Welche Rolle spielt Desorganisation in der Behandlung? Wie viel? Wann? (Für das Klinische Reasoning ist mehr Information erforderlich)

> **Beispiel**
> Die Therapeutin eines Kindes mit Anenzephalie und daraus folgender Zerebralparese und einem allgemeinen Entwicklungsrückstand erarbeitete mit den Eltern Therapieziele aus folgenden Bereichen: funktionelle Mobilität, Essen und Füttern. Das Kind kommt zur Therapie. Es schreit, sobald jemand versucht, sich mit ihm zu beschäftigen. Die Therapeutin verbringt drei Therapieeinheiten damit, das Kind eng umschlungen zu halten und leicht auf einer Schaukel zu schwingen. Das ist die einzige Interaktion, die das Kind toleriert. Am Ende dieser Zeit berichtet die Mutter, dass das Kind zum

ersten Mal Gesten und Laute benützt, wenn es Saft will, und dass es insgesamt glücklicher ist. Bei diesem Kind lag die versteckte Komplexität darin, dass es Schwierigkeiten hatte, Bewegungen im Raum und in aufrechter Position zu tolerieren. Die Therapeutin unterstützte seine Haltung und half dem Kind, die aufrechte Position zu tolerieren. Dadurch konnte sich das Kind aufsetzen. Seine Angstschwelle verringerte sich, und damit war die Voraussetzung geschaffen, dass es mit der Mutter in Kontakt treten konnte. Obwohl es dem nicht geschulten Beobachter wie eine simple sensorische Stimulation erscheinen mag, zeigt das komplexe Ergebnis, dass der dynamische Prozess der Sensorischen Integration alles andere als einfach ist.

Die Therapeutin muss sich in ihrer Rolle wohl fühlen, wenn sie diese sanfte, fördernde Form der Therapie anbietet. Eine fundierte Intervention entwickelt sich aus dem Wissenszuwachs über die theoretischen Grundlagen und der Achtung vor der affektiven Kommunikation des Kindes, wobei die Signale des autonomen Nervensystems erkannt und Rückschlüsse auf die sensorische Verarbeitung gezogen werden. Sensorisch-integrative Maßnahmen vor und während der Arbeit an handlungsorientierten Zielen (für die ggf. auch nach anderen Therapiekonzepten gearbeitet wird) helfen dem Kind, sich zu organisieren.

> **Beispiel**
> Bei der Arbeit am allgemeinen Ziel, den Erregungszustand zu modulieren, konnte man noch nicht vorhersagen, dass als funktionelles Ergebnis eine Verbesserung der sozialen Kommunikation eintreten würde.

Dieses Beispiel zeigt, wie schwierig es im Zusammenhang mit der Sensorischen Integrationstherapie ist, entsprechend einer linearen Ursache-Wirkungs-Beziehung das Ergebnis einer Behandlung vorherzusagen. Die „Vorhersage, um wie viel die Therapie die Integration verbessern wird, ist besonders schwierig, da sie sich im Verhalten zeigt, das scheinbar nichts mit der [therapeutischen] Aktivität zu tun hat" (Ayres 1972a, S. 262). Stattdessen **entstehen die Ergebnisse aus der Behandlung.**

! **Beachte**
Bei einem strikten sensorisch-integrativen Vorgehen arbeitet die Therapeutin selten direkt an einer bestimmten Fertigkeit, sondern eher an den Grundlagen, die notwendig sind, um diese Fertigkeit zu erlangen.

> **Beispiel**
> Zur Förderung der Aufmerksamkeit bei Tischaktivitäten bietet die Therapeutin dem Kind eine Reihe von grobmotorischen Aktivitäten mit verstärktem propriozeptiv-vestibulärem Input an, der dem Kind hilft, sein Erregungsniveau zu modulieren. Der Blickpunkt der Behandlung liegt also nicht direkt auf der Aufmerksamkeit. Ebenso ist aufgrund eines verstärkten Angebots an vestibulären Reizen nicht einfach eine proportionale Verbesserung der Gleichgewichtsreaktionen zu erwarten. Ein Beispiel für ein nichtlineares Ergebnis wäre, dass das Kind nach dieser Behandlung eine Verbesserung des auditiven Erfassens zeigt, sich aber die Gleichgewichtsreaktionen nicht verändert haben.

1.2.4 Die Rolle der Sensorischen Integration in der Entwicklung

! **Beachte**
Sensorische Integration tritt während der gesamten Entwicklung auf (◘ Tabelle 1.3). In der SI-Theorie wird davon ausgegangen, dass Reifung der Prozess der Entfaltung der genetischen Anlage in Verbindung mit der Interaktion des Individuums mit der physikalischen und sozialen Umwelt ist (s. auch Kapitel 14).

Veränderungen des Nervensystems resultieren aus Erfahrungen (s. auch Kapitel 2). **Erfahrung** ist die dynamische Interaktion zwischen dem Individuum und der Umwelt; sie bewirkt strukturelle und funktionelle Veränderungen des Nervensystems im „ökologischen Gehirn" (Shore 1996). Die Rolle des Nervensystems ist entscheidend für die Integration von Informationen und für die Ausschöpfung des Potenzials einer Person.

Die Theorie der Sensorischen Integration geht davon aus, dass **strukturelles und funktionelles Wachs-**

1.2 · Sensorische Integration: Eine Basis für Handeln und Beschäftigung

Tabelle 1.3. Die Rolle der Sensorischen Integration in der Entwicklung

Pränatale Periode	Neonatale Periode	1–6 Monate	6–12 Monate	2. Lebensjahr	3–7 Jahre
5.-6. SSW: Reagiert auf taktile Stimuli mit Vermeidungsreaktion	Taktile Empfindungen: Mutter-Kind-Bindung Benützt Berührung zur Beruhigung Benützt Berührung zum Füttern	Taktil-visuelles Explorieren Dreidimensionale Wahrnehmung Taktil-propriozeptives Differenzieren des eigenen Körpers von Anderen (Selbst/Nicht-Selbst) Exploration der Bezugsperson als Erweiterung des Selbst	Taktile Fähigkeiten verfeinert: Entwickeln der Handfertigkeiten Visuelle „Landkarten" zu den Beinmuskeln	Taktil gesteuerte feinmotorische und allgemein praktische Fertigkeiten	Entwickelt erlernten Werkzeuggebrauch Somatosensorische Dominanz in der Haltungskontrolle
9. SSW: Annäherungsreaktion des Kopfes zum Rumpf: propriozeptive Reaktion	Propriozeption: Anschmiegen an den Körper der Bezugsperson Phasische Bewegungen der Gliedmaßen bieten Propriozeption und dienen der Entwicklung eines Körperschemas	Vestibulär-, propriozeptiv-visuelle Integration ermöglicht den Beginn der Haltungskontrolle Gewichtsübernahme von Unterarmen und Händen Taktile „Landkarten" zum Nacken	Beginn der bilateralen motorischen Kontrolle, Krabbeln, Kriechen, Aufziehen zum Stand	Körperschema entwickelt sich gut und trägt zum Körperkonzept und Körperbild bei	Abschätzen der eigenen Stärke und Größe, z. B. bei Umarmungen oder in einer Gruppe
Reflexe wie Such-, Saug-, Babkin-, Greifreflex, Abwehrhaltung durch Beugung, Galant, Richtreaktion im Nacken	Vestibuläre „Landkarten" zum Nacken zur Änderung des Erregungsniveaus	Zunehmende Beherrschung der Haltung gegen die Schwerkraft	Bewegt sich durch den Raum, Haltungskontrolle bei Bewegungen, einschließlich jener gegen die Schwerkraft	Verbesserung der Balance und der Haltungskontrolle in stabilen Positionen und in Bewegung	Gute Balance
32.-34. SSW: Integration einer Kopfüber-Position	Beginn der Nackenkontrolle	Bewegungsübergänge multisensorische „Landkarten" für die Kopfkontrolle			Koordiniert während einfacher sportlicher Betätigung, wie z. B. Fußball Fahrrad fahren

□ Tabelle 1.3. Fortsetzung

Pränatale Periode	Neonatale Periode	1–6 Monate	6–12 Monate	2. Lebensjahr	3–7 Jahre
ab 28. SSW: Sieht Licht Hört und erinnert sich an vertraute Geräusche und Stimmen	Visuelles und auditives System reif Erkennt vertraute Geräusche aus dem Uterus Betrachtet gerne Bilder mit starkem Kontrast und Gesichter	Vor allem empfänglich für visuelle und auditive Informationen – beginnende Diskrimination von Lage und Entfernung „Landkarten" des visuellen Systems zum Nacken Beginn des motorischen Planens: Mund und Gesichtsbewegungen, dann Auge und Hand	Repetitive Laute und später unähnliche Laute Verbindet Gesten mit Worten Zunehmend komplexere motorische Planung, einschließlich Gliedmaßen und Körper und Werkzeuggebrauch	Benützt Sprache Gefühl, Kontrolle über die Umwelt zu haben Ideation wird kreativ und imaginativ	Komplexe auditive Diskrimination und Sprachinterpretation Abnehmen der visuellen Steuerung der Haltung Kann in der Gruppe kooperieren, abwechselnd drankommen, und komplexe Spiele erfinden und mitspielen

tum im Zentralnervensystem auftreten, wenn eine optimale sensorische Umwelt zur aktiven Teilnahme auffordert. Studien zur anregenden Gestaltung der Umwelt unterstützen diese Annahme (Diamond 1988; Ragic et al. 1994). Die Partizipation in einer optimalen sensorischen Umwelt verbessert die Fähigkeit des Kindes, Umweltinformationen effizient zu nützen.

> **! Beachte**
> Der Fokus auf der Nutzung bzw. dem **Gebrauch** der neurologischen Verarbeitung von sensorischem Input ist ein spezifisches Merkmal der Ergotherapie (Parham & Mailloux 1996).

1.2.5 Entwicklung der Handlungsperformanz

Obwohl viele Komponenten von Aktivitäten und Partizipation von der Sensorischen Integration beeinflusst sind, gibt es einige zentrale Komponenten der Handlungsfähigkeit, die besonders stark **auf sensorisch-integrativen Funktionen beruhen**. Diese Komponenten sind
- sensorisches Registrieren,
- sensorische Modulation,
- sensorische Diskrimination und
- Praxie.

Mit ▶ **Registrieren von Sinneseindrücken** wird das Feststellen, dass ein Stimulus im eigenen Körper und/oder in der Umwelt vorhanden ist, bezeichnet. Dieser Prozess ist entscheidend für jede weitere Verarbeitung und für die Aufmerksamkeit auf Umweltreize.

Die ▶ **Modulation** von Sinneseindrücken ist von grundlegender Bedeutung für die Alltagsbewältigung, weil sie das Kind befähigt, seinen Erregungszustand, seine Aufmerksamkeit und seinen Aktivitätsgrad an die Anforderungen der Umwelt anzupassen, ohne von unwichtigen Reizen abgelenkt zu werden.

Die ▶ **Diskrimination** von Sinneseindrücken ist wesentlich, damit sich funktionelle Leistungen und Fertigkeiten (einschließlich der Anpassung des Haltungshintergrundes und des Muskeltonus, vorausgeplanter Aktionssequenzen und motorischer Geschicklichkeit) entwickeln können.

▶ **Praxie** ist ein komplexer Prozess, der die Entwicklung eines motorischen Programms erfordert. Dieses wird dann in einer logischen Art und Weise ausgeführt und dabei in Interaktionen mit Menschen und Objekten in der Umwelt umgesetzt. (Eine detaillierte Beschreibung der theoretischen Modelle und ihrer Beziehung zur Handlung und Beschäftigung findet sich in Kapitel 7.)

1.2.6 Sensorische Integration und tägliche Beschäftigungen

- Die Beziehung zwischen einer guten Sensorischen Integration und einer guten Funktion in verschiedenen täglichen Beschäftigungen wurde empirisch bestätigt (Spitzer et al. 1996).
- Parham (1998) setzte sensorisch-integrative Funktionen mit den Lese- und Arithmetikleistungen von Kindern im Schulalter in Beziehung.
- In anderen Studien wurde eine gute sensorisch-integrative Funktion mit dem Spielverhalten von Kindergartenkindern in Beziehung gebracht (Schaaf et al. 1987; Schaaf 1990).
- Es wurde auch gezeigt, dass manche Kinder ihre Defizite besser kompensieren können als andere (Bundy 1998; Clifford & Bundy 1998).
- Sensorisch-integrative Dysfunktionen können im Jugendalter zum Abrutschen in die Kriminalität beitragen (Fanchiang et al. 1990).
- Baranek et al. (1997) setzten taktile Abwehr mit rigidem bzw. unflexiblem Verhalten, repetitiver Verbalisation, visuellen Stereotypien und abnormen Neigungen bei Kindern mit Entwicklungsbehinderungen (einschließlich Autismus) in Beziehung.
- Kinnealey et al. (1995) brachten sensorische Defensivität mit negativen Emotionen wie Ärger, Frustration und Angst in Verbindung, die auftreten, wenn die Betroffenen mit Beschäftigungen konfrontiert sind, die verschiedene sensorische Stimuli enthalten.
- Sensorisch-integrative Defizite können die Berufswahl von Jugendlichen und die Zufriedenheit mit dieser Wahl beeinflussen. War die Wahl gut, d. h. adaptiv, dann hat die Person einen Beruf gewählt, der ihre persönlichen sensorischen Bedürfnisse befriedigt. Eine Berufswahl, bei der dies nicht der Fall ist, kann zu Frustration im Beruf führen (Fanchiang 1996). Diese Arbeit untermauert Ayres' frühe Behauptungen, dass sensorisch-integrative Funktionen mit der akademischen Leistung (Ayres 1972a, 1972b, 1972d, 1975, 1979) und dem emotionalen Wohlbefinden zusammenhängen (Ayres 1979).

1.3 Beurteilung sensorisch-integrativer Funktionen: Ein Leitfaden für die Befunderhebung

Therapeutinnen befunden die sensorisch-integrativen Leistungen im Rahmen einer sorgfältigen Evaluation des Kindes, der unterstützenden Faktoren für das Kind und seiner Umwelt. Der Befund ist die wesentliche Grundlage für die Planung und die Durchführung einer effektiven ▶ **Intervention** (s. auch Kapitel 12). Den Beitrag der Sensorischen Integration zur ▶ **Handlungsperformanz** zu bestimmen ist angesichts der großen Variationsbreite innerhalb der Population entwicklungsbehinderter Kinder eine Herausforderung! Um diese subtilen und versteckten Defizite zu identifizieren, sind Fähigkeiten und Erfahrung in der Sensorischen Integrationstherapie und Wissen über Sensorische Integration sowie die normale und atypische Entwicklung erforderlich.

Zwei Fragestellungen stehen bei der sensorisch-integrativen Befunderhebung bei Kindern mit Entwicklungsbehinderungen im Vordergrund:
1. Welche Auswirkungen hat die inadäquate sensorische Verarbeitung und Praxie auf die funktionellen Fähigkeiten des Kindes?
2. Welchen Anteil hat die SI-Störung an den funktionellen Problemen des Kindes gegenüber den komplexen Faktoren, die zur Entstehung von Entwicklungsbehinderungen beitragen?

Um das Ausmaß und die Auswirkung einer SI-Dysfunktion zu erkennen, muss die Therapeutin ein breites Spektrum von Störungen in Betracht ziehen; dazu gehören (Parham & Mailloux 1996):
- sensorische Modulationsstörungen,
- sensorische Diskriminationsstörungen,
- Störungen der Haltungskontrolle,
- Störungen der Praxis.

Die Therapeutin sucht nach **zusammenpassenden Anzeichen**, die **Cluster** bzw. Muster ergeben, aus denen sich ein Gesamtbild bezüglich der sensorisch-integrativen Funktion und ihres Einflusses auf die Probleme des Kindes in der Alltagsbewältigung ergibt. Die Therapeutin muss sich einen Eindruck davon verschaffen, in welchem Ausmaß die gestörte sensorische Modulation und Diskrimination die Fähigkeiten des Kindes, altersentsprechend zu spielen oder seine Rollen zu erfüllen, beeinträchtigen. Die Bemühungen des Kindes werden nicht nur hinsichtlich der **sensorischen Verarbeitung** analysiert, sondern auch hinsichtlich seiner **Fähigkeiten, Haltungskontrolle und Praxis einzusetzen,** um die räumlich-zeitlichen Anforderungen seiner Interaktionen zu bewältigen. Häufig findet man durch diese Analyse eine gemeinsame Wurzel als Erklärung für scheinbar völlig unzusammenhängende Schwierigkeiten.

> **Beispiel**
> Die gemeinsame Ursache für Probleme wie spätes Erlernen der Darm- und Blasenkontrolle, Schwierigkeiten sich zu beruhigen, rasches Ermüden, Abschlecken und Kauen nicht essbarer Dinge, irreguläre Schlafmuster und schlechte Spontansprache kann in einer Sensorischen Integrationsstörung liegen.

Die Therapeutin setzt die sensorisch-integrative Dysfunktion mit anderen Faktoren, die zu den Defiziten in der Ausführung von Handlungen beitragen, in Beziehung. Sie wägt die Schwere der sensorisch-integrativen Probleme gegenüber anderen Faktoren wie einer neuromotorischen Behinderung oder einer medizinischen Diagnose ab.

> **Beispiel**
> David, das erste Kind seiner Eltern, wurde wegen einer feinmotorischen Störung zur ergotherapeutischen Befunderhebung zugewiesen. Zuvor waren bereits Sprech- und Sprachschwierigkeiten diagnostiziert worden, speziell Probleme mit dem sinnvollen Sprachgebrauch. Im Intelligenztest (Wechsler Intelligence Scale for Children-Revised WISC-R; Wechsler 1974) hatte David mit 80 Punkten ein Ergebnis am unteren Rande der Norm erreicht. Seine Eltern nahmen David als normal entwickeltes Kind mit feinmotorischen Defiziten wahr. Der SIPT (Ayres 1989a) deckte Schwächen in allen getesteten sensomotorischen Bereichen auf, konnte aber die im Vordergrund stehenden Schwierigkeiten im akademischen Lernen und im Sozialverhalten nicht erklären. Die Ergotherapeutin empfahl eine neuropsychologische Testung, die die Diagnose „Fragiles X-Syndrom" ergab.
>
> David wurde ergotherapeutisch vorwiegend nach einem sensorisch-integrativen Ansatz behandelt und machte bemerkenswerte Fortschritte. Es war jedoch die Zusammenarbeit eines Teams von Fachleuten erforderlich, um das gesamte pädagogische und medizinische Programm auf die vielfältigen Bedürfnisse des Kindes abzustimmen.

> **Beachte**
> Die Ergebnisse einer ergotherapeutischen Befunderhebung bilden die Grundlage, um die geeignetste Intervention für das jeweilige Kind zu bestimmen. Im **Behandlungsplan** werden auch die persönlichen, physikalischen, sozialen und Umweltfaktoren berücksichtigt, die das Kind in seiner Handlungsfähigkeit einschränken können.

Hat die Ergotherapeutin sensorisch-integrative Probleme festgestellt, die die Alltagsbewältigung stören, so ist die Sensorische Integrationstherapie ein nützlicher Teil ihres Behandlungsplanes. Im Behandlungsplan werden die erwarteten Effekte eines sensorisch-integrativen Vorgehens – ggf. in Verbindung mit anderen geeigneten Konzepten – dargestellt und mit den Anliegen der Familie und der anderen involvierten Fachleute in Einklang gebracht. Auf dieser Grundlage fällt die Therapeutin die Entscheidung, ob sie in diesem Fall in erster Linie die Sensorische Integrationstherapie einsetzen wird oder ob sie SI-Prinzipien mit (einem) anderen Behandlungskonzept(en) kombinieren wird.

1.4 Sensorische Integrationstherapie bei Kindern mit Entwicklungsbehinderungen

Aufbauend auf Ayres' ursprünglichen Arbeiten wenden Therapeutinnen die SI-Prinzipien bei Menschen quer durch alle Altersgruppen und Diagnosen an (Spitzer et al. 1996). Auch im Zusammenhang mit verschiedensten Entwicklungsbehinderungen kommt der sensorisch-integrative Ansatz zum Einsatz (◘ Übersicht 1.1).

Die Prinzipien der Sensorischen Integration werden dabei im Rahmen eines gesamten ergotherapeutischen Behandlungsplanes eingesetzt (Roley 1993–1994; Spitzer et al. 1996). Zu den zentralen Konstrukten dieses Ansatzes gehört, dass die Therapeutin
- ein konstantes Maß an Aufmerksamkeit aufrechterhält,
- die sensorischen Qualitäten der Umwelt an die Bedürfnisse des Kindes anpasst,
- die Selbststeuerung des Kindes unterstützt,
- einen spielerischen Kontext ermöglicht,
- ▶ anpassende Reaktionen auf motorischer, affektiver, sozialer und kognitiver Ebene anbahnt,
- die „just right challenge", also die richtige Herausforderung für das Kind schafft,
- den ▶ inneren Antrieb des Kindes weckt (Clark et al. 1989; Ayres 1972a).

Die klassische Sensorische Integrationstherapie wird in spezialisierten Therapieeinrichtungen in Form einer **direkten Behandlung** des Kindes durchgeführt. Diese direkte Therapie kann auch zu Hause, auf einem Spielplatz oder in der Schule durchgeführt werden. Nicht direkt patientenbezogen sind Beratungen, die notwendig sein können, um das häusliche oder schulische Umfeld zu verändern oder Fördermöglichkeiten für Kinder zu erarbeiten.

1.4.1 „Sensorische Alchemie"

Es ist normal für Kinder, Sinneserfahrungen zu suchen (Dunn 1996). Im Spiel suchen sie sich Möglichkeiten, wie sie sich körperzentrierte sensorische Information über das taktile, propriozeptive und vestibuläre System verschaffen können.

> **Beispiel**
> Kinder hüpfen normalerweise in Pfützen, spielen mit ihrem Essen, klettern auf Möbel und springen auf den Betten – trotz der größten Anstrengungen seitens ihrer Eltern, sie daran zu hindern!

Die multisensorische Natur des Spiels liefert ihnen die notwendigen Ingredienzien für eine Alchemie, die ihre Entwicklung fördert. Kinder mit Behinderungen haben nicht immer die Möglichkeiten, auf diese Art zu spielen.

> **Beispiel**
> Behinderte Kinder sind oft in ihren physischen Möglichkeiten eingeschränkt, sodass sie nicht auf Betten

---

Übersicht 1.1.
Einsatz der SI-Therapie bei Entwicklungsbehinderungen

- Autismus (Ayres & Tickle 1980; s. auch Kapitel 17)
- Zerebralparese (Blanche et al. 1995; Chee et al. 1978; s. auch Kapitel 16)
- Fragiles X-Syndrom (Stackhouse 1994; s. auch Kapitel 19)
- Hörbehinderung (Schaffer-Pullan et al. 1991)
- Geistige Behinderung (Clark et al. 1978)
- Frühgeburt (Anderson 1986)
- Pränatale Drogenexposition (Stallings-Sahler 1993)
- Sehbehinderung (Roley 1995a, 1995b, 1995c; s. auch Kapitel 15)

oder Möbel klettern oder alleine hüpfen können. Manche können nur in Stehständern stehen. Sie kommen niemals in eine Schlammpfütze, denn die wohlmeinenden Betreuer, auf die diese Kinder angewiesen sind, wollen ihnen helfen, sauber zu bleiben.

Die Summe dieser Faktoren ergibt neurologische Störungen, die zu einer inadäquaten sensorischen Verarbeitung beitragen.

> **Beispiel**
> Es kommt vor, dass behinderte Kinder, die beim Essen taktil abwehrend reagieren, mit den Speisen zu spielen beginnen, wenn sie für sich alleine sind. Behinderte Kinder können so empfindlich gegenüber Temperaturunterschieden sein, dass sie das Spielen in einer kalten Pfütze nicht tolerieren können. Die Unsicherheit bewegungsbehinderter Kinder bei allen Bewegungen durch den Raum kann sie daran hindern, ohne große emotionale Angst und Furcht zu klettern oder zu springen. Manche Kinder können die Sinnesempfindungen nicht genau genug diskriminieren, um ihren Körper beim Klettern und beim Überwinden von Hindernissen zu steuern. Andere Kinder können bei verschiedensten Beschäftigungen nicht mitmachen, weil sie nach extremen sensorischen Reizen in gefährlichen Aktivitäten suchen (z. B. hoch hinaufklettern und herunterspringen). Manche Kinder laufen Gefahr, von sozialen Aktivitäten wie Gruppenspielen ausgeschlossen zu werden, weil sie zu grob oder zu körperbetont sind.

Die Sensorische Integrationstherapie spricht die sensorischen Bedürfnisse des Kindes an, damit es in variablen Situationen anpassend und organisiert reagieren kann. Die klassische Form der SI-Therapie findet im **klinischen Setting**, d. h. in Therapieeinrichtungen mit spezieller Ausstattung wie hängenden Geräten (verschiedenen Arten von Schaukeln), Trampolins, Fässern, Bürsten und großen, weichen Kissen statt (Clark et al. 1989; Sieg 1988; Koomar & Bundy 1991; Parham & Mailloux 1996). In diesem Setting setzt die Therapeutin eine **kontrollierte Umgebung** ein, um Erfahrungen anzubieten, die **den besonderen sensorischen Bedürfnissen des Kindes entsprechen und seine Verarbeitungs- und Organisationsfähigkeit fördern**.

Im **natürlichen Setting** muss das therapeutische Vorgehen abgewandelt werden, da sich die Anforderungen an die Verarbeitung je nach Umfeld ändern.

> **Beispiel**
> Die Anforderungen an die sensorische Verarbeitung sind zu Hause, in einer bekannten, vorhersehbaren Routine niedriger; in der Schule, wo viel Lärm, viele Kinder und hohe Anforderungen an den Intellekt und das Verhalten herrschen, hingegen höher.

Oft ist es günstiger, zunächst die Therapieeinrichtung als „Experimentierfeld" zu nutzen, um herauszufinden, wie die **Balance zwischen sensorischen Informationen und organisierenden Strategien** für das individuelle Kindes aussehen muss, damit Entwicklungsfortschritte möglich sind. Dieses Wissen kann dann von der Therapeutin selbst oder anderen Bezugspersonen in den Alltag transferiert werden, um die förderlichen Bedingungen und die Fähigkeiten des Kindes aufeinander abzustimmen (Parham & Mailloux 1996)

> **Beachte**
> Sensorische Integration ist **auf keinen Fall normativ**, d. h., es ist nicht das Ziel, Kinder möglichst normal zu machen oder an die Normalität anzupassen. Die Ergotherapeutin bemüht sich, eine harmonischere Übereinstimmung zwischen den sensorischen Bedürfnissen des Kindes und den Alltagssituationen, die das Kind bewältigen muss, herzustellen.

Die Rücksprache und Zusammenarbeit mit dem Kind, seiner Familie und anderen involvierten Fachleuten ist wichtig. Aufgrund dieser Informationen und des ständigen Beobachtens und Interpretierens von Hinweisen und positiven Reaktionen des Kindes kann die Therapeutin Aktivitäten für das Kind finden, die Sinnesreize der geeigneten ▸ **Modalitäten** in der günstigsten Kombination und richtigen Intensität bieten. Die Therapeutin schlägt Möglichkeiten vor, wie die **physikalische Umwelt umgestaltet** werden kann, z. B. wie sichere Gelegenheiten zum Klettern und Springen geschaffen werden können oder dass eine Schaukel oder Hängematte im Garten aufgehängt werden sollte. Sie kann auch bei der **Organisation des Tagesablaufs** unterstützend eingreifen, indem sie eine „sensorische Diät" vorschlägt, bei der das Kind zum günstigsten Zeitpunkt „Nahrung für die Sinne" erhält, um danach optimale Leistungen bringen zu können. Auch **Empfehlungen für Freizeitaktivitäten** gehören zur Sensorischen Integrationstherapie, z. B. Federtuch- oder Hüpfburgspringen, Schwimmen oder der Besuch eines Freizeitparks.

> **Beispiel**
> Nick, ein mehrfachbehindertes Kind mit sensorischen und motorischen Beeinträchtigungen, wurde täglich mit dem Bus zur Schule gebracht, was ca. 45 min. dauerte. Bei der Ankunft schlief er regelmäßig tief und war nach dem Aufwecken extrem irritiert, schrie und biss. Eines Morgens beobachtete die Ergotherapeutin diese Situation und versuchte daraufhin, an diese Probleme heranzugehen, indem sie Nick Aktivitäten anbot, die durch festen Druck und propriozeptiven Input beruhigend wirken sollten. Sobald sich Nick etwas beruhigt hatte, setzte sie lineare vestibuläre Reize, kombiniert mit festem Druck, bis Nick seine posturale und emotionale Stabilität wiedererlangt hatte. An diesem Punkt bahnte sie durch Ballspiele und Nicks Lieblingsspielsachen eine aktivere soziale und motorische Involvierung an. Als Nick so weit war, sich vergnügt zu beschäftigen (sowohl sozial als auch motorisch), konnte er mit der Therapeutin in den Klassenraum wechseln, wo an sprachlichen, kognitiven und feinmotorischen Aktivitäten gearbeitet wurde. Die Therapeutin teilte den Erfolg dieses Vorgehens den Lehrern und Eltern mit, die daraufhin diese Vorgangsweise während des Schultages und zu Hause einsetzten.

1.4.2 Spiel und Selbststeuerung

> **Tipp**
> Eine **spielerische Interaktion** ist eine der wesentlichsten Komponenten der Sensorischen Integrationstherapie (Mailloux & Burke 1977; Tickle-Degnen & Coster 1995). **Die Grundhaltung der Therapeutinnen**, die bei der Anbahnung der aktiven Teilnahme am kindlichen Spiel am erfolgreichsten sind, ist geprägt von
> — Anerkennung des Kindes als handelndes Wesen,
> — Achtung vor der Persönlichkeit des Kindes,
> — Freude an seiner Gesellschaft,
> — Wertschätzung für die Einzigartigkeit des Kindes.

Die Therapeutin lädt das Kind zum gemeinsamen Spielen ein, um freudige und herausfordernde Interaktionen mit der physikalischen, sozialen und emotionalen Umwelt anzubahnen. Mit dem Medium **Spiel** steht der Therapeutin ein einzigartiger Schlüssel zur Verfügung, mit dem sie das Interesse und die Motivation des Kindes wecken kann, damit es sich auf geeignete und sinnvolle Aktivitäten einlässt (Kimball 1993).

„Inner drive" – der innere Antrieb und Drang nach Kompetenz

> **Beachte**
> Der ▶ **innere Antrieb** des Kindes wird im Verlauf des Spiels erkennbar. Die Anregung dieses inneren Antriebs des Kindes, etwas meistern zu wollen – des Dranges nach Kompetenz –, ist eines der ersten Ziele der Therapie (Ayres 1972a).

Die dynamische, spielerische Interaktion macht diese Art der Behandlung kindgemäß. Die ▶ **Selbststeuerung** eines Kindes anzuregen wird in der Arbeit mit Kindern, deren Fähigkeiten, sich mitzuteilen, begrenzt sind, zur besonderen Herausforderung. Die Therapeutin versteht die positiven emotionalen Reaktionen des Kindes als Zeichen, dass das Kind mit dieser Aktivität weitermachen will.

> **Beispiel**
> Bei einem Kind mit Autismus, das Schwierigkeiten mit dem Registrieren sensorischer Reize hat und folglich bestimmte Spielaktivitäten nicht genießen kann, folgt die Therapeutin den Interessen des Kindes, um festzustellen, was das Kind motiviert. Sie greift diese auf und verstärkt seine Selbststeuerung in Richtung zielgerichteter und bedeutungsvoller Aktivitäten.
> Cathy hatte Schwierigkeiten mit Übergängen. Bei jedem Wechsel bekam sie Wutanfälle, schrie und wurde aggressiv. Eine Verhaltenstherapie hatte wenig Erfolg gebracht. Die Strategie der Ergotherapeutin bestand darin, Cathy verbal anzukündigen, dass ein Übergang stattfinden würde, und ihr zu erlauben, den

Gegenstand, mit dem sie gerade spielte, zur nächsten Station mitzunehmen. Cathy liebte die Hängematte besonders. Daher durfte sie sie bei jedem Aktivitätswechsel mitnehmen, sofern sie signalisierte, dass sie das wollte. Mit dieser Strategie schaffte Cathy an einem Tag vier Übergänge in der Schule, ohne zu schreien oder fortzulaufen. Solche Strategien, die den inneren Antrieb zur aktiven Beteiligung aktivieren, können als erster Schritt in der Förderung des Registrierens und der Bewusstheit für die Umgebung hilfreich sein (Ayres 1979).

Variationen der klassischen SI-Therapie

- Für Kinder, denen der innere Antrieb zu fehlen scheint, ist eine stärkere Betonung des ▶ **Hands-on-Vorgehens** angezeigt als in der klassischen Sensorischen Integrationstherapie.
- **Passive sensorische Stimulation** funktioniert manchmal mit Kindern, die nicht in der Lage sind, sich selbst mit der passenden Art oder Intensität von Reizen zu versorgen.
- Ein **eher direktiver Stil** kann am Anfang notwendig sein, um das Registrieren und die Bewusstheit gegenüber der Umgebung zu fördern und um den inneren Antrieb, sich zu beschäftigen und sich selbst zu steuern, zu aktivieren (Ayres 1979).

Hands-on-Behandlung und passive Stimulation erfordern noch größere Wachsamkeit bei der Beobachtung der anpassenden Reaktionen, da diese sehr subtil sein können. **Die Anpassungsreaktion ist immer der Wegweiser für die Therapeutin, ob eine Aktivität fortgesetzt oder beendet werden soll.** Wird dies berücksichtigt, bleibt auch in diesen Situationen die Kontrolle beim Kind, und die Therapie ist kindgesteuert.

 Beachte
Kinder, die ihrem angeborenen Antrieb ohne Hilfe folgen und sich selbst eine optimale sensorische Umgebung schaffen können, um ihre Umwelt zu meistern, benötigen keine Therapie.

Manche Kinder können ihrem inneren Antrieb aus Ängstlichkeit nicht folgen, wie z. B. bei Schwerkraftunsicherheit. In diesen Fällen „muss die Therapeutin das Kind ermutigen, es locken, es ködern und manipulieren, damit es Aktivitäten wählt, die ihm helfen, sein Gehirn zu entwickeln" (Ayres 1979, S. 140).

 Tipp
Ist mehr Struktur und Lenkung erforderlich, so lenkt und strukturiert die Therapeutin eher die physikalische und soziale Umwelt, als dem Kind Anweisungen zu geben oder es anzuleiten. Fachleute können die Integration nicht erzwingen, sie können sie nur unterstützen (Ayres 1972a).

1.4.3 Herausforderungen erfolgreich begegnen: anpassendes Verhalten

 Beachte
Die Aufgabe der Ergotherapeutin ist es, anpassendes Verhalten anzubahnen und die Umwelt so zu gestalten, dass zunehmend komplexere Reaktionen des Kindes hervorgerufen werden.

Therapeutinnen setzen sowohl sich selbst ein (d. h. ihre Stimme, den Gesichtsausdruck, die Körpersprache und -haltung etc.) als auch Aktivitäten, die den Kindern die Modulation ihrer Reaktionen erleichtern.

„Scaffolding"

Das Konzept des ▶ **Scaffolding** beschreibt, wie Erwachsene Lücken in den Fähigkeiten des Kindes überbrücken können, um dem Kind zu erfolgreichem Problemlösen, zum Erwerb von Fähigkeiten oder zur aktiven Betätigung zu verhelfen (Wood et al. 1976). „Occupational scaffolding" beschreibt die Art und Weise, wie Eltern die aktive Betätigung des Kindes im Haushalt strukturieren und unterstützen können (Primeau 1995).

Auch bei der Bahnung von Anpassungsreaktionen stellt die Ergotherapeutin ein Gerüst zur Verfügung und folgt damit einem ähnlichen Prozess wie beim Scaffolding (Dunkerley et al. 1997; Tickle-Degnen & Coster 1995): Die Therapeutin unterstützt fortwährend die Involvierung des Kindes in die Aktivität, indem sie diese **Aktivität konstant graduiert**, d. h. abstuft – er-

1.4 · Sensorische Integrationstherapie bei Kindern mit Entwicklungsbehinderungen

leichtert, erschwert, variiert. Laufend fügt sie etwas hinzu, entfernt etwas und verändert die Umgebung auf andere Weise. Diese Veränderung ist immer eine Antwort auf die Reaktionen des Kindes, die kontinuierlich sorgfältig beobachtet werden müssen. Die Therapeutin ermöglicht dem Kind, Verhalten auf sensorisch-integrativer Basis zu üben und zu verfeinern, indem sie ein weiteres Gerüst anbietet, auf dem noch komplexere adaptive Reaktionen aufbauen können. Die Therapeutin fügt Herausforderungen hinzu, wenn das Kind zeigt, dass es bereit ist, diese erfolgreich zu meistern (◘ Tabelle 1.4).

Graduieren von Aktivitäten

Die therapeutischen Aktivitäten können hinsichtlich der zeitlichen und räumlichen Anforderungen an die sensomotorische Umwelt graduiert, d. h. abgestuft werden. Die Ergotherapeutin untersucht die Erfordernisse des Kindes im körperzentrierten, nahen und entfernten Raum (Roley 1993–1994; s. auch Kapitel 10, Abschnitt 2.2). Ebenso analysiert sie die zeitlichen Komponenten (d. h. das Timing oder die zur Verfügung stehende Zeit) von Aktivitäten, die Bewegung vom Kind erfordern, und die physikalischen Objekte, mit denen sich das Kind beschäftigt (Koomar & Bundy 1991). Der räumliche und zeitliche Kontext wird in Bezug auf die

◘ **Tabelle 1.4.** Scaffolding: Hervorrufen von anpassendem Verhalten in der Sensorischen Integrationstherapie

Fokus	Therapeutische Adaptationen	Ergebnisse
Erregungszustand	Status zu Beginn der Interaktionen feststellen Menschen und Objekten der Umgebung	Verstärkte Beachtung von relevanten Aspekten von Menschen und Dingen der Umgebung; Zur Interaktion bereit sein
	Entscheiden, ob Interaktionen anregend oder dämpfend wirken sollen	
Sensorische Modulation	Anpassen der Intensität, Dauer und Variation von Umweltreizen	Verbesserte Selbstregulation von Verhalten, Emotionen und Interaktionen
Sensorische Diskrimination	Ändern von räumlich-zeitlichen sensorischen Qualitäten	Verbesserte Wahrnehmung eines größeren Wahrnehmungsfeldes
Fertigkeiten	Graduieren der Anforderungen im fein- und grobmotorischen Bereich	Leichtigkeit im Umgang mit der Schwerkraft
		Perfektionieren der erlernten Interaktionen mit Objekten und Menschen
Praxie	Ändern der Anforderungen hinsichtlich kreativer Ideen, der Abfolge von Schritten und der Anpassungen an Neues	Automatischeres und dynamischeres Planen von adaptiven und komplexen Interaktionen mit Objekten und Menschen
Verhaltensorganisation	Anpassen der Verantwortung für zunehmend komplexere Aufgaben in Zeit und Raum	Organisieren von Abfolgen multipler Interaktionen; sowohl unter den momentanen als auch zukünftigen Umständen

Bei der Bahnung eines optimalen Erregungsniveaus und der Gestaltung angemessener und für das Kind bedeutungsvoller Herausforderungen setzt die Therapeutin sensorisch-integrative Strategien ein. Sind das Erregungsniveau, die Modulation und die Diskrimination von Informationen schlecht angepasst, ist es schwierig, auf der Ebene von Fertigkeiten, Praxie und Verhaltensorganisation zu arbeiten. Erst wenn das Kind ein optimales Erregungsniveau erreicht oder wieder gewonnen hat, kann die Therapeutin die Anforderungen an die Anpassungsreaktionen auf der Ebene der Fertigkeiten, Praxie und Verhaltensorganisation erhöhen. Wenn die Anforderungen an die Verhaltensorganisation, Praxie oder Fähigkeit zu schwierig sind, muss die Therapeutin die sensorische Umgebung anpassen, den Grad der Herausforderung ändern und versuchen, das Kind auf ein moderates, aber dennoch waches Erregungsniveau zu bringen. Der höchste Grad einer Anpassungsreaktion kann erzielt werden, wenn das Kind auf allen Ebenen erfolgreich herausgefordert wird.

Anforderung und die beobachtete Anpassungsreaktion analysiert.

> **Beachte**
> Um Aktivität zu graduieren und eine geschicktere, erfolgreiche, zweckmäßige Reaktion zu erhalten, werden räumliche und/oder zeitliche Veränderungen an der Aktivität vorgenommen.

> **Beispiel**
> Eric hatte in der Therapie Schwierigkeiten, Beschäftigungen auszuwählen. Die Therapeutin schlug vor, Bälle zu werfen, ein Musikspiel auf einer Schaukel zu betätigen oder mit einem anderen Kind zu schaukeln. Doch Eric fand keine dieser Aktivitäten verlockend, und die Therapeutin konnte kein anpassendes Verhalten beobachten. Bei der Videoanalyse dieser Therapieeinheit wurde offensichtlich, dass Eric außerhalb seines unmittelbaren Körperraumes nicht effizient agieren konnte. Er war auch unfähig, den zeitlichen Anforderungen zu entsprechen, wenn er sich auf einem bewegten Gerät befand und in einer sozialen oder motorischen Aktivität engagiert war. In der nächsten Therapieeinheit graduierte die Therapeutin die Aufgaben und arbeitete an Aktivitäten im Körperraum mit einer stabilen Umgebung. In dieser Situation, die ihm mehr Stabilität, ein kleineres Feld, das er im Auge behalten musste, und einfachere Haltungsanforderungen bot, zeigte Eric anpassende Reaktionen und entwickelte einen inneren Antrieb zum Mittun.

1.4.4 Die Kombination von Sensorischer Integrationstherapie mit anderen Therapieansätzen

Kinder mit Entwicklungsbehinderungen haben komplexe Bedürfnisse, die ein gut abgerundetes Therapiekonzept erfordern. Durch die Kombination von sensorisch-integrativen Prinzipien mit anderen Therapieansätzen wird eine größtmögliche Flexibilität in der Anpassung an die spezifischen Bedürfnisse des Kindes erreicht. Es ist nun allgemein üblich, verschiedene theoretische ▶ **Bezugsrahmen** in einer Therapieeinheit zu kombinieren, wie z. B. Training von Fertigkeiten, Sensorische Integrationstherapie, biomechanische und entwicklungsneurologische Behandlungsprinzipien.

> **Beispiel**
> Die erste Hälfte der Therapieeinheit wird mit Sensorischer Integrationstherapie gearbeitet, um dem Kind zu helfen, sich zu organisieren, damit es besser mitmachen kann. Für den Rest der Einheit werden besondere Fertigkeiten wie Feinmotorik oder ▶ **ADLs** gefördert.

Selbst in einer einzelnen Aktivität können die Prinzipien von mehreren Therapiekonzepten kombiniert werden.

> **Beachte**
> Im Mittelpunkt der ergotherapeutischen Ziele steht der Aufbau von funktionellen Fertigkeiten, die den individuellen Bedürfnissen des Kindes entsprechen, auch wenn diese Fertigkeiten in der SI-Behandlung nicht direkt zum Einsatz kommen.

1.5 Ergebnisse und Effektivität der Intervention

Da das Konzept der Sensorischen Integration immer noch in Entwicklung ist, ist es schwierig, spezifische Ergebnisse einer Behandlung nach diesem Konzept vorherzusagen. Aber gerade das wird von Ergotherapeutinnen erwartet, die für gewöhnlich vor Therapiebeginn spezifische, messbare Therapieziele festsetzen müssen. Da der Druck der Kostenträger ständig zunimmt, hängt die Fortsetzung der Behandlung davon ab, ob ein Kind diese Therapieziele erreicht. Den Verlauf der Behandlung und das Ergebnis genau vorherzusagen stellt die Therapeutin vor eine beachtliche Herausforderung, besonders bei einem Konzept mit dem Schwerpunkt auf dynamisch interagierenden Systemen.

> **Beachte**
> Der Nachweis der Effektivität ist aber entscheidend, um die Intervention überzeugend zu rechtfertigen!

> **Übersicht 1.2.**
> Bereiche, die durch SI-Therapie verbessert werden
>
> - Häufigkeit oder Dauer eines anpassenden Verhaltens
> - Komplexität einer anpassenden Reaktion
> - Selbstvertrauen und Selbstwertgefühl
> - Grob- und feinmotorische Geschicklichkeit
> - Aktivitäten des täglichen Lebens und psychosoziale Kompetenzen
> - Kognitive, sprachliche und akademische Leistungen

Obwohl es schwierig ist, präzise Ergebnisse vorherzusagen, gibt es allgemeine Bereiche, in denen bei einem sensorisch-integrativen Vorgehen **Behandlungseffekte** erwartet werden können. Parham und Mailloux (1996) nennen sechs allgemeine Bereiche, in denen Verbesserungen stattfinden können (◘ Übersicht 1.2).

1.5.1 Effektivitätsstudien

Die Wirksamkeit sensorisch-integrativer Maßnahmen ist schwierig zu messen. **Effektivitätsstudien unterstützen generell die Wirksamkeit der Sensorischen Integrationstherapie** (Spitzer et al. 1996). Die meisten Studien befassten sich mit lernbehinderten Kindern, aber es liegen auch über zwei Dutzend Studien zur Effektivität der SI-Therapie bei Kindern mit Entwicklungsbehinderungen vor (Daems 1994). Auch in diesen Studien zeigte sich generell die Effektivität dieses Ansatzes bei dieser Population.

SI bei geistiger Retardierung

- Bei Kindern mit geistiger Retardierung erwies sich der sensomotorische Therapieansatz als effektiver bei der Verbesserung der Grobmotorik, der Feinmotorik und der motorisch-perzeptiven Leistungen als ein entwicklungsorientierter Turnunterricht (Montgomery & Richter 1977).
- Für drei mehrfachbehinderte Kinder mit schwerer mentaler Retardierung erwies sich die Kombination von Sensorischer Integrationstherapie und NDT (Bobath-Therapie) als erfolgreich: Ihre Haltungsreaktionen, ihre Interaktion mit Menschen und ihr Umgang mit Gegenständen verbesserten sich (Norton 1975).
- Einer Stichprobe von Erwachsenen mit schwerer geistiger Retardation half eine Behandlung nach sensorisch-integrativen Prinzipien, den Blickkontakt, die Lautbildung und die Haltungskontrolle zu verbessern (Clark et al. 1978).
- Close et al. (1986) zeigten, dass die Sensorische Integrationstherapie zur Verbesserung der Toleranz gegenüber vestibulären Reizen, der Balance, des Einsatzes von Schutzreaktionen und Körperbewusstsein, der feinmotorischen Fertigkeiten, des visuellen Verfolgens und der Aufmerksamkeit führte.

SI bei Autismus

- Bei Vorschulkindern bewirkte eine Stunde Ergotherapie mit sensorisch-integrativem Schwerpunkt pro Woche eine Abnahme von planlosem Verhalten und Zunahme von zielgerichtetem Spiel in der Freispielzeit (Case-Smith & Bryan 1999).
- Die Ergotherapie nach sensorisch-integrativen Prinzipien bewirkte bei autistischen Kindern eine Verbesserung der Sprache, des Registrierens der Umwelt, der sinnvollen Beschäftigung, des sozioemotionalen Verhaltens und eine Abnahme von selbst stimulierendem Verhalten, besonders bei Kindern, die überempfindlich auf taktile und vestibuläre Reize waren (Ayres & Tickle 1980).

SI bei Entwicklungsverzögerung

In einer Einzelfallstudie eines vierjährigen Jungen zeigten Schaaf et al. (1987), dass nach acht Wochen ergotherapeutischer Einzelbehandlung nach sensorisch-integrativen Prinzipien Effekte im Spielverhalten aufgetreten waren, wobei die deutlichsten Verbesserungen folgende Bereiche betrafen:
- die Interaktion mit Objekten und Menschen,
- die Toleranz gegenüber vestibulär-propriozeptiven Reizen,
- das sensorische Explorieren der Umwelt.

1.5.2 Nachweis für die Wirksamkeit der SI-Therapie bei verschiedenen Patientengruppen

Die meisten Studien mit Bezug zur Sensorischen Integrationstherapie und zu Individuen mit Entwicklungsbehinderungen überprüften die **Effekte von sensorischer Stimulation**, primär von außen einwirkender Stimulation. Auch wenn sensorische Stimulation alleine noch keine Sensorische Integrationstherapie ist, wird durch die Ergebnisse dieser Studien dennoch der Nutzen dieses Ansatzes bei entwicklungsbehinderten Individuen belegt (◘ Übersicht 1.3).

Wie in allen Forschungsfeldern, die Behandlungen an Menschen überprüfen, sind auch hier weitere Untersuchungen nötig, damit der SI-Ansatz weiter verfeinert und noch effektiver wird. Neue Studien müssen den zunehmend **rigorosen methodologischen Anforderungen** gerecht werden und kreativ und umfassend die **Bandbreite der möglichen Behandlungseffekte** überprüfen (Spitzer et al. 1996). Besonders schwierig wird dieses Unterfangen bei Populationen mit einer großen Variationsbreite wie Individuen mit Entwicklungsbehinderungen, bei denen die Berechnung von Mittelwerten oft ihre einzigartigen individuellen Unterschiede verschleiert.

1.6 Schlussfolgerungen

- Sensorische Integration ist eine Theorie und ein **theoretischer Bezugsrahmen der Ergo**therapie, der den Ausgangspunkt für das ▶ **Klinische Reasoning** darstellt.
- Das Konzept der Sensorischen Integration bietet **alternative Erklärungen** für Verhalten, Funktionsabweichungen und unorganisierte Lernmuster.
- Die Betrachtung dieser Phänomene unter dem Aspekt der **sensorischen und organisatorischen Bedürfnisse des Einzelnen** verhilft nicht nur dem Betroffenen zu mehr Selbstgefühl und Sinnhaftigkeit, sondern auch der Familie zu einem besseren Umgang mit den Problemen.
- Die Sensorische Integrationstherapie unterstützt die kindliche Entwicklung und die Fähigkeit zur eigenaktiven Beschäftigung, indem sie eine **Verbesserung der Organisation des Zentralnervensystems** anregt.
- Die **Philosophie der Sensorischen Integration** beruht auf Einfühlungsvermögen, Wertschätzung und Respekt für die innere Natur des Individuums. Das Kind wird als handelndes Wesen geachtet.
- Die **Intervention** wird als eines von mehreren Angeboten verstanden, die dem Kind und seiner Familie zu einer sinnvollen ▶ **Partizipation** im ▶ **natürlichen Kontext** verhelfen.

Übersicht 1.3.
Forschungsergebnisse

- Sensorische Stimulation setzte selbst verletzendes, stereotypes und selbst stimulierendes Verhalten von Erwachsenen und Kindern mit Entwicklungsverzögerungen und geistiger Retardierung herab (Bonadonna 1981; Bright et al. 1981; Brocklehurst-Woods 1990; Dura et al. 1988; Iwasaki & Holm 1989; MacLean & Baumeister 1982; Reisman 1993; Storey et al. 1984; Wells & Smith 1983).
- Sie verbesserte die motorischen Leistungen von kleinen Kindern mit Zerebralparese, Down-Syndrom und Entwicklungsverzögerung (Chee et al. 1978; Kantner et al. 1976; MacLean & Baumeister 1982).
- Die Verbalisation und Sprachentwicklung bei Kindern mit geistiger Retardierung und Autismus wurde durch sensorische Stimulation verbessert (Kantner et al. 1982; Magrun et al. 1981; Ray et al. 1988).
- Der Blickkontakt eines Erwachsenen mit schwerer geistiger Retardierung erhöhte sich durch sensorische Stimulation (Resman 1981).

1.7 Literatur

American Occupational Therapy Association. (1997). Sensory integration evaluation and intervention in school-based occupational therapy. *American Journal of Occupational Therapy, 51,* 861–863.

Anderson, J. (1986). Sensory intervention with the preterm infant in the neonatal intensive care unit. *American Journal of Occupational Therapy, 40,* 19–26.

Anderson, R. A. (1995). Encoding of intention and spatial location in the posterior parietal cortex. *Cerebral Cortex, 5,* 457–469.

Ayres, A. J. (1965). Patterns of perceptual-motor dysfunction in children: A factor analytic study. *Perceptual and Motor Skills, 20,* 335–368.

Ayres, A. J. (1966a). Interrelationships among perceptual-motor functions in children. *American Journal of Occupational Therapy, 20*(2), 68–71.

Ayres, A. J. (1966b). Interrelationships among perceptual-motor abilities in a group of normal children. *American Journal of Occupational Therapy, 20*(6), 288–292.

Ayres, A. J. (1969). Deficits in sensory integration in educationally handicapped children. *Journal of Learning Disabilities, 2*(3), 44–52.

Ayres, A. J. (1971). Characteristics of types of sensory integrative dysfunction. *American Journal of Occupational Therapy, 25*(7), 329–334.

Ayres, A. J. (1972a). *Sensory integration and learning disorders.* Los Angeles: Western Psychological Services.

Ayres, A. J. (1972b). Improving academic scores through sensory integration. *Journal of Learning Disabilities, 5,* 336–343.

Ayres, A. J. (1972c). *Southern California sensory integration tests.* Los Angeles: Western Psychological Services.

Ayres, A. J. (1972d). Types of sensory integrative dysfunction among disabled learners. *American Journal of Occupational Therapy, 26*(1), 13–18.

Ayres, A. J. (1974). *The development of sensory integrative theory and practice. A collection of the works of A. Jean Ayres.* Dubuque, IA: Kendall/Hunt Publishing Co. [Original work published in 1960.]

Ayres, A. J. (1975). Sensorimotor foundations of academic ability. In W. M. Cruickshank und D. P. Hallahan (Eds.), *Perceptual and learning disabilities in children: Vol. 2* (pp. 301–358). Syracuse, NY: Syracuse University Press.

Ayres, A. J. (1976). *The effect of sensory integrative therapy on learning disabled children.* Pasadena, CA: Center for the Study of Sensory Integrative Dysfunction.

Ayres, A. J. (1977). Cluster analyses of measure of sensory integration. *American Journal of Occupational Therapy, 31*(6), 362–366.

Ayres, A. J. (1979). *Sensory integration and the child.* Los Angeles: Western Psychological Services.

Ayres, A. J. (1986). Sensory integrative dysfunction: Test score constellations. Part II of a final project report. Torrance, CA: Sensory Integration International.

Ayres, A. J. (1989a). *Sensory integration and praxis tests.* Los Angeles: Western Psychological Services.

Ayres, A. J. (1989b). *Sensory integration and praxis tests manual.* Los Angeles: Western Psychological Services.

Ayres, A. J., und Tickle, L. S. (1980). Hyper-responsivity to touch and vestibular stimuli as a predictor of positive response to sensory integration procedures by autistic children. *American Journal of Occupational Therapy, 34,* 375–381.

Baranek, G. T., Foster, L. G., und Berkson, G. (1997). Tactile defensiveness and stereotyped behaviors. *American Journal of Occupational Therapy, 51,* 91–95.

Blair, R. W., und Thompson, G. M. (1995). Convergence of multiple sensory inputs onto neurons in the dorsolateral medulla in cats. *Neuroscience, 67,* 721–729.

Blanche, E. I., Botticelli, T. M., und Hallway, M. K. (1995). *Combining neurodevelopmental treatment and sensory integration principles: An approach to pediatric therapy.* Tucson, AZ: Therapy Skill Builders.

Bonadonna, P. (1981). Effects of a vestibular stimulation program on stereotypic rocking behavior. *American Journal of Occupational Therapy, 35,* 775–781.

Bright, T., Bittick, K., und Fleeman, B. (1981). Reduction of self-injurious behavior using sensory integrative techniques. *American Journal of Occupational Therapy, 35,* 167–172.

Brocklehurst-Woods, J. (1990). The use of tactile and vestibular stimulation to reduce stereotypic behaviors in two adults with mental retardation. *American Journal of Occupational Therapy, 44,* 536–541.

Brown, D. (Writer und Director). (1975). *Help me be me* [Film]. (Available from Earth Links, 519 Seabright Avenue, Suite #103, Santa Cruz, CA 95062).

Bundy, A. C. (1989). A comparison of the play skills of normal boys and boys with sensory integrative dysfunction. *Occupational Therapy Journal of Research, 9,* 84–100.

Case-Smith, J., und Bryan, T. (1999). The effects of occupational therapy with sensory integration emphasis on preschool-age children with autism. *American Journal of Occupational Therapy, 53,* 489–497.

Chee, F. K. W., Kreutzberg, J. R., und Clark, D. L. (1978). Semicircular canal stimulation in cerebral palsied children. *Physical Therapy, 58,* 1071–1075.

Chen, D., und Dote-Kwan, J. (1995). *Starting points: Instructional practices for young children whose multiple disabilities include visual impairment.* Los Angeles: Blind Children's Center.

Clark, F., Mailloux, Z., Parham, D., und Bissell, J. C. (1989). Sensory integration and children with learning disabilities. In P. N. Pratt und A. S. Allen (Eds.), *Occupational therapy for children* (2nd ed., pp. 457–507). St. Louis: C. V. Mosby.

Clark, F. A., Miller, L. R., Thomas, J. A., Kucherawy, D. A., und Azen, S. P. (1978). A comparison of operant and sensory integrative methods on developmental parameters in profoundly retarded adults. *American Journal of Occupational Therapy, 32,* 86–92.

Clifford, J. M., und Bundy, A. C. (1989). Play preference and play performance in normal boys and boys with sensory integrative dysfunction. *Occupational Therapy Journal of Research, 9,* 202–217.

Close, W., Carpenter, M., und Cibiri, S. (1986). An evaluation study of sensory motor therapy for profoundly retarded adults. *Canadian Journal of Occupational Therapy, 53,* 259–264.

Cool, S. J. (1995). Does sensory integration work? *Sensory Integration Quarterly, 23*(1), 1, 5–9.

Daems, J. (Ed.). (1994). *Reviews of research in sensory integration.* Torrance, CA: Sensory Integration International.

Diamond, M. C. (1988). The significance of enrichment. In *Enriching heredity.* New York: The Free Press.

Dunkerley, E., Tickle-Degnen, L., und Coster, W. J. (1997). Therapist-child interaction in the middle minutes of sensory integration treatment. *American Journal of Occupational Therapy, 51,* 799–805.

Dunn, W. (1996, October). *The sensory profile.* Workshop conducted at the annual practice conference of the American Occupational Therapy Association, St. Louis, MO.

Dura, J., Mulick, J., und Hammer, D. (1988). Rapid clinical evaluation of sensory integrative therapy for self-injurious behavior. *Mental Retardation, 26*(2), 83–87.

Fanchiang, S. (1996). The other side of the coin: Growing up with a learning disability. *American Journal of Occupational Therapy, 50,* 277–285.

Fanchiang, S., Snyder, C., Zobel-Lachiusa, J., Loeffler, C. B., und Thompson, M. E. (1990). Sensory integrative processing in delinquent-prone and non-delinquent-prone adolescents. *American Journal of Occupational Therapy, 44,* 630–639.

Fisher, A. G., und Murray, E. A. (1991). Introduction to sensory integration theory. In A. G. Fisher, E. A. Murray, und A. C. Bundy (Eds.), *Sensory integration: Theory and practice* (pp. 3–26). Philadelphia: F. A. Davis.

Fisher, A. G., und Murray, E. A. (2002). Einführung in die Theorie der Sensorischen Integration. In A. G. Fisher, E. A. Murray, und A. C. Bundy (Hrsg.), *Sensorische Integrationstherapie. Theorie und Praxis.* 2. Aufl. Springer Berlin Heidelberg New York.

Gallagher, W. (1993). *The power of place: How our surroundings shape our thoughts, emotions, and actions.* New York: HarperPerennial.

Hofer, M. A. (1995). Hidden regulators: Implications for a new understanding of attachment, separation, and loss. In S. Goldberg, R. Huir, und J. Kerr (Eds.), *Attachment theory: Social development and clinical perspectives.* Hillsdale, NJ: The Analytic Press.

Holloway, E. (1997). Fostering parent-infant playfulness in the neonatal intensive care unit. In L. D. Parham und L. S. Fazio (Eds.), *Play in occupational therapy for children* (pp. 171–183). St. Louis: C. V. Mosby.

Iwasaki, K., und Holm, M. (1989). Sensory treatment for the reduction of stereotypic behaviors in persons with severe multiple disabilities. *Occupational Therapy Journal of Research, 9*(3), 170–183.

Kamm, K., Thelen, E., und Jensen, J. L. (1990). A dynamical systems approach to motor development. *Physical Therapy, 70,* 763–775.

Kantner, R., Clark, D., Allen, L., und Chase, M. (1976). Effects of vestibular stimulation on nystagmus response and motor performance in the developmentally delayed infant. *Physical Therapy, 56,* 414–421.

Kantner, R., Kantner, B., und Clark, D. (1982). Vestibular stimulation effect on language development in mentally retarded children. *American Journal of Occupational Therapy, 36,* 36–41.

Kielhofner, G. (1992). *Conceptual foundations of occupational therapy.* Philadelphia: F. A. Davis Company.

Kimball, J. (1993). Sensory integrative frame of reference. In P. Kramer und J. Hinojosa (Eds.), *Frames of reference for pediatric occupational therapy* (pp. 87–167). Baltimore: Williams and Wilkins.

Kinnealey, M., Oliver, B., und Wilbarger, P. (1995). A phenomenological study of sensory defensiveness in adults. *American Journal of Occupational Therapy, 49,* 444–451.

Koomar, J. (1997). Clinical interpretation of „Therapist-child interaction in the middle minutes of sensory integration treatment." *American Journal of Occupational Therapy, 51,* 806–807.

Koomar, J. A., und Bundy, A. C. (1991). The art and science of creating direct intervention from theory. In A. G. Fisher, E. A. Murray, und A. C. Bundy (Eds.), *Sensory integration theory and practice* (pp. 251–315). Philadelphia: F. A. Davis.

Lane, S. J. (1997). Nurture: Environmental influences on central nervous system functions. In C. B. Royeen (Ed.), *Neuroscience and occupation: Links to occupation* (pp. 1–276). Bethesda, MD: The American Occupational Therapy Association.

Lewkowicz, D. J., und Lickliter, R. (Eds.) (1994). *The development of intersensory perception: Comparative perspectives.* Hillsdale, NJ: Lawrence Erlbaum and Associates, Publishers.

MacLean, W., und Baumeister, A. (1982). Effects of vestibular stimulation on motor development and stereotyped behavior of developmentally delayed children. *Journal of Abnormal Child Psychology, 10,* 229–245.

Magrun, W. M., Ottenbacher, K., McCue, S., und Keefe, R. (1981). Effects of vestibular stimulation on spontaneous use of verbal language in developmentally delayed children. *American Journal of Occupational Therapy, 35,* 101–104.

Mailloux, Z., und Burke, J. P. (1997). Play and the sensory integrative approach. In L. D. Parham und L. S. Fazio (Eds.), *Play in occupational therapy for children* (pp. 112–125). St. Louis: C. V. Mosby.

Melzack, R., und Wall, P. D. (1973). *The challenge of pain.* New York: Basic Books.

Merrill, S. C. (Ed.). (1990). *Environment: Implications for occupational therapy practice-A sensory integrative perspective.* Rockville, MD: American Occupational Therapy Association.

Montegue, A. (1978). *Touching: The human significance of the skin.* New York: Harper and Row.

Montgomery, P., und Richter, E. (1977). Effect of sensory integrative therapy on the neuromotor development of retarded children. *Physical Therapy, 57,* 799–806.

New York State Psychiatric Institute. (1996, September). Exploring the mother-infant relationship for clues to future health. *New York State Psychiatric Institute Newsletter* [On-line], *15*(3). Available: http://156.111.80.209/Newsletter1/mother.htm.

Norton, Y. (1975). Neurodevelopment and sensory integration for the profoundly retarded multiply handicapped child. *American Journal of Occupational Therapy, 29,* 93–100.

Parham, L. D. (1998). The relationship of sensory integrative development to achievement in elementary students: Four-year longitudinal patterns. *Occupational Therapy Journal of Research, 18*(3), 105–127.

Parham, D., und Mailloux, Z. (1996). Sensory integration. In J. Case-Smith, P. N. Pratt, und A. S. Allen (Eds.), *Occupational therapy for children* (3rd ed., 307–356). Portland, OR: Mosby.

Porges, S. W. (1993). The infant's sixth sense: Awareness and regulation of bodily processes. *Zero to Three, 14*(2), 12–16.

Primeau, L. A. (1995). *Orchestration of work and play within families.* Unpublished doctoral dissertation, University of Southern California, Los Angeles.

Rakic, P., Bourgeois, J. P., and Goldman-Rakic, P. (1994). Synaptic development of the cerebral cortex: Implications for learning, memory, and mental illness. *Progress in Brain Research, 102,* 227–243.

Ray, T., King, L., und Grandin, T. (1988). The effectiveness of self-initiated vestibular stimulation in producing speech sounds in an autistic child. *Occupational Therapy Journal of Research, 8*(3), 186–190.

Regan, M. P., He, P., und Regan, D. (1995). An audio-visual convergence area in the human brain. *Experimental Brain Research, 106,* 485–487.

Reisman, J. (1993). Using a sensory integrative approach to treat self-injurious behavior in an adult with profound mental retardation. *American Journal of Occupational Therapy, 47,* 403–411.

Resman, M. (1981). Effect of sensory stimulation on eye contact in a profoundly retarded adult. *American Journal of Occupational Therapy, 35,* 31–35.

Roley, S. S. (1993–1994, Winter). OT is the profession, SI is the tool. *Sensory Integration Quarterly, 21*(4), 7.

Roley, S. S. (1995a). Occupational therapy for young children with multiple disabilities. In D. Chen und J. Dote-Kwan (Eds.), *Starting points: Instructional practices for young children whose multiple disabilities in-*

1.7 · Literatur

clude visual impairments (pp. 98–106). Los Angeles: Blind Children's Center.

Roley, S. S. (1995b, September). Visual impairments: Issues reflected through four children and their families, Part 1. *Sensory Integration Special Interest Section Newsletter, 18*(3), 2–4.

Roley, S. S. (1995c, December). Visual impairments: Issues reflected through four children and their families, Part 2. *Sensory Integration Special Interest Section Newsletter, 18*(4), 1–7.

Roley, S. S., und Wilbarger, J. (1994, June). What is sensory integration? A series of interviews on the scope, limitations, and evolution of sensory integration theory. *Sensory Integration Special Interest Section Newsletter, 17*(2), 1–7.

Sandyk, R. (1996). Application of weak electromagnetic fields facilitates sensory-motor integration in patients with multiple sclerosis. *International Journal of Neuroscience, 85,* 101–110.

Schaaf, R. (1990). Play behavior and occupational therapy. *American Journal of Occupational Therapy, 44,* 68–75.

Schaaf, R., Merrill, S., und Kinsella, N. (1987). Sensory integration and play behavior: A case study of the effectiveness of occupational therapy using sensory integrative techniques. *Occupational Therapy in Health Care, 4*(2), 61–75.

Schaffer-Pullan, A., Polatajko, H. J., und Sansom, L. (1991). A sensory integrative approach for children with hearing impairment: A case study. *Canadian Journal of Occupational Therapy, 58,* 196–200.

Shore, B. (1996). *Culture in mind: Cognition, culture, and the problem of meaning.* New York: Oxford University Press.

Sieg, K. W. (1988). A. Jean Ayres. In B. R. J. Miller, K. W. Sieg, F. M. Ludwig, S. D. Shortridge, und J. Van Deusen (Eds.), *Six perspectives of theory for the practice of occupational therapy* (pp. 95–142). Rockville, MD: Aspen Publishers, Inc.

Spitzer, S. L. (1999, June). Dynamic systems theory: Relevance to the theory of sensory integration and the study of occupation. *Sensory Integration Special Interest Section Quarterly, 22*(2), 1–4.

Spitzer, S., Roley, S. S., Clark, F., und Parham, D. (1996). Sensory integration: Current trends in the United States. *Scandinavian Journal of Occupational Therapy, 3,* 123–138.

Stackhouse, T. M. (1994, March). Sensory integration concepts and Fragile X syndrome. *Sensory Integration Special Interest Section Newsletter, 17*(1), 2–6.

Stallings-Sahler, S. (1993, September). Prenatal cocaine exposure and infant behavioral disorganization. *Sensory Integration Special Interest Section Newsletter, 16*(3), 1–4.

Storey, K., Bates, P., McGhee, N., und Dycus, S. (1984). Reducing the self-stimulatory behavior of a profoundly retarded female through sensory awareness training. *American Journal of Occupational Therapy, 38,* 510–516.

Streri, A. (1993). *Seeing, reaching, touching: The relations between vision and touch in infancy.* Cambridge, MA: MIT Press.

Thelen, E., und Ulrich, B. D. (1991). Hidden skills: A dynamic systems analysis of treadmill stepping during the first year [Serial No. 223]. *Monographs of the Society for Research in Child Development, 56*(1).

Tickle-Degnen, L., und Coster, W. (1995). Therapeutic interaction and the management of challenge during the beginning minutes of sensory integration treatment. *Occupational Therapy Journal of Research, 15,* 122–141.

Turkewitz, G. (1994). Sources of order for intersensory functioning. In D. J. Lewkowicz und R. Lickliter (Eds.), *The development of intersensory perception: Comparative perspectives* (pp. 3–17). Hillsdale, NJ: Lawrence Erlbaum and Associates, Publishers.

Turkewitz, G., und Kenny, P. A. (1982). Limitations on input as a basis for neural organization and perceptual development. A preliminary theoretical statement. *Developmental Psychology, 15,* 357–368.

Wallace, M. T., Wilkinson, L. K., und Stein, B. E. (1996). Representation and integration of multiple sensory inputs in primate superior colliculus. *Journal of Neurophysiology, 76,* 1246–1266.

Wechsler, D. (1974). *Wechsler intelligence scale for children-Revised.* San Antonio, TX: The Psychological Corporation.

Wells, M., und Smith, D. (1983). Reduction of self-injurious behavior of mentally retarded persons using sensory-integrative techniques. *American Journal of Mental Deficiency, 87,* 664–666.

Wilbarger, P. (1995, June). The sensory diet: Activity programs based on sensory processing theory. *Sensory Integration Special Interest Section Newsletter, 18*(2), 1–4.

Wood, D., Bruner, J. S., und Ross, G. (1976). The role of tutoring in problem solving. *Journal of Child Psychology and Psychiatry, 17,* 89–100.

Neuroplastizität und die Umwelt: Bedeutung für die Sensorische Integration

S. Essie Jacobs, Mary L. Schneider

2.1 Die Interaktion zwischen dem Organismus und der Umgebung – 32

2.2 Das Wachstum des Gehirns: ein langwieriger Prozess – 34

2.3 Die Anlage-Umwelt-Diskussion – 34

2.4 Genese und Eliminierung von Synapsen – 35

2.5 Die Bedeutung der neuralen Aktivität für das synaptische Netzwerk – 35

2.6 Die Bedeutung des Verhaltens für die Modifizierung von Synapsen – 38

2.7 Erfahrungsabhängige kortikale Plastizität – 39

2.8 Effekte von pränatalem Stress und Alkohol auf die Gehirnfunktion – 41

2.9 Schlussfolgerungen für die Sensorische Integrationstherapie – 43

2.10 Zusammenfassung – 44

2.11 Literatur – 44

Vor mehr als 25 Jahren veröffentlichte Dr. A. Jean Ayres ihre zukunftsweisenden Arbeiten (1964, 1965, 1966, 1969, 1972a) und lieferte damit einen einzigartigen Beitrag zum Verständnis kindlicher Entwicklungsstörungen.

In ihrem **Überblick über das Modell der Sensorischen Integration** beschrieb Ayres (1972b) auch das **theoretische Gerüst**, aus dem sie ihre Behandlungsverfahren entwickelt hatte. Dieses Gerüst umfasste Studien der **Grundlagenwissenschaften** wie auch Erkenntnisse der **Verhaltensforschung an Tier und Mensch**.

- Die Behandlung ist das Schlüsselelement des SI-Konzeptes. Ayres empfand eine starke Verantwortung gegenüber den Kindern, die die Behandlung in kritischen Entwicklungsperioden benötigten, und sie war überzeugt, dass sie nicht abwarten konnte, bis das Behandlungsverfahren abgesichert war (Scardina 1986). So zog sie die wissenschaftlichen Erkenntnisse ihrer Zeit heran, um einen Behandlungsansatz einzuführen, der darauf ausgerichtet ist, die **zugrunde liegende neurologische Funktionsstörung zu modifizieren** und nicht einfach die Symptome zu behandeln. Ihr war bewusst, dass sich mit den Fortschritten in der Verhaltensforschung auch die Theorie zur Sensorischen Integration und die Behandlungsverfahren der SI stetig weiterentwickeln würden.
- Ein Grundprinzip von Ayres' Theoriemodell für die Behandlung ist **die Formbarkeit bzw. Plastizität der neuralen Funktion**. „Gerade auf dieser Fähigkeit zur Veränderung des Zentralnervensystems im Gehirn jedes Kindes beruht der Erfolg des sensorisch-integrativen Behandlungsansatzes zur Heilung von Lernbehinderungen." (Ayres 1972b, S. 16) Sie begründete diese Annahme mit Studien, die zeigten, dass das Gehirn nach Verletzungen bestimmter Regionen in der Lage war, sich neu zu organisieren.
- Ayres erkannte, dass die **Reorganisationsfähigkeit des sich entwickelnden Gehirns** ein normaler Vorgang ist. Sie sah darin einen geeigneten Mechanismus, durch den die **Leistung** bei Lern- und Wahrnehmungsaufgaben **therapeutisch beeinflusst** werden kann.

In diesem Kapitel wird die Grundlagenforschung zur Plastizität in der Entwicklung und Funktion des Gehirns beleuchtet, soweit sie für die Sensorische Integration relevant ist. Damit soll die **Lücke** zwischen

- der Grundlagenforschung zur neuralen Plastizität und
- der Theorie und Praxis der Sensorischen Integration

geschlossen werden. Die Autorinnen beziehen auch mehrere ihrer eigenen Studien ein: Diese legen nahe, dass schon früh im fötalen Leben Wechselwirkungen zwischen dem Organismus und seiner Umgebung stattfinden. Dazu werden Ergebnisse aus zwei Studien zu Schwangerschaftsstörungen aufgrund von chronischem psychischem Stress und Alkoholeinfluss angeführt.

2.1 Die Interaktion zwischen dem Organismus und der Umgebung

Beim Studium der wissenschaftlichen Literatur entwickelte Ayres einen tiefen Respekt vor der Bedeutung der Interaktion zwischen dem Organismus und seiner Umwelt und auch vor der **Rolle dieser Interaktion in der Gehirnentwicklung und Gehirnfunktion** (1972b). Ayres führte Harlows Arbeiten über die **Deprivation** als Beweis dafür an, wie Umgebungsbedingungen auf den Organismus wirken.

> **Exkurs**
>
> **Untersuchungen zur Deprivation**
> Harlows Arbeiten lieferten grundlegende Erkenntnisse zur Deprivation. Bei Rhesusaffen, die von Geburt an

von der Mutter getrennt waren, bewirkte das Fehlen der taktilen, olfaktorischen, thermischen, vestibulären, auditiven und visuellen Reize, die normalerweise die Mutter bietet, schwere Defizite im Sozialverhalten (Harlow 1958; Harlow et al. 1971). Folgestudien zeigten, dass die **Umgebungs- und Entwicklungsbedingungen der frühen postnatalen Phase** einen signifikanten Einfluss auf das Gehirn und Verhalten haben. So zeigte beispielsweise eine Serie von Studien mit Nagetieren, dass Umwelteinflüsse tatsächlich die Zellarchitektur des Gehirns veränderten. Im Vergleich mit Ratten, die in einer reizarmen Umgebung aufgezogen worden waren, nahm der okzipitale Kortex von Ratten in einer Umgebung mit ausreichendem Reizangebot aufgrund einer Vergrößerung der Zellen, einer höheren Anzahl von Gliazellen, verstärkter dendritischer Verzweigungen und einer erhöhten Dendritendichte im Rückenmark an Dicke zu (Diamond et al. 1972; Greenough 1975; s. auch Rosenzweig & Bennett 1996). In ähnlicher Weise züchteten Cooper und Zubek (1958) selektiv Ratten in Hinblick auf ihre Fähigkeit, sich in einem Labyrinth zurechtzufinden. Sie produzierten „Labyrinth-begabte" und „Labyrinth-unbegabte" Ratten. Überraschenderweise zeigte sich, dass Tiere aus beiden Gruppen, die in Einzelkäfigen mit geringem sensorischen Reizangebot aufgezogen worden waren, schlechte Leistungen im Labyrinth erbrachten – auch der Nachwuchs der Labyrinth-begabten Tiere.

Neuere Studien befassen sich gezielt mit den **Mechanismen, die den Wechselwirkungen zwischen Biologie und Umwelt zugrunde liegen.** So untersuchten Meaney et al. spezifische Neurorezeptoren in bestimmten Gehirnarealen an Nagetieren, die in unterschiedlichem Ausmaß Körperkontakt erfahren hatten. Die Ratten, die mehr Körperkontakt erlebt hatten, wiesen im Vergleich zu ihren Artgenossen ohne Körperkontakt eine dauerhafte Zunahme der Dichte von Glukokortikoidrezeptoren im Hippocampus auf (s. Meaney et al. 1994). Die Freisetzung von Glukokortikoid führt zu Kampf- oder Fluchtverhalten und anderen Stressreaktionen (◘ Abb. 2.1). Eine Zunahme an Rezeptoren bedeutet, dass mehr Rezeptoren das freigewordene Glukokortikoid aufnehmen können. Die raschere Aufnahme von Glukokortikoiden schwächt die Stress-

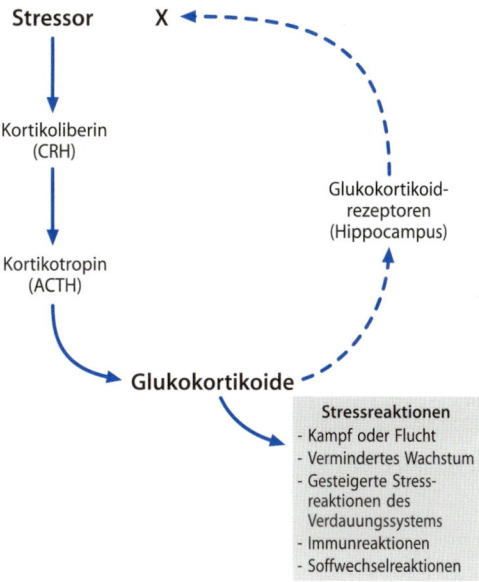

◘ **Abb 2.1.** Vereinfachtes Flussdiagramm, wie ein Stressor die Freisetzung von Glukokortikoiden (Stresshormonen) auslöst. Der Stressor aktiviert die Freisetzung von CRH (Corticotrophin Releasing Hormon), das wiederum zur Freisetzung von ACTH (adrenokorikotrophes Hormon) führt. Dieser Vorgang resultiert in der Freisetzung von Glukokortikoiden und entsprechenden Stressreaktionen (*durchgehende Linie*). Glukokortikoidrezeptoren im Hippocampus nehmen das freigegebene Glukokortikoid auf. Letzteres führt zu einer Abschwächung der Stressreaktionen (X; *punktierte Linie*)

reaktion des Organismus ab. Vor kurzem zeigten andere, auf Meaneys Arbeit aufbauende Studien, dass das Ausmaß an mütterlichem Körperkontakt und Pflege der entscheidende Faktor für die Steigerung der Rezeptorendichte ist (Liu et al. 1997). Darüber hinaus erfolgt die Zunahme der Glukokortikoidrezeptoren als Anpassung, wenn der Organismus Stresssituationen durchlebt. Die neuralen Veränderungen wurden auch von einer Verhaltensänderung (Abnahme der Stressreaktion) begleitet.

❗ Beachte

Diese Studien
- zeigen, dass die Interaktion zwischen Organismus und Umwelt ein wechselseitiger (reziproker) Prozess ist, und
- veranschaulichen, dass Umweltaspekte in Form von veränderten neuralen Prozessen in die Biologie eines Organismus integriert werden.

Solche Veränderungen auf neuraler Ebene beeinflussen dann die Art und Weise, wie der Organismus im Folgenden mit der Umgebung interagiert (Boyce et al. 1998).

Jede Diskussion über Umwelteinflüsse auf Entwicklung und Verhalten muss mit einem Überblick über die neurobiologischen Grundlagen der Neuroplastizität beginnen. Einiges aus den erwähnten Grundlagenforschungen diente als Basis, auf der Ayres ihre Theorie der Sensorischen Integration entwickelte. Die Diskussion lebt auch von aktuellen Forschungen, in denen untersucht wird, wie seit kurzem diskutierte Aktionsmechanismen die Sensorische Integration beeinflussen könnten.

2.2 Das Wachstum des Gehirns: ein langwieriger Prozess

Die **Fähigkeit, angemessen auf die Umwelt zu reagieren**, ist charakteristisch für die Funktion des Zentralnervensystems (ZNS). Um diese Fähigkeit zu erlangen, muss das Gehirn einen **komplexen und dynamischen Entwicklungsprozess** durchlaufen. Die anatomischen, funktionellen und organisatorischen Veränderungen halten dabei einen exakten Ablauf ein (Chugani 1994). Anfangs wurde angenommen, dass dieser Prozess – ausgenommen die Myelinisierung subkortikaler Strukturen – im Alter von drei Jahren beendet ist.

> **Beachte**
> Heute weiß man, dass auch im Jugend- und Erwachsenenalter durchaus weitreichende Veränderungen in der Struktur des kortikalen Netzwerks möglich sind (s. Huttenlocher 1994; Buonomano & Merzenich 1998; Kaas 1991).

Die **Gehirnentwicklung** umfasst
- die Entstehung von Neuronen (**Neurogenese**) und
- die Anlage ihrer Verbindungen untereinander (**Synaptogenese**).

Das Gehirn des Neugeborenen hat nur etwa ein Viertel der Größe des erwachsenen Gehirns. Obwohl die Anzahl der Neurone bei jedem Individuum im Verlauf des Lebens bemerkenswert konstant bleibt, nimmt das Gehirn an Größe zu, weil die Neurone wachsen und die Anzahl und das Ausmaß der Verbindungen der Zellfortsätze (Axone und Dendriten) steigt (Shatz 1992). Für die meisten Lebewesen einschließlich des Menschen beinhaltet die **Entwicklung des Gehirns**
- nicht nur ein synaptisches Mengenwachstum,
- sondern zugleich eine Reduktion oder Eliminierung von Synapsen.

Beide Prozesse sind erforderlich, um die sensorische Informationsverarbeitung im reifen Gehirn zu erleichtern.

Im Abschnitt über die Genese und Eliminierung von Synapsen werden später in diesem Kapitel die **wesentlichen Mechanismen der Neuroplastizität** beschrieben. Sie erhärten eine Grundaussage der Sensorischen Integration:

> **Beachte**
> Input aus der Umwelt kann Gehirnfunktionen (und in weiterer Folge das Verhalten) beeinflussen.

2.3 Die Anlage-Umwelt-Diskussion

Neurobiologen stimmen im Allgemeinen darin überein, dass der Aufbau der **basalen Netzwerke des Gehirns** durch die Axone **genetisch gesteuert** ist. Aber schon allein wegen der unglaublichen Anzahl von synaptischen Kontakten (10^{14} im Gehirn des Erwachsenen) kann die genetische Anlage die Gesamtzahl der neuronalen Verbindungen, die entstehen werden, von sich aus nicht exakt vorprogrammieren (Huttenlocher 1994; Kandel et al. 1991). Die Vernetzung des Nervensystems entsteht wahrscheinlich aus genetisch festgelegten Anweisungen für die Identifizierung korrekter Wachstumspfade und Zielareale im Gehirn; die Gene geben dabei allerdings die Schemata für die Neuronenverbindungen nicht explizit vor. Edelman (1992) wies darauf hin, dass sich diese Verbindungen als Ergebnis einer dynamischen Abfolge von Ereignissen verschieben und wieder zusammenfügen. Einfluss auf die endgültige Vernetzung haben unter anderem die umgebenden Zellen und ob deren Aktivität aufeinander abgestimmt ist (s. Abschnitt 2.5 „Die Bedeutung der neuralen Aktivität für das synaptische Netzwerk"). Aus diesen Annahmen ergibt sich Folgendes:

> **! Beachte**
> Das Gehirn ist ein selbst organisierendes System (Edelman), weil
> — seine Vernetzung nicht strikt vorbestimmt ist und
> — die Kräfte, die die Entwicklung vorantreiben, zwar von Individuum zu Individuum ähnlich, aber doch nicht identisch sind.

Einen anderen wichtigen Beitrag zur endgültigen Vernetzung leistet die **Information aus der Umwelt**, die im Verlauf der Kindheit über die sensorischen Systeme aufgenommen wird. Auf diese Art zeigen sich in der reifen Struktur und Funktion des Nervensystems die **Wechselwirkungen zwischen biologischen und Umwelteinflüssen** (Hann 1998). Die Art und Weise, wie diese Einflüsse im Lauf der Entwicklung variieren und welche konkreten biologischen Mechanismen und Umwelterfahrungen das Wechselspiel bestimmen, müssen noch geklärt werden.

2.4 Genese und Eliminierung von Synapsen

Die Überproduktion von Zellfortsätzen und ihren synaptischen Kontakten im menschlichen Kortex beginnt in der Frühschwangerschaft. Zur **intensivsten Synaptogenese** kommt es jedoch in der **postnatalen Phase** mit einer raschen Zunahme der synaptischen Entwicklung zwischen der Geburt und dem sechsten Lebensmonat (Huttenlocher 1979; Huttenlocher & deCourten 1987):

— **Axone** stellen den Kontakt mit ihren Zielneuronen her, indem sie sich verzweigen und sich über **Dendriten** oder andere aufnahmefähige Regionen mit den ausgewählten **Zielzellen** verbinden. Auf diese Art kann ein Axon mit zahlreichen Zellen in Kontakt stehen.
— Diese Zellen erhalten ihrerseits **Input nicht nur aus diesem einen Axon**, sondern auch aus vielen anderen (Kalil 1989). Im Lauf der Zeit kommt es zu einer Verfeinerung dieser Verbindungsmuster.

Nicht alle der im Verlauf der frühen Entwicklung gebildeten Verbindungen überdauern die Reifungsperiode. Obwohl das Wachstum der Synapsen ein Kennzeichen der Kindheit ist, setzt ihre **Eliminierung** bereits mit etwa einem Jahr ein und endet in den meisten Gehirnregionen um das zehnte Lebensjahr (Huttenlocher 1994).

> **! Beachte**
> Diese Reduzierung der synaptischen Verbindungen in der Kindheit dürfte für die Entwicklung einer effizienten kortikalen Verarbeitung notwendig sein, indem sie eine **Steigerung der synaptischen Effizienz** bewirkt.

Demselben Zweck dürfte die Feinabstimmung der verbliebenen Synapsen auf molekularer Ebene dienen. Die beiden Prozesse – **Eliminierung** und **Feinabstimmung von Synapsen** – scheinen also nicht nur mit der Reifung des Gehirns zusammenzuhängen, sondern auch mit der **Verhaltenskompetenz** (Rakic et al. 1986).

2.5 Die Bedeutung der neuralen Aktivität für das synaptische Netzwerk

Um den tiefgreifenden Einfluss sensorischer Erfahrungen in der Kindheit auf die Synapsenverbindung abschätzen zu können, müssen zwei neurale Mechanismen – die Hebb-Synapse und die Langzeitpotenzierung – näher betrachtet werden. Bestimmte Aspekte dieser neuralen Prozesse untermauern die Annahme, dass die Aktivität oder der Gebrauch einer Synapse ihre Verbindung stärkt und dass diese Stärkung vor allem durch **sensorischen Input** erreicht wird.

2.5.1 Die Hebb-Synapse

Wie kommt es dazu, dass **molekulare Ereignisse** zur Stärkung oder Eliminierung von Synapsen beitragen? Im Jahr 1949 stellte der kanadische Psychologe Donald O. Hebb folgende Annahme (Hebb-Regel) vor: Bewirkt ein präsynaptisches Neuron **wiederholt oder anhaltend** eine Aktivierung (ein Feuern bzw. eine überschwellige Erregung) einer postsynaptischen Zelle, so wird der synaptische Kontakt zwischen den beiden Neuronen gestärkt und aufrechterhalten. Das bedeutet, dass sich Neurone, die gemeinsam feuern, miteinander verbinden („*neurons that fire together, wire together*"). Außerdem wird die Effektivität einer exzitatorischen (erregenden) Synapse gesteigert, wenn die ankommende Erregung beständig mit der Aktivität des postsynaptischen Neurons korreliert, d.h. synchron ist (Hebb 1949). Umgekehrt werden durch **asynchrone Aktivität** zwischen einem prä- und postsynaptischen Neuron sukzessive die synaptischen Kontakte zwischen den beiden Neuronen eliminiert (Constantine-Paton et al. 1990).

Obwohl die eben beschriebene **aktivitätsabhängige Entstehung bzw. Festigung von Verbindungen** schon pränatal beginnt (als Reaktion auf spontane neuronale Entladungen), finden aktivitätsabhängige Veränderungen in erster Linie aufgrund von **sensorischen Erfahrung im Verlauf der Kindheit** statt. Dies legt nahe, dass die neuronale Aktivität für die Vollendung der Gehirnentwicklung notwendig ist.

❗ Beachte

Die Sinneserfahrungen als solche können das reifende Nervensystem in einem gewissen Rahmen modifizieren und fein abstimmen und dadurch dem Gehirn eine gewisse Anpassungsfähigkeit verleihen (Shatz 1992).

Diese **erfahrungs**abhängige Anpassungsfähigkeit ist für die Sensorische Integrationstherapie von besonderer Bedeutung.

Ayres (1972b) stellte fest, dass das Wachstum und die Vernetzung der Neurone von der Art der elektrischen und chemischen Impulse, die über sie laufen, abhängig ist. Mit dieser Feststellung bezog sie sich auf die **Wichtigkeit von aufeinander abgestimmter, d. h. synchroner neuraler Aktivität.** Auch meinte sie,

- dass mit dem **Gebrauch einer neuralen Synapse** die Wahrscheinlichkeit steigt, dass eine Verbindung entsteht,
- wogegen bei **Brachliegen einer Synapse** diese Wahrscheinlichkeit reduziert wird.

Zusätzlich ist die **ununterbrochene neurale Aktivität** ein entscheidender Aspekt der normalen Entwicklung, da sie, wie zuvor erwähnt, ein **selbst organisierender Prozess** ist (Edelman 1992).

Die meisten Menschen erlangen mit zunehmender neuraler Entwicklung die Fähigkeit, die Umwelt zu interpretieren und sich angemessen mit ihr auseinander zu setzen (Ayres 1972b). Kindern, deren Gehirn wenig an selbst organisierenden Mechanismen zeigt, kann eine Therapie helfen, die darauf ausgerichtet ist, diese Mechanismen zu modifizieren.

Zu verstehen, wie verhaltensmäßige Erfahrungen die funktionellen Schaltkreise des Neokortex verändern und in der Folge die Art der Informationsverarbeitung beeinflussen, stellt seit langem eine Herausforderung für die Neurowissenschaften dar. Es ist nahe liegend, dass mit dem Verständnis für diese Veränderungen auch die Erkenntnisse über Anpassungsprozesse, die den Neokortex betreffen (z. B. Wahrnehmung, Lernen und Gedächtnis) an Klarheit gewinnen (Cruickshank & Weinberger 1996).

ℹ️ Tipp

Durch das Angebot von **spezifischem sensorischem Input** und die Auslösung einer entsprechenden **anpassenden Reizantwort** beim jungen Kind beeinflusst die Sensorische Integrationstherapie offenbar die **Hebb-Synapse**, d. h. die interzellulären Wechselwirkungen, die zur Verstärkung oder Abschwächung der prä- und postsynaptischen Konnektivität führen. Dies wiederum verbessert die Organisation des Gehirns.

2.5.2 Langzeitpotenzierung

Studien zur Langzeitpotenzierung (*long-term potentiation, LTP*) im **Hippocampus**, einer Gehirnregion, die für **Lernen und Gedächtnis** entscheidend ist, lieferten Beweise für die vorgeschlagene Hebb-Synapse. Erste Erwähnung fand die Langzeitpotenzierung in den 60er-Jahren des 20. Jahrhunderts, als Studien zeigten, dass kontrollierte Impulsalven über eine Synapse zu einer lang anhaltenden Steigerung der synaptischen Effizienz führt (Bliss & Lomo 1970).

2.5 · Die Bedeutung der neuralen Aktivität für das synaptische Netzwerk

Die Langzeitpotenzierung ist an dieser Stelle von Interesse, weil die Wirksamkeit der Sensorischen Integrationstherapie u. a. gerade auf diesem neurologischen Mechanismus beruhen könnte.

❗ Beachte
Zwar werden mit der SI Lernen und Gedächtnis nicht direkt angesprochen, aber sie dürfte synaptische Modifikationen bzw. synaptische Plastizität bewirken. Dies sind bekannte funktionelle Auswirkungen der Langzeitpotenzierung.

❯ Exkurs
Eigenschaften der Langzeitpotenzierung (LPT)
Bei den anfänglichen Experimenten zur Langzeitpotenzierung wurde ein Bündel präsynaptischer Axone **tetanisch erregt** (d. h. durch repetitive Salven hochfrequenter elektrischer Erregung) und danach das entstandene exzitatorische postsynaptische Potenzial (EPSP) im postsynaptischen Neuron gemessen (Baer et al. 1996). Ein EPSP in der postsynaptischen Zelle zeigt, dass die Zellmembran infolge des präsynaptischen Inputs depolarisiert bzw. weniger negativ geworden ist. Die frühen Versuche ergaben, dass die tetanische Reizung der afferenten Axone ein EPSP hervorrief, dessen Amplitude viel größer war als die ursprüngliche Erregung (◻ Abb. 2.2) Die Erregungssalve hatte tatsächlich eine Änderung der aktivierten Synapse verursacht (synaptische Plastizität), weil ja bei der gleichen präsynaptischen Erregung eine erhöhte postsynaptische Reaktion bewirkt wurde (Baer et al.).

Erst in jüngerer Zeit wurde herausgefunden, dass nicht die tetanische Stimulierung ausschlaggebend für die LTP ist. Das wesentliche Element scheint die **Synchronizität bzw. Gleichzeitigkeit** zu sein, mit der die Aktivierung der konvergierenden präsynaptischen Neuronen und eine starke Depolarisation des postsynaptischen Neurons auftreten. Dadurch wird die **Durchlässigkeit der aktiven Synapse verstärkt (potenziert) bzw. modifiziert**, sodass die präsynaptischen Neurone effizienter in ihrer Wirkung auf das postsynaptische Neuron werden. Dieser Punkt wird im folgenden **Beispiel zur Anwendung von kontrolliertem sensorischem Input** in der Sensorischen Integrationstherapie wichtig.

Man stellt sich vor, dass mehrere präsynaptische Zellen, die auf einer postsynaptische Zelle konvergieren, diese **simultan depolarisieren lassen**, wobei die Erhöhung (Potenzierung) des EPSP nicht nur auf der **Summation** des Inputs (s. Abb. 2.2), sondern auch auf einer **Effizienzsteigerung der präsynaptischen Zellen** beruht. Andere synaptische Inputs zum selben Neuron, die nicht Teil dieser synchronen Einheit von Aktivierung und Depolarisation sind (d. h. nicht simultan depolarisierenden Input senden), bewirken keine LTP.

❗ Beachte
Ein bemerkenswerter Aspekt der Langzeitpotenzierung ist die lang anhaltende Dauer der Erhöhung des EPSP über Stunden, Tage und Wochen. Baer et al. (1996) zeigten, dass die LTP bei wachen Tieren viele Wochen anhält – unter Umständen sogar lebenslang.

In der **Sensorischen Integrationstherapie** könnte die Langzeitpotenzierung folgende Rolle spielen:

❯ Beispiel
Betrachten wir ein Kind, das nur wenig vestibuläre Stimulation erträgt, aber propriozeptiven Input sucht: In einer typischen therapeutischen Aktivität für solche Kinder wird begrenzter vestibulärer Input (z. B. rittlings auf einer Hängemattenschaukel sitzend mit den

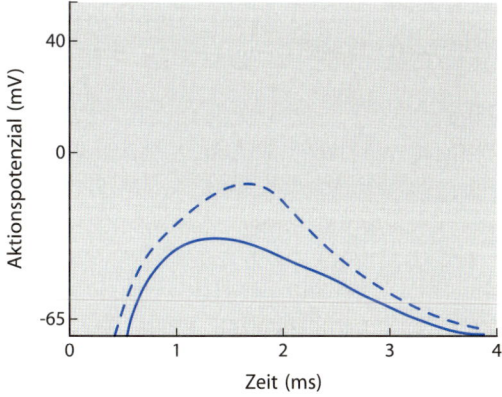

◻ **Abb 2.2.** Ein kleines exzitatorisches postsynaptisches Potenzial (EPSP; *durchgehende Linie*) tritt infolge eines Aktionspotenzials im präsynaptischen Neuron auf. Eine tetanische Erregung des präsynaptischen Neurons hat eine potenzierende Wirkung auf das EPSP (*unterbrochene Linie*)

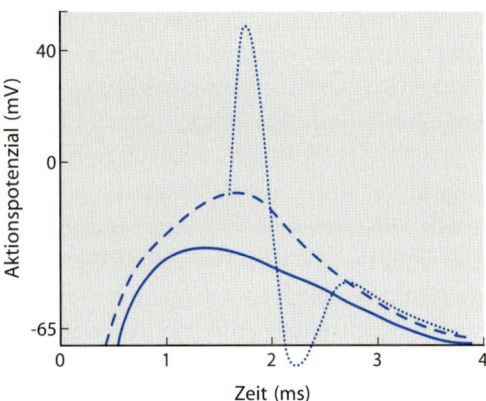

Abb 2.3. Entsprechend den Prinzipien der LTP löst ein schwacher vestibulärer Input (*durchgehende Linie*), der mit einem starken propriozeptiven Input (*unterbrochene Linie*) kombiniert ist, ein Aktionspotenzial (*punktierte Linie*) in dem Neuron, auf dem die Inputs konvergieren, aus. Dies führt dazu, dass sowohl der vestibuläre als auch der propriozeptive Input das postsynaptische Neuron zukünftig wirksamer aktivieren können

Füßen in Bodennähe) mit starkem propriozeptivem Input (wie sich mit einem Seil zu ziehen) kombiniert, um ein anpassendes Verhalten auszulösen (z. B. die Hängematte in Bewegung zu versetzen). Nun muss man sich vorstellen, dass weder der vestibuläre noch der propriozeptive Input allein dazu fähig ist, ein Aktionspotenzial in einem postsynaptischen Neuron, in dem sie zusammenkommen (konvergieren), hervorzurufen. Ihre gekoppelte Aktivierung bringt jedoch das postsynaptische Neuron (◘ Abb. 2.3) zum Feuern.

Entsprechend den Prinzipien der LTP wird dadurch die **Effektivität jedes dieser simultan aktivierten Inputs gesteigert** (assoziative Langzeitpotenzierung). Die Langzeitpotenzierung könnte deshalb ein Mechanismus sein, der die aktiven Synapsen potenziert, sodass **später entweder vestibulärer oder propriozeptiver Input** das postsynaptische Neuron aktiviert. Das bedeutet, dass auch ein schwacher Input ein erhöhtes und verlängertes EPSP auslösen kann.

In der beschriebenen Aktivität könnte die Assoziation des schwachen vestibulären Inputs mit dem starken propriozeptiven Input eine potenzierende Wirkung auf den vestibulären Input haben. Die **therapeutische Annahme** ist, dass **die Potenzierung**, die **während dieser Aktivität** auftritt, die **Funktion des vestibulären Systems verbessert**.

Obwohl die **zugrunde liegenden Mechanismen der synaptischen Konnektivität und Plastizität** noch erforscht werden müssen, besteht ihr Hauptmerkmal darin, dass die neurale Aktivität zwischen prä- und postsynaptischen Neuronen nicht auf Zufall beruhen kann. Die **Synchronizität der Aktionspotenziale vor und nach der Synapse** ist ausschlaggebend dafür, ob eine synaptische Verbindung gestärkt und aufrechterhalten oder umgekehrt geschwächt und eliminiert wird.

Ayres (1972b) bezog sich mit ihrer Feststellung, dass die Summation von relevanten Umweltreizen eine Reaktion hervorrufen kann, die **von einer Modalität allein** nicht bewirkt werden könnte, auf die Arbeiten Hebbs. In dieser Hinsicht liefern das Konzept der Hebb-Synapse und die Forschung zur Langzeitpotenzierung Grundlagen für die Sensorische Integrationstheorie und -therapie.

2.6 Die Bedeutung des Verhaltens für die Modifizierung von Synapsen

Die Hebb-Regel und die LTP betreffen Ereignisse auf der **molekularen Ebene** der Neuroplastizität und der Gehirnentwicklung. Aber auch auf der Verhaltensebene gibt es Beweise, dass das Gehirn während der Entwicklung auf irgendeine Weise stimuliert werden muss, damit die Exaktheit der Gehirnfunktionen beim Erwachsenen erreicht wird.

❗ Beachte
Zahlreiche Beweise legen nahe, dass Verhaltensfaktoren eine entscheidende Rolle für die neurale Plastizität spielen.

In synaptischen Verbindungen treten nämlich dann signifikante Veränderungen auf, wenn ihre Aktivierung mit Ergebnissen verbunden ist, die **wichtig für das Verhalten eines Tieres sind**. Mit anderen Worten:

> **Beachte**
> Neurale Aktivität, die mit bedeutungsvollen Verhaltensreaktionen verbunden ist, wird synaptische Änderungen bzw. Neuroplastizität am ehesten fördern.

> **Exkurs**
> **Der Einfluss von Aufmerksamkeit, Motivation und Belohnung**
> Ahissar et al. (1992) überprüfte vor nicht allzu langer Zeit, ob und wie **allgemeine Verhaltensfaktoren wie Aufmerksamkeit, Motivation und Belohnung (Verstärkung)** die funktionelle Plastizität beeinflussen. Anhand von elektrophysiologischen Aufnahmen von Neuronen in der Gehörrinde erwachsener Affen erkannten sie, dass die Änderungen der funktionellen neuronalen Formbarkeit bei relevantem Verhalten immer größer waren als bei irrelevantem oder gar keinem Verhalten.

Obwohl Ayres (1972b) die **neuralen Mechanismen der anpassenden Reaktion** nicht speziell untersucht hatte, gab sie zahlreiche Beispiele dafür, wie Motivation und emotionale Involvierung in eine Aktivität die Therapiefortschritte bei Kindern beeinflussen. Kinder, die sich auf zielgerichtete Aktivitäten einlassen und Anstrengungen auf sich nehmen, um ein komplexeres adaptives Verhalten zuwege zu bringen, sprechen normalerweise gut auf die Behandlung an. Dementsprechend erhärtet das **Konzept der bedeutungsvollen Eigenaktivität** die anpassende Reaktion, die für Ayres so zentral war.

> **Beachte**
> Es gibt **kritische Perioden** oder **sensitive Phasen** in der Entwicklung des sensorischen Kortex, in denen eine adäquate Stimulierung des jungen Kines notwendig ist, damit das Gehirn im Erwachsenenalter eine nor- male Funktion erreichen kann (Harwerth et al. 1986).

> **Beispiel**
> Fehlt ein Mindestmaß an Stimulierung (Berührung, Ansprache, visuelle Eindrücke usw.) während des ersten Lebensjahres, so kommt es zu deutlichen Entwicklungsverzögerungen im motorischen, sensorischen, sozialen und kognitiven Bereich.

In der frühen postnatalen Zeit kann eine ungünstige Umgebung das Potenzial für normale Reaktionen der sensorischen Neuronen stören. Deshalb hat die Qualität der sensorischen Umwelt während dieser kritischen Entwicklungsphase markante Auswirkungen auf die Leistung des reifem sensorischen Systems.

2.7 Erfahrungsabhängige kortikale Plastizität

Bestimmte Arten von sensorischem Input regen tatsächlich früh im Leben die Bildung von neuralen Verbindungen an. Ein zusätzlicher Beweis für Neuroplastizität kommt aus der Forschung zur Entwicklung des **visuellen Systems bei Katzen.** Für das Studium des visuellen Systems zum Zweck, die **Beziehung zwischen sensorischem Input und neuraler Konnektivität** zu verstehen, bieten gerade Katzen bestimmte Vorteile: Der wichtigste dürfte in der Tatsache liegen, dass das visuelle System der Katze bis zwei Monate nach der Geburt nicht ausgereift ist. Diese Reifungsperiode ermöglicht es den Wissenschaftlern, die visuellen Erfahrungen während der letzten Entwicklungsstufen zu beeinflussen und die physiologischen, anatomischen und verhaltensmäßigen Reaktionen des Tieres zu beobachten.

> **Exkurs**
> **Studien zur Entwicklung der visuellen Wahrnehmung**
> Mehrere bedeutsame frühe Studien zeigten, dass normale visuelle Erfahrungen für die **Entwicklung des primären visuellen Kortex** entscheidend sind. Diese Studien von David Hubel und Torsten Wiesel aus den 60er- und 70er-Jahren des 20. Jahrhunderts waren Nachuntersuchungen zu ihren früheren Studien über die Auswirkungen von Katarakt (grüner Star) in der Kindheit. Es wurde beobachtet, dass der Katarakt unbehandelt prompt zu permanenter Blindheit im betroffenen Auge führte. Aus diesen Arbeiten von Hubel und Wiesel, für die sie den Nobelpreis erhielten, leitet sich das Verständnis von den **kritischen Entwicklungsperioden** ab.

Hubel und Wiesel reproduzierten die Auswirkung eines Katarakts bei Tieren, indem sie die Aktivität eines Auges über Zeiträume von Wochen bis zu Monaten blockierten, eine experimentelle Manipulation, die als **monokulare Deprivation** bezeichnet wird. Diese wurde entweder durch Einsetzen einer trüben Linse in ein Auge oder durch Zusammennähen des Ober- und Unterlids erreicht. Die physiologische Folge dieser Deprivation war eine Asymmetrie der synaptischen Verbindungen. Elektrophysiologische Aufnahmen zeigten, dass das offene, sehende Auge kortikale Neurone aktivierte, die normalerweise Afferenzen aus dem blockierten Auge erhalten. Darüber hinaus entwickelten die mit dem offenen Auge verbundenen kortikalen Neurone neue Nervenendigungen in das kortikale Gebiet des deprivierten Auges, dessen Informationen sie ja transportierten (Wiesel & Hubel 1963). Außerdem korrelierte der Grad der Dominanz des offenen Auges mit der Dauer der visuellen Blockade. Während hoch empfindlicher Zeitspannen produzierte sogar eine kurzzeitige Deprivation ausgeprägte Änderungen in der Augendominanz (Olson & Freeman 1975; Constantine-Paton et al. 1990). Dies war nicht der Fall, wenn die Blockierung des Auges erst später im Leben auftrat. Dieses Forschungsergebnis stimmt mit der Erfahrung erwachsener Menschen überein, die im Alter einen Katarakt entwickeln. Wird dieser chirurgisch korrigiert, so verursacht er keine anhaltende Blindheit.

Dass im Erwachsenenalter infolge eines Katarakts keine Veränderungen an den neuralen Verschaltungen auftreten, hängt wahrscheinlich damit zusammen, dass die kritische (sensitive) Phase bereits viel früher in der Kindheit zu Ende war. Aus diesen Beobachtungen lässt sich ableiten, dass sich die **kortikale Konnektivität früh in der Entwicklung durch Benutzung bildet**.

▶ Exkurs

Anatomische Studien
Später wurden die frühen elektrophysiologischen Daten durch anatomische Studien ergänzt. Im reifen visuellen Kortex von Katzen, Affen und Menschen gelangt der Input aus jedem Auge in separate, vertikale Säulen von Neuronen (sog. okulare Dominanzsäulen). Bei Neugeborenen sind die okularen Dominanzsäulen noch nicht entwickelt, und der Input projiziert daher verstreut und diffus in die visuelle Rinde. Die selektive Deprivation eines Auges während der kritischen Entwicklungsperiode verhindert eine richtige Aufteilung der okularen Dominanzsäulen (Hubel et al. 1977; Wiesel 1982). Diese Studien zeigten, dass auch die Anatomie der spezifisch den Augen zugeordneten kortikalen Regionen von intaktem visuellem Input abhängt. Für die normale Trennung der Informationen (Segregation) in die okularen Dominanzsäulen ist die **simultane Aktivierung** prä- und postsynaptischer Elemente im visuellen Kortex aus **beiden** Augen erforderlich.

Obwohl in diesem Buch Kinder mit Entwicklungsbehinderungen im Mittelpunkt stehen, ist festzuhalten, dass **das Ende kritischer Entwicklungsperioden nicht zugleich das Ende der Formbarkeit des Gehirns** bedeutet!

▶ Vorsicht

Erwachsene zeigen erfahrungsabhängige Plastizität in einigen höheren kortikalen Regionen, die ebenso robust ist wie die plastischen Veränderungen der sensorischen Regionen im unausgereiften Gehirn (Bear et al. 1996).

Neuere Forschungen an Affen und anderen Tieren zeigen, dass sich **das Gehirn ständig und dynamisch reorganisiert**. Mit dieser Fähigkeit des Gehirns zur dynamischen Reorganisation in Erwachsenenalter kann erklärt werden, wie sich durch Verletzung oder Krankheit gestörte Gehirnfunktionen manchmal wieder erholen. Seit Jahren beobachten Wissenschaftler, mit welch überraschender Geschwindigkeit **nach Verletzungen** neue neuronale Verbindungen auch im Erwachsenenalter entstehen (Schmid et al. 1995). Erst jüngste Forschungen haben zudem bewiesen, dass auch bestimmte Regionen im ZNS erwachsener Säugetiere **ständig neue Neuronen produzieren** (Johansson et al. 1999). Von großer Bedeutung ist die Erkenntnis, dass die ▶ **Proliferationsrate von neuen Neuronen bei Verletzungen des ZNS dramatisch zunimmt**. Diese provokativen neuen Forschungsergebnisse könnten sich als wertvoll erweisen, wenn es darum geht, die Mechanismen der Neuroplastizität über die gesamte Lebensspanne zu verstehen.

2.8 Effekte von pränatalem Stress und Alkohol auf die Gehirnfunktion

Pränataler Stress und fötaler Alkoholeinfluss sind zwei Bereiche der Forschung, die die Auswirkungen der Umwelt, und zwar speziell der **pränatalen Umwelt**, auf die Entwicklung und Funktion des ZNS veranschaulichen. Neue Studien von Schneider et al. zeigen, dass die **Neuroplastizität** und die **Programmierung des ZNS durch die Umwelt** nicht nur **in der postnatalen Zeit** wichtig sind, sondern bereits **pränatal** beginnen.

Wie in der Fachliteratur umfassend belegt, ist das fötale Gehirn für Schädigungen durch Toxine und Unterversorgung besonders empfindlich. Die hier vorgestellten Studien veranschaulichen, **wie die pränatale Umgebung das sich entwickelnde Nervensystem formen oder modifizieren kann.**

Darüber hinaus liefern sie wichtige **Schlussfolgerungen für die Sensorische Integrationstherapie**, weil sie zeigen, dass das ZNS veränderbar ist und von Umwelteinflüssen verändert werden kann. Das Verständnis für Risikofaktoren aus der Umwelt wie Stress, Misshandlung, Toxine und Unterernährung und ihre Wirkung auf die Entwicklung ist wichtig, um präventive Aspekte herauszuarbeiten und **Präventionsstrategien** zu entwickeln.

2.8.1 Auswirkungen von pränatalem Stress

Schneider et. al. haben die postnatalen Veränderungen des Verhaltens und der Physiologie von Rhesusaffen studiert, deren Mütter während des Austragens leichtem und unvorhersehbarem chronischem psychologischem Stress ausgesetzt wurden. Diese Studien liefern Beweise, dass bereits vor der Geburt des Jungen belastende Ereignisse in der mütterlichen Umwelt das Verhalten des Säuglings verändern und langfristige Auswirkungen auf das Verhalten und die Physiologie des sich entwickelnden Individuums haben können.

> **Exkurs**
> **Stressstudie 1**
> In der ersten Studie erfuhren die Tiere regelmäßig vom 90. bis zum 145. Gestationstag der 165-tägigen Trächtigkeit zehnminütigen Stress (indem sie aus ihrem Käfig genommen und drei lauten Zufallsgeräuschen ausgesetzt wurden). Der auf diese Art pränatal gestresste Affennachwuchs zeigte
> — ein niedrigeres Geburtsgewicht,
> — Verzögerungen in der selbstständigen Ernährung,
> — einen niedrigen Muskeltonus (Schneider 1992b),
> — eine erhöhte Ablenkbarkeit,
> — einen verkürzten ▶ **postrotatorischen Nystagmus** (PRN) (Schneider & Coe 1993; Schneider et al. 1999).
>
> Im Laufe der Entwicklung zeigten sie
> — eine verzögerte kognitive Entwicklung (Schneider 1992a),
> — eine gesteigerte Empfindlichkeit auf Stress (Clarke & Schneider 1993; Schneider 1992c),
> — ein verändertes Sozial- und Anpassungsverhalten (Clarke et al. 1996),
> — eine beeinträchtigte Regulierung des Stresshormons (Clarke et al. 1994),
> — Abweichungen in der Neurotransmitterkonzentration von Dopamin und Noradrenalin im zerebralen Liquor (Schneider et al. 1999).

> **Beachte**
> Die Studien unterstreichen eindeutig
> — die Empfindlichkeit des unreifen Zentralnervensystems vor der Geburt und
> — die kurz- und langfristigen Auswirkungen von Stress auf die Entwicklung, das Lernen und die Neurotransmitterkonzentration im Gehirn.

Diese Ergebnisse führen zu einer wichtigen Frage: Gibt es eine **kritische Periode in der fötalen Entwicklung**, in der das Gehirn am empfindlichsten für Stresseinwirkungen ist? Wenn ja: Gibt es einen Zeitpunkt (eine Zeitspanne), wo der **pränatale Stress die deutlichsten Auswirkungen** zeigt?

> **Exkurs**
>
> **Stressstudie 2**
> In einer zweiten Studie wurden (A) Junge von Müttern, die früh in der Trächtigkeit (45. bis 90. Tag) Stress ausgesetzt wurden mit (B) jungen Affen, deren Mütter erst später (90. bis 145. Tag) gestresst wurden, und (C) einer Kontrollgruppe ohne Stress verglichen. Die Jungen der Gruppe A wogen weniger und hatten ausgeprägtere und durchgehendere motorische Beeinträchtigungen im Vergleich zu den beiden anderen Gruppen; im Speziellen einen verminderten Muskeltonus, schwache Koordination, Balance und Richtreaktionen und einen verkürzten ▶ PRN. Bezüglich der Aufmerksamkeit und motorischen Reife erzielten die Tiere beider experimenteller Gruppen (A und B) schwächere Werte als jene der Kontrollgruppe C (Schneider et al. 1998).

> **Beachte**
>
> Diese Ergebnisse legen nahe, dass ein Übermaß an mütterlichem Stress in der Schwangerschaft beim Nachwuchs Aufmerksamkeits- und neuromotorische Defizite herbeiführen kann. Allerdings sprechen die Ergebnisse nicht für eine spezielle kritische oder empfindliche Periode.

Das Konzept der **sensitiven Phase** geht davon aus, dass Ereignisse nur während dieser Entwicklungsphase zu strukturellen oder funktionellen Veränderungen führten, jedoch nicht außerhalb dieses konkreten Zeitraumes (Sillito 1983). Die jungen Affen wiesen unabhängig davon, ob der Stress früh oder später in der Austragungszeit gesetzt wurde, Defizite in der Aufmerksamkeit und Motorik auf. Die früh gestressten Jungen hatten allerdings noch zusätzliche und schwerwiegendere Probleme.

Im Verständnis von Bornstein (1989) und Hinde (1962) ist die **sensitive Periode nicht konstant,** sondern der Gipfel der Entwicklungskurve. So gesehen könnte aus den Daten dieser Studien abgeleitet werden, dass die Empfindlichkeit für pränatalen Stress in der Frühschwangerschaft am größten ist und gegen die Halbzeit zu ausläuft.

2.8.2 Pränataler Alkohol- und Stresseinfluss

Eine zweite Forschungsfrage von Schneider et al. beschäftigte sich mit folgender Frage: Verschlimmert pränataler Stress die Auswirkungen anderer pränataler Störfaktoren, von denen bekannt ist, dass sie die neurologische Entwicklung des Nachwuchses negativ beeinflussen? Ein Beispiel für solche Störfaktoren ist Alkohol.

> **Exkurs**
>
> **Studie zum Einfluss von Alkohol auf die pränatale Entwicklung**
> In ihrer Studie teilten die Wissenschaftlerinnen trächtige Affen zufällig einer von vier Gruppen zu:
> (1) erhielten nur Stress,
> (2) erhielten Stress und Alkohol,
> (3) erhielten nur Alkohol und
> (4) Kontrollgruppe, die eine Saccaroselösung erhielt.
>
> Die Ergebnisse zeigten, dass Alkohol in Kombination mit Stress (Gruppe 2) im Vergleich mit den anderen Versuchsgruppen (Gruppe 1 und 3) zu einer Zunahme von Aborten und einer Reduktion des Geburtsgewichtes bei männlichen Tieren führte. Die Jungen der Gruppen 2 und 3 erreichten bezüglich Aufmerksamkeit und motorischer Reife schwächere Werte als die Kontrollgruppe (Schneider et al. 1997). Diese beiden Gruppen zeigten auch eine erhöhte Glukokortikoidreaktion auf Stress (Schneider & Koehler 1997).

Zurzeit werden mit bildgebenden Verfahren die Zusammenhänge zwischen diesen Ergebnissen und den organischen Veränderungen im Nervensystem – wie etwa der Dopaminrezeptoren im Corpus striatum – geklärt. Außerdem führen die Autorinnen Studien über die Korrelation zwischen der Neurotransmitterfunktion und dem messbaren Verhalten durch. Ziel dieser Studien ist es, die Beziehung zwischen der Gehirnfunktion und dem für pränatalen Stress- und Alkoholeinfluss typischen Verhaltensprofil zu erklären.

2.9 Schlussfolgerungen für die Sensorische Integrationstherapie

Die Forschungen haben gezeigt, dass pränataler Stress und/oder fötale Alkoholeinwirkung zahlreiche Verhaltens- und physiologische Systeme des heranwachsenden Jungen bzw. Kindes beeinträchtigen können. Diese Studien liefern eine Vorstellung davon, **wie die pränatale Umwelt das unreife neurale System formen oder modifizieren kann**, und daraus ergeben sich wichtige Rückschlüsse für die Sensorische Integrationstherapie.

Ein anderes interessantes Schwerpunktthema dieser Studien ist die **Anpassungsfähigkeit**. Die Formbarkeit bzw. Plastizität bestimmter neuraler Systeme erlaubt Lebewesen, sich den unterschiedlichsten Bedingungen ihrer Umgebung anzupassen. Wie schon erwähnt, werden die Umwelterfahrungen in Form geänderter neuraler Prozesse in die Biologie des Individuums integriert. Diese Veränderungen kommen dann in das Spiel, wenn der Organismus mit neuen Erfahrungen konfrontiert wird (Boyce et al. 1998).

> **Beispiel**
> Säuglinge, die pränatalem Stress ausgesetzt waren, reagierten später auf herausfordernde Bedingungen mit einer hohen Konzentration von Stresshormonen.

Menschen, deren Mütter während der Schwangerschaft unter Stress standen, werden mit einer gewissen Wahrscheinlichkeit auch in eine belastende Umgebung hineingeboren. Die gesteigerte Freisetzung von Glukokortikoiden als Reaktion auf Stress könnte eine raschere Mobilisierung von Energieressourcen ermöglichen und damit Änderungen in kognitiven Prozessen fördern, die für die Bewältigung der belastenden Umwelt gebraucht werden. Allerdings:

> **Beachte**
> Der Großteil der Ergebnisse unterstützt die Hypothese, dass Tiere (und Menschen) aus stressbeladenen Schwangerschaften Änderungen in der neuronalen Funktion zeigen, die Depressionen ähnlich sind (Meijer 1985; Wadhwa et al. 1996).

Von anderen Wissenschaftlern wurde ein Modell der „fötalen Programmierung auf Krankheit" vorgestellt (Barkers 1995). Weiterführende Forschungen können hoffentlich einige der **Prozesse** klären, durch die pränataler Stress die neurale Entwicklung transformiert. Auch muss noch erforscht werden, durch welche **Wechselwirkungen mit der postnatalen Umwelt** die Auswirkungen von pränatalem Stress abgeschwächt oder verschlimmert werden.

Weitere Studien müssen die Glukokortikoidreaktivität von Personen mit sensorisch-integrativen Dysfunktionen prüfen.

> **Beispiel**
> Ayres beschrieb Kinder mit sensorisch-integrativen Störungen als furchtsam und ängstlich, was auf eine **erhöhte oder schlecht modulierte Stressempfindlichkeit** schließen lässt. Außerdem gab sie an, dass diese Kinder dazu tendieren, „gefühlsmäßig labil zu sein ... schlechtere Bewältigungsstrategien zu haben ... und emotional zart besaitet zu sein" (1972b, S. 210). Sie beschrieb auch ein Syndrom, das heute bekannt ist, bei dem Kinder mit Angst und Unbehagen auf taktile Reize reagieren und sich anschließend zurückziehen oder aggressiv reagieren (Ayres 1972b).

In einer neueren Studie untersuchte Koomar (1996) 5- bis 13-jährige Kinder, bei denen von ergotherapeutischer Seite eine Dyspraxie festgestellt worden war. Es zeigten sich Zusammenhänge

- zwischen Ängstlichkeit und Gravitationsunsicherheit und
- zwischen Ängstlichkeit und Dyspraxie.

Die wichtige Studie

- untermauert Ayres Hypothese, dass manche Kinder mit sensorisch-integrativer Dysfunktion **anfällig für Ängstlichkeit** sind, und
- nimmt außerdem das Vorliegen einer **gesteigerten Empfindlichkeit für Stress** bei diesen Kindern an.

Wenn Kinder mit SI-Störungen eine erhöhte Empfindlichkeit gegenüber belastenden Situationen oder herausfordernden Ereignissen zeigen:

Werden sie durch diese Überempfindlichkeit vor einer potenziellen Gefahr gewarnt? Hilft sie ihnen Energie zu mobilisieren? Wenn ja, könnte dann die Reduktion der Stressempfindlichkeit angepassteres Verhalten bewirken?

In weiteren Studien müssen ergotherapeutische Wissenschaftlerinnen auch die hormonalen Reaktionen bei Kindern mit sensorisch-integrativen Dysfunktionen auf Umweltstress oder Belastung untersuchen.

2.10 Zusammenfassung

In vielen Theorien werden Mechanismen beschrieben, mit denen das ZNS des jungen Kindes anpassende Reaktionen auf Umweltänderungen und Herausforderungen produziert. Ihre zentralen Gesichtspunkte sind:

- das Konzept der neuralen Plastizität und
- die Art, wie sich das ZNS unter Bezug auf die Umwelterfahrungen organisiert und reorganisiert.

Dadurch wird die Theorie der Sensorischen Integration in folgenden Punkten erhärtet:

1. Durch sensorischen Input scheint es aufgrund der Langzeitpotenzierung und der Hebb-Regel möglich zu sein, die ▶ **neurale Konnektivität zu verbessern**.
2. Die Aktivität, die für eine Person bedeutungsvoll ist und von Ayres als **anpassende Reaktion** bezeichnet wurde, fördert die neurale Konnektivität.
3. Das **visuelle System** liefert klare Beweise für die **Plastizität des ZNS**, und es ist wahrscheinlich, dass diese Formbarkeit auch in den anderen sensorischen Systemen besteht.
4. **Von einem frühen Zeitpunkt im fötalen Leben** an beeinflussen sich Umwelt und Biologie wechselseitig.

2.11 Literatur

Ahissar, E., Vaadia, E., Ahissar, M., Bergman, H., Arieli, A., und Abeles, M. (1992). Dependence of cortical plasticity on correlated activity of single neurons and on behavioral context. *Science, 257,* 1412–1415.

Ayres, A.J. (1964). Tactile functions: Their relation to hyperactive and perceptual motor behavior. *American Journal of Occupational Therapy, 18,* 83–95.

Ayres, A.J. (1965). Patterns of perceptual-motor dysfunction in children: A factor analytic study. *Perceptual and Motor Skills, 20,* 335–368.

Ayres, A.J. (1966). Interrelationships among perceptual-motor functions in children. *American Journal of Occupational Therapy, 20,* 288–292.

Ayres, A.J. (1969). Deficits in sensory integration in educationally handicapped children. *Journal of Learning Disabilities, 2,* 160–168.

Ayres, A.J. (1972a). Improving academic scores through sensory integration. *Journal of Learning Disabilities, 5,* 338–343.

Ayres, A.J. (1972b). *Sensory integration and learning disorders.* Los Angeles: Western Psychological Services.

Barker, D.J. (1995). The fetal and infant origins of disease. *European Journal of Clinical Investigation, 25,* 457–463.

Bear, M.F., Connors, B.W., und Paradiso, M.A. (1996). *Neuroscience: Exploring the brain.* Baltimore: Williams and Wilkins.

Bliss, T.V., und Lomo, T. (1970). Plasticity in a monosynaptic cortical pathway. *Journal of Physiology, 207,* 61P.

Bornstein, M.H. (1989). Sensitive periods in development: Structural characteristics and causal interpretations. *Psychological Bulletin, 105,* 179–197.

Boyce, W.T., Frank, E., Jensen, P.S., Kessler, R.C., Nelson, C.A., und Steinberg, L. (1998). Social context in developmental psychopathology: Recommendations for future research from the MacArthur Network on psychopathology and development. *Development and Psychopathology, 10,* 143–164.

Buonomano, D.V., und Merzenich, M.M. (1998). Cortical plasticity: From synapses to maps. *Annual Review of Neuroscience, 21,* 149–186.

Chugani, H.T. (1994). Development of regional brain glucose metabolism in relation to behavior and plasticity. In G. Dawson und K.W. Fischer (Eds.), *Human behavior and the developing brain* (pp. 153–175). New York: Guilford Press.

Clarke, A.S., und Schneider, M.L. (1993). Prenatal stress has long-term effects on behavioral responses to stress in juvenile rhesus monkeys. *Developmental Psychobiology, 26,* 293–304.

Clarke, A.S., Soto, A., Bergholz, T., und Schneider, M.L. (1996). Maternal gestational stress alters adaptive and social behavior in adolescent rhesus monkey offspring. *Infant Behavior and Development, 19,* 453–463.

Clarke, A.S., Wittwer, D.J., Abbott, D.H., und Schneider, M.L. (1994). Long-term effects of prenatal stress on HPA axis activity in juvenile rhesus monkeys. *Developmental Psychobiology, 27,* 257–269.

Constantine-Paton, M., Cline, H.T., und Debski, E. (1990). Patterned activity, synaptic convergence, and the NMDA receptor in developing visual pathways. *Annual Review of Neuroscience, 13,* 29–54.

Cooper, R.M., und Zubek, J.P. (1958). Effects of enriched and restricted early environments on the learning ability of bright and dull rats. *Canadian Journal of Psychology, 12,* 159–164.

Cruickshank, S.J., und Weinberger, N.M. (1996). Evidence for the Hebbian hypothesis in experience-dependent physiological plasticity of neocortex: A critical review. *Brain Research Reviews, 22,* 191–228.

2.11 · Literatur

Diamond, M.C., Rosenzweig, M.R., Bennett, E.L., Lindner, B., und Lyon, L. (1972). Effects of environmental enrichment and impoverishment on rat cerebral cortex. *Journal of Neurobiology, 3,* 47–64.

Edelman, G.M. (1992). *Bright air, brilliant fire: On the matter of the mind.* New York: Harper Collins.

Greenough, W.T. (1975). Experiential modification of the developing brain. *American Scientist, 63,* 37–46.

Hann, D.M. (1998). Developmental plasticity conference: Introduction. In D.M. Hann, L.C. Huffman, I.I. Lederhendler, und D. Meinecke (Eds.), *Advancing research on developmental plasticity: Integrating the behavioral science and neuroscience of mental health* (pp. 1–8). Bethesda, MD: National Institutes of Health.

Harlow, H.F. (1958). The nature of love. *American Psychologist, 13,* 673–685.

Harlow, H.F., Harlow, M.K., und Suomi, S.J. (1971). From thought to therapy: Lessons from a primate laboratory. *American Scientist, 59,* 538–549.

Harwerth, R.S., Smith, E.L., Duncan, G.C., Crawford, M.L.J., und von Noorden, G.K. (1986). Multiple sensitive periods in the development of the primate visual system. *Science, 232,* 235–238.

Hebb, D.O. (1949). *The organization of behavior: A neuropsychological theory.* New York: Wiley.

Hinde, R.A. (1962). Sensitive periods and the development of behavior. *Little Club Clinic in Developmental Medicine, 7,* 25–36.

Hubel, D.H., Wiesel, T.N., und LeVay, S. (1977). Plasticity of ocular dominance columns in monkey striate cortex. *Philosophical Transactions of the Royal Society of London (Series B), 278,* 377–407.

Huttenlocher, P.R. (1979). Synaptic density in human frontal cortex: Developmental changes and effects of aging. *Brain Research, 163,* 195–205.

Huttenlocher, P.R. (1994). Synaptogenesis in human cerebral cortex. In G. Dawson und K.W. Fischer (Eds.), *Human behavior and the developing brain* (pp. 137–157). New York: Guilford Press.

Huttenlocher P.R., und de Courten, C. (1987). The development of synapses in striate cortex in man. *Human Neurobiology, 6,* 1–9.

Johansson, C.B., Momma, S., Clarke, D.L., Risling, M., Lendahl, U., und Firsén, J. (1999). Identification of a neural stem cell in the adult mammalian central nervous system. *Cell, 96,* 25–34.

Kaas, J.H. (1991). Plasticity of sensory and motor maps in adult mammals. *Annual Review of Neuroscience, 14,* 137–167.

Kalil, R.E. (1989). Synapse formation in the developing brain. *Scientific American, 260,* 76–85.

Kandel, E.R., Schwartz, J.H., und Jessell, T.M. (1991). *Principles of neural science* (3rd ed.). Norwalk, CT: Appleton und Lange.

Koomar, J.A. (1996). Vestibular dysfunction and dyspraxia associated with anxiety rather than behavioral inhibition. *Sensory Integration Special Interest Newsletter, 19,* 1–4.

Liu, E., Diorio, J., Tannenbaum, B., Caldji, C., Francis, D., Freedman, A., Sharma, S., Pearson, D., Plotsky, P.M., und Meaney, M.J. (1997). Maternal care, hippocampal glucocorticoid receptors, and hypothalamic-pituitary-adrenal responses to stress. *Science, 277,* 1659–1662.

Meaney, M.J., O'Donnell, D., Viau, V., Ghatnagar, S., Sarrieau, A., Smythe, J.W., Shanks, N., und Walker, D. (1994). Corticosteroid receptors in rat brain and pituitary during development and hypothalamic-pituitary-adrenal (HPA) function. In P. McLaughlin und I. Zagon (Eds.), *Receptors and the developing nervous system* (pp. 163–202). London: Chapman und Hall.

Meijer, A. (1985). Child psychiatric sequelae of maternal war stress. *Acta Psychiatry Scandinavia, 72,* 505–511.

Olson, C.R., und Freeman, R.D. (1975). Progressive changes in kitten striate cortex during monocular vision. *Journal of Neurophysiology, 38,* 26–32.

Rakic, P., Bourgeois, J.P., Eckenhoff, M.F., Zecevic, N., und Goldman-Rakic, P.S. (1986). Concurrent overproduction of synapses in diverse regions of the primate cerebral cortex. *Science, 232,* 232–234.

Rosenzweig, M.R., und Bennett, E.L. (1996). Psychobiology of plasticity: Effects of training and experience on brain and behavior. *Behavioral Brain Research, 78,* 57–65.

Scardina, V. (1986, Fall). Scardina presentation featured at SII Symposium 1986. *Sensory Integration International News, 14,* 1–10.

Schmid, L.M., Rosa, M.G.P., und Calford, M.B. (1995). Retinal detachment induces massive immediate reorganization in visual cortex. *Neuroreport, 6,* 1349–1353.

Schneider, M.L. (1992a). Delayed object permanence development in prenatally stressed rhesus monkey infants (*Macaca mulatta*). *Occupational Therapy Journal of Research, 12,* 96–110.

Schneider, M.L. (1992b). The effect of mild stress during pregnancy on birth weight and neuromotor maturation in rhesus monkey infants (*Macaca mulatta*). *Infant Behavior and Development, 15,* 389–403.

Schneider, M.L. (1992c). Prenatal stress exposure alters postnatal behavioral expression under conditions of novelty challenge in rhesus monkey infants. *Developmental Psychobiology, 25,* 141–152.

Schneider, M.L., Clarke, A.S., Kraemer, G.W., Roughton, E.C., Lubach, G., Rimm-Kaufman, S., Schmidt, D., und Ebert, M. (1998). Prenatal stress alters brain biogenic amine levels in primates. *Development and Psychopathology, 10,* 427–440.

Schneider, M.L., und Coe, C.L. (1993). Repeated social stress during pregnancy impairs neuromotor development of the primate infant. *Journal of Developmental and Behavioral Pediatrics, 14,* 81–87.

Schneider, M.L., und Koehler, A. (1997, June). The effect of moderate alcohol consumption and/or stress during pregnancy on offspring behavior and neuroendocrine responses. *Neurobehavioral Teratology Society Twenty-first Annual Meeting (Neurotoxicology and Teratology), 19*(3), 243–244.

Schneider, M.L., Roughton, E.C., Koehler, A.J., und Lubach, G.R. (1999). Growth and development following prenatal stress exposure in primates: An examination of ontogenetic vulnerability. *Child Development, 70,* 263–274.

Schneider, M.L., Roughton, E., und Lubach, G. (1997). Moderate alcohol consumption and psychological stress during pregnancy induces attention and neuromotor impairments in primate infants. *Child Development, 68,* 747–759.

Shatz, C.J. (1992). The developing brain. *Scientific American, 267,* 60–67.

Sillito, A.M. (1983). Plasticity in the visual cortex. *Nature, 303,* 477–478.

Wadhwa, P.D., Dunkel-Schetter, C., Chicz-DeMet, A., Porto, M., und Sandman, C.A. (1996). Prenatal psychosocial factors and the neuroendocrine axis in human pregnancy. *Psychosomatic Medicine, 58,* 432–446.

Wiesel, T.N. (1982). Postnatal development of the visual cortex and the influence of environment. *Nature, 299,* 583–591.

Wiesel, T.N., und Hubel, D.H. (1963). Single cell responses in striate cortex of kittens deprived of vision in one eye. *Journal of Neurophysiology, 26,* 1003–1007.

Entwicklungsneuroplastizität: eine Grundlage der Sensorischen Integration

Gary W. Kraemer

3.1 Säugetiermütter und ihre Jungen als dynamische Systeme – 48

3.2 Die Mutter-Kind-Beziehung bei Tieren – 49

3.3 Mütterliche Deprivation – 51

3.4 Die Brücke zwischen Wissenschaft und Praxis – 52

3.5 Schlussfolgerungen und Zusammenfassung – 58

3.6 Literatur – 59

Wie in Kapitel 2 erörtert, bewirkt pränataler Stress Änderungen der neuralen Plastizität des Neugeborenen. Auch der Stresspegel der Mutter ist ein entscheidender Einflussfaktor auf die zentralnervöse Entwicklung des Säuglings. In diesem Kapitel geht es um die Kettenreaktion, die sich ergibt, wenn Stress das „Bemutterungsverhalten" und in der Folge die Entwicklung des Säuglings beeinflusst. Das besondere Augenmerk gilt den dynamischen Beziehungen zwischen Umgebung, Stress, Genetik und Entwicklung bis hin zu den langfristigen generationsübergreifenden Auswirkungen von pränatalem Stress. Diese Information unterstützt die SI-Theorie, weil sie zeigt, dass unzulängliche sensorische Erfahrungen, wie sie z. B. durch eine gestresste Mutter vermittelt werden, die Entwicklung und das Verhalten nicht nur in utero, sondern bis in die nächste Generation beeinflussen. Für die Theorie und Praxis der Sensorischen Integration ist dieses Wissen wertvoll, da es die Bedeutung der frühen sensorischen Erfahrungen für das spätere Verhalten und die Entwicklung verdeutlicht.

3.1 Säugetiermütter und ihre Jungen als dynamische Systeme

In der Literatur über Säugetiere finden sich zahlreiche Nachweise für die Auswirkungen der Beziehung zwischen Tiermüttern und ihrem Nachwuchs auf die Entwicklung. Zum Beispiel stellt die gestresste Mutter, die normalerweise die Pflege eines gestressten Neugeborenen übernimmt, ein Modell für die Interaktionen zwischen dem System „Mutter" und dem System „Jungtier" dar.

Will man die Ursachen finden, die pränatalem Stress zugrunde liegen, so ist zuerst daran zu denken, wie sich die Schwangere selbst entwickelt hat und ob sie **gelernt hat, sich Stressoren anzupassen oder sich vor zu viel Stress zu schützen**. Ein weiterer Aspekt ist, wie sie gelernt hat, ihr Junges zu bemuttern und zu viel Stress von ihm fern zu halten.

Der weibliche Nachwuchs von (nicht gerade aussterbenden) Säugetierarten, der normalerweise selbst wieder Mutter wird, ist dabei von den Erfahrungen mit der eigenen Mutter geprägt. Die frühen Umgebungsbedingungen, die die postnatale Sensorische Integration beeinflussen, können entscheidend sein. Mit anderen Worten: Die Art und Weise, wie ein Weibchen seine Mutterrolle ausführt, kann mit den sensorisch-integrativen Erfahrungen zusammenhängen, die es selbst mit seiner Mutter machte. Damit beginnt eine **dynamische Interaktion zwischen Erfahrung, Sensorischer Integration und zukünftigem Verhalten**.

> **Exkurs**
> **Konzept des Zeitfensters**
> Zur Untersuchung dieses Themas ist es hilfreich, ein „Zeitfenster" über ein Mutter-Kind-System zu stellen, in dem Mutter und Kind sowohl rückblickend als auch vorausschauend beobachtet werden können. Das Fenster lässt sich auf dem Zeitkontinuum verschieben, sodass in einer Einstellung die Mutter als Säugling zu sehen ist und in einer anderen Einstellung wiederum das gegenwärtige Junge als Mutter. So kann die enge Wechselbeziehung zwischen den beiden dynamischen, interaktiven Systemen abgebildet werden.

> **Beachte**
> Die aktuelle Sichtweise der **Entwicklung als Interaktion von dynamischen Systemen** unterscheidet sich grundlegend von den bisherigen Entwicklungstheorien und ist in der Theoriediskussion von Bedeutung.
>
> Früher wurde der genetische Code als Plan oder Vorlage für die Struktur einer Person betrachtet, der letztlich auch das Verhalten bestimmt. Die neuere Entwicklungsperspektive geht davon aus, dass Änderungen in vielen biologischen Systemen von einer Interaktion mit der Umgebung gefördert werden und gefördert werden müssen (Hofer 1987; Kraemer 1992b; Thelen & Smith 1994).

In diesem Kapitel werden biologische Systeme, deren funktionelle Struktur weitgehend von Umweltinteraktionen abhängt, als **dynamische Systeme** bezeichnet. In diesem Sinne bezieht sich **Plastizität** auf die Fähigkeit des Nervensystems, seine funktionelle Struktur und seine Funktionsparameter in Relation zu Umweltreizen zu verändern. **Das Zustandekommen von plastischen Veränderungen** ist abhängig von einer Interaktion zwischen

- dem genetischen Code,
- vergangenen und andauernden Erfahrungen und
- der Fähigkeit von biologischen dynamischen Systemen, Modelle oder innere Vorstellungen sowohl von den wahrscheinlichen als auch den bevorzugten zukünftigen Umständen zu entwickeln.

❗ **Beachte**
Die psychobiologische Forschung zeigt, dass das Lernen für das Verhalten von Tiermüttern und -jungen viel wichtiger ist als bisher angenommen (Fleming, Morgam & Walsh 1996).

Das Studium der neurobiologischen Basis von Mutter-Kind-Interaktionen bei Säugetieren ergab **drei Prinzipien, die als artentypisches Verhalten** gelten und in manchen Aspekten auf menschliches Verhalten übertragbar sind (Fleming et al. 1996):

1. Verhaltensmuster, die als **vorprogrammiert** angesehen werden, laufen **nicht unbedingt automatisch oder autonom** ab. Die normalen Eltern-Kind-Interaktionen fördern die normale neurobiologische Entwicklung und den Ausdruck angeborener Verhaltensweisen.
2. **Lernen** in der frühen Kindheit und im Erwachsenenalter kann zu entscheidenden Veränderungen der oft stereotyp wirkenden angeborenen Verhaltensmuster führen.
3. Die Entwicklung der Fähigkeit, stereotype Verhaltensweisen zu modifizieren, scheint auch von **frühen Erfahrungen** abzuhängen.

Diesen Prinzipien zufolge hängt das mütterliche Verhalten in der Reproduktionsphase und die Fähigkeit, es entsprechend den Erfordernissen zu modifizieren, von den Erfahrungen der Mutter mit ihrer eigenen Mutter ab (Fleming et al. 1999).

Im folgenden Abschnitt werden diese Prinzipien näher erläutert. Zunächst wird beschrieben, wie die mütterliche Pflege die neurobiologische Entwicklung des Jungen nachhaltig beeinflusst, was sich wiederum auf das spätere soziale und mütterliche Verhalten des Jungtieres auswirkt. Zweitens wird beschrieben, wie die Erfahrungen der Mutter mit ihrem Nachwuchs ihre eigenen sensorischen, neuralen, endokrinen und neurochemischen Mechanismen modifizieren, die für Lernen und Plastizität verantwortlich sind. Diese erfahrungsbedingten Änderungen geben dem hormonal gesteuerten angeborenen Mutterverhalten eine individuelle Note und verändern die Empfindlichkeit (Reaktivität) der Mutter gegenüber ihrem Nachwuchs. Die Auswirkungen dieser Prozesse reichen von der neurobiologischen Entwicklung des Nachwuchses bis zu dessen Mutterverhalten. Zuletzt wird die Rolle des Lernens und der Plastizität in der menschlichen Entwicklung und in der Entwicklungspathologie betrachtet.

3.2 Die Mutter-Kind-Beziehung bei Tieren

Die Art und Weise, wie eine Mutter ihre Jungen versorgt, beeinflusst nicht nur die Neurobiologie der Jungtiere, sondern speziell ihr späteres soziales und – bei Weibchen – ihr mütterliches Verhalten. Nichtmenschliche Säugetiermütter zeigen normalerweise einen stereotypen Satz von Verhaltensreaktionen auf Neugeborene: eine artentypische Art, die Jungen zu transportieren, zu halten, zu füttern und zu pflegen und sie vor Raubtieren und anderen Gefahren zu schützen (Rosenblatt & Snowdon 1995). Mütterliches Verhalten, das den Jungen das Saugen ermöglicht, fördert die physiologische und immunologische Stabilität sowie die körperliche Reifung der Jungen. Adäquates mütterliches Verhalten wirkt sich auch auf eine gute soziale und emotionale Entwicklung der Jungtiere aus. Dadurch werden diese wiederum in der Fortpflanzung erfolgreicher.

Das Verhalten der neugeborenen Säugetiere entspricht noch stärker bestimmten Schablonen als jenes der Mütter. Es umfasst Orientierungsreaktionen in Richtung der Mutter, das Suchen der Zitzen und der Nestwärme sowie die Aussendung von Tönen, die mütterliche Reaktionen hervorrufen (fiepsen, winseln usw.). Letztlich ist die wechselseitige Abstimmung des mütterlichen Verhaltens und der Signale des Neugeborenen eine Überlebensstrategie, die die Überlebenswahrscheinlichkeit der Jungen erhöht und gute Voraussetzungen für die spätere Aufzucht des eigenen Nachwuchses schafft. Dass Beziehungen zwischen diesem relativ rigiden Verhalten und sensorisch-integrativen Mechanismen bzw. der neuralen Plastizität bestehen, mag auf den ersten Blick verwunderlich erscheinen.

3.2.1 Mütter verhelfen dem Nachwuchs zu Erfahrungen

> **! Beachte**
> Erfahrungen verursachen umfassende neurochemische und neuroanatomische Veränderungen, die sich auf das zukünftige Verhalten auswirken (Fleming et al. 1999).

> **▶ Beispiel**
> Rattenjunge lernen, den individuellen Geruch der Mutter zu erkennen, indem diese sie ableckt. Der Zusammenhang zwischen Pflege und mütterlichem Geruch entwickelt sich, weil der taktile Reiz Noradrenalin-empfindliche Neurone aktiviert, die zu den olfaktorischen Bulbi projizieren (Wilson & Sullivan 1994). Dass die Jungen den mütterlichen Geruch erkennen, hängt also von der neuralen Plastizität ab, d. h. von molekularen, neurochemischen und zytotektonischen Veränderungen im Geruchskolben des Gehirns. Folglich besteht eine eindeutige Beziehung zwischen sensorischem Input und Veränderungen im Nervensystem.

Weniger linear sind die Auswirkungen von frühen Erfahrungen mit der Mutter auf:
- die emotionale Stabilität bzw. Labilität,
- den kognitiven Stil,
- die Stressanfälligkeit des Nachwuchses.

> **▶ Beispiel**
> Die mütterliche Fellpflege und die damit verbundenen Berührungsreize produzieren bei Rattenjungen eine langfristige Reduktion der emotionalen Reaktivität auf Neuheit und Stress (Francis et al. 1996). Natürliche Variationen des bemutternden Verhaltens sind für diese Verminderung verantwortlich und können sich auch auf das Sozialverhalten der Jungen und die spätere Interaktion mit ihrem eigenen Nachwuchs auswirken.

3.2.2 Mütter lernen über und von ihrem Nachwuchs

Erworbene Erfahrungen ▶ **fazilitieren** und modifizieren **artentypische Verhaltensmuster** von erwachsenen Tieren, die die Überlebenschancen des Nachwuchses steigern (Fleming et al. 1996).

> **▶ Beispiel**
> Mutterschafe pflegen anfangs jedes Lamm, doch bald nach der Geburt erkennen sie ihr eigenes Lamm am Geruch. Sobald das Mutterschaf den Geruch ihres Lammes kennt, stößt sie alle fremd riechenden Lämmer weg und pflegt nur noch ihr eigenes. Diese Verhaltensänderung beruht auf Veränderungen im mütterlichen ZNS, die von bestimmten Geruchsempfindungen verursacht werden (Poindron & Levy 1990).
> Während der Geburt steigt bei den Mutterschafen die Konzentration zahlreicher Neuropeptide an, wie z. B. Oxytocin und Corticotrophin Releasing Hormon. Zusammen mit der zervikalen Stimulation während des Geburtsvorganges bewirkt dies, dass das Mutterschaf den Geruch des Lammes erkennen und erlernen kann (Poindron & Levy 1990). Die Festigung der Verbindung zwischen den Geburtsreizen durch die zervikale Erweiterung und dem Hingezogensein zum Geruch des Lammes scheint mit neurochemischen Änderungen im Geruchskolben und im Gehirn einherzugehen (Keverne 1995; Levy et al. 1996).
> Dieses Erkennen und das darauf folgende Hingezogensein zum eigenen Jungen, das ein Beispiel für die neurale Plastizität im Erwachsenenalter ist, findet innerhalb weniger Stunden statt und erfordert nur einige Minuten direkten Kontakt zwischen Mutter und Neugeborenem (Poindron & Abgaben 1990).
> Menschliche Mütter erfahren ein ähnliches Phänomen, wenn sie die Gerüche, das Schreien und die

Berührungseigenschaften ihres eigenen Säuglings erkennen (Fleming et al. 1996). Bereits nach sehr kurzem Kontakt mit dem Säugling an den ersten postpartalen Tagen sind sie dazu in der Lage. Mütter, die ihren Säugling bald nach der Geburt pflegen und/oder das Gesicht des Säuglings in ihrer Nähe lassen (daher verstärkte Geruchserfahrung?), sind mehr zu den Körpergerüchen ihres Säuglings hingezogen und können sie leichter erkennen (Fleming et al. 1997).

Bei vielen Primaten (einschließlich Menschen) wirken sich **frühere Erfahrungen in der Versorgung von Jungen**, entweder in der Jugend durch Geschwister oder durch eine vorangegangene Geburt, tiefgehend darauf aus, wie kompetent oder motiviert die Mütter in der Versorgung ihres eigenen Nachwuchses sind (Fleming et al. 1988).

3.2.3 Generationsübergreifende Integration

Viele psychobiologische Systeme weisen solche „Schleifen" in der Mutter-Kind-Beziehung auf. Zum gegenseitigen Erkennen gehört die Entwicklung des Erkennens am Geruch in Verbindung mit somatischer Stimulierung (zervikale Stimulierung bei der Mutter, taktile Stimulierung durch Ablecken beim Jungen). Dieser Prozess geht bei beiden mit einer somatosensorischen Aktivierung des sympathischen Nervensystems im Gehirn einher. Diese Aktivierung fördert Veränderungen der Zellarchitektur und der Synapsen. Die Geruchsdiskrimination wird gesteigert und die Geruchinformation mit somatosensorischer Stimulierung assoziiert. Diese Prozesse treten im Geruchskolben selbst auf und werden über die Zeitfenster und Generationen hinweg weitergegeben.

Wahrscheinlich sind frühe Erfahrungen, die Assoziationen zwischen dem Geruch der Mutter und ihren Verhaltensweisen bilden, die Grundlage für die rasche Abrufbarkeit von mütterlichem Verhalten im Erwachsenenalter. Mit anderen Worten: Wenn z. B. Rattenjungen die Fähigkeit entwickeln, den mütterlichen Geruch zu diskriminieren, verändert dies **den neuralen Prozess vom Rezeptor bis zur zentralen Verarbeitung.** Dies wird wahrscheinlich bestimmen, wie die junge Ratte später die Gerüche ihrer eigenen Jungen verarbeiten und diskriminieren wird (Fleming et al. 1999). Daher ist sowohl die **Vorausschau** (wie das Bemuttern das zukünftige Verhalten des Jungen beeinflusst) als auch die **Retrospektive** (wie das erwachsene Verhalten vom Bemuttertwerden als Junges geprägt ist) interessant. In jedem Fall gibt es zahlreiche Einflussfaktoren auf die Reaktionsweisen der Mutter ihrem eigenen Nachwuchs gegenüber.

3.3 Mütterliche Deprivation

Anhand des Vergleichs mit Müttern, die selbst ohne Mutter aufwuchsen, kann das Ausmaß, in dem sich Erfahrungen mit der eigenen Mutter auf das Verhalten der nächsten Generation auswirken, festgestellt werden.

Bei Säugetieren bedeutet mutterlos zu sein nicht, dass diese Jungtiere nicht versorgt würden (denn sonst hätten sie nicht überlebt). Allerdings machen sie **nicht dieselben Erfahrungen,** die Jungtiere normalerweise mit ihrer biologischen Mutter machen, sondern werden lediglich gefüttert, gereinigt und versorgt.

> **Beispiel**
> Forschungsarbeiten an Affen zeigten, dass bei mutterlosen (in der Gruppe aufgezogenen) Affen eine hohe Stressanfälligkeit und Defizite in der späteren Mutterrolle auftraten (Clarke 1993; Harlow et al. 1963; Kraemer 1992a; Suomi & Ripp 1983).

Obwohl bei Menschen die neurobiologischen Auswirkungen von vollständiger Mutterlosigkeit nicht untersucht wurden, zeigen Studien über rumänische Waisenhauskinder, dass deren physiologische, sensomotorische, emotionale und kognitive Entwicklung auf ähnliche Art wie bei den isolierten Rhesusaffen gestört war (Carlson & Earls 1997). Andere Ergebnisse dieser Studien erbrachten Dysregulationen der HPA-Achse (Hypothalamus-Hypophyse-Adrenokortex; s. Kapitel 2) sowie eklatante Entwicklungsrückstände in den *Bayley Scales of Infant Development* (Bayley 1993).

Es gibt ebenfalls wesentliche Beweise dafür, dass misshandelte oder vernachlässigte Säuglinge später

Schwierigkeiten haben, ihren eigenen Nachwuchs aufzuziehen (Knutson 1995).

> **Beachte**
> Der generationsübergreifende Effekt ergibt sich aus der speziellen Persönlichkeit, die missbrauchte Kinder entwickeln: Sie zeigen als Erwachsene wenig Selbsterkenntnis und Einfühlungsvermögen dem Schmerz und Unglück ihrer eigenen Kinder gegenüber (Werner 1989).

Angesichts der Auswirkungen von frühen Erfahrungen auf das Gehirn bei Säugetieren ist es nahe liegend, dass bei diesen Kindern neurologische Veränderungen zu **veränderten affektiven, perzeptiven und kognitiven Funktionen** während der Entwicklung führen (Kraemer 1997). Diese sind höchstwahrscheinlich dafür verantwortlich, wie sie ihren Nachwuchs wahrnehmen und welche mütterlichen Reaktionen sie zeigen, wie sie an die Verantwortung der Mutterrolle herangehen und wie sie die mütterliche Versorgungspraxis erlernen und modifizieren können (Fleming et al. 1999).

> **Beachte**
> Die Untersuchungsdaten zeigen, dass Lernen und Plastizitätsmechanismen entscheidend für die Regulierung von Beziehungen wie die Mutter-Kind-Beziehung sind.

Die bedeutenderen theoretischen und klinischen Fragestellungen beziehen sich vielleicht darauf, warum Veränderungen in plastischen Systemen langfristig und sogar permanent sein können.

3.4 Die Brücke zwischen Wissenschaft und Praxis

Wie kann eine **Entwicklungstheorie**, die viele Perspektiven (soziale, verhaltensbezogene und biologische), verschiedene Aspekte der zentralnervösen Funktion (sensorisch, motorisch, endokrin, emotional, kognitiv) und verschiedene mögliche Ursachen von Veränderungen berücksichtigt, sowohl der Wissenschaft als auch der therapeutischen Praxis dienen?

Eine Möglichkeit ist es, eine Theorie zu entwickeln, die zusätzlich zu den Ursache-Wirkungs-Mechanismen innerhalb der einzelnen Systeme auf die Interaktionen und die Integration der Systeme abzielt. Solche Theorien sollten dem Leser nicht fremd sein. Die Theorie der Sensorischen Integration ist ein Beispiel dafür. In diesem Abschnitt wird die SI-Theorie in den breiteren **Kontext der aktuellen Entwicklungspsychobiologie** gestellt. Aus einer historischen Perspektive wird die **multiple Systemtheorie** beschrieben, die medizinischen Modellen von Entwicklung und Klinischem Reasoning ähnlich ist. Dann wird auf dieser Grundlage ein holistisches Modell vorgestellt, das den aktuellen Trends der Psychobiologie und der klinischen Ergotherapie mehr entspricht.

3.4.1 Holistische Sichtweise versus Perspektive multipler Systeme

Das „medizinische" Modell: multiple Systeme

In Abb. 3.1 ist die menschliche Entwicklung aus der Perspektive multipler Systeme dargestellt.

(Theoretisch) unterschiedliche **Subsysteme des Neugeborenen** müssen sich im Lauf der Zeit aufeinander abgestimmt verändern, damit es zu einer normal entwickelten Persönlichkeit reifen kann. So betrachtet, kann der ganze Mensch durch seine somatischen, neurophysiologischen, psychosozialen, emotionalen und kognitiven Aspekte charakterisiert werden. Diese Komponenten selbst enthalten viele Subkomponenten.

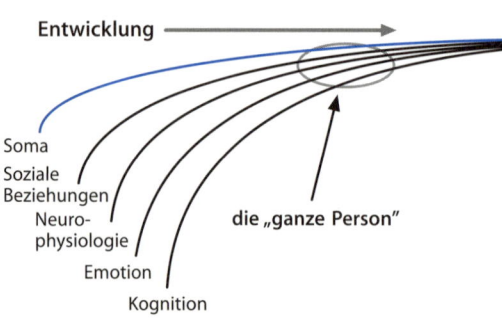

Abb 3.1. Entwicklung aus der Sicht der multiplen Systemtheorie

Beispiel

Zum Beispiel besteht das Nervensystem aus dem peripheren und dem zentralen Nervensystem. Das ZNS kann weiter untergliedert werden in das strukturelle-, das stoffwechselunterstützende-, das Neurotransmitter- und das neuroendokrine Subsystem usw.

Diese Theorie erklärt die **Normalentwicklung** dadurch, dass ab dem Zeitpunkt der Konzeption im genetischen Code verschiedene, sich gemeinsam entwickelnde Systeme (d. h. das zentralnervöse, das muskuloskelettale und das physiologische) repräsentiert sind, die sich im Lauf der Zeit verändern. Die Änderungen dürften parallel verlaufen, entweder vorprogrammiert oder autonom.

Beispiel

Das Gehirn des menschlichen Säuglings hat bei der Geburt etwa ein Viertel des Volumens des erwachsenen Gehirns. Diese Größenzunahme beruht auf der Verzweigung der Neuronen und der gleichzeitigen Ausbreitung von Unterstützungszellen. Der Schädel dehnt sich auch postpartal aus. Möglicherweise ist die Wachstumsrate des Gehirns (also des neuralen und unterstützenden Gewebes) und des Schädels (also des Knochens) genetisch determiniert. So wäre in der Normalentwicklung keine Interaktion zwischen den für das Gehirnwachstum und den für das Schädelwachstum verantwortlichen Prozessen nötig, da das erforderliche Volumen (Gehirn) und das umgebende Volumen (Schädel) vorherbestimmt sind.

Der entscheidende Punkt in dieser Theorie ist, dass weite Bereiche der sog. „normalen physiologischen Entwicklung" nicht unbedingt eine Interaktion unter den in Entwicklung befindlichen Systemen erfordern.

Kommt es in einem oder mehreren Systemen zu **Fehlentwicklungen**, treten meist Abweichungen von der Normalentwicklung auf. Diese betreffen viele Systeme, die zwar funktionell intakt sind, aber durch die Entwicklungsstörung der anderen Systeme beeinträchtigt werden (Abb. 3.2). Daher würde sich eine Störung der neuralen Plastizität auf die Entwicklung des Gehirns (eines Systems mit vielen Unterkomponenten) auswirken.

So gesehen könnten genetische Defekte, Erkrankungen, Vergiftungen oder Traumen ein einzelnes System im Gehirn betreffen und in der Folge die Entwicklung von anderen intakten und „gesunden" Systemen beeinträchtigen.

Das Ziel der Problemidentifikation (Diagnose) in diesem Modell ist es, die Wurzel der Störung oder das Grundproblem ausfindig zu machen. Die Behandlung ist dann auf die Schwäche oder das gestörte System ausgerichtet. Ist die Behandlung erfolgreich, entwickeln sich die Symptome zurück, und normale Entwicklungsprozesse können wieder aufgenommen werden.

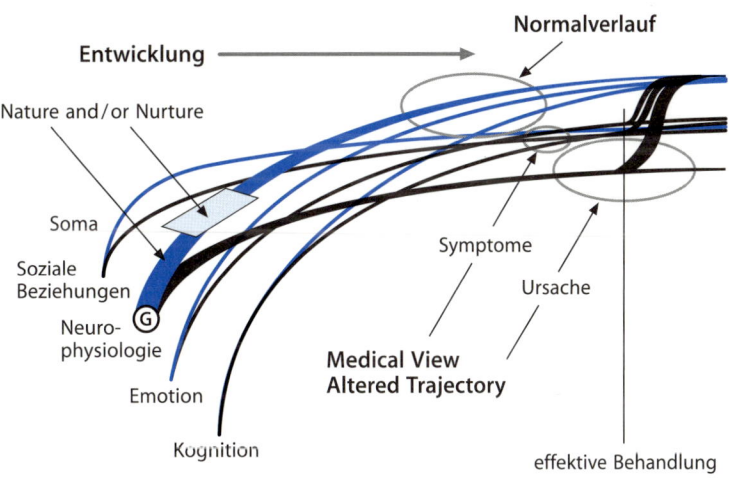

Abb 3.2. Medizinische Diagnose und Behandlung

Diese Perspektive entspricht dem „medizinischen Modell".

> ❗ **Beachte**
> Das medizinische Modell geht davon aus, dass Pathologie auf ein oder mehrere Subsysteme beschränkt werden kann.

Die Diagnose und Behandlung von Entwicklungsstörungen baut sich auf diesen auf. Das Problem dieses Modells ist, dass es nur für einen kleinen Teil der Entwicklungsstörungen zutreffend zu sein scheint. Um dies zu beweisen, werden einige Begriffe zur Entwicklung und Entwicklungspathologie aus einer **psychobiologischen und holistischen Sicht** analysiert.

3.4.2 Warum das medizinische Modell überholt ist: eine holistische psychobiologische Perspektive von Entwicklungsverläufen

Interaktion und Integration

Im obigen Beispiel wurden nur zwei Systeme (Gehirn und Knochen) und ihre Interaktion betrachtet. Außerdem wurde angenommen, dass die Behebung der Probleme im Knochenwachstum die Wiederaufnahme einer normalen Gehirnentwicklung bedingen könnte, da in diesem System ja prinzipiell keine Störung vorliegt.

Doch diese Sichtweise ist nicht auf alle Entwicklungsstörungen anwendbar.

Es gibt **Mechanismen, die als Schnittstelle zwischen interner (Selbst-) und externer Regulation fungieren**. Zahlreiche „Schnittstellen"-Mechanismen sind verantwortlich für die Kommunikation zwischen den Systemen.

> ❗ **Beachte**
> Verschiedene Systeme der Person interagieren miteinander. Sie laufen nicht einfach parallel, sondern ihre Aktionen müssen integriert werden. Die Annahme, dass die Integration der biologischen Systeme auf dem elementarsten Niveau durch die Gene bestimmt wird, ist unzutreffend.

Sie kann dadurch widerlegt werden, dass – wie in den vorangegangenen Abschnitten gezeigt wurde – Interaktionen mit der Umgebung die Biologie von Individuen beeinflussen. Diese Auseinandersetzung mit der Umwelt lässt sich daher auch auf das **Verständnis von Entwicklungsstörungen** beziehen.

Gendefekte, Krankheiten, Traumen oder andere Arten von physiologischer Schädigung haben lokalisierte Auswirkungen auf ein System. In der Folge ändert sich der Entwicklungsverlauf dieses Systems (◘ Abb. 3.3). Dieses System entspricht weder im Entwicklungstempo und den -merkmalen der Normalentwicklung, noch erreicht es dieselbe optimale Funk-

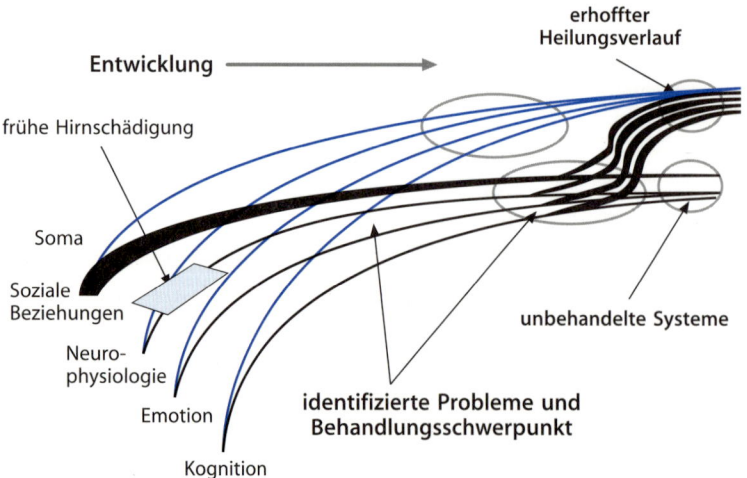

◘ Abb. 3.3. Effekte der Intervention

tionsreife wie normal entwickelte Systeme. Es wird nun angenommen, dass sich dies aufgrund der Beziehungen unter den verschiedenen Systemen auch auf die anderen Systeme auswirkt: Sie bleiben in ihrer Funktion nicht unberührt.

> **! Beachte**
> Viele biologische Systeme haben keinen vorherbestimmten Funktionszustand, den sie von selbst anstreben. Stattdessen ändern oder adaptieren sie ihre Funktion aufgrund der Interaktionen mit anderen Systemen.
> Sie sind **plastisch im Sinn der maximalen Anpassung**, müssen aber ihre eigenen Basisfunktionen erhalten („adaptive Plastizität").

Abbildung 3.3 zeigt den erhofften Behandlungseffekt: Wenn das betroffene System in Ordnung gebracht wird, normalisiert sich auch die Entwicklung der anderen Systeme.

Das Modell impliziert außerdem, dass auch bei **Wiederherstellung des versagenden Systems:**
(a) das System Teil einer Gruppe von Systemen ist, die selbst Veränderungen erfahren haben,
(b) sämtliche Systeme (nicht nur das wiederhergestellte) über ein Medium verfügen müssen, das ihnen die Rückkehr zum normalen Entwicklungsverlauf ermöglicht.

> **! Beachte**
> Damit die Rückkehr zum normalen Entwicklungsverlauf eintritt, müssen die geänderten Systeme plastisch genug sein, um zu ihrer üblichen Interaktionsweise zurückzukehren.

Es geht also eindeutig darum, wie plastisch bzw. adaptiv die einzelnen Systeme sind. Das heißt: Wie weit können sie sich ändern und immer noch die Funktion des Ganzen aufrechterhalten? Welche Grenzen sind der Rückkehr zum normalen Entwicklungsverlauf (d. h. der Heilung) gesetzt, sobald einmal eine Störung der ursprünglichen Interaktionen aufgetreten ist?

Adaptive Plastizität und Entwicklungsverläufe
Ein System

In Kapitel 2 findet sich eine Zusammenfassung über die Plastizität des visuellen Systems in der frühen Entwicklung, die die volle Entwicklung des binokularen Sehens ermöglicht.

> **! Beachte**
> Die Entwicklung des visuellen Systems ist ein Beispiel für adaptive Plastizität, weil sie zum Teil von Erfahrung bestimmt wird.

> **▸ Beispiel**
> Strabismus (Schielen) ist eine Sehstörung, bei der die Abbildungen, die von beiden Augen produziert werden, nicht vereinigt werden können. Dadurch beginnen die Kinder, ein Auge zu bevorzugen und Input aus dem anderen zu vernachlässigen. Auf der Verhaltens- und neuronalen Ebene führt dies zur Dominanz des einen und zum Verlust der Sehfähigkeit des anderen Auges. Wird dieses Problem nicht bis zum Alter von 8 oder 9 Jahren korrigiert, führt es zum permanenten Sehverlust des vernachlässigten Auges (Kandel et al. 1991). Der Strabismus soll hier als Beispiel für eine Ursache eines abweichenden Entwicklungsverlaufes in einem ursprünglich intakten plastischen System dienen. Besteht die Ursache zu lange, hat auch die Korrektur des auslösenden Problems keine Chance mehr, das visuelle System zum normalen binokularen Entwicklungsverlauf zurückzuführen. Effekte dieser Art beeinflussen indirekt die Entwicklung vieler anderer Systeme.

Viele Systeme

Wahrscheinlich interagieren Kinder mit einäugigem Sehvermögen anders mit ihrer Umgebung als normalsichtige Kinder. Sicherlich hat dieses visuelle Defizit Auswirkungen auf die Bewältigung jener Alltagsaufgaben, die stark von der binokularen Wahrnehmung abhängen, und beeinflusst auch die Entwicklung von anderen Fähigkeiten und Kapazitäten.

> **! Beachte**
> In der holistischen Sichtweise ist es wichtig zu verstehen, wie die Abweichung des Entwicklungsverlaufes in

einer Entwicklungsstufe – und vielleicht in nur einem System – die **Entwicklung der Person als Ganzes** beeinflussen kann.

Entwicklungsverlauf in Entwicklungsstufen

Es ist möglich, die Entwicklung als Verlauf zu betrachten. Der Normalverlauf ist jedoch nicht linear. Menschen und die meisten anderen Vielzellerorganismen entwickeln sich in Stufen. In der Normalentwicklung sind Perioden von **kontinuierlich zunehmender quantitativer Änderung** zeitweise unterbrochen von relativ **rascher qualitativer Änderung**. Den Übergang von einer Entwicklungsstufe zur nächsten bezeichnen Theoretiker als **Diskontinuität**, an deren Ende im Allgemeinen eine qualitativ andere Ebene erreicht ist. Entwicklungsstufen bauen normalerweise sequenziell aufeinander auf, wobei es offenbar **kritische Perioden** gibt, in denen die Diskontinuitäten normalerweise stattfinden (müssen).

Eine Sichtweise führt diese Diskontinuitäten auf die **Integration von quantitativen Änderungen in vielen Systemen** zurück, die eine qualitative Änderung in der Leistung und den Fähigkeiten der Person bewirkt. Im vorigen Abschnitt zur adaptiven Plastizität war Strabismus als Beispiel dafür angeführt, wie eine veränderte Entwicklung als abweichender Entwicklungsverlauf aufgefasst werden kann. In diesem Abschnitt werden die Diskontinuitäten hingegen als vorherbestimmte und notwendige Verlaufsabweichungen gesehen, die das ganze Individuum betreffen. Beispiele:

- Das Kind beginnt, nach versteckten Objekten zu suchen (Zeichen für Objektpermanenz).
- Das Kind meistert den Übergang vom Krabbeln zum Gehen.
- Das Kind zeigt Angst vor unbekannten Personen (Fremdeln).
- Das Kind geht vom Plappern dazu über, Worte zu gebrauchen.

Die Erfahrung mit Objekten beeinflusst letztlich, wie Kleinkinder die Repräsentation der Objekte mit Hilfe der Sprache ausdrücken.

> **Beachte**
> Wahrnehmung, Bewegung und kognitive Entwicklung sind nicht separate, sondern vielmehr interaktive Aspekte der Person.

Diese Interaktion ist bedeutsam für die nachfolgende Entwicklung. Sie zeigt, wie sich Fähigkeiten, die sich normalerweise später entwickeln, durch **Änderungen in der Reizverarbeitung des Säuglings** und in seinen Reaktionen auf Sinnesempfindungen verändern können.

Offensichtlich können visuelle Deprivation oder allgemeinere Störfaktoren (z. B. pränataler Stress) während früher Entwicklungsstufen die Fähigkeiten des Säuglings beeinflussen, z. B. wie er seine Umgebung wahrnimmt, wie er sich im Raum bewegt und wie er sich ausdrücken kann.

Daher ergeben sich aus der **Stufentheorie zwei Schlussfolgerungen:**

- Zu bestimmten Zeitpunkten, die von der Chronologie und von der Umgebung abhängen, ist normalerweise eine Plastizität vorhanden, und es kommt zu einer Diskontinuität in der Entwicklung.
- Bei diesen Übergängen kann etwas misslingen, und die Person schafft den Wechsel nicht. Aus der holistischen Perspektive handelt es sich dabei um eine Abweichung vom Entwicklungsverlauf, da die Entwicklungsstufen hierarchisch angeordnet sein dürften. Wird während einer vermutlich kritischen oder empfindlichen Zeit ein Übergang verpasst, dann ist es unwahrscheinlich, dass die nachfolgenden Stufen, die höher in der Hierarchie sind, erreicht werden.

Diese Sichtweise gibt Therapien, besonders mit älteren Kindern und Erwachsenen, nicht viel Hoffnung. Glücklicherweise liegt dies aber in der einengenden Sichtweise dieser Theorie. Im nächsten Abschnitt wird eine alternative Perspektive angeboten.

Plastizität der ganzen Person

> **Beachte**
> Nach der dynamischen Systemtheorie haben die Subsysteme einer Person einen genetisch bevorzugten Entwicklungsverlauf und sind **ständig** plastisch.

3.4 · Die Brücke zwischen Wissenschaft und Praxis

In der Regel wird die Organisation dieser Subsysteme von verschiedenen Umweltfaktoren, die den meisten Personen in der Kindheit gemeinsam sind, gesteuert.

> **Beispiel**
> Säugetierjunge werden im Allgemeinen von ihren Müttern aufgezogen. Diese bieten ihrem Nachwuchs normalerweise in einer bestimmten Abfolge ein bestimmtes Muster von Reizen (taktil, visuell, gustatorisch usw.). Aus holistischer Sicht organisieren sich die physiologischen Systeme des Jungtiers in Abhängigkeit von den Reizen, die das Muttertier bietet. Soweit dieses mütterliche Verhalten artentypischen Mustern entspricht, ist die Erfahrung des Reizmusters und der Abfolge für die meisten Jungtiere der Spezies gleich.

Aus dieser Sicht tritt eine **Diskontinuität** dann auf, wenn die gemeinsame Entwicklung mehrerer Systeme einen Punkt erreicht hat, an dem der Wechsel von einem Interaktionsmuster zu einem anderen geschieht. **Einflussfaktoren** sind die bisherige Entwicklung und das, was das Individuum in der vorherrschenden Umgebung tut.

> **Beispiel**
> Säugetiermütter entwöhnen ihre Jungen normalerweise in einer bestimmten Entwicklungsstufe. Aus der dynamischen Sicht wird die Entwöhnung von anpassenden Veränderungen in vielen Systemen verursacht. Diese wiederum werden dadurch ausgelöst, dass sich die Interaktionen zwischen Mutter und Jungem ändern. Diese Änderungen hängen zum einen von der Verhaltens- und physischen Reifung des Jungtieres ab und zum anderen von Änderungen im mütterlichen Verhalten. An irgendeinem Punkt lassen die quantitativen Änderungen eine weitere Integration zu, die eine qualitative Veränderung des Verhaltens bewirkt. Diese Diskontinuität ist auch gekennzeichnet von qualitativen Änderungen in der Interaktion des Jungtieres mit anderen Artgenossen und in der Erhaltung seiner eigenen Stoffwechselhomöostase unabhängig von der Mutter. In dieser ▶ **Bottom-up-Beschreibung** wirkt es so, als ob die Entwicklung der Jungtiere vorprogrammiert wäre, weil sie einer bestimmten Chronologie folgt. Dies ist aber ein Effekt der Tatsache, dass es eine ganze Reihe gemeinsamer Umweltbedingungen gibt, in denen die genetisch festgelegte Entwicklung und die Entwöhnung der Jungen normalerweise auftreten.

Die Theorie der dynamischen Systeme hat drei wichtige Auswirkungen (□ Übersicht 3.1).
— Eine integrierte Entwicklung führt zu einer normalen qualitativen Änderung, die schließlich in einer neuen Art, die Umwelt zu verstehen und auf sie zu reagieren, mündet. Ein Merkmal dieser qualitativen Veränderung ist, dass das integrierte System bzw. die **Person mit ihrer neuen Konfiguration** Informationen/Sinnesempfindungen nicht mehr so wie vorher verarbeiten kann.

> **Beispiel**
> — Bei der Entwöhnung reagieren sensorisch defensive Säuglinge wahrscheinlich anders auf eine ganze Reihe von Reizen, denen die meisten Säuglinge in gleicher Weise ausgesetzt sind. Plastische Anpassungen treten mit Sicherheit auf, aber sie zeigen sich nicht in typischer Weise

---

Übersicht 3.1.
Auswirkungen der Theorie der dynamischen Systeme

— Plastizität ist in verschiedenen, sich gemeinsam entwickelnden Systemen konstant vorhanden und wird **nicht** entsprechend einem genetischen Programm der Normalentwicklung an- und abgestellt.
— **Interaktionen** mit der Umgebung sind entscheidende und notwendige Faktoren der Entwicklung.
— Einerseits schaffen dynamische Systeme **Umgebungsbedingungen**, andererseits passen sie sich an sie an. Anders ausgedrückt bewirken die Aktionen des Jungtieres Änderungen in der Umgebung, die wiederum einen Teil der Umwelt ausmachen, an die es sich anpassen muss.

- Es kann vorkommen, dass ein betroffener Säugling früh entwöhnt wird und die Mutter aufgrund der Probleme beim Füttern beginnt, das Fläschchen einzulegen, statt für das Kind zu halten. In diesem Fall läuft die Interaktion zwischen Mutter und Kind bereits früh in der Entwicklung anders als bei normal entwickelten Kindern. Voraussichtlich werden Diskontinuitäten auftreten. Diese werden aber wahrscheinlich atypisch sein, da sie einen anderen Entwicklungsverlauf ausdrücken.

- Diese Perspektive erscheint Therapeutinnen, die mit solchen Kindern arbeiten, stimmig. Sie unterstützen die Bemühungen, auf **qualitative Veränderungen** hin zu arbeiten, egal ob sich die Kinder normal oder atypisch entwickeln. Die Therapie liefert die Bausteine, um Klienten zu neuen Entwicklungsstufen in einem Entwicklungsverlauf zu führen, der der Normalentwicklung näher ist. Die Herausforderung besteht darin zu identifizieren, was wirklich plastisch und deshalb in der Lage ist, sich anzupassen.
- Ein besseres Verständnis für die Mechanismen, die allen plastischen Veränderungen zugrunde liegen, ermöglicht es Therapeutinnen, die Therapieziele effektiver festzusetzen.

3.5 Schlussfolgerungen und Zusammenfassung

- **Plastizität** ist eine konstante Eigenschaft des ZNS von Säugetieren. Sie wird maßgeblich von Umwelterfahrungen des Organismus beeinflusst.
- Ein auf Forschungsergebnissen der Universität Wisconsin begründetes Konzept betont die fundamentale Rolle, die die Interaktion zwischen Organismus und Umwelt für die neurale Plastizität spielt (und die bereits vorgeburtlich beginnen kann!).
- **Interaktionen**, die den Verlauf der sensorisch-integrativen Entwicklung beeinflussen:
  - die Qualität der mütterlichen Versorgung,
  - die soziale Umgebung, in der das Kind heranwächst und
  - die Menge und der Schweregrad von Stressfaktoren.
- Die aktiven **Handlungen** einer Person haben wichtige Auswirkungen auf die Entwicklung, da sie Veränderungen in der Umwelt produzieren, auf die die Person sich einstellen muss.
- Das **Studium der Entwicklung** ist eine schwierige Aufgabe. Wiederholte Beobachtungen der Qualität der mütterlichen Versorgung und der sozialen Umgebung sollten helfen festzustellen, wie diese Faktoren interagieren und zur sensorisch-integrativen Entwicklung von Kindern beitragen. Zurzeit sind Studien mit nichtmenschlichen Primaten im Gang. Diese systematischen Studien erklären, wie Manipulationen der prä- und postnatalen Umgebung die Entwicklung beeinflussen.
- Interessant wären Studien, in denen therapeutische Verfahren oder Präventionsstrategien zu verschiedenen Zeitpunkten der Entwicklung durchgeführt werden. Auch Studien mit Säuglingen, die sich in ihren sensorisch-integrativen Funktionen unterscheiden, wären hilfreich.
- Das Verständnis der neuralen Plastizität und ihre Anwendung auf die Theorie der Sensorischen Integration ist von eminenter Wichtigkeit, soll der gegenwärtige Erkenntnisstand zur Entwicklung erweitert werden. Ein entsprechendes **theoretisches Modell** muss über eine eindimensionale Sichtweise hinausgehen, um die **komplexen Zusammenhänge** zu erfassen. Der Erfolg der Forschung hängt davon ab, wie weit Ergotherapeutinnen diese komplexen Modelle verstehen und anwenden. Die Anerkennung der Komplexität sollte eine Herausforderung für die Ergotherapie sein – eine Herausforderung, die die Weiterentwicklung der SI-Theorie und der klinischen Praxis bereichern wird.

3.6 Literatur

Bayley, N. (1993). *The Bayley Scales of Infant Development* (2nd ed.). San Antonio, TX: The Psychological Corporation.

Carlson, M., und Earls, F. (1997). Psychological and neuroendocrinological sequelae of early social deprivation in institutionalized children in Romania. *Annals of the New York Academy of Sciences, 807*, 419–428.

Clarke, A.S. (1993). Social rearing effects on HPA axis activity over early development and in response to stress in young rhesus monkeys. *Developmental Psychobiology, 26*, 433–447.

Fleming, A.S., Corter, C., und Steiner, M. (1996). Sensory and hormonal control of maternal behavior in rat and human mothers. In C. Pryce und R. Martin (Eds.), *Motherhood in human and nonhuman primates: Biosocial determinants* (pp. 106–114). New York: Karger.

Fleming, A.S., Morgam, H.D., und Walsh, C. (1996). Experiential factors in postpartum regulation of maternal care. In J.S. Rosenblatt und C.T. Snowdon (Eds.), *Parental care: Evolution, mechanisms, and adaptive significance* (pp. 385–422). New York: Academic Press.

Fleming, A., O'Day, D.H., und Kraemer, G.W. (1999). Neurobiology of mother-infant interactions: Central nervous system plasticity and intergenerational affiliation. *Neuroscience and Biobehavioral Reviews, 23*, 673–685.

Fleming, A.S., Ruble, D.N., Flett, G.L., und Shaul, D. (1988). Postpartum adjustment in first-time mothers: Relations between mood, maternal attitudes and mother-infant interactions. *Developmental Psychology, 24*, 77–81.

Fleming, A.S., Steiner, M., und Corter, C. (1997). Cortisol, hedonics, and maternal responsiveness in human mothers. *Hormones and Behavior, 32*(2), 85–98.

Francis, D., Diorio, J., LaPlante, P., Weaver, S., Seckl, J.R., und Meaney, M.J. (1996). The role of early environmental events in regulating neuroendocrine development. Moms, pups, stress, and glucocorticoid receptors. *Annals of the New York Academy of Sciences, 794*, 136–152.

Harlow, H.F., Harlow, M.K., und Hansen, E.W. (1963). The maternal affectional system of rhesus monkeys. In H.L. Rheingold (Ed.), *Maternal behavior in mammals* (pp. 254–281). New York: Wiley.

Hofer, M.A. (1987). Early social relationships: A psychobiologist's view. *Child Development, 58*, 633–647.

Kandel, E.R., Schwartz, J.H., und Jessell, T.M. (1991). *Principles of neural science* (3rd ed.). Norwalk, CT: Appleton und Lange.

Keverne, E.B. (1995). Olfactory learning. *Current Opinion in Neurobiology, 5*, 482–488.

Knutson, J.F. (1995). Psychological characteristics of maltreated children: Putative risk factors and consequences. *Annual Review of Psychology, 46*, 401–431.

Kraemer, G.W. (1992a). Psychobiological attachment theory (PAT) and psychopathology. *Behavioral and Brain Sciences, 15*(3), 525–534.

Kraemer, G.W. (1992b). A psychobiological theory of attachment. *Behavioral and Brain Sciences, 15*(3), 493–511.

Kraemer, G.W. (1997). Psychobiology of early social attachment in rhesus monkeys: Clinical implications. *Annals of the New York Academy of Sciences, 807*, 401–418.

Levy, F., Kendrick, K.M., Keverne, E.B., Porter, R.H., und Romeyer, A. (1996). Physiological, sensory, and experimental factors in sheep. In J.S. Rosenblatt und C.T. Snowdon (Eds.), *Parental care: Evolution, mechanisms, and adaptive significance* (pp. 385–422). New York: Academic Press.

Poindron, P., und Levy, F. (1990). Physiological, sensory and experiential determinants of maternal behavior in sheep. In N.A. Krasnegor und R.S. Bridges (Eds.), *Mammalian parenting: Biochemical, neurobiological and behavioral determinants* (pp. 133–157). New York: Oxford University Press.

Rosenblatt, J., und Snowdon, C. (1995). *Parental care: Evolution, mechanisms, and adaptive significance*. New York: Academic Press.

Suomi, S.J., und Ripp, C. (1983). A history of motherless monkey mothering at the University of Wisconsin Primate Laboratory. In M. Reite und N. Caine (Eds.), *Child abuse: The non-human primate data* (pp. 49–78). New York: Alan R. Liss.

Thelen, E., und Smith, L.B. (1994). *A dynamic systems approach to the development of cognition and action*. New York: Academic Press.

Werner, E.E. (1989). High risk children in young adulthood: A longitudinal study from birth to 32 years. *American Journal of Orthopsychiatry, 59*(1), 72–81.

Wilson, D.A., und Sullivan, R.M. (1994). Neurobiology of associative learning in the neonate: Early olfactory learning. *Behavioral und Neural Biology, 61*, 1–18.

Weiterführende Literatur

Clarke, A.S., und Schneider, M.L. (1993). Prenatal stress has long-term effects on behavioral responses to stress in juvenile rhesus monkeys. *Developmental Psychobiology, 26*, 293–304.

Clarke, A.S., Soto, A., Bergholz, T., und Schneider, M.L. (1996). Maternal gestational stress alters adaptive and social behavior in adolescent rhesus monkey offspring. *Infant Behavior and Development, 19*, 453–463.

Clarke, A.S., Wittwer, D.J., Abbott, D.H., und Schneider, M.L. (1994). Long-term effects of prenatal stress on HPA axis activity in juvenile rhesus monkeys. *Developmental Psychobiology, 27*, 257–269.

Fleming, A.S., und Luebke, C. (1981). Timidity prevents the virgin female rat from being a good mother: Emotionality differences between nulliparous and parturient females. *Physiology and Behavior, 27*, 863–868.

Harlow, H.F. (1958). The nature of love. *American Psychologist, 13*, 673–685.

Harlow, H.F., Harlow, M.K., und Suomi, S.J. (1971). From thought to therapy: Lessons from a primate laboratory. *American Scientist, 59*, 538–549.

Hubel, D.H., Wiesel, T.N., und LeVay, S. (1977). Plasticity of ocular dominance columns in monkey striate cortex. *Philosophical Transactions of the Royal Society of London* (Series B), *278*, 377–407.

Kraemer, G.W., und Clarke, A.S. (1996). Social attachment, brain function, and aggression. *Annals of the New York Academy of Sciences, 794*, 121–135.

Kraemer, G.W., Ebert, M.H., Schmidt, D.E., und McKinney, W.T. (1989). A longitudinal study of the effect of different social rearing conditions on cerebrospinal fluid norepinephrine and biogenic amine metabolites in rhesus monkeys. *Neuropsychopharmacology, 2*, 175–89.

Schneider, M.L., Clarke, A.S., Kraemer, G.W., Roughton, E.C., Lubach, G., Rimm-Kaufman, S., Schmidt, D., und Ebert, M. (1998). Prenatal stress alters brain biogenic amine levels in primates. *Development and Psychopathology, 10*(3), 427–440.

Schneider, M.L., Roughton, E.C., Koehler, A.J., und Lubach, G.R. (1999). Growth and development following prenatal stress exposure in primates: An examination of sensitive periods. *Child Development, 70*(2), 263–274.

Ein systemisches Modell der sensorischen Modulation

▶ Performanz von Kindern mit Fragilem X-Syndrom, autistischer Störung, Aufmerksamkeitsdefizit/ Hyperaktivitätsstörung und sensorischer Modulationsstörung

Lucy Jane Miller, Judith E. Reisman, Daniel N. McIntosh, Jodie Simon

4.1 Definition der sensorischen Modulation und ihrer Störung – 62

4.2 Das neue theoretische Modell – 64

4.3 SMD bei Kindern mit Entwicklungsstörungen – 68

4.4 Von den Daten zum Modell – 72

4.5 Schlussfolgerungen – 72

4.6 Zusammenfassung – 73

4.7 Literatur – 74

ANHANG – 77

4A.1 Studienprotokoll – 77

4A.2 Detaillierte deskriptive Datenanalyse – 83

4A.3 Limitierungen der Studie – 88

> Die zentrale Frage dieses Kapitels lautet: Ist die sensorische Modulationsstörung (*sensory modulation dysfunction*, SMD) ein gültiges Syndrom? Wissenschaftlerinnen aus dem Fachbereich der Ergotherapie (Ayres 1972; Fisher et al. 1991, 2002) gehen von der Annahme aus, dass eine Dysfunktion der sensorischen Modulation ein eigenes Syndrom ist. Damit die SMD als ein Syndrom gelten kann, muss sowohl eine konvergente als auch eine divergente Validität (Gültigkeit) nachgewiesen werden. Konvergente Validität bedeutet, dass übereinstimmende Störungsmerkmale in der Gruppe SMD reliabel (zuverlässig) auftreten. Divergent meint, dass das spezielle Muster von Symptomen sich von anderen diagnostischen Gruppen (z. B. AD/HD oder emotionale Störungen) eindeutig unterscheidet (Pennington 1991).

Diesem Kapitel liegt die Hypothese zugrunde, dass SMD ein Syndrom ist, das separat oder gemeinsam mit anderen Störungen wie Fragilem X-Syndrom, autistischen Störungen, zwanghaften Störungen, Stimmungsstörungen und Aufmerksamkeitsdefizit auftreten kann. Bevor mit Sicherheit behauptet werden kann, dass SMD ein gültiges Syndrom ist, das sich eindeutig von anderen anerkannten Störungen (z. B. AD/HD und Angststörungen) unterscheidet, muss die Forschung noch die ▶ **Komorbidität** von SMD und anderen Störungen klären; d. h., die Zusammengehörigkeit oder die Differenzierung von SMD und anderen Störungen muss empirisch bestätigt werden. Obwohl klinische Erfahrungen und die SI-Theorie für die Validität der SMD als separate Diagnose sprechen (Fisher & Murray 1991, 2002; Kimball 1993), existiert nur wenig empirische Forschung zur Validierung dieser Theorie. Miller et al. führten von 1995 bis 2000 ein Forschungsprogramm zur SMD durch. In diesem Kapitel wird der **momentane Forschungsstand** zusammengefasst und Folgendes vorgestellt:

1. ein neues Modell der SMD, in dem vier externe und drei interne Dimensionen der SMD definiert werden,
2. Daten (zu physiologischen und Verhaltensparametern) von fünf Gruppen von Kindern: Kinder mit Fragilem X-Syndrom (FXS), autistischer Störung (Aut), Aufmerksamkeitsdefizit (AD/HD), sensorischer Modulationsstörung (SMD) und normal entwickelte Kinder (Typ),
3. die Methoden und Skalen zur Erfassung der physiologischen und Verhaltensparameter, um Unterschiede zwischen den Gruppen zu erforschen,
4. vorläufige empirische Daten für jede Gruppe.

Die gewonnenen Daten werden mit dem theoretischen Modell in Beziehung gesetzt, und es werden Anregungen für die weitere Forschung gegeben.

4.1 Definition der sensorischen Modulation und ihrer Störung

Der Ausdruck **sensorische Modulation** bezieht sich sowohl auf physiologische Reaktionen als auch auf Verhaltensreaktionen.

— Aus der **Verhaltensperspektive** bezieht sich der Begriff „sensorische Modulation" auf die Fähigkeit einer Person, ihre Reaktionen auf Sinnesempfindungen dosiert und angepasst, in Einklang mit den situativen Anforderungen zu regulieren und zu organisieren (Ayres 1972; Parham & Mailloux 1996; Royeen & Lane 1991).
— Aus **physiologischer Sicht** bezieht sich sensorische Modulation auf die zellulären Mechanismen der ▶ **Habituation** (Gewöhnung) und Sensibilisierung, die die Struktur und/oder Funktion von Nervenzellen ändern und dabei die synaptische Übertragung beeinflussen (Kandel 1991).

Ergotherapeutinnen sollte der Unterschied zwischen den zwei Verwendungen des Begriffes bewusst sein.

Am wichtigsten ist die Unterscheidung zwischen der **neurophysiologischen bzw. neuropsychologischen Ebene** von sensorischen Integrationsprozessen und dem Gebrauch der Begriffe in der Ergotherapie für die **Beschreibung von Verhalten**, das mit sensorisch-integrativen Funktionen und Funktionsstörungen zusammenhängt (Miller & Lane 2000). Wesentlich ist vor allem die **Unterscheidung zwischen**

- der Terminologie, mit der **nicht direkt beobachtbare Prozesse** beschrieben werden (d. h. die auf zellulärer Ebene und/oder im Nervensystem auftreten), und
- jener Terminologie, die für die Beschreibung des **beobachtbaren Verhaltens**, das Ausdruck dieser Prozesse ist, und sensorisch-integrative Funktionen und unphysiologische Muster sichtbar macht.

> **Tipp**
> Ergotherapeutinnen müssen eindeutiger als bisher unterscheiden, was **direkt beobachtbares Verhalten** ist und was eine **Interpretation der Ursachen** des sichtbaren Verhaltens auf zentralnervöser Ebene ist (Miller & Lane)!

Die Therapeutin kann aus unphysiologischen Verhaltensmustern auf eine sensorische Modulationsstörung **schließen** und für diese eine **Ursache** in neurophysiologischen Prozessen annehmen. Zurzeit existieren allerdings keine empirischen Forschungsergebnisse, die diese Hypothese beweisen (Hanft et al. 2000).

Eine Gruppe von SI-Expertinnen stellte sich die Aufgabe, sensorische Modulationsprozesse, sensorische Modulationsfähigkeit und sensorische Modulationsstörung (*sensory modulation dysfunction*, SMD) zu definieren.

- **Sensorische Modulationsfähigkeit** wurde definiert als „die Fähigkeit, den Grad, die Intensität und die Art von Reaktionen auf sensorischen Input auf eine dosierte und anpassende Weise zu regulieren und zu organisieren. Dies ermöglicht dem Individuum, ein optimales Leistungsniveau zu erreichen und zu erhalten und sich an die Anforderungen im täglichen Leben anzupassen" (Miller & Lane 2000).
- **Sensorische Modulationsstörung** (SMD) wurde als Problem im Regulieren und Organisieren des Grades, der Intensität und der Art der Reaktionen auf sensorischen Input definiert. Eine SMD beeinträchtigt die Fähigkeit eines Individuums, einen optimalen Leistungsbereich zu erreichen und zu erhalten und sich an die Anforderungen im täglichen Leben anzupassen. Die SMD umfasst sowohl die Hyper- und Hyporeaktivität (bzw. Über- und Unterempfindlichkeit) als auch die schwankende Reaktivität (Lane et al. 2000).

Mit höchster Wahrscheinlichkeit besteht zwischen den Verhaltensprozessen und den physiologischen Prozessen, die im Rahmen der SMD auftreten, ein Zusammenhang. Aber bislang fehlen empirische Beweise dafür, dass beiden gemeinsame Mechanismen zugrunde liegen.

Wird der Begriff SMD verwendet, sollte also spezifiziert werden, ob damit die **physiologische Modulation** oder die **Verhaltensmodulation** gemeint ist.

4.1.1 Verhaltenssymptome der sensorischen Modulationsstörung

Sind Personen mit SMD mit sensorischen Reizen konfrontiert, so verhalten sie sich ▶ **hyper**reaktiv, ▶ **hypo**reaktiv, oder sie schwanken zwischen diesen beiden Extremen (Dunn 1997; Parham & Mailloux 1996; Royeen & Lane 1991, 2002). Sie zeigen auch ungewöhnliche Verhaltensmuster, indem sie **Sinnesempfindung suchen** (Reizsuche) **oder vermeiden** (z. B. Kampf- oder Fluchtreaktionen auf objektiv nicht bedrohliche Reize) (Ayres 1979). Zu den **begleitenden Emotionen** zählen:

- Ängstlichkeit,
- depressive Stimmungslage,
- Ärger,
- Feindseligkeit und
- Labilität.

Als weitere Begleiterscheinung treten **Aufmerksamkeitsstörungen** auf in Form von:

- Ablenkbarkeit,
- Desorganisation,
- Impulsivität und
- Hyperaktivität.

Kinder mit SMD haben häufig **Probleme mit funktionellen Leistungen** bei Aktivitäten wie Anziehen, Spielen, Essen, Baden und **sozialen Interaktionen**

(McIntosh et al. 1999). Eltern von Kindern mit SMD sind über die ungenügende soziale Beteiligung, die schlechte Selbstregulation und den Eindruck von Inkompetenz und geringem Selbstbewusstsein beunruhigt (Cohn & Miller 2000).

> **Vorsicht**
> Einige Symptome der sensorischen Modulationsstörung überschneiden sich mit Verhaltensweisen, die auch bei Aufmerksamkeitsdefizit und Angststörungen auftreten.

4.1.2 Physiologische Anzeichen der sensorischen Modulationsstörung

Die empirische Forschung nach physiologischen Manifestationen der SMD ist begrenzt. Personen mit Fragilem X-Syndrom zeigen fast immer Anzeichen von sensorischer Hyperreaktivität. Dies wurde durch **Messungen des elektrischen Hautwiderstandes** (*electrodermal reactivity*, EDR) gezeigt (Hagerman 1996). Unmittelbar nach einer Sinnesempfindung waren die Hautwiderstandswerte atypisch (Belser & Sudhalter 1995; Miller et al. 1999).

Wie Kinder mit Fragilem X-Syndrom zeigen auch **Kinder mit SMD** ohne Zusatzstörung atypische Hautwiderstandswerte als Reaktion auf sensorische Reize. Folgende **atypische Merkmale** (McIntosh et al. 1999) waren messbar:
- eine Steigerung der Reaktionsschwäche,
- eine Zunahme der Häufigkeit,
- weniger Habituation (Gewöhnung).

Außerdem zeigten die EDR-Messungen, dass innerhalb der Gruppe der Kinder mit AD/HD die Fähigkeit zur Modulation von Sinneseindrücken vollkommen verschieden ausgeprägt ist (Mangeot 1999).

4.2 Das neue theoretische Modell

> **Beachte**
> Der Literatur zufolge ist die sensorische Modulationsstörung sowohl mit physiologischen Abnormitäten 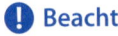 als auch Verhaltensauffälligkeiten verbunden. ▸ **Kontextuellen** Faktoren wird ein wichtiger Einfluss auf die Reaktivität zugeschrieben (Parham & Mailloux 1996).

Die Komplexität aller zu berücksichtigenden Faktoren führte zur Entwicklung eines neuen Modells der sensorischen Modulation. Es soll dazu dienen, Forschungsfragen zu formulieren und die Ergebnisse zu interpretieren.

Das neue „**systemische Modell der sensorischen Modulation**" (*Ecological Model of Sensory Modulation*, EMSM) führt sowohl Kontextfaktoren (externe) als auch individuelle (interne) Symptome an. ◨ Übersicht 4.1 erläutert diese.

> **Exkurs**
> **Grundlage des Modells**
> Das EMSM baut auf zwei früheren Arbeitsmodellen der SMD auf:
>
> Royeen und Lane (1991, 2002) stellten ein lineares Kontinuum der SMD von hyporeaktiv bis hyperreaktiv vor.
>
> Dunn (1997) stellte später eine Klassifizierung mit zwei Dimensionen vor: Eine Achse stellt die Verhaltensreaktion dar, die von „reagiert der Schwelle entsprechend" bis zu „reagiert, um der Schwelle entgegenzu-

---

Übersicht 4.1.

Dimensionen des Systemischen Modells der sensorischen Modulation (EMSM)

Es enthält **vier kontextuelle externe Dimensionen:**
- Kultur,
- Umgebung,
- Beziehungen,
- Aufgaben.

Diese beeinflussen die **drei persönlichen internen Dimensionen:**
- Wahrnehmung,
- Emotion
- und Aufmerksamkeit.

4.2 · Das neue theoretische Modell

wirken" variieren kann; die andere Achse beschreibt die neurologische Schwelle, die von „hoch" bis „tief" variieren kann.

> **Beachte**
> Das systemische Modell der sensorischen Modulation (EMSM) betont das Wechselspiel zwischen den Umgebungsfaktoren und den internen Merkmalen für die Entstehung einer SMD.

Zahlreiche Theoretiker sprechen von den Auswirkungen der äußeren Zusammenhänge und der Aufgabe auf das Verhalten, wenn sie die Bedeutung systemischer Faktoren für das Verständnis der menschlichen Performanz herausarbeiten (Banaji & Prentice 1994; Cohn & Cermak 1998; Dunn et al. 1994; Moen et al. 1995; Rogoff 1982; Vygotsky 1962).

In der ergotherapeutischen Fachliteratur wurde die SMD bislang nicht aus systemischer Sicht betrachtet. Statt der Auswirkungen von Umgebungsbedingungen (wie daheim, in der Schule, im Gemeinschaftsleben) auf die sensorische ▶ **Responsivität** stellten die bisherigen SMD-Konzeptionen eher Performanzkomponenten (wie sensorische und motorische Reaktionen) in den Mittelpunkt.

> **Beachte**
> Im Systemischen Modell der sensorischen Modulation (EMSM) wird die Überzeugung vertreten, dass die Reaktionen von Personen mit SMD nur innerhalb des Kontextes ihres externen Lebens verstanden werden können.

Dementsprechend wird die **Interaktion zwischen den internen und externen Faktoren als Auslöser** für eine SMD angesehen.

4.2.1 Die vier externen Dimensionen des systemischen Modells der sensorischen Modulation

In der Literatur zur Sensorischen Integration wurden die vier externen Dimensionen (◘ Abb. 4.1) – Kultur, Umgebung, Beziehungen und Aufgabe – häufig überse-

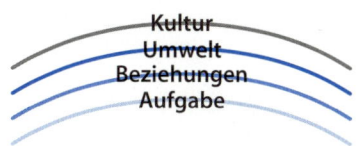

◘ **Abb 4.1.** Externe Dimensionen des systemischen Modells sensorischer Modulation. Kultur: die gesellschaftlichen Normen und Erwartungen, die die Person umgeben. Umgebung: das physikalische und sensorische Milieu, in dem sich die Person befindet. Beziehungen: die Interaktionen und Verbindungen der Person mit anderen. Aufgabe: die Beschäftigungen (Rollen und Aufgaben) der Person. Bei Kindern schließt dies Aktivitäten des täglichen Lebens, Spiel, Schule, Schlaf und soziale Beziehungen ein.

hen. Kinder mit sensorischer Modulationsstörung werden aber gerade wegen ihrer Unfähigkeit, sich angemessen in der Umgebung zu verhalten, zur Ergotherapie überwiesen.

Eine gute Übereinstimmung führt zu adaptivem Verhalten (z. B. Aufgaben zu Ende führen). Liefern die externen Dimensionen nicht das entsprechende „Gerüst" oder behindern sie die ▶ **Performanz**, so treten Probleme auf.

Eine Situation, in der die externen Dimensionen zu den Handlungsrollen und Aufgaben passen, liefert die **„gerade richtige Herausforderung"**, und die Anpassungsreaktionen sind maximiert. Anpassungsreaktionen treten dann auf, wenn das Kind engagiert und herausgefordert ist und ihm die Strukturen und Unterstützungen, die es für die Durchführung der Aktivität benötigt, zur Verfügung stehen (◘ Übersicht 4.2).

> **Beispiel**
> Kennzeichen einer **Kultur**, die gut auf die Bedürfnisse von Kindern abgestimmt ist, ist die richtige Mischung von Freizügigkeit und Struktur. Die angemessene Umwelt bietet interessante, aber nicht überwältigende Stimulierung. Eine positive Beziehung kann die Angst reduzieren, die bestimmte Sinnesempfindungen auslösen können. Eine angepasste Aufgabe bietet ein Gleichgewicht zwischen Struktur und Freiheit, das den Bedürfnissen der Person entspricht.

Die Anforderungen, die eine Aufgabe, Beziehungen, Umgebung und/oder Kultur an eine Person stellen, können ihre Regulationsfähigkeit beeinträchtigen.

Übersicht 4.2.
Optimale Handlungsvoraussetzungen

- Nach dem EMSM interagiert **jede externe Dimension** mit **jeder internen Dimension**. Dadurch werden die Reaktionen in einer konkreten Situation entweder unterstützt oder erschwert.
- Eine optimale Übereinstimmung zwischen den internen und externen Dimensionen tritt auf, wenn
    (a) die Unterstützungen oder Anforderungen seitens der Aufgabe, Beziehungen, Umgebung und Kultur
    übereinstimmt mit
    (b) den Kapazitäten der Person hinsichtlich sensorischer Verarbeitung, Emotion und Aufmerksamkeit.

> **Beispiel**
> Die Forderung einer Kultur nach Ruhe kann aktive Kinder unter Druck setzen, sich an dieses kulturelle Milieu anzupassen. Eine zu komplexe, anspruchsvolle oder eine zu einfache, anspruchslose Umgebung kann schwerwiegende Desorganisation bei einem Kind verursachen. In Beziehungen kann die Forderung nach direktem Augenkontakt und Respektieren des persönlichen Raumes Ängste verschlimmern. Die Aufgabe, genau innerhalb der Linien auszumalen, kann entweder zu leicht oder zu schwer für ein Kind sein, was in beiden Fällen zu einer schwachen Leistung führen kann.

4.2.2 Die drei internen Dimensionen des systemischen Modells der sensorischen Modulation

Die **internen Dimensionen** – Wahrnehmung, Emotion und Aufmerksamkeit – stellen dauerhafte Merkmale von Personen dar, die aufgrund von erlernten oder anlagebedingten Unterschieden variieren. Die internen Dimensionen werden vom Input aus den externen Dimensionen beeinflusst.

> **Beispiel**
> Es macht einen Unterschied, ob man an einem sonnigen Tag, während man den vertrauten, überfüllten Marktplatz überquert, Schritte hinter sich hört, oder während man in einer dunklen Nacht auf einer nicht vertrauten, verlassenen Straße geht. Die Wahrnehmung variiert auch, je nachdem ob man normalerweise eher ängstlich oder furchtlos ist.

In ◘ Abb. 4.2 sind die drei internen Dimensionen als gestapelte Ringe dargestellt. Jeder Ring rotiert unabhängig, kann aber die Drehung der anderen Ringe beeinflussen. Jeder Ring ist mehrdimensional und besteht aus mehreren Faktoren.

Zum Beispiel besteht die Wahrnehmung aus sieben Elementen: taktiles, vestibuläres, propriozeptives, visuelles, Gehör-, Geruchs- und gustatorisches System.

Zur Vereinfachung sind die Untergliederungen der internen Dimensionen in die drei Hauptringe eingebettet.

Die drei rotierenden internen Dimensionen sind kreisförmig statt linear. Die Schattierung der internen Dimensionen in ◘ Abb. 4.3 soll die ▶ **Responsivität** darstellen: Hyporeaktivität, normale Reaktivität, Hyperreaktivität und schwankende Reaktion.

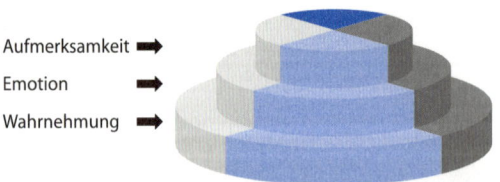

◘ Abb 4.2. Interne Dimensionen des systemischen Modells der sensorischen Modulation. Wahrnehmung: Fähigkeit, sensorische Informationen, die von der Außenwelt in das ZNS kommen, aufzunehmen und zu organisieren. Emotion: Fähigkeit, emotionale Reize wahrzunehmen und die affektiven und verhaltensmäßigen Reaktionen zu regulieren. Aufmerksamkeit: Fähigkeit, die Leistung bei Aufgaben und Beziehungen aufrechtzuerhalten, beinhaltet auch die Kontrolle über die Impulse und die Regulierung des Aktivitätsgrades

4.2 · Das neue theoretische Modell

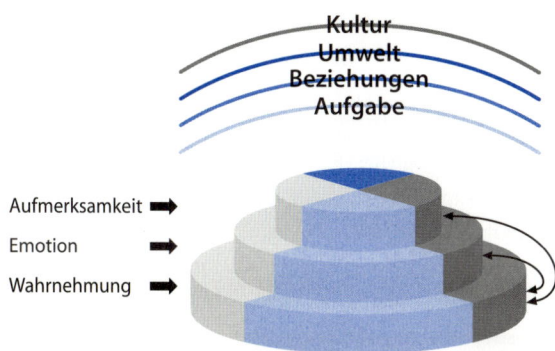

Abb 4.3. Das systemische Modell der sensorischen Modulation. Leichte Schattierung=Hyporesponsivität; mittlere Schattierung=normale Responsivität (bei Übereinstimmung zwischen den externen und internen Dimensionen); dunkle Schattierung=Hyperresponsivität; schraffiert=Labilität, Reaktionen schwanken zwischen schwerwiegender Hyper- und Hyporesponsivität

Tabelle 4.1. Beobachtbares Verhalten bei sensorischen Modulationsstörungen

Interne Dimensionen	Unterreagierend	Überreagierend
Aufmerksamkeit	Perseveration Unbewusst	Hyperaktivität Impulsivität/Mangel an Hemmung Unaufmerksamkeit
Emotion	Flache Affekte Mangel an Einfühlungsvermögen	Feindseligkeit, Ärger Weinerlich Rückzug
Wahrnehmung	Reagiert langsam Schwache Diskrimination	Reagiert schnell Intensive Reaktionen Unzureichende Habituation Kampf-/Schreck-/Fluchtreaktionen (fight/fright/flight)

Exkurs

Shut down

Schießt eine Person über das hyperreaktive Ende des Kontinuums hinaus, wird angenommen, dass es zu einer hypoaktiven Reaktion (oder ▶ „Shut down") kommt. Chapman (1966) beschrieb Personen mit Schizophrenie, die sowohl physiologisch als auch verhaltensmäßig schwerwiegende sensorische Hyperreaktivität und **Shut down** zeigten. Er bezeichnete dieses Phänomen mit dem Begriff „Abblockreaktion".

Kimball (1993) warnte, dass einige Kinder gefährlich schnell zwischen Reizüberflutung und physiologischem „Shut down" schwanken, wobei sich starke physiologische Reaktionen in Änderungen der Atmung, der Herzfunktion, des Blutdrucks bis zur Bewusstseinstrübung und Schockzuständen manifestieren können. Derartig schwerwiegende Reaktionen sind medizinisch in mindestens zwei Fällen dokumentiert (Kimball). Das typischere Bild des Shut down beschreibt sie als „Input abblocken und untererregt wirken" (S. 98). Es sind aber weitere empirische Beweise für dieses Phänomen erforderlich, um Gewissheit darüber zu erhalten, ob extreme sensorische Hyperreaktivität Shut-down-Zustände verursacht.

Beachte

Ein Ungleichgewicht zwischen den unterstützenden und fordernden Aspekten der externen Dimensionen und den adaptiven Kapazitäten der internen Dimensionen resultiert in unangepasstem Verhalten.

In Tabelle 4.1 sind einige der Verhaltensweisen aufgelistet, die bei unmodulierten Reaktionen in den drei internen Dimensionen beobachtet werden können.

In Abb. 4.3 ist das systemische Modell der sensorischen Modulation mit Pfeilen dargestellt, die die hypothetisch angenommenen **Wirkungsrichtungen** bei der SMD angeben. Die Pfeile im SMD-Modell illustrieren die Hypothese, dass die SMD, von einer schlechten Verarbeitung der Sinnesempfindungen ausgehend, sowohl die emotionale Lage als auch die Aufmerksamkeit beeinflusst. Die Haupthypothesen des Modells enthält Übersicht 4.3.

Das vorliegende Modell unterscheidet sich in seinem Schwerpunkt von anderen Modellen, die versuchen, Entwicklungsstörungen zu erklären. Zum Beispiel stellte Barkley (1998) die Hypothese auf, dass Aufmerksamkeitsdefizite im Wesentlichen auf ein Defizit in der Aufmerksamkeitsdimension zurückzuführen

> **Übersicht 4.3.**
> **Hypothesen des SMD-Modells**
>
> — Das zentrale Problem von Kindern mit dieser Störung liegt in einem Defizit in der Aufnahme, Integration und Regulation von Sinnesempfindungen oder einer Kombination dieser Aspekte.
> — Diese sensorischen Abnormitäten können emotionale und Aufmerksamkeitsprobleme verursachen.

sind. Andere Wissenschaftler nahmen an, dass das Hauptdefizit von Autisten in der emotionalen Regulation liegt (Dawson & Lewy 1989; Dawson et al. 1998).

! Beachte
Das Hauptdefizit verschiedener Syndrome kann trotz teilweise überschneidender Symptomatik jeweils eine andere der drei internen Dimensionen betreffen.

4.3 SMD bei Kindern mit Entwicklungsstörungen

4.3.1 Zusammenhang zwischen den Forschungsergebnissen und dem systemischen Modell der sensorischen Modulation

In diesem Abschnitt werden Forschungsergebnisse im Zusammenhang mit den internen Dimensionen des systemischen Modells der sensorischen Modulation (EMSM) vorgestellt. Ergebnisse zu den externen Dimensionen werden an anderer Stelle publiziert.

Die Resultate für jede klinische Gruppe werden auf die drei Dimensionen des EMSM bezogen. Die Datenanalyse erfolgte mittels ▶ **Varianzanalyse** (ANOVA).

Für jede Störung wird die Rolle der Wahrnehmung der Emotion und Aufmerksamkeit gegenübergestellt und ein EMSM-Modell der internen Dimensionen aus den vorläufigen Studienergebnissen abgeleitet.

4.3.2 Ergebnisse: Fragiles X-Syndrom und Autismus

Fragiles X-Syndrom

Fragiles X-Syndrom (FXS) ist eine genetische Störung (s. auch Kapitel 19), bei der starke Überreaktivität auf sensorische Reize (Scharfenaker et. al. 1996), Aufmerksamkeitsstörungen (Hagerman 1996) und sozio-emotionale Schwierigkeiten (Sobesky 1996) auftreten. Die Autorinnen gehen von der Hypothese aus, dass schwerwiegende Störungen der Reizverarbeitung bei FXS die emotionale Regulation und die Aufmerksamkeit beeinträchtigen. ◘ Übersicht 4.4 zeigt die entsprechenden Forschungsergebnisse.

Die starken Störungen der Aufmerksamkeit und Wahrnehmung dürften das **Grundproblem bei Fragilem X-Syndrom** sein. ◘ Abbildung 4.4 veranschaulicht, wie das Fragile X-Syndrom entsprechend dem systemischen Modell der sensorischen Modulation zu erklären ist.

> **Übersicht 4.4.**
> Fragiles X-Syndrom in Verbindung mit dem systemischen Modell der sensorischen Modulation
>
> Den vorläufigen Ergebnissen zufolge zeigen Kinder mit Fragilem X-Syndrom folgende **Auffälligkeiten:**
> — gravierende Aufmerksamkeitsprobleme,
> — eine sensorische Überreaktivität im Verhalten und in den physiologischen Kennwerten,
> — zusätzlich emotionale Regulationsstörungen (vor allem bezüglich Sozialisation und Adaptation) und
> — Denkstörungen.
>
> Die FXS-Kinder erwiesen sich als **normal** in Bezug auf
> — Geruchs- und Geschmackempfindung und
> — depressive Stimmungslage.

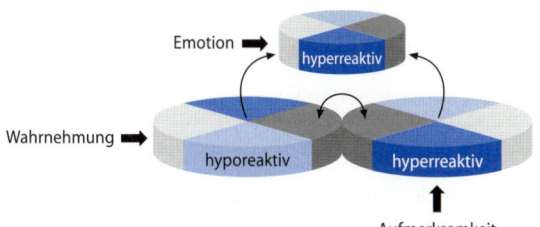

◘ Abb 4.4. Systemisches Modell der sensorischen Modulation (EMSM) bei Fragilem X-Syndrom

❗ Beachte
Kinder mit Fragilem X-Syndrom sind überreaktiv in allen **internen Dimensionen** (dargestellt durch den dunklen Quadranten in jedem Ring).

Die Pfeile zeigen, dass die sensorische Reaktivität und die Aufmerksamkeit die emotionale Regulation dieser Kinder beeinträchtigen können.

Autismus

Aus der Literatur geht hervor, dass autistische Kinder auf Sinnesreize überempfindlich reagieren (Bernal & Miller 1970; Stevens & Gruzelier 1984), obwohl sie nicht immer auf Reize reagieren (van Engeland 1984). Laut Definition haben autistische Kinder gravierende Schwierigkeiten im sozioemotionalen Bereich (American Psychiatric Association 1994). Es wurde nachgewiesen, dass die Aufmerksamkeit variiert (Bryson et al. 1990; Buchsbaum et al. 1992; Dawson & Lewy 1989). Die Autorinnen erwarteten, dass die autistischen Kinder Defizite in der emotionalen Regulation zeigen würden, die sich auf die sensorische Modulation und die Aufmerksamkeit auswirken würden. Da diese Gruppe in der Studie sehr klein war, sind die Ergebnisse mit Vorsicht zu interpretieren (◘ Übersicht 4.5)

In ◘ Abb. 4.5 ist die autistische Störung gemäß dem sensorischen Modulationsmodell EMSM dargestellt. Da aufgrund dieser vorläufigen Daten der sensorische Bereich stärker als die emotionale Regulation betroffen ist, erhebt sich die Frage, ob nicht die sensorischen Modulationsstörung das **Grundproblem der autistischen Störung** darstellt und sich auf Emotion und Aufmerksamkeit auswirkt. Durch den Pfeil von der emotionalen zur Aufmerksamkeitsdimension wird in ◘ Abb. 4.5

Übersicht 4.5.
Autismus in Verbindung mit dem systemischen Modell der sensorischen Modulation (EMSM)

- Die autistischen Kinder der Studie wiesen die gravierendsten Probleme im Bereich Wahrnehmung auf. Auf Geschmacks-, Geruchs-, Berührungs-, visuelle und vestibuläre Reize zeigten sie eine physiologische Unterreaktivität bei gleichzeitiger Überresponsivität im Verhalten.
- Deutliche emotionale Überreaktionen waren zu beobachten, besonders in Bezug auf Denkabläufe, ▸ **Adaptation**, Sozialisation und zurückgezogenes, depressives Verhalten.
- Der Bereich Aufmerksamkeit war mäßig beeinträchtigt, jedoch weniger als die anderen internen Dimensionen des EMSM.

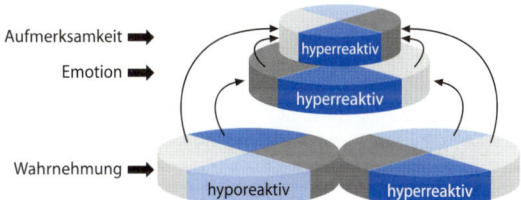

◘ Abb. 4.5. Systemisches Modell der sensorischen Modulation bei Autismus

ausgedrückt, dass Emotion der stärker betroffene Bereich ist. In der Grafik wird sowohl die physiologische Unterreaktivität als auch die verhaltensmäßige Überresponsivität dargestellt.

Vergleich Fragiles X-Syndrom und Autismus

Die physiologischen Kennwerte der sensorischen Modulation erbrachten interessante **Unterschiede zwischen beiden Gruppen**:

- Die Kinder der autistischen Gruppe reagierten unterempfindlich auf die Reize, wohingegen die FXS-Kinder extrem überempfindlich reagierten.

- Im Verhalten zeigten sich bei beiden Gruppen Überreaktionen auf sensorische Reize, wobei die autistische Gruppe im auditiven Filtern (SSP, erläutert im Anhang) in der Geruchs- (p<0,003) und Geschmacksempfindung (p<0,05) viel auffälliger war.
- Die Kinder der FXS-Gruppe waren Bewegungssucher, die autistischen Kinder hingegen eher Bewegungsvermeider mit wenig Energie (s. Abb. 4A.4 im Anhang).
- In der emotionalen Dimension zeigte sich in beiden Gruppen eine ähnliche Beeinträchtigung in Form von Überresponsivität in fünf vergleichbaren Bereichen. Der einzige signifikante Unterschied betraf die Denkstörungen, die Autisten mehr betreffen als FXS-Kinder (s. Abb. 4A.6 im Anhang).
- Die Beeinträchtigungen in der Dimension Aufmerksamkeit und Energie waren bei den FXS-Kindern schwerwiegender als bei den autistischen Kindern (s. Abb. 4A.5).

Aus diesen Daten kann geschlossen werden, dass beide Gruppen sensorische Störungen haben, die sich allerdings in zwei Punkten unterscheiden (Übersicht 4.6).

4.3.3 Ergebnisse: Aufmerksamkeitsdefizit/Hyperaktivitätsstörung (AD/HD) und SMD im Vergleich mit normal entwickelten Kindern

Aufmerksamkeitsdefizit/Hyperaktivitätsstörung (AD/HD)

Das kennzeichnende Merkmal von AD/HD ist die beeinträchtigte Aufmerksamkeit mit drei Untergruppen laut ▶ DSM-IV: vorwiegend unaufmerksamer Typus, vorwiegend hyperaktiv-impulsiver Typus und kombinierter Typus. Übersicht 4.7 zeigt die Verbindung zum EMSM.

Bei der Veranschaulichung der internen Dimensionen des EMSM (Abb. 4.6) ist die Aufmerksamkeit das Grundproblem bei AD/HD mit Auswirkungen in Richtung Wahrnehmung und Emotion. Da die Wahrnehmung stärker beeinträchtigt wird als die Emotion, zeigt der Pfeil von Wahrnehmung auf Emotion. Kinder

---

Übersicht 4.6.
Vergleich der Kinder mit Fragilem X-Syndrom und Autismus

- Kinder mit Fragilem X-Syndrom reagierten physiologisch überempfindlich, Autisten hingegen unterempfindlich.
- Autisten schnitten im sensorischen Bereich am schwächsten ab, FXS-Kinder in der Aufmerksamkeit.
- Bei beiden Gruppen war die emotionale Dimension am wenigsten beeinträchtigt.

Übersicht 4.7.
AD/HD in Verbindung mit dem systemischen Modell der sensorischen Modulation (EMSM)

- Die Kinder mit AD/HD zeigten signifikante Probleme in Subtests, die Aufmerksamkeit, Impulsivität und das Aktivitätsniveau messen.
- Übermäßige sensorische Responsivität war im taktilen und visuellen Bereich nachzuweisen mit einer Tendenz zur Bewegungssuche oder -vermeidung.
- Obwohl diese Kinder physiologisch eine starke Orientierungsreaktion zeigten, habituierten sie rasch.
- Emotionale Probleme bei der Adaptation und bei sozialen Kontakten waren beachtlich.

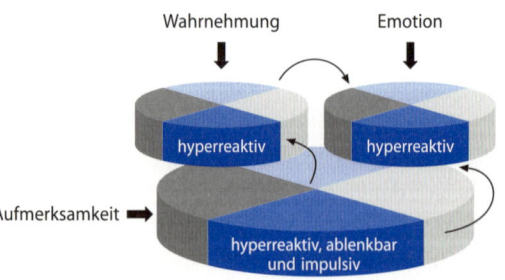

Abb. 4.6. Systemisches Modell der sensorischen Modulation (EMSM) bei AD/HD

mit AD/HD zeigen in allen drei Dimensionen Hyperreaktivität (dunkle Schattierung).

Sensorische Modulationsstörung

Werte unter –3,0 STA (Standardabweichungen) im SSP (s. Anhang) und eine Zuweisung durch die befunderhebende Ergotherapeutin wegen sensorischer Modulationsstörung waren die Kriterien für die Einbeziehung von Kindern in die SMD-Gruppe. Die Untersuchungsergebnisse sind in ◘ Übersicht 4.8. zusammengefasst.

Aufgrund dieser vorläufigen Ergebnisse wird angenommen, dass das **Grundproblem der SMD** die sensorischen Probleme sind, die zu den Aufmerksamkeits- und emotionalen Problemen führen. Da die Aufmerksamkeitswerte schwächer als die Emotionswerte waren, gehen die Pfeile von der Wahrnehmung zur Emotion und zur Aufmerksamkeit, und ein extra Pfeil verbindet Aufmerksamkeit mit Emotion (◘ Abb. 4.7).

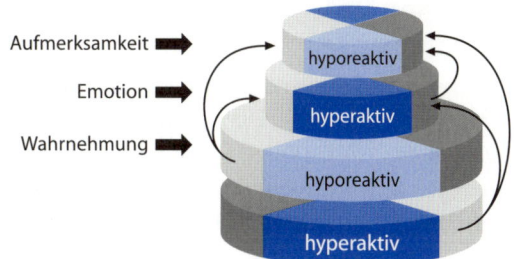

◘ Abb 4.7. Systemisches Modell der sensorischen Modulation (EMSM) bei sensorischer Modulationsstörung

Übersicht 4.8.
Verständnis der sensorischen Modulationsstörung (SMD) aus der Perspektive des EMSM

- Die Daten legen nahe, dass das Grundproblem bei Kindern mit SMD in der sensorischen Verarbeitung liegt, und zwar im Sinne von extremen physiologischen und verhaltensmäßigen Überreaktionen auf sensorische Reize, besonders in der taktilen und visuellen Modalität (s. ◘ Abb. 4A.7 im Anhang).
- Die markanten Probleme im Ausfiltern auditiver Reize stehen wahrscheinlich mit den mittelgradigen Aufmerksamkeitsdefiziten (oft ohne Hyperaktivität oder Impulsivität) in Zusammenhang.
- In der emotionalen Dimension haben die Kinder Schwierigkeiten in der Adaptation und Sozialisation.

Vergleich von AD/HD und SMD

Diese zwei klinischen Gruppen **unterscheiden sich in mehreren Bereichen:**

- Physiologisch zeigte die SMD-Gruppe schwerwiegendere Hyperreaktivität mit ungenügender Habituation, während die AD/HD-Gruppe eine starke initiale Orientierungsreaktion hatte, dann aber rasch habituierte.
- Die Durchschnittswerte für die sensorische Responsivität bei den Kindern mit sensorischer Modulationsstörung wichen stärker als jene der AD/HD-Gruppe von den Normalwerten ab, wobei ein signifikanter Unterschied in der Variable „wenig Energie" (bewegungsvermeidend) lag. Die SMD Gruppe zeigte auch eine – nicht signifikant – stärkere Beeinträchtigung in der Reizsuche nach Bewegung, („unterreaktiv/reizsuchend") (s. ◘ Abb. 4A.7 im Anhang).
- In der Aufmerksamkeitsdimension zeigte die AD/HD Gruppe größere Abweichungen, speziell bezüglich Aktivitätsgrad, Impulsivität und sozialen Fähigkeiten (s. ◘ Abb. 4A.8 im Anhang).
- In der emotionalen Dimension gab es keine klaren Unterschiede, obwohl die AD/HD Gruppe in aggressivem Verhalten und Denkstörungen – nicht signifikant – niedrigere Werte als die SMD Gruppe hatte.
- Beide Gruppen hatten extrem auffällige Werte im Ausfiltern auditiver Reize (rund –3 STA unter dem Mittelwert).

4.4 Von den Daten zum Modell

Die vorläufigen Daten, die ein Ausgangsniveau für die **internen Dimensionen** bei diesen fünf Gruppen von Kindern liefern, werfen eine Unmenge von **Forschungsfragen zum vorgestellten Modell der sensorischen Modulation** auf. Diese Fragen können für die zukünftige Forschung richtungsweisend sein.

- Eine klinisch relevante Frage ist, ob für jede klinische Gruppe tatsächlich eine **Grundproblematik** bzw. ein zentrales Defizit in einer der drei internen Dimensionen vorliegt, das die Funktion der anderen beiden Dimensionen direkt beeinflusst. Von dieser Hypothese wurde bei der Interpretation der Daten ausgegangen (s. Abb. 4.4, 4.5, 4.6 und 4.7).
- Falls dies zutrifft, stellt sich die Frage: In welcher Dimension liegt das Grundproblem der einzelnen klinischen Gruppen? Ist das Grundproblem der SMD und der autistischen Störung ein sensorisches Defizit? Liegt bei AD/HD das Grundproblem im Bereich der Aufmerksamkeit? Liegt das Grundproblem bei Fragilem X-Syndrom in einer Kombination von sensorischen und Aufmerksamkeitsdefiziten?

❗ Beachte
Die Antworten auf die Frage nach dem Grundproblem haben direkten Einfluss auf den Interventionsansatz.

Da über die sensorische Modulationsdysfunktion so wenig bekannt ist, kann das **EMSM-Modell als Leitfaden** für künftige Fragen dienen. Zur Bestimmung, ob SMD ein gültiges Syndrom ist, sind noch zahlreiche Studien erforderlich, die die Ätiologie, die Mechanismen im Gehirn, die neuropsychologischen und die Verhaltensmerkmale der SMD beschreiben und das Ausmaß der Ähnlichkeit oder Unterschiedlichkeit der SMD von anderen Störungen (z. B. AD/HD und Angststörungen) beurteilen.

Empirische Untersuchungen zur Komorbidität von SMD und AD/HD sind noch erforderlich. Die aktuelle Forschung zur AD/HD unterstützt die Aussage, dass das Grundproblem in der Impulsivität liegt (Barkley 1998). Die vorliegenden Daten unterstützen diese Annahme. Ist es möglich, AD/HD durch objektive Tests der Impulsivität und der Aufmerksamkeitsspanne von SMD zu unterscheiden? Für diese Beurteilung würden sich Skalen wie Logan's Stop Task (Logan 1994) und Subtests „Attention sustained" und „Attention Divided" der *Leiter-R*-Skalen eignen (s. Anhang). Liefern diese objektiven leistungsbasierten Maße die benötigte Klarheit, um Probanden für Studien zum Unterschied zwischen AD/HD und SMD auszuwählen? Zusätzliche empirische Beweise sind sicherlich erforderlich, bevor definitive Schlüsse möglich sind.

Folgende **Fragen** wurden von der vorgestellten Studie aufgeworfen:
- Gibt es unter den Kindern mit der Diagnose AD/HD eine Untergruppe mit SMD und eine Untergruppe ohne SMD?
- Können diese Untergruppen innerhalb der AD/HD auf der Basis von ▶ EDR-Mustern nach sensorischer Stimulierung unterschieden werden?
- Sprechen diese zwei Untergruppen der AD/HD (mit und ohne sensorische Funktionsstörung) unterschiedlich auf Medikamente und auf Ergotherapie nach sensorisch-integrativen Prinzipien an?

Ein anderes interessantes Ergebnis war der signifikante physiologische Unterschied zwischen der FXS- und der autistischen Gruppe. Kinder mit FXS waren extrem hyperreaktiv auf sensorische Stimulierung, autistische Kinder waren hyporeaktiv. Daraus ergeben sich interessante theoretische Fragen. Auf jeden Fall müssen beide Gruppen auf das Vorliegen von sensorischen Verarbeitungsstörungen und ihre Auswirkungen hin untersucht werden.

4.5 Schlussfolgerungen

Dieses Forschungsprogramm zur sensorischen Modulationsstörung wird fortgesetzt. Folgende Fragen werden dabei besonders untersucht:
- Überprüfung der Syndromvalidität,
- Nachweise der Behandlungseffektivität,
- Aspekte der zugrunde liegenden neurologischen, physiologischen und biochemischen Mechanismen, die bei SMD gestört sein können.

Die in diesem Kapitel beschriebenen Studien haben **nicht bewiesen, dass SMD eine Störung ist.** Jedoch legen vorläufige empirische Beweise nahe, dass es so sein könnte. In der ergotherapeutischen Literatur wird SMD durchgehend als ein Syndrom dargestellt. Da die Bestätigung dafür bisher noch nicht vorliegt, passt die Verwendung einer konservativeren Bezeichnung wie „sensorische Modulationsstörung" wahrscheinlich besser.

Innerhalb der Ergotherapie wird die Theorie und Praxis der Sensorischen Integration in zahlreichen Artikeln, Kapiteln und Fachzeitschriften erörtert. Dutzende von Fortbildungsorganisationen unterrichten Komponenten der Sensorischen Integrationstherapie. Laufend gibt es Kontroversen bezüglich der **Effektivität der SI-Therapie.**

Die vorliegende Studie konnte aufzeigen, dass nur wenige Fakten über SMD bekannt sind. Die Daten werfen grundlegende Fragen über die Natur der Funktionsstörung auf – auch, ob es sich tatsächlich um ein eigenes Syndrom handelt – und heben die Wichtigkeit zusätzlicher empirischer Forschung hervor. **Die Wirksamkeit der Behandlung muss in Studien überprüft werden:**

- an Kindern, deren Diagnosen auf zuverlässigen, operational definierten Methoden basieren,
- unter Einsatz von spezifischen und wiederholbaren Behandlungsmaßnahmen,
- unter Verwendung relevanter Effektivitätsnachweise, die an vorhergesagte Hypothesen gebunden sind.

Von großer Wichtigkeit sind auch Studien zu den neurologischen, physiologischen und biochemischen Mechanismen und Prozessen der SMD an Kindern, die entsprechende Symptome zeigen. Forschungsarbeiten, in denen die Probleme bei bedeutungsvollen Beschäftigungen und in der Lebensqualität mit den Defiziten auf der neurophysiologischen oder biochemischen Ebene in Verbindung gebracht werden, sind von grundlegender Bedeutung.

Diese Forschung ist komplex, zeitraubend und teuer. Sie erfordert ein entschlossenes und sachkundiges multidisziplinäres Team aus Therapeutinnen und Wissenschaftlerinnen. Die beschränkten professionellen Ressourcen sollten nicht dazu verwendet werden, über die Wirksamkeit der Sensorischen Integrationstherapie oder die beste Methode für die Befundung und Behandlung dieser komplexen Störungen zu streiten. Vielmehr sollte bei der Formulierung wichtiger Forschungsfragen und der Finanzierung und Durchführung wissenschaftlicher Studien zusammengearbeitet werden, um diese Fragen zu beantworten. Auf diese Weise dienen die therapeutischen Disziplinen den Kindern, die von sensorischer Integrationsstörung betroffen sind, und ihren Familien am besten.

4.6 Zusammenfassung

- Bevor mit Sicherheit behauptet werden kann, dass die „sensorische Modulationsstörung" (SMD) ein gültiges Syndrom ist, das sich eindeutig von anderen anerkannten Störungen (z. B. AD/HD und Angststörungen) unterscheidet, muss die Forschung noch die Zusammengehörigkeit oder die Differenzierung von SMD und anderen Störungen empirisch bestätigen.
- Der Ausdruck **sensorische Modulation** bezieht sich sowohl auf physiologische Reaktionen als auch auf Verhaltensreaktionen.
- Ergotherapeutinnen müssen eindeutiger als bisher unterscheiden, was **direkt beobachtbares Verhalten** ist, und was eine **Interpretation der Ursachen** des sichtbaren Verhaltens auf zentralnervöser Ebene ist (Miller & Lane).
- **Sensorische Modulationsstörung** wurde als Problem im Regulieren und Organisieren des Grades, der Intensität und der Art der Reaktionen auf sensorischen Input definiert. Eine SMD beeinträchtigt die Fähigkeit eines Individuums, einen optimalen Leistungsbereich zu erreichen und zu erhalten und sich an die Anforderungen im täglichen Leben anzupassen. Die SMD umfasst sowohl die Hyper- und Hypoaktivität (bzw. Über- und Unterempfindlichkeit) als auch die schwankende Reaktivität (Lane et al. 2000).

- Kinder mit SMD zeigen ungewöhnliche Verhaltensmuster, indem sie **Sinnesempfindung suchen oder vermeiden**. Zu den **begleitenden Emotionen** zählen Ängstlichkeit, Depression, Ärger, Feindseligkeit und Labilität. Als weitere Begleiterscheinung treten **Aufmerksamkeitsstörungen** auf in Form von Ablenkbarkeit, Desorganisation, Impulsivität und Hyperaktivität.
- Kinder mit SMD haben häufig **Probleme mit der funktionellen Performanz** bei Aktivitäten wie Anziehen, Spielen, Essen, Baden und **sozialen Interaktionen** (McIntosh et al. 1999). Eltern von Kindern mit SMD sind über die ungenügende soziale Beteiligung, die schlechte Selbstregulation und den Eindruck von Inkompetenz und geringem Selbstbewusstsein beunruhigt (Cohn & Miller 2000).
- Einige Symptome der sensorischen Modulationsstörung überschneiden sich mit Verhaltensweisen, die auch bei Aufmerksamkeitsdefizit und Angststörungen auftreten.
- Das neue „**systemische Modell der sensorischen Modulation**" (EMSM) berücksichtigt sowohl Kontextfaktoren (externe) als auch individuelle (interne) Faktoren an. Die vier kontextuellen externen Dimensionen sind Kultur, Umgebung, Beziehungen und Aufgaben. Diese beeinflussen die drei persönlichen internen Dimensionen Wahrnehmung, Emotion und Aufmerksamkeit.
- Nach dem EMSM interagiert **jede** externe Dimension mit **jeder** internen Dimension. Dadurch werden die Reaktionen in einer konkreten Situation entweder unterstützt oder erschwert.
- Eine optimale Übereinstimmung zwischen den internen und externen Dimensionen tritt auf, wenn die Anforderungen seitens der Aufgabe, Beziehungen, Umgebung und Kultur übereinstimmen mit den Kapazitäten der Person hinsichtlich sensorischer Verarbeitung, Emotion und Aufmerksamkeit.
- Das systemische Modell der sensorischen Modulation betont das Wechselspiel zwischen den Umgebungsfaktoren und den internen Merkmalen für die Entstehung einer SMD.
- Das zentrale Problem von Kindern mit dieser Störung liegt in einem Defizit in der Aufnahme, Integration und Regulation von Sinnesempfindungen oder einer Kombination dieser Aspekte. Diese sensorischen Abnormitäten können emotionale und Aufmerksamkeitsprobleme verursachen.
- Physiologisch zeigte die SMD-Gruppe schwerwiegendere Hyperreaktivität mit ungenügender Habituation, während die AD/HD-Gruppe eine starke initiale Orientierungsreaktion hatte, dann aber rasch habituierte.
- Eine klinisch relevante Frage ist, ob für jede klinische Gruppe tatsächlich eine **Grundproblematik** bzw. ein zentrales Defizit in einer der drei internen Dimensionen vorliegt, das die Funktion der anderen beiden Dimensionen direkt beeinflusst. Die Antworten auf die Frage nach dem Grundproblem haben direkten Einfluss auf den Interventionsansatz.

4.7 Literatur

Achenbach, T.M. (1991). *Manual for the Child Behavior Checklist/4–18 and 1991 Profile.* Burlington, VT: University of Vermont, Department of Psychiatry.

American Psychiatric Association. (1994). *Diagnostic and statistical manual of mental disorders* (4th ed.). Washington, DC: Author.

Andreassi, J.L. (1989). *Psychophysiology: Human behavior and physiological response.* Hillsdale, NJ: Lawrence Erlbaum Associates.

Ayres, A.J. (1972). *Sensory integration and learning disorders.* Los Angeles: Western Psychological Services.

Ayres, A.J. (1979). *Sensory integration and the child.* Los Angeles: Western Psychological Services.

Banaji, M.R., und Prentice, D.A. (1994). The self in social contexts. *Annual Reviews in Psychology, 45,* 297–332.

Barkley, R.A. (1998). *Attention deficit hyperactivity disorder: A handbook for diagnosis and treatment* (2nd ed.). New York: Guilford Press.

Belser, R.C., und Sudhalter, V. (1995). Arousal difficulties in males with Fragile X syndrome: A preliminary report. *Developmental Brain Dysfunction, 8,* 270–279.

4.7 · Literatur

Bernal, M.E., und Miller, W.H. (1970). Electrodermal and cardiac responses of schizophrenic children to sensory stimuli. *Society for Psychophysiological Research, 7*(2), 155–168.

Boucsein, W. (1992). *Electrodermal activity*. New York: Plenum Press.

Bryson, S.E., Wainwright-Sharp, J.A., und Smith, I.M. (1990). Autism: a developmental spatial neglect syndrome? In J.T. Enns (Ed.), *The development at attention: Research and Theory* (pp. 405–419). North-Holland: Elsevier Science Publishers B.V.

Buchsbaum, M.S., Siegel, B.V., Jr., Wu, J.C., Hazlett, E., Sicotte, N., Haier, R., Tanguay, P., Asarnow, R., Cadorette, T., Donoghue, D., Lagunas-Solar, M., Lott, I., Paek, J., und Sabalesky, D. (1992). Brief report: Attention performance in autism and regional brain metabolic rate assessed by positron emission tomography. *Journal of Autism and Developmental Disorders, 22*(1), 115–125.

Chapman, J. (1966). The early symptoms of schizophrenia. *British Journal of Psychiatry, 112*, 225–251.

Clausen, J., Lidsky, A., und Sersen, E.A. (1976). Measurement of autonomic functions in mental deficiency. In R. Karrer (Ed.), *Developmental psychophysiology of mental retardation* (pp. 39–91). Springfield, IL: Thomas.

Cohn, E., und Cermak, S. AUCH (1998). Including the family perspective in sensory integration outcomes research. *American Journal of Occupational Therapy, 52*(7), 540–546.

Cohn, E., und Miller, L.J. (2000). Parental hopes for therapy outcomes: Children with sensory modulation disorders. *American Journal of Occupational Therapy, 54*(1), 1–8.

Dawson, G., und Lewy, A. (1989). Arousal, attention, and the socioemotional impairments of individuals with autism. In G. Dawson (Ed.), *Autism: Nature, diagnosis, and treatment* (pp. 49–74). New York: Guilford.

Dawson, G., Meltzoff, A., Osterling, J., und Rinaldi, J. (1998). Neuropsychological correlates of early symptoms of autism. *Child Development, 69*(5), 1276–1285.

DeGangi, G.A., DiPietro, J.A., Greenspan, S.I., und Porges, S.W. (1991). Psychophysiological characteristics of the regulatory disordered infant. *Infant Behavior and Development, 14*, 37–50.

DiPietro, J., und Porges, S.W. (1991). Vagal responsiveness to gavage feeding as an index of preterm status. *Pediatric Research, 29*(3), 231–236.

Dunn, W. (1997). The impact of sensory processing abilities on the daily lives of young children and their families: A conceptual model. *Infants und Young Children, 9*(4), 23–35.

Dunn, W., Brown, C., und McGuigan, A. (1994). The ecology of human performance: A framework for considering the effect of context. *American Journal of Occupational Therapy, 48*(7), 595–607.

Fisher, A.G. (1991). Vestibular-proprioceptive processing and bilateral integration and sequencing deficits. In A.G. Fisher, E.A. Murray, und A.C. Bundy (Eds.), *Sensory integration: Theory and practice* (pp. 71–107). Philadelphia: F.A. Davis Company.

Fisher A.G. (2002) Defizite der vestibulär-propriozeptiven Verarbeitung, der bilateralen Integration und des Seqenzierens. In: A.G Fisher, E.A. Murray, A.C. Bundy (Hrsg) *Sensorische Integrationstherapie. Theorie und Praxis*. 2. Aufl. Springer Berlin Heidelberg New York

Fisher, A.G., Murray, E.A. (1991). Introduction to sensory integration theory. In A.G. Fisher, E.A. Murray, und A.C. Bundy (Eds.), *Sensory integration: Theory and practice* (pp. 3–26). Philadelphia: F.A. Davis Company.

Fisher, A.G., Murray, E.A. (2002). Einführung in die Theorie der Sensorischen Integration. In A.G. Fisher, E.A. Murray, A.C. Bundy (Hrsg.), *Sensorische Integrationstherapie. Theorie und Praxis*. 2. Aufl. Springer Berlin Heidelberg New York

Fisher, A.G., Murray, E.A., und Bundy, A.C. (1991). *Sensory integration: Theory and practice*. Philadelphia: F.A. Davis Company.

Fisher, A.G., Murray, E.A., Bundy, A.C. (Hrsg) *Sensorische Integrationstherapie. Theorie und Praxis*. 2. Aufl. Springer Berlin Heidelberg New York

Fowles, D.C. (1986). The eccrine system and electrodermal activity. In M.G.H. Coles, E. Donchin, und S.W. Porges (Eds.), *Psychophysiology: Systems, processes, and applications* (pp. 51–96). New York: Guilford Press.

Fowles, D.C., und Furuseth, A.M. (1994). Electrodermal hypo-reactivity and antisocial behavior. In D.K. Routh (Ed.), *Disruptive behavior disorders in childhood* (pp. 181–205). New York: Plenum Press.

Hagerman, R.J. (1996). Physical and behavioral phenotype. In R.J. Hagerman und A. Cronister (Eds.), *Fragile X syndrome: Diagnosis, treatment, and research* (2nd ed., pp. 3–87). Baltimore, MD: The John Hopkins University Press.

Hanft, B.E., Miller, L.J., und Lane, S.J. (2000). Toward a consensus in terminology in sensory integration theory and practice: Part 3: Observable behaviors: Sensory integration dysfunction. *Sensory Integration Special Interest Section, 23*(3), 1–4.

Kandel, E.R. (1991). Cellular mechanisms of learning and the biological basis of individuality. In E.R. Kandel, J.H. Schwartz, und T.M. Jessell (Eds.), *Principles of neural science* (3rd ed., pp. 1009–1031). East Norwalk, CT: Appleton und Lange.

Kim, D.K., Shin, Y.M., Kim, C.E., Cho, H.S., und Kim, Y.S. (1993). Electrodermal responsiveness, clinical variables, and brain imaging in male chronic schizophrenics. *Biological Psychiatry, 33*, 786–793.

Kimball, J.G. (1993). Sensory integrative frame of reference. In P. Kramer und J. Hinajosa (Eds.), *Frames of reference for pediatric occupational therapy* (pp. 87–167). Baltimore, MD: Williams and Wilkins.

Lane, S.J., Miller, L.J., und Hanft, B.E. (2000) Toward a consensus in terminology in sensory integration theory and practice: Part 2: Sensory integration patterns of function and dysfunction. *Sensory Integration Special Interest Section, 23*(2), 1–3.

Logan, G.D. (1994). On the ability to inhibit thought and action: A user's guide to the stop signal paradigm. In D. Dagenbach und T.H. Carr (Eds.), *Inhibitory processes in attention, memory, and language* (pp. 189–239). San Diego, CA: Academic Press.

Lord, C., Rutter, M., Goode, S., Heemsbergen, J., Jordan, H., Mawhood, L., und Schopler, E. (1989). Autism Diagnostic Observation Schedule: A standardized observation of communicative and social behavior. *Journal of Autism and Developmental Disorders, 19*, 185–212.

Lord, C., Rutter, M., und LeCouteur, A. (1994). Autism Diagnostic Interview– Revised: A revised version of a diagnostic interview for caregivers of individuals with possible pervasive developmental disorders. *Journal of Autism and Developmental Disorders, 24*, 659–685.

Mangeot, S.D. (1999). *The relationship between disruptions in sensory modulation and attention deficit hyperactivity disorder in children*. Unpublished doctoral paper, University of Denver, Denver, CO.

Martinez-Selva, J.M., Garcia-Sanchez, F.A., und Florit, R. (1995). Electrodermal orienting activity in children with Down syndrome. *American Journal on Mental Retardation, 100*(1), 51–58.

McIntosh, D.N., Miller, L.J., und Shyu, V. (1999). Overview of the Short Sensory Profile (SSP). In W. Dunn (Ed.), *The Sensory Profile: Examiner's manual* (pp. 59–73). San Antonio, TX: The Psychological Corporation.

McIntosh, D.N., Miller, L.J., Shyu, V., und Hagerman, R. (1999). Sensory-modulation disruption, electrodermal responses, and functional behaviors. *Developmental Medicine and Child Neurology, 41*, 608–615.

Miller, L.J. (1988, 1982). *Miller Assessment for Preschoolers (MAP)*. San Antonio, TX: The Psychological Corporation.

Miller, L.J., und Lane, S.J. (2000). Toward a consensus in terminology in Sensory Integration theory and practice: Part 1: Taxonomy of neurophysiological processes. *Sensory Integration Special Interest Section, 23*(1), 1–4.

Miller, L.J., McIntosh, D.N., McGrath, J., Shyu, V., Lampe, M., Taylor, A.K., Tassone, F., Neitzel, K., Stackhouse, T., und Hagerman, R. (1999). Electrodermal responses to sensory stimuli in individuals with Fragile X syndrome: A preliminary report. *American Journal of Medical Genetics, 83*(4), 268–279.

Mini Mitter Company. (1999). *Mini-Logger Series 2000*. Sunriver, OR: Author.

Moen, P., Elder, G.H., und Luscher, K. (1995). *Examining lives in context: Perspectives on the ecology of human development*. Washington, DC: American Psychological Association.

Parham, L.D., und Mailloux, Z. (1996). Sensory integration. In J. Case-Smith, A.S. Allen, und P.N. Pratt (Eds.), *Occupational therapy for children* (3rd ed., pp. 307–355). St. Louis: Mosby-Year Book, Inc.

Pennington, B.F. (1991). Issues in syndrome validation. In B.F. Pennington (Ed.), *Diagnosing learning disorders: A neuropsychological framework* (pp. 23–31). New York: Guilford Press.

Porges, S.W. (1985). *Method and apparatus for evaluating rhythmic oscillations in aperiodic physiological response systems*. U.S. Patent #4,510,944.

Porges, S.W. (2000). *MX Edit (Version 2.19)*. Bethesda, MD: Delta Biometrics, Inc.

Rogoff, B. (1982). Integrating context and cognitive development. *Advances in Developmental Psychology, 2*, 125–170.

Roid, G.H., und Miller, L.J. (1997). *Leiter International Performance Scale–Revised*. Wood Dale, IL: Stoelting Company.

Rosenthal, R.H., und Allen, T.W. (1978). An examination of attention, arousal, and learning dysfunctions of hyperkinetic children. *Psychological Bulletin, 75*, 689–715.

Royeen, C.B., und Lane, S.J. (1991). Tactile processing and sensory defensiveness. In A.G. Fisher, E.A. Murray, und A.C. Bundy (Eds.), *Sensory integration: Theory and practice* (pp. 108–136). Philadelphia: F.A. Davis.

Royeen, C.B., und Lane, S.J. (2002). Verarbeitung taktiler Sinneseindrücke und sensorische Defensivität. In A.G. Fisher, E.A. Murray, und A.C. Bundy (Hrsg.), *Sensorische Integrationstherapie: Theorie und Praxis*. 2. Aufl. Springer Berlin Heidelberg New York

Satterfield, J.H., und Dawson, M.E. (1971). Electrodermal correlates of hyperactivity in children. *Psychophysiology, 8*, 191–197.

Scerbo, A.S., Freedman, L.W., Raine, A., Dawson, M.E., und Venables, P.H. (1992). A major effect of recording site on measurement of electrodermal activity. *Psychophysiology, 29*(2), 241–246.

Scharfenaker, S., O'Connor, R., Stackhouse, T., Braden, M., Hickman, L., und Gray, K. (1996). An integrated approach to intervention. In R.J. Hagerman und A. Cronister (Eds.), *Fragile X syndrome: Diagnosis, treatment, and research* (2nd ed., pp. 349–411). Baltimore: The Johns Hopkins University Press.

Sobesky, W.E. (1996). The treatment of emotional and behavioral problems. In R.J. Hagerman und A. Cronister (Eds.), *Fragile X syndrome: Diagnosis, treatment, and research* (2nd ed., pp. 332–348). Baltimore: The Johns Hopkins University Press.

Stevens, S., und Gruzelier, J. (1984). Electrodermal activity to auditory stimuli in autistic, retarded, and normal children. *Journal of Autism and Developmental Disorders, 14*(3), 245–260.

van Engeland, H. (1984). The electrodermal orienting response to auditive stimuli in autistic children, normal children, mentally retarded children, and child psychiatric patients. *Journal of Autism and Developmental Disorders, 14*(3), 261–279.

Vygotsky, L.S. (1962). *Thought and language*. Cambridge, MA: MIT Press.

Wallace, R.M., und Fehr, F.S. (1970). Heart rate, skin resistance, and reaction time of mongoloid and normal children under baseline and distraction conditions. *Psychophysiology, 6*, 722–731.

Zahn, T.P., und Kruesi, M.J.P. (1993). Autonomic activity in boys with disruptive behavior disorders. *Psychophysiology, 30*, 605–614.

ANHANG

4A.1 Studienprotokoll

4A.1.1 Beschreibungen der fünf Studiengruppen

**Gruppe 1:
Normal entwickelte Kinder (Typ)**

Die 46 normal entwickelten Kinder im Alter von 3 bis 13 Jahren kamen über die Eltern, Lehrer, Nachbarn und Projektmitarbeiter zur Studie. Die Eltern füllten einen Erhebungsbogen aus. Es wurden potenzielle Risikofaktoren bezüglich der Geburt (niedriges Geburtsgewicht, Frühgeburt, andere Komplikationen) und gegenwärtigem Status (z. B. Schule, emotionale oder medizinische Probleme) erhoben. Die Ergebnisse des Erhebungsbogens dienten als Ausschlusskriterium.

**Gruppe 2:
Kinder mit Fragilem X-Syndrom (FXS)**

23 Kinder im Alter von 3 bis 12 Jahren, die am FXS-Zentrum der Kinderklinik in Denver, Colorado, diagnostiziert und deren Diagnosen durch Molekularanalysen bestätigt worden waren, nahmen an der Studie teil. Die meisten Kinder in dieser Gruppe (rund 70 %) waren zurzeit der Studie medikamentös eingestellt (ca. 20 % auf Stimulanzien, ca. 67 % auf selektiven Serotoninhemmer und ca. 13 % auf Antikonvulsiva). Der durchschnittliche IQ in dieser Gruppe betrug 70.

**Gruppe 3:
Kinder mit autistischer Störung (Aut)**

Bei diesen 8 Kindern im Alter von 5 bis 13 Jahren, die über das Autismuszentrum der Universität von Colorado und die Entwicklungsabteilung der Kinderklinik in Denver zum Projekt gekommen waren, wurden Skalen und klinische Tests (ADOS von Lord et al. 1989 und ADI-R von Lord et al. 1994) zur Bestätigung der DSM-IV-Kriterien (American PsychiatricAssociation 1994) durchgeführt (beeinträchtigte soziale Interaktionen und Kommunikation und ein deutlich eingeschränktes repetitives oder stereotypes Verhaltensrepertoire).

**Gruppe 4:
Kinder mit Aufmerksamkeitsdefizit (AD/HD)**

Die Diagnosen der 40 Kinder im Alter von 5 bis 13 Jahren, die von mehreren Zentren in Denver sowie von frei praktizierenden Kinderärzten und Psychologen zugewiesen worden waren, basierten auf DSM-IV-Kriterien und schließen alle drei Arten ein: Ablenkbarkeit, Hyperaktivität-Impulsivität und eine Kombination von beidem. Der durchschnittliche IQ in dieser Gruppe lag bei 94.

**Gruppe 5:
Kinder mit Anzeichen einer SMD und keiner anderen Störung (SMD)**

Bei den 32 Kindern dieser Gruppe im Alter von 3 bis 9 Jahren wurden im Rahmen eines ergotherapeutischen Assessments an der Kinderklinik in Denver Symptome einer SMD identifiziert. Die Kriterien umfassten Beobachtungen in der Testsituation, atypische Reaktionen in der *Leiter-R Examiner Rating Scale* (Roid & Miller 1997) und die Bestätigung der Ergebnisse durch die Eltern im Rahmen eines detaillierten klinischen Interviews (Interviewprotokoll s. Cohn & Miller 2000). Der durchschnittliche IQ in dieser Gruppe betrug 108.

In ◘ Tabelle 4A.1 findet sich die Beschreibung der Stichprobe.

4A.1.2 Elternauskunft

Zur Beurteilung von Verhaltenssymptomen, die mit den sensorischen Reaktionen verbunden sind, wurden zusätzlich zu den EDR-Messungen die drei in den nachfolgenden Übersichten beschriebenen, normbezogenen, standardisierten Elternskalen durchgeführt (inhaltliche Beschreibung in den ◘ Tabellen 4A.2, 4A.3 und 4A.4).

4A.1.3 Das sensorische Herausforderungsprotokoll

Das sensorische Herausforderungsprotokoll (*sensory challenge protocol*, SCP) nützt Messungen von ▶ **elektrodermaler** Reaktivität und ▶ **Vagus-Tonus**, um

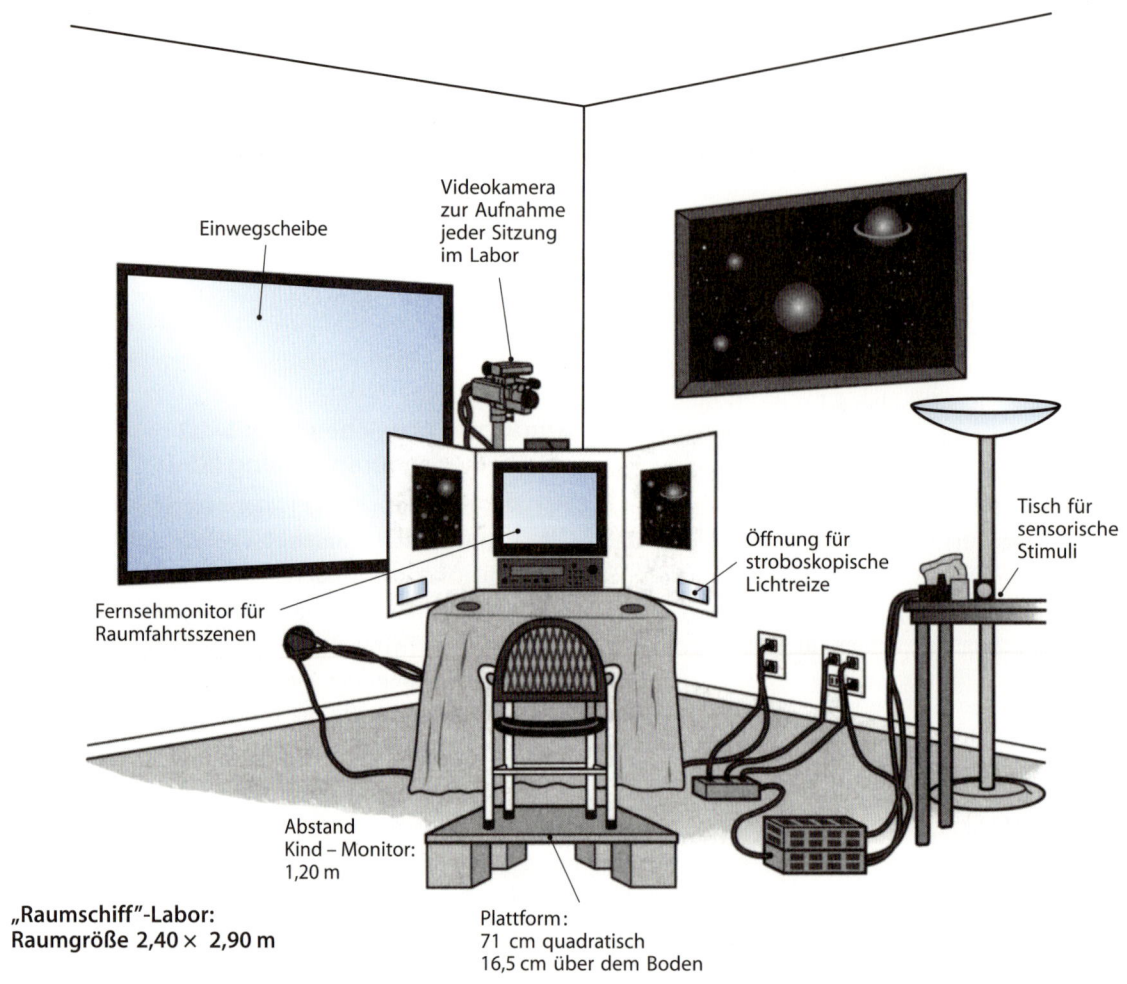

◘ Abb 4A.1a. Labor-Layout für die Messungen des sensorischen Herausforderungsprotokolls

die physiologischen Reaktionen der Personen auf sensorische Stimulierung zu beurteilen.

Hautwiderstandsmessungen (*electrodermal reactivity*, EDR) liefern quantifizierbare Daten über das Ausmaß von physiologischen Reaktionen auf sensorische Reize. EDR misst Änderungen der elektrischen Leitung der Haut in Verbindung mit Schweißdrüsenaktivität (Andreassi 1989; Fowles 1986). Elektrodermale Reaktionen treten auf:

- beim Erschrecken,
- angesichts bedrohlicher Reize,
- in Verbindung mit aggressiven oder defensiven Gefühlen (Fowles),
- während positiver und negativer emotionaler Ereignisse (Andreassis).

Das Fehlen elektrodermaler ▸ **Habituation** auf wiederholte Reize hängt möglicherweise mit sensorischer Defensivität (abwehrende Reaktion auf Reize) zusammen (Boucsein 1992).

Bisher konnten in der Forschung atypische EDRs bei Personen mit folgenden medizinischen oder Verhaltensdiagnosen nachgewiesen werden:

- Down-Syndrom (Clausen et al. 1976; Martinez-Selva et al. 1995; Wallace & Fehr 1970),
- Schizophrenie (Kim et al. 1993),

4A.1 · Studienprotokoll

Tabelle 4A.1. Beschreibung der Stichprobe

Gruppe	(n)	Mittleres Alter (in Jahren)	Bandbreite des Alters
Normal entwickelt	46	7,6	3–13
Weiblich	16		
Männlich	30		
FXS	23	8,78	3–12
Weiblich	7		
Männlich	16		
Autistische Störung	8	8,5	5–13
Weiblich	1		
Männlich	7		
AD/HD	40	8,27	5–13
Weiblich	9		
Männlich	31		
SMD	32	5,87	3–9
Weiblich	11		
Männlich	21		

- Aufmerksamkeitsdefizit (Fowles & Furuseth 1994; Rosenthal & Allen 1978; Satterfield & Dawson 1971),
- Verhaltensstörungen (Zahn & Kruesi 1993),
- autistische Störung (Bernal & Miller 1970; Stevens & Gruzelier 1984; van Engeland 1984),
- Fragiles X-Syndrom (Belser & Sudhalter 1995; Miller et al. 1999).

Da der Hautwiderstand eine physiologische Markierung der Reaktionen auf Reize darstellt, wurde das sensorische Herausforderungsprotokoll (◘ Abb. 4A.1; Anhang 4B) speziell dafür geplant, die sensorische Reaktivität unter dem Paradigma der kontrollierten Laborsituation zu messen (s. Miller et al. 1999). Die Reaktivität wird in einem „Raumschiff", in dem 50 sensorische Stimuli dargeboten werden, gemessen: je 10 Items in 5 sensorischen Modalitäten (Geruch, Gehör, visuell, taktil und vestibulär) für je 3 Sekunden. Die EDR wird während der gesamten Sitzung mit einer Frequenz von 1.000 Hertz aufgezeichnet.

Tabelle 4A.2. Beschreibung der Inhaltsbereiche des *Short Sensory Profile* (SSP)

Subtest	Beschreibung des Bereiches	Beispiel
Taktile Überempfindlichkeit	Reagiert übertrieben auf Materialqualitäten	Reagiert emotionell oder aggressiv auf Berührung
Geschmacks- und Geruchsüberempfindlichkeit	Reagiert übertrieben auf Geschmäcker und Gerüche	Pingelig beim Essen bezüglich der Beschaffenheit von Speisen
Unterreaktiv/Reizsuche	Tendenz, vestibuläre Reize zu suchen	Sucht alle Arten von Bewegung, was die tägliche Routine stört
Auditives Filtern	Fähigkeit, Hintergrundgeräusche auszufiltern	Ist abgelenkt oder hat Schwierigkeiten sich, zu organisieren, wenn es viel Hintergrundlärm gibt
Visuelle/auditive Überempfindlichkeit	Reagiert übertrieben auf visuelle Reize und Geräusche	Reagiert negativ auf unerwarteten oder lauten Lärm (z. B. Staubsauger, Hundegebell, Fön)
Energielos/schwach	Tendenz, zu ermüden und schwach zu sein	Geringes Durchhaltevermögen/ermüdet leicht
Bewegungsüberempfindlichkeit	Reagiert übertrieben auf vestibuläre Reize	Wird ängstlich oder verzweifelt, wenn die Füße den Bodenkontakt verlieren

Tabelle 4A.3. Beschreibung der Inhaltsbereiche der *Leiter-R* Einschätzungsskala

Subtest	Beschreibung des Bereiches	Beispiel
Aufmerksamkeit	Fähigkeit, sich zu konzentrieren und sich zu erinnern	Konzentriert sich trotz lauten Außengeräuschen
Aktivitätsgrad	Fähigkeit, innerlich ruhig und reguliert zu bleiben	Bewegt sich so viel, wie es der Situation angemessen ist
Impulsivität	Fähigkeit, auf den richtigen Zeitpunkt zu warten	Wartet, bis man ihm die Aufmerksamkeit widmet; spielt allein
Adaptation	Fähigkeit, sich anzupassen und Übergänge bzw. Wechsel zu bewältigen	Schafft Orts- oder Aktivitätswechsel leicht
Stimmungslage und Vertrauen	Fähigkeit, Furcht, Sorgen, Stimmungen und Ängstlichkeit zu regulieren	Zuversichtlich, stabil und innerlich ruhig
Energie und Gefühle	Fähigkeit, deprimierte, melancholische oder pessimistische Gefühle zu modulieren	Hat das Gefühl, nichts zu schaffen
Soziale Fähigkeiten	Fähigkeit, Beziehungen zu Gleichaltrigen und Erwachsenen herzustellen und aufrechtzuerhalten	Kooperativ, angenehm und respektiert
Empfindlichkeit und Regulation	Fähigkeit, Reaktionen auf Reize zu modulieren und Ideen und Gedanken zu regulieren	Kampf- oder Fluchtreaktion, wenn es umarmt wird

Tabelle 4A.4. Beschreibung der Inhaltsbereiche der *Child Behavior Checklist* (**CBCL**)

Subtest	Beschreibung des Bereiches	Beispiel
Zurückgezogenheit	Verhaltensweisen, um sich zu isolieren	Ängste, in Schule zu gehen
Somatische Beschwerden	physische Probleme, die keine diagnostizierbare Ursache haben	Hat Bauchschmerzen oder Krämpfe
Ängstlich/deprimiert	Gefühle der Sorge oder äußerste Traurigkeit	Unglücklich, traurig oder deprimiert
Soziale Probleme	Interaktionen mit Gleichaltrigen und Erwachsenen	Hängt sich an Erwachsene oder ist zu abhängig
Denkstörungen	Neigung zu zwanghaftem Verhalten oder merkwürdiger Ideation	Sieht Dinge, die nicht vorhanden sind
Aufmerksamkeitsprobleme	Schwierigkeiten mit der Aufmerksamkeitsspanne; Hyperaktivität	Kann sich nicht konzentrieren, kann nicht für längere Zeit aufmerksam sein
Delinquentes Verhalten	Destruktive oder regelwidrige Verhaltensweisen	Stiehlt
Aggressives Verhalten	Nach außen gezeigte Symptome von Wut und Feindseligkeit	Attackiert Personen körperlich
Sexuelle Probleme	Störungen im Zusammenhang mit Geschlechtsidentität oder Sexualität	Möchte dem anderen Geschlecht angehören

4A.1 · Studienprotokoll

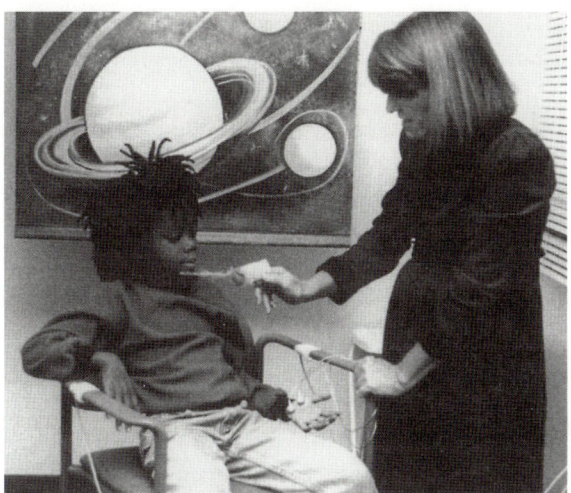

Abb 4A.1b. Kalisha und die Testleiterin während des sensorischen Herausforderungsprotokolls

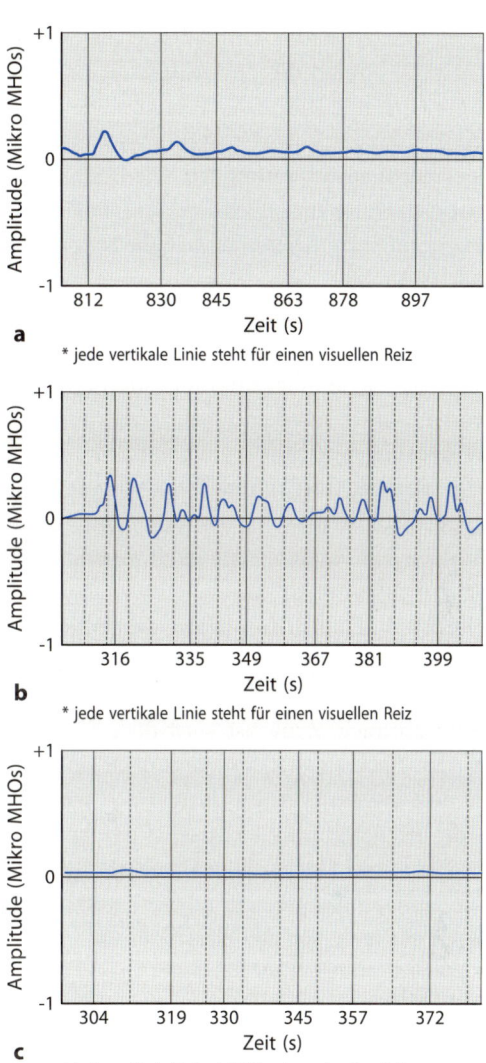

Abb 4A.2a–c. Drei Beispiele für Hautwiderstandsmessungen (EDR): a typische Reaktion; b Hyperreaktivität; c Hyporeaktivität

Die Beispielprofile in ■ Abb. 4A.2 zeigen drei Arten von EDRs. Bei jeder vertikalen Linie wurde ein 3 Sekunden andauernder Reiz (z. B. Glockengeräusch) dargeboten. Die oszillierende Linie in den ■ Abb. 4A.2a, b und c geben die Veränderungen des Hautwiderstandes der Testperson wider.

Bei einer typischen Reaktion (s. ■ Abb. 4A.2a) zeigt sich ein hoher Gipfel nach dem ersten Reiz, danach jeweils ein Gipfel nach jedem weiteren Stimulus und schließlich Gewöhnung ab dem fünften Reiz.

Im Gegensatz dazu zeigt sich bei Hyperreaktivität (s. ■ Abb. 4A.2b) ein Verlauf mit sehr großen Ausschlägen, mehr als einem Gipfel nach einigen Reizen und ohne Gewöhnung.

Hyporeaktivität (s. ■ Abb. 4A.2c) produziert sehr kleine Ausschläge und fast keine Gipfel.

Die computergestützte Datenreduktion ergab drei Variablen:
— Ausmaß bzw. Amplitude der Reaktionen,
— Häufigkeit der Reaktion,
— Anzahl der dargebotenen Reize, bis Gewöhnung eintritt.

Da diese drei Variablen stark korrelieren (s. McIntosh et al. 1999; Miller et al. 1999), wird in diesem Kapitel der Einfachheit halber nur auf das **Ausmaß** der Reaktionen eingegangen. Das Ausmaß bezieht sich auf die Amplitude der Reaktion nach dem Reiz. Hohe Werte stellen „mehr" Reaktivität dar.

Der Testraum bzw. das Labor ist ein „Raumschiff", in dem die Testleiterin das Kind testet. Testleiter können sein: ein Projektmitglied, ein Kliniker, der Forschungserfahrung sammeln möchte, oder eine Ergotherapeutin, die technisch eingeschult wurde und keines der teilnehmenden Kinder selbst behandelt.

In einem zweiten Raum befindet sich die Schaltzentrale: der Computer, die physiologische Ausstattung und der Operator. Die beiden Räume sind entweder durch einen Einwegspiegel in das Raumschiff oder durch eine Videokamera verbunden. Die Testleiterin steht mit dem Operator auch über Kopfhörer in Verbindung. Testleiterin und Operator kennen die Diagnosen der Teilnehmer nicht.

Einführung

Die Testleiterin begrüßt das Kind und die Eltern im Wartezimmer und erklärt dem Kind, dass es auf eine Reise mit einem „Raumschiff" gehen wird. (In einem vorherigen Telefonat wurden die Eltern aufgefordert, das Kind auf eine „lustige Sache" vorzubereiten.) Dann geht die Testleiterin mit dem Kind langsam und sanft in das Labor, die Raumschiffkulisse.

Die Eltern können evtl. die Sitzung durch die Einwegscheibe beobachten.

Die Beleuchtung im Raum ist während der ganzen Sitzung sehr schwach. Zunächst wird dem Kind ein Abschnitt des Apollo-13-Videos vorgespielt, in dem man sieht, wie die Astronauten „festgehakt" werden, während die Testleiterin die Elektroden an das Kind anschließt. Der Ausschnitt wurde als Unterhaltung ohne emotionale Aufregung gewählt. Er schafft Involvierung und Interesse und lenkt von den Elektroden ab.

Instrumentation

Das Kind erhält Elektroden mit 5 mm Durchmesser auf den Thenar und Hypothenar der linken Handfläche (Scerbo et al. 1992).

Gleichzeitig wird der Herzschlag mit einem Mini-Mitter überwacht. Das kleine Gerät wird am Brustkasten des Kindes mit einem Band befestigt und sammelt Variablen über den Vagus-Tonus. Das Verfahren ist noninvasiv und schmerzlos. Ein Computer im benachbarten Zimmer zeichnet die EKG-Daten auf. So kann eine Schätzung der Herzrate erzielt werden, die für kleine Veränderungen in kurzen Zeitspannen empfindlich ist (DiPietro & Porges 1991).

Ist die Ausrüstung getestet und hat der Operator das Ausgangsniveau des Kindes auf null eingestellt, gibt er der Testleiterin ein Signal, das Protokoll zu beginnen. Nach 2 Minuten werden die Serien von jeweils 10 Items für 5 Sinnessysteme durchgeführt. Die Testleiterin präsentiert die Reize für je 3 Sekunden.

Ein Tonband mit den Anweisungen, das sowohl die Testleiterin als auch der Operator über den Kopfhörer hört, führt durch die Reizdarbietung.

4A.1.4 Darbietung der sensorischen Reize

Die Einführung in die Testsituation durch die Testleiterin erfolgt mit folgenden Worten: „Wir spielen jetzt, dass wir in ein Raumschiff einsteigen. Du wirst einige lustige Dinge riechen, hören, sehen und fühlen! Das erste Ding ist ein Geruch. Atme tief ein und rieche jetzt!" Das „Jetzt" muss die Testleiterin genau auf die Anweisung der Audiokassette abstimmen.

Darbietung der Geruchsreize

Der Geruchsreiz ist Gaultheriaöl und wird in einem kleinen Fläschchen mit einem Baumwollbällchen präsentiert.

Die Testleiterin deckt das geöffnete Fläschchen mit dem Daumen ab. Sie trägt dabei sterile Handschuhe. Ihre Bewegungen muss sie genau auf die Anweisungen der Kassette abstimmen, sodass sie bei „Achtung – Fertig – Los" bereit ist, etwa 3 cm vor der Nase des Probanden das Fläschchen aufzudecken. Das Fläschchen wird leicht bedeckt gehalten (Duft soll langsam ausströmen) und im Sekundenrhythmus von links nach rechts und wieder nach links bewegt. Bei jedem Schwenken fordert die Testleiterin das Kind auf, „hinein zu riechen".

Darbietung der auditiven Reize

Nach 20 Sekunden Pause startet die Testleiterin mit den Worten „Jetzt werden wir einige lustige Dinge hören!" ein Tonband. Die Reize sind professionell aufgezeichnete Sirenentöne in einer Lautstärke von 90 Dezibel. Das Band spielt eine Serie von 10 Reizen im Abstand von 8 bzw. 12 Sekunden.

Darbietung der visuellen Reize

Nach 20 Sekunden Pause startet die Testleiterin mit den Worten „Jetzt werden wir einige lustige Dinge sehen" ein im Handel erhältliches 20-Watt-Stroboskop, das in die rechte Raumschiffkonsole etwas unterhalb der Augenebene eingebaut ist. Es ist auf 10 Lichtblitze pro Sekunde eingestellt. Die Testleiterin kann mittels Fußpedal das Stroboskop entsprechend den Anweisungen der Testleiter-Kassette an- und abschalten.

Darbietung der taktilen Reize

Nach 20 Sekunden Pause beginnt die Testleiterin mit den Worten „Jetzt wirst du einige lustige Dinge fühlen!" mit der Feder der Fingerpuppe „Mr. Thumbuddy" aus dem MAP (Miller Assessment for Preschoolers; Miller 1982, 1988) vom rechten Ohr des Teilnehmers sanft entlang der Kinnkontur zum linken Ohr zu streichen.

Darbietung der vestibulären Reize

Der Stuhl des Probanden ist auf einer neigbaren Plattform sicher befestigt. Die Vorrichtung ist so konstruiert, dass sich der Stuhl genau 30° nach hinten neigt, wenn die Testleiterin den Stuhl rückwärts kippt. Nach 20 Sekunden Pause startet die Testleiterin, indem sie das Kind fließend und langsam nach hinten kippt. Der ganze Vorgang (nach hinten und wieder in die Senkrechte) soll 3 Sekunden dauern und muss genau auf die Anweisung der Kassette abgestimmt sein.

Manchmal erschrecken die Kinder beim ersten Kippen, normalerweise macht ihnen die Bewegung jedoch Spaß. Nach der ersten Kippung versichert die Testleiterin dem Kind, dass sie die ganze Zeit bei ihm ist.

Nach 10 Neigungen wird der Stuhl fixiert, und das Kind kann ein kurzes Cartoonvideo ansehen. Währenddessen wird für 2 Minuten die Erholungsphase des EDR und der Herzaktivität aufgezeichnet.

Zeigt das Kind an einer Stelle des Tests stärkere Beschwerden oder sagt es, dass es einen Reiz nicht mehr ertragen kann, so bricht die Testleiterin die Darbietung des Stimulus ab. Sie unternimmt aber jeden Versuch, die anderen Reizdarbietungen der Sitzung durchzuführen.

Am Ende der Sitzung erhält das Kind eine kleine Belohnung, und die Eltern werden für den Aufwand finanziell entschädigt.

4A.2 Detaillierte deskriptive Datenanalyse

4A.2.1 Detailergebnisse der Stichprobe mit Fragilem X-Syndrom

Wahrnehmung

Die FXS-Gruppe zeigte von allen Studiengruppen die höchsten physiologische Werte (◘ Abb. 4A.3). Im Verhalten zeigten sie starke Überreaktionen auf Reize, die bis auf die Geruchs-/Geschmacksempfindung deutlich von jenen normaler Kinder abwichen. Symptome der SMD zeigten sich in niedrigen Werten im auditiven Filtern, taktiler, vestibulärer und visuell-auditiver Empfindlichkeit sowie in der Variable Empfindlichkeit und Regulation (Leiter-R). Die FXS-Gruppe erbrachte mittelmäßig niedrige Werte in der Variable unterreagierend/Reizsuche (SSP), was darauf hindeutet, dass in der FXS-Gruppe sowohl bewegungssuchende als auch bewegungsvermeidende Kinder sind (◘ Abb. 4A.4). Die Werte im Bereich Wahrnehmung waren etwas höher als in Aufmerksamkeit, entsprachen aber etwa den Werten für Emotion.

Emotion

Die FXS-Gruppe unterschied sich in allen emotionalen Bereichen bis auf Depression (Energie und Gefühle der Leiter-R-Skala) und Ängstlichkeit/Depression (CBCL) signifikant von den normalen Kindern. Fünf Problemebereiche waren: Stimmungen und Vertrauen (Ängstlichkeit) und Adaptation (*Leiter-R*) und soziale Probleme, Denkstörungen und Zurückgezogenheit (CBLC) (◘ Abb. 4A.5 und 4A.6). Die Werte in Emotion waren ähnlich wie im Bereich Wahrnehmung, aber höher (d. h. besser) als im Bereich Aufmerksamkeit.

Aufmerksamkeit

Die niedrigsten Werte erbrachte die FXS-Gruppe im auditiven Filtern (SSP) und in der Aufmerksamkeit (*Leiter-R* und CBCL). In Impulsivität und Aktivitätsniveau waren die Werte zwar etwas besser, dennoch entsprachen sie einer mittelschweren Störung (s. ◘ Abb. 4A.4 bis 4A.6). Die Werte im Bereich Aufmerksamkeit waren niedriger als in den beiden anderen Bereichen Wahrnehmung und Emotion.

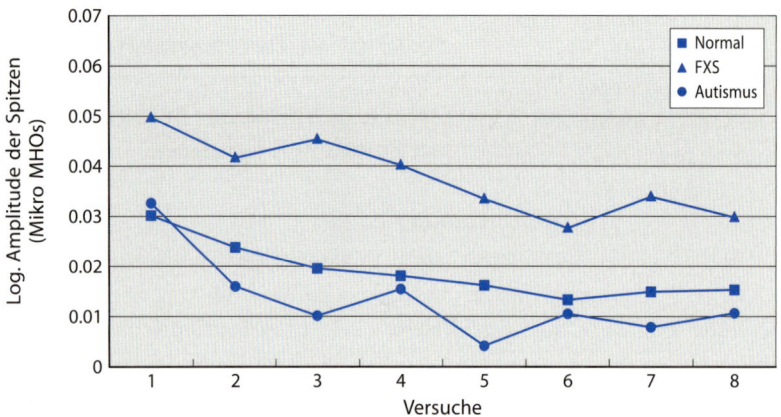

◘ **Abb 4A.3.** Ergebnisse der elektrodermalen Reaktivitätsmessung bei normal entwickelten Kindern im Vergleich zu Kindern mit Fragilem X-Syndrom und autistischen Kindern

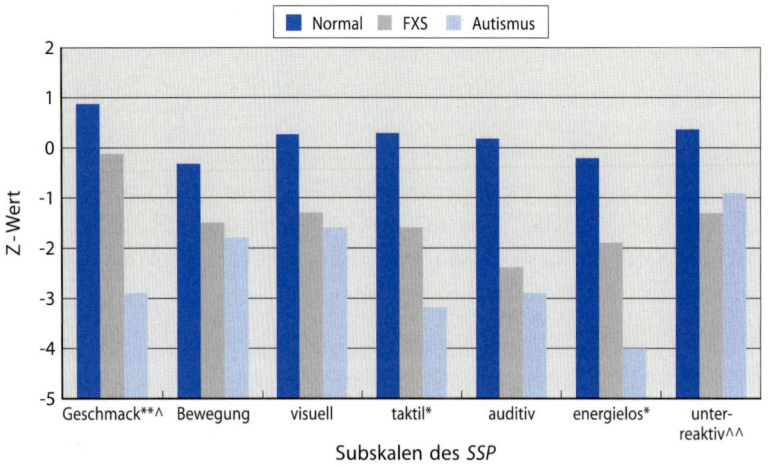

◘ **Abb 4A.4.** Einschätzungen mit dem *Short Sensory Profile* bei Kindern mit Fragilem X-Syndrom und autistischen Kindern im Vergleich zu normal entwickelten Kindern. *Signifikanter Unterschied (p<0,01) zwischen Fragilem X-Syndrom und Autismus in diesem Subtest. **Hochsignifikanter Unterschied (p<0,001) zwischen Fragilem X-Syndrom und Autismus in diesem Subtest. ^Kein signifikanter Unterschied zwischen Autismus und normaler Entwicklung bei diesem Subtest. ^^Keine signifikanten Unterschiede zwischen Fragilem X-Syndrom bzw. Autismus und normaler Entwicklung bei diesem Subtest

* signifikante Differenz zwischen FXS und Autismus (p < 0,01)
** hoch signifikante Differenz zwischen FXS und Autismus (p < 0,001)
^ keine signifikante Differenz zwischen Autismus und Normal
^^ keine signifikante Differenz zwischen FXS und Normal

4A.2.2 Detailergebnisse der Gruppe mit autistischer Störung

Wahrnehmung

Die EDR-Daten dieser Studie sprechen dafür, dass autistische Kinder physiologisch hyporeaktiv auf Reize sind. Im Vergleich zu den normalen Kindern und den anderen klinischen Gruppen zeigen sie das geringste Ausmaß an Hautwiderstandsveränderung (s. ◘ Abb. 4A.3). Dieses Resultat stimmt mit Ergebnissen von van Engeland (1984) überein, widerspricht aber Studien von Bernal & Miller (1970) und Stevens & Gruzelier (1984).

Im Gegensatz dazu ergeben die Verhaltensbeurteilungen hinsichtlich sensorischer Modulation schwerwiegende Überresponsivität in der taktilen und Geruchs-/Geschmacksempfindlichkeit und mäßige Überresponsivität in der vestibulären und visuell/auditiven Empfindlichkeit (SSP), was durch einen niedrigen Wert in Empfindlichkeit und Regulation (*Leiter-R*) bestätigt wird (s. ◘ Abb. 4A.4 und 4A.5).

4A.2 · Detaillierte deskriptive Datenanalyse

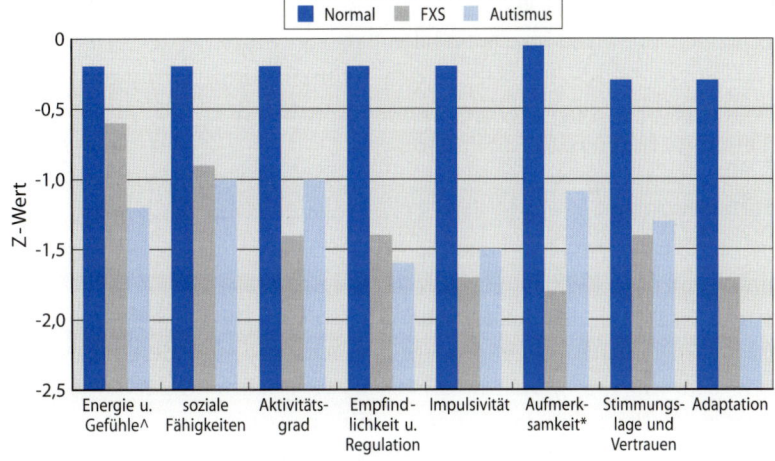

Abb 4A.5. Elterneinschätzungen mit der *Leiter-R*-Skala bei Kindern mit Fragilem X-Syndrom, autistischen Kindern und normal entwickelten Kindern. *Signifikanter Unterschied (p<0,01) zwischen Fragilem X-Syndrom und Autismus in diesem Subtest. ^Kein signifikanter Unterschied in den Werten von Fragilem X-Syndrom und denen bei normaler Entwicklung in diesem Subtest

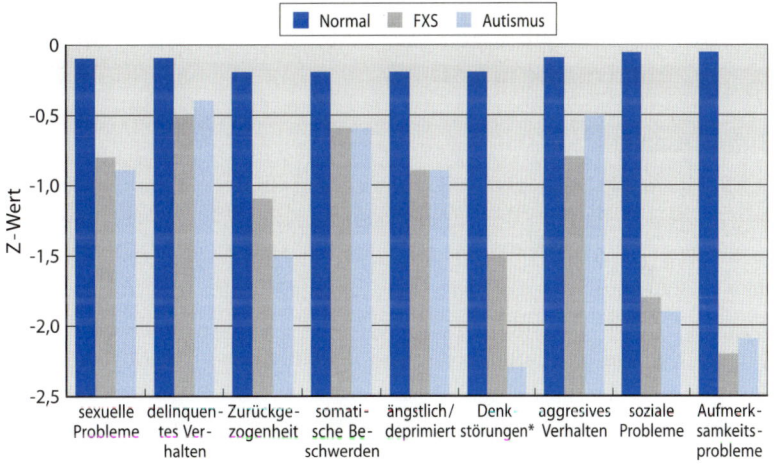

Abb 4A.6. Einschätzungen mit der *Child Behavior Checklist* bei Kindern mit Fragilem X-Syndrom, autistischen Kindern und normal entwickelten Kindern. *Signifikanter Unterschied (p<0,01) zwischen Fragilem X-Syndrom und Autismus in diesem Subtest.

Die Stichprobe der Kinder mit autistischer Störung zeigte auch eine schwerwiegende Störung in der Variable „wenig Energie/schwach", verbunden mit genereller Bewegungsarmut (–4,0 STA im SSP). Zusammen mit den normalen Werten in „unterreagierend/reizsuchend" kann aus diesen Werten geschlossen werden, dass diese Gruppe keine Reizsuche durch Bewegung zeigt (s. Abb. 4A.4). Insgesamt trat im Verhalten auf die meisten Reize eine Überresponsivität zutage, auch wenn die physiologischen Parameter für eine verringerte sensorische Reaktivität sprechen.

Emotion

Die Stichprobe der autistischen Kinder zeigte überreagierende Emotionen mit signifikanten Denk- (CBCL) und Adaptationsstörungen (*Leiter-R*). Mäßige Störungen zeigten sich bezüglich Ängstlichkeit und Depression (Leiter-R) sowie im Sozialverhalten und Zurückgezogenheit (CBCL) (s. Abb. 4A.5 und 4A.6). Die signifikanten Störungen im emotionalen Bereich wurden von einigen Werten aus dem Bereich Wahrnehmung noch übertroffen (Bewegungsvermeidung, taktile, Geschmacks- und Geruchsempfindlichkeit).

Aufmerksamkeit

Die autistische Gruppe zeigte mäßige Probleme im auditiven Filter (SSP), in Impulsivität und Aktivitätsniveau (*Leiter-R*) und Aufmerksamkeit (CBCL). Die Werte im Bereich Aufmerksamkeit unterschieden sich deutlich von normalen Kindern, wenn auch nicht so hochgradig wie im Bereich Wahrnehmung (s. Abb. 4A.4 bis 4A.6) Aufmerksamkeitsprobleme außer Denkstörungen und Adaptation waren geringer ausgeprägt als die Probleme in den Bereichen Wahrnehmung und Emotion.

4A.2.3 Detailergebnisse der Gruppe mit AD/HD

Aufmerksamkeit

Die Studie bestätigte die Hypothese, der zufolge Kinder mit AD/HD Defizite in der Aufmerksamkeitsdimension haben. Die AD/HD Gruppe zeigte schwerwiegendere Defizite im auditiven Filter (SSP) als jede andere Gruppe. Dazu kamen signifikante Schwierigkeiten in der Aufmerksamkeit, Impulsivität und im Aktivitätsniveau (*Leiter-R*) und in Aufmerksamkeitsproblemen (CBCL) (Abb. 4A.7, 4A.8, 4A.9). Außerdem dürften die niedrigen Werte in „unterreagierend/reizsuchend" (SSP) mit der Hyperaktivität zusammenhängen. Beachtenswert ist eine Untergruppe innerhalb der AD/HD-Stichprobe mit wenig Energie (SSP), was zeigt, dass einige Kinder dieser Stichprobe Bewegungsvermeider waren.

Emotion

Die AD/HD-Gruppe hatte signifikante Probleme in der Adaptation (*Leiter-R*) und mittelmäßige Probleme im sozialen und aggressiven Verhalten (CBCL). Denkstörungen (CBCL) und Störungen der Stimmungslage und des Vertrauens (*Leiter-R*) sowie Ängste/Depression (CBCL) fielen in einem geringeren Ausmaß an (s. Abb. 4A.8 und 4A.9).

Wahrnehmung

Die AD/HD-Gruppe erbrachte faszinierende physiologische Ergebnisse: Die Kinder zeigten eine äußerst starke Orientierungsreaktion auf den ersten Stimulus aus jedem Sinnesbereich, gefolgt von einer unmittelbaren und signifikanten Verminderung in Reaktivität bis fast zum Reaktionsniveau der normalen Gruppe. Obwohl die Orientierungsreaktion stärker als bei normal entwickelten Kindern war, zeigte sich eindeutig eine Gewöhnung an den sensorischen Input (Abb. 4A.10).

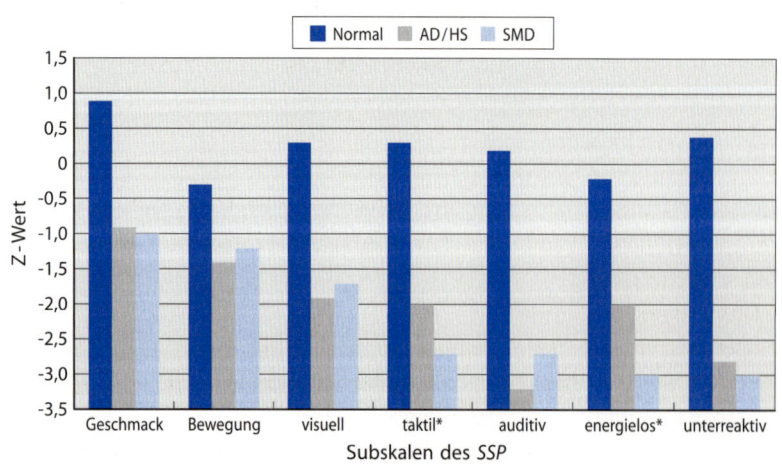

Abb 4A.7. Einschätzungen mit dem *Short Sensory Profile* bei Kindern mit AD/HD, Kindern mit SMD und normal entwickelten Kindern. *Signifikanter Unterschied (p<0,01) zwischen AD/HD und SMD in diesem Subtest

4A.2 · Detaillierte deskriptive Datenanalyse

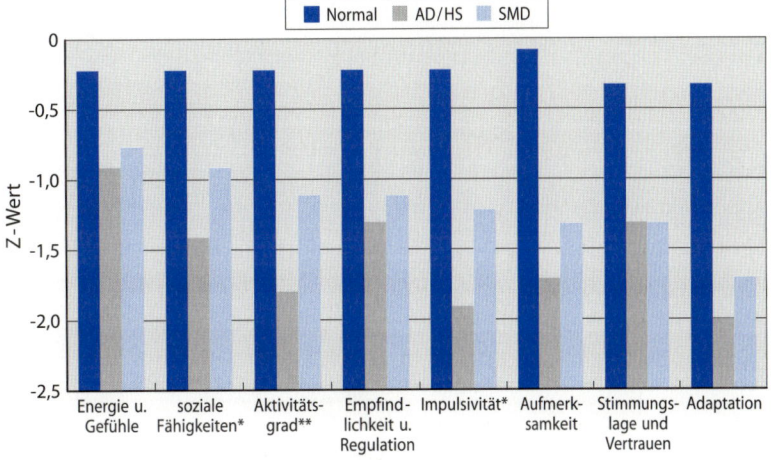

Abb 4A.8. Elterneinschätzungen mit der *Leiter-R*-Skala bei Kindern mit AD/HD, Kindern mit SMD und normal entwickelten Kindern. *Signifikanter Unterschied (p<0,01) zwischen AD/HD und SMD in diesem Subtest. **Hochsignifikanter Unterschied (p<0,001) zwischen AD/HD und SMD in diesem Subtest

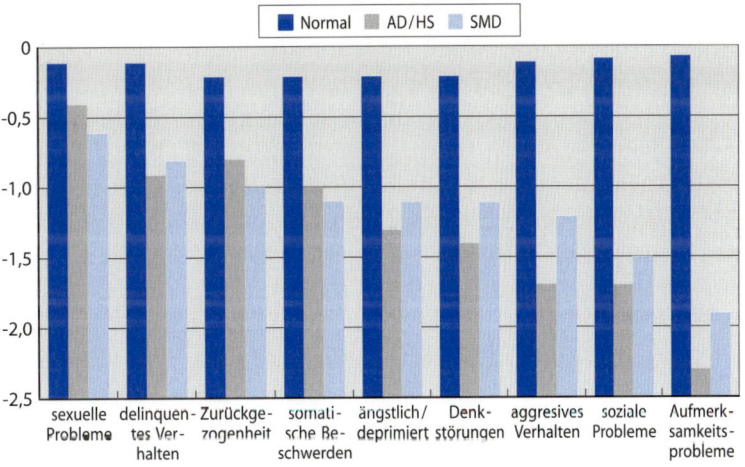

Abb 4A.9. Einschätzungen mit der *Child Behavior Checklist* bei Kindern mit AD/HD, Kindern mit SMD und normal entwickelten Kindern

Im Verhalten zeigte die AD/HD-Gruppe signifikante Überreaktionen auf taktile und visuelle Reize (SSP), aber fast normale Werte in der Bewegungsempfindlichkeit (SSP). Sowohl eine bewegungssuchende als auch eine bewegungsvermeidende Untergruppe war erkennbar (s. Abb. 4A.7). Das Funktionsniveau in den Bereichen Wahrnehmung und Emotion war ungefähr gleich hoch, wobei diese Werte besser als die Aufmerksamkeitswerte waren.

4A.2.4 Detailergebnisse der Gruppe mit sensorischer Modulationsstörung (SMD)

Wahrnehmung

Kinder in der SMD-Gruppe zeigten im Verhalten extreme Hyperreaktivität auf sensorische Reize, besonders in den Subtests zur taktilen und visuellen Empfindlichkeit (SSP). Außerdem fand sich in dieser Gruppe im SSP eine Kombination von „unterreagierend/bewe-

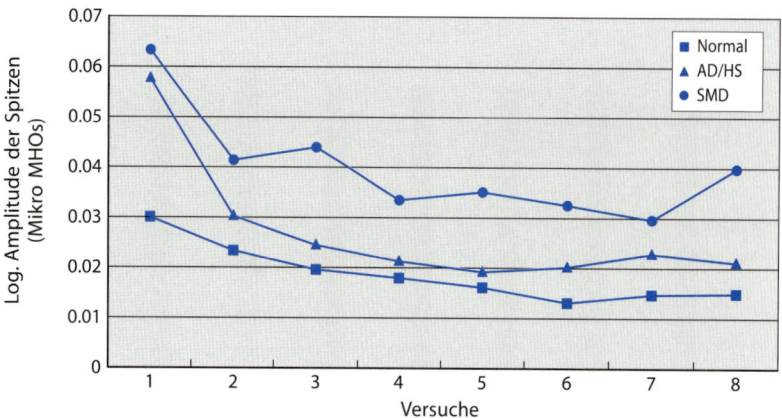

Abb 4A.10. Ergebnisse der elektrodermalen Reaktivitätsmessung bei normal entwickelten Kindern im Vergleich zu Kindern mit AD/HD und Kindern mit SMD

gungssuchend" und wenig Energie (d. h. bewegungsvermeidend). Obwohl in der Literatur „Gravitationsunsicherheit" als eine potenzielle Begleiterscheinung der SMD beschrieben wird (Fisher 1991, 2002), zeigen in der vorliegenden Studie nur wenige Kinder Anzeichen von Überempfindlichkeit auf vestibuläre Reize (SSP) (s. Abb. 4A.7). Physiologisch zeigen die Kinder mit SMD extreme Hyperreaktivität mit hoch ausschlagenden Reaktionen, mehrfachen Gipfeln und wenig Habituation (s. auch McIntosh et al. 1999). Die EDR-Reaktionen der SMD-Gruppe erscheinen stärker hyperreaktiv als die der anderen Gruppen außer FXS.

Aufmerksamkeit

Die Kinder der SMD-Gruppe zeigten Beeinträchtigung in Aufmerksamkeit besonders in den Subtests zum auditiven Filtern (SSP) und zu Aufmerksamkeitsproblemen (CBCL), wenngleich in geringerem Ausmaß als die Kinder der AD/HD-Gruppe. Mäßige Aufmerksamkeitsdefizite waren offensichtlich (Leiter-R und CBCL), und Impulsivität und Aktivitätsgrad waren im Vergleich mit den normalen Kindern stark beeinträchtigt (Leiter-R) (s. dazu Abb. 4A.8 und 4A.9).

Emotion

In der emotionalen Dimension traten mäßige Probleme in den adaptiven und sozialen Fähigkeiten (Leiter-R) bzw. soziale Probleme (CBCL) auf. Geringer waren die Störungen in Richtung Depression (Leiter-R), im aggressiven Verhalten, sowie Denkstörungen und Ängstlichkeit/Depression (CBCL) (s. Abb. 4A.8 und 4A.9).

4A.3 Limitierungen der Studie

Eine wichtige Einschränkung dieser Studie war die Stichprobe. Die FXS-Stichprobe war am genauesten umschrieben, da FXS eine genetische Störung ist, die mittels molekularer Tests nachgewiesen wird. Auch die Stichprobe der autistischen Kinder war ziemlich spezifisch, da alle Teilnehmer die im DSM-IV angegebenen Kriterien für autistische Störung erfüllten und mit dem ADOS und ADI getestet wurden. Da jedoch Verhaltenskriterien ausschlaggebend waren, basiert die Diagnose auf subjektiven Urteilen. Da diese von erfahrenen Fachleuten des Autismuszentrums der Universität von Colorado stammten, kann darauf vertraut werden, dass bei den Kindern der Stichprobe tatsächlich eine autistische Störung vorlag. Die Stichprobengröße war allerdings zu klein, um die Ergebnisse verallgemeinern zu können.

Die AD/HD- und SMD-Stichprobe sind problematischer. Das DSM-IV beschreibt drei Arten von Aufmerksamkeitsstörungen, die alle in dieser Stichprobe vertreten waren. Da (noch) kein objektiver genetischer Marker der AD/HD bekannt ist, hängt die Genauigkeit der Diagnose von den diagnostischen Fertigkeiten der zuweisenden Quellen ab. Die Kinder mit SMD wurden von Ergotherapeutinnen identifiziert und hatten zur Zeit der Zuweisung keine andere Diagnose. Es ist möglich, dass einige Probanden der SMD-Gruppe unerkannte AD/HD- oder Angststörungen hatten oder umgekehrt einige Teilnehmer der AD/HD-Gruppe eigentlich unerkannte SMD hatten. Zukünftige Studien

4A.3 · Limitierungen der Studie

brauchen klare Trennlinien, sodass eine Überschneidung der klinischen Gruppen (v. a. AD/HD und SMD) vermieden werden kann. Eventuell kann die elektrische **Hautwiderstandsmessung** als abhängige Variable eingesetzt werden und so die **SMD anhand** der **schlechten Habituation** und die **AD/HD** anhand der **starken Orientierungsreaktion** mit rascher Habituation **identifiziert** werden.

Vom Neuron zum Verhalten: die Bedeutung von Regulation, Erregungszustand und Aufmerksamkeit für den Prozess der Sensorischen Integration

Gretchen Dahl Reeves

5.1 Regulationsprozesse – 92

5.2 Sensorische Integration und Regulation – 93

5.3 Neuronale Basis der Regulation – 95

5.4 Neuroanatomische Komponenten der Regulation – 97

5.5 Zusammenfassung und Schlussfolgerungen – 110

5.6 Literatur – 111

In diesem Kapitel werden die verhaltensregulierenden Mechanismen und Systeme des Gehirns und die Rolle, die sensorischer Input in der zentralnervösen ▶ **Regulation** spielen kann, beleuchtet. Regulation ist ein interner Prozess der Abstimmung, der die Ordnung und Genauigkeit der physiologischen Reaktionen gewährleistet (Porges 1996). Regulation impliziert, dass innere Mechanismen die interne Kontrolle aufrechterhalten und damit grundlegende Operationen des ZNS und anderer Organsysteme unterstützen (Derryberry & Reed 1996). Die Koordination und Balance der Reaktionen des ZNS während des ununterbrochenen ▶ **Assimilierens** und Organisierens von sensorischen Eindrücken sind wesentlich für die Sensorische Integration. Regulation schafft eine wichtige Grundlage für alles Verhalten, ob automatisch oder willentlich. Sie ist ein inhärentes Merkmal von biologischen Systemen, das interne Ordnung erhält und der Anpassungsfähigkeit an neue Situationen zugrunde liegt (Porges 1996; Schore 1997). Da die Sensorische Integrationsbehandlung therapeutische Gelegenheiten schafft, die entsprechende ▶ **Anpassungsreaktionen** ▶ **fazilitieren**, ist es wichtig, die neurale Regulation und ihre Beziehung zum Erregungsniveau und zur Aufmerksamkeit für eine optimale Behandlungsplanung zu verstehen. Obwohl Hirnforscher erst dabei sind herauszufinden wie das Gehirn die richtigen Dinge zur richtigen Zeit assimiliert bzw. integriert, um Verhalten und Performanz zu steuern, liefert die neurowissenschaftliche Fachliteratur Informationen, die auch für das therapeutische ▶ **Klinische Reasoning** relevant sind.

5.1 Regulationsprozesse

5.1.1 Neurale Regulation

Alle biologischen Systeme des menschlichen Körpers sind von Operationen des Zentralnervensystems (ZNS) abhängig. Das ZNS kontrolliert das Timing und die Sequenz der Reaktionen aller Organe im Körper und überwacht ununterbrochen die internen und externen Ereignisse (Schore 1997). Diese konstante Überwachung ist entscheidend für das Überleben und die Integrität der Person und ist die Essenz der neuralen Regulation. Das Gehirn benutzt Informationen aus zahlreichen Quellen, um interne Ordnung herzustellen. Diese ist die Basis für anpassendes Verhalten. Wenn es erforderlich ist, kann das Gehirn während anstrengender Ereignisse interne physische Ressourcen mobilisieren.

> **Beachte**
> Regulation bedeutet, dass Reaktionen abgestimmt oder „fein eingestellt" werden, damit die Genauigkeit von Operationen vieler Organsysteme sichergestellt ist (Porges 1996).

Eine harmonische Interaktion verschiedener Bereiche des Nervensystems in diesem Regulationsprozess ist erforderlich, damit das Gehirn einen ausbalancierten und organisierten Zustand erreicht.

5.1.2 Selbstregulation

> **Beachte**
> **Selbstregulation** ist die Fähigkeit biologischer Systeme, sich auf wechselnde Bedingungen einzustellen (Ryan et al. 1997).

Das heißt, dass Individuen dazu fähig sind, automatische interne Anpassungen hervorzurufen, um Ordnung aufrechtzuerhalten (Schore 1994). Die Selbstregulation umfasst aber auch Verhaltensweisen, die dazu dienen, ▶ **Distress** zu reduzieren, indem interne und externe Prozesse die Reaktionen auf vorhandene Bedingungen überwachen, beurteilen und modifizieren (Thompson 1994). Selbstregulation ist ein wesentliches Element in der Entwicklung und Reifung, das nicht nur in der frühen Kindheit, sondern während des ganzen Lebens bedeutungsvolle Interaktionen mit der Umgebung unterstützt (Als 1986; Cicchetti 1994; Davidson & Sutton 1995; Fox 1994; Hofer 1994; Schore 1994).

5.2 · Sensorische Integration und Regulation

> **Beispiel**
> Der müde, gereizte Säugling kann sich durch Daumennuckeln beruhigen und trösten. Freizeitbeschäftigungen wie Aerobic, Meditation oder Yoga können Stress reduzieren. Das Hören von lauter, schneller, fröhlicher Musik kann die Aufmerksamkeit während der Arbeit aufrechterhalten.

Selbstregulierendes Verhalten in Form solcher ▶ **Beschäftigungen** kann die erforderlichen Ressourcen mobilisieren, um das subjektive Gefühl von innerer Ordnung und Kontrolle zu erhalten. Regulierende Fähigkeiten umfassen ein gewaltiges Spektrum neuraler Bereiche und Systeme sowie das **Zusammenspiel von** ▶ **exzitatorischen (anregenden)** und ▶ **inhibitorischen (hemmenden) Mechanismen** (Porges 1996).

5.1.3 Homöostase

▶ **Homöostase** bezieht sich auf die Erhaltung interner Stabilität durch die Koordinierung von Organsystemen, die sich automatisch auf Umweltänderungen einstellen (Baer et al. 2000).

Ein Organismus erreicht Homöostase durch neurale Regulationsmechanismen, die die rhythmische Interaktion von zahlreichen physiologischen Systemen einschließen. In diesen Prozess sind Tausende von Neuronenprozessen eingebunden, die den Erregungszustand (Thompson 1994) regulieren.

> **Beachte**
> Biologische Systeme operieren, um Ordnung und Balance zu erhalten.

5.1.4 Modulation

Die **Modulation** der Impulse, die von neuen und andauernden Ereignissen stammen, ist für die Homöostase notwendig. Durch Modulation wird die Intensität eingehender neuronaler Signale auf einen Grad eingestellt, der der Situation angepasst ist (Bear et al. 2001). Dadurch wird sichergestellt, dass beim Assimilieren bzw. Integrieren von neuem Input in bereits vorhandene Reaktionen die internen Operationen ihre Ordnung behalten.

> **Beachte**
> Modulation ist ein Prozess, durch den das ZNS die Erregbarkeit und Reaktivität neuronaler Schaltkreise ändert (Noback et al. 1996).

Durch Modulation wird die Qualität und Geschwindigkeit der Reaktion der Neuronen auf Reize so verändert, dass sich die Person in jeder Situation auf die wichtigsten Ereignisse, die zu Funktion und Leistung beitragen, konzentrieren kann.

5.2 Sensorische Integration und Regulation

Sensorische Integration basiert auf der adäquaten Aufnahme und Modulation sensorischer Informationen, die dann vom Organismus verwendet werden, um Verhalten und Emotionen zu regulieren. Ayres (1972) erkannte die Bedeutung der Regulation für die Sensorische Integration, als sie feststellte, dass die ▶ **Hemmung von Input** im Prozess der neuralen Integration eben so wichtig wie die ▶ **Aktivierung des Inputs** sei. Sie beschrieb Sensorische Integration als einen komplizierten und komplexen Prozess, der auf allen Niveaus des Nervensystems stattfindet.

> **Beachte**
> Ayres (1972) vertrat die Idee, dass sensorischer Input „Nahrung für das Gehirn" sei.

> **Beispiel**
> Manche Personen, deren Nervensystem die Informationen aus der Umgebung nicht richtig interpretiert, schrecken vor zielgerichteten Interaktionen mit der Umwelt zurück. Menschen, die nicht in der Lage sind, die verschiedenen sensorischen Informationen des Alltags zu nutzen, sind im Lernen und in der Reifung eingeschränkt.

❗ Beachte

Selbstregulation und Sensorische Integration sind voneinander abhängige und miteinander in Beziehung stehende Prozesse.

▷ Beispiel

Das Verhalten von Kindern, die durch zufällige, unkoordinierte Aktivitäten massiven sensorischen Input suchen, drückt aus, dass ihr Alltag nicht genug neurale Energie erzeugt, um den Bedarf ihres Gehirns an Information aus der Umwelt zu decken. Möglicherweise nehmen sie den taktilen, propriozeptiven und vestibulären Input, der normalerweise beim Klettern, Rennen und Hüpfen entsteht, nicht ausreichend auf. Dadurch erleben sie eine Deprivation von wichtigen Informationen, die sie brauchen, um adäquate posturale Reaktionen, ein Körperbewusstsein und ein Gefühl für die Position im Raum zu entwickeln. Der Informationsmangel kann dieser Kinder bei der Selbstversorgung, der Mithilfe im Haushalt oder bei Schulaufgaben behindern. Ist ihre Selbstregulation gestört, suchen diese Kinder den erforderlichen Input durch zufällige und oft desorganisierte Aktivitäten.

ⓘ Tipp

Bei **Problemen im ▶ Registrieren** von Reizen, **die sich in ▶ Reizsuche** zeigen können, zielt die Sensorische Integrationstherapie darauf ab, das **sensorische Angebot** der Umgebung **zu steigern**. Es werden Möglichkeiten geschaffen, die dem Kind durch anpassendes Verhalten zu intensivem sensorischen Input verhelfen können. Dadurch wird die neurale Regulation ▶ **fazilitiert**.

Bei Kindern mit einer **Schwäche der sensorischen Diskrimination** will die Sensorische Integrationstherapie **den sensorischen Informationsgehalt steigern**, indem eindeutige sensorische Erfahrungen geboten werden:

- Wühlen in der Sandkiste oder Malen mit Fingerfarben bietet verstärkte taktile Reize für die Hände. Diese Reize werden bei Kindern mit Diskriminationsschwäche gezielt eingesetzt vor Aufgaben, die eine gute feinmotorische Koordination erfordern (Case-Smith 1991; Exner 1995). Derartige Reize können das Bewusstsein für die Hände steigern und dem Gehirn eine sensorische Grundlage für geschickte Bewegungen liefern.
- Schnelle Bewegung auf einem Rollerbrett aktiviert das vestibuläre System und fazilitiert die Haltung und die Balance im Sitzen. Diese sind z. B. für das Anziehen zu Hause oder das Arbeiten am Schultisch erforderlich.

Emotionale Reaktionen auf sensorische Reize können als Indikatoren für den Zustand des ZNS betrachtet werden:

- Emotionale Reaktionen, die eine gute Adaptation anzeigen, sind flexibel, situationsadäquat und wirken sich günstig auf die Performanz aus (Thompson 1994).
- Überschießende oder flache emotionale Reaktionen während sensorischer Aktivitäten deuten entweder auf eine schwache sensorische Registrierung oder eine unzulängliche Selbstregulation hin.

▷ Beispiel

Kinder, die ▶ **hypervigilant** (extrem wachsam) gegenüber sensorischen Alltagsbedingungen sind, beschäftigen sich selten mit altersentsprechenden Spielen oder sozialen Interaktionen, weil sie konstant von irrelevanten sensorischen Ereignissen abgelenkt werden. Sie ziehen sich vom Kontakt zurück oder zeigen starke emotionsgeladene und negative Reaktionen auf neue Erfahrungen, was auf eine sensorische Hyperresponsivität hindeutet. Derartiges Verhalten ist Ausdruck eines übererregten und schlecht modulierten ZNS.

ⓘ Tipp

Bei **hypervigilanten Kindern** zielt die SI-Therapie darauf ab, die neurale Erregbarkeit zu reduzieren und die sensorische Modulation zu verbessern. Die Behandlungsstrategie dafür ist Beruhigung, z. B. durch langsame Bewegung oder taktilen Tiefdruck. Diese Arten von Input unterstützen das Gehirn in seinem Bestreben nach Ordnung.

In der neurowissenschaftlichen Literatur findet sich ▶ **Evidenz** dafür, dass der Einsatz von aktiven sensorischen Erfahrungen geeignet ist zur Verbesserung der Selbstregulation, der Basis für Lernen, Gehirnreifung und neurale Organisation, ist (Davidson 1994; Derryberry & Reed 1996; Ryan et al. 1997; Schore 1996, 1997).

⊙ Vorsicht
Passive sensorische Stimulation ist selten gerechtfertigt, wenn sie nicht mit äußerster Vorsicht und Sorgfalt angewandt wird.

Aktives Handeln in der Umwelt hat stärkere Wirkung als passive Stimulation, da selbst gesteuerte Aktivität das ZNS zur Selbstregulation herausfordert (Ryan et al. 1997).

❗ Beachte
Eigenaktive Handlungen in einer Umgebung, die so gestaltet ist, dass sie die Integration des sensorischen Inputs verbessert und die Selbstregulation fördert, haben einen ungeheuren therapeutischen Wert.

Ayres (1972) verstand die Wichtigkeit der Selbststeuerung und der Eigenaktivität des Kindes im therapeutischen Prozess. Auf dieser Erkenntnis beruht die Tatsache, dass **kindgesteuerte Aktivität eines der Hauptelemente der Sensorischen Integrationstherapie** ist.

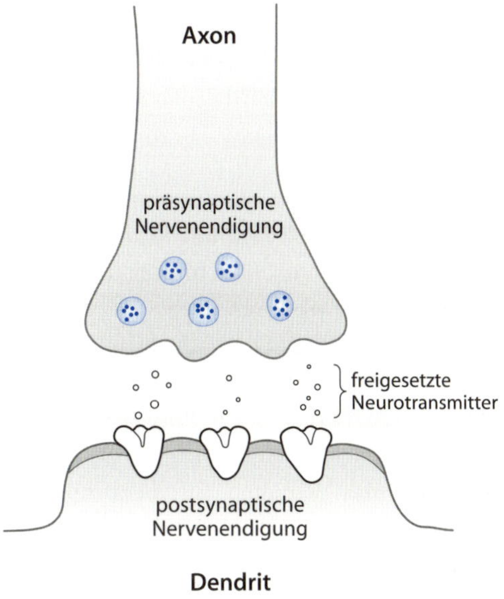

Abb 5.1. Die synaptische Übertragung tritt an chemischen Synapsen auf, wenn Neurotransmitter von der präsynaptischen Nervenendigung durch den synaptischen Spalt diffundieren. Die Bindung des Überträgerstoffes an Rezeptormoleküle der postsynaptischen Zelle kann Ionenkanäle öffnen oder schließen und so eine Exzitation oder Inhibition des elektrischen Signals bewirken.

5.3 Neuronale Basis der Regulation

5.3.1 Neuronale Aktivität und synaptische Übertragung

Eine Reihe zentralnervöser Ereignisse auf zellulärer Ebene kann sich signifikant auf die Verhaltensreaktionen einer Person auf Umweltreize auswirken:

❗ Beachte
Mittels **synaptischer Übertragung** beeinflussen Neuronen die Erregbarkeit benachbarter Zellen (Stepherd & Koch 1998).

Die Freisetzung von Neurotransmittern an der Synapse bestimmt, ob ein **neuronaler Impuls postsynaptisch verstärkt** (durch einen erregenden bzw. ▶ **exzitatorischen** Impuls) **oder unterdrückt** (durch einen hemmenden bzw. ▶ **inhibitorischen** Impuls) wird. Die Überträgerstoffe, die von der präsynaptischen Endigung freigesetzt werden, wirken auf Rezeptoren der postsynaptischen Zelle (◻ Abb. 5.1).

Input von benachbarten Zellen feuert konstant auf jedes Neuron im ZNS. Folglich erhalten die postsynaptischen Rezeptoren gleichzeitig exzitatorische und hemmende Impulse aus zahlreichen Quellen. Die Integration dieser Inputs ist dafür ausschlaggebend, ob die Zelle feuert oder still bleibt (Kandel et al. 1995).

5.3.2 Habituation und Sensibilisierung: einfache Formen des Lernens auf der Basis von Neuronenreaktionen

Neurowissenschaftler haben **zwei einfache Formen des Lernens** definiert, die auf der neuronalen Ebene auftreten: **Habituation und Sensibilisierung** (Kandel et al. 1995). Änderungen in der neuronalen Empfindlichkeit treten in Folge der Menge und der Art von Reizen auf, die das Neuron erhält.

> **Beachte**
> Habituation bedeutet, dass die Reaktion an einer Synapse bei Wiederholung eines nicht bedrohlichen Reizes abnimmt.

Einfache Organismen zeigen Habituation, indem sie wiederholten Reizen keine Beachtung schenken (Baer et al. 2000; Kandel et al. 1995). Man nimmt an, dass die Habituation ermöglicht wird entweder
- durch eine erhöhte Schwelle für das Feuern oder
- durch die Hemmung der Freisetzung von Neurotransmittern, die für das Feuern notwendig sind.

Habituation kann das Verhalten auf mehrere Arten beeinflussen (Übersicht 5.1).

> **Beachte**
> **Sensibilisierung** bedeutet eine intensivierte Reaktion auf ein Spektrum von Reizen, die einem starken oder schädlichen Stimulus folgen (Baer et al. 2000; Kandel et al. 1995).

Sensibilisierung ergibt sich aus einer erhöhten neuronalen Übertragung entweder aufgrund einer Herabsetzung der Schwelle, ab der gefeuert wird, oder aufgrund einer Steigerung der Transmitterfreisetzung. Der Zweck der Sensibilisierung liegt darin, den Organismus in potenziell gefährlichen Situationen vor der Umgebung zu warnen.

Sensibilisierung könnte der interne Vorgang sein, der für **aversive oder defensive Reaktionen auf sensorischen Input** verantwortlich ist: Die Zellen im ZNS reagieren übertrieben oder feuern zu schnell.

Diese gesteigerte Reaktion erschwert es – ebenso wie die Habituationsschwäche –, unwesentliche Reize zu übergehen. Im Gegensatz zur beeinträchtigten Habituation lässt aber die erhöhte Sensibilisierung normale Reize bedrohlich erscheinen (sensorische Abwehr bzw. Defensivität).

> **Beispiel**
> Die meisten Menschen lassen sich durch eine Falte in einer Socke, Papierrascheln am Nachbartisch oder einen Schritt von der Bordsteinkante nicht aus der Ruhe bringen. Sensorisch defensive Personen reagieren immer wieder auf solche Reize und versuchen alles, um solche Erfahrungen zu vermeiden.

5.3.3 Erregungszustand und Aufmerksamkeit: Grundlage für das Lernen auf höherer Ebene

Sensorische Reize können einzeln oder kollektiv die Erregbarkeit des ZNS und das ▶ **Erregungsniveau** einer Person beeinflussen. Erregung geht einher mit einer Steigerung der neuronalen Erregbarkeit und des zerebralen Blutflusses (Robbins 1998; Schore 1997). Eine erhöhte elektrische Aktivierung und die Freisetzung von exzitatorischen Neurotransmittern mobilisieren die notwendige Energie, um die Wachsamkeit für die Umgebungsbedingungen zu erhalten. Eine adäquate Neuronenaktivität, die zur richtigen Zeit entsprechende Neurotransmitter an einzelnen Synapsen freisetzt, ist eine inhärente Komponente des Erregungszustandes.

Übersicht 5.1.
Einfluss von Habituation auf das Verhalten

- Habituation kann einer Person helfen, nicht-relevante Ereignisse oder umliegende Ablenkungen zu **ignorieren** und sich auf die wichtigen Merkmale einer Situation zu **konzentrieren**. Folglich kann Habituation dadurch, dass unnötige synaptische Aktivität gehemmt wird, **Ablenkbarkeit reduzieren** und die Aufmerksamkeit verbessern.
- Bei **Kindern mit Entwicklungsbehinderungen** schränkt Ablenkbarkeit oft die Leistung ein. Die Grundlage könnte sein, dass das ZNS nicht adäquat habituiert, sodass das Gehirn jeden Reiz neu und interessant findet. Diese Ablenkung beeinträchtigt die Fähigkeit, die hervorstechendsten und wichtigsten Merkmale einer Aufgabe zu erkennen und zu assimilieren.

> **Tipp**
> Ein **optimales Erregungsniveau** liegt dann vor, wenn die Neuronen so aktiviert sind, dass die Person auf eine Aufgabe fokussiert bleiben kann.

Bei einem optimalen Erregungsniveau ist sich die Person der eingehenden Reize bewusst und hat eine erhöhte Aufmerksamkeit (Crooks & Stein 1988).

> **Beachte**
> **Aufmerksamkeit** ist die Fähigkeit des Gehirns, sich selektiv auf die wichtigsten Reize eines Objektes oder Ereignisses zu konzentrieren (Butter 1987; Porges 1984).

Aufmerksamkeit unterstützt die Aufrechterhaltung der neuralen Regulation (Barkley 1990; Gillberg & Coleman 1992; Ornitz 1974; Greenspan 1992).

Das ZNS balanciert den Erregungszustand so aus, dass die Aufmerksamkeit für das Lernen fokussiert wird (**Konzentration**). Das Ausmaß der Neuronenerregbarkeit, beeinflusst das Erregungsniveau und damit die Lernfähigkeit. Während die Person lernt, unterstützt synchrones Feuern entsprechender Neuronen die Fähigkeit, sich zu konzentrieren und mit Interesse bei der Aufgabe zu bleiben.

> **Beispiel**
> Ein Baby, das gerade eine neue Rassel entdeckt hat, hält sie vor sein Gesicht und untersucht ihre Merkmale genau. Diese visuelle Untersuchung ist oft damit verbunden, dass das Objekt in den Mund gesteckt wird. Das Kind kombiniert seinen visuellen, taktilen und propriozeptiven Sinn, um Kenntnis von der Rassel zu gewinnen. Auch wenn dies ein sehr einfaches Beispiel für Lernen zu sein scheint, sind die Vorgänge auf der neuronalen Ebene ziemlich komplex. Tausende von Neuronen feuern ununterbrochen während der Exploration der Rassel, um einen optimalen Erregungszustand zu erhalten, und liefern dem Gehirn die notwendigen Signale, damit das Interesse des Kindes erhalten bleibt und eine Erinnerung von dem Objekt gespeichert wird.

5.3.4 Interaktion multipler Systeme

Die Beschreibung von Ereignissen ausschließlich auf dem zellulären Niveau erzählt die Ontogenese der Regulation: Zum Zeitpunkt der Geburt besteht das menschliche Nervensystem aus etwa 100 Milliarden Neuronen (Whatson & Stirling 1998). Würden allen Neuronen gleichzeitig feuern, so würde das Nervensystem desintegriert und zerstört.

> **Beachte**
> Die Regulation von Reaktionen erfordert die ununterbrochene Integration der neuronalen Signale von zahlreichen Zellen.

Dabei werden die Impulse aus Zellen, die spezifisch für den Input sind, ausgewählt, d. h. verstärkt und weitergeleitet. Dieser Auswahlprozess (Verstärkung der relevanten Information, Hemmung der irrelevanten) bildet die **Grundlage für die Aufrechterhaltung eines optimalen Erregungsniveaus,** während die für die fokussierte Aufmerksamkeit zuständigen Schaltkreise und anatomischen Bereiche aktiviert werden.

Regulation tritt auf verschiedenen Ebenen des ZNS auf und führt zu einem koordinierten Zusammenspiel der neuronalen Aktivitäten, die Verhaltensreaktionen unterstützen.

5.4 Neuroanatomische Komponenten der Regulation

Es ist eine beachtliche Leistung des ZNS, die Aufmerksamkeit und den entsprechenden Erregungszustand zu erhalten.

> **Beachte**
> Die Aufrechterhaltung der Aufmerksamkeit erfordert eine ununterbrochene Koordinierung der neuroanatomischen Strukturen, damit die Integration unzähliger Informationen in zahlreichen Schaltkreisen gewährleistet ist.

Miteinander in Beziehung stehende neurale Systeme sind die Grundlage für das Zusammenspiel von exzitatorischen und inhibitorischen Mechanismen, die die Reaktionen einer Person auf die Umweltanforderungen produzieren und die Handlungsperformanz steigern. Funktioniert auch nur ein einziges Element nicht richtig, hat das durch einen „Schneeballeffekt" weit reichende Auswirkungen. Die **älteren Strukturen des ZNS**, Formatio reticularis, limbisches System und autonomes Nervensystem (ANS), sind hoch empfindlich für Veränderungen der sensorischen Bedingungen in der Umgebung und überwachen die emotionalen Reaktionen der Person auf Veränderung und Herausforderung (Stifter & Jain 1996). Die Reaktionen dieser älteren Systeme führen in Verbindung mit jenen des Neokortex im Allgemeinen zu Reifung und verbesserter Performanz in verschiedenen Bereichen.

5.4.1 Hirnstamm

Formatio reticularis (Netzkörper)

Als Ayres (1972) die Theorie der Sensorischen Integration entwickelte, betonte sie die Rolle von Strukturen im Hirnstamm als **erste Anlaufstelle in der Verarbeitung und Integration eingehender sensorischer Informationen.** Vor allem der Formatio reticularis (F.R.) des Hirnstamms (Abb. 5.2) kommt hier eine entscheidende Bedeutung zu. Die F.R. besteht aus Anhäufungen von zusammengeschalteten Neuronen mit weit reichenden dendritischen Verzweigungen und langen Axonen, die zu höheren und niedrigeren ZNS-Ebenen projizieren (Gilman & Newman 1996).

> **Beachte**
> Den direktesten Einfluss auf die Formatio reticularis haben Schmerz-, leichte Berührungs- und Geräuschempfindungen sowie Reize durch Kopfbewegung.
> Da die erste synaptische Verschaltung des taktilen, vestibulären und auditiven Systems im Hirnstamm stattfindet, treten in diesen Sinnessystemen eher **aversive Reaktionen** auf als bei anderen Sinnesmodalitäten.

Geruchsempfindungen sowie propriozeptive und visuelle Inputs haben über kortikale und zerebelläre Schaltkreise nur indirekten Einfluss auf die Formatio reticularis (Gilman & Newman 1996; Kiernan 1998).

Die Formatio reticularis ist zuständig für die **Ausfilterung irrelevanter Reize**, sodass nur die wichtigsten sensorischen Informationen weitergeleitet werden, um das Gehirn über Ereignisse in der Umgebung zu unterrichten. Von der Formatio reticularis verarbeitete und gefilterte Informationen tragen bei zur **Regulierung von:**

- Schlaf,
- Wachheit,
- Erregungszustand (arovsal).

Diese Verhaltenszustände werden durch die von der F.R. aufsteigenden Bahnen, das sog. aufsteigende retikuläre Aktivierungssystem (ARAS) reguliert (Noback et al. 1996). **Höhere Hirnregionen**, die Signale aus der F.R. empfangen, **kontrollieren umgekehrt die Erregbarkeit der F.R.** durch **reziproke Bahnen**. In diesen wechselseitigen Austausch einbezogene Bereiche sind Hippocampus, Hypothalamus und frontaler Kortex (Kiernan 1998).

Sensorischer Input kann auf der Ebene der Formatio reticularis den Erregungszustand beeinflussen.

> **Beachte**
> Die Erregbarkeit der Formatio reticularis variiert je nach Art der sensorischen Information, die sie erhält.

Zur Erläuterung dieses Punktes bestens geeignet ist das taktile System, aus dessen anatomischen Merkmalen sich ableiten lässt, warum in der Therapie verschiedene Arten von taktilem Input eingesetzt werden:
Die anterolateralen Bahnen, die **feine Berührungs- und Schmerzinformationen** aus dem Körper zum Thalamus und zum somatosensorischen Kortex leiten, sind die **phylogenetisch älteren und diffuseren Bahnen.** Bei der Passage durch den Hirnstamm verzweigen sie sich in kollateralen Fasern und Nervenendigungen in der F.R. Schmerz und diffuse Berührungsempfindungen warnen vor Gefahr und lösen Alarmreaktionen und einen Erregungsanstieg aus, um das Überleben zu sichern. Deshalb steigert eine Stimulierung der F.R. die Gehirnaktivität, um die ▶ **Vigilanz** bzw. Wachsamkeit und Aufmerksamkeit auf höheren Ebenen anzuregen.

5.4 · Neuroanatomische Komponenten der Regulation

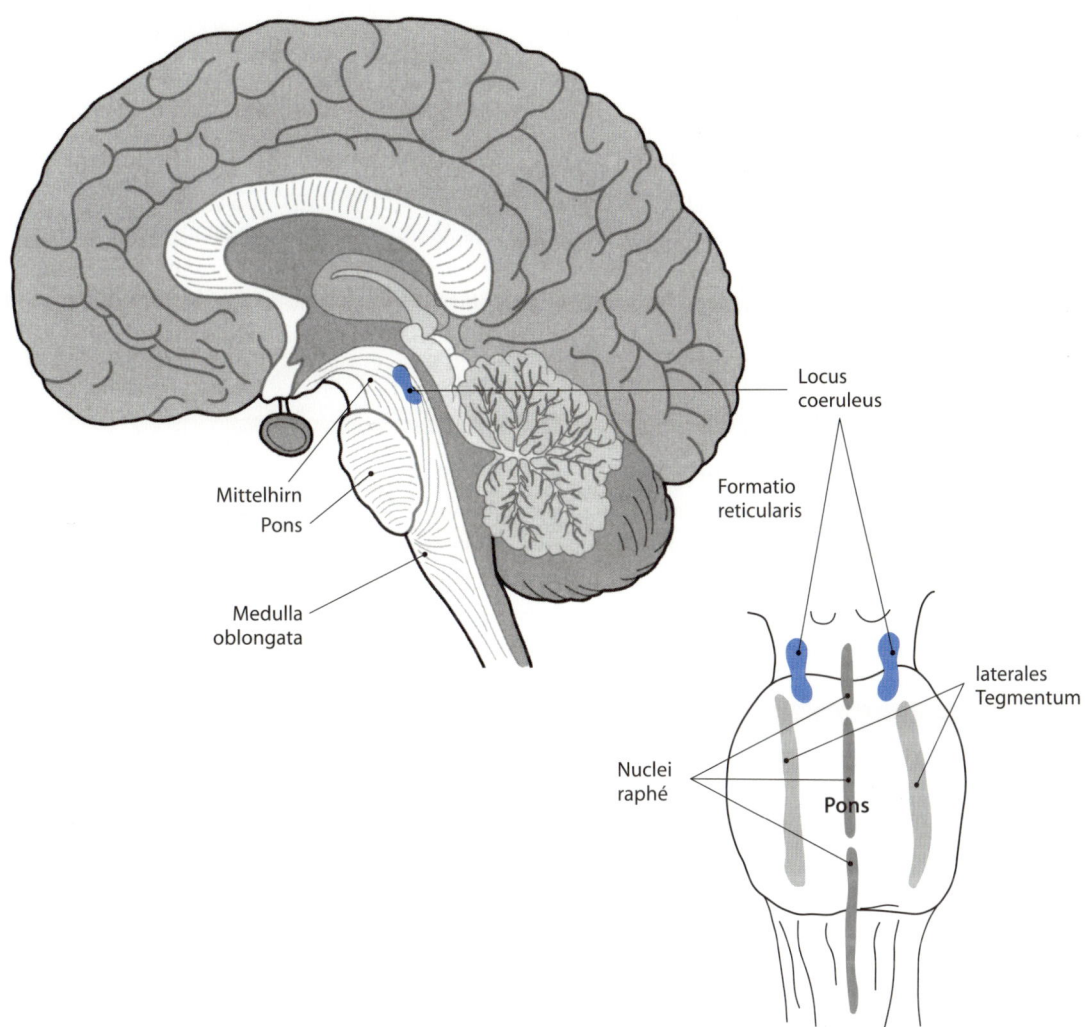

Abb 5.2. Lateral- und Frontalansicht der Formatio reticularis im Hirnstamm

Im Gegensatz zu diesen Bahnen ziehen die **phylogenetisch jüngeren dorsalen Bahnen** (dorsal column medial lemniscus, DCML), die **diskriminative Berührungs-, taktile Druck- und Vibrationsempfindungen** leiten, ohne Verzweigungen durch die F.R. (Martin 1996). Stattdessen werden die Signale rasch zum Thalamus und zum somatosensorischen Kortex geleitet. Kommen diese Reize im Kortex an, übt dieser eine **hemmende Wirkung** auf die F.R. aus und reduziert ihre Erregbarkeit.

Tipp
Die **Anwendung von Tiefdruck** auf die Haut kann ein Mittel sein, aversive Reaktionen bei Kindern mit einer Abneigung gegenüber taktilen Erfahrungen zu reduzieren. Diese Behandlungsstrategie zielt darauf ab, eine direkte Aktivierung der Formatio reticularis zu umgehen. Die Aktivierung würde den Erregungszustand potenziell steigern und damit eine übertriebene Reaktion auf den Reiz hervorrufen.

Auch die **Reizintensität** kann die Formatio reticularis beeinflussen:
- stärkere oder intensivere Reize haben generell eine alarmierende Wirkung,
- leichte und sanfte Reize haben eine dämpfende und beruhigende Wirkung und können den Erregungszustand senken.

> **Beispiel**
> Gedämpftes Licht, eine leise Stimme oder sanftes Schaukeln hilft dem Kind, sich zu beruhigen und zu organisieren.

Übersicht 5.2.
Die Wirkungen von Serotonin

- Es unterstützt das Erlernen von Vermeidungsverhalten,
- beeinflusst die Erregbarkeit niedriger Motoneuronen,
- den Schlafzustand,
- den zirkadianen Rhythmus und
- die Schmerzreaktion (Cooper et al. 1996).

Neurotransmitter im Hirnstamm

Abgegrenzte Zellgruppen im Hirnstamm erzeugen **Überträgerstoffe** bzw. Neurotransmitter, und zwar die sog. **Monoamine** Dopamin, Noradrenalin und Serotonin. Diese Zellgruppen stehen mit weiten Bereichen des ZNS in Verbindung und sind wesentlich an der **Regulation von Schlaf, Erregungszustand, Aufmerksamkeit und Motivation** beteiligt.

Zellen im Tegmentum und im Locus coeruleus im Pons produzieren **Noradrenalin** (s. Abb. 5.2). Der Locus coeruleus hat von allen Kernen die weitreichendsten Verzweigungen (Noback et al. 1996): Seine Axone reichen in den Thalamus, Hypothalamus, in das limbische System und den zerebralen Kortex.

Neuartige oder intensive Reize lösen eine Freisetzung von Noradrenalin aus, das für die Modulation der Zellaktivität am Zielbereich zuständig ist. Noradrenalin produziert Signale in den wichtigsten sensorischen Bereichen des Gehirns: im parietalen, okzipitalen und temporalen Lappen, wo somatosensorische, visuelle und auditive Reize verarbeitet werden. Man nimmt an, dass solche Signale die **Aufmerksamkeit für externe Ereignisse** unterstützen.

Serotonin wird hauptsächlich von einer Zellgruppe der Formatio reticularis, den sog. Raphé-Kernen (s. Abb. 5.2), produziert. Es wirkt entweder modulierend oder steigernd auf die postsynaptische Zelle. Seine Wirkungen sind in Übersicht 5.2. zusammengefasst.

Von den Ncl. raphé werden Signale an die Basalganglien, das Kleinhirn, das Rückenmark, den Hypothalamus, das limbische System und die frontalen und sensorischen Bereiche des zerebralen Kortex gesendet (Gilman & Newman 1996; Noback et al. 1996). Serotonin wirkt stimmungshebend und anregend auf den Erregungszustand (Siegel et al. 1999).

Welche Rolle **Dopamin** für Aufmerksamkeit und Erregungszustand spielt, ist weniger klar. Mit Sicherheit beeinflusst es motorische Funktionen und die Motivation. Die Dopaminproduktion erfolgt in der Substanzia nigra im Mittelhirn und in Zellen im ventralen Bereich des Tegmentum (Abb. 5.3). Von diesen Mittelhirngebieten projizieren Fasern zu den Basalganglien, zum limbischen System und zum frontalen Kortex (Kiernan 1998). Über diese Verbindungen wirkt Dopamin **bewegungsregulierend, reduziert unwillkürliches Verhalten und hemmt ablenkende und irrelevante Aktionen** (Siegel et al. 1999).

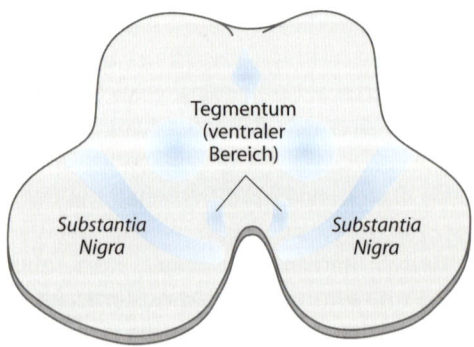

Abb. 5.3. Querschnitt des Mittelhirns: Dopamin produzierende Zellen in der Substanzia nigra und im Tegmentum

Die Neurotransmitter produzierenden Kerngruppen des Hirnstamms sind zwar klein, haben aber große Auswirkungen auf weite Bereiche des ZNS und damit auf die ▶ Performanz.

❗ Beachte
Ayres erkannte und betonte, dass Prozesse auf Hirnstammniveau von entscheidender Bedeutung für die sensorische und neurale Integration sind.

Mit der zunehmenden Erforschung der Funktion der Hirnstammstrukturen, die neurochemische Reaktionen produzieren und fördern, steigen die Wertschätzung für die Funktion des Hirnstamms und für die Erkenntnisse, die Ayres bereits hatte, als sie seine Bedeutung hervorhob.

▶ Exkurs
Transmitter als Effizienznachweis der Therapie
Eine Mahnung zur Vorsicht in Bezug auf Neurotransmitter ist hier ebenfalls angebracht: Rigorose klinische Studien, die Veränderungen auf der Ebene der Neurotransmitter durch sensomotorische Therapien messen, stehen noch aus. Derartige Studien könnten helfen, die Effekte der Sensorischen Integrationstherapie auf die Freisetzung und Synthese von Neurotransmittern darzustellen. Solche Untersuchungen sind aber nicht einfach durchzuführen: Es müssen Urin-, Blut- oder Liquorproben entnommen werden, an denen die Nebenprodukte des Neurotransmittermetabolismus analysiert werden. Die aufwändigen medizinischen Laboranalysen und teilweise invasiven Maßnahmen grenzen die Machbarkeit derartiger Studien ein. Die daraus gewonnenen Informationen geben nicht unbedingt Auskunft, welche Region im Gehirn oder Körper eine spezielle Substanz metabolisiert. Obwohl Regulationsstörungen wahrscheinlich mit der Neurotransmitterfreisetzung und -aufnahme an ausgewählten Synapsen zusammenhängen, ist es schwierig, die genaue Lokalisation der Störung zu bestimmen.

▼ Vorsicht
Therapeutinnen können anhand der Beobachtung von Änderungen im anpassenden Verhalten und in der Performanz rückschließen, dass sich auch die biochemische Übertragung verbessert hat. Behauptungen in dieser Richtung sind jedoch nicht angebracht, solange keine entsprechenden Daten vorliegen, die sie untermauern. Die Komplexität der Biochemie des Gehirns ist enorm, und sie kann kaum vereinfacht dargestellt werden. Es mögen zwar Spekulationen über die Implikationen der Behandlung in diesem Bereich existieren, aber es ist noch viel zu tun, um diese Annahmen zu bestätigen.

5.4.2 Hypothalamus

Der Hypothalamus (◘ Abb. 5.4), der an der Basis des dritten Ventrikels liegt, besteht aus Kerngruppen, die Funktionen zur Arterhaltung ausüben (◘ Übersicht 5.3).

Projektionen führen zum peripheren autonomen Nervensystem (ANS), zum dorsalen motorischen Kern des N. vagus (HN X), zur Hirnanhangdrüse und zu adrenalen Drüsen, zum Thalamus, zum präfrontalen Kortex. Hierin zeigt sich bereits die Breitenwirkung des Hypothalamus auf die neurale Funktion. Der Hypothalamus erhält Afferenzen von der Retina, dem präfrontalen Kortex, dem Thalamus, den Amygdala, dem Hippocampus, dem Gyrus cinguli und der Formatio reticularis (Kiernan 1998). Projektionen vom Locus coeruleus und den Raphé-Kernen zum Hypothalamus wirken durch die Freigabe ihres jeweiligen Neurotransmitters (Noradrenalin und Serotonin) diffus modulierend auf die generelle Erregbarkeit seiner Zellen. Aufsteigende Fasern von Geschmacks- und viszeralen

---

Übersicht 5.3.
Aufgaben des Hypothalamus

- Kontrolle der Nahrungs- und Flüssigkeitsaufnahme
- Erhaltung der Körpertemperatur und des zirkadianen Rhythmus
- Hormonregulation und Fortpflanzung
(Kiernan 1998)

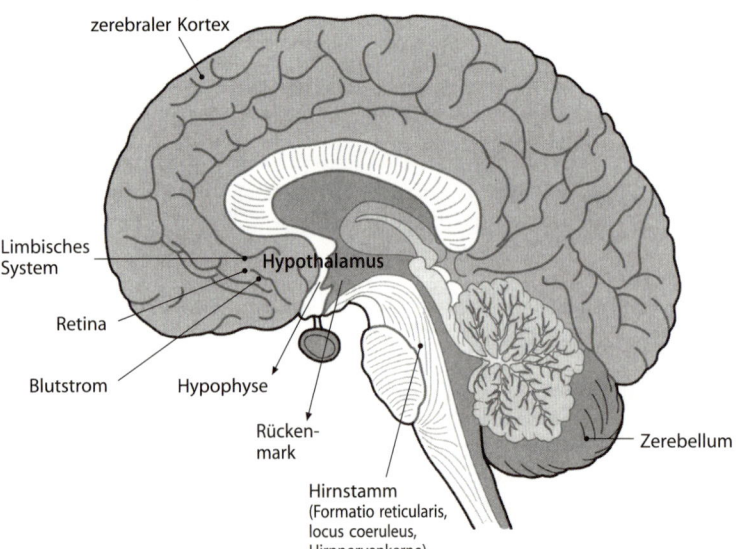

Abb 5.4. Verbindungen von und zum Hypothalamus

Rezeptoren projizieren ebenfalls in den Hypothalamus, der auf diesem Wege auch von Signalen, die mit der Nahrungsaufnahme verbunden sind, beeinflusst wird (Brodal 1992).

> **Beachte**
> Der Hypothalamus ist für die Steuerung des autonomen Nervensystems (ANS), das an der Regulation von Körperfunktionen beteiligt ist, verantwortlich.

Das ANS bzw. vegetative Nervensystem besteht aus **drei Subsystemen: Sympathikus, Parasympathikus und Darmnervensystem.**

Das ANS (Abb. 5.5) inneviert die gesamte glatte Muskulatur, den Herzmuskel und manche Drüsen. Obwohl das ANS generell als absteigendes System bezeichnet wird, begleiten sensorische Fasern die motorischen Nerven, die die Eingeweide innervieren. Die beiden sind auch anatomisch und funktionell verwandt (Gilman & Newman 1996).

Das parasympathische System

Das parasympathische System entspringt im Hirnstamm und im Sakralabschnitt des Rückenmarks (deshalb auch **kraniosakrales System** genannt). Seine Impulse werden einerseits im N. vagus (HN X) zu den Organen im Brust- und Bauchraum, andererseits in anderen Hirnnerven zu den Organen im Kopfbereich geleitet. Der Parasympathikus hat eine **regulierende Wirkung auf die inneren Organe** und ist an **Wachstums-, Reparatur- und Sexualfunktionen** beteiligt. Die Reifung des parasympathischen Anteils des ANS steigert den vagalen Tonus, die Graduierung der Erregbarkeit und die emotionale Kontrolle (Gunnar 1986; Porges 1996; Mangelsdorf et al. 1995).

Der N. vagus (HN X) ist ein wichtiger Bestandteil des parasympathischen Systems. Seine Axone projizieren zum Brust- und Bauchraum. Die Wirkungen sind in Übersicht 5.4 zusammengefasst.

> **Übersicht 5.4.**
> N. vagus
>
> - Er beeinflusst die Aktivität des Herzens, der Lunge und der Verdauungs- und gastrointestinalen Organe,
> - unterstützt die Verdauung und die Atmung,
> - reguliert emotionale, motorische und stimmliche Reaktionen durch Herz-, Lungen- und orale Strukturen (Porges et al. 1994).

5.4 · Neuroanatomische Komponenten der Regulation

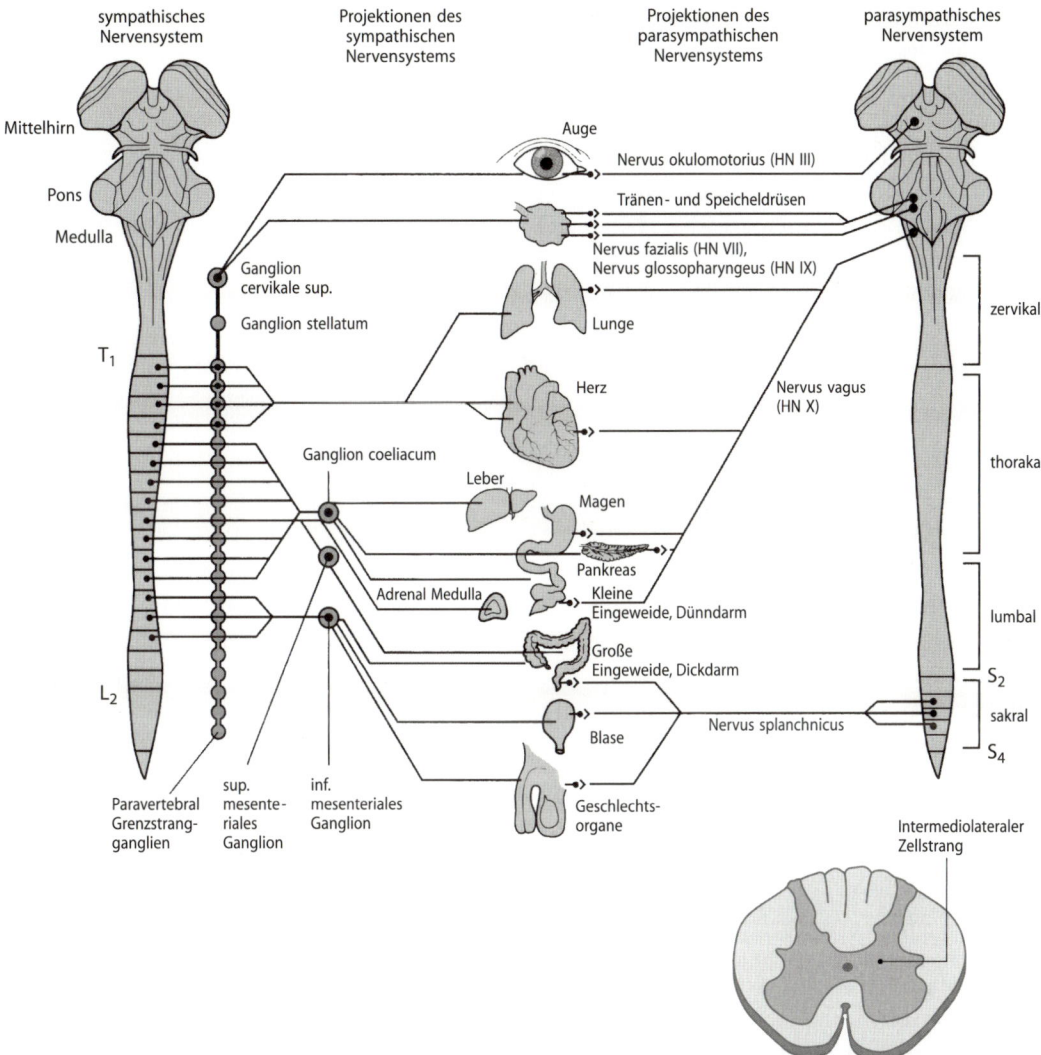

Abb 5.5. Das autonome Nervensystem (ANS) aus der Perspektive des posterioren Hirnstamms und Rückenmarks. *Rechts:* Der **parasympathische** Teil entspringt in Zellkörpern, die in den Hirnnerven III (oculomotorius), VII (facialis), IX (glossopharyngeus) und X (vagus) und im Kreuzmark (S2 bis S4) liegen. *Links:* Der **sympathische** Teil beeinflusst dieselben Drüsen und Organe über die sympathischen Grenzstrangganglien, die neben den Wirbeln liegen. Die Zellkörper befinden sich in der intermediolateralen Zellspalte in den Rückenmarkssegmenten T1 bis L3

❗ Beachte

Der parasympathische Anteil des ANS ist eine notwendige Komponente der Selbstregulation, die die Homöostase und koordinierte Aktivität der Körperorgane und -systeme unterstützt.

Das sympathische System

Im Gegensatz zum parasympathischen System **aktiviert** das sympathische Subsystem des ANS bei wahrgenommener Bedrohung **Kampf- oder Fluchtreaktionen** als Schutz und zur Sicherung des Überlebens. Motoneuronen des Sympathikus befinden sich in der grauen Substanz des Brust- und oberen Lendenabschnitts des Rückenmarks (s. ◘ Abb. 5.5). Der Hypothalamus übt eine direkte Wirkung auf diese Motoneuronen aus (Kiernan 1998). Von den sympathischen Zellen im Rückenmark ausgehend, ziehen sie in die beidseits des Rückenmarks liegenden vegetativen Ganglien, die durch Nervenstränge, die sog. **Grenzstränge**, miteinander verbunden sind. Dann innervieren sie die glatte Muskulatur aller Organe, den Herzmuskel und manche Drüsen (Schweiß-, Speichel-, Verdauungsdrüsen). Die Wirkung des Sympathikus ist in ◘ Übersicht 5.5 zusammengefasst.

ⓘ Tipp
In der Therapie dienen vegetative Anzeichen als Richtlinie für Entscheidungen über therapeutische Maßnahmen und für die Einschätzung der Wirkung einer Maßnahme.

▸ Beispiel
Pupillenerweiterung, unregelmäßige Atmung, gesteigerte Herzrate und Erbleichen oder Erröten (Flush) signalisiert, dass das sympathische System aktiviert ist.

Übersicht 5.5.
Wirkung des Sympathikus

- Sympathische Erregung bewirkt Änderungen der Herzfrequenz, des Blutdrucks, der sensorischen Leitung, des Blutflusses und der Verdauungstätigkeit.
- Dadurch werden interne Ressourcen mobilisiert, die das Überleben angesichts bedrohlicher Ereignisse unterstützen sollen.
- Aktivierung des sympathischen Nervensystems führt zu einem Erregungsanstieg, der die Empfindlichkeit für Reize steigert und den Organismus auf rasche Reaktionen vorbereitet.
- Eine Stimulierung des sympathischen Systems bewirkt allgemeine physiologische Reaktionen, die durch die Ausschüttung von Adrenalin aus dem Nebennierenmark in den Blutkreislauf noch gesteigert werden.

Porges (1996) ging bei Risikokindern, die Atemstillstände, Bradykardie, eine schlechte Koordination von Saugen und Schlucken zeigen und hohe Laute von sich geben, von einer Beeinträchtigung der autonomen Regulation aus. Solche Reaktionen hemmen Wachstum und Adaptation und sind Anzeichen von schwerwiegendem negativem Stress. Bei frühgeborenen Säuglingen gehören zu den Anzeichen für Dysregulation: anhaltende reizbare und überwache Zustände, abgewandter oder starrer Blick, extreme Farbänderungen, Würgen, Husten, Gähnen, Schluckauf, diffuse motorische Aktivität, Unruhe und Schreien (Als 1986).

ⓘ Tipp
Vegetative Reaktionen können bei Kindern mit Entwicklungsverzögerungen bestehen bleiben. Sie sind die wichtigsten Indikatoren für den zugrunde liegenden neurologischen Zustand des Kindes. Das gilt besonders für jene Kinder, die sich sprachlich nicht ausdrücken können. In der Therapie bedeutet das Auftreten derartiger Verhaltensweisen, die Komplexität der Maßnahmen sofort zu reduzieren und dämpfenden Input zu setzen, um die Übererregung zu vermindern.

Eine andere Funktion des Hypothalamus ist die **Regulation von physiologischen Stressreaktionen**. Über die Verbindungen zur Hypophyse initiiert der Hypothalamus die Ausschüttung von Stresshormonen.

▸ Exkurs
Das Zusammenwirken von Hypothalamus, Hypophyse und Adrenokortex
Das Zusammenspiel von Hypothalamus, Hypophyse und Adrenokortex (*hypothalamic-pituitary-adrenocortical system*), die sog. **HPA-Achse** (◘ Abb. 5.6), reguliert Reaktionen auf Stress und Unsicherheit (Thompson 1994). In einer belastenden Situation produziert der Hypothalamus den Corticotropin Releasing Faktor (CRF), der die Hirnanhangdrüse dazu stimuliert, adrenokortikotropes Hormon (ACTH) freizugeben. ACTH aktiviert Rezeptoren in den Adrenalindrüsen, um Stress- oder Steroidhormone, in erster Linie Kortisol, zu produzieren (Stansbury & Gunnar 1994). Kortisol aktiviert bei der Zirkulation im Blutkreislauf wesentliche Körperressourcen, die gebraucht werden, um während

5.4 · Neuroanatomische Komponenten der Regulation

5.4.3 Das limbische System

Das limbische System, der **Sitz der Emotionen**, verbindet die Strukturen des Temporallappens mit weiten Bereichen des Gehirns. Verbindungen vom limbischen System zur Formatio reticularis und zu Regionen, die sensorische Informationen verarbeiten, mäßigen Emotionen in Verbindung mit eingehender Information. Der Hypothalamus ist ein Teil des limbischen Systems. Über ihn werden die vegetativen Reaktionen aktiviert, die den emotionalen Zustand der Person widerspiegeln (s. oben). Weitere Strukturen des limbischen Systems sind (Abb. 5.7): die Amygdala, der Hippocampus, der parahippocampale Gyrus (liegt neben dem Hippocampus im Temporallappen), der vordere Teil des Thalamus, die Septumregion des basalen Vorderhirns und der Gyrus cinguli oberhalb des Corpus callosum (Gilman & Newman 1996).

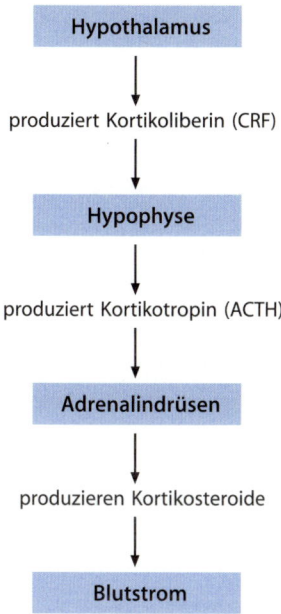

Abb 5.6. Die HPA-Achse (zwischen Hypothalamus, Hypophyse und Adrenokortex) reguliert Stressreaktionen

Amygdala

Schon lange wird das **Corpus amygdaloideum**, der Mandelkern, als Zentrum elementarer Emotionen anerkannt. Beim Menschen produziert die Stimulierung der Amygdala Ängstlichkeit (Kiernan 1998; Brodal 1992). Als gefährlich interpretierte Reize können die Amygdala, die Input aus der Formatio reticularis und ihren Neurotransmittern erhält, aktivieren (LeDoux

Belastung die physiologischen Funktionen aufrechtzuerhalten (Gilman & Newmans 1996). Cortisol kann das limbische System, das mit Emotionen, Lernen, Gedächtnis und Selbstregulation in Zusammenhang gebracht wird, negativ beeinflussen.

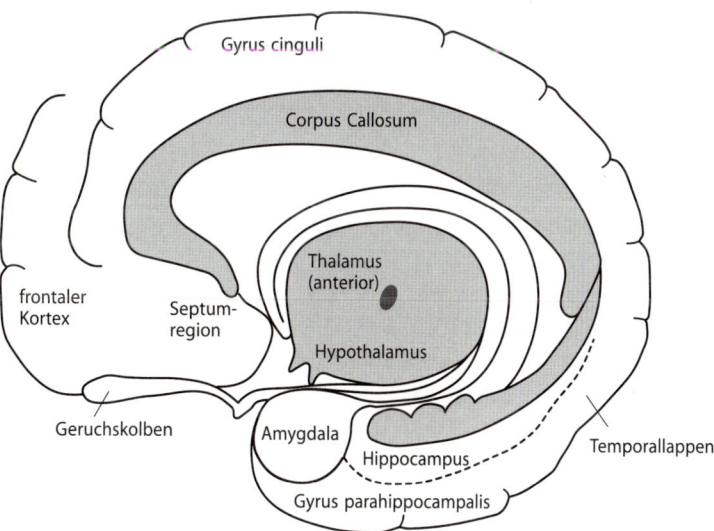

Abb 5.7. Strukturen des limbischen Systems. Wichtige Strukturen sind die Amygdala, der Hippocampus, der Hypothalamus, das Septum, der vordere Thalamus und der Gyrus cinguli

1996). In der Formatio reticularis verarbeitete neue oder intensive Reize können die Amygdala alarmieren. Diese aktivieren wiederum den Hypothalamus, der über die HPA-Achse die Produktion des Stresshormons Kortisol stimuliert. Die Amygdala stehen mit allen sensorischen Assoziationsgebieten des Gehirns wie auch dem Hirnstamm, dem Thalamus, den Basalganglien, dem Hippocampus und dem Frontallappen des Kortex in Verbindung. Dadurch haben sie Einfluss auf weite Bereiche des ZNS.

Zwischen Frontallappen und Amygdala bestehen reziproke Verbindungen. Durch diese Verbindungen kann der Kortex die **Reaktionen der Amygdala dämpfen und überschießende emotionale Reaktionen hemmen.** Der frontale Kortex beeinflusst das „rationale" Denken und die Reflexion, wenn eine Person während emotionaler Erfahrungen die möglichen Ergebnisse und Lösungen für Probleme abwägt. Das logische Denken einzusetzen nützt der Person insofern, als es ihr in neuen Situationen hilft, komplexe Probleme zu lösen und Ängste zu reduzieren. Es wird angenommen, dass diese reziproken Verbindungen **erst am Ende des ersten Lebensjahrzehnts** vollständig **myelinisiert** sind. Dies könnte erklären, warum die Emotionen der Kinder oft intensiver und weniger leicht zu modulieren sind als bei Erwachsenen.

Vergangene Erfahrungen, Gedanken und Wahrnehmungen können einen starken Einfluss auf die Erregbarkeit der Amygdala ausüben. Menschen können sich buchstäblich in eine Raserei oder in einen Zustand des Wohlbehagens hineindenken.

Hyperreaktive Personen zeigen ein bestimmtes neuronales Aktivitätsmuster, das die Fähigkeit des Frontallappens, regulierend auf die Amygdala einzuwirken, behindert. Auch wenn es manchmal als „erlernte Reaktion" bezeichnet wird, hat dieses Muster eine starke physiologische Basis: Die Amygdala werden stärker von Inputs aus der Formatio reticularis beeinflusst als von jenen aus dem Frontallappen. Gesteigerte retikuläre Aktivierung und ein erhöhtes Erregungsniveau reduzieren die kortikale Hemmung, während gleichzeitig die Amygdala weitere Stimulierung erhalten.

> **Tipp**
> Da emotionale Erfahrungen eine starke Auswirkung auf die Amygdala haben, sind **positive emotionale Erfahrungen** in der Therapie besonders wichtig! Die Einbindung der Kinder in bedeutsame spielerische Aktivitäten im Rahmen der Sensorischen Integrationstherapie bewirkt positive emotionale Reaktionen, die produktives Verhalten und die Bildung von angenehmen Erinnerungen fördern. Die Gestaltung von therapeutischen Aufgaben, mit denen sich Kinder freudig auseinander setzen, kann also eine positive Wirkung auf die Amygdala haben und das Gefühl von Sicherheit und Selbstbewusstsein steigern.
>
> Ayres (1972) empfahl, die emotionalen Reaktionen des Kindes als Maß für die Wirkung der Sensorischen Integrationstherapie heranzuziehen. Bis heute ist dies für Therapeutinnen einer der wertvollsten Indikatoren, um den Erfolg der Behandlung zu bestimmen.

Septumregion

Zellen in der Septumregion (Abb. 5.8) produzieren die Überträgersubstanz Acetylcholin. Nervenfasern, die in der Septumregion entspringen, projizieren weiträumig in den zerebralen Kortex. Auf diesem Weg kann Acetylcholin weite Bereiche des Gehirns beeinflussen. Acetylcholin hat eine fazilitierende Wirkung auf die Zellen des Großhirns und trägt bedeutend zur **Aufmerksamkeit** bei (Gilman & Newman 1996).

Hippocampus

Der Hippocampus (lat. Seepferdchen) bildet eine Vorwölbung im Boden des Unterhornes des Seitenventrikels. Er spielt eine Rolle für **Lernen und Gedächtnis durch Habituation auf bekannte Reize**. Der Hippocampus hemmt die Formatio reticularis und die Amygdala, sodass sich die Person auf eine andauernde Aufgabe konzentrieren kann.

> **Beachte**
> Der Hippocampus wurde auch mit dem Abspeichern von Erinnerungen im Langzeitgedächtnis in Verbindung gebracht.

Er ist selbst nicht der Speicherort für Erinnerungen. Aber er verbessert die Speicherung wichtiger Informa-

5.4 · Neuroanatomische Komponenten der Regulation

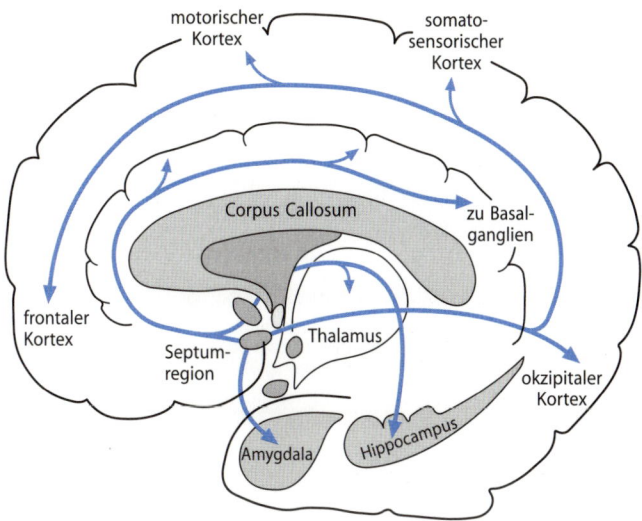

Abb 5.8. Acetylcholin aus Zellen im Bereich des Septums des Vorderhirns beeinflusst weite Bereiche des Gehirns

tion in den Regionen des ZNS, die mit den sensorischen Ereignissen der Erfahrung, auf der die Erinnerung beruht, verbunden sind (Kandel et al. 1995).

> **Beispiel**
> Eine primär visuelle Erfahrung wird vor allem im Okzipitallappen verankert, während Gehörreize eher von Zellen im Temporallappen gespeichert werden.

Die Grundlage für die Gedächtnisspeicherung sind Signale, die die Aktivierung des Hippocampus mit einer gleichzeitigen Aktivierung von konkreten sensorischen Bereichen des Gehirns verbinden.

> **Beachte**
> Je intensiver die sensorischen Bedingungen sind, die mit einer Information verbunden sind, umso hervorstechender ist die Situation und umso leichter kann die Erinnerung an sie unter ähnlichen sensorischen Bedingungen wieder abgerufen werden (Kandel et al. 1995).

Limbische Verbindungen und Gedächtnisbildung

Die Verbindung zwischen dem Hippocampus und anderen, weit verstreuten Bereichen des Gehirns erfolgt über den **Papez-Neuronenkreis** (Papez 1937).

Sensorische Regionen des zerebralen Kortex beeinflussen die kortikale **Regio entorhinalis im Temporallappen**, die lateral vom Hippocampus liegt (Abb. 5.9). Von der Regio entorhinalis werden diese Informationen an den Hippocampus gesendet (Gilman & Newman 1996; Martin 1996). Der Fornix verbindet den Hippocampus mit anderen Gehirnbereichen: mit der Septumregion des Vorderhirns, dem Thalamus und dem Hypothalamus. Der Hippocampus erhält ausführlich verarbeitete sensorische Information über die interne und externe Welt (Gilman & Newman 1996).

Informationen, die in die vorderen Bereiche des ZNS übertragen wurden, können über das **Cingulum** wieder zum Temporallappen und zum Hippocampus zurückgeleitet werden. Das Cingulum projiziert mittels reziproker Schaltkreise durch den Gyrus cinguli in verschiedene Regionen des zerebralen Kortex. Das Cingulum gibt auch Information an den entorhinalen Kortex und den entorhinalen Hippocampus zurück. Über den Schaltkreis, der von Papez als Verbindung des Hippocampus mit anderen wichtigen Gebieten an der Großhirnbasis definiert wurde, könnten die entsprechenden sensorischen- oder Assoziationsfelder des Gehirns langfristige Erinnerungen erhalten und für den späteren Gebrauch speichern.

Emotionen spielen eine entscheidende Rolle für die Gedächtnisbildung. Während die Amygdala bei Stress die Freisetzung von Kortikotropin Releasing Faktor

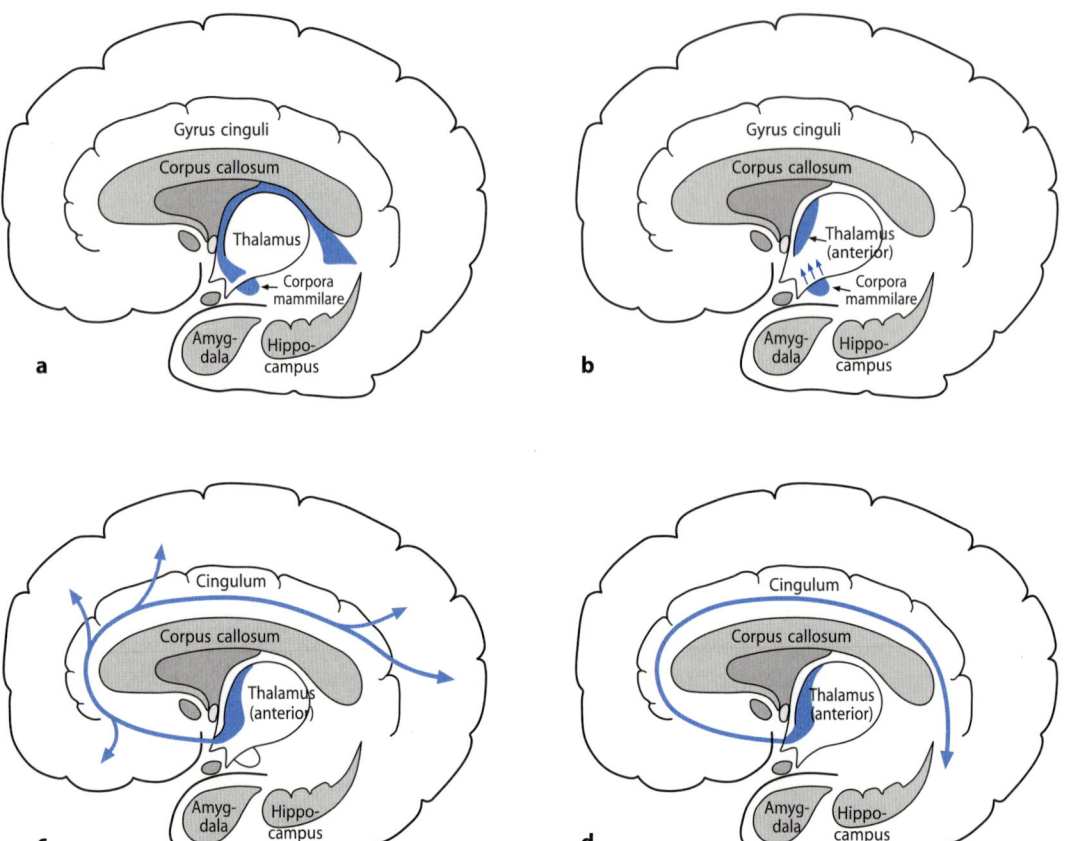

Abb 5.9. Der am besten bekannte Schaltkreis, durch den Strukturen des limbischen Systems mit anderen Bereichen des Gehirns kommunizieren, ist der **Papez-Neuronenkreis.** Signale aus dem Hippocampus werden über den Fornix zu den Mammillaren und dann zum vorderen Thalamus geleitet. Von dort verteilen die Fasern des Cingulum die Signale an den zerebralen Kortex und zurück an den Hippocampus.

(CRF) im Hypothalamus auslösen können, wirkt der Hippocampus regulierend, indem er die CRF-Ausschüttung hemmt. Steroidrezeptoren im Hippocampus sind Teil eines Kontrollmechanismus, der über den Hypothalamus die Freisetzung von Kortisol reguliert. Ein stark emotional besetzter Reiz bewirkt dennoch eine andauernde Aktivierung der Amygdala. Diese Fortdauer überwindet rasch die Fähigkeit des Hippocampus, die hypothalamische Aktivierung der HPA-Achse zu regulieren, die die Produktion von Kortisol reduzieren würde: Kortisol wird freigesetzt, der Stress steigt an.

Konstanter Stress beeinträchtigt die Fähigkeit des Hippocampus, neue Gedächtnisinhalte zu konsolidieren (LeDoux 1996). Das hippocampische Gedächtnissystem liefert durch den Papez-Neuronenkreis bewusste Erinnerungen, die verschiedene Bedeutungen haben können, aber normalerweise nicht mit Angst gleichzusetzen sind. Unbewusste, unter Angst auslösenden Umständen gebildete Erinnerungen bedienen sich eines anderen **Gedächtnissystems, das auf den Amygdala** basiert (LeDoux 1996). Das Abrufen derartiger Erinnerungen produziert **körperliche Reaktionen, die den Organismus auf Gefahr vorbereiten.**

> **Beispiel**
> McEwen (1992) zeigte, dass andauernder Stress Dendriten im Hippocampus irreversibel zugrunde gehen lässt. Bei Kindern, die extremen Belastungen (wie Missbrauch) ausgesetzt waren, und bei Kriegsveteranen mit posttraumatischen Stressstörungen ist

das Volumen des Hippocampus reduziert (Bremner et al. 1995).

Obwohl die Freisetzung von Adrenalin und Noradrenalin bei positivem Stress das Gedächtnis verbessern kann, hat andauernder und intensiver Stress, der die Zirkulation von Steroidhormonen wie Cortisol steigert, ernste und abträgliche Auswirkungen auf den Hippocampus.

> **Tipp**
> Es ist wichtig, **Stressreaktionen** bei Kindern, die auf verschiedene sensorische Ereignisse übertrieben reagieren, **zu reduzieren**. ▶ **Distress** beeinflusst nicht nur den emotionalen Zustand einer Person, sondern auch das Potenzial, neue Information zu lernen und sich daran zu erinnern (Graham et al. 1999). Das Herstellen einer harmonischen und vertrauensvollen Arbeitsbeziehung zum Kind ist essenziell und hat offensichtlich kraftvolle und langfristige Auswirkungen.

5.4.4 Großhirn

Rechte Hemisphäre

Die rechte Großhirnhemisphäre hat spezielle Aufgaben, die sich von den Funktionen der linken Hemisphäre unterscheiden. Einige dieser Aufgaben stehen mit der Aufmerksamkeit und Verarbeitung sensorischer Reize in Verbindung. Sie sind in ◘ Übersicht 5.6 aufgeführt.

Frontallappen des Kortex

Der anteriore und laterale Anteil des Frontallappens trägt auch zur Regulation der Aktivität des ZNS und der Emotionen bei (◘ Abb. 5.10). Diese Bereiche unterstützen das **schlussfolgernde Denken, Urteilen und Problemlösen** (Kiernan 1998).

> **Beachte**
> Mit der Reifung des zerebralen Kortex durch Erfahrung und Umweltinteraktion werden die frontalen Regionen immer wichtiger für die Regulation und Hemmung der phylogenetisch älteren Systeme. **Kortikale Erregungshemmung** gewinnt im Verlauf der frühen Kindheit zunehmend an Bedeutung (Dawson 1992).

> **Übersicht 5.6.**
> Die Funktionen der rechten Hemisphäre
>
> - Die rechte Großhirnhemisphäre spielt eine Rolle für die **Regulation von Emotionen**. Durch ihre Einstellung auf das Umweltpanorama hat sie gegenüber der linken einen Vorteil bei der Beurteilung der allgemeinen Bedingungen der Umgebung. Für die rechte Hemisphäre haben Reize, die mit dem Überleben verbunden sind, Priorität (Davidson 1994).
> - Die früh entwickelte rechte Hemisphäre spielt auch in der Verarbeitung von Gesichtsausdrücken und in der Reaktion auf die Sprachmelodie eine zentrale Rolle (Schore 1997). Sie ist wesentlich für das ▶ **Bonding** und **zwischenmenschliche Beziehungen** sowie für die Entwicklung der reziproken Interaktion innerhalb des Mutter-Kind-Systems.
> - Die **Orientierung auf neuartige Reize**, die wichtig für die Regulation der Aufmerksamkeit ist, erfolgt großteils in der rechten Hemisphäre. Verletzungen dieser Hirnhälfte führen häufiger zu Aufmerksamkeitsstörungen und Ablenkbarkeit als ähnliche Verletzungen auf der linken Seite (Heilman et al. 1985).
> - Im Gegensatz zur aufeinander folgenden „linearen" Analyse von Informationen durch die linke Hemisphäre ist die Verarbeitung der rechten Hemisphäre „nichtlinear", sondern basiert angesichts der eingehenden sensorischen Informationen auf zahlreichen konvergierenden Signalen (Schore 1997).

> **Beispiel**
> Zwischen dem zweiten und vierten Lebensmonat nimmt die Aufmerksamkeitsspanne des Säuglings zu, der Schlaf-Wach-Zyklus folgt dem zirkadianen Rhythmus, die primitiven Reflexe nehmen ab, und es werden mehr emotionale Reaktionen sichtbar.

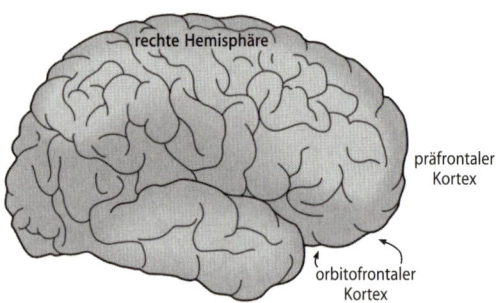

Abb 5.10. Die präfrontale und orbitofrontale Region des Vorderlappens des Großhirns

Leistungen, ausgereift (Schore 1997). Diese Fortschritte spiegeln die Rolle des Frontallappens in der Entwicklung von selbstregulierendem Verhalten wider (Dawson 1994).

> **Beachte**
> Das orbitofrontale System ist von zentraler Bedeutung für die Regulierung von Reaktionen durch die Schaltkreise des Vorderhirns, die mit dem Erkennen und Interpretieren von Erfahrungen beschäftigt sind (Wolf 1995).

Aufmerksamkeit ermöglicht einer Person, sich auf ausgewählte Informationen zu konzentrieren, um die Bedeutung von Begegnungen mit Objekten und Personen in der Umwelt zu erfassen (Butter 1987). Das bedeutet aber nicht, dass Erwachsene einseitig auf Ereignisse fixiert sind, sondern vielmehr, dass sie ihre Aufmerksamkeit leicht zwischen verschiedenen Ereignissen wechseln können.

> **Beachte**
> Schon sehr früh im Leben übernimmt die Aufmerksamkeit eine wichtige regulierende Funktion für emotionale Reaktionen (Thompson 1994).

Orbitofrontaler Kortex

Das Gebiet des orbitofrontalen Kortex (s. Abb. 5.10) ist in der rechten Hemisphäre größer und entwickelt sich früher als die dorsalen und lateralen Teile des zerebralen Kortex. Dieses Gebiet, das sich medial und ventral im Frontallappen befindet, ist für die **wechselseitigen Interaktionen zwischen der Bezugsperson und dem Säugling** zuständig (Schore 1996). Axone aus den visuellen-, Geruchs-, somatosensorischen- und auditiven Rindenfeldern treffen hier zusammen. Verbindungen mit dem Hirnstamm und Hypothalamus bilden Schaltkreise für die autonome Regulation, den Erregungszustand und die Aufmerksamkeit. Diese Schaltkreise unterstützen das Annäherungsverhalten, bei dem das Baby Augen, Kopf und Hände auf ein Objekt richtet, um es zu explorieren. Das orbitofrontale System ist gegen Ende des zweiten Lebensjahres, einer kritischen Periode für das Auftreten vieler adaptiver

5.5 Zusammenfassung und Schlussfolgerungen

- Zahlreiche neuroanatomische Bereiche sind wesentlich für das regulatorische Verhalten.
- **Regulation** ist ein vielgestaltiger Prozess, der auf allen Niveaus des ZNS stattfindet und von zahlreichen Faktoren beeinflusst wird.
- **Sensorischer Input** kann selbstregulierende Reaktionen und Verhaltensweisen erleichtern oder behindern.
- Für die Beurteilung und Behandlung von Kindern mit Entwicklungsbehinderungen, die mit mehreren gleichzeitig eintreffenden, sensorischen Signalen nicht zurechtkommen oder ihnen keine Bedeutung geben können, müssen Wege gefunden werden, wie **entwicklungsfördernde Erfahrungen** gebahnt werden können.
- Wahrscheinlich gibt es **keine einfachen Lösungen** für die beobachteten Probleme. Die Auswirkungen der Dysregulation im Leben der Betroffenen sind meist weitreichend und erfordern eine längere therapeutische Intervention.
- Die Sensorische Integrationstherapie bietet wichtige und zentrale Elemente, die zum positiven Umgang mit diesen Problemen führen, indem durch eigenaktive Beschäftigung des Kindes mit zielgerichteten Aktivitäten Möglich-

keiten zur **Entwicklung der Selbstregulation** geschaffen werden. Diese Entwicklung tritt auch bei normal entwickelten Kindern nicht über Nacht auf. Bei entwicklungsverzögerten Kindern dauert der Prozess noch länger. Er kann aber durch Maßnahmen, die das Interesse des Kindes, seine aktive Beteiligung und das Erreichen von Zielen in den Mittelpunkt stellen, angeregt werden.

5.6 Literatur

Als, H. (1986). A synactive model of neonatal behavioral organization: Framework for the assessment of neurobehavioral development in the premature infant and support of infants and parents in the neonatal intensive care unit. *Physical and Occupational Therapy in Pediatrics, 6*(1 und 2), 3–55.

Ayres, A.J. (1973). *Sensory integration and learning disorders.* Los Angeles: Western Psychological Services.

Barkley, R. (1990). *Attention deficit hyperactivity disorder: A handbook for diagnosis and treatment.* New York: The Guilford Press.

Bear, M.F., Connors, B.W., und Paradiso, M.A. (2000). *Neuroscience: Exploring the brain* (2nd ed.). Baltimore: Lippincott Williams and Wilkins.

Bremner, J.D., Randall, P., Scott, T.M., und Bronen, R.A. (1995). MRI-based measurement of hippocampal volume in patients with combat-related PTSD. *American Journal of Psychiatry, 152,* 973–981. This entry needs all authors' names.

Brodal, P. (1992). *The central nervous system: Structure and function.* New York: Oxford University Press.

Butter, C.M. (1987). Varieties of attention and disturbances of attention: A neuropsychological approach. In M. Jeannerod (Ed.), *Neurophysiological and neuropsychological aspects of spatial neglect* (pp. 1–23). New York: Elsevier.

Case-Smith, J. (1991). The effects of tactile defensiveness and tactile discrimination on in-hand manipulation. *The American Journal of Occupational Therapy, 45,* 811–818.

Cicchetti, D. (Ed.). (1994). *Development and psychopathology: Special issue: Neural plasticity, sensitive periods and psychopathology.* New York: Cambridge University Press.

Cooper, J.R., Bloom, F.E., und Roth, R.H. (1996). *The biochemical basis of neuropharmacology.* New York: Oxford University Press.

Crooks, R.L., und Stein, J. (1988). *Psychology: Science, behavior and life.* New York: Holt, Rinehart and Winston.

Davidson, R.J. (1994). Asymmetric brain function, affective style, and psychopathology: The role of early experience and plasticity. *Development and Psychopathology, 6,* 741–758.

Davidson, R.J., und Sutton, S.K. (1995). Affective neuroscience: The emergence of a discipline. *Current Opinion in Neurobiology, 5,* 21–24.

Dawson, G., Panagiotides, H., Klinger, L.G., und Hill, D. (1992). The role of frontal lobe functioning in the development of infant self-regulatory behavior. *Brain and Cognition, 20,* 152–175.

Dawson, G. (1994). Frontal electroencephalographic correlates of individual differences in emotional expression in infants. *The development of emotion regulation: Biological and behavioral considerations. Monographs of the Society for Research in Child Development, 59,* 135–151.

Derryberry, D., und Reed, M.A. (1996). Regulatory processes and the development of cognitive representations. *Development and Psychopathology, 8,* 215–234.

Exner, C. (1995). Remediation of hand skill problems in children. In A. Henderson und C. Pehoski (Eds.), *Hand function in the child: Foundations for remediation* (pp. 197–222). St. Louis: Mosby.

Fox, N. (1994). Dynamic cerebral processes underlying emotion regulation. *Monographs of the Society for Research in Child Development: The Development of Emotion Regulation, 59,* 152–166.

Gillberg, C., und Coleman, M. (1992). *The biology of the autistic syndromes.* New York: Cambridge University Press.

Gilman, S., und Newman, S.W. (1996). *Essential of clinical neuroanatomy and neurophysiology.* Philadelphia: F.A. Davis.

Graham, Y., Heim, C., Goodman, S., Miller, A., und Nemeroff, C. (1999). The effects of neonatal stress on brain development: Implications for psychopathology. *Development and Psychopathology, 8,* 545–565.

Greenspan, S.I. (1992). *Infancy and early childhood: The practice of clinical assessment and intervention with emotional and developmental challenges.* Madison, CT: International Universities Press.

Gunnar, M. (1986). Human developmental psychoneuroendocrinology: A review of research on neuroendocrine responses to challenge and threat in infancy and childhood. In M. Lamb und A.L. Brown (eds.), *Advances in developmental psychology* (pp. 51–103). Hillsdale, NJ: Lawrence Erlbaum.

Heilman, K.M., Bowers, D., Coslett, H.B., Whelan, H., und Watson, R.T. (1985). Directional hypokinesia: Prolonged reaction times for leftward movements in patients with right hemisphere lesions and neglect. *Neurology, 35,* 855–860.

Hofer, M. (1994). Early relationships as regulators of infant physiology and behavior. *Acta Paediatrica. Supplementum, 397,* 9–18.

Kandel, E.R., Schwartz, J.H., und Jessel, T.M. (1995). *Essentials of neural science and behavior.* Norwalk, CT: Appleton and Lange.

Keirnan, J.A. (1998). *Barr's The human nervous system: An anatomical viewpoint.* Philadelphia: Lippincott.Williams and Wilkins.

LeDoux, J. (1996). *The emotional brain: The mysterious underpinnings of emotional life.* New York: Simon and Schuster.

Mangelsdorf, S., Shapiro, J.R., und Marzolf, D. (1995). Developmental and temperamental differences in emotion regulation in infancy. *Child Development, 66,* 1817–1828.

Martin, J.H. (1996). *Neuroanatomy: Text and atlas.* Stamford, CT: Appleton and Lange.

McEwen, B.S. (1992). Paradoxical effects of adrenal steroids on the brain: Protection versus degeneration. *Biological Psychiatry, 31,* 177–199.

Noback, C.R., Strominger, N.L., und Demarest, R.J. (1996). *The human nervous system.* Media, PA: Williams and Wilkins.

Ornitz, E.M. (1974). The modulation of sensory input and motor output in autistic children. *Journal of Autism and Childhood Schizophrenia, 4,* 197–215.

Papez, J.W. (1937). A proposed mechanism of emotion. *Archives of Neurology and Psychiatry, 79,* 217–224.

Porges, S.W. (1984). Physiologic correlates of attention: A core process underlying learning disorders. *Pediatric Clinics of North America, 31,* 371–385.

Porges, S.W. (1996). Physiological regulation in high-risk infants: A model for assessment and potential intervention. *Development and Psychopathology, 8,* 43–58.

Porges, S.W., Doussard-Roosevelt, J., und Maiti, A.K. (1994). Vagal tone and the physiological regulation of emotion. *The development of emotion regulation: Biological and behavioral considerations. Monographs of the Society for Research in Child Development, 59,* 167–186.

Robbins, T.W. (1998). Arousal and attention: Psychopharmacological and neurophysiological studies in experimental animals. In R. Parasuraman (Ed.), *The attentive brain* (pp. 189–220). Cambridge, MA: MIT Press.

Ryan, R.M., Kuhl, J., und Deci, E.L. (1997). Nature and autonomy: An organizational view of social and neurobiological aspects of self-regulation in behavior and development. *Development and Psychopathology, 9,* 701–728.

Schore, A.N. (1994). *Affect regulation and the origin of the self: The neurobiology of emotional development.* Hillsdale, NJ: Lawrence Erlbaum Associates.

Schore, A.N. (1996). The experience-dependent maturation of a regulatory system in the orbital prefrontal cortex and the origin of developmental psychopathology. *Development and Psychopathology, 8,* 59–97.

Schore, A.N. (1997). Early organization of the nonlinear right brain and development of a predisposition to psychiatric disorders. *Development and Psychopathology, 9,* 595–631.

Shepherd, G., und Koch, C. (1998). Introduction to synaptic circuits. In G. Shepherd (Ed.), *The synaptic organization of the brain* (pp. 1–36). New York: Oxford University Press.

Siegel, G.J., Agranoff, B.W., Albers, R.W., Fisher, S.K., und Uhler, M.D. (1999). *Basic biochemistry: Molecular, cellular and medical aspects.* Philadelphia: Lippincott, Williams and Wilkins.

Stansbury, K., und Gunnar, M. (1994). Adrenocortical activity and emotion regulation. *Monographs of the Society for Research in Child Development, 59,* 108–134.

Stifter, C.A., und Jain, A. (1996). Psychophysiologic correlates of infant temperament: Stability of behavior and autonomic patterning from 5 to 18 months. *Developmental Psychobiology, 29,* 321–333.

Thompson, R.A. (1994). Emotion regulation: A theme in search of definition. *The development of emotion regulation: Biological and behavioral considerations. Monographs of the Society for Research in Child Development, 59,* 25–52.

Whatson, T., und Stirling, V. (1998). *Development and flexibility.* New York: Springer-Verlag.

Wolf, S. (1995). Psychosocial forces and neural mechanisms in disease: Defining the question and collecting the evidence. *Integrative Physiological and Behavioral Science, 30,* 85–94.

Propriozeption: ein Eckstein der Sensorischen Integrationstherapie

Erna Imperatore Blanche, Roseann C. Schaaf

6.1 Was ist Propriozeption? – 115

6.2 Eine neue Sicht der Propriozeption: diskriminative und modulierende Funktionen – 119

6.3 Eine neue Systematik für das Verständnis propriozeptiver Funktionsstörungen – 120

6.4 Der therapeutische Einsatz von Propriozeption – 124

6.5 Zusammenfassung – 129

6.6 Literatur – 129

Aktivitäten, die starke propriozeptive Reize bieten, sind ein wichtiger Bestandteil einer Behandlung nach sensorisch-integrativen Prinzipien. In letzter Zeit konnte ein zunehmendes Interesse am Einsatz dieser sensorischen Modalität bei Kindern mit verschiedenartigen Behinderungen beobachtet werden. Selbst populärwissenschaftliche Bücher widmen sich den Wirkungen und Einsatzmöglichkeiten von Propriozeption (Kranowitz 1998; Miller et al. 1998). Die Veröffentlichungen zum Thema Propriozeption stammen von Therapeutinnen, Lehrern, Eltern und anderen. Leider wurden auch Missverständnisse und Fehlinterpretationen verbreitet. Die Ursachen für die Unklarheiten dürften einerseits in der uneinheitlichen Terminologie und Definition von Propriozeption, andererseits im Fehlen kontrollierter Studien zur Funktion und zu Fehlfunktionen der propriozeptiven Reizverarbeitung liegen.

Das vorliegende Kapitel konzentriert sich auf den Einsatz von Propriozeption in der Theorie und Praxis der Sensorischen Integrationstherapie. Diese Informationen sollen einerseits als Grundlage für weiterführende Studien und Untersuchungen zur Rolle der Propriozeption und andererseits zum praktischen Verständnis der Propriozeption und ihrer klinischen Anwendung bei Kindern mit sensorisch-integrativen Funktionsstörungen dienen.

> **Übersicht 6.1.**
> Ayres' Aussagen zur Propriozeption
>
> 4 Ayres nannte diesen Sinn „Information, die aus dem Körper stammt, insbesondere **von Muskeln, Gelenken, Bändern** und mit Knochen verbundenen Rezeptoren" (Ayres 1972a, S. 66).
> - Der propriozeptiven Information kommt durch den **Einfluss auf motorische Aktionen und den modulierenden Einfluss auf den emotionalen Status** eine entscheidende Rolle in der Sensorischen Integration zu (Ayres 1972).
> - Propriozeptive Impulse üben eine **exzitatorische Wirkung auf das autonome Nervensystem und den Kortex** aus, wodurch der emotionale Status verbessert wird.
> - Mit diesen sensorischen Impulsen aus den Rezeptoren des Muskel-Skelett-Systems „wird ein Weg für **hemmende Einflüsse** bereitgestellt" (Ayres 1972a, S. 66–69).
> - Propriozeption ist ein **wichtiger Bestandteil des sensorisch-integrativen Prozesses** durch seinen Beitrag zu Bewegung, visueller Form- und Raumwahrnehmung und zum Erregungsniveau.

In ihrer ersten Publikation (1972a) machte Ayres einige wichtige Aussagen zur Propriozeption. Diese sind in ◘ Übersicht 6.1 dargestellt.
Heute ist der Einsatz von Propriozeption ein wesentliches und charakteristisches **Merkmal des sensorisch-integrativen Ansatzes:**
- zur Steigerung des Körperbewusstseins,
- zur Verbesserung der Bewegungskoordination,
- zur Modulation des zentralnervösen Erregungszustandes,
- zur Verbesserung der Reizverarbeitung durch andere sensorische Systeme.

In der Praxis sind verschiedene Wirkungen von propriozeptiven Behandlungsaktivitäten zu beobachten. Der Versuch, diese Mechanismen zu verstehen, wirft viele Fragen auf, liefert aber wenige handfeste Antworten.

> **Exkurs**
>
> **Verschiedene Definitionen der Propriozeption**
> Die vielfältigen und unterschiedlichen Definitionen von Propriozeption in der Literatur und die anatomische Uneindeutigkeit bzw. ungenaue anatomische Lokalisation des propriozeptiven Systems erschweren den Versuch, die Wirkungen dieser Modalität funktionell und klinisch festzulegen. Die Definitionen der Propriozeption variieren in der Fachliteratur oft. So

schließen einige Autoren vestibuläre Elemente ein, andere hingegen nicht; manche beziehen afferente Gelenks-, kinästhetische und Tastempfindungen ein.

Autoren klassifizieren Propriozeption unterschiedlich, je nachdem, ob sie von den Rezeptoren ausgehen oder von der Repräsentation und Weiterleitung im ZNS (d. h. je nachdem, ob sie Propriozeption unter einem neuroanatomischen oder einem systemischen Gesichtspunkt sehen) oder von den funktionellen Auswirkungen der Propriozeption.

In der Literatur über Sensorische Integration, die sich auf die Auswirkungen sensorischer Erfahrungen auf Bewegung und Verhalten konzentriert, findet sich der Wunsch nach einer **klaren Differenzierung, zwischen**

- Aktivitäten, die propriozeptiven Input durch selbst initiierte Bewegung verursachen, und
- Aktivitäten, die vestibulären oder taktilen Input **liefern** (Ayres 1989; Baranek et al. 1997; Bowen et al. 1999; Fisher 1991; Ray et al. 1988; Stallings-Sahler 1998).

In diesem Kapitel wird **Propriozeption unter einem funktionellen Gesichtspunkt** dargestellt (Übersicht 6.2.).

Diese Sichtweise geht davon aus, dass **die anatomische Lokalisation** (d. h. die jeweiligen Nervenbahnen und die subkortikalen und kortikalen Projektionsgebiete) **bestimmend für die Funktion** ist.

Propriozeptiven Aktivitäten kommt in der Sensorischen Integrationstherapie ein zentraler Stellenwert zu, da sie bei Überstimulation **beruhigend und organi-** **sierend** auf das Erregungsniveau einwirken. Es ist schwierig, propriozeptive Empfindungen isoliert zu betrachten, da alle sensorischen Systeme zusammenarbeiten, um eine Basis für Bewegung, Interaktion und Sein zu schaffen. Dennoch ist es sinnvoll, sich gezielt mit den Funktionen und Aktionen des propriozeptiven Systems auseinander zu setzen, um zu verstehen, wie speziell dieses sensorische System zum funktionellen Verhalten beiträgt.

In Abschnitt 6.1 findet sich ein Überblick über die relevante Hintergrundliteratur, in der Propriozeption, ihre Rolle und Funktionen definiert werden. In Abschnitt 6.2 und 6.3 wird eine Typologie von propriozeptiven Funktionsstörungen vorgestellt, wobei spezifische Funktionsstörungen, die mit dem propriozeptiven System zusammenhängen, beschrieben werden. In Abschnitt 6.4 wird die therapeutische Anwendung von Propriozeption diskutiert.

6.1 Was ist Propriozeption?

Sir Charles Bell beschrieb den Sinn, der von der passiven und aktiven Bewegung genährt wird, als „sechsten Sinn" und definierte ihn als Kombination von „wahrgenommenen **Empfindungen der statischen Position oder Geschwindigkeit von Bewegung** (unabhängig davon, ob von außen verursacht oder willentlich hervorgerufen) von jenen Teilen des Körpers, die von den Skelettmuskeln bewegt werden", und „wahrgenommenen **Empfindungen der Kraft**, die durch muskuläre Kontraktion erzeugt wird, auch im Falle isometrischer Kontraktionen" (McCloskey 1988, S. 36). Spätere Autoren sprachen folglich von diesen Empfindungen als **kinästhetischem und propriozeptivem Sinn**.

6.1.1 Propriozeption versus Kinästhesie

Laut Sherrington werden die Propriozeptoren durch aktive Bewegung des Organismus aktiviert, wobei er sich um eine genaue **Differenzierung zwischen aktiver Bewegung** (die vom Individuum selbst ausgeführt wird) **und passiver Bewegung** (die durch äußere Ereignisse verursacht wird) bemühte (Evarts 1981).

Übersicht 6.2.
Funktionen der Propriozeption

- Propriozeption **als Modulator des Erregungszustandes**
- Propriozeption **als Komponente der Bewegungskontrolle**
- Propriozeption **als wichtiger Organisator von Empfindungen** aus dem Körper

❗ Beachte

Sherrington (1906) zufolge haben von außen bewirkte Bewegungen nicht dieselbe propriozeptive Wirkung wie aktive Bewegungen: Aktive Bewegung liefert maximale propriozeptive Erregung, wogegen passive Bewegung nur eine minimale Aktivierung dieses Sinnes auslöst.

ℹ️ Tipp

Das Konzept der Eigenaktivität ist in der Sensorischen Integrationstherapie von zentraler Bedeutung. Aktive Betätigung gegen Widerstand, eingebunden in sinnvolle Aufgaben, bietet maximalen propriozeptiven Input und hat die größte Wirkung auf funktionelles, zweckmäßiges Verhalten.

▶ Exkurs

Differenzierung zwischen Kinästhesie und Propriozeption

In der Vergangenheit wurden die Rezeptoren in der Muskelspindel und im Golgi-Apparat als Quellen propriozeptiver Information beschrieben. Die Rezeptoren in der Gelenkskapsel hingegen wurden als Quelle von Sinnesinformationen, die zu bewusster Bewegungswahrnehmung oder **Kinästhesie** führen, angesehen. Diese frühen Forscher postulierten, dass aus den Muskelspindeln die Hauptinformationen für den Muskelsinn stammten und eine Rolle für die unterbewusste Bewegungskontrolle spielten (Sherrington 1906). Sie differenzierten zwischen Kinästhesie und der **unbewussten Propriozeption** aufgrund der Annahme, dass kinästhetische Impulse in der Hinterstrangbahn (▶ **DCML-System**) in die somatosensorischen Rindenfelder geleitet werden. Andererseits wurde in frühen Untersuchungen beschrieben, dass propriozeptive Informationen im spinothalamischen System zum Kleinhirn geleitet werden. Einige Forscher hingegen meinten, dass muskuläre propriozeptive Informationen die Weiterleitung kinästhetischer Empfindungen fördern und so an der Erzeugung der räumlich-zeitlichen Landkarten für das motorische Gedächtnis und das Wiedererkennen von Bewegungsmustern beteiligt sind, die für koordinierte Bewegungsaktionen gebraucht werden (Roll & Gilhodes 1995; Roll et al. 1989). An anderer Stelle wurde die Meinung vertreten, dass diese klare Differenzierung nicht möglich ist, da Rezeptoren und Bahnen wahrscheinlich Impulse mehrerer Sinnesmodalitäten transportieren (Matthew 1988).

Ayres (1972a) unterschied in ihrem klassischen Werk zur Sensorischen Integration entsprechend dem Denken ihrer Zeit zwischen Propriozeption und Kinästhesie (◘ Übersicht 6.3.).

In den **Tests,** die Ayres zur Überprüfung der sensorisch-integrativen Funktionen entwickelte, spiegelt sich ihre Sicht der Propriozeption und Kinästhesie wider:

In die beiden Testbatterien *Southern California Sensory Integration Tests*, SCSIT (Ayres 1972b) und *Sensory Integration and Praxis Tests*, SIPT (Ayres 1989) baute Ayres mehrere Subtests zur Überprüfung der Kinästhesie, der Bewegungsplanung und des propriozeptiven Sinnes ein. Werkzeuge für die Beurteilung propriozeptiver Leistungen sind v. a. der Subtest *„Standing and Walking Balance"* (SWB), in dem die statische und

---

Übersicht 6.3.
Unterscheidung zwischen Kinästhesie und Propriozeption

- Ayres definierte **Kinästhesie als „die bewusste Empfindung** von Gelenksposition und -bewegung" (S. 67), die für das Körperbewusstsein, die visuelle Wahrnehmung und die Praxie von Bedeutung ist:„Es kann mit Sicherheit angenommen werden, dass eine verminderte Kinästhesie die Entwicklung der visuellen Wahrnehmung und des Körperschemas beeinträchtigt, da die Informationsmenge, die das Gehirn durch zielgerichtete Handlungen erhält, eingeschränkt ist." (S. 67)
- Im Gegensatz dazu sah sie **Propriozeption als unbewusste Empfindungen**, die von Muskeln, Sehnen und Knochen ausgehen. Sie war auch der Meinung, dass propriozeptive Informationen aus den Augenmuskeln einen Beitrag zur visuellen Wahrnehmung und zu feinmotorischen Bewegungen leisten (Ayres 1972a).

dynamische Balance getestet werden, sowie der Subtest „*Postural Praxis*" (PPr), in dem Körperpositionen imitiert werden müssen.

Da unter funktionellem Aspekt keine exakte Differenzierung zwischen diesen beiden Sinnessystemen möglich ist, wird seit Ayres' Zeit in der spezifischen Literatur die **Zusammenfassung von Propriozeption und Kinästhesie unter dem Namen Propriozeption** vorgeschlagen (Fisher 1991; Frederick 1996).

> **❗ Beachte**
>
> Heute werden unter dem Begriff „Propriozeption" oft sowohl aktive als auch passive „Änderungen in der Länge und Spannung aller Muskeln, die auf das bewegte Gelenk wirken, durch Dehnung der Gelenkskapsel und der Ligamente sowie durch Deformierung der Haut" (Frederick 1996, S. 102) verstanden. „Die afferente Aktivität, die durch die Bewegung erzeugt wird, stammt aus allen diesen Quellen." (Ebd.)

In diesem Sinne wird im vorliegenden Kapitel unter dem Ausdruck Propriozeption Kinästhesie und Propriozeption zusammengefasst, wobei die **Differenzierung zwischen bewussten und unbewussten Funktionen** beibehalten wird.

6.1.2 Propriozeptive Rezeptoren

Abhängig davon, welcher Körperteil für eine Bewegung eingesetzt wird, tragen **verschiedene somatosensorische Rezeptoren** auf unterschiedliche Art zum Bewegungssinn und -bewusstsein in jedem Gelenk des Körpers bei. So liefern z. B. bei der Bewegung kleiner Körperteile wie der Finger die Hautrezeptoren den Hauptteil an Propriozeption, wogegen bei Bewegungen größerer Körperteile wie des Knies die Muskelspindeln die meiste propriozeptive Information liefern (Frederick 1996). In der Literatur über motorisches Lernen und motorische Kontrolle wird angenommen, dass die ▶ **Efferenzkopien** („corollary discharge"), die während zentral programmierter Bewegungen erzeugt und von zentralen Mechanismen beeinflusst werden, wesentlich zum propriozeptiven Sinn beitragen (LaRue et al. 1995; Matthew 1988).

6.1.3 Propriozeptive Integration

Propriozeptive Verarbeitung findet mindestens **auf drei verschiedenen zentralnervösen Ebenen** statt:
1. auf der Ebene des Rückenmarks,
2. auf der Ebene des Kleinhirns,
3. auf der Ebene des somatosensorischen Kortex.

Jedes Verarbeitungsniveau trägt auf eine andere Weise zur Handlungsperformanz bei (◘ Übersicht 6.4).

6.1.4 Propriozeptiv-taktile Integration

Die Hinterstrangbahn leitet Informationen zu den somatosensorischen Rindenarealen, wo sie primär die ▶ **Diskrimination von Berührung und Propriozeption** ermöglicht. Diese somatosensorischen Informationen tragen wahrscheinlich auch zur **Planung und Ausführung der Feinmotorik** bei. Von Wing et al. (1996) wurde die regulierende Wirkung von Bewegung (und damit

> **Übersicht 6.4.**
> Beitrag der Propriozeption zur ▶ **Handlungsperformanz**
>
> — Auf **Rückenmarksniveau** spricht der propriozeptive Sinn auf Änderungen in der Länge und Spannung des Muskels an und liefert dem Kleinhirn über die spinozerebellären Bahnen einen konstanten Informationsfluss.
> — Im **Zerebellum** werden diese Informationen **mit vestibulären Informationen integriert** und tragen zur Haltungskontrolle und zur Schwerkraftempfindung bei. **Zerebellär-vestibuläre Verbindungen** sind wahrscheinlich für den modulierenden Effekt propriozeptiver Reize auf vestibuläre Impulse verantwortlich.
> — Auf dem Niveau des **somatosensorischen Kortex** werden die propriozeptiven Informationen **mit taktilen** aus dem ▶ **DCML-System integriert.**

auch von Propriozeption), die auf dieser zentralnervösen Ebene stattfindet, auf das taktile System beschrieben.

Da das propriozeptive System meist mit dem taktilen und/oder vestibulären System (sowohl den Beschleunigungs- als auch den Schwerkraftanteilen) zusammenarbeitet, werden diese drei Systeme oft gemeinsam betrachtet. Auch wenn für das Verhalten ihre gemeinsame Funktion ausschlaggebend ist, halten es die Autorinnen für sinnvoll, die jeweils **spezifischen Anteile jedes Systems** zu analysieren.

Das taktile System liefert eher Informationen über die externe Umgebung (Exterozeption) als über den Körper selbst. Zusätzlich sprechen Tastrezeptoren auf passiven Kontakt mit der äußeren Körperoberfläche (d. h. der Haut) an, während propriozeptive Rezeptoren auf Muskelkontraktion oder Gelenksbewegung reagieren.

Obwohl Berührungsempfindungen keine Propriozeption im engeren Sinn sind, arbeiten die beiden Systeme eng zusammen, um das Gehirn mit wichtigen Informationen über den Körper zu versorgen. Daher werden sie gerne zusammengefasst.

> **Beachte**
> Berührungssinn, Propriozeption und Kinästhesie werden gemeinsam als **somatosensorisches System** (Körpersinn) bezeichnet.

Hinsichtlich der Behandlung haben sich aus dieser Zusammenfassung allerdings einige **Unklarheiten** ergeben. So wurden fälschlicherweise Aktivitäten, die taktilen Tiefdruck liefern, als propriozeptiv bezeichnet.

> **Beispiel**
> Typisch dafür ist das Sandwich-Spiel, bei dem das Kind zwischen zwei Matratzen gepresst wird, oder beim Einsatz von Kompressionskleidung während zielgerichteter Handlungen. Tatsächlich vermitteln diese Aktivitäten taktilen Input in Form von taktilem Tiefdruck. Sie sollten von echten propriozeptiven Aktivitäten unterschieden werden, bei denen das Kind z. B. aktiv gegen den Widerstand von Kissen ankämpft, um sich aus einem Kissenberg zu befreien, oder aktiv schwere Objekte zieht oder schiebt.

6.1.5 Propriozeptiv-vestibuläre Integration

Es ist wichtig, zwischen dem propriozeptiven und dem vestibulären System zu unterscheiden.

Das vestibuläre System liefert Informationen über Bewegung des Kopfes im Raum und die Orientierung des Körpers in Bezug zur Schwerkraft. Das propriozeptive, vestibuläre und visuelle System arbeiten bei der ▶ **posturalen** und okulomotorischen Kontrolle sowie zur Produktion des ▶ **Feedforward**, das zur Antizipation von Aktionen in Zeit und Raum erforderlich ist, zusammen (Fisher 1991; Shumway Cook & Woollacott 1995).

> **Tipp**
> Es ist wichtig, in der Praxis zu **differenzieren zwischen**:
> - Aktivitäten, die sowohl vestibuläre als auch propriozeptive Empfindungen produzieren und
> - Aktivitäten, die entweder den propriozeptiven oder den vestibulären Input steigern.

> **Beispiel**
> Trampolinspringen z. B. bewirkt laufend beide Arten von sensorischer Information, wogegen das Schaukeln in einer unterstützten Position hauptsächlich vestibuläre Informationen liefert. Schieben, Beißen und festes Anpacken bietet in erster Linie propriozeptive Reize.

Obwohl es möglich ist, Propriozeption hinsichtlich ihrer Rezeptoren, Bahnen und Funktion zu beschreiben, ist es wichtig, die Tatsache nicht aus den Augen zu verlieren, dass der Mensch in seinem Alltag eine Vielzahl von sensorischen Informationen von verschiedenen Quellen und über verschiedene Rezeptoren erhält, integriert und in sinnvolle Aktivität umsetzt. Dieser Fähigkeit, die multisensorischen Informationen zu integrieren und für zweckmäßiges Handeln in der Alltagsbewältigung zu nutzen, gilt das eigentliche Interesse der Sensorischen Integrationstherapie.

6.2 Eine neue Sicht der Propriozeption: diskriminative und modulierende Funktionen

Die Informationen des vorigen Abschnitts bilden die Grundlage für die folgende funktionelle Beschreibung des propriozeptiven Systems. Unter diesem funktionsorientierten Blickwinkel wird der Einfluss des propriozeptiven Systems auf Motorik und Verhalten, auf den Erregungs- und den emotionalen Zustand sowie auf Körperbewusstsein und Körperschema beschrieben und der propriozeptive Sinn als **Basis für die physische Empfindung des Selbst und seine Interaktionen mit der externen Welt** angesehen. Ähnlich den anderen sensorischen Systemen können propriozeptive Empfindungen sowohl modulierende als auch diskriminierende Funktionen erfüllen.

6.2.1 Die modulierende Funktion von Propriozeption

Bisher wird der modulierende oder regulierende Einfluss des propriozeptiven Systems auf andere sensorische Systeme eher durch anekdotische ▶ **Evidenz** belegt. Diese legt einen modulierenden Effekt auf das vestibuläre und taktile System sowie eine generelle regulierende Wirkung auf den Erregungszustand nahe (◘ Übersicht 6.5.).

Übersicht 6.5.
Effekte von Propriozeption auf den Erregungszustand

— Auf das vestibuläre System wirkt Propriozeption offenbar **regulierend bei Überempfindlichkeit auf Bewegung**.
— Im taktilen System bewirkt die modulierende Funktion von Propriozeption eine **Abnahme von Berührungsüberempfindlichkeit** und die Aufrechterhaltung eines optimalen Erregungsniveaus (Koomar et al. 1998; Kranowitz 1998).

Der modulierende Einfluss von Propriozeption auf die anderen Sinnessysteme findet offenbar auf Kleinhirnniveau, im Thalamus und im somatosensorischen Kortex statt (Wing et al. 1996).

6.2.2 Die diskriminative Funktion der Propriozeption

Die diskriminative Funktion des propriozeptiven Systems zeigt sich in der **räumlich-zeitlichen Kalibrierung** (Feinabstimmung) von Bewegungen.

> **Beispiel**
> Eine Person, die eine Nadel einfädelt, stimmt einzelne propriozeptive, taktile und visuelle Reize aufeinander ab, um die erforderlichen Bewegungen zu koordinieren. Die Zusammenarbeit des diskriminativen Anteils der Propriozeption mit dem visuellen und taktilen System gewährleistet die Produktion koordinierter Bewegungen.

> **Beachte**
> Die enge Zusammenarbeit der diskriminativen Propriozeption mit dem taktilen System gilt als Basis für ▶ **Körperschema** und ▶ **Somatopraxie** (Ayres 1972a, 1989).

Mit der Bezeichnung **Somatodyspraxie** für eine Störung, bei der Kinder schwache Werte in jenen Subtests des SIPT aufweisen, die Aspekte von Propriozeption, Kinästhesie und statischer und dynamischer Balance überprüfen, brachte Ayres (1989) die Interaktion zwischen diesen Systemen zum Ausdruck. Da im Subtest zur Kinästhesie sowohl die taktile als auch die kinästhetische Verarbeitung beurteilt wird, ist die Somatodyspraxie als **Funktionsstörung der taktilen und propriozeptiven Diskriminationsfähigkeit** zu verstehen.

> **Tipp**
> Neben diesem Beitrag zur Praxis spielen die diskriminativen Aspekte der Propriozeption eine wichtige Rolle für

- das **Timing von motorischen Aktionen**, indem ein zeitlich-räumlicher Bezugsrahmens zur Verfügung gestellt wird,
- die **Perzeption von Gewicht** (Roll & Gilhodes 1995; Roll et al. 1989; LaRue et al. 1995).

Sowohl bei Kindern mit Koordinationsstörungen als auch bei jenen mit sensorisch-integrativen Störungen liegen wahrscheinlich Beeinträchtigungen der propriozeptiven Diskrimination vor (Hoare & Larkin 1991; Laszlo 1998).

Es wird weiter angenommen, dass die Fähigkeit zur Diskrimination von vestibulär-propriozeptiven Informationen beiträgt zum Bewusstsein über die Relation zur Schwerkraft, zur Haltungskontrolle und zur Fähigkeit, ▸ **projizierte Aktionssequenzen** auszuführen (Fischer 1991). Dieser diskriminative Aspekt der Propriozeption ist die Basis für einzelne Funktionen, die Haltungskontrolle, Bewegungskoordination und Bewegungsplanung ermöglichen. Außerdem vermutet man, dass das propriozeptive System auch für die Wahrnehmung von Geschwindigkeit, Dauer und Richtung von Bewegungen verantwortlich ist (Roll et al. 1989). Dadurch unterstützt es die Fähigkeit, Aktionen räumlich und zeitlich vorauszuplanen – zu projizieren (Fisher 1991).

> **Beachte**
> Das Zusammenspiel der modulierenden und diskriminativen Funktionen des propriozeptiven und vestibulären bzw. des propriozeptiven und taktilen Systems schafft eine wichtige Grundlage für die Sensorische Integration.

> **Beispiel**
> Während der Ausführung einer Geschicklichkeitsaufgabe, etwa einer sportlichen Aktivität, arbeiten die diskriminativen Anteile des propriozeptiven Systems mit den regulierenden Funktionen zusammen, um die koordinierte Bewegung auf der Grundlage von Körperbewusstsein, einer sicheren Beziehung zu Schwerkraft und Haltungskontrolle zu ermöglichen.

Funktionieren diese Systeme gut, so sind sie kaum zu trennen. Funktionieren sie jedoch nicht richtig, so können daraus zahlreiche Schwierigkeiten resultieren, die im folgenden Abschnitt beschrieben werden.

6.3 Eine neue Systematik für das Verständnis propriozeptiver Funktionsstörungen

In der Literatur findet sich keine adäquate Beschreibung von Störungen des propriozeptiven Systems. Luria (1973), Sacks (1985), Ayres (1972a) und Laszlo (1998; Laszlo et al. 1988) sind einige der wenigen Autoren, die diese Störungen überhaupt erwähnt haben.

> **Exkurs**
> **Beschreibungen propriozeptiver Störungen**
> Luria beschrieb „Haltungsapraxie" oder „afferente-kinästhetische Apraxie" als eine Art Praxiedefizit: Die Betroffenen verlieren die afferente Basis der Bewegung und können keine fein differenzierten Handbewegungen mehr ausführen. Luria ging davon aus, dass diese Störungen durch eine Verletzung in den sekundären Arealen des postzentralen Kortex verursacht ist, wdurch die Betroffenen eine schlechte Anpassung an die somatosensorischen Charakteristika von Objekten zeigen.
> Oliver Sacks beschrieb eine Frau, die ihren propriozeptiven Sinn und damit ihr Körperbewusstsein und ihre sichere Beziehung zur Schwerkraft verloren hatte. Jean Ayres (1972a) beschrieb die Wirkung von Propriozeption und Kinästhesie (◘ Übersicht 6.6.).

> **Übersicht 6.6.**
> **Bereiche, die von Propriozeption und Kinästhesie beeinflusst werden**
>
> - Muskeltonus,
> - Erregungszustand,
> - visuelle Raumwahrnehmung,
> - Bewegungsplanung,
> - Haltungskontrolle,
> - Schwerkraftempfindung.

Ausgehend von Ayres' Vorstellungen wird angenommen, dass sich propriozeptive Funktionsstörungen in einem einzelnen oder sämtlichen dieser Bereiche manifestieren können.

> **Tipp**
> **Aktivitäten, die verstärkte propriozeptive Reize bieten**, sollen den Muskeltonus, das Erregungsniveau, die visuell-räumliche Perzeption, die motorische Planung, die posturale Kontrolle und die Wahrnehmung der Schwerkraft verbessern.

Aus klinischer Sicht zeigen Kinder, die durch aktive Bewegung gegen Widerstand Empfindungen aus ihren Muskeln und Sehnen (Propriozeption) und tiefen Druck suchen, wahrscheinlich einen spezifischen Typus von propriozeptiver Funktionsstörung, der als **propriozeptive Reizsuche** bezeichnet wird. Im Gegensatz dazu stehen Kinder, die sich propriozeptiver Empfindungen kaum bewusst sind (Dunn 1997).

Dunn (1997) und Blanche (1999) erweiterten diese dichotome (in zwei Erscheinungsbilder unterteilende) Klassifizierung durch die Einbeziehung verschiedener Erscheinungsformen von propriozeptiven Funktionsstörungen, die bei ein und demselben Kind gemeinsam auftreten können:

- Hyporesponsivität auf propriozeptive Reize,
- propriozeptive Reizsuche,
- propriozeptive Überempfindlichkeit und
- Gravitationsunsicherheit (GI), die als multisensorisches Verarbeitungsdefizit beschrieben wird, das Aspekte einer propriozeptiven Verarbeitungsschwäche beinhaltet (Fisher 1991, 2002).

Mit dieser Typologie soll eine Systematik für die Beurteilung des propriozeptiven Systems und der möglichen funktionellen Einschränkungen sowie für die klinische Entscheidung über das Vorliegen einer Störung zur Verfügung gestellt werden.

◘ Übersicht 6.7 zeigt die Typologie von Defiziten in Zusammenhang mit dem propriozeptiven System.

Übersicht 6.7.
Typologie von Defiziten, die mit dem propriozeptiven System zusammenhängen

Hyporesponsivität oder Diskriminationsschwäche bei propriozeptiven Reizen:
- ruiniert Spielzeug häufig,
- zeigt niedrigen (funktionellen) Muskeltonus,
- reagiert evtl. auch auf Berührungsreize unterempfindlich,
- versteift sich evtl. oder fixiert Gelenke.

Propriozeptive Reizsuche (um den Erregungszustand zu modulieren):
- zeigt sensorische Modulationsdefizite in anderen Systemen (taktil, vestibulär), sucht intensiven und starken vestibulären Input, um die anderen Systeme zu modulieren,
- beißt, schiebt, schlägt, kratzt, stößt, schleudert, wirft sich,
- Verhalten erscheint oft „aggressiv",
- bewegt sich schnell, schusslig, kann tollpatschig wirken,
- bevorzugt zähe und harte Nahrungsmittel,
- evtl.: zeigt selbst stimulierendes (Kopfschlagen, Händebeißen), hyperaktives und/oder waghalsiges Verhalten.

Schwerkraftunsicherheit (vestibulär-propriozeptive Störung):
- reagiert ängstlich bei Herausforderungen an den Gleichgewichtssinn,
- bewegt sich langsam und vorsichtig,
- reagiert ängstlich, wenn die Füße keinen Bodenkontakt haben,
- reagiert ängstlich auf herannahende Objekte.

Propriozeptive Sensitivität (Überempfindlichkeit):
- weint in gewichttragenden Positionen,
- weint, wenn seine Gelenke bewegt werden,
- ist unfähig, sich zu bewegen, oder bevorzugt es, sich nicht zu bewegen,
- häufig anzutreffen bei mehrfach behinderten Kindern.

6.3.1 Hyporesponsivität auf propriozeptive Reize

Kinder, die hyporesponsiv auf propriozeptive Reize reagieren, zeigen ein **herabgesetztes Bewusstsein für propriozeptive Informationen und eine schwache propriozeptive Diskriminationsleistung**. Folglich können sie propriozeptive Eindrücke nicht optimal für anpassendes Verhalten nützen. Die häufigsten Verhaltenssymptome propriozeptiv hyporesponsiver Kinder sind:

- ruinieren häufig Spielzeug und **wirken ungeschickt**,
- haben einen **niedrigen (funktionellen) Haltungstonus**,
- zeigen **Defizite in der taktilen Diskrimination**,
- **genießen propriozeptive Reize**, wenn sie verfügbar sind, wie etwa beim Tauziehen mit der Therapeutin oder einem anderen Kind,
- tendieren zum **Versteifen oder Fixieren**, um sich die nötigen Reize zu holen und die für distale Bewegung erforderliche proximale Stabilität zu erhöhen.

Interessanterweise kommt es häufig vor, dass Kinder nicht nur auf propriozeptive Reize, sondern auch auf Reize aus anderen Sinnesmodalitäten unterempfindlich reagieren. Sie zeigen ein **partielles oder totales Profil von sensorischer Hyporesponsivität** (Dunn & Westman 1997; s. auch Kapitel 4).

> **Beachte**
>
> Gewöhnlich tritt eine verminderte propriozeptive Wahrnehmung gemeinsam mit einer taktilen Diskriminationsschwäche auf und kann zu einer Somatodyspraxie (Ayres 1989) bzw. „posturalen Apraxie" oder „afferenten kinästhetischen Apraxie" wie von Luria (1973) beschrieben, führen.

Die Differenzierung zwischen propriozeptiver **Hyporesponsivität und propriozeptiver Reizsuche** erscheint ebenfalls wichtig. Zwar suchen und genießen beide Gruppen propriozeptive Reize (Dunn & Westman 1997), die hyporesponsiven (unterempfindlichen) Kinder zeigen aber Schwächen in der Praxie und holen sich die nötigen propriozeptiven Reize weniger physisch aktiv.

Studien an Kindern mit Koordinationsstörungen ergaben, dass einige dieser Defizite mit propriozeptiven oder kinästhetischen Störungen in Zusammenhang stehen könnten (LaRue et al. 1995; Laszlo 1989, 1998; Laufer & Hocherman 1998; Lord & Hulme 1987).

> **Tipp**
>
> In die Behandlung von propriozeptiv hyporesponsiven Kindern sollten geeignete organisierende Aktivitäten mit verstärktem propriozeptivem Feedback eingebaut werden, die anpassendes Verhalten hervorrufen. Derartige Aktivitäten haben eine Schlüsselstellung bei der Nutzung des propriozeptiven Systems zur Regulierung des Erregungsniveaus, Verbesserung des Körperbewusstseins und Bahnung der Praxie (s. Übersicht 6.7).

6.3.2 Propriozeptive Reizsuche

Kinder, die Propriozeption aktiv suchen, beschäftigen sich oft **überaktiv** mit Verhaltensweisen, die intensive propriozeptive Eindrücke vermitteln. Die klinische Interpretation dieses Verhaltens geht dahin, dass die Kind damit versuchen, sich propriozeptive Reize zu verschaffen, um ihr **Erregungsniveau und ihre Empfindlichkeit für Reize aus anderen Sinnesmodalitäten**, primär aus dem taktilen und vestibulären System, **zu modulieren** (Kranowitz 1998; Koomar et al. 1998). Diese Störungen entsprechen Ayres' Beschreibung des propriozeptiven Systems als Modulator des Erregungszustandes (1972a). In der Fachliteratur zur Sensorischen Integration wurde dieser Aspekt der Propriozeption im letzten Jahrzehnt zunehmend betont (Dunn & Westman 1997; Royeen & Lane 1991; s. auch Kapitel 4).

> **Beachte**
>
> Kinder der reizsuchenden Gruppe sind in ihrer Suche nach propriozeptiven Reizen sehr aktiv und wirken oft hyperaktiv und waghalsig.

> **Beispiel**
>
> Ein typisches Verhalten ist, in einer Turnhalle herumzurennen und sich immer wieder gegen die gepolsterten Wände oder Matten zu werfen.

Diese nicht ungefährlichen Aktionen sind aber offenbar nicht Ausdruck von Ungeschicklichkeit, sondern eine aktive Suche nach Input.

> **Beachte**
> Häufig suchen Kinder die propriozeptiven Eindrücke auf eine Art und Weise, die von anderen als unangepasst oder „aggressiv" bezeichnet wird.

> **Beispiel**
> Solche „unangepassten" Verhaltensweisen sind etwa Kauen an nicht essbaren Materialien oder harten Nahrungsmitteln, Beißen, Stoßen, Schlagen, Kratzen, Zusammenstoßen, Sich-Werfen und Stürzen. Gelegentlich treten auch sog. selbststimulierende Verhaltensweisen auf (Kopfschlagen, Händebeißen usw.).

Diese Kinder können ihre Bewegungen bei einem optimalen Erregungsniveau zwar gut kontrollieren, wenn sie jedoch aufgrund von Überstimulation ihre Bewegungsgeschwindigkeit steigern, wirken sie oft tollpatschig.

Schließlich kann eine propriozeptive Reizsuche die Manifestation einer weitreichenden **sensorischen Modulationsstörung** sein. Häufig findet man bei Kindern, die propriozeptive Reize suchen, sensorische Modulationsdefizite in anderen sensorischen Systemen, v. a. im taktilen und vestibulären (s. Übersicht 6.7).

6.3.3 Gravitationsunsicherheit

In der Literatur wird ▶ **Gravitationsunsicherheit** (*gravitational insecurity*, GI) als **Störung des vestibulären Systems**, konkret der Verarbeitung von Schwerkraftreizen beschrieben. Studien weisen auch darauf hin, dass Beeinträchtigungen der propriozeptiven Verarbeitung und visuell-räumlichen Wahrnehmung involviert sein könnten (Ayres 1972a; Weisburg 1984). Eine schwerkraftunsichere Person reagiert **ängstlich** auf jede Veränderung ihrer Relation zur Schwerkraft, etwa wenn die Füße keinen Bodenkontakt haben und so der Bezugspunkt für die Beziehung des Körpers zur Schwerkraft verloren geht.

Schwerkraftunsichere Kinder setzen oft ihren propriozeptiven Sinn ein, um visuelle und vestibuläre Informationen besser zu modulieren. Erhalten sie keine ausreichenden propriozeptiven Informationen durch das Tragen ihres Körpergewichtes, z. B. wenn sie den Bodenkontakt mit den Füßen verlieren, werden sie ängstlich. Schwerkraftunsichere Kinder bewegen sich eher vorsichtig und bewältigen Änderungen in der Unterstützungsfläche nur mit Schwierigkeiten.

> **Tipp**
> Aktivitäten mit starkem propriozeptivem Input können Kindern mit Schwerkraftunsicherheit helfen, das **vestibuläre System zu modulieren** und auch das **Körperbewusstsein zu verstärken**. Dadurch wird ihre Sicherheit bei Positionsänderungen gesteigert.

6.3.4 Propriozeptive Sensitivität

Kinder mit propriozeptiver Sensitivität zeigen auf propriozeptive Reize Überreaktionen, verbunden mit Ängstlichkeit und Reizbarkeit (Blanche 1999). Die typischen Verhaltensmerkmalen dieser Gruppe sind:
- Unbehagen und Ängstlichkeit bei **passiver Gelenksbewegung**,
- Unbehagen in **gewichttragenden Positionen**,
- **Beruhigung durch vestibuläre Reize**, solange sich das Kind selbst in einer statischen Position befindet.

Kinder, die überempfindlich auf propriozeptive Reize reagieren, können **Probleme mit der Haltungskontrolle** haben, jedoch können diese aufgrund der Abwehr gegen das Bewegtwerden in der Therapie nicht direkt bearbeitet werden.

Klinische Erfahrungen haben gezeigt, dass es sich bei Kindern mit dieser Art der Modulationsstörung häufig um **sehr junge Kinder mit Anfallsleiden oder schwerwiegenden Entwicklungsstörungen** handelt.

Typischerweise tolerieren Kinder mit propriozeptiver Sensitivität die passive Bewegung ihrer Extremitäten besonders schlecht. Im Gegensatz dazu zeigen schwerkraftüberempfindliche Kinder negative Reaktionen, wenn sie hoch über dem Boden sind oder ihre Füße keinen Bodenkontakt haben, tolerieren aber passive Bewegung der Gliedmaßen und können sich meist aktiv bewegen.

Es ist noch nicht geklärt, ob diese Überreaktion auf propriozeptive Reize möglicherweise eine Form der Gravitationsunsicherheit darstellt (Blanche 1999). (s. ◘ Übersicht 6.7)

Haltungsunsicherheit?

Laut Ayres weisen Gravitationsunsicherheit und Haltungs- bzw. posturale Unsicherheit ähnliche Merkmale auf.

- **Schwerkraftunsicherheit** hielt sie für eine Modulationsstörung im vestibulären, propriozeptiven und visuellen System.
- **Haltungsunsicherheit** hielt sie hingegen für eine Störung, die sich in der Unfähigkeit, eine stabile Haltung gegen die Schwerkraft zu halten, oder in Verunsicherung aufgrund von posturalen Defiziten zeigt (Ayres, persönliche Kommunikation 1985).

Zur Zeit ihres Todes hatte die Forschung diese Differenzierung nicht eindeutig bestätigt. Hatte sich Ayres eigentlich auf **propriozeptive Sensitivität** bezogen, als sie Haltungsunsicherheit von Gravitationsunsicherheit differenzierte?

> **Beachte**
> Bei Kindern mit Entwicklungsbehinderungen, die oft zusätzliche neuromotorisch verursachte Defizite der Haltungskontrolle aufweisen, ist die **Differenzierung zwischen Schwierigkeiten in der posturalen Kontrolle** (oft bezeichnet als posturale bzw. Haltungsunsicherheit) **und sensorischen Modulationsdefiziten** (wie Gravitationsunsicherheit) entscheidend, da die Behandlungsstrategien sehr unterschiedlich sind.

> **Tipp**
> Während die Technik des **Fazilitierens** bei der Behandlung von Defiziten der Haltungskontrolle wirksam ist, reagieren schwerkraftunsichere Kinder negativ auf diese Bedrohung ihres Körperschwerpunktes (Blanche 1999; Blanche et al. 1995).
> Eine weitere wichtige Unterscheidung betrifft jene **zwischen Haltungskontrolldefiziten und Gravitationsunsicherheit** auf der einen Seite **und propriozeptiver Sensitivität und Bewegungsintoleranz** auf der anderen Seite. Therapeutinnen können diese Unterscheidung treffen, indem sie beurteilen, wie wohl sich das Kind bei Änderungen in Bezug auf die Schwerkraft fühlt, wobei die Position des Kindes abgesichert sein muss.

6.4 Der therapeutische Einsatz von Propriozeption

Aktivitäten, die verstärkte propriozeptive Reize bieten, sind ein zentrales Element in der Sensorischen Integrationstherapie. Obwohl auch in **anderen Behandlungskonzepten** Aktivitäten mit starkem propriozeptiven Input empfohlen werden, unterscheiden sie sich hinsichtlich des Behandlungsfokus und des ▸ **Klinischen Reasoning** deutlich von der SI-Therapie.

> **Beispiel**
> In der Bobath-Therapie („neurodevelopmental treatment", NDT) und in anderen neurophysiologischen Behandlungsmethoden werden Übungen gegen Widerstand, Gewichttragen, Elongation (Dehnen) und Traktion (Ziehen) eingesetzt. Die meisten dieser Ansätze setzen sensorischen Input zur Beeinflussung der motorischen Performanz ein. Behandlungsstrategien, die nicht auf Sensorischer Integration basieren, liefern passiven propriozeptiven Input durch gewichttragende Positionen oder durch Dehnen, Strecken oder Traktion des Körpers (Bobath 1984; Boehme 1988).

In der Sensorischen Integrationstherapie wird propriozeptiver Input hingegen in erster Linie eingesetzt, um
- den Erregungszustand zu beeinflussen,
- das Körperbewusstsein zu steigern,
- vestibulären und taktilen Input zu modulieren,
- das Bewegungsfeedback von den anpassenden Reaktionen zu verstärken.

> **Tipp**
> Aus der Perspektive der Sensorischen Integration erhält das Kind Propriozeption möglichst durch **eigenaktive Bewegung** statt durch Positionieren oder äußere Kräfte.

6.4 · Der therapeutische Einsatz von Propriozeption

> **Beispiel**
> Die Therapeutin fordert das Kind auf, schwere Lasten zu schieben, zu tragen oder zu ziehen, um auf diese Art den Bewegungswiderstand zu steigern und propriozeptive Informationen zu maximieren.

In der Sensorischen Integrationstherapie benützt die Therapeutin propriozeptive Reize, um das Erregungsniveau zu modulieren und die Bewegungsplanung zu verbessern, während traditionelle neurophysiologische Ansätze propriozeptiven Input verwenden, um Reflexe und automatische Haltungsreaktionen zu beeinflussen.

> **Beachte**
> Der Einsatz von Propriozeption ist ein bedeutsamer Bestandteil der Sensorischen Integrationstherapie, und zwar auf eine andere Weise als in neurophysiologischen Behandlungsansätzen.

Die Bedeutung der Propriozeption lässt sich in drei Punkten zusammenfassen (◘ Übersicht 6.8).

Übersicht 6.8.
Die Bedeutung der Propriozeption

1. Propriozeption dient in erster Linie als **Organisator der Person** oder des Selbst, indem sie es dem Kind ermöglicht, Sinneseindrücke aufzunehmen und dabei das Erregungniveau in einem optimalen Bereich zu halten.
2. Propriozeption **verbindet Interozeption mit Exterozeption**, und diese Verbindung spielt eine wesentliche Rolle beim Erwerb des Körperbewusstseins, der Praxie oder Bewegungsplanung und eines Bewusstseins des eigenen Selbst (Sacks 1985).
3. Propriozeption ist ein **integraler Bestandteil jedes eigenaktiven Tuns.** Sie liefert ein Gefühl für den Körper, auf dem Bewegung aufbaut.

6.4.1 Beurteilung des propriozeptiven Reizbedürfnisses des Kindes

Häufig bleibt es unklar, wann, wie und warum Aktivitäten mit verstärkter Propriozeption eingesetzt werden. Die folgenden Fragen können als Leitlinie für das ▶ **Klinische Reasoning** dienen und sollen Klarheit in die Verwendung von Propriozeption im Befundungs- und Interventionsprozess bringen.

> **Vorsicht**
> Es ist zu beachten, dass der Einsatz von Propriozeption in der sensorisch-integrativen Befundung und Behandlung komplex und facettenreich ist!

> **Tipp**
> 1. Welcher Art sind die Schwierigkeiten des Kindes in der **Alltagsbewältigung?** In welchem Zusammenhang könnten diese Schwierigkeiten mit Schwächen im Körperbewusstsein, Erregungszustand und in der Bewegungsplanung stehen, die wiederum durch eine propriozeptive Funktionsstörung verursacht sein könnten?
> 2. Wenn das Kind ein „Reizsucher" ist: Welche Art von Reizen sucht es und warum?
> 3. Wenn das Kind **Schwierigkeit bei der Informationsverarbeitung in anderen sensorischen Systemen** hat: Welche Arten von Propriozeption könnten dem Kind bei der Organisation seiner Aktivitäten in der Umwelt helfen?
> 4. Hat das Kind **Probleme bei der Modulation oder Diskrimination von propriozeptiven Reizen?**

Die Beantwortung dieser Fragen hilft, **dysfunktionale Muster zu identifizieren** und die geeigneten **Behandlungsmaßnahmen zu wählen**.

Frage 1: Welcher Art sind die Schwierigkeiten des Kindes in der Alltagsbewältigung?

Die Kenntnis des Zuweisungsgrundes und der Schwierigkeiten, die das Kind in der Ausführung seiner täglichen Beschäftigungen hat, liefert wichtige Informationen darüber, wie sensorisch-integrative Probleme das Verhalten des Kindes beeinflussen.

Defizite in der propriozeptiven Verarbeitung könnten Auswirkungen haben auf die Bewegungskoordination des Kindes und/oder die Fähigkeit, sein Verhalten zu regulieren.

> **Beispiel**
> Zeigt ein Kind Schwierigkeiten in der motorischen Koordination, die sich auf Bereiche wie Handschrift und Sport auswirken, muss die Therapeutin die diskriminativen Aspekte der Propriozeption untersuchen.
>
> Sucht das Kind intensive Reize durch Verhaltensweisen, die oft als unangepasst betrachtet werden (Beißen, Kneifen, Schlagen oder Raufen), dann ist es wichtig, die Modulationsfähigkeit des Kindes zu beurteilen, um die Behandlung problemorientiert planen zu können.
>
> Hat das Kind Schwierigkeiten im Schreiben aufgrund verminderter propriozeptiver Empfindung, kann die Therapeutin die Behandlung darauf ausrichten, diesen Input zu steigern.
>
> Hat das Kind Schlafstörungen, weil es sein Erregungsniveau nicht modulieren kann, so können propriozeptive Aktivitäten dem Kind helfen, einen besser regulierten Zustand zu erreichen und zu halten.
>
> Ein anderes Beispiel ist das taktil überempfindliche Kind, das aufgrund dieser Störung Schwierigkeiten im oralen Umgang mit vielen Nahrungsmitteln hat. In diesem Fall kann die Therapeutin Propriozeption einsetzen, um das Kind bei der Modulation taktiler Reize zu unterstützen und dadurch die Überempfindlichkeit zu mindern. So kann das Kind eine größere Variation an Nahrungsmitteln akzeptieren.

Frage 2 für ▶ „Reizsucher": Welche Art von Reizen sucht das Kind und warum?

Kinder mit Sensorischen Integrationsstörungen suchen oft **verschiedene Arten** von propriozeptiven Reizen und dies jeweils aus anderen Gründen (Dunn 1997). Folglich ist es wichtig, sowohl die **Intensität als auch die Art der propriozeptiven Reize**, die das Kind sucht, zu beachten.

> **Beispiel**
> Manche Kinder suchen Input von Gelenksrezeptoren durch Traktion, wogegen sich andere durch aktive Kokontraktion Input aus den Muskelrezeptoren verschaffen.

Die Behandlung muss auf die **individuellen sensorischen Bedürfnisse** des Kindes sowohl bezüglich **Intensität** als auch **Art des Reizes** abgestimmt sein.

> **Beachte**
> **Intensität** bezieht sich auf die Menge an Input, die die Aktivität liefert.

> **Beispiel**
> Zusammenstoßen liefert intensivere Reize, als sich an eine Person anzulehnen, und Trampolinspringen liefert mehr Input als Stehen.

> **Beachte**
> **Die Art des propriozeptiven Inputs** bezieht sich auf die speziellen Aktivitäten, die das Kind sucht.

> **Beispiel**
> Verhaltensweisen wie Zusammenstoßen, sich gegen etwas Werfen und sich Anlehnen weisen auf einen ▶ Reizhunger nach kombinierten (taktilen) Tiefdruckreizen mit Propriozeption hin. Verhaltensweisen wie Beißen, Festhalten und Kneifen lassen auf einen Reizhunger vor allem nach Muskel-, Gelenks- und Sehnenreizen schließen (Koomar et al. 1998; Kranowitz 1998). Verhaltensweisen wie Laufen/Dagegenlaufen und Springen deuten auf einen vestibulär-propriozeptiven ▶ Reizhunger hin.
>
> Andere Arten des Inputs beinhalten Druck und Zug: Kompression ergibt sich beim Springen, Gewichttragen und Schieben. Traktion erfährt das Kind, wenn es gezogen wird, während es sich an einem Seil festhält oder an einem Trapez hängt. Bei Letzterem kokontrahiert das Kind die Hand- und Fingermuskulatur und erfährt Traktion in den Schultern und Ellenbogen. Auch den Rumpf muss es höchstwahrscheinlich durch Kokontraktion stabilisieren.

Selbst wenn das sichtbare Verhalten des Kindes aus einer sensorisch-integrativen Perspektive als Reizsuche interpretiert werden kann, sind andere mögliche Erklärungen für das Verhalten des Kindes in Erwägung zu ziehen.

Aus einer ▶ **behavioristischen** Perspektive könnten beobachtete Verhaltensweisen wie Laufen und Zusammenstoßen ein erlerntes, Aufmerksamkeit heischendes Verhalten oder ein Symptom von Hyperaktivität sein.

❗ Beachte
Obwohl es verführerisch ist, Verhalten aus einer einzigen Perspektive zu interpretieren, sollte die Therapeutin immer auch andere potenzielle Erklärungen berücksichtigen!

Frage 3 für das Kind mit Schwierigkeiten der Informationsverarbeitung in anderen sensorischen Systemen: Welche Arten von Propriozeption können ihm bei der Organisation seiner Aktivitäten in der Umwelt helfen?

Die Information darüber, wie das Kind Reize in den anderen sensorischen Systemen verarbeitet, ist die Grundlage für die Entscheidung darüber, wie Propriozeption bei der Behandlung dieses Kindes einzusetzen ist.

— **Zeigt das Kind keine Modulationsdefizite in anderen sensorischen Systemen,** dann ist die Reizsuche ein Indikator für Störungen im Registrieren, Hyporesponsivität oder Überempfindlichkeit auf proprioceptive Reize. In diesem Fall ist es wichtig, einen Zusammenhang zwischen der Reizsuche und den funktionellen Defiziten herzustellen und die Behandlung darauf abzustimmen.

— **Zeigt das Kind beispielsweise eine Störung der Modulation in anderen Systemen,** so ist es entscheidend, in den therapeutischen Aktivitäten den verstärkten propriozeptiven Input mit adaptiven Reaktionen zu kombinieren. Diese sollen die Aufrechterhaltung eines optimalen Erregungsniveaus trotz vielfältiger sensorischer Erfahrungen beinhalten.

— **Liegt der funktionellen Störung des Kindes eine Schwäche der Bewegungsplanung zugrunde,** so muss die Therapeutin das propriozeptive Reizangebot mit anpassenden Reaktionen kombinieren, die koordinierte Aktivitäten erfordern. Darüber hinaus ist das Verständnis der Interaktion von Propriozeption mit anderen sensorischen Systemen wie der vestibulären oder der taktilen Verarbeitung von Bedeutung.

⌄ Vorsicht
Die organisierende Funktion der Propriozeption und ihr Nutzen in der Sensorischen Integrationstherapie werden oft missverstanden.

▷ Beispiel
So werden zur Behandlung von Kindern, die tiefen Druck und/oder Propriozeption brauchen, häufig Gewichtswesten eingesetzt. Allerdings sollten sich Therapeutinnen, statt diese Westen undifferenziert anzuwenden, zuerst über die Art des Inputs, den solch ein Therapiematerial liefert, und die Art der Störungen, die mit dem Tragen der Gewichtsweste angesprochen werden können, Klarheit verschaffen.

⌄ Vorsicht
Ist der Haltungstonus eines propriozeptiv unterempfindlichen Kindes vermindert, so sollte die Therapeutin den Einsatz der Gewichtsweste wegen der zusätzlichen Belastung für die Haltungskontrolle sorgfältig abwägen.

ℹ Tipp
Die Entscheidung für eine **Gewichtsweste** hängt von den funktionellen Schwierigkeiten jedes Kindes, den sensorischen Hauptproblemen sowie der individuellen Reaktion des Kindes auf den von der Weste vermittelten Input ab. Verordnet die Therapeutin eine Gewichtsweste, so ist es wichtig, dass sie sowohl sorgfältig das damit verbundene Fernziel (Modulation, gesteigerter Haltungstonus, gesteigertes Körperbewusstsein) überlegt als auch das erwartete Verhalten oder Nahziel definiert. Die Therapeutin ist auch angehalten, kontinuierlich die Reaktion des Kindes auf das Tragen der Gewichtsweste zu überwachen und ggf. Änderungen vorzunehmen.

Frage 4: Hat das Kind Probleme bei der Modulation oder Diskrimination propriozeptiver Reize?

Diese Frage erfordert eine genaue Beurteilung der Motorik und des Verhaltens des Kindes und bezieht Überlegungen zu den drei vorangegangenen Fragen mit ein. Die sorgfältige Analyse liefert Informationen darüber, ob ein **Modulationsdefizit, ein Diskriminationsdefizit oder eine Kombination** von beiden vorliegt.

- Propriozeptiver Reizhunger tritt oft im Zusammenhang mit Störungen der Erregungsregulation auf: Hier wird Propriozeption wegen ihrer modulierenden Funktion gesucht.
- Auch Unterempfindlichkeiten in anderen sensorischen Systemen können von einem erhöhten Reizbedürfnis nach Propriozeption begleitet werden, in diesem Fall, um die Diskriminationsfähigkeit zu unterstützen.

Anhand der vorgestellten Typologie können propriozeptive Störungen identifiziert und propriozeptive Defizite von Modulationsstörungen unterschieden werden.

6.4.2 Therapeutische Anwendung: Hilfe zur Verhaltensorganisation

Bei der Überlegung, warum das Kind intensive propriozeptive Reize sucht oder ablehnt und wie in der Behandlung auf die Schwierigkeiten des Kindes eingegangen werden kann, müssen immer die **funktionellen Schwierigkeiten** des Kindes im Auge behalten werden. Diese wurden bei der Erörterung der ersten Frage aufgedeckt.

> **Beispiel**
>
> Sucht ein Kind z. B. propriozeptive Reize wegen ihrer beruhigenden Wirkung, so wird es wahrscheinlich beißen, rempeln und schlagen – als Versuch, seine Empfindlichkeit für sensorischen Input in anderen Systemen zu modulieren. In diesem Fall wären Aktivitäten nützlich, die ein intensives propriozeptives Reizangebot mit einer anpassenden Reaktion verbinden, die die Modulation des Erregungsniveaus beinhaltet und

---

Übersicht 6.9.
Vorschläge für therapeutische Aktivitäten mit gesteigertem propriozeptivem Input

- Einsetzen von **Gewichten** während aktiver Bewegung: Gewichtsweste, unterschiedlich schwere Bohnensäckchen.
- **Gelegenheiten nützen**, die sich aus der Situation ergeben! Zum Beispiel beim Umstellen von Geräten das Kind beim Ziehen, Schieben und Heben helfen lassen.
- Anregen des propriozeptiven Inputs durch **Kokontraktion**: Schubkarrenfahren, Bankstellung oder Aktivitäten in Bauchlage mit Ellbogenstütz. Sicherstellen, dass das Kind aktive proximale Gelenksstabilisierung einsetzt!
- **Gewichtsänderungen** in gewichttragenden Positionen fazilitieren, um die Muskeln zu aktivieren.
- Einen Erwachsenen auf dem Rollbrett oder einer Schaukel vom Kind **schieben und ziehen** lassen.
- Tauziehen spielen.
- Das Kind mittels eines Trapezes oder großen Reifens auf dem Rollbrett ziehen. Während der Aktivität Ellenbogenflexion anregen und sicherstellen, dass das Kind aktiv zieht!
- Zur Steigerung der propriozeptiven Informationen von den Händen Knetmasse mit **starkem Widerstand** anbieten (z. B. Therapiekitt oder Knetwachs).
- Beim Schaukeln auf Geräten wechselnde, **unrhythmische vestibuläre Reize** setzen (Spielidee z. B. holprige Straße), sodass das Kind proximale Gelenksstabilität einsetzen muss.
- Um propriozeptiven und taktilen Input zu steigern, können Reifenschläuche als „Autodrom" verwendet oder das Kind in einem Stapel aus Reifenschläuchen gerollt werden.
- Das Kind auf einem Klettergerüst klettern lassen (z. B. steile, weiche Rampe gegen die Wand gelehnt, Seile, Leitern).

damit unangepasstes Verhalten vermindert. (Koomar et al. 1998; Kranowitz 1998; Linderman & Stewart 1999; William & Shellenberger 1996).

Im Gegensatz dazu braucht ein Kind mit schlechtem Körperbewusstsein und Defiziten in der Bewegungsplanung intensiven propriozeptiven Input im Rahmen von auf- und anregenden Aktivitäten. Diese sollten mit anpassenden Reaktionen kombiniert werden, die die Bewegungsplanung herausfordern wie Trampolinspringen in verschiedenen simplen Körperpositionen.

Das propriozeptiv überempfindliche Kind schließlich wird Bewegung generell eher vermeiden und braucht Gelegenheit für ungefährliche Aktivitäten von beschränkter Intensität und Dauer wie Krabbeln auf einer schiefen Ebene.

Konkrete Behandlungsvorschläge finden sich in Übersicht 6.9.

ⓘ Tipp
Die **Sicherheit des Kindes** ist ein zentraler Aspekt der Behandlungsaktivitäten. Ebenso ist es erforderlich, **Gelegenheiten für anpassendes Verhalten** im Rahmen bedeutungsvoller und motivierender Aktivitäten zu schaffen.

6.5 Zusammenfassung

- Gemeinsam auftretende Symptome, die mit dem propriozeptiven System zusammenhängen, werden in **vier Erscheinungsformen von Funktionsstörungen des propriozeptiven Systems** zusammengefasst und kategorisiert.
- Diese **Erscheinungsbilder propriozeptiver Störungen** sind: Hyporesponsivität auf propriozeptive Reize, propriozeptive Reizsuche, propriozeptive Überempfindlichkeit und Gravitationsunsicherheit. Diese wurde als multisensorisches Verarbeitungsdefizit beschrieben, das Aspekte einer propriozeptiven Verarbeitungsschwäche beinhaltet (Fisher 1991).

- Die Typologie soll eine Grundlage schaffen für die **weitere Erforschung** des Einflusses der Propriozeption auf das funktionelle Verhalten, von Verhaltensauffälligkeiten, die mit dem propriozeptiven System zusammenhängen, von Behandlungsstrategien, die Propriozeption therapeutisch nutzen und bei propriozeptiven Funktionsstörungen eingesetzt werden.
- In der **Sensorischen Integrationstherapie** wird propriozeptiver Input in erster Linie eingesetzt, um
    - den **Erregungszustand zu beeinflussen,**
    - das **Körperbewusstsein zu steigern,**
    - **vestibulären und taktilen Input zu modulieren** und
    - das **Bewegungsfeedback von den anpassenden Reaktionen zu verstärken.**

6.6 Literatur

Ayres, A.J. (1972a). *Sensory integration and learning disorders.* Los Angeles: Western Psychological Services.

Ayres, A.J. (1972b). *Southern California Sensory Integration Tests.* Los Angeles: Western Psychological Services.

Ayres, A.J. (1989). *Sensory Integration and Praxis Tests.* Los Angeles: Western Psychological Services.

Baranek, G.T., Foster, L.G., und Berkson, G. (1997). Tactile defensiveness and stereotyped behaviors. *American Journal of Occupational Therapy, 51,* 91–95.

Blanche, E.I. (1999). *The somatosensory system.* Western Psychological Services, University of Southern California. Unpublished lecture notes.

Blanche, E.I., Botticelli, T.M., und Hallway, M.K. (1995). *Combining neurodevelopmental treatment and sensory integration principles: An approach to pediatric therapy.* Tucson, AZ: Therapy Skill Builders.

Bobath, B. (1984). The neuro-developmental treatment. In D. Scutton (Ed.), *Management of the motor disorders of children with cerebral palsy* (pp. 6–18). London: Spastics International Medical Publications.

Boehme, R. (1988). *Improving upper extremity function: An approach to assessment and treatment of tonal dysfunction.* Tucson, AZ: Therapy Skill Builders.

Bowen, M., Shippa, J., Tatum, L., und White, J. (1999). Weighted vests: School-based occupational therapy practitioners provide insight on utilization. Unpublished study completed at Shenandoah University's Program in Occupational Therapy, May 1999, under the guidance of Barbara Chandler and Yvonne Teske.

Dunn, W. (1997). The impact of sensory processing abilities on the daily lives of young children and their families: A conceptual model. *Infants and Young Children, 9,* 23–35.

Dunn, W., und Westman, K. (1997). The Sensory Profile: The performance of a national sample of children without disabilities. *American Journal of Occupational Therapy, 51*(1), 25–34.

Evarts, E. (1981). Sherrington's concept of Proprioception. *Trends in Neuroscience, 44*–46.

Fisher, A. (1991). Vestibular-proprioceptive processing and bilateral integration and sequencing deficits. In A. Fisher, E. Murray, und A. Bundy (Eds.), *Sensory integration: Theory and practice* (pp. 69–104). Philadelphia: F.A. Davis.

Fisher A. (2002) Defizite der vestibulär-propriozeptiven Verarbeitung, der bilateralen Integration und des Seqenzierens. In: A. Fisher, E. Murray, and A. Bundy (Hrsg) *Sensorische Integrationstherapie. Theorie und Praxis.* 2. Aufl. Springer Berlin Heidelberg New York

Fredericks, C. (1996). Basic sensory mechanisms and the somatosensorisch system. In C. Fredericks und L. Saladin (Eds.), *Pathophysiology of the motor system* (pp. 78–104). Philadelphia: F.A. Davis Company.

Hoare, D., und Larkin, D. (1991). Kinaesthetic abilities of clumsy children. *Developmental Medicine and Child Neurology, 33,* 671–678.

Koomar, J., Szklut, S., und Cermak, S. (1998). *Making sense of sensory integration* (Cassette Recording No. BCIS2). Boulder, CO: Bell Curve Records, Inc.

Kranowitz, C.A. (1998). The out-of-sync child: Recognizing and coping with sensory integrative dysfunction. New York: The Berkley Publishing Group.

LaRue, J., Bard, C., Fleury, M., Teasdale, N., Paillard, J., Forget, R., und Lamarre, Y. (1995). Is Proprioception important for the timing of motor activities? *Canadian Journal of Physiological Pharmacology, 73,* 255–261.

Laszlo, J. (1998). Letter to the editor. *Developmental Medicine and Child Neurology, 40,* 70–71.

Laszlo, J., Bairstow, P.J., und Bartrip, J. (1988). Clumsiness or perceptuomotor dysfunction? In A.M. Colley und J.R. Beech (Eds) *Cognition and action in skilled behavior* (pp. 293–309). North-Holland: Elsevier Science Publisher.

Laufer, Y., und Hocherman, S. (1998). Visual and kinesthetic control of goal-directed movements to visually and kinesthetically presented targets. *Perceptual and Motor Skills, 86*(3 Pt 2), 1375–1391.

Linderman, T.M., und Stewart, K.B. (1999). Sensory integrative-based occupational therapy and functional outcomes in young children with PDD: A single subject study. *American Journal of Occupational Therapy, 53,* 208–213.

Lord, R., und Hulme, C. (1987). Kinesthetic sensitivity of normal and clumsy children. *Developmental Medicine and Child Neurology, 29,* 720–725.

Luria, A.R. (1973). *The working brain – An introduction to neuropsychology.* London: Penguin Books.

Matthews, P. (1988). Proprioceptors and their contribution to somatosensorisch mapping: Complex messages require complex processing. *Canadian Journal of Physiological Pharmacology, 66,* 430–438.

McCloskey, D.I. (1988). Kinesthesia, McCloskey, D.I. (1988). Kinesthesia, kinesthetic perception (pp. 36–38). In J. Wolfe (Ed.), *Sensory systems II: Senses other than vision.* Boston: Birkhauser.

Miller, L.J., Goldson, E., und Hanft, B. (1998). *SI network: Sensory integration resource center* [On-line]. Littleton, CO: The KID Foundation. Retrieved June 7, 2000 from the World Wide Web: http://www.sinetwork.org/

Ray, T., King, L., und Grandin, T. (1988). The effectiveness of self-initiated vestibular stimulation in producing speech sounds in an autistic child. *Occupational Therapy Journal of Research, 8*(3), 186–190.

Roll, J.P., und Gilhodes, J.C. (1995). Proprioceptive sensory codes mediating movement trajectory perception: HumAnhand vibration-induced drawing illusions. *Canadian Journal of Physiological Pharmacology, 73,* 295–304.

Roll, J.P., Gilhodes, J.C., Roll, R., und Velay, J.L. (1989). Contribution of skeletal and extraocular Proprioception to kinaesthetic representation. In M. Jeannerod (Ed.), *Attention and performance* (pp. 549–566). Hillsdale: Lawrence Erlbaum Associates.

Royeen, C.B., und Lane, S.J. (1991). Tactile processing and sensory defensiveness. In A.G. Fisher, E.A. Murray, und A.C. Bundy (Eds.), *Sensory integration: Theory and practice* (pp. 108–136). Philadelphia: F.A. Davis.

Sacks, O. (1985). The disembodied lady. In O. Sacks (Ed.), *The man who mistook his wife for a hat.* New York: Harper Collins.

Sherrington, C.S. (1906). *The integrative action of the nervous system.* New Haven: Yale University Press.

Shumway-Cook, A., und Woollacott, M. (1995). *Motor control: Theory and practical applications.* Baltimore: Williams and Wilkins.

Stallings-Sahler, S. (1998). Sensory integration assessment and intervention with infants. In J. Case-Smith (Ed.), *Pediatric occupational therapy and early intervention* (2nd ed., pp. 223–254). Boston: Butterworth-Heinemann.

Weisburg, M.A. (1984). The role of psychophysiology in defining gravitational insecurity: A pilot study. *Sensory Integration Special Interest Section Newsletter 7,* 1–4.

Williams, M.S., und Shellenberger, S. (1996). *How does your engine run? A leader's guide to the Alert program for self-regulation.* Albuquerque, NM: Therapy Works.

Wing, A., Haggard, P., und Flanagan, J. (1996). Role of primary somatosensorisch cortex in active and passive touch. In A.M. Wing, P. Haggard, und J.R. Flanagan (Eds.), *Hand and brain: The neurophysiology and psychology of hand movements* (pp. 329–347). San Diego, CA: Academic Press.

weiterführende Literatur

Anderson, E., und Emmys, P. (1996). *Unlocking the mysteries of sensory dysfunction.* Arlington, TX: Future Horizons, Inc.

Ayres, A.J. (1971). Characteristics of types of sensory integrative dysfunction. *American Journal of Occupational Therapy, 7,* 329–334.

Bard, C., Fleury, M., Teasdale, N., Paillard, J., und Nougier, V. (1995). Contribution of Proprioception for calibrating and updating the motor space. *Canadian Journal of Physiological Pharmacology, 73,* 246–254.

Case-Smith, J. (1991). The effects of tactile defensiveness and tactile discrimination on in-hand manipulation. *American Journal of Occupational Therapy, 45,* 811–818.

Cordo, P. (1995). Proprioceptive coordination of discrete movement sequences. *Canadian Journal of Physiological Pharmacology, 73,* 305–316.

Edelson, S.M., Edelson, G.M., Kerr, D.C.R., und Grandin, T. (1999). Behavioral and physiological effect of deep pressure on children with autism: A pilot study evaluating the efficacy of Grandin's Hug Machine. *American Journal of Occupational Therapy, 53,* 145–152.

Fleury, M., Bard, C., Teasdale, N., Paillard, J., Bole, J., Lojoie, Y., und Lamarre, Y. (1995). Weight judgment: The discrimination capacity of a deafferented subject. *Brain, 118,* 1149–1156.

6.6 · Literatur

Ghez, C., und Sainburg, R. (1995). Proprioceptive control of interjoint coordination. *Canadian Journal of Physiological Pharmacology, 73,* 273–284.

Henderson, A., und Duncombe, L. (1982). Development of kinesthetic judgments of angle and distance. *Occupational Therapy Journal of Research, 2,* 131–144.

Jones, L. (1988). Motor illusions: What do they reveal about Propriozeption? *Psychological Bulletin, 103,* 72–86.

Matthews, P. (1998). Muscle sense. In J. Wolfe (Ed.), *Sensory systems II: Senses other than vision* (pp. 54–55). Boston: Birkhauser.

McCloskey, D.I., Cross, M.J., Honner, R., und Potter, E.K.. (1983). Sensory effects of pulling or vibrating exposed tendon in man. *Brain, 106,* 21–37.

Minami, T., und Matsui, A. (1998). Interactions: Timing and force control of finger-tapping sequence. *Perceptual and Motor Skills, 86,* 1395–1401.

Sanes, J.N., und Shadmehr, R. (1995). Sense of muscular effort and somesthetic afferent information in humans. *Canadian Journal of Physiological Pharmacology, 73,* 223–233.

Stuart, D. (1988). Muscle receptors, mammalian. In J. Wolfe (Ed.), *Sensory systems II: Senses other than vision* (pp. 51–52). Boston: Birkhauser.

Tracey, D.J. (1985). Joint receptors and the control of movement. In E.V. Evarts, S.P. Wise, und B. Bousfield (Eds.), *The motor system in neurobiology* (pp. 178–182). New York: Raven.

Van der Meulen, J.H.P., van der Gon, J.J.D., Gielen, C.C.A.M., Gooskens, R.H.J.M., und Willemse, J. (1991). Visuomotor performance of normal and clumsy children, I. *Developmental Medicine and Child Neurology, 33,* 40–54.

Van der Meulen, J.H.P., van der Gon, J.J.D., Gielen, C.C.A.M., Gooskens, R.H.J.M., und Willemse, J. (1991). Visuomotor performance of normal and clumsy children, II. *Developmental Medicine and Child Neurology, 33,* 118–129.

Vargas, S., und Camilli, G. (1999). A meta-analysis of research on sensory integration treatment. *American Journal of Occupational Therapy, 52,* 189–198.

Willoughby, C., und Polatajko, H. (1995). Motor problems in children with developmental coordination disorder: Review of the literature. *American Journal of Occupational Therapy, 49,* 787–794

Die Entwicklung des Konzeptes der Praxie in der Sensorischen Integration

Erna Imperatore Blanche

7.1 Entwicklung des Begriffes „Bewegungsplanung" in der SI – 134

7.2 Bewegungsplanung versus motorische Fertigkeiten – 135

7.3 Nachweise für den Zusammenhang zwischen Praxie und Sensorischer Integration – 136

7.4 Praxie und Handlungsperformanz – 138

7.5 Literatur – 139

> Praxie ist ein Thema, mit dem sich viele Fachrichtungen – darunter die Neuropsychologie, die Neuro- und Sprachwissenschaften, die Physiotherapie, Entwicklungspsychologie und nicht zuletzt die Ergotherapie – beschäftigen. Jede Disziplin leistet einen spezifischen Beitrag zum Verständnis der Praxie. So konzentrieren sich die Neurowissenschaften beispielsweise auf die neurologischen Lokalisationen und ihre Zusammenhänge mit den verschiedenen Komponenten der Praxie. Die Bewegungswissenschaften beschreiben die Rolle der Praxie beim Bewegungslernen. Die Physiotherapie beschreibt Behandlungstechniken, die auf motorische Funktionen abzielen; und die Sprachpathologie konzentriert sich auf die oralen Bewegungs- und Sprachkomponenten der Praxie. Innerhalb der Ergotherapie hat die Theorie der Sensorischen Integration einen signifikanten Beitrag nicht nur zur Entwicklung von Behandlungsstrategien für Störungen der Praxie, sondern auch zum **Verständnis der Sinnesverarbeitung als wichtige Grundlage von Praxie** (Ayres 1966, 1977, 1985, 1989) geleistet.

Die Hypothese, dass zwischen Praxie und der Integration sensorischer Informationen eine Beziehung besteht, ist im Laufe der Entwicklung der Sensorischen Integrationstheorie entstanden und wurde zunehmend erweitert. **Die Zusammenhänge zwischen Sensorischer Integration und Praxie** werden leichter verständlich, wenn man den Weg der Wissensentwicklung zu diesem Thema zurückverfolgt, um dann die traditionellen Begriffe mit neuen Fakten und Theorien zu aktualisieren.

7.1 Entwicklung des Begriffes „Bewegungsplanung" in der SI

Ayres beschrieb als eine der Ersten die Beziehung zwischen Praxie und der sensorischen Verarbeitung – konkret die **Beziehung zwischen der ▶ somatosensorischen Verarbeitung und der Bewegungsplanung.**

In ihren ▶ **faktoranalytischen Studien** (statistische Analysen) mit dem ▶ **SCSIT** (Ayres 1972b) und später mit dem ▶ **SIPT** (Ayres 1989) fiel eine Gruppe von Kindern auf. Diese zeigten verminderte taktile Diskrimination und gleichzeitig Schwierigkeiten in der Planung einfacher Bewegungen, etwa im Imitieren bedeutungsloser Gesten (Ayres 1965, 1989).

Neben dieser Gruppe von Kindern beschrieb sie (1969, 1972a) eine zweite, bei denen die Symptome niedriger Muskeltonus, schlechte bilaterale Bewegungskoordination und schwache postural-okuläre Fähigkeiten zusammen auftraten. Die **Defizite der bilateralen Koordination betrachtete Ayres nicht als Dyspraxie** (Ayres 1969, 1971a, 1972a), konnte aber zunächst die neurologischen Beziehungen zwischen diesen Variablen nicht genau beschreiben.

> **❗ Beachte**
> Ayres ging von einem Zusammenhang zwischen Schwächen der bilateralen Koordination, der Haltungskontrolle und des Lernens und den vestibulären Funktionen aus (1979).

In den Achtzigerjahren konzentrierte sich Ayres in erster Linie auf die Beziehung zwischen Bewegungsplanung und somatosensorischer Verarbeitung (1985). Daneben hielt sie jedoch weiterhin an einem Zusammenhang zwischen Bewegungsplanung und vestibulärer Verarbeitung fest.

In den Siebzigerjahren hatte Ayres den Begriff „Bewegungsplanung" als Äquivalent für „Praxie" angesehen und beide Begriffe wechselweise verwendet (1979). Im Jahr 1985 beschrieb sie dann **zwei andere, mit Bewegungsplanung/Praxie verbundene Komponenten:**
1. Ideation oder Konzeptbildung,
2. Ausführung.

In ihrem Fachbuch, das dem Thema Praxie gewidmet war, definierte sie die eingeführten Begriffe (◘ Übersicht 7.1).

Fisher (1991, deutsche Ausgabe 2002) erweiterte Ayres' Konzept, indem sie aktuelle Theorien zur motorischen Kontrolle heranzog, um die motorischen und kognitiven Komponenten zu beschreiben, die zur

Übersicht 7.1.
Begriffe zum Thema Praxie

- **Praxie** nannte Ayres „den neurologischen Prozess, durch den die Kognition die Bewegung steuert" (Ayres 1985, S. 23).
- **Ideation** ist „das Konzept von möglichen Interaktionen zwischen Objekt und Person und irgendeine Idee davon, was während dieser Interaktion stattfinden könnte" (S. 20).
- **Planung** bezeichnet „den vermittelnden Prozess, der die Brücke zwischen Ideation und Bewegungsausführung darstellt, um anpassende Interaktionen mit der physikalischen Welt zu ermöglichen" (S. 23).
- **Ausführung** ist der motorischen Ausdruck von Ideation und Bewegungsplanung.

Bild des Prozesses von Praxie und Bewegungskontrolle zu erhalten, klärte Fischer in diesem Modell die Rolle von Begriffen wie „neuronale Modelle", „Feedforward" (früher „Efferenzkopie"), „Ergebnisfeedback" und „Bewegungsbefehl" im Prozess der Praxie (detaillierte Erklärungen s. Fisher 1991, deutsche Ausgabe 2002). Des Weiteren definierte Fisher die Beziehung des vestibulären und propriozeptiven Systems zur Praxie unter Bezugnahme auf Theorien zum motorischen Lernen (s. nächster Abschnitt).

7.2 Bewegungsplanung versus motorische Fertigkeiten

Fishers Modell (1991, 2002) ermöglicht es, Bewegungshandlungen, die Praxie erfordern, anhand der Ideation und Bewegungsplanung eindeutig von anderen motorischen Aktionen (wie angeborenen automatischen Reaktionen und/oder geübten Fertigkeiten) zu unterscheiden.

Bereits Ayres (1989) hatte klar differenziert zwischen

Interaktion einer Person mit ihrer Umgebung durch Praxie beitragen (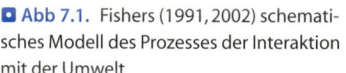 Abb. 7.1). Um ein vollständigeres

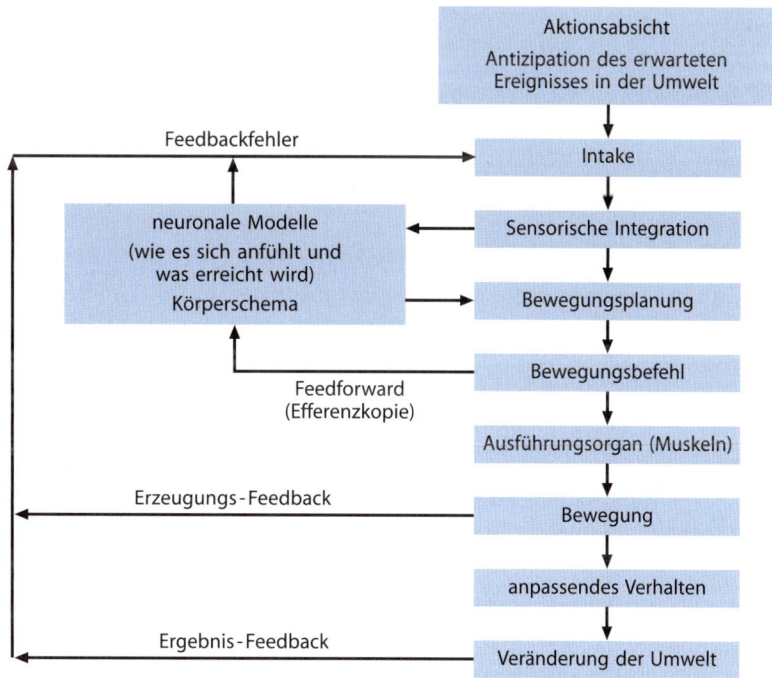

Abb 7.1. Fishers (1991, 2002) schematisches Modell des Prozesses der Interaktion mit der Umwelt

1. **Kindern mit Schwächen in der Bewegungsausführung,** die durch neuromotorische Probleme verursacht sind, und
2. **Kindern mit Dyspraxie,** deren Probleme in den neuralen Prozessen entstehen, die der Ausführung vorangehen.

Entsprechend Fishers Modell aktiviert der Bewegungsbefehl Bewegungspläne, die das ZNS schon gebildet hat. Die Ausführung bezieht sich auf die tatsächliche Umsetzung des Bewegungsplans, durchgeführt von niedrigeren zentralnervösen Ebenen, Muskeln und Gelenken.

❗ Beachte
Für die Behandlungsplanung ist es wichtig zu differenzieren zwischen
- Bewegungsbeeinträchtigungen, die durch neuromotorisch verursachte Störungen der Bewegungs**ausführung** entstehen (z. B. Zerebralparese), und
- Beeinträchtigungen, die durch Schwierigkeiten in der Bewegungs**planung** verursacht sind.

▶ Beispiel
Bei **Kindern mit Zerebralparese** liegt das Problem in der ungenügenden Aktivierung von Bewegungsbefehlen. Diese bewirkt Störungen in der Aktivierung der Muskeln, die für die Ausführung der jeweiligen motorischen Aktion erforderlich sind. Kindern mit einer neuromotorischen Störung fehlen oft die **motorischen Komponenten**, die für die Ausführung der Bewegungen nötig sind. Sie haben z. B. Schwierigkeiten, die sequenzielle Daumen-Finger-Opposition auszuführen und mittels Pinzettengriff kleine Objekte aufzuheben. Diese Schwierigkeiten beruhen entweder auf einer isolierten Beweglichkeit einzelner Finger oder auf Tonusabnormitäten, die das Zusammenbringen der Fingerkuppen verhindern.

Für **dyspraktische Kinder** stellen dagegen isolierte Fingerbewegungen meist kein Problem dar. Sie verfügen auch über alle anderen erforderlichen neuromotorischen Komponenten, um diese Aufgabe durchzuführen. Ihnen fehlt es vielmehr an der Fähigkeit, die **Einzelkomponenten des Bewegungsablaufs** so zu **organisieren und zu planen,** dass daraus eine anpassende Interaktion mit der physikalischen Umwelt wird. Dyspraktischen Kindern bereiten vor allem **neue und ungewohnte Bewegungen** (wie die sequenzielle Daumen-Finger-Opposition) Schwierigkeiten, nicht jedoch gewohnte Aktivitäten (wie kleine Dinge im Pinzettengriff aufzuheben). Diese Beobachtung legt nahe, dass zwar die Bewegungskomponenten (isolierte Fingerbewegungen und Fähigkeit, Fingerkuppen zusammenzubringen) vorhanden sind, nicht aber die Fähigkeit, die Bewegungen in einer Sequenz und außerhalb des üblichen Kontexts zu planen.

Wir sehen an diesem Beispiel **zwei unterschiedliche Störungen der Bewegung,** die auch gemeinsam auftreten können:
- einerseits Schwierigkeiten in der Bewegungs**ausführung,** die durch Dysfunktionen in der Aktivierung der notwendigen Muskulatur verursacht sind,
- andererseits eine Beeinträchtigung der **Praxie,** bei der die Bewegungskomponenten nicht so organisiert werden können, dass die Aufgabe gemeistert wird.

Für jede dieser Störungen ist ein anderer Behandlungsansatz zielführend.

❗ Beachte
Praxie und motorische Fertigkeiten haben einige Merkmale gemeinsam, weisen aber auch einige Unterschiede auf (◘ Übersicht 7.2).

7.3 Nachweise für den Zusammenhang zwischen Praxie und Sensorischer Integration

❗ Beachte
Klinische Beobachtungen, neurologische Studien und Theorien zum Bewegungslernen unterstützen die Annahme, dass eine Beziehung zwischen Defiziten in der Bewegungsplanung und taktil-propriozeptiven Verarbeitungsstörungen besteht.

7.3 · Nachweise für den Zusammenhang zwischen Praxie und Sensorischer Integration

> **Übersicht 7.2.**
> Gemeinsamkeiten und Unterschiede von Praxie und motorischen Fertigkeiten
>
> **Beide**
> - sind zielorientiert,
> - führen zu fein koordinierten und genauen Bewegungsaktionen (die **Feedback** erfordern),
> - müssen sequenziell organisiert sein,
> - erfordern kognitive Fähigkeiten, um Ergebnisse zu verstehen,
> - erfordern die Fähigkeit, Bewegungen den Erfordernissen der Situation anzupassen,
> - sind erlernt und
> - schließen einen Aspekt von Werkzeuggebrauch ein (Exner & Henderson 1995).
>
> **Unterschiede** entstehen wahrscheinlich aus der Tatsache, dass
> - **Praxie** Auswirkungen hat auf die Fähigkeit, neue motorische Fertigkeiten zu lernen und effektiv mit der sich stetig verändernden physikalischen Umwelt zu interagieren, und
> - **Fertigkeiten** das Produkt eben dieses Lernens sind.
> - **Praxie** kann **ausschließlich** anhand von **neuartigen Aufgaben** oder **Aufgaben, die Anpassung an bewegte Objekte oder Umgebungen erfordern** (z. B. Ball spielen), überprüft und **beurteilt werden**.
> - Die motorischen Fertigkeiten können hingegen sowohl anhand von neuen als auch von bekannten Aufgaben beurteilt werden.

Für Fisher (1991, 2002) zeigt sich im SIPT-Faktor „bilaterale Integration und Sequenzieren (BIS)" ein Zusammenhang zwischen Praxie und der vestibulär-propriozeptiven Verarbeitung. Fisher stellte fest, dass BIS-Störungen mit Schwierigkeiten bei der Ausführung ▶ **projizierter Aktionssequenzen**, in der okulomotorischen Koordination und in der posturalen Kontrolle einhergehen und folglich zu Defiziten in der Praxie führen.

Seit dieser Publikation im Jahr 1991 werden in der sensorisch-integrativen Forschung und Lehre in der Tradition von Jean Ayres **zwei Ausprägungen von Praxiestörungen** beschrieben:
1. Dyspraxien, die mit **Defiziten in der somatosensorischen (taktilen und propriozeptiven) Verarbeitung** verbunden sind,
2. Dyspraxien, die auf **Störungen der vestibulär-propriozeptiven Verarbeitung beruhen** (Cermak 1991, 2002; Fisher 1991, 2002; Mulligan 1998; Blanche 1999).

Mulligans Faktoranalyse (1998) bestätigte Ayres' Erkenntnisse über den Zusammenhang zwischen niedrigen Werten in den Subtests zur Bewegungsplanung und niedrigen Werten in den Tests zur taktilen Diskrimination. Mulligans Analyse von 10.961 SIPT-Protokollen, die zwischen 1989 und 1993 an den Testherausgeber *Western Psychological Services* zur Auswertung eingeschickt worden waren, ergab **vier Faktoren**, die untereinander hoch korrelierten: Dyspraxie, visuell-perzeptive Defizite, somatosensorische Defizite und BIS-Defizite.

Auch Experten anderer Disziplinen bemerkten den möglichen Zusammenhang zwischen Bewegungskoordination und Propriozeption (LaRue et al. 1995; Laszlo 1998; Laszlo et al. 1988; Laufer & Hocherman 1998; Lord & Hulme 1987).

7.3.1 Klinische Studien

Ayres beschrieb erstmals 1964 den Zusammenhang zwischen taktiler Diskrimination und Bewegungsplanung und erhärtete diese Annahme durch ihre ▶ **faktorenanalytischen Studien** (1971b, 1989). Zwischen Bewegungsplanung und vestibulärer Verarbeitung fand sie keine eindeutige Beziehung.

7.3.2 Neurologische Grundlagen

 Beachte
Studien der neuroanatomischen Verbindungen im Gehirn untermauern die Annahme einer Beziehung zwischen Bewegungsplanung und taktiler und propriozeptiver Verarbeitung.

Der **prämotorische Kortex** (Area 6) und der **motorische Kortex** (Area 4) sind für die zielorientierte Planung von Bewegungen und die Anpassung der Bewegungen an spezielle Gegebenheiten sowohl in stabilen als auch in mobilen Umgebungen verantwortlich. Sie erhalten taktile und propriozeptive Information vom **somatosensorischen Rindenfeld** (Kandel et al. 1995). Folglich beeinflusst somatosensorische Information die Planung und Ausführung von Bewegungen.

7.3.3 Theorien zur motorischen Kontrolle

Auch die Theorien zur motorischen Kontrolle bestätigen den Zusammenhang zwischen den sensorischen Systemen und der Praxis. So wie Bewegungskontrolle und Bewegungsentwicklung zunehmend systemisch betrachtet wurden, stieg auch das Verständnis für die Rolle der Wahrnehmung und der sensorischen Verarbeitung in Bezug auf das Bewegungsverhalten. Shumway-Cook & Woollacott (1995) beschreiben **Bewegungskontrolle als Interaktion zwischen Sinnesempfindung, Aktion und Kognition.**

> **Beachte**
> Ayres' ursprüngliche Annahmen über den Zusammenhang zwischen Sinnesempfindung und Praxis werden durch aktuelle Sichtweisen bestätigt, die der Sensorik einen wichtigen Beitrag zur Bewegungsperformanz zugestehen.

7.4 Praxie und Handlungsperformanz

Zahlreiche sensorische Informationen sind notwendig, damit eine sinnvolle Interaktion mit der Umwelt möglich wird:

1. **Sensorische Informationen vom Körper und der Umgebung** sind erforderliche Grundlagen, bevor sich eine Person entschließt zu handeln.

> **Beispiel**
> Entscheidet sich eine Person, einen Fußball zu treten, muss sie über visuelle Information über die Lage des Balles, somatosensorische Information über ihre Körperposition hinsichtlich der geplanten Aktion und vestibulär-propriozeptive Information bezüglich ihrer Positionen im Raum verfügen.

2. Sensorische Informationen sind eine Grundlage der **Ideation**: Interaktionen mit der Umgebung tragen zur Entwicklung von Aktionsplänen bei, auf die die Person später zurückgreifen kann, um sich ein Ziel für ihre Aktion zu setzen.

> **Beispiel**
> Im Beispiel vom Fußballstoß beruht die Idee der Person, den Ball zu treten, auf ihren früheren Erfahrungen mit erfolgreichen und erfolglosen Interaktionen mit Bällen.

> **Beachte**
> **Ideation oder Konzeptualisierung** ist die kognitive Fähigkeit, die eine Person braucht, um eine Idee oder ein Konzept für eine sinnvolle Interaktion mit der Umwelt zu entwickeln.

Die Integration der Sinnesinformationen ist ein wichtiger Baustein der Ideation, da sich Ideation aus früheren Interaktionen mit der Umwelt entwickelt. Ist eine Interaktion für eine Person bedeutungsvoll, werden die damit verbundenen sensorischen Erfahrungen gespeichert und können später abgerufen werden.

> **Beachte**
> Störungen der Ideation können sowohl durch eingeschränkte kognitive Fähigkeiten als auch durch nicht registrierte sensorische Erfahrungen verursacht sein.

Das Ziel der Sensorischen Integrationstherapie ist die Verbesserung der Praxie durch Steigerung der Wahrnehmung somatosensorischer Informationen und ihrer Integration. Deshalb ist diese Behandlung primär **für Personen geeignet, bei denen die Defizite der Ideation im Rahmen einer Sensorischen Integrationsstörung auftreten**. Weniger effektiv wird sie sein, wenn die Ideationsschwäche auf kognitiven Defiziten beruht, die nichts mit der sensorischen Verarbeitung zu tun haben.

3. Die Integration sensorischer Informationen aus der Umgebung und dem Körper ist notwendig für die **Entwicklung von Bewegungsplänen** (Ayres 1984).
4. Gute Verarbeitung von sensorischen Informationen ist notwendig, um **Rückmeldungen über die Aktion** (▶ **Erzeugungsfeedback**) und ihre Auswirkungen auf die Umwelt (▶ **Ergebnisfeedback**) zu sammeln. Eine gute Verarbeitung dieser Rückmeldungen hilft bei der Erstellung von Bewegungsprogrammen, auf die bei künftigen Aktionen zurückgegriffen werden kann.

> **Beispiel**
> Im Beispiel vom Fußballstoß speichert das Gedächtnis der Person sensorische Informationen über die zeitlichen und räumlichen Parameter, die für eine erfolgreiche Interaktion mit dem Ball erforderlich waren.

Infolge eines erweiterten Verständnisses für die Komponenten der Praxis nimmt auch das Verständnis für den Einfluss der Praxis auf die Handlungsperformanz zu. Um das Thema „Praxis" in der SI-Theorie zu fördern, enthält dieses Buch drei Kapitel, in denen verschiedene Aspekte der Praxis angesprochen werden:

Unter Berücksichtigung aktueller Theorien erläutern Giuffrida in Kapitel 8 und May-Benson in Kapitel 9 die Komponenten der Praxis. Blanche und Parham beschäftigen sich in Kapitel 10 mit der Beziehung zwischen Praxis und Verhaltensorganisation, wobei die Auswirkungen von SI-Störungen auf die zeitliche und räumliche Wahrnehmung diskutiert werden.

Abb. 7.2 stellt die Beziehung zwischen der Sensorischen Integration und der Praxis bzw. der Interaktion mit der physikalischen Welt dar. Dieses Modell entstammt der **Perspektive der ▶ Occupational Science** und zeigt die Wirkung der Praxis auf die Verhaltensorganisation und letztlich auf das Leben einer Person auf. Mit der Zunahme an Forschungsarbeiten, der Weiterentwicklung des Konstrukts „Praxis" und der Erklärung der Interaktion zwischen Systemen durch aktuelle Theorien scheinen sich Ayres' ursprüngliche Annahmen über den Zusammenhang zwischen sensorischer Verarbeitung und Praxis zu bestätigen.

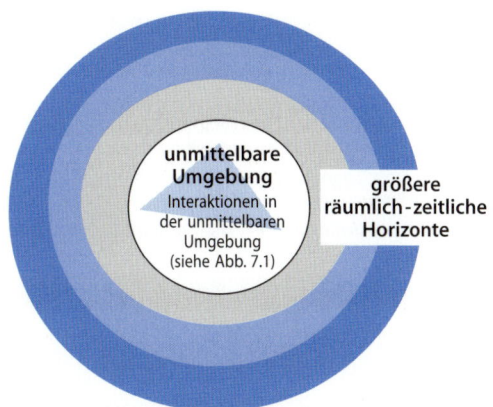

Abb 7.2. Kurzfristige und langfristige Beziehung der Praxis zur Alltagsbewältigung

Im Jahr 1985 schrieb Ayres im Vorwort zu „Developmental Dyspraxia and Adult-Onset Apraxia":

„Während dies **meine** letzten Worte zu diesem Thema sind, dürfen es nicht **die** letzten Worte sein. Es gibt noch viel zu lernen über die Entwicklungsdyspraxie."

Wie auch schon andere zuvor, reagierten die Autorinnen dieses Buches auf die Herausforderung.

7.5 Literatur

Ayres, A.J. (1964). Tactile functions, their relation to hyperactive and perceptual motor behavior. *American Journal of Occupational Therapy, 18,* 6–11.

Ayres, A.J. (1965). Patterns of perceptual-motor dysfunction in children: A factor analytic study. *Perceptual Motor Skills, 20,* 335–368.

Ayres, A.J. (1966). Inter-relationships among perceptual-motor functions in children. *American Journal of Occupational Therapy, 20,* 68–71.

Ayres, A.J. (1969). Deficits in sensory integration in educationally handicapped children. *Journal of Learning Disabilities, 2,* 160–168.

Ayres, A.J. (1971a). Characteristics of types of sensory integrative dysfunction. *American Journal of Occupational Therapy, 25,* 329–334.

Ayres, A.J. (1971b). Deficits in sensory integration in educationally handicapped children. *Journal of Learning Disabilities, 2,* 44–52.

Ayres, A.J. (1972a). *Sensory integration and learning disorders.* Los Angeles: Western Psychological Corporation.

Ayres, A.J. (1972b). *Southern California Sensory Integration Tests.* Los Angeles: Western Psychological Services.

Ayres, A.J. (1977). Cluster analyses of measures of sensory integration. *American Journal of Occupational Therapy, 31,* 362–366.

Ayres, A.J. (1979). *Sensory integration and the child.* Los Angeles: Western Psychological Corporation.

Ayres, A.J. (1984). *Adaptive behavior as a therapeutic process.* Unpublished manuscript.

Ayres, A.J. (1985). *Developmental dyspraxia and adult-onset apraxia.* Torrance, CA: Sensory Integration International.

Ayres, A.J. (1989). *Sensory Integration and Praxis Tests.* Los Angeles: Western Psychological Services.

Blanche, E.I. (1999). *Praxis and dyspraxia handouts.* Unpublished lecture notes presented as part of the Sensory Integration Perspectives Course, University of Southern California, Los Angeles, in conjunction with Western Psychological Services.

Cermak, S. (1991). Somatodyspraxia. In A. Fisher, E. Murray, and A. Bundy (Eds.), *Sensory integration: Theory and practice* (pp. 138–170). Philadelphia: F.A. Davis.

Cermak S. (2002) Somatodyspraxie. In: A. Fisher, E. Murray, and A. Bundy (Hrsg) Sensorische Integrationstherapie. Theorie und Praxis. 2. Aufl. Springer Berlin Heidelberg New York

Exner, C., und Henderson, A. (1995). Cognition and motor skill. In A. Henderson und C. Pehoski (Eds.), *Hand function in the child: Foundations for remediation* (pp. 93–110). St. Louis: Mosby.

Fisher, A. (1991). Vestibular-proprioceptive processing and bilateral integration and sequencing deficits. In A. Fisher, E. Murray, and A. Bundy (Eds.), *Sensory integration: Theory and practice* (pp. 71–107). Philadelphia: F.A. Davis.

Fisher A. (2002) Defizite der vestibulär-propriozeptiven Verarbeitung, der bilateralen Integration und des Seqenzierens. In: A. Fisher, E. Murray, and A. Bundy (Hrsg) Sensorische Integrationstherapie. Theorie und Praxis. 2. Aufl. Springer Berlin Heidelberg New York

Kandel, E., Schwartz, J., und Jessell, T. (1995). *Essentials of neural science and behavior.* Norwalk, CT: Appleton and Lange.

Laszlo, J. (1998). Letter to the editor. *Developmental Medicine and Child Neurology, 40,* 70–71.

Laszlo, J., Bairstow, P.J., und Bartrip, J. (1988). Clumsiness or perceptuo-motor dysfunction? In A.M Colley und J.R. Beech (Eds.), *Cognition and action in skilled behavior* (pp. 293–309). North-Holland: Elsevier Science Publisher.

LaRue, J., Bard, C., Fleury, M., Teasdale, N., Paillard, J., Forget, R., und Lamarre, Y. (1995). Is proprioception important for the timing of motor activities? *Canadian Journal of Physiological Pharmacology, 73,* 225–261.

Laufer, Y., und Hocherman, S. (1998). Visual and kinesthetic control of goal-directed movements to visually and kinesthetically presented targets. *Perceptual and Motor Skills, 86*(3), 1375–1391.

Lord, R., und Hulme, C. (1987). Kinesthetic sensitivity of normal and clumsy children. *Developmental Medicine and Child Neurology, 29,* 720–725.

Mulligan, S. (1998). Patterns of sensory integration dysfunction: A confirmatory factor analysis. *American Journal of Occupational Therapy, 52*(10), 819–828

Shumway-Cook, A., und Woollacott, M.H. (1995). *Motor control theory and practical applications.* Baltimore: Williams and Wilkins.

Praxie, Bewegungsplanung und motorisches Lernen

Clare Giuffrida

8.1 Neudefinition der Praxie – 143

8.2 Von der Idee zur Aktion – 147

8.3 Forschungsüberblick zur Rolle der Informationsverarbeitung für die Bewegungsplanung – 158

8.4 Behandlungsstrategien, die sich an den Theorien des Bewegungslernens orientieren – 158

8.5 Zusammenfassung – 162

8.6 Literatur – 162

ANHANG – 165

8A Studien zur Informationsverarbeitung – 165

> In diesem Kapitel werden die aktuellen Konzepte und Prinzipien vorgestellt, mit denen der **Prozess des motorischen Planens bei Kindern mit Entwicklungsstörungen** erklärt werden kann. Um die Leserinnen und Leser mit verschiedenen Sichtweisen von Bewegungsplanungsproblemen vertraut zu machen, werden gängige Begriffe erläutert, mit denen Probleme der Bewegungsplanung bei Kindern und Erwachsenen beschrieben werden. Anhand eines **Informationsverarbeitungsmodells** analysiert die Autorin die normalen Prozesse des motorischen Lernens und der Bewegungsplanung. Darüber hinaus werden Studien zur Informationsverarbeitung vorgestellt, die für Bewegungsplanungsprobleme bei Kindern von Interesse sind. In der Zusammenstellung wird besonders auf die Forschung an Kindern mit Down-Syndrom eingegangen, da die Untersuchungen neurologische Abweichungen bei diesen Kindern aufzeigen, die zu ihren Schwächen in der Bewegungsplanung beitragen dürften. Im letzten Abschnitt des Kapitels werden Behandlungsstrategien beschrieben und Anregungen für die zukünftige Forschung mit Kindern mit Entwicklungsstörungen und Bewegungsplanungsproblemen gegeben.

Die Wurzeln des Konzeptes der Sensorischen Integration liegen in den neurobiologischen und verhaltensneurologischen Theorien der frühen 1960er-Jahren. A.J. Ayres entwickelte das Konzept ursprünglich für die ergotherapeutische Behandlung von Kindern mit sensorisch-integrativen Dysfunktionen. Seitdem hat das Konzept mehrere Überarbeitungen von Ayres selbst (1985) und anderen (Fisher et al. 1991, deutsche Ausgabe 2002) erlebt. Die relevanten Konstrukte und Prinzipien wurden mit aktuellen Erkenntnissen aus den Bereichen der Ergotherapie, Neurobiologie, Kindesentwicklung, Entwicklungspsychologie und der Bewegungstheorien aktualisiert. Auch die Forschung in anderen Gebieten, die Kinder mit Lernbehinderungen betreffen, fließt in die Entwicklung und das Verständnis der Theorie, Behandlung und Störungen der Sensorischen Integration ein.

Ayres verstand die Sensorische Integrationstherapie als Behandlungsmethode für Kinder, die aufgrund einer sensorischen Verarbeitungsstörung **Probleme beim Lernen oder in der ▶ Handlungsperformanz** haben (Ayres 1972). Kinder mit Störungen der Bewegungsplanung und mit Lernproblemen zeigen charakteristische Einschränkungen in ihrer **▶ Rollenperformanz** im Alltag (in der Schule, zu Hause und beim Spielen), die jedoch nicht notwendigerweise mit einer physischen Behinderung (wie einer Zerebralparese) oder einem motorischen Kontrolldefizit (wie inadäquate Kraftproduktion) zusammenhängen. Vielmehr resultieren sie aus einer Schwäche, die erforderlichen Aktionen konzeptualisieren, planen, programmieren, speichern und ausführen zu können. Diese **Planungsschwäche (Dyspraxie)** manifestiert sich hauptsächlich in Form einer entwicklungsbedingten Bewegungsstörung, da in der Motorik sowohl der Prozess des Denkens als auch das Organisieren, Konstruieren und Ausführen einer motorischen Aktivität zum Ausdruck kommen.

Ayres (1985) definierte **Bewegungsplanung (motorisches Planen)** als eine einzigartige menschliche Fertigkeit, die nicht ausschließlich eine neuromotorische Funktion ist, aber neuromotorische Systeme für die Ausführung verwendet. Bei der Entwicklungsdyspraxie liegt das Problem in den psychologischen Prozessen und der neuronalen Aktivität, die mit der Entwicklung von Bewegungsideen und/oder Organisation, Planung und spontaner und anpassender Verwendung von neuen Bewegungen verbunden sind. Dyspraxie ist eine Entwicklungsstörung. Im Gegensatz zur Apraxie Erwachsener stellt die Entwicklungsdyspraxie keine Störung eines bereits erworbenen Prozesses dar, sondern vielmehr das Fehlen eines Entwicklungsprozesses, der die Bewegungsplanung betrifft und schon früh im Leben eines Kindes auftritt.

Das Konzept der Sensorischen Integration ist mittlerweile im klinischen Bereich anerkannt als effiziente Behandlungsform für Kinder mit Lernproblemen, aber auch für Kinder mit Entwicklungsstörungen, die von sensorisch-integrativ verursachten Bewegungsauffälligkeiten begleitet werden. Kinder mit unterschiedlichen Störungen können Probleme in der Bewegungsplanung haben, die nicht direkt mit den neuromotorischen Grundlagen ihrer individuellen Behinderung verbunden sind.

> **Beispiel**
> Es ist naheliegend, dass die Bewegung eines zerebralparetischen Kindes durch die neuromotorische Schädigung beeinträchtigt ist. Darüber hinaus können aber auch Probleme der Ideation und/oder Bewegungsplanung, die z. B. für das Anziehen erforderlich ist, vorliegen.

Um Kinder mit unterschiedlichen Störungen wirksam behandeln zu können, ist es hilfreich zu verstehen, wie weit die motorische Kontrolle und das motorische Lernen zum Prozess der **Bewegungsplanung** beitragen.

8.1 Neudefinition der Praxie

Vom Begriff der „Ungeschicklichkeit" zur „Entwicklungsdyspraxie" zur „entwicklungsbedingten Koordinationsstörung" zur „umschriebenen Entwicklungsstörung der motorischen Funktionen" (ICD-10).

8.1.1 Praxie

Die Entwicklung und das Erlernen von Bewegungsgeschick und -kontrolle ist ein wichtiges Mittel, durch das Kinder die Beherrschung des eigenen Körpers und Kompetenz im Umgang mit Spielen und Werkzeug in ihrer Umwelt erfahren (Morris 1997). Dieser Entwicklungsprozess ist verwandt mit der Praxie. Ayres definierte sie als einzigartige menschliche Fähigkeit, die es dem Gehirn ermöglicht, zielgerichtete Interaktionen mit der Welt zu konzeptualisieren zu organisieren und durchzuführen (Ayres 1985).

! **Beachte**
Praxie ist das Produkt von erfolgreichem motorischen Lernen und eine grundlegende Fähigkeit des Kindes, in seiner Umwelt aktiv zu werden.

> **Beispiel**
> Praxie ist wichtig für das Anziehen, für das Schreibenlernen und für das Spielen.

Entwickelt sich die Fähigkeit zur Praxie nicht, so entsteht eine **Entwicklungsdyspraxie**, eine Entwicklungsstörung, die die Bewegungsplanung betrifft. Beeinträchtigungen der Bewegungsplanung wie auch der Lernfähigkeit sind relativ häufige Entwicklungsprobleme bei Kindern (Conrad et al. 1983).

Die **Apraxie** bei Erwachsenen ist eine Störung der zielgerichteten erlernten Bewegung, die nicht von physischen Beeinträchtigungen wie Muskelschwäche oder Lähmung verursacht ist. In der Literatur werden im Allgemeinen Störungen im Prozess des Planens, Lernens und Koordinierens von Bewegungen als Apraxie bezeichnet. Für diese Probleme werden bei Kindern die Begriffe „clumsiness" (Ungeschicklichkeit) (Gubbay 1975), „Entwicklungsdyspraxie" (Ayres 1972; Cermak 1985; Denckla 1984), „Developmental Coordination Disorder", DCD (American Psychiatric Association 1994) oder „umschriebene Entwicklungsstörung der motorischen Funktionen" (ICD-10 der WHO 1992) verwendet.

8.1.2 Die Apraxie Erwachsener

Rothi und Hellmann (1997) definierten die Apraxie als eine neurologische Störung von erlernten zielgerichteten Bewegungen, die nicht durch Defizite im peripheren sensorischen oder motorischen System verursacht sind. Die Betroffenen haben in der Regel gleich bleibende oder progressive Dysfunktionen im Zentralnervensystem, wie sie bei zerebrovaskulären Insulten oder Alzheimer-Krankheit auftreten. Ursprünglich wurde die Apraxie als Störung der Bewegungs**produktion** mit vielfältigen Manifestationen und enger Verbindung zur Aphasie betrachtet.

Das Interesse an der Erwachsenenapraxie hat sich im Laufe der Jahre mehr in Richtung des Verständnisses der kognitiven und symbolischen Aspekte dieser Störung verschoben. Apraxie führt zum Verlust der Fähigkeit, bereits erworbene oder unmittelbar erlernte Bewegungspläne zu formulieren, zu planen, auszuwählen oder abzurufen. **Ideatorische und ideomotorische Apraxie** beziehen sich auf spezielle Ausfälle in diesen Aspekten des motorischen Planens bei Erwachsenen (DeRenzi & Lucchelli 1988; Hecaen & Rondot 1985; Paillard 1982; Poeck 1985; Roy & Square 1985).

Für Roy und Square (1985) basiert das menschliche Handeln auf **zwei Aspekten: dem Konzept und der Produktion.**

Aktionen sind ihrer Meinung nach abhängig von der **Interaktion zwischen**

- **konzeptuellem Wissen** über Werkzeuge, Objekte und Aktionen (z. B. Wissen, was ein Hammer ist) und dem
- **Erfahrungswissen** über Werkzeuge, Aktionen und Objekte (z. B. Wissen, wie man einen Hammer verwendet, um einen Nagel einzuschlagen).

Informationen, die in den motorischen Programmen oder im Produktionssystem für eine Aktion enthalten sind, ergänzen das konzeptuelle Wissen über ein Objekt oder eine Geste.

Gelegentlich wurde versucht, die Apraxie mit einer sensorischen Basis zu erklären; die meisten Versuche in dieser Richtung betrafen allerdings den Bereich der Entwicklung (Ayres 1972; Gubbay 1965). Häufiger wurde die Erwachsenenapraxie auf eine Störung in der Verwendung von bedeutungsvollen Gesten zurückgeführt, was zu einer Unfähigkeit führt, auf Aufforderungen adäquat zu reagieren.

> **Beispiel**
> Die Betroffenen können z. B. nicht vormachen, wie man einen Hammer verwendet oder zum Abschied winkt. Sie können ein Handtuch auf Aufforderung nicht falten oder eine kürzlich erlernte Fertigkeit wie Tanzen weder imitieren noch spontan produzieren (Rothi & Heilman 1997).

Diese Schwierigkeiten deuten darauf hin, dass das Problem bei der Apraxie auf einer **Störung der zentralen Verarbeitungsprozesse** beruht, deren Aufgabe es ist, auf **Aktionspläne zuzugreifen, sie zu übersetzen, abzurufen und/oder umzusetzen.**

8.1.3 Ungeschicklichkeit und Entwicklungsdyspraxie

Gubbay (1975) beschrieb das **ungeschickte Kind** („clumsy child") als ein Kind,

- das trotz normaler Intelligenz verminderte Fähigkeiten hat, geschickte Bewegungen durchzuführen,
- bei dem ursprünglich keine Defekte in sensorischen, motorischen oder kognitiven Funktionen vorliegen,
- das in herkömmlichen neurologischen Tests normale Befunde erzielt.

Er nahm an, dass eine multikausale Ätiologie mit strukturellen Veränderungen des Gehirns zu funktionellen Defiziten in der motorischen Leistung des Kindes führt.

Ayres (1972, 1985) hingegen definierte die scheinbare „Ungeschicklichkeit" bei Kindern als eine mögliche **Manifestation der Unfähigkeit** des Kindes, ungewohnte **motorische Aufgaben** (wie Tempelhüpfen) **zu planen und auszuführen.** Ayres (1985) führte diese Probleme auf Störungen in der zentralnervösen Verarbeitung und die unzulängliche Nutzung sensorischer Informationen für die Entwicklung des Körperschemas und für die Bewegungsplanung zurück.

> ❗ **Beachte**
> Ayres interpretierte die Entwicklungsdyspraxie in erster Linie als Störung der Integration von sensorischen Informationen und der Bewegungsplanung.

In ihrer Erklärung der Bewegungsplanung beschrieb Ayres (1985) auch verschiedene Klassen und Typen von Handlungen, die als Indikatoren für eine normale oder gestörte Fähigkeit zur Bewegungsplanung oder als Beispiele für andere Formen von Bewegungsverhalten dienen.

> **Beispiel**
> In ihren Vorlesungen brachte Ayres das Beispiel des Hundes, der seine Hinterpfote automatisch zum Kratzen verwendet. Das Kratzen mit der Pfote sei weder vom Hund motorisch geplant, noch eine erlernte Aktivität, sondern vielmehr eine artentypische, angeborene und biologisch festgelegte Bewegung.

Ayres betonte, dass das Bewegungsverhalten aus einem Repertoire von Bewegungen besteht. Kinder mit Entwicklungsdyspraxie haben zwar mit dem Erlernen von Bewegungen Probleme, kaum aber mit automatischen, angeborenen Bewegungsmustern. **Fisher** et al. (1991, 2002) bringen in ihrer Erklärung der Entwicklungsdyspraxie einige mögliche neurologische Mechanismen mit Dyspraxie in Verbindung. Sie stellten die Überlegung an, dass spezifische **Probleme in den ▶ Feedforward- und ▶ Feedback-Mechanismen** der motorischen Kontrolle bei Kindern zu den Problemen der Bewegungsplanung beitragen könnten.

Goodgold-Edwards und Cermak (1990) beschrieben Kinder mit Entwicklungsdyspraxie in Anlehnung an die Literatur zum motorischen Lernen. Sie charakterisierten sie anhand der folgenden bewegungsabhängigen Probleme:

- **Schwierigkeiten, sensorische Informationen zu organisieren und zu integrieren**, besonders somatosensorischen und vestibulären Input, der für eine Aktion notwendig ist.

> **Beispiel**
> Dieses Problem wird sichtbar an einer schwachen Reaktion auf Umweltreize, die ihre Aktionen beeinflussen. Zum Beispiel wenn ein Kind einen Schläger zu fest hält oder beim Schlagen ganz steif steht.

- **Schwierigkeiten, allgemeine Regeln oder Strategien zu erlernen**, die die Zuordnung von Bewegungsarten betreffen.

> **Beispiel**
> Dieses Problem liegt vor, wenn ein Kind sich nicht daran erinnern kann, einen Ball schon geworfen zu haben, und in einer neuen Situation nicht feststellen kann, wie weit oder schnell es den Ball werfen soll.

- **Schwierigkeiten, perzeptive Informationen zu nutzen**, wie etwa die Geschwindigkeit und die räumliche Lage eines Objektes, um Aktionen zu regulieren.

> **Beispiel**
> Diese Art der Beeinträchtigung zeigt sich, wenn ein Kind zu weit oder in die falsche Richtung läuft, um einen Ball zu fangen; oder wenn ein Kind auf einer Heftseite an der falschen Stelle schreibt. Diese Kinder tun sich schwer, Antizipation (mentale Vorstellung) und Aktionsbereitschaft zu entwickeln.

- **Schwierigkeiten, Aufgabenanforderungen und Probleme zu analysieren**, indem man effizient auf das Handlungswissen und auf das Feedback der gerade ablaufenden Aktion zurückgreift, um nachfolgende Aktionen zu planen.

  Diese Kinder sind nicht in der Lage, ihre Leistungen zu verbessern, weil sie sie nicht durch die Entwicklung genauerer Handlungspläne modifizieren können. Sie verwenden Feedback nicht angemessen, um ihre Aktionen zu steuern oder zu verbessern, und haben in der Folge Probleme, feedbackabhängige Aktionen und serielle Fertigkeiten zu erlernen.

- **Schwierigkeiten, Bewegungsprobleme zu lösen** und das Verhalten an neue oder unerwartete Situationsanforderungen anzupassen.

  Diese Kinder haben Probleme, Erlerntes in neue Situationen oder leicht veränderte Umstände zu übertragen.

> **! Beachte**
> Im Allgemeinen verstehen Kinder mit Dyspraxie das Ziel ihrer Handlungen, sind aber oft nicht in der Lage, ihre Aktionen effizient zu planen.

◘ Übersicht 8.1 fasst die wichtigsten Symptome zusammen.

> **Exkurs**
>
> **Developmental Coordination Disorder (DCD) und umschriebene Entwicklungsstörung der motorischen Funktion**
>
> Zwei relativ neue Begriffe, die in der Literatur über ungeschickte Kinder und Kinder mit Entwicklungsdyspraxie auftauchen, sind „Developmental Coordination Disorder, DCD" (American Psychiatric Association 1994) und „umschriebene Entwicklungsstörung der motorischen Funktion" (WHO 1992).

> **Übersicht 8.1.**
> Symptome der Entwicklungsdyspraxie
>
> - Die Bewegungen sind **zeitlich schlecht abgestimmt** und ungeeignet für die Aufgabe bzw. die Anforderungen, die sich aus der Aufgabe ergeben.
> - Die Betroffenen **haben eine eingeschränkte oder schwache mentale Vorstellung** ihrer Aktionen.
> - Sie können die Ergebnisse ihrer Handlungen nicht mit dem **Feedback** der Aktionen vergleichen.
> - Die Performanz kann eingeschränkt sein, weil diese Kinder **nicht aktionsbereit** sind.
> - Der Mangel an Bereitschaft zur Bewegung, an Antizipation und Organisation beeinflusst ihr Bewegungsverhalten negativ, sodass ihre Reaktionen verzögert oder überschießend erscheinen (Goodgold-Edwards & Cermak 1990)

Die amerikanische psychiatrische Gesellschaft führte DCD 1987 ein und präzisierte und erweiterte diesen Begriff in der vierten Auflage des *Diagnostic and Statistical Manual of Mental Disorders* (DSM-IV; American Psychiatric Association 1994).

Die wesentlichen Merkmale der diagnostischen Kategorie DCD entsprechen den Kriterien, die Gubbay (1975) ursprünglich für das Syndrom des ungeschickten Kindes definierte.

Gleichzeitig erhebt sich die Frage, ob Entwicklungsdyspraxie als Synonym für DCD zu sehen ist (Missiuna & Polatajko 1995). Die diagnostischen Kriterien für DCD im DSM-IV beinhalten verspätete motorische Meilensteine und schwache motorische Leistungen (wovon keines durch einen allgemeinen medizinischen Zustand verursacht sein darf), die in signifikanter Weise die schulischen Leistungen und die Aktivitäten des täglichen Lebens beeinflussen.

Definition: Die Kategorie „Developmental Coordination Disorder, DCD" (DCD) umfasst Kinder mit Problemen im motorischen Planen, die entweder Probleme beim Planen von Aktivitäten haben oder die Bewegungen zwar planen können, aber in ihrer Bewegung verzögert oder ungeschickt sind.

Die neuere Klassifizierung von DCD berücksichtigt auch „das Vorkommen von geistiger Retardierung in Begleitung der motorischen Probleme, sofern die motorischen Probleme deutlich stärker als die normalerweise damit verbundenen sind" (American Psychiatric Association 1994, S. 53). Wenn zusätzlich Aufmerksamkeitsdefizit und Hyperaktivitätsstörungen vorliegen, werden beide Diagnosen vergeben, sofern die Kriterien für beide Störungen erfüllt sind.

Entsprechend der Kriterien für die **umschriebene Entwicklungsstörung der motorischen Funktion** muss ein Kind mangelhafte motorische Fertigkeiten aufweisen, die seine täglichen Aktivitäten zu Hause und in der Schule negativ beeinflussen. Obwohl die 10. Auflage der *International Classification of Diseases* (ICD-10) gröbere neurologische Störungen von ihren Kriterien ausschließt, wird sowohl im DSM-IV als auch in der ICD-10 festgestellt, dass Kinder mit dieser Störung entwicklungsneurologische Unreife oder diskrete neurologische Zeichen wie choreoathetoide Bewegungen der Extremitäten, Mitbewegungen der anderen Körperseite und bilaterale Hyper- oder Hyporeflexie zeigen können (Miyahara & Mobs 1995).

Definition: Die Diagnose „umschriebene Entwicklungsstörung der motorischen Funktion" umfasst Kinder mit dem Syndrom des ungeschickten Kindes, DCD und Entwicklungsdyspraxie. Diese diagnostische Kategorie fasst verschiedene motorische Probleme unter einem Begriff zusammen.

Die Einführung der Begriffe DCD und „umschriebene Entwicklungsstörung der motorischen Funktion" für entwicklungsbedingte motorische Probleme löste neue Befürchtungen und **Diskussionen über die Begriffe sensorische Integrationsstörung, Entwicklungsdyspraxie** und das Syndrom des ungeschickten Kindes aus (Blanche 1998; Missiuna & Polatajko 1995). Die Frage, ob diese Begriffe austauschbar sind und ob sie unterschiedliche Arten von motorischen Problemen beschreiben, ist nach wie vor aktuell.

Auch wenn diese Begriffe von verschiedenen Autoren wechselweise verwendet werden, sind sie nicht vollständig synonym und stiften daher in Forschungsberichten zum Thema der motorischen Probleme bei Kindern Verwirrung. So umfassen die Kriterien für DCD Verzögerungen im motorischen Planen und in der motorischen Koordination und/oder motorische Verzögerungen, die das Kind in seinen altersgemäßen Aktivitäten beeinträchtigen. Demzufolge **kann** ein Kind mit DCD Probleme in der Bewegungsplanung aufweisen, aber nicht alle Kinder, die als DCD eingestuft werden, **müssen** diese Probleme tatsächlich haben: Einige sind lediglich motorisch verzögert oder einfach ungeschickt.

Zum besseren Verständnis dieses Problems und des künftigen Forschungsbedarfs auf diesem Gebiet sei auf die neueren Arbeiten von Blanche (1998), Missiuna & Polatajko (1998), Willoughby & Polatajko (1995) und Polatajko et al. (1995) verwiesen.

8.2 Von der Idee zur Aktion

In diesem Abschnitt wird zunächst ein Überblick gegeben über die aktuellen Konzepte des motorischen Lernens und Planens, die mit Entwicklungsverzögerungen zusammenhängen. Anschließend werden die Ideen zusammengefasst, die für das Verständnis des Ablaufs des motorischen Lernens und Planens bei unauffälligen, „ungeschickten" oder entwicklungsverzögerten Kindern wichtig sind.

Ayres' frühe Arbeiten zur Sensorischen Integration und Praxie waren darauf ausgerichtet, die neuroanatomischen und neurophysiologischen Grundlagen zu erklären. Jüngere Arbeiten von Fisher et al. (1991, 2002) führten zusätzliches Wissen über die motorische Kontrolle und das motorische Lernen ein, das für die Praxie von Bedeutung ist. Fisher et al. konzentrierten sich auf die **Rolle der sensorischen Informationen und des Feedbacks für den Bewegungsablauf**, das Bewegungslernen und die Regulation von Bewegungen.

Die neuesten Forschungen zum Bewegungsverhalten gehen über diese kognitiv-motorischen und neuroanatomischen Erklärungen von Bewegung hinaus. Sie erfassen sowohl die **physikalische Bewegungslehre** als auch die vielfältigen **Umgebungsfaktoren**, die das motorische Planen und Lernen beeinflussen (Giuffrida 1998; Haugen & Mathiowetz 1995). Diese Spezialthemen und ihren Einfluss auf das motorische Planen zu erörtern würde den Rahmen dieses Buches sprengen. Zudem liegen noch keine Forschungsergebnisse in diesen Bereichen vor, die zum Verständnis der Bewegungsplanung auffälliger Kinder beitragen würden.

Allerdings liegen wesentliche **Forschungsarbeiten zur Informationsverarbeitung** und zum motorischen Lernen und Planen bei „ungeschickten" Kindern und Kindern mit Down-Syndrom vor. Darüber hinaus werden durch die neueren bildgebenden Verfahren immer öfter Beziehungen zwischen kognitiven Aktivitäten und zentralnervösen Funktionen bzw. Dysfunktionen hergestellt. Mit diesen Forschungsmethoden können die Zusammenhänge zwischen neurowissenschaftlichen Erkenntnissen und kognitiv gesteuerten Bewegungsfunktionen bei Kindern zunehmend erklärt werden.

8.2.1 Bedeutung der Informationsverarbeitung für das Bewegungsgeschick

In der Literatur zum motorischen Lernen finden sich mehrere Informationsverarbeitungsmodelle für das motorische Lernen und die motorische Kontrolle, die Einblick in den Ablauf der Bewegungsplanung bei entwicklungsgestörten Kindern und bei Kindern mit Down-Syndrom geben können.

Diese **Modelle** sind eine Grundlage dafür, besser zu verstehen,
- inwiefern die Fähigkeiten der Informationsverarbeitung an der normalen ▶ **Performanz** beteiligt sind,
- wie Ideen und Ziele die Handlung lenken,
- wie Verständnis und Bedeutung mit der Aktion verbunden werden,
- wie der Prozess des motorischen Planens bei Kindern mit Entwicklungsbehinderungen wie Down-Syndrom gestört sein kann.

Struktur und Wesen der Informationsverarbeitung

Beim Erlernen, Planen und Ausführen einer Bewegung kommt es zu einem subtilen **Zusammenspiel von Faktoren des Individuums, der Aufgabe und der Umgebung**, wobei das kognitive, sensorische, perzeptive, motorische und andere Subsysteme der Person mit der Aufgabe und der Umgebung interagieren.

> **Beispiel**
> Um einen Zusammenhang zwischen Bewegungsplanung und Informationsverarbeitung herzustellen, kann es helfen, sich die informationsverarbeitende Person als Computer vorzustellen. Die Computerhardware und Software interagieren ständig, wobei die eingegebenen Informationen benützt werden, um einen Output zu produzieren. Dieses grobe Gerüst der Informationsverarbeitung veranschaulicht, wie ein Individuum die eingehenden Informationen verarbeitet, speichert und dazu verwendet, geschickte motorische Aktivität zu steuern (Lord & Hulme 1987a).

In den Informationsverarbeitungsmodellen zur Performanz erfolgt die Umwandlung und die Organisation von Informationen, die den Fertigkeitserwerb ermöglichen, auf **drei unterschiedlichen Verarbeitungsstufen**: Identifikation des Reizes, Auswahl der Reaktion, Programmierung der Reizantwort (Smyth & Glencross 1986). Der Informationsverarbeitungsansatz geht davon aus, dass sich die Performanz aus einer begrenzten Anzahl von Prozessen ergibt. Diese **Prozesse** sind verantwortlich für
- die Wahrnehmung und kognitive Verarbeitung von sensorischen Informationen und
- das Programmieren der erforderlichen Antwort.

Die Durchführung einer Bewegung hängt daher vom **Spüren und Wahrnehmen der Umgebung** ab, um effektiv agieren zu können. Folglich ziehen die meisten Modelle der Informationsverarbeitung für Fertigkeiten mehrere Aspekte der Bewegung in Betracht (◘ Übersicht 8.2).

Übersicht 8.2.
Aspekte von Bewegung, die für Fertigkeiten benötigt werden

- Registrieren und Verarbeiten der eingehenden **sensorischen Informationen**
- Wichtige **Umgebungsmerkmale und Bewegungsziele**, die Bewegung auslösen und/oder organisieren
- **Feedback-Prozesse**, die sowohl mit dem Lernen als auch mit der Regulation von Bewegung zu tun haben
- Die Rolle des **Wiederabrufens**
- Die Prozesse, die für die **Bewegungsausführung** nötig sind

---

> **Beachte**
> Modelle des Bewegungslernens und -planens beschreiben den Prozess des motorischen Planens von der Aufnahme sensorischer Information bis zur Bildung von Reizantworten in verschiedenen, parallel ablaufenden Stufen der Verarbeitung, des Lernens, Speicherns und der Bewegungsausführung (Schmidt 1991).

Schmidt (1991) stellte ein einfaches Informationsverarbeitungsmodell vor, das von Light (1991) und Mulder (1991) überarbeitet wurde. In diesem Modell registriert die Person die Information oder den sensorischen Reiz, wendet sich ihm zu und übersetzt den ursprünglichen Input in einen Output. Normalerweise beschreiben die mit Bewegungsoutput verbundenen Informationsverarbeitungsstufen den Informationsfluss in und durch das System. Dieser Fluss beginnt mit dem sensorischen Registrieren und Identifizieren des Reizes und geht über zur Auswahl und Produktion einer Reaktion (◘ Abb. 8.1).

Jede Stufe der Verarbeitung braucht Zeit. Um zu erforschen, wie Personen Information verarbeiten und danach handeln, wurde gemessen, wie lange verschiedene Personen für die Verarbeitung auf den einzelnen

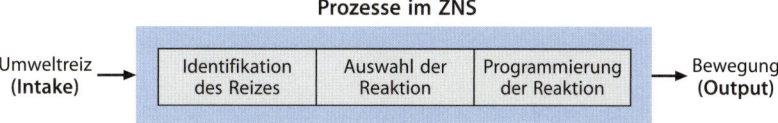

◘ Abb 8.1. Informationsverarbeitungsmodell nach Light (1991). (*ZNS* Zentralnervensystem)

Stufen brauchen und unter welchen Bedingungen sich die Geschwindigkeit ändert (Light 1991; Van Dellen & Geuze 1988).

❯ Beispiel
Spüren, Entschlüsseln und Wahrnehmen von wichtigen Umweltreizen treten auf der Reizidentifikationsstufe auf. Einflussfaktoren auf dieser Verarbeitungsstufe sind die Klarheit des Inputs sowie die Intensität und die Komplexität der Information, die die Person verarbeitet (Light 1991).

ⓘ Tipp
Grundsätzlich reagieren Menschen am schnellsten auf klare, intensive und einfache Umweltreize.

Erste Stufe der Informationsverarbeitung: Identifikation des Reizes

Auf der ersten Stufe der Informationsverarbeitung, auf der Reize identifiziert werden, analysiert die Person Informationen aus verschiedenen Modalitäten (visuell, kinästhetisch usw.), während sie die Komponenten der Information zusammensetzt und erkennt (Sellers 1995). Auch die Wichtigkeit der Information muss bestimmt werden (Mulder 1991). Auf dieser Stufe kann die Person Bewegungsmuster erkennen (z. B., ob ein Ball sich bewegt). Ein geistiges Abbild (Repräsentation) der Information wird gespeichert und zur nächsten Stufe weitergeleitet.

Auf dieser ersten Stufe spielen **Aufmerksamkeits- und Gedächtnisprozesse** eine Rolle. Denn die Person muss sich wichtigen Umweltinformationen zuwenden und ihre Bedeutung erkennen, um reagieren zu können. Die Wissensspeicher um diese geistige Repräsentation herum sind dynamisch und bilden den Hintergrund dafür, dass die Muster Bedeutung bekommen.

❯ Beispiel
Ein Kind, das auf einem Rollbrett fährt, schreibt der Bewegung Bedeutung zu. Wenn es eine Rampe herunterfährt, ist ihm bewusst, dass es sich durch den Raum bewegt.

ⓘ Beachte
Sobald auf der Stufe der Reizidentifikation Klarheit über die Art der Umweltinformationen erlangt ist, kann die Auswahl der Reaktion bzw. Reizantwort stattfinden (◘ Abb. 8.2)

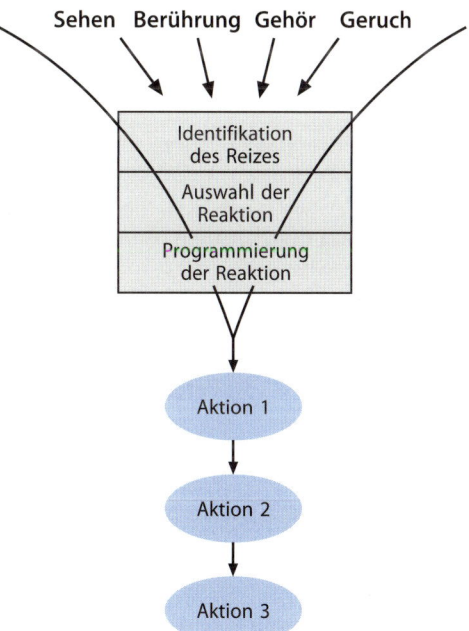

◘ Abb 8.2. Das von Schmidt und Wrisberg (2000) vorgestellte Modell zeigt, wie sensorische Informationen in das System kommen, verarbeitet werden und daraus Aktionen resultieren.

Zweite Stufe der Informationsverarbeitung: Auswahl der Reaktion

Auf dieser Stufe der Selektion der Reizantwort geht es darum zu entscheiden, welche Bewegung als Reaktion auf die hervorstechendste Information ausgeführt werden soll (Light 1991). Auf dieser Stufe wird die sensorische Information in einen **motorischen Output** übersetzt. Die Selektion der Antwort beinhaltet einen zentralen Entscheidungsprozess, der die erforderliche Reaktion auf die Umweltinformation bestimmt. Diese Verarbeitungsstufe löst die Ungewissheit, wie die Person reagieren soll.

> **Beispiel**
> Das Kind, das auf dem Rollbrett eine Rampe herunterfährt und dabei ein Bohnensäckchen in der Hand hält, entscheidet, das Säckchen auf Spielkegel zu werfen, die neben der Strecke des Kindes platziert sind. Das Kind wählt das Werfen mit dem Ziel, die Kegel umzustoßen, als Reaktion aus. Es hätte sich z. B. auch dafür entscheiden können, das Säckchen festzuhalten und die Kegel mit dem Rollbrett umzufahren.

> **Beachte**
> Experimente zur Reaktionszeit zeigten, dass Informationen umso schneller verarbeitet werden, je **kompatibler der Reiz** (Distanz und Platzierung des Spielzeuges im Verhältnis zum Kind auf dem Rollbrett) **mit der Antwort** (ob das Kind mit der rechten oder linken Hand wirft) ist und je besser die Ereignisse
> ▶ **antizipiert** werden können (Light).

> **Beispiel**
> Für das Kind auf dem Rollbrett bedeutet das, dass es mit Übung schneller reagieren und handeln kann. Das Kind baut auch Erwartungen auf, was es in Zukunft unter ähnlichen Umständen tun wird. Die für die Informationsverarbeitung benötigte Zeit nimmt jedoch zu, wenn das Kind zu viele Reaktionsmöglichkeiten hat, aus denen es auswählen kann, oder wenn die Aufgabe komplexer wird und daher mehrere Aktionen vom Kind ausgewählt, organisiert und geplant werden müssen. Eine komplexere Antwort wäre, das Bohnensäckchen auf ein Ziel zu werfen und dann das Rollbrett zu drehen, um einem Hindernis auszuweichen.

Gemäß den Erkenntnissen zur motorischen Informationsverarbeitung würde das Planen der zweistufigen Aktion – Werfen und Umdrehen – länger dauern als die einfache Antwort des Werfens.

Dritte Stufe der Informationsverarbeitung: Programmierung der Reizantwort

Die letzte Stufe der Informationsverarbeitung, das **Programmieren der Antwort**, beginnt, wenn sich die Person für eine Antwort (etwa das Werfen) als Reaktion auf die Aufgabenerfordernisse entschieden hat. Auf dieser Stufe kommt es zur
- Planung der Bewegung,
- Strukturierung,
- Aktivierung einer Antwort (Light 1991).

Das Kind organisiert und programmiert den Code bzw. die Anweisungen für die entsprechenden Aktionen, die dann zur Ausführung zum Bewegungsapparat gelangen. Über diese Stufe herrscht in der Literatur zum Bewegungsverhalten am wenigsten Klarheit; ebenso wenig darüber, wie eine Person Bewegungen konstruiert, erlernt und geplante Bewegungen einsetzt.

Schmidt (1991) weist darauf hin, dass auf dieser Stufe **Regeln**, die Personen über Bewegung verinnerlicht haben, auf spezifische Situationen angewendet werden, indem die Details oder die Parameter der Bewegungsantwort festgesetzt werden. Auch Mulder (1991) hielt diese Stufe, die das Planen und Spezifizieren der Parameter der motorischen Kontrolle einer bestimmten Situation beinhaltet, für regelabhängig. Laut Mulder schließt der Planungsaspekt das Sequenzieren der Aktion bzw. das Ordnen der Elemente eines Planes ein. Auf der Stufe der Antwortprogrammierung teilt die Person dem motorischen Programm Bewegungsparameter zu, um die konkrete Bewegung zu ordnen und zu kontrollieren, wie etwa das Werfen eines Bohnensäckchens auf einen Kegel (◘ Abb. 8.3).

> **Beachte**
> Auf der Stufe der Antwortprogrammierung macht sich das motorische System bereit, eine Reizantwort zu produzieren und greift auf ein allgemeines Bewegungsprogramm zurück, um die konkrete Bewegung zu kontrollieren und zu steuern (Schmidt 1991).

8.2 · Von der Idee zur Aktion

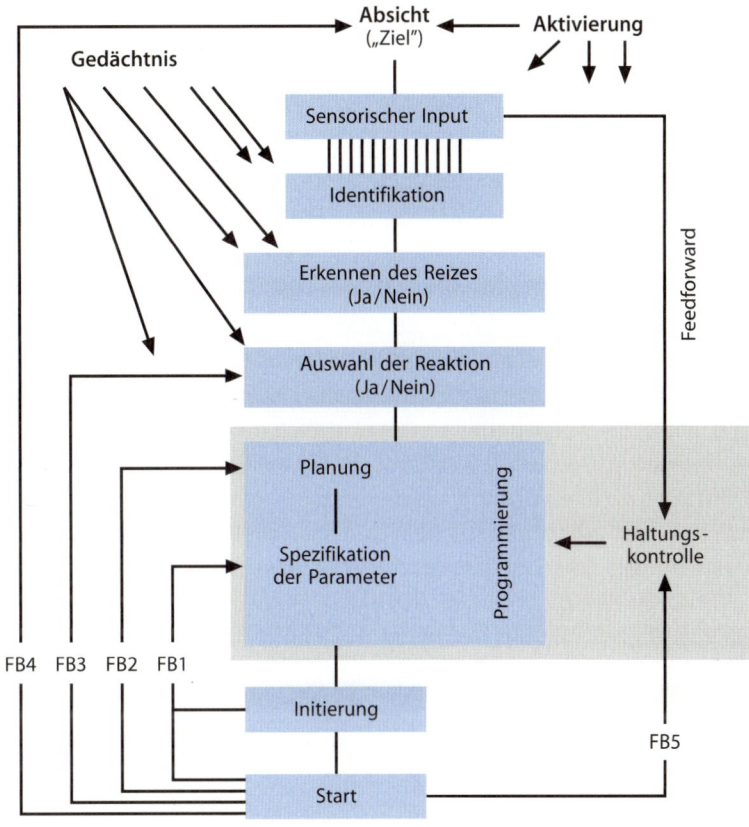

Abb 8.3. Mulders Modell (1991) erklärt geplante, feedbackabhängige Bewegungen

Beispiel

Das Kind auf dem Rollbrett hat eine Regel für das Werfen im Gedächtnis, die durch die bedeutsamen Informationen, die es in der Umwelt wahrnimmt, aktiviert wird. Sobald das Kind losfährt, ist es in der Lage, eine konkrete Aktion aufzurufen und auszuführen, wobei es seinen allgemeinen Bewegungsplan mit den situationsadäquaten Kontrollparametern umsetzt.

Auf dieser Stufe stammen die sensorischen Konsequenzen aus dem ▶ **intrinsischen (von innen kommenden)** und ▶ **extrinsischen (von außen eintreffenden) Feedback** einer Aktion und aus ihren Ergebnissen. Dieses Feedback spielt eine Rolle bei der Entwicklung von künftigen Handlungsplänen, da es zusammen mit dem erweiterten Wissen über das Bewegungsergebnis verwendet wird, um künftige Handlungen zu verfeinern und die Fähigkeit der Fehlerwahrnehmung zu entwickeln.

Auf allen Stufen der Informationsverarbeitung ist die **Aufmerksamkeit** bzw. die generelle Kapazität zur Informationsverarbeitung für die Leistung entscheidend. Ist ein Bewegungsverhalten bereits automatisiert oder schon gut erlernt, sind die Anforderungen an die Aufmerksamkeit minimal. Wo Aufmerksamkeit notwendig ist, um zwischen Bewegungsmöglichkeiten auszuwählen, ist die Verarbeitung kontrollierter, und die Anforderungen an die Aufmerksamkeit sind noch größer. Außer der Aufmerksamkeit verwenden Menschen auch ihr **Bewegungsgedächtnis**, um den Prozess der Bewegungsplanung zu unterstützen.

8.2.2 Bewegungslernen

Schmidt (1991) erweiterte dieses grundsätzliche Modell der Informationsverarbeitung und stellte Hypothesen auf, wie Menschen langsame oder ▶ **feedback-**

abhängige (geschlossene Schleife) und schnelle, **feedbackunabhängige Bewegungen** (offene Schleife) erlernen und kontrollieren.

Feedbackabhängige Bewegungen: geschlossene Schleife

Im Falle der Kontrolle über eine geschlossene Schleife hat die Person ein Ziel oder die Absicht sich zu bewegen. In diesem Modell bestehen die Entscheidungsprozesse bezüglich Ausführung aus allen mit den drei Informationsverarbeitungsstufen verbundenen Operationen. Sobald diese Verarbeitungsstufen beendet sind, gehen die Kommandos an das Ausführungssystem. Zur selben Zeit wird ein erlernter **Maßstab für die Richtigkeit** darüber, wie sich die Bewegung anfühlen soll, an einen Bewegungsvergleicher innerhalb des Systems gesandt. Dieser Maßstab für die Richtigkeit stellt das erwartete Feedback oder das Gefühl der Bewegung dar. Die Person, die die Bewegung durchführt, vergleicht das aktuelle Feedback der Bewegung mit dem erwarteten Gefühl der Bewegung. Bewegungsfehler nimmt die Person als Unterschiede zwischen der aktuellen Bewegung, dem Ergebnis der Bewegung und der beabsichtigten Bewegung wahr.

> **Beachte**
> Unterschiede oder Fehlersignale zwischen beabsichtigter und aktueller Bewegung werden dem System zurückgemeldet, sodass die Bewegung in Zukunft korrigiert und aktualisiert werden kann.

Kommt es zu Bewegung, wird eine **sensorische Schablone** der Bewegung entwickelt. Die tatsächliche Bewegung der Person liefert Bewegungsfeedback, das mit der sensorischen Schablone verglichen wird. Bei Abweichungen zwischen der sensorischen Schablone und der Bewegung kann, falls es die Zeit erlaubt, die Bewegung korrigiert werden. Abb. 8.4 zeigt ein Modell der

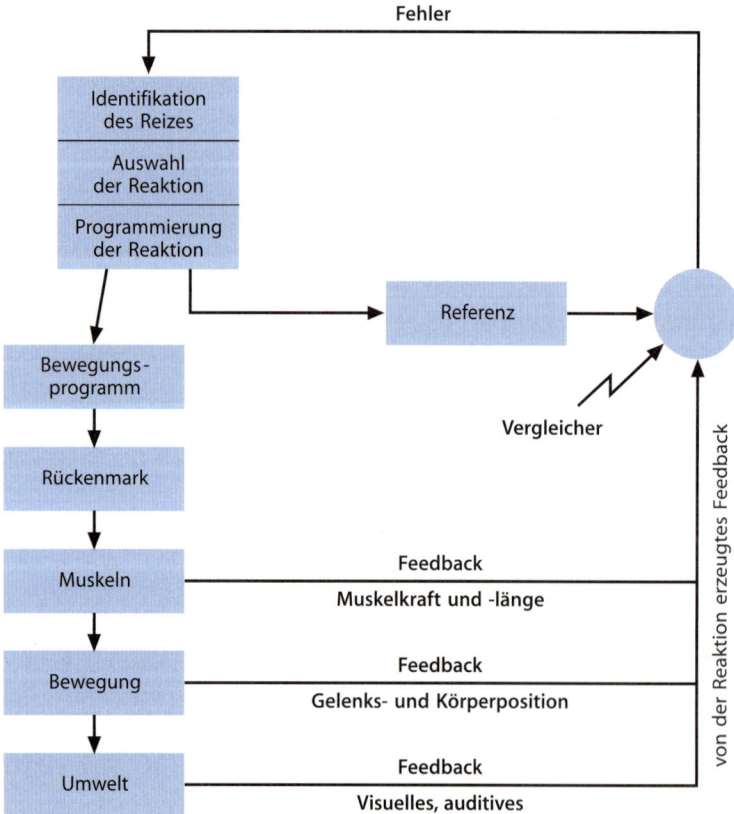

Abb 8.4. Elemente des Kontrollsystems der geschlossenen Schleife verbunden mit den Verarbeitungsstufen

8.2 · Von der Idee zur Aktion

> **Übersicht 8.3.**
> **Komponenten der feedbackabhängigen Bewegungskontrolle**
>
> — Ausführende Komponente
> — Entscheidungsfindungskomponente
> — Programm für die Bewegung
> — „Vergleicher" bzw. ein erlernter Maßstab für die Richtigkeit
> — Durchführungsfeedback von der Bewegung

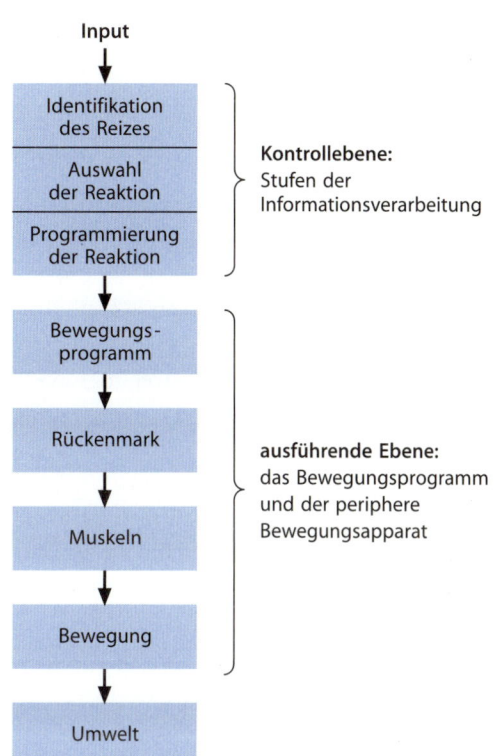

Abb 8.5. Ein erweitertes Kontrollsystem für die menschliche Performanz mittels offener Schleife. Die Kontrollebene enthält die Stufen der Informationsverarbeitung (Schmidt 1991)

zielgerichteten Bewegung aus dem Blickwinkel der motorischen Kontrolle und der Informationsverarbeitung.

Das Modell baut auf verschiedenen Komponenten auf, über die die Person verfügen muss (◘ Übersicht 8.3).

Dieses Modell erklärt, wie langsame, kontrollierte oder verfolgende Bewegungen erlernt und kontrolliert werden, z. B. wenn das Kind ein Rollbrett lenkt oder ein Spielzeug steuert.

Feedbackunabhängige Bewegungen: offene Schleife

Ist die Umgebung stabil und voraussagbar, tritt die Kontrolle der offenen Schleife auf. Auf der bewussten, kontrollierenden, entscheidungsfindenden Ebene, die Informationen schnell verarbeitet, wird die Umgebung beurteilt. Auf dieser Stufe der Antwortprogrammierung wird die Bewegung programmiert und initiiert, wobei die Kontrolle rasch zur motorischen Ebene weitergeleitet wird (Schmidt 1991). In diesem Fall sind es eher die **motorischen Programme,** die die Bewegungen kontrollieren, als ein Entscheidungsprozess oder das Feedback von den Verarbeitungsstufen. Durch Übung können motorische Programme aufgebaut oder kombiniert werden, was zu der Fähigkeit führt, dass Aktionen im Voraus organisiert und mit geringer Modifizierung durch Feedback ausgeführt werden können. Das Zentralnervensystem steuert Handlungen eher mit dieser Art von Kontrolle als durch Feedback (◘ Abb. 8.5).

Der folgende Ansatz versucht zu erklären, wie sich Handlungen aus den Absichten und Zielen der Person und den Anforderungen der Aufgabe entwickeln.

Schmidt (1991) nahm an, dass der Bewegung eine Analyse der Erfordernisse der Handlung und der Umweltbedingungen im Hinblick auf die eigene Handlungsabsicht vorausgeht.

> **❯ Beispiel**
>
> Plant das Kind, ein Bohnensäckchen zu werfen (statt zu fangen), muss es seine Aktionen dementsprechend variieren.

Genauigkeit in der Informationsverarbeitung ist für die Bewegungsleistung entscheidend, da die Informationen, die die Person verarbeitet und beachtet, dazu dienen, die Handlung zu organisieren, um die Anforderungen der Aufgabe zu meistern.

> **Beispiel**
> Die Informationen, die das Kind beachtet, sagen ihm, dass es den Ball werfen und nicht fangen soll.

> **Beachte**
> Die persönlichen Ziele, die Aufgabenerfordernisse und die Umweltbedingungen haben einen Einfluss darauf, welche Reize das Kind beachtet, wie es sie registriert und die Information erkennt.

Alle diese Faktoren beeinflussen das Bewegungsergebnis.

> **Beispiel**
> Es gibt zahlreiche Möglichkeiten, ein Bohnensäckchen zu werfen. Die Möglichkeiten hängen von den konkreten Umweltbedingungen ab, wie etwa
> - Position des Kindes (auf dem Rollbrett sitzend oder liegend),
> - Position des Kindes in Relation zum Bohnensäckchen,
> - Platz, Form und Größe des Säckchens,
> - Absicht der Handlung (werfen oder fangen).

> **Tipp**
> Die Handlung entsteht als Reaktion auf
> - die hervorstechendsten Eigenschaften des Objektes (wie seine Festigkeit oder Biegsamkeit),
> - die Funktion des Objektes,
> - die Absichten des Individuums.

Durch Wiederholung und Übung werden spezifische Aktionen erlernt und organisiert. Später wird eine erlernte Aktion gewählt und die Bewegung ausgeführt. Durch die Bewegungen wird auch eine entsprechende ▸ **posturale** Basis aufgebaut, von der aus alle folgenden Aktionen, die motorisches Planen erfordern, ausgeführt werden können.

Informationsverarbeitungsprozesse zum Bewegungslernen und zur Bewegungskontrolle hängen daher von der sich ändernden Beziehung zwischen Input und Output im System ab. Mithilfe von geistigen Operationen (wie Aufmerksamkeit, Arbeitsgedächtnis, langfristiges Bewegungsgedächtnis) werden die Informationen bearbeitet.

> **Beachte**
> Handlungen werden organisiert, indem bedeutsame Informationen registriert, interpretiert und gespeichert werden.

Durch Übung werden **Regeln entwickelt über die Beziehung** zwischen
- dem Ziel der Aufgabe,
- der für die Bewegung wichtigen Umgebungsfaktoren,
- der Bewegungsempfindung,
- dem Ergebnis der Bewegung,
- dem Bewegungsfeedback.

Schmidt (1991) nahm darüber hinaus an, dass das Feedback von internen wie externen Quellen (wie das Wissen über Bewegungsergebnis und Bewegungsmuster) dabei hilft, eine erlernte Referenz für die Bewegung zu entwickeln, die das Wiedererkennen und Abrufen der Bewegung unterstützt (◘ Abb. 8.6).

In seiner ursprünglichen Erklärung des Bewegungslernens beschrieb Schmidt (1991) das **Bewegungsschema** als eine Reihe von Regeln, die die Grundlagen für eine Entscheidung oder einen motorischen Ablauf bilden. Die Entwicklung des Schemas beinhaltet die Abstraktion und Assoziation des Ergebnisses mit den ursprünglichen Bedingungen der Bewegung wie
- Aufgabenerfordernisse,
- Umgebungsbedingungen,
- Bewegungsziele,
- sensorische Konsequenzen (wie sich die Bewegung anfühlte, anhörte und wie sie aussah),
- Bewegungsparameter (wie Kraft, Geschwindigkeit, Bewegungsdauer).

Das Schema kann die Form eines **(motorischen) Abrufschemas** oder eines **(sensorischen) Wiedererkennungsschemas** annehmen. Schmidt nahm an, dass sich Schemata aus Einzelinformationen der bisherigen Erfahrungen entwickeln, die abstrahiert und zu Bewegungsregeln kombiniert werden.

8.2 · Von der Idee zur Aktion

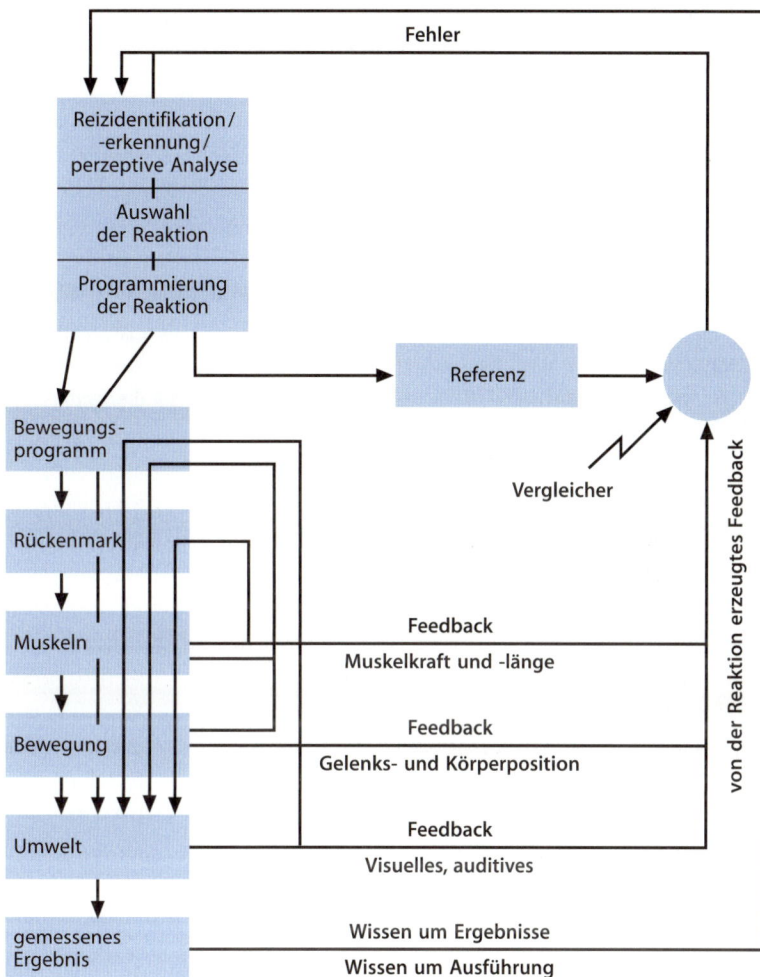

Abb 8.6. Ein Informationsverarbeitungsmodell der menschlichen Performanz (Schmidt & Wrisberg 2000)

> **! Beachte**
> Sobald eine Bewegung gut erlernt ist, wird der Bedarf an Aufmerksamkeitsressourcen und Gedächtnis minimal.

Bei der Entwicklung von zielgerichteten Handlungen scheinen Wissensstrukturen über Bewegungen, die durch Übung entwickelt wurden, zusammengeschaltet zu werden. Dadurch wird der Zugang zu Bewegungsplänen automatischer und weniger aufwändig (Schwartz & Buxbaum 1997).

Probleme in der Bewegungsplanung, in der Informationsverarbeitung oder im Aufbau von Bewegungsschemata können bei Kindern auf **verschiedenen Ursachen** beruhen. Unter anderem können Schwierigkeiten mit der Aufmerksamkeit, den Aktivierungsressourcen und/oder dem Gedächtnis dafür verantwortlich sein.

Da das motorische Lernen stark von **visuellem und propriozeptivem Input** abhängt, hat sich die Wissenschaft auf diese beiden Modalitäten als Ursache für die Probleme ungeschickter Kinder konzentriert (McConnell 1995).

Auch **Menschen mit Lernbehinderungen** nützen das Feedback nicht entsprechend: Sie verlassen sich bei der Überwachung und Regulierung ihrer Bewegungen zu sehr auf visuelle Kontrolle, und/oder sie entdecken Fehler nicht, was Ausdruck eines Problems in der Entwicklung einer erlernten Referenz für die Richtigkeit ist.

Kinder mit Problemen beim motorischen Planen entwickeln Regeln oder Handlungspläne verlangsamt und/oder führen ungeeignete oder schlecht gestaltete Pläne aus.

Bei **Kindern mit Entwicklungsbehinderungen**, die mit konkreten sensorischen oder motorischen Beeinträchtigungen, Aufmerksamkeits- oder Lernproblemen einhergehen, liegt ein erhöhtes Risiko für Probleme in der Bewegungsplanung vor.

8.2.3 Bewegungskontrolle

Neben dem Erlernen und Vorbereiten von Bewegungsplänen ist die motorische Kontrolle ein weiteres Element der Konzeption von Bewegung. Zwei wichtige theoretische Modelle – die Kontrollsysteme der offenen und geschlossenen Schleife, die im Abschnitt über das Bewegungslernen vorgestellt wurden – erklären, wie ein Mensch lernt, seine Bewegungen zu kontrollieren.

Das Kontrollsystem der geschlossenen Schleife verwendet Feedback, benötigt eine Referenz für die Richtigkeit, schließt eine Fehlerberechnung ein und erlaubt anschließend Korrekturen der gerade stattfindenden Bewegung.

In Systemen mit offener Schleife erfolgt die Bewegungskontrolle nicht durch Feedback und Mechanismen zur Fehlerkorrektur, sondern indem vorprogrammierte Befehle zum Kontrollsystem gesendet werden (Schmidt 1991). Sie hängen von Feedforward ab, wobei Informationen vorausgeschickt werden, um einen Teil des Systems auf bevorstehende sensorische Rückmeldungen oder einen künftigen motorischen Befehl vorzubereiten. Der Fachausdruck für diesen zentralen Mechanismus für Prozesse der offenen Schleife lautet **motorisches Programm**.

Das motorische Programm

Das Konzept des motorischen Programms wurde von Keele (1968) eingeführt: ein Muster von Kommandos an die Muskeln, das vor Beginn einer Bewegungssequenz gebildet wird und es möglich macht, dass diese Sequenz unbeeinflusst von Feedback durchgeführt werden kann. Allerdings hatte Keele diese Definition zu einem Zeitpunkt formuliert, als in der Forschung zur Bewegungskontrolle gerade eine große Kontroverse um das Ausmaß des Einflusses von sensorischem Feedback auf die Bewegungen stattfand. Dementsprechend ging Keele davon aus, dass das motorische Programm für Bewegungen verantwortlich ist, unabhängig von sensorischem Feedback. Obwohl der ursprüngliche Begriff aus vielen Gründen auf Kritik gestoßen ist, hält die folgende Definition des motorischen Programms von Rosenbaum (1991) am zugrunde liegenden Konzept der programmierten Bewegungen fest:

> **Beachte**
>
> In der gegenwärtigen Theorie zur motorischen Kontrolle wird unter einem motorischen Programm ein funktioneller Zustand des Systems verstanden, der der Vorbereitung für einzelne Bewegungen, sowie Gruppen von Bewegungen und Bewegungssequenzen dient.

> **Exkurs**
>
> **Kontroverse zum motorischen Programm**
> Rosenbaum setzte sich über die Kontroverse hinweg mit der Feststellung, dass lediglich die ursprüngliche Erklärung des Programmierens umstritten war. Diese besagte, dass einzelne Muskelbefehle zu Bewegungsmustern verbunden wurden. Er verglich das Programmieren mit dem Gebrauch des Terminus **Gedächtnis** in der Literatur: Er meinte, dass das Konzept des Programmierens dazu einlädt, über die Natur der Bewegungsvorbereitung und der Bewegungskontrolle nachzudenken, wie nämlich biomechanische Eigenschaften des Bewegungsapparates (Skelett und Muskulatur) dargestellt und die physische Interaktion mit der Umwelt betrachtet werden können.
> Wenn man diese Erklärung als zeitgemäße Definition eines motorischen Programms akzeptiert, dann reduziert das die Themen, die dieses Konzept umgeben. Daher kann die Vorstellung beibehalten werden, dass eine automatisierte, sequenzielle Aktion auf der Fähigkeit des ZNS zu reagieren beruht.

Stufen des Bewegungslernens

Bei Kindern mit Störungen der Bewegungsplanung wird die Vorbereitung der Bewegung von der Lernstufe, auf der das Kind gerade steht, beeinflusst. Es gibt **drei Stufen des Bewegungslernens**:

8.2 · Von der Idee zur Aktion

- kognitive Stufe,
- ▶ assoziative Stufe,
- automatische Stufe (Schmidt 1991).

Alle drei Stufen bedienen sich kognitiver Ressourcen, aber die Kognition wird immer weniger wichtig, je automatischer die Bewegungsvorbereitung wird.

⊙ Vorsicht
Die drei Stufen des Bewegungslernens beschreiben die verschiedenen Ebenen der Fertigkeitsentwicklung und sind nicht zu verwechseln mit den Informationsverarbeitungsstufen!

Allerdings hat die Lernstufe, auf der das Kind sich gerade befindet, Einfluss auf die Informationsverarbeitung und die Planung.

Stufe 1: kognitives Bewegungslernen

Auf der kognitiven Lernstufe sind die Aufgaben für den Lernenden **neu**. Das Kind muss lernen, was im Kontext der Aufgabe relevant und wichtig ist. In dieser Stufe beginnt der Lernende zu **begreifen, was zu tun ist**, und versucht, es zu tun. Das Kind beginnt, die Ziele der Aufgabe verbal zu identifizieren (was es tun oder nicht tun soll, **wann es zu tun ist, wie es zu tun ist** und wem es zuhören oder was es anschauen soll, während es die Aufgabe ausführt).

⊙ Beispiel
Das erste Mal auf einem Rollbrett zu fahren bedeutet zu lernen und sich zu erinnern, wie man auf das Rollbrett aufsteigt, wie man sich abstößt und wie man während der Fahrt ein Sandsäckchen genau auf ein Ziel wirft.

Stufe 2: ▶ assoziatives Bewegungslernen

Hat das Kind einmal die meisten kognitiven Probleme der Aufgabe gelöst, kann es sich der **Organisation von effektiven Bewegungsmustern** zuwenden, um die Handlung auf der motorischen Stufe umzusetzen. Es kann nun ohne Schwierigkeiten auf das Rollbrett aufsteigen und sich abstoßen. Es ist in der Lage, mit einem Sandsäckchen ein Spielzeug relativ genau zu treffen, es vergisst während der Fahrt nicht, es zu tun, und bleibt auch nicht stehen, um zu werfen.

Auf dieser Stufe verbessert sich die Leistung rasch und wird immer beständiger. Das Kind nützt Feedback zur weiteren Festigung der Leistung. Selbstgespräche verlieren an Bedeutung, ▶ **Antizipation** entwickelt sich, das Kind kann sein Feedback überwachen und Fehler erkennen und verbalisieren.

Stufe 3: automatisches Bewegungslernen

Auf der letzten Stufe des Bewegungslernens bewegt sich das Kind bzw. der Lernende automatisch, und das motorische Programm bzw. die automatische Aktionssequenz erfordert **keine Aufmerksamkeit mehr**. Da die Anforderungen an die Aufmerksamkeit auf dieser Stufe so gering sind, wird die Person frei, um kompliziertere kognitive Planungsaktivitäten durchzuführen.

⊙ Beispiel
Das Kind kann Spielstrategien entwickeln und Fertigkeiten perfektionieren, wie etwa wiederholt von einem schwingenden Trapez durch exaktes Timing auf ein anderes schwingendes Trapez überzuwechseln.

Auf dieser Stufe zeigt das Kind **Selbstvertrauen**. Aufgabenanalysen während der Aktivität können störend wirken, und es kann in Selbstgesprächen Strategien entwickeln. Bewegungserinnerungen können leicht abgerufen und eingesetzt werden, was in der Folge kognitive Kapazitäten für andere Aspekte des Tuns freisetzt.

ⓘ Tipp
Kinder mit Entwicklungsdyspraxie durchlaufen die Stufen des motorischen Lernens sehr verlangsamt. Alle Therapeutinnen sollten sich der Probleme dieser Kinder beim Erlernen von automatischen Bewegungen und Planen bewusst sein.

⊙ Beispiel
Aktivitäten wie Fußball oder Basketball können für Kinder mit Entwicklungsdyspraxie erhebliche Probleme mit den automatisierten Spielroutinen mit sich bringen.

8.3 Forschungsüberblick zur Rolle der Informationsverarbeitung für die Bewegungsplanung

In mehreren Studien wurde die Informationsverarbeitung bei Kindern mit Problemen im motorischen Lernen und/oder Planen aus der Perspektive des Bewegungslernens untersucht. Allerdings sind diese Studien schwierig zu interpretieren, da sie Kinder mit Störungen der Bewegungsplanung als ungeschickt klassifizieren, was aber umgekehrt nicht immer ein Synonym für Planungsprobleme ist. Trotzdem findet sich im Anhang ein Überblick über diese Studien, denn sie beleuchten

- das sensorische Informationsverarbeitungsmodell für erlernte Fertigkeiten,
- die Komponenten des Bewegungslernens und -planens,
- mögliche Strategien, die in der Arbeit mit Kindern mit Entwicklungsbehinderungen und Bewegungsplanungsproblemen eingesetzt werden können.

8.4 Behandlungsstrategien, die sich an den Theorien des Bewegungslernens orientieren

Probleme sensorischer, perzeptiver und/oder kognitiver Art können zu einer Dyspraxie beitragen. In der Behandlung müssen sowohl die Ursachen der Probleme berücksichtigt als auch der Bewegungsprozess verstanden werden.

🛈 Tipp

Beruhen die Bewegungsprobleme auf **Wahrnehmungsschwierigkeiten,** können verbale Vermittlung und Anleitung in der Behandlung zielführend sein. Resultieren die Probleme hingegen aus **Schwächen im motorischen Lernen und in der Nutzung des Feedbacks**, braucht das Kind mehr Übungsgelegenheiten, bei denen es verschiedenartige und unterschiedlich intensive Feedbacks, die für das Bewegungslernen erforderlich sind, verwenden muss. Diesen Kindern neue Fertigkeiten oder Aktivitäten des täglichen Lebens beizubringen kann die Therapeutin vor eine große Herausforderung stellen. Durch systematisches Herangehen an die Aufgabe und ein klares Verständnis vom Zusammenhang zwischen Bewegungslernen und Informationsverarbeitung kann sie gemeistert werden.

Die folgenden Vorschläge zum therapeutischen Umgang mit Kindern mit Bewegungsplanungsproblemen stammen aus der Literatur zum Bewegungslernen. Sie nutzen v. a.

- kognitive Prozesse,
- Sensorische Integration (d. h. multimodale Ansätze),
- Lern- und Gedächtnisstrategien (◘ Abb. 8.7).

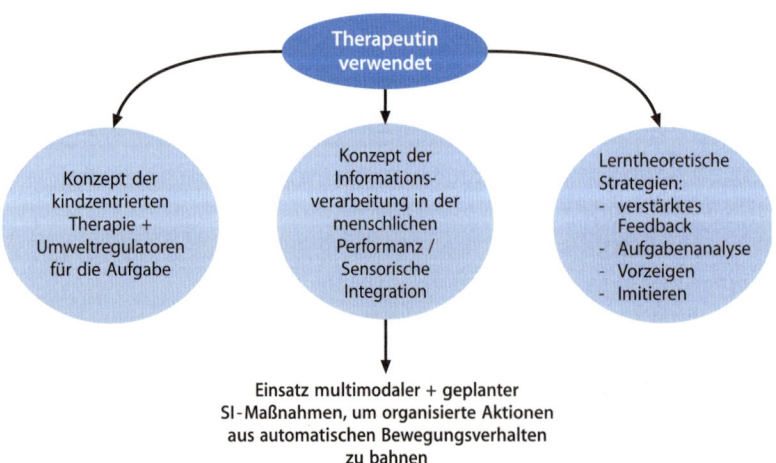

◘ Abb. 8.7. Überblick über das Zusammenwirken von Behandlungsstrategien zur Bahnung der Bewegungsplanung. (Adaptiert nach Croce 1993)

8.4 · Behandlungsstrategien, die sich an den Theorien zum Bewegungslernen orientieren

> **ℹ Tipp**
> **Setzen Sie Strategien ein, die auf visueller Kontrolle und verbaler Vermittlung beruhen!** (Goodgold-Edwards & Cermak 1990)
> – Fordern Sie das Kind auf hinzusehen, was es tut und wohin es geht!
> – Zeigen Sie dem Kind die Aktion, sodass es ein visuelles Modell der Ausführung hat, das es imitieren kann! Imitation ist normalerweise leichter, als die Aktion eigenständig zu entwickeln.

Unter verbaler Vermittlung und Kontrolle ist gemeint, dass das Kind vorab Ziel und Plan der Aktion **verbalisieren** soll und nach der Ausführung **beschreiben** soll, was es getan hat. So wird das Kind angeregt, im Vorhinein über sein Tun nachzudenken und sich an durchgeführte Aktionen zu erinnern.

> **ℹ Tipp**
> **Gehen Sie visuelle und taktile oder multimodale Hinweise.**
> **Ziel ist es**, die Entwicklung des ▶ Feedforwards (in offenen Schleifen) bzw. des ▶ Feedbacks (in geschlossenen Schleifen) anzuregen.

Durch die Verwendung multimodaler Information mit verbaler und visueller Unterstützung kann das Feedback im Lernprozess verstärkt und die Planung angebahnt werden.

> **ℹ Tipp**
> **Steigern Sie die Komplexität von Aufgaben.**
> Das ist sinnvoll, sobald das Kind unabhängig auf visuelle oder verbale Signale reagiert und offensichtlich ein bestimmtes Ziel und eine Vorstellung von verschiedenen Aktionen und Zielen hat.

Die Anforderung einer Aufgabe kann dadurch gesteigert werden, dass das Kind mehrschrittige Abläufe planen soll.
Die folgenden Ansätze sind darauf ausgerichtet,
– **taktile, propriozeptive und sequenzielle Aspekte** in die Bewegungsplanung einzubeziehen und
– eine **visuelle und verbale Unterstützung** für den Aktionsplan zu entwickeln (Hagen 1987).

Croce (1993) hat diese Strategien ausgearbeitet und konkrete Empfehlungen gegeben, wie das Lernen entsprechend der Bewegungslerntheorien gefördert werden kann. Im Folgenden werden Auszüge wiedergegeben.

8.4.1 Zur Steigerung der bewussten Wahrnehmung sensomotorischer Planung und Ausführung

> **ℹ Tipp**
> **Lassen Sie das Kind sensomotorische Aufgabenkomponenten kognitiv analysieren!**
> Bieten Sie sensomotorische Erfahrungen und Aufgaben, von denen das Kind profitiert, und bestimmen Sie mit ihm gemeinsam, welche Bewegungserfahrungen am günstigsten sind.

> **▶ Beispiel**
> Zu dieser Art von Aktivität gehört auch, das Kind zu Stundenbeginn überlegen zu lassen, womit es sich in der Sitzung konkret beschäftigen will und welche Erfahrungen es dabei machen wird.

> **ℹ Tipp**
> **Lassen Sie das Kind die sensomotorischen Elemente vorhersagen, die notwendig sind, um die geplante Handlung durchzuführen!**

> **▶ Beispiel**
> Das Kind soll Ihnen z. B. sagen, wie weit oder schnell es mit dem Rollbrett fahren muss, um ein bestimmtes Bewegungsziel zu erreichen.

> **ℹ Tipp**
> **Lassen Sie das Kind das taktile, propriozeptive und visuelle Feedback kontrollieren, während es die motorische Antwort ausprobiert!**
> Verstärken und/oder spezifizieren Sie das Feedback in der konkreten Situation. Lassen Sie das Kind Rückmeldung über seine Leistung geben.

> **Beispiel**
> Stellen Sie dem Kind z. B. Fragen wie: „Hast du das richtig gespürt? Hast du gesehen, was du gemacht hast? Hast du das vorgehabt?"

ℹ **Tipp**
Lassen Sie das Kind das Feedback in Bezug zur vorhergesagten sensomotorischen Reaktion analysieren!
Das Kind soll das Feedback der geplanten Aktion ausführlich beschreiben und erklären, ob es seinen Erwartungen entsprochen hat.

> **Beispiel**
> Stellen Sie dem Kind z. B. Fragen wie: „Hat das Bohnensäckchen das Ziel getroffen? Wenn nicht, warum nicht?"

ℹ **Tipp**
Lassen Sie das Kind seine motorische Antwort aufgrund des Feedbacks verändern!
Lassen Sie das Kind überlegen und verbalisieren, welche Änderungen es beim nächsten Versuch vornehmen muss, um die Aufgabe zu meistern.

8.4.2 Zum Erlernen einer sensorischen Vorstellung des richtigen Bewegungsverhaltens („reference of correctness")

ℹ **Tipp**
Lassen Sie das Kind eine visuell-verbale Referenz für das Zielverhalten entwickeln!
Zeigen Sie dem Kind die erwartete Aktion vor oder beschreiben Sie sie ihm, damit es eine Vorstellung des Zielverhaltens im Kopf hat.
Fördern Sie die Fähigkeit des Kindes, eine Position auf der Grundlage von Vorzeigen oder Ansagen einzunehmen!
Lassen Sie das Kind die erwartete Bewegungsabfolge üben, während Sie ihm Rückmeldung geben.
Steigern Sie die Fähigkeit des Kindes, die visuell-verbalen Referenzmuster kognitiv zu nützen, um sein Verhalten zu initiieren und zu kontrollieren!
Lassen Sie das Kind die erwartete Aktionsabfolge visualisieren und vorab mental trainieren oder verbalisieren.
Fördern Sie die Fähigkeit des Kindes, das Zielverhalten willkürlich auszuführen!
Geben Sie dem Kind mehrere Gelegenheiten in verschiedenen Situationen, in denen es das Zielverhalten anwenden kann.

Zur Anbahnung und Nutzung eines visuell-verbalen Bezugssystems

ℹ **Tipp**
Regen Sie das Kind an, das Bild eines Zielverhaltens aufgrund einer verbalen Beschreibung zu identifizieren! Schaffen Sie Gelegenheiten, in denen das Kind sein Verhalten nach einer verbalen Beschreibung auswählen kann.

> **Beispiel**
> Verwenden Sie Bildkarten von Handlungssequenzen, die mit Ihrer verbalen Beschreibung übereinstimmen!

ℹ **Tipp**
Unterstützen Sie das Kind bei der Entwicklung der kognitiven Basis, auf der eine situationsadäquate Gestik aufbauen kann!
Geben Sie dem Kind zahlreiche Gelegenheiten, Gesten zur Beschreibung bedeutsamer Situationen einzusetzen oder pantomimisch darzustellen.
Fördern Sie die kognitive Fähigkeit des Kindes, eine visuelle und verbale Referenz zu nützen!
Geben Sie dem Kind Gelegenheiten zu imitieren oder zu beschreiben, wie man handeln kann, und sich diese Erfahrungen auch in Erinnerung zu rufen.
Helfen Sie dem Kind durch einen kindzentrierten Therapieansatz, seine Bewegung zu initiieren und kontrollieren!
Überlassen Sie dem Kind möglichst viel Kontrolle über die Therapiestunde, und strukturieren Sie die Umgebung so, dass sie beim Kind anpassende Reaktionen hervorruft.

8.4.3 Zur Entwicklung von Bewegungsschemata

Ein **Bewegungsschema** beinhaltet die Beziehungen zwischen dem Ziel, der Ausgangssituation, dem Ergebnis und den Spezifikationen der Aktion.

> **Tipp**
> **Lassen Sie das Kind unter variablen Bedingungen und Anforderungen üben, wobei Sie geeignete Rückmeldung und körperliche Führung einsetzen!**
> Dies unterstützt das Erlernen von Fertigkeiten, ihre Speicherung und ihren Transfer.
> **Es ist unentbehrlich, dass Sie die Ziele des Kindes in die Behandlung einbeziehen!**
> Für ein optimales Therapieergebnis ist es entscheidend, Dinge zu üben und zu lernen, die dem Kind wichtig sind.
> **Helfen Sie dem Kind, Regeln zu lernen und kontextuelle Hinweise zu nützen!**
> Weisen Sie auf Regeln und Ähnlichkeiten hin, und unterstützen Sie das Kind dabei, die Situation durchzudenken und Lösungen für seine Bewegung im Raum zu finden (Goodgold-Edwards & Cermak 1990).
> **Geben Sie dem Kind Rückmeldung über die Konsequenzen und die Erfolge seiner Handlungen!**
> **Gestalten Sie die Umgebung, um Aufmerksamkeit zu reduzieren oder zu erhöhen!**
> Dadurch kann sich das Kind effektiver auf den Lernprozess konzentrieren und die für die Bewegungsplanung notwendigen Informationen herausfiltern und abstrahieren.
> **Stellen Sie durch die Gestaltung der Umgebung steigende Anforderungen an das Gedächtnis für Handlungen!**
> Alle Formen von Gedächtnisfunktionen sind für die Bewegungsplanung wichtig.

> **Beispiel**
> Bevor es eine Aktion beginnt, soll das Kind durchgehen, was es tun soll, und dies auch laut aussprechen. Nach der Aktion soll es sich daran erinnern, wie sich die Aktion angefühlt hat, und dies verbalisieren.

> **Tipp**
> **Bieten Sie beim Aufbau von Fertigkeiten zuerst ein Modell.**
> Zeigen Sie die Bewegung vor, und ermöglichen Sie dem Kind dann, sich in demselben und in anderen Kontexten den Aktionsplan in Erinnerung zu rufen!
> **Stellen Sie immer zielgerichtete, bedeutungsvolle und kindzentrierte Aktivitäten in den Mittelpunkt der Behandlung!**
> Diese sollten die Umgebung und die Aufgabe optimal nutzen und die zielgerichteten Bewegungen des Kindes maximieren.
> **Entwickeln Sie mit dem Kind konkrete Ziele, anhand derer Sie den Behandlungserfolg beurteilen können!**

Die meisten dieser Empfehlungen sind Anregungen
- für das Kind, aktiver an der Behandlung teilzunehmen,
- für die Therapeutin, Therapiestunden so zu strukturieren, dass Kinder mit Bewegungsplanungsschwierigkeiten verschiedene Strategien einsetzen können, um ihre Lernerfahrung zu maximieren.

Die Betonung liegt hier auf der Vielfalt von Bewegungserfahrungen sowie auf einem **gesteigerten Bewusstsein für die Bewegungsplanung** bei der Therapeutin und beim Kind.

> **Vorsicht**
> Bewegungslernen ist ein Prozess, der mehr als die Integration sensorischer Informationen erfordert.

Die bewussten Aspekte des Bewegungslernens können den sensorisch-integrativen Ansatz in der Behandlung hervorragend ergänzen. Bei Kindern mit anderen Behinderungen ist zu bedenken, dass ihrer Leistungsfähigkeit durch die individuelle Pathologie Grenzen gesetzt sein können und dass die **Alltagsbewältigung auch mittels kompensatorischer Strategien** optimiert werden kann.

8.5 Zusammenfassung

- Unter **Entwicklungsdyspraxie** versteht man die Unfähigkeit, neuartige Bewegungen auszuführen. A.J. Ayres definierte diese Störung in den 1960er-Jahren und entwickelte ergotherapeutische Maßnahmen auf der Grundlage der Sensorischen Integrationstherapie.
- Aus den Forschungsergebnissen lässt sich ableiten, dass die für **Down-Syndrom** typischen Bewegungsplanungsschwierigkeiten stärker als bei anderen geistigen Behinderungen durch die andersartige zerebrale Organisation und Empfindlichkeit (▶ **sensorische Responsivität**) verursacht sind.
- Ein **Informationsverarbeitungsmodell** stellt die Rolle der sensorischen Information sowohl für das Erlernen als auch für die Planung von zielgerichteten Bewegungen dar. Die Anwendung dieses Modells in dem Bewusstsein, wie wichtig die Integration von Sinnesinformationen für die Bewegung ist, befähigt die Therapeutin zur effektiveren Gestaltung der Behandlung von Kindern mit Bewegungsplanungsproblemen.
- Aus den Theorien lassen sich **Strategien für die Praxis** entwickeln.
- Da kaum Literatur zur Dyspraxie bei Kindern mit Entwicklungsbehinderungen existiert, wäre eine **wissenschaftliche Untersuchung** dieses Bereiches wichtig. Wie die Forschungsarbeiten an Kindern mit Down-Syndrom könnte sie die Kenntnisse über die verschiedenen Störungen und das Verständnis der Dyspraxie vertiefen.
- Es ist naheliegend, dass die **Erforschung von Bewegungsplanungsproblemen** im Rahmen verschiedener Störungsbilder (wie Aufmerksamkeitsdefizitstörungen, Autismus, Zerebralparese und Spina bifida) zur Vertiefung des Wissens über Bewegungs- und Planungsstörungen führt – nicht nur in der auffälligen, sondern auch in der Normalpopulation.

8.6 Literatur

American Psychiatric Association. (1994). Category 315.40. Developmental Coordination Disorder. Diagnostic and statistical manual of mental disorders (4th ed. Revised), 53–55. Washington, DC: Author.

Anwar, F. (1981). Motor function in Down's syndrome. In N.R. Ellis (Ed.), International review of research in mental retardation: Vol. 10. New York: Academic Press.

Ayres, A.J. (1972). Sensory integration and learning disorders. Los Angeles: Western Psychological Services.

Ayres, A.J. (1985). Developmental dyspraxia and adult-onset apraxia. Torrance, CA: Sensory Integration International.

Ayres, A.J. (1989). Sensory Integration and Praxis Tests. Los Angeles: Western Psychological Services.

Bairstow, P.J., und Laszlo, J.I. (1981). Kinaesthetic sensitivity to passive movements and its relationship to motor development and motor control. Developmental Medicine and Child Neurology, 23, 606–616.

Blanche, E.I. (1998). Intervention for motor control and movement organization disorders. In J. Case-Smith (Ed.), Pediatric occupational therapy and early intervention (pp. 255–276). Boston: Butterworth-Heinemann.

Cermak, S. (1985). Developmental dyspraxia. In E.A. Roy (Ed.), Neuropsychological studies of apraxia and related disorders (pp. 225–248). Amsterdam: North Holland.

Conrad, K.E., Cermak, S. AUCH, und Drake, C. (1983). Differentiation of praxis among children. American Journal of Occupational Therapy, 37, 466–474.

Croce, R. (1993). A review of the neural basis of apractic disorders with implications for remediation. Adapted Physical Activity Quarterly, 10, 173–215.

Damiano, D. (1993). Reviewing muscle contraction: Is it a developmental, pathological or a motor control issue? Physical and Occupational Therapy in Pediatrics, 12(4), 3–20.

Denckla, M.B. (1984). Developmental dyspraxia: The clumsy child. In M.D. Levine und P. Saltz (Eds.), Middle childhood: Development and dysfunction (pp. 729–741). Baltimore: University Park Press.

De Renzi, E., und Lucchelli, F. (1988). Ideational apraxia. Brain, 111, 1173–1185.

Doyle, A.J.R., Elliott, J.M., und Connolly, K.J. (1986). Measurement of kinaesthetic sensitivity. Developmental Medicine and Child Neurology, 28, 188–193.

Elliott, D. (1985). Manual asymmetries in the performance of sequential movement by adolescents and adults with Down's syndrome. American Journal of Mental Deficiency, 90(1), 90–97.

Elliott, D., Edwards, J.M., Weeks, D.J., Lindley, S., und Carnahan, H. (1987). Cerebral specialization in young adults with Down's syndrome. American Journal of Mental Deficiency, 91(5), 480–485.

Elliott, D., Gray, S., und Weeks, D.J. (1991). Verbal cuing and motor skill acquisition for adults with Down's syndrome. Adapted Physical Activity Quarterly, 8, 210–220.

Elliott, D., und Weeks, D.J. (1990). Cerebral specialization and the control of oral and limb movements for individuals with Down's syndrome. Journal of Motor Behavior, 22(1), 6–18.

Elliott, D., und Weeks, D.J. (1993a). Cerebral specialization for speech perception and movement organization in adults with Down's syndrome. Cortex, 29, 103–113.

8.6 · Literatur

Elliott, D., und Weeks, D.J. (1993b). A functional systems approach to movement pathology. Adapted Physical Activity Quarterly, 10, 312–323.

Elliott, D., Weeks, D.J., und Elliott, C.L. (1987). Cerebral specialization in individuals with Down's syndrome. American Journal of Mental Retardation, 92(3), 263–271.

Elliott, D., Weeks, D.J., und Gray, S. (1990). Manual and oral praxis in adults with Down's syndrome. Neuropsychologia, 28(12), 1307–1315.

Elliott, D., Weeks, D.J., und Jones, R. (1986). Lateral asymmetries in finger-tapping by adolescents and young adults with Down syndrome. American Journal of Mental Deficiency, 90(4), 472–475.

Fisher, A., Bundy, A., und Murray. E. (1991). Sensory integration: Theory and practice. Philadelphia: F.A. Davis.

Fisher, A., Bundy, A., und Murray. E. (Hrsg) (2002) Sensorische Integrationstherapie: Theorie und Praxis. 2. Aufl. Springer Berlin Heidelberg New York

Geuze, R.H., und Kalverboer, A.F. (1987). Inconsistency and adaptation in timing of clumsy children. Journal of Human Movement Studies, 13, 421–432.

Giuffrida, C. (1998). Motor learning: An emerging frame of reference for occupational performance. In M.E. Neistadt und E.B. Crepeau (Eds.), Willard und Spackman's occupational therapy (9th ed., pp. 560–565). Philadelphia: Lippincott-Raven.

Goodgold-Edwards S., und Cermak, S. (1990). Integrating motor control and motor learning concepts with neuropsychological perspectives on apraxia and developmental dyspraxia. American Journal of Occupational Therapy, 55(5), 431–439.

Gubbay, S.S. (1975). The clumsy child: A study of developmental apraxic and agnosic ataxia. London: W. B. Saunders.

Gubbay, S.S., Ellis, E., Walton, J.N., und Court, S.D.M. (1965). Clumsy children: A study of apraxic and agnosic deficits in 21 children. Brain, 88, 295–312.

Hagen, C. (1987). An approach to the treatment of mild to moderately severe apraxia. Topics in Language Disorders, 8, 35–40.

Haugen, J.B., und Mathiowetz, V. (1995). Contemporary task-oriented approach. In C.A. Trombly (Ed.), Occupational therapy for physical dysfunction (pp. 510–527). Baltimore: Williams and Wilkins.

Hecaen, H., und Rondot, P. (1985). Apraxia as a disorder of a system of signs. In E.A. Roy (Ed.), Studies of apraxia and related disorders (pp. 75–97). Amsterdam: North-Holland Elsevier.

Henderson, S.E., Morris, J., und Frith, U. (1981). The motor deficit in Down's syndrome children: A problem of timing? Journal of Child Psychology and Psychiatry, 22(3), 233–245.

Henderson, L., Rose, P., und Henderson, S. (1992). Reaction time and movement time in children with a developmental coordination disorder. Journal of Child Psychology and Psychiatry, 33(5), 895–905.

Hoare, D., und Larkin, D. (1991). Kinaesthetic abilities of clumsy children. Developmental Medicine and Child Neurology, 33, 671–678.

Hulme, C., Biggerstaff, A., Moran, G., und McKinley, I. (1982) Visual, kinaesthetic and cross-modal judgments of length by normal and clumsy children. Developmental Medicine and Child Neurology, 24, 461–467.

Hulme, C., und Lord, R. (1986). Clumsy children– A review of recent research. Child: Care, Health and Development, 12, 257–269.

Jarus, T., und Gol, K. (1995). The effect of kinesthetic stimulation on the acquisition and retention of a gross motor skill by children with and without sensory integration disorders. Physical and Occupational Therapy in Pediatrics, 14(3/4), 59–73.

Keele, S.W. (1968). Movement control in skilled motor performance. Psychological Bulletin, 70, 387–403.

Larkin, D., und Hoare, D. (1992). The movement approach: A window to understanding the clumsy child. In J. J. Summers (Ed.), Approaches to the study of motor control and learning (pp. 413–419). Amsterdam: Elsevier Science Publishers.

Light, K. (1991). Information processing for motor performance in aging adults. In J. Rothstein (Ed.), Movement Science (pp. 68–75). Alexandria, VA: American Physical Therapy Association.

Lincoln, A.J., Courchesne, E., Kilman, B.A., und Galambos, R. (1985). Neuropsychological correlates of information-processing by children with Down syndrome. American Journal of Mental Deficiency, 89(4), 403–414.

Lord, R., und Hulme, C. (1987a). Kinaesthetic sensitivity of normal and clumsy children. Developmental Medicine and Child Neurology, 29, 720–725.

Lord, R., und Hulme, C. (1987b). Perceptual judgments of normal and clumsy children. Developmental Medicine and Child Neurology, 29, 250–257.

Lord, R., und Hulme, C. (1988). Patterns of rotary pursuit performance in clumsy and normal children. Journal of Child Psychology and Psychiatry, 29(5), 691–701.

Luria, A.R. (1961). The role of speech in the regulation of normal and abnormal behavior. London: Pergamon Press.

Luria, A.R. (1973). The working brain. New York: Basic Books.

McConnell, D. (1995). Processes underlying clumsiness: A review of perspectives. Physical and Occupational Therapy in Pediatrics, 15(3), 33–52.

Missiuna, C., und Polatajko, H. (1995). Developmental dyspraxia by any other name: Are they just clumsy children? The American Journal of Occupational Therapy, 49, 619–627.

Miyahara, M., und Mobs, I. (1995). Developmental dyspraxia and developmental coordination disorder. Neuropsychology Review, 5(4), 245–268.

Morris, M. K. (1997). Developmental dyspraxia. In L.J.G. Rothi und K.M. Heilman (Eds.), Apraxia: The neuropsychology of action (pp. 245–269). East Sussex, UK: Psychology Press.

Mulder, T. (1991). A process-oriented model of human motor behavior: Toward a theory-based rehabilitation approach. In J. Rothstein (Ed.), Movement Science (pp. 198–207). Alexandria, VA: American Physical Therapy Association.

Murray, E., Cermak, S., und O'Brien, V. (1989). The relationship between form and space perception, constructional abilities and clumsiness in children. American Journal of Occupational therapy, 44, 623–627.

O'Brien V., Cermak, S., und Murray, E. (1988). The relationship between visual perception motor abilities and clumsiness in children with and without learning disabilities. American Journal of Occupational Therapy, 42, 359–363.

Paillard, J. (1982). Apraxia and the neurophysiology of motor control. Philosophical Transactions of the Royal Society, B298, 111–134.

Poeck, K. (1985). Clues to the nature of disruptions to limb praxis. In E.A. Roy (Ed.), Neuropsychological studies of apraxia and related disorders (pp. 99–109). Amsterdam: North-Holland.

Polatajko, H., Fox, A.M., und Missiuna, C. (1995). An international consensus on children with developmental coordination disorder. Canadian Journal of Occupational Therapy, 62(1), 3–6.

Rosenbaum, D. (1991). Human motor control. San Diego, CA: Academic Press Limited.

Rothi, G.L., und Heilman, K. (Eds.). (1997). Apraxia: The neuropsychology of action. United Kingdom: Psychology Press.

Roy, E.A., und Square, P.A. (1985). Common consideration in the study of limb, verbal and oral apraxia. In E.A. Roy (Ed.), Neuropsychological studies of apraxia and related disorders (pp. 111–161). Amsterdam: North-Holland.

Schellekens, J.M.H., Scholten, C.A., und Kalverboer, A.F. (1983). Visually guided hand movements in children with minor neurological dysfunction: Response time and movement organization. Journal of Child Psychology and Psychiatry, 24(1), 89–102.

Schmidt, R. (1991). Motor learning and performance. Champaign, IL: Human Kinetics Books.

Schmidt, R., und Wrisberg, C. (2000). Motor learning and performance (2nd ed.). Champaign, IL: Human Kinetics Books.

Schwartz, M., und Buxbaum, L.J. (1997). Naturalistic action. In L.J.G. Rothi und K.M. Heilman (Eds.), Apraxia: The neuropsychology of action (pp. 269–287). East Sussex, UK: Psychology Press.

Sellers, J.H. (1995). Clumsiness: Review of causes, treatments, and outlook. Physical and Occupational Therapy in Pediatrics, 15(4), 39–55.

Sigmundsson, H., Ingvaldsen, R.P., und Whiting, H.T.A. (1997). Inter- and intrasensory modality matching in children with hand-eye coordination problems: Exploring the developmental lag hypothesis. Developmental Medicine and Child Neurology, 39, 790–796.

Smyth, R.R., und Glencross, D.J. (1986). Information processing deficits in clumsy children. Australian Journal of Psychology, 38(1), 13–22.

Smythe, T.R. (1991). Abnormal clumsiness in children: A defect of motor programming? Child: Care, Health and Development, 17, 283–294.

Squires, N.K., Galbraith, G.C., und Aine, C.J. (1979). Event-related potential assessment of sensory and cognitive defects in the mentally retarded. In D.H. Lehmann und E. Callaway (Eds.), Human evoked potentials (pp. 397–413). New York: Plenum

Stott, D.H., Moyes, F.A., und Henderson, S.F. (1984). The Henderson Revision of the Test of Motor Impairment. San Antonio, TX: The Psychological Corporation.

Van Dellen, T., und Geuze, R.H. (1988). Motor response processing in clumsy children. Journal of Child Psychology and Psychiatry, 29(4), 489–500.

Van der Meulen, J.H.P., Denier van der Gon, J.J., Gielen, C.C.A.M., Gooskens, R.H.J.M., und Willemse, J. (1991). Visuomotor performance of normal and clumsy children in fast goal-directed arm-movements with and without visual feedback. Developmental Medicine and Child Neurology, 33, 40–54.

Vereijken B., Whiting, H.T.A., Newell, K.M., und von Emerick, R.E.A. (1982). Free(z)ing degrees of freedom in skill acquisition. Journal of Motor Behavior, 24, 133–142.

Willoughby, C., und Polatajko, H. (1995). Motor problems in children with developmental coordination disorder. American Journal of Occupational Therapy, 49(8), 787–793.

World Health Organization. (1992). The ICD-10 classification of mental and behavioural disorders. Clinical descriptions and diagnostic guidelines. Geneva, Switzerland: Author.

ANHANG

8A Studien zur Informations-verarbeitung

8A.1 Informationsverarbeitung bei normal entwickelten Kindern mit Koordinations- und Planungsstörungen

> **Übersicht 8.4.**
> Informationen aus dem visuellen System
>
> - Tiefe und Abstand von Objekten zur Person
> - Lokalisation, Form und Größe von Objekten
> - Lenkung bzw. Steuerung der Gliedmaßen
> - Potenzielle Korrektur der Bewegung
>
> (Sellers 1995)

Die Forschung zur Informationsverarbeitung bei Kindern, die sich bis auf bestimmte Koordinationsprobleme normal entwickeln, konzentriert sich darauf, ob die Schwierigkeiten von Kindern mit ▶ DCD oder Ungeschicklichkeit die Informationsverarbeitung, die Ausführung des Bewegungslernens und -planens, das Erlernen und Speichern von Aktionsplänen oder das Sequenzieren und genaue Programmieren der geplanten Bewegungen betrifft.

In zahlreichen Studien wurden die Identifikation und das Erkennen des Stimulus bei Kindern mit Bewegungsproblemen mit Kindern desselben Alters ohne Bewegungsprobleme verglichen. Diese Studien zeigten in erster Linie **Differenzen in den sensorischen Funktionen, in der Informationsverarbeitung und in der Bewegungskontrolle** auf.

Sensorische Defizite

Das visuelle und das kinästhetische System sind aufgrund ihrer besonderen Rolle im Bewegungslernen und der Versorgung mit Feedback die am häufigsten untersuchten Sinnessysteme (Sellers 1995). Hulme et al. (1982) gingen davon aus, dass diese beiden Systeme und ihr Zusammenspiel wesentlich am Erlernen motorischer Fertigkeiten beteiligt sind. ◘ Übersicht 8.4 zeigt, welche Informationen das visuelle System für das motorische Lernen liefert.

In einer Serie von Untersuchungen widmeten sich Hulme et al. (1982) und Hulme und Lord (1986) der visuell-räumlichen Wahrnehmung von ungeschickten Kindern und Kontrollgruppen von normal entwickelten Kindern. Hulme et al. beobachteten, dass die tollpatschigen Kinder Probleme beim Beurteilen des räumlichen Abstandes, der Neigung von Umgebungsobjekten und der linearen Länge hatten.

> **Exkurs**
>
> **Zusammenhang zwischen visueller Wahrnehmung und Bewegung**
>
> Hulme et. al. konzentrierten sich in ihrer Arbeit auf die Rolle der visuellen Wahrnehmung, der Kinästhesie und der intermodalen Wahrnehmung bei normalen und ungeschickten Kindern. Die Kinder hatten sukzessiv die Länge von geraden Zeilen erst durch eine einzelne Modalität (visuell oder kinästhetisch) und dann mit beiden Sinnen zu beurteilen. Die ungeschickten Kinder waren in ihrer kinästhetischen, visuellen und intermodalen Beurteilung der Länge weniger genau als die normalen Kinder. Es ergaben sich beachtliche ▶ **Korrelationen** zwischen der Leistung dieser Kinder im visuellen Teil der Aufgabe und ihren motorischen Fähigkeiten: Die intermodalen und kinästhetischen Leistungen wiesen jedoch keinen Zusammenhang mit der Koordinationsfähigkeit auf. Die daraus folgende Behauptung von Hulme et al., dass bei ungeschickten Kindern visuellperzeptive Probleme in einem kausalen Zusammenhang mit ihren motorischen Problemen stünden, wurde in der weiteren Forschung nicht bestätigt.

Hulme und Lord (1986) stellten fest, dass die Gedächtnisleistung und eine schwache okulomotorische Kontrolle keine ausreichende Erklärung für die unzulängliche Leistung in der visuellen Längenschätzung darstellten. Zwar legen diese Studien einen Zusammenhang zwischen Problemen in der visuell-räumlichen Verarbeitung und der motorischen Leistung nahe, jedoch können sie die Rolle der perzeptiven Verarbeitung von visuell-räumlichen Informationen bei tollpatschigen Kindern nicht vollständig erklären.

In einer anderen Serie von Untersuchungen studierten O'Brien et al. (1988) sowie Murray et al. (1989) perzeptiv-motorische Fähigkeiten und die motorische Geschicklichkeit bei tollpatschigen Kindern mit Lernstörungen und bei normalen Kindern. In diesen Studien wurden die Kinder mit Tests zur visuellen Perzeption, zur Visuomotorik und zum Bewegungsgeschick getestet. Die Studie von O'Brien et al. ergab eine signifikante Beziehung zwischen dem Grad Ungeschicklichkeit und dem Ausmaß der **visuell-perzeptiven und visuomotorischen Beeinträchtigungen**. Die spätere Studie von Murray et al. (1989) zeigte, dass der Grad der Ungeschicklichkeit, der mit dem *Test of Motor Impairment* (Stott et al. 1984) gemessen wurde, signifikant mit der Leistung der Kinder im räumlichen Vorstellungsvermögen (Space Visualisation), der visuomotorischen Genauigkeit (Motor Accuracy) und dem Abzeichnen (Design Copying) des SIPT (Ayres 1989) korrelierte.

> **! Beachte**
> Aus den Forschungsergebnissen schlossen die Wissenschaftler, dass Ungeschicklichkeit offenbar mit bestimmten visuell-perzeptiven Aspekten zusammenhängt. Sie warnten aber davor, bei allen ungeschickten Kindern visuell-perzeptive Probleme anzunehmen.

Eine spätere Studie (van der Meulen et al. 1991) untersuchte die Rolle des visuellen Feedback bei der zielgerichteten Bewegung von normal entwickelten und tollpatschigen Kindern. Es zeigte sich, dass sich die ungeschickten Kinder bei schnellen, zielgerichteten Bewegungen deutlich von den normalen Kindern unterschieden: Ihre Bewegungen waren merklich langsamer und in der ersten, schnellen Bewegungsphase unregelmäßiger als bei den normalen Kindern. Offensichtlich stützten sie sich auf **visuelles Feedback** statt auf die Bewegungskontrolle der offenen Schleife, um die Genauigkeit ihrer Ausführung zu verbessern.

> **! Beachte**
> Die Kontrolle der offenen Schleife (durch motorische Programme) war keine wirksame Bewegungsstrategie für die ungeschickten Kinder. Ihre Bewegungskontrolle beruhte offenbar stärker als bei normalen Kindern auf visueller Kontrolle.

Zusätzlich zu den Studien von Hulme und Lord (1986) sowie Lord und Hulme (1987a, 1987b, 1988) wurde die Rolle des Sehsinnes, der Kinästhesie und die intermodale Verarbeitung von visueller und kinästhetischer bzw. propriozeptiver Information bei ungeschickten Kindern auch in anderen Studien untersucht.

Unter ▶ **Kinästhesie** versteht man die von verschiedenen Rezeptoren stammenden sensorischen Informationen über die Körper- und Gliedmaßenposition sowie die Geschwindigkeit, Richtung und Kraft von Bewegungen (s. auch Kapitel 6). Kinästhesie ist für Entwicklung motorischer Fertigkeiten notwendig (Jarus & Gol 1995), obwohl ihre Rolle möglicherweise nicht so entscheidend ist wie angenommen.

> **! Beachte**
> Bairstows und Laszlos (1981) Studien über die Rolle der Kinästhesie zeigten, dass die kinästhetische Empfindlichkeit mit der motorischen Leistung korrelierte und eine beeinträchtigte kinästhetische Wahrnehmung in Beziehung zur Ungeschicklichkeit stand.

Bei der Testung von tollpatschigen Kindern stellten sie fest, dass diese Probleme mit der kinästhetischen Wahrnehmung, mit der räumlich-zeitlichen Programmierung und dem ▶ **Timing** hatten. In der Folge wurden sie auf **verschiedene Arten behandelt**:
- spezielles kinästhetisches Training,
- Training sämtlicher Prozesse, die für ihre Probleme spezifisch waren,
- Training des räumlichen und zeitlichen Programmierens.
- generelles fein- und grobmotorisches Funktionstraining.

Es zeigte sich, dass durch die Förderung sämtlicher betroffener Prozesse sowie **durch den alleinigen kinästhetischen Ansatz eine signifikante Leistungssteigerung** der Kinder in einem motorischen Leistungstest erzielt wurde.

Diese Studien wurden wegen der Methoden, die Bairstow und Laszlo (1981) zur Beurteilung und Behandlung kinästhetischer Beeinträchtigungen eingesetzt hatten, heftig kritisiert. Lord und Hulme (1987b) überprüften den *Kinesthesia Sensitivity Test* (KST; Bairstow & Laszlo), indem sie die Leistung im KST und die motorischen Leistung von normal entwickelten und ungeschickten Kindern verglichen. In dieser Studie schnitten die ungeschickten Kinder, deren motorische Leistung deutlich unterdurchschnittlich war, im KST nicht schlechter als die normalen Kinder ab. Lord und Hulme schlossen daraus, dass der KST kein zufrieden stellendes Instrument für die Beurteilung der kinästhetischen Fähigkeiten von ungeschickten Kindern ist.

Auch andere Wissenschafter (Doyle et al. 1986; Hoare & Larkin 1991) bezweifelten die ▶ **Validität** (Zuverlässigkeit) des KST und warfen die Frage auf, ob ein einzelner Test ausreicht, um die Kinästhesie zu beurteilen, oder ob eine zusätzliche klinische Beurteilung durch eine Therapeutin erforderlich ist.

❗ **Beachte**
Da die Kinästhesie – wie die visuelle Wahrnehmung – ein multimodales Konstrukt und aufgabenabhängig ist, sollten in künftigen Studien die kinästhetischen Probleme und etwaigen Erfolge von Behandlungsmaßnahmen eher an einem breiten Spektrum von Aufgaben beurteilt werden (Sellers 1995).

Aktuellere Studien zur visuellen Wahrnehmung und propriozeptiven Verarbeitung an ungeschickten Kindern widmen sich der **Frage, ob die modalspezifische Verarbeitung adäquater als die intermodale Verarbeitung ist** und ob Defizite in diesen Bereichen Ausdruck einer Entwicklungsverzögerung oder einer Pathologie sind. Sigmundsson et al. (1997) untersuchten die intermodale und modalspezifische Verarbeitung der visuellen und propriozeptiven Modalität in einer Gruppe von 8-jährigen Kindern, deren Schwierigkeiten als „ungeschickt mit Problemen der Auge-Hand-Koordination" bezeichnet worden waren. Die Leistungen dieser Gruppe in einer Zeigeaufgabe, für die **visuelle, propriozeptive** oder **kombinierte visuell-propriozeptive** Informationen genützt werden konnten, wurden mit den Leistungen einer Gruppe von 5-jährigen und einer Gruppe von 8-jährigen normal entwickelten Kindern verglichen. Unter der visuellen und visuell-propriozeptiven Bedingung schnitten die ungeschickten Kinder schlechter als die beiden anderen Gruppen ab.

❗ **Beachte**
Die Untersuchungsergebnisse deuten darauf hin, dass die Probleme der **Ungeschicklichkeit** eher ein **echtes Defizit** als eine Verzögerung darstellen.

Im propriozeptiven Lokalisieren hingegen entsprach die Leistung der ungeschickten Kinder etwa jener der 5-Jährigen, und war damit deutlich schwächer als jene der 8-Jährigen.

❗ **Beachte**
Es scheint sich bei den Schwächen der propriozeptiven Verarbeitung um eine **Entwicklungsverzögerung** und keine Pathologie zu handeln.

In einer weiteren Analyse fanden die Wissenschaftler zwischen den ungeschickten und den normal entwickelten Kindern auch eine signifikante Diskrepanz in der Leistung der bevorzugten und nicht bevorzugten Hand. Sie interpretierten diesen Unterschied in der Leistung der Hand eher als Pathologie, die mit einer Reifungsverzögerung des Corpus callosum zusammenhängen könnte und die Informationsübertragung zwischen den Hemisphären beeinträchtigt. Allerdings sagten sie selbst, dass weitere Studien notwendig wären, um diese Annahme zu erhärten.

❗ **Beachte**
Zusammenfassend kann festgestellt werden, dass in mehreren Studien zur visuellen, kinästhetischen und propriozeptiven Verarbeitung eine **Beziehung zwischen Ungeschicklichkeit und Problemen mit der intermodalen und modalspezifischen Verarbeitung** hergestellt werden konnte.

Diese Ergebnisse sind jedoch noch nicht abgesichert, und **es bedarf weiterer Studien**, in denen die Beziehung zwischen Ungeschicklichkeit und der sensorischen Verarbeitung und Integration überprüft sowie die Frage geklärt wird, ob Ungeschicklichkeit mit einer verzögerten Entwicklung oder echten Defiziten der sensorischen Verarbeitung zusammenhängt.

Defizite der sensorischen Informationsverarbeitung

Viele Studien lieferten Beweise dafür, dass tollpatschige Kinder Schwierigkeiten mit der Geschwindigkeit und Genauigkeit der Informationsverarbeitung haben. Meist wurden die Reaktionen auf sensorische Informationen sowie ihre Organisation und Ausführung unter verschiedenen Aufgabenbedingungen bei ungeschickten und normalen Kindern verglichen. Mit diesen Untersuchungen sollte festgestellt werden, ob die ungeschickten Kinder Probleme mit der Selektion der Reizantwort und mit der Bewegungsprogrammierung hatten. Drei verschiedene Studien zur Reaktionszeit bei einfachen und Auswahlaufgaben (Schellekens et al. 1983; Smyth & Glencross 1986; van Dellen & Geuze 1988) stimmten darin überein, dass die ungeschickten Kinder gegenüber normal entwickelten Kindern in der Reaktion und in der Bewegung verlangsamt waren.

❗ Beachte

Aufgrund der Untersuchungsergebnisse kann angenommen werden, dass bei tollpatschigen Kindern entweder die Suche nach der passenden Reizantwort länger dauert, oder eine Entwicklungsverzögerung des kognitiven Entscheidungsprozesses bei der Reaktionsauswahl vorliegt.

Anhand einer einfachen Reaktionsaufgabe und einer gleichzeitigen Aufgabe zum Timing ließen Henderson et al. (1992) Kinder antizipieren, wann genau sie ein Zielobjekt abfangen mussten. Bei Kindern mit ▶ DCD waren Bewegungsdauer und Reaktionszeit länger als bei normalen Kindern. Henderson et al. führten diese Verzögerungen darauf zurück, dass die Kinder länger brauchten, um die Reizantwort oder die entsprechenden Reiz-Reaktions-Abbildungen aus dem Arbeitsgedächtnis abzurufen. In Hinblick auf aktuelle und frühere Erkenntnisse zur Informationsverarbeitung nahmen sie an, dass die Schwierigkeiten dieser Kinder nicht in einer niedrigen Reiz-Reaktions-Inkompatibilität liegen, sondern dass diese Verzögerung eher ein Zeichen für die **generelle Verminderung der Ressourcen für die Planung und Ausführung von Bewegungen** ist. Sie sagten auch vorher, dass den Kindern mit DCD Aufgaben mit niedriger Reiz-Reaktions-Kompatibilität sowie anspruchsvolle und komplexe Reaktionen größere Schwierigkeiten bereiten würden.

Um den Anteil der Selektion und Antwortprogrammierung an einer verlangsamten oder fehlerhaften Leistung zu bestimmen, testeten van Dellen & Geuze (1988) diese Prozesse an tollpatschigen Kindern. In beiden Messungen (sowohl Reaktions- als auch Bewegungszeit) differierten die Werte der ungeschickten von jenen der normalen Kinder. Die Wissenschafter schlossen daraus, dass der kognitive Entscheidungsprozess der Antwortauswahl zur langsamen Reaktion dieser Kinder, aber nicht zu ihrer Ungenauigkeit beitrug. Außerdem schienen diese Kinder Probleme zu haben, ihre Bewegungen an Veränderungen in den Umgebungs- und Aufgabenforderungen anzupassen. Ihre Schwierigkeiten mit der Reiz-Reaktions-Kompatibilität könnten die Erklärung dafür sein, warum diese Kinder mehr Probleme damit haben, neue Aufgaben zu erlernen.

▶ Exkurs

Untersuchungen zur Ungeschicklichkeit

Geuze und Kalverboer (1987) testeten das ▶ **Timing** in Klopfaufgaben, wobei sich zeigte, dass die ungeschickten Kinder nicht in der Lage waren, ihr Klopftempo auf Aufforderung zu ändern, sondern dazu neigten, in dem einmal begonnenen Tempo regelmäßig zu klopfen. Erhalten diese Kinder ungenaues oder widersprüchliches Feedback von ihren Bewegungen, so sind ihre Bewegungsprogramme weniger effizient. Höchstwahrscheinlich brauchen sie dann mehr Zeit, um ihre Bewegungen zu planen, damit diese nicht so gleichförmig, sondern variabler sind. Außerdem könnten diese Kinder aufgrund ihrer in einigen Studien beobachteten Probleme mit der Antwortselektion auch Schwierigkeiten damit haben, die Umweltbedingungen auf die Selektion der passenden Antwort zu übertragen.

Anhand einer rotatorischen Blickfolgeaufgabe untersuchten Lord und Hulme (1988) die Entwicklung von motorischen Programmen bei ungeschickten Kindern. In dieser Studie wurde je eine Gruppe von ungeschickten und normal entwickelten Kindern hinsichtlich Alter und Geschlecht ▶ **parallelisiert** und dann die Leistung jeder Gruppe beim Erlernen der Aufgabe überprüft. Die Leistung, die anhand der Zeit, die das Ziel fixiert werden konnte, der Trefferquote und der durchschnittlichen Dauer des Fixierens gemessen wurde, variierte bei den ungeschickten Kindern. Eine Untergruppe schien Bewegungsprogramme zu entwickeln; bei einer anderen verschlechterte sich die Leistung jedoch und sie schien nicht in der Lage zu sein, Bewegungsprogramme zu entwickeln. Die generell schwache Leistung der ungeschickten Kinder in dieser Aufgabe beruhte aber wahrscheinlich eher auf der ineffizienten Nutzung des visuellen Feedbacks als auf einer Unfähigkeit, Bewegungsprogramme zu entwickeln.

In einer ähnlichen Studie untersuchte Smythe (1991) die **Bewegungsprogrammierung ungeschickter Kinder** und die Art und Weise, wie sie Feedback für die Bewegungskontrolle nutzten. Er konnte zeigen, dass diese Kinder grundlegende Schwierigkeiten mit der Bewegungsprogrammierung hatten, was zu einer **größeren Abhängigkeit von Feedback** für die Bewegungskontrolle führte.

❗ **Beachte**
Zusammenfassend kann gesagt werden, dass ungeschickte Kinder aufgrund von Programmierungsdefiziten und Schwierigkeiten auf der Stufe der Reaktionsauswahl komplexe Bewegungen langsamer initiieren und ausführen. Möglicherweise können diese Kinder Feedback nicht optimal nutzen und keine vorprogrammierenden Fähigkeiten aufbauen.

Die Studien lassen jedoch noch keine Aussage zu, ob dies die einzigen Probleme der Bewegungsprogrammierung der ungeschickten Kinder sind.

Defizite der Bewegungskontrolle

Sobald eine Person eine Bewegung organisiert, um eine Aufgabe und Anforderungen aus der Umwelt zu bewältigen, muss sie die Spezifikationen festsetzen, um die Verlagerung, Bewegung, Amplitude und Geschwindigkeit kontrollieren zu können. Neue Studien zur Bewegungskontrolle fanden heraus, dass sich ungeschickte Kinder ▶ **postural stärker fixieren** als normal entwickelte Kinder. Ähnlich kleinen Kindern, die erst lernen, sich zu bewegen, scheinen sie die Bewegung „einzufrieren" (Damiano 1993; Vereijken et al. 1992). Larkin und Hoare (1992) zeigten, dass ungeschickte Kinder, um ihr Gleichgewicht zu stabilisieren, reziproke Aktivierung statt ▶ **Koaktivierung** einsetzen. Auch korrigierten sie das posturale Schwanken unzuverlässig, wobei sie sowohl proximal-distale als auch distal-proximale Aktivierung einsetzten.

Zusammenfassend kann gesagt werden, dass ungeschickte **Kinder verschiedene Muster des ▶ Sequenzierens und eine schwache ▶ Antizipation zeigten und Schwierigkeiten mit der Kontrolle des Bewegungstempos und der -kraft** hatten (Larkin & Hoare 1992).

❗ **Beachte**
Auffälligkeiten in der Bewegungskontrolle werden oft als **Pathologie** interpretiert, da ihre Muster von jenen normal entwickelter Kinder abweichen.

8A.2 Studien an Kindern mit Down-Syndrom

Mehrere Theorien bemühten sich darum, die praktischen Störungen bei Personen mit geistiger Behinderung zu erklären, da diese Personengruppe Bewegungsprobleme zeigt, die jenen von dyspraktischen Kindern ähnlich sind (Elliott et al. 1987 ; Elliott et al. 1991; Elliott & Weeks 1990, 1993a, 1993b; Elliott et al. 1987; Elliott et al. 1990; Elliott et al. 1986). Folglich untersuchten viele Studien das Bewegungslernen, die Informationsverarbeitung und die zerebrale Organisation bei Kindern mit Down-Syndrom, um die Bewegungsplanung und die mögliche Rolle der zerebralen Funktion für die Motorik bei normal entwickelten und behinderten Kindern zu verstehen.

Es gibt ein beachtliches Forschungsinteresse an Kindern mit Down-Syndrom, da ihre motorischen Probleme bekannt sind und sie syndromspezifische Defizite aufweisen.

> **Exkurs**
> **Andere Störungsbilder**
> Auch bei anderen entwicklungsverzögerten Kindern können weit reichende Beeinträchtigungen des ZNS vorliegen, die die Motorik beeinflussen. Art und Ausmaß der Gehirnschädigung bei diesen Kindern sind oft unbekannt, können aber teilweise dem Down-Syndrom entsprechen. Zunehmend werden in Studien Kinder mit Bewegungsproblemen, Kinder mit Verzögerungen unbekannter Ätiologie und Kinder mit Down-Syndrom verglichen, um die Ähnlichkeiten und Unterschiede ihrer Probleme zu erforschen und mögliche Pathologien, die zur Funktionsstörung beitragen, zu untersuchen.

Luria (1961) nahm in seiner frühen Arbeit an, dass Personen mit geistiger Behinderung **keine verbale Kontrolle** über ihr motorisches Verhalten (einschließlich der Planung und Ausführung) entwickeln. Bei geistig Behinderten wird das Bewegungslernen also nicht wie bei Normalen durch verbale Regulation oder Erinnerungen an die Bewegung unterstützt. Im Jahr 1981 schrieb Anwar, dass speziell Personen mit Down-Syndrom aufgrund ihrer Defizite in der visuomotorischen Integration außerstande sind, motorische Programme zu verwenden. Ähnliches wurde bei ungeschickten Kindern festgestellt (Smythe 1991). Henderson et al. (1981) meinten, dass Kinder mit Down-Syndrom Beeinträchtigungen im ▶ **Timing** von Bewegungen haben, jedoch nicht im räumlichen Aspekt.

Diese Probleme bewirken die Schwierigkeit der Kinder, ihre Bewegungen an die Aufgabe anzupassen, z. B. wann sie die Arme öffnen müssen, um einen Ball zu fangen.

> **Exkurs**
> In einer Studie, die das visuelle Verfolgen bei Kindern mit Down-Syndrom, Kindern mit geistiger Behinderung unbekannter Ätiologie und normal entwickelten Kindern untersuchte, kamen Henderson et al. zu dem Schluss, dass bei Kindern mit Down-Syndrom die Fähigkeit, die **zeitliche Abstimmung (Timing)** der Bewegungen vorherzusehen, eingeschränkt ist. Dies wurde als Lernproblem beim Vorausplanen des Timings ihrer Bewegungen bzw. als Defizit im zeitlichen Aspekt der Bewegungsprogrammierung interpretiert. Die Fähigkeit, **räumlich zu antizipieren** (z. B. wo die Hände platziert werden müssen, um einen Ball zu fangen), war übrigens bei den Kindern mit Down-Syndrom nicht schlechter als bei den anderen Gruppen.

> **Beachte**
> Im Laufe der Jahre ergaben mehrere Untersuchungen, dass Kinder mit Down-Syndrom innerhalb der Gruppe retardierter Personen die schlechteste Koordination aufweisen.

Deshalb wurden die Bewegungsplanung, die Informationsverarbeitung und die zerebrale Organisation und Spezialisierung bei Kindern mit Down-Syndrom am intensivsten studiert.

> **Exkurs**
> **Studien zur Sprache und Bewegung von Kindern mit Down-Syndrom**
> Um einen besseren Einblick in die Sprachperzeption, -produktion und Bewegungsorganisation bei Personen mit Down-Syndrom zu gewinnen, führten Elliott et al. (Elliott 1985; Elliott et al. 1987, 1991; Elliott & Weeks 1990, 1993a, 1993b; Elliott et al. 1986, 1987, 1990) eine Serie von Untersuchungen zur zerebralen Organisation und Hemisphärenspezialisierung durch. Daraus folgerten sie, dass die Perzeption von Sprache bei Personen mit Down-Syndrom im Unterschied zu Normalen in der rechten Hemisphäre lokalisiert ist. Allerdings sind die Organisation und das ▶ **Sequenzieren** von Bewegungen bei beiden Populationen in der linken Hemisphäre lateralisiert. In dichotomen Hörtests schnitten Personen mit Down-Syndrom mit dem linken Ohr (rechte Hemisphäre) besser ab wogegen bei einer Gruppe normaler Erwachsener das rechte Ohr (linke Hemisphäre) die besseren Leistungen brachte. In weiteren Studien untersuchten Elliott und Kollegen die funktionelle Asymmetrie der Hände und den Transfer von Training bei Personen mit Down-Syndrom im Vergleich zu normal entwickelten Personen. Die ähnlichen Muster in beiden Gruppen deuteten darauf hin, dass die Sprachproduktion und die Bewegungsorganisation bei rechtsdominanten Personen – unabhängig,

ob mit oder ohne Down-Syndrom – in der linken Hemisphäre lokalisiert sind.

Daraus wurde geschlossen, dass normale rechtsdominante Personen sich mit der Umsetzung von Sprachwahrnehmung in sequenzielle Bewegungen und in Sprachproduktion leicht tun, da alle diese Mechanismen in der gleichen Hemisphäre (links) lateralisiert sind. Beim Down-Syndrom ist der Mechanismus für die Sprachwahrnehmung in der rechten Hemisphäre, motorisches Sequenzieren und Sprachproduktion hingegen in der linken Hemisphäre lokalisiert.

❗ **Beachte**
Elliott et al. hielten die spezielle atypische zerebrale Organisation und die rechtshemisphärische Sprachverarbeitung bei Personen mit Down-Syndrom für die Basis ihrer Defizite in der Planung und Produktion von Sprache und komplexen Bewegungsaktionen auf verbale Anweisung.

Andere Studien der Informationsverarbeitung und der Beziehungen zwischen Gehirn und Verhalten erbrachten in speziellen Aspekten der Informationsverarbeitung Unterschiede zwischen einer Gruppe von Personen mit Down-Syndrom und einer hinsichtlich mentalem und chronologischem Alter parallelisierten Stichprobe. Diese Unterschiede bezogen sich allerdings nicht auf die Organisation der Gehirnstrukturen, sondern auf die zerebrale Empfindlichkeit (Reaktivität).

❗ **Beachte**
Mehrere Studien zeigten, dass sich die ▶ **evozierten** ▶ **Potenziale (ERP)** von Personen mit Down-Syndrom in mehrfacher Hinsicht von jenen normal entwickelter Personen unterscheiden:

Anhand von Komponenten auditiv evozierter Potenziale untersuchten Lincoln et al. (1985) die Informationsverarbeitungsfähigkeiten bei Kindern mit Down-Syndrom und normal entwickelten Kindern. Durch den Vergleich der Down-Syndrom-Gruppe mit ▶ **parallelisierten** Gruppen (hinsichtlich chronologischem Alter und mentalem Entwicklungsalter) hofften die Wissenschafter unterscheiden zu können, ob die ERP-Muster Ausdruck einer **abnormen oder** einer reifungsbedingt **verzögerten Verarbeitungsstruktur** und -fähigkeit sind.

▶ **Exkurs**
Verarbeitung visueller Information bei Kindern mit Down-Syndrom
In einer älteren Studie hatten Squires et al. (1979) gezeigt, dass die visuell evozierten Potenziale (VEP) von Down-Kindern nicht dem normalen Muster entsprechen, und die Differenzen damit erklärt, dass diese Kinder die eingehenden visuellen Reize langsamer verarbeiten. In dieser Studie konnte aber nicht geklärt werden, ob die Unterschiede durch reifungsbedingte Verzögerungen oder echte Verarbeitungsunterschiede verursacht waren.

Die Studie von Lincoln et al., in der auditive Informationen eingesetzt wurden, erbrachte bei Kindern mit Down-Syndrom Defizite im Zusammenhang mit sensorischen und kognitiven Informationen, für die die unreife geistige Entwicklung verantwortlich sein dürfte. Auf der Grundlage dieser Studie und anderer Literaturbelege schlossen die Wissenschafter, dass bei diesen Kindern **signifikante Beeinträchtigungen** vorliegen bezüglich
- der Geschwindigkeit, sich auf auditive Informationen hin zu orientieren und diese zu kategorisieren,
- der Organisation der für die Planung der Handlung erforderlichen motorischen Antwort,
- der Prozesse, die für die effiziente Nutzung von unmittelbaren auditiven Erinnerungen erforderlich sind.

Außerdem zeigte diese Studie, dass einige dieser Unterschiede mit einer Gehirnpathologie, die wahrscheinlich die Gedächtnisbildung betrifft, zusammenhängen könnten. Sie nahmen an, dass beim Down-Syndrom eine Schädigung des Hippocampus vorliegt. Diese Struktur spielt eine wichtige Rolle für das Gedächtnis sowie die Beurteilung, ob eine Information wichtig ist und wie sie zu klassifizieren ist (Luria 1973).

Insgesamt zeigen die Studien zur Informationsverarbeitung und Gehirnorganisation bei Personen mit Down-Syndrom, dass bei diesen Kindern sowohl **strukturelle neuroanatomische Pathologien** als auch

funktionelle Abnormitäten in der Identifikation und perzeptiven Analyse von Sinnesreizen vorliegen, die zu ihren Defiziten in der Bewegungsplanung beitragen. Ebenso zeigten Untersuchungen, dass diese Kinder Probleme mit der Programmierung der **zeitlichen Aspekte von Bewegungen** haben, die die Bewegungsausführung beeinflussen. Weitere Studien über die Organisation des Gehirns und die Hemisphärenspezialisierung bei Kindern mit Entwicklungsbehinderungen könnten zur Klärung der Prozesse beitragen, die der Bewegungsplanung und -programmierung bei diesen Kindern zugrunde liegen.

Ein theoretisches Modell der Ideation in der Praxis

Teresa A. May-Benson

9.1 Definition der Ideation – 175

9.2 Ideation bei Apraxie im Erwachsenenalter und ihre Verbindung zur Dyspraxie bei Kindern – 176

9.3 Vorschlag für ein Modell der Ideation in der Praxis – 181

9.4 Zusammenfassung und klinische Anwendung – 192

9.5 Literatur – 193

> Dieses Kapitel ist dem Ziel gewidmet:
> — Ideation als eigenständige Komponente der Praxis darzustellen,
> — eine Arbeitsdefinition des Begriffes „Ideation" zu entwickeln,
> — die neurologischen und neurophysiologischen Grundlagen der Ideation zu überprüfen,
> — ein Modell der Ideation im Rahmen des Konzeptes der Praxis vorzustellen.

Therapeutinnen, die nach dem Konzept der Sensorischen Integrationstherapie arbeiten, behandeln häufig Kinder mit Bewegungsplanungs- oder Praxieproblemen. Eine Untergruppe dieser Kinder fällt dadurch auf, dass sie besondere Schwierigkeiten hat zu wissen, was sie tun oder wie sie mit Objekten in ihrer Umgebung umgehen soll. Ayres (1985) nannte diese Schwäche im „Wissen, was zu tun ist" **Ideationsproblem**. Die betroffenen Kinder unterscheiden sich von Kindern mit reinen Bewegungsplanungsproblemen durch ihr Unvermögen, sich Spielmöglichkeiten auszudenken oder Ziele für Bewegungsaktivitäten festzulegen. Oftmals stehen sie einfach da und beobachten die anderen, manchmal weigern sie sich, an Spielen teilzunehmen, und generell sind sie eher Mitläufer. Sie sind oft „gelangweilt" und können sich nicht alleine – ohne einen Erwachsenen, der ihre Interaktionen mit Objekten leitet – beschäftigen. Ihr Spielverhalten ist auffällig variationsarm, da sie dazu neigen, mit allen Spielsachen auf eine ähnliche Art umzugehen. Auf Fragen wie „Was willst du heute tun?" oder „Was kannst du mit diesem Spielzeug machen?" antworten sie üblicherweise „Weiß ich nicht". Laut Ayres handelt es sich um impulsive, ablenkbare und überaktive Kinder, die zu Desorganisation neigen, wenig Ausdauer haben und durch Misserfolg leicht aus der Fassung gebracht werden.

Im Gegensatz dazu sind **Kinder mit Schwächen der Bewegungsplanung**, aber intakter Ideation in der Lage, Spielideen und -ziele zu entwickeln. Bei ihnen treten die Probleme erst beim Organisieren des motorischen Plans zum Erreichen des Zieles auf.

Kinder mit ideatorischen Problemen haben Schwierigkeiten, neue oder nicht vertraute Ziele für Interaktionen mit Objekten zu identifizieren.

Das Erkennen dieser Störung, die Befunderhebung und die Behandlung von Kindern mit Ideationsproblemen sind nicht einfach, da Ideationsprobleme nur schwer von Problemen in der Bewegungsplanung abzugrenzen sind. Ayres meinte, dass „das Fehlen einer feststehenden, übereinstimmenden und klaren Definition der Praxis zeigt, dass diese menschliche Leistung nicht gut verstanden wird, und dass ihre Störung nicht viel Aufmerksamkeit seitens der Gesundheitsberufe auf sich gezogen hat" (1985, S. 8). Da eine gut definierte theoretische Basis für das Verständnis der Praxis generell und des ideatorischen Aspekts der Praxis im Besonderen fehlt, gestaltet sich die Beurteilung und Behandlung von Ideationsschwächen, abgegrenzt von Störungen der Bewegungsplanung, sehr schwierig. Bislang wurde die Ideation als eigenständiger Prozess weder genau definiert noch gründlich erforscht.

Schwierigkeiten in der Ausführung von Handlungen bei Kindern und Erwachsenen wurden schon lange aus verschiedenen Perspektiven untersucht, z. B. anhand der Theorien zur motorischen Kontrolle, den systemischen Theorien und neuropsychologischen Modellen der Praxis. Zwar tragen alle diese Sichtweisen zum Gesamtbild bei, dennoch werden in diesem Kapitel die neuropsychologische Perspektive und ihr entsprechende Praxiemodelle vertreten, da dieser Bezugsrahmen in der pädiatrischen Ergotherapie am häufigsten eingesetzt wird. Ayres beschrieb Praxis in diesem Rahmen als Prozess oder „Fähigkeit des Gehirns, eine Folge neuer Handlungen zu ersinnen, zu organisieren und auszuführen" (1979, S. 183) und führte näher aus: „Ein gewohntes Bewegungsmuster ... erfordert keine Bewegungsplanung mehr und stellt auch keine Leistung der Praxis dar." (1973, S. 170). Mit dieser Beschreibung legte sie fest, dass der **Prozess der Praxis** dann auftritt, wenn die Ausführung einer Handlung Folgendes erfordert:

— die ▸ **Konzeption** bzw. Entwicklung einer Vorstellung von der Handlung,
— die Organisation der Bewegungskomponenten,
— die Ausführung einer Abfolge ungewohnter oder noch nicht erlernter Aktionen.

Paillard (1982) beschrieb die Praxie als „jene Operationen, die die Verbindung zwischen der geistigen Repräsentation des eigenen Körpers, der physikalischen Umwelt und dem beabsichtigten Auslösen einer angemessenen Aktion unter den realen Bedingungen herstellen" (S. 112). Folglich wird Praxie als Bezugsrahmen herangezogen, wenn man die ▸ **Handlungsperformanz als Interaktionsprozess** zwischen Person und Umgebung untersucht, der folgende **Elemente** umfasst:
- die geistige Vorstellung der eigenen Person und der physikalischen Welt,
- die Identifizierung von Zielen für diese Interaktion,
- die Organisation eines Plans, um zum Ziel zu gelangen,
- die tatsächliche motorische Ausführung der Handlung

(◘ Abb. 9.1). Die ergotherapeutische Fachliteratur zum Thema Praxie konzentrierte sich bisher in erster Linie auf die Bewegungsplanung und die motorische Ausführung. Obwohl Ergotherapeutinnen wiederholt die Bedeutung der Ideation als Teil des Praxieprozesses betont haben (Ayres 1985; Cermak 1991, deutsche Ausgabe 2002; Kimball 1993), wurde diesem Aspekt kaum Beachtung geschenkt.

9.1 Definition der Ideation

Da keine prägnante Definition von Ideation existiert, ist das ergotherapeutische Verständnis dieses Prozesses bei Kindern begrenzt. In Websters College Dictionary (Random House 1995, S. 667) wird eine **Idee** allgemein als „jede Vorstellung, die im Verstand als Ergebnis mentalen Verständnisses, Bewusstseins oder Aktivität existiert; Gedanke, Vorstellung oder Kenntnis; Handlungsplan, Absicht; ein vom Verstand entwickelter Begriff; eine geistige Abbildung" definiert. **Ideation bzw. eine Idee entwickeln** bezieht sich auf die Bildung der Idee oder Vorstellung. In der psychologischen und neuropsychologischen Literatur werden diese spezifischen Begriffe der geistigen Abbildung, Konzeptualisierung, Absicht usw. als unterschiedliche Konstrukte untersucht. Dadurch wird ein klares Verständnis der Ideation erschwert.

Es besteht jedoch eindeutig eine Beziehung zwischen diesen Begriffen und **Ideation im Sinne von Vorstellungsbildung als Teil der Praxie**. Diese Definition geht davon aus, dass Ideation die Auswahl des Zieles für die Handlung einschließt, womit aber eine komplexere Vorstellung dieser Aktion gemeint ist als nur das Festsetzen des letzten statischen Endpunkts der Handlung.

Ayres (1985) beschrieb die Ideation aus der Sicht der Ergotherapie und betonte ihre **dynamische Natur**, indem sie feststellte:

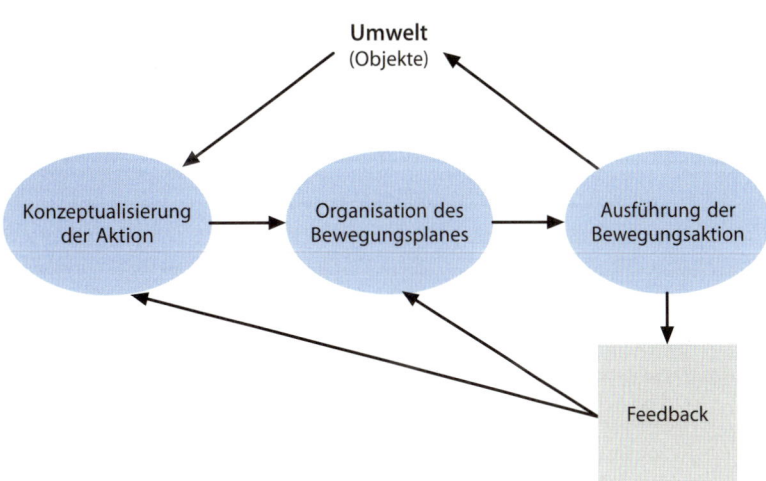

◘ Abb 9.1. Einfaches Modell der Praxie

„Ideation oder Konzeptualisierung ist von zentraler Bedeutung in der Theorie der Dyspraxie. ... [Sie] ist ein kognitiver Denkprozess. Bevor man sich sinnvoll oder angepasst mit einem – großen oder kleinen – physikalischen Objekt beschäftigen kann, muss man eine Vorstellung der möglichen Person-Objekt-Interaktion haben und eine ungefähre Idee darüber, was während dieser Interaktion geschehen könnte. ... Ideatorische Praxis ist eine beachtliche Leistung, die jedem Objektgebrauch zugrunde liegt, der auf das Erreichen eines Zieles ausgerichtet ist, das von diesen Objekten unabhängig sein kann. Sie schließt den gesamten Werkzeuggebrauch ein ..." (S. 20)

Ayres lieferte zwar keine klare Definition, aber doch eine nähere Bestimmung der ideatorischen Praxis.

> **Beachte**
> Für Ayres war Ideation ein Prozess,
> — der besonders an die Interaktion mit der Umwelt gebunden ist und
> — der in enger Beziehung zum Objekt- oder Werkzeuggebrauch und zum Erreichen von Zielen steht.

In der ergotherapeutischen Literatur finden sich zahlreiche Beschreibungen von Kindern mit ideatorischen Schwierigkeiten (Ayres 1985; Cermak 1985, 1991, deutsche Ausgabe 2002), aber lediglich eine einzige Studie war der Erforschung ideatorischer Defizite bei Kindern gewidmet: die Untersuchung der Ärzte Deuel & Doar (1992).

Ergotherapeutinnen geben folgendes Bild von Kindern mit **ideatorischen Defiziten**:
— erkennen Spielmöglichkeiten, die Objekte bieten, nicht,
— beteiligen sich oft erst aktiv, nachdem sie andere mit den Objekten in der Umgebung interagieren sehen,
— machen Spielsachen häufig durch unpassenden Gebrauch kaputt (Ayres 1985; Cermak 1985, 1991, deutsche Ausgabe 2002).

> **Beachte**
> Ayres (1985) nahm an, dass Kinder mit ideatorischen Defiziten Schwierigkeiten haben, die möglichen und geeigneten Interaktionen mit Objekten in ihrer Umgebung zu identifizieren.

9.2 Ideation bei Apraxie im Erwachsenenalter und ihre Verbindung zur Dyspraxie bei Kindern

Im Gegensatz zu den spärlichen Informationen, die über die Ideation im Rahmen der Entwicklungsdyspraxie vorliegen, wurden ideatorische Defizite bei erwachsenen Patienten mit Gehirnverletzung bereits zu Beginn des 20. Jahrhunderts erkannt.

Liepmann: Ideation auf der Grundlage von Engrammen

Speziell Hugo Liepmann beschäftigte sich in seinen Originalarbeiten über Apraxie bei Erwachsenen mit Defiziten in der Ideation. Er nahm an, dass willkürliche Handlungen das direkte Ergebnis geistiger Vorstellungen von der Bewegung und der dadurch hervorgerufenen motorischen Reaktionen seien. Er glaubte, dass Umweltreize visuelle und kinästhetische ▶ **Engramme** oder „Gedächtnisbilder" erzeugten, auf deren Grundlage die Bewegungsidee entstehen könnte. Die Idee bestehe aus dem Zweck (oder Ziel) der Handlung und aus Möglichkeiten der Umsetzung (zitiert in Luria 1966).

> **Beachte**
> Liepmann betrachtete die Idee als Abbildung der ▶ **Gestalt** der gewünschten Handlung, die einen allgemeinen Zweck wie auch ein unbestimmtes Gefühl für verschiedene Möglichkeiten der Zielerreichung umfasst.

Der **Bewegungsplan** beinhalte die Auswahl und Anordnung einer bestimmten Reihe von Aktionen, die als geeignet für die Umsetzung der beabsichtigten Idee erkannt wurde. Die **motorische Ausführung** bringe dann die Auswahl und die Anordnung der für die Umsetzung des Bewegungsplanes erforderlichen spezifischen Muskel- und Gelenksbewegungen mit sich.

Aus dieser Sichtweise heraus unterschied Liepmann **drei Formen der apraktischen Störung bei Erwachsenen**: kinästhetische, ideomotorische und ideatorische Apraxie. Im Großen und Ganzen wird diese Klassifizierung, abgesehen von einigen Modifikationen und Spezifikationen, bis heute akzeptiert.

- Die **kinästhetische Apraxie** bezieht sich auf eine Störung der Fähigkeit, die einzelnen Gelenks- und Muskelbewegungen innerhalb eines Bewegungsplanes zu programmieren, und zeigt sich in Defiziten der Bewegungsausführung.
- Die **ideomotorische Apraxie** bezieht sich auf eine Störung im Anordnen oder Planen der Bewegungen innerhalb einer Handlung und stellt, obwohl in der Erwachsenenliteratur selten so genannt, wahrscheinlich ein Defizit der Bewegungsplanung dar.
- Die **ideatorische Apraxie** betrifft eine Störung der Fähigkeit, die Vorstellung einer Handlung mit Objektbeteiligung zu konzeptualisieren. Dies zeigt sich in Aktivitäten, die die Visualisierung von Interaktionen zwischen zahlreichen Aktionen und Objekten erfordern, um das Ziel zu erreichen (◘ Tabelle 9.1).

> **Beispiel**
> Bei der Aktivität, einen Brief zu schicken, könnte sich eine ideatorische Apraxie darin zeigen, dass der Betroffene nicht in der Lage ist, in der richtigen Reihenfolge und unter korrekter Verwendung der Dinge (z. B. den Briefbogen und nicht die Marke in den Umschlag zu stecken)
> - das Papier zu falten,
> - in einen Umschlag zu geben,
> - den Umschlag zuzukleben und
> - mit einer Marke zu versehen.
>
> Die Betroffenen sind nicht imstande, die Aktivität „einen Brief schicken" als Ganzes zu konzeptualisieren. Sie können einzelne Komponenten wie „das Papier in den Umschlag geben" motorisch planen, aber falten es möglicherweise zuvor nicht. Diese Personen haben die Vorstellung der ▶ **Gestalt** der Aktionen, die zum Ziel führen, verloren.

> **Beachte**
> In Übereinstimmung mit Ayres' Beschreibung von Ideationsproblemen bei Kindern (1985) wird die ideatorische Apraxie bei Erwachsenen als Defizit verstanden in der Fähigkeit, mögliche Interaktionen mit Objekten und geeignete Mittel zur Erreichung des gewünschten Ziels zu erkennen.

Poeck: Bedeutung der Konzeptualisierung mehrerer Objekte

Poeck (1982, 1983, 1985, 1986) unterstützte besonders die Sichtweise, die ideatorische Apraxie als **Defizit der Konzeptualisierung** (Entwicklung einer Vorstellung) **der Interaktionen mit mehreren Objekten** auffasst. Er betonte, dass die ideatorische Apraxie eine Störung in der konzeptionellen Organisation einer Bewegung ist, die durch eine Einschränkung beim Ausführen von Handlungsabfolgen charakterisiert ist. Damit der beabsichtigte Zweck erreicht würde, müssten mehrere Objekte in der richtigen Reihenfolge verwendet werden. Diese Fähigkeit, entsprechende Interaktionen und den **Gebrauch von mehreren Objekten** zu konzeptualisieren, stellte für Poeck ein zentrales Element der Ideation dar.

DeRenzi: Agnosie des Objektgebrauchs

Im Gegensatz zu Poeck sahen DeRenzi und Kollegen (DeRenzi 1985; DeRenzi et al. 1968) die ideatorische Apraxie als eine grundlegende „**Agnosie des Objektgebrauchs**" oder einen Mangel an Wissen vom Objektgebrauch, der sich bei der **Verwendung von einzelnen oder mehreren Objekten** zeigt.

Roy: Produktions- und konzeptionelle Apraxie

Roy und Kollegen (Roy 1978, 1982, 1983; Roy et al. 1990; Roy & Square 1985) erkannten die Rolle des Objektgebrauchs bei der Ideation und Konzeptualisierung von Handlungen. Entgegen Liepmanns traditioneller Sichtweise der Apraxie (zitiert in Luria 1966) nahmen Roy und Kollegen an, dass die Apraxie aus **Defiziten in der Erzeugung von Handlungen und Defiziten in der Konzeptualisierung von Handlungen** (mit zwei unterschiedlichen Arten von konzeptionellen Defiziten) besteht.

Tabelle 9.1. Vergleich der Terminologie für die Apraxie Erwachsener und die Dyspraxie

Apraxie	Dyspraxie
Ideatorische Apraxie	**Ideation**
Störung der Vorstellungsbildung (Konzeptualisierung) einer motorischen Handlung in der Beziehung zu Interaktionen mit Objekten	Fähigkeit, Interaktionen mit Objekten zu konzeptualisieren
(Beinhaltet die Fähigkeit, eine Vorstellung vom Ziel und von der Aktion, die notwendig ist, um dieses Ziel zu erreichen, zu entwickeln)	(Schließt die Fähigkeit ein, das Ziel zu identifizieren und ein Gefühl dafür, wie dieses Ziel zu erreichen ist)
Beispiel für Funktion: „Ich will einen Brief schicken. Ich muss das Papier falten, es in den Umschlag geben, ihn zukleben und ein Marke darauf kleben, um den Brief aufgeben zu können."	*Beispiel für Funktion:* „Ich will den Ball in den Basketballreifen werfen."
Beispiel für Dysfunktion: Nach dem Auftrag den Brief zu schicken, weiß der Erwachsene nicht, wie dieser Prozess zu organisieren ist, obwohl die Person alle Teilschritte kennt.	*Beispiel für Dysfunktion:* Das Kind weiß nicht, was es mit dem Ball tun kann. Es weiß nicht, dass der Ball in den Korb geworfen werden kann.
Ideomotorische Apraxie	**Bewegungsplanung**
Störung der Fähigkeit, die motorischen Elemente einer Handlung in eine Reihenfolge zu bringen	Fähigkeit, motorische Aktionen zu planen oder zu sequenzieren
(Schließt die Fähigkeit ein, die motorischen Aktionen zu sequenzieren, die für das Vollenden der Handlung notwendig sind)	(Schließt die Fähigkeit ein, die für das Ziel notwendigen Aktionen zu planen und in eine Reihenfolge zu bringen)
Beispiel für Funktion: „Um das Papier zu falten, muss ich hingreifen und den unteren Teil des Blattes ergreifen und ihn nach oben bringen."	*Beispiel für Funktion:* „Ich mache einen direkten Wurf. Ich muss rechts zum Korb laufen, auf einem Fuß hochspringen, meinen Arm anheben und den Ball in den Korb fallen lassen."
Beispiel für Dysfunktion: Der Erwachsene weiß nicht, wie Körperbewegungen zu sequenzieren sind, um die Handlung zu vollenden. Die Person greift in die Luft bevor sie das Papier ergreift, um es zu falten.	*Beispiel für Dysfunktion:* Das Kind weiß nicht, wie es sich dem Korb nähern soll, oder wie es den Körper positionieren muss, wenn es schießt.
Kinästhetische Apraxie	**Motorische Ausführung**
Störung in der motorischen Programmierung von Bewegungen	Fähigkeit, einen Bewegungsplan auszuführen
(Schließt die Programmierung von Gelenkswinkeln, der Muskelspannung, der erforderlichen Kraft und der Positionen von Körperteilen ein, um den Bewegungsplan auszuführen)	(Schließt die Programmierung der Gelenkswinkel, der Muskelspannung, der erforderlichen Kraft und der Position von Körperteilen ein, um den Bewegungsplan auszuführen)
Beispiel für Funktion: „Ich muss meinem Arm *so weit* strecken, und die Finger *gerade so* halten, dass ich das Papier zum Falten ergreifen kann."	*Beispiel für Funktion:* „Ich muss meinen Arm *so hoch* heben, mit *so viel Kraft* hochspringen auf *genau dieser Stelle* und den Ball *gerade so* halten."
Beispiel für Dysfunktion: Der Erwachsene fährt über die Kante des Papiers hinaus und zerknittert das Papier in der Hand, während er die Kante zu ergreifen versucht.	*Beispiel für Dysfunktion:* Das Kind hebt die Arme nur auf Schulterhöhe, und schleudert den Ball sehr hart auf den Boden.

- Die **Erzeugungsapraxie** (Produktionsapraxie) beruht auf Defiziten in der Ausführung der motorischen Aktion.
- Die **konzeptionelle Apraxie** ist hingegen ein Defizit im abstrakten Wissen über die Interaktion zwischen Objekt/Werkzeug und Handlung. Sie tritt in zwei Formen auf:
    - als **primäre Planungsapraxie**, bei der das räumliche Verständnis von Handlungen betroffen ist;
    - als **sekundäre Planungsapraxie** mit Defiziten beim Sequenzieren der Komponenten des Plans.

Die Wissenschaftler gehen davon aus, dass bei konzeptionellen Apraxien ein Mangel an Kenntnissen der Eigenschaften oder Anforderungen der Objekte/Werkzeuge und der mit dem Objekt möglichen Handlungen besteht. Ebenso fehle es an Wissen über Handlungsmöglichkeiten, um spezifische Objekteigenschaften nutzen zu können.

> **Beispiel**
> Die Kenntnis von Objekteigenschaften, die Voraussetzung zum Handeln ist, zeigt sich darin, dass ein hölzerner Hocker aufgrund seiner Stabilität als geeignet zum Hinaufsteigen erkannt wird und ein Schaukelstuhls als eher ungeeignet.
>
> Das Wissen von Handlungsmöglichkeiten, die den Objekteigenschaften entsprechen, zeigt sich daran, wie ein Kind mit einer leeren Kiste umgeht, auf die es während des Spielens zufällig stößt: Es kann hineinklettern, sie umdrehen, sich hineinsetzen, sie wegwerfen oder hinaufsteigen.

Um sinnvoll mit einem Objekt umgehen zu können, ist es außerdem erforderlich, die zweckmäßige serielle Abfolge der Einzelschritte zu kennen.

> **Beispiel**
> Einen Hammer muss man am Stiel (nicht am Kopf) halten und präzise auf und ab bewegen, um einen Nagel in ein Brett zu schlagen.

Heilman: Produktionsdefizite und zwei Formen konzeptioneller Defizite

In den letzten Jahren wurde Roys Typologie von Heilman und Kollegen erweitert und modifiziert (Heilman et al. 1997; Ochipa et al. 1997).

Nach diesem Modell sind **Produktionsdefizite** gekennzeichnet durch Schwierigkeiten, räumliche und zeitliche Informationen in die Ausführung einer Aufgabe zu integrieren und zu interpretieren.

Konzeptionelle Defizite werden als Probleme im Wissen um die mechanische Funktion von Werkzeugen und Objekten verstanden, wobei zwei Formen der konzeptionellen Apraxie angenommen werden: die assoziative und die mechanische.

Assoziative Probleme beschreiben sie als Defizite im Verständnis von Beziehungen, entweder zwischen Werkzeug und Handlung oder zwischen Werkzeug und Objektwissen (ähnlich wie im zuvor beschriebenen Modell von Roy).

Mechanische Probleme betreffen das Verständnis für die mechanische Natur von Problemen und die Art der Leistung eines Werkzeugs. Die Schwierigkeiten bei diesem Problemtyp liegen eher im Herstellen von Zusammenhängen und Beziehungen zwischen Objekt- bzw. Werkzeugeigenschaften und Vorgehensweisen, mit der ein Problem gelöst werden kann (z. B. Wissen, dass ein Schraubenzieher das entsprechende Werkzeug für das Festziehen einer Schraube ist).

Diese Typologie setzt den Schwerpunkt auf die Fähigkeit, Objektqualitäten mit Handlungen, die für die Verwendung geeignet sind, zu verbinden (◘ Tabelle 9.2).

Cermak: Anwendung von Roys Modell auf die Entwicklungsdyspraxie

Cermak (1985) übertrug Roys Modell der Erwachsenenapraxie auf Kinder mit Dyspraxie. Sie verglich die von Ayres (1972, 1979) beschriebene Entwicklungsdyspraxie mit der Planungsapraxie in Roys Modell:

- **das allgemein desorganisierte dyspraktische Kind** setzte sie mit Roys primärer Planungsapraxie gleich,
- **das ungeschickte Kind** mit schwachen perzeptiven Fähigkeiten und einer verminderten Körperwahrnehmung setzte sie mit der sekundären Planungsapraxie gleich,

Tabelle 9.2. Sichtweisen der Ideation im Rahmen von Apraxie und Dyspraxie

Autoren	Beitrag zur Theorie der Praxis	Definition der ideatorischen Apraxie
Liepmann (zit. in Luria 1966)	Identifizierte zwei Arten von apraktischen Defiziten:	Meinte, dass Ideen einen Zweck bzw. ein Ziel beinhalten und die mögliche Art der Durchführung der Handlung, um zum Ziel zu kommen
	Ideomotorische: Hauptproblem mit Gesten und Imitation	
	Ideatorische: Defizit im Objektgebrauch	Definierte die **ideatorische Apraxie** als Defizit im sequenziellen Gebrauch von Objekten
Poeck (1982, 1983, 1985, 1986)	Identifizierte: Ideomotorische: Beeinträchtigung in der Auswahl der Bewegungselemente Ideatorische: beeinträchtigtes Sequenzieren der Aktionen	Definierte die **ideatorische Apraxie** als Beeinträchtigung der Ausführung von Aktionssequenzen, die den Gebrauch verschiedener Objekte erfordern, in der richtigen Reihenfolge, um ein angestrebtes Ziel zu erreichen. Ist die Folge einer Störung im konzeptionellen Organisieren (Sequenzieren) von Bewegungen
DeRenzi (1985)	Identifizierte ideomotorische und ideatorische Apraxie	Definierte die **ideatorische Apraxie** als Unfähigkeit, den Gebrauch von realen einzelnen oder mehreren Objekten vorzuzeigen; im Wesentlichen eine „Agnosie des Gebrauchs"
DeRenzi et al. (1968) Roy & Square (1985)	Identifizierten: 1. Erzeugungsapraxie 2. Zwei Arten von konzeptioneller Apraxie: a. Primäre Planungsapraxie b. Sekundäre Planungsapraxie	Benützten den Begriff **konzeptionelle Apraxie** für Defizite im Werkzeuggebrauch, die Aspekte des Objektwissens, Kenntnis von Handlungen und Objekten und Kenntnis der seriellen Abfolge von Handlungen betreffen
Heilman & Rothi (1993)	Identifizierten die von Roy beschriebenen konzeptionellen und Erzeugungsaspekte der Praxis	Den Begriff **ideatorische Apraxie** wandten sie auf Patienten an, die Aktionen nicht sequenzieren können.
Heilman et al. (1997)		Den Ausdruck **konzeptionelle Apraxie** benutzten sie zur Beschreibung eines Defizits durch inhaltliche Fehler im eigentlichen Gebrauch von Objekten.
Ochipa et al. (1989, 1992) Cermak (1985)	Wandte Roys Modell der Apraxie auf Kinder an	Stellte eine Verbindung zwischen der primären Planungsapraxie und Defiziten in der Ideation her

− **das Kind mit schlechter Koordination** jedoch ohne Probleme beim Identifizieren und Herangehen an eine Handlung setzte sie mit der Ausführungsapraxie gleich.

Diese Begriffsbestimmung von Dyspraxie bei Kindern wurde allerdings nicht empirisch erforscht. Außerdem führte Cermak Ideationsprobleme nicht spezifisch an, obwohl die allgemeine Desorganisation, die sie mit der primären Planungsapraxie in Verbindung bringt, am ehesten dem Kind mit ideatorischen Schwierigkeiten entspricht.

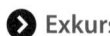 **Exkurs**

Andere Untersuchungen zur Dyspraxie
Auch in anderen Untersuchungen zur Dyspraxie wurden verschiedene Arten von Praxieproblemen bei Kindern gefunden (Ayres et al. 1989; Cermak et al. 1980; Conrad et al. 1983; Dewey & Kaplan 1994). In diesen Studien lag das Augenmerk allerdings nur auf

den verschiedenen Arten von Bewegungsplanungsproblemen und nicht auf ideatorischen Problemen bei dyspraktischen Kindern. Bislang war nur eine einzige Studie (Deuel & Doar 1992) den ideatorischen Problemen bei Kindern gewidmet. In dieser Studie wurden anhand Liepmanns Modell (zitiert bei Luria 1966) der ideatorischen und ideomotorischen Apraxie bei Erwachsenen Probleme in der Ideation und Bewegungsplanung in einer Population von Kindern identifiziert.

Schlussfolgerungen

Zusammenfassend kann gesagt werden, dass in der Literatur zur **Erwachsenenapraxie** eine Aufteilung von
- konzeptionellen bzw. ideatorischen Defiziten und
- Schwierigkeiten in der Erzeugung bzw. Produktion von Bewegungen

anerkannt wird. Diese Konzeption wurde auch auf **dyspraktische Kinder** angewandt.

- Bei **Erwachsenen mit Apraxie** zeigen sich ideatorische Defizite im Allgemeinen darin, dass sie nicht wissen, **wie ein festgesetztes Ziel zu erreichen ist.** Dies kann gleichermaßen in neuen und in vertrauten Aufgaben auftreten. Die Betroffenen haben Schwierigkeiten, vertraute, alltägliche Aufgaben auszuführen, wie eine Tasse Kaffee zuzubereiten oder einen Tisch zu decken.
- Im Gegensatz dazu zeigen sich **ideatorische Probleme bei Kindern** meistens darin, dass sie **keine Ziele für neuartige Objektinteraktionen** oder Handlungen identifizieren können. Diese Kinder können zwar oft vertraute und routinemäßige Aktivitäten adäquat ausführen, sind aber nicht imstande, sich neue Umgangsweisen mit Spielsachen auszudenken oder sich mit unbekannten Aktivitäten zu beschäftigen.

9.3 Vorschlag für ein Modell der Ideation in der Praxis

Wie zuvor erwähnt, wurde die Ideation bei Kindern bisher weder ausreichend erforscht noch wurde in der Konzeption der Praxie ein einheitliches Modell der Ideation entwickelt. Das hier vorgeschlagene Modell der Ideation in der Praxis (veranschaulicht in ◘ Abb. 9.2) kann als Gerüst dienen zum Verständnis
- der Prozesse, die **vor der Ausführung einer Handlung** zur Bildung von Ideen führen, und
- der zahlreichen **inneren und äußeren Einflüsse** auf die Ideation.

> **Beachte**
> **Ideation** wird im vorliegenden Modell als dynamischer Prozess betrachtet, der sowohl die Bestimmung eines beabsichtigten globalen Ziels für die Handlung als auch mögliche Wege zum Erreichen des Ziels einschließt.

Idee wird hier als Konzeption der möglichen Interaktionen einer Person mit Objekten oder mit der Umgebung verstanden.

> **Beispiel**
> Für ein Kind könnte eine Idee sein: „Ich will diesen Ball in den Korb dort werfen." Diese Idee beinhaltet sowohl das Ziel, den Ball in den Korb zu bringen, als auch eine allgemeine Vorstellung des Werfens, um dieses Ziel zu erreichen. Die Bewegungsplanung erfordert dann die Auswahl der konkreten Mittel, um den Ball genau in den Korb zu treffen.

Der erste Schritt des Ideationsprozesses ist die **Zielbestimmung**. Diese beginnt mit einer Absicht als Reaktion auf interne oder externe Reize. Eine Idee entsteht, wenn uns das Bedürfnis nach einer zielgerichteten Handlung kognitiv bewusst wird. Die ins Auge gefassten Ziele bauen auf Kenntnissen von **Handlungsmöglichkeiten und Objektfunktionen** auf. Diese zwei Komponenten sind die Basis, damit wir wissen, welche Objekte für konkrete Handlungen geeignet sind.

> **Beispiel**
> Im Basketball-Beispiel sieht das Kind im Garten einen Basketballkorb, einen Basketball und einen Tennisschläger. Der Korb, der Ball und der Schläger stellen externe Umweltreize für die Handlung dar. Der interne Reiz ist der Wunsch zu spielen. Das Kind greift auf vorhandenes Wissen zurück, um festzustellen, dass man den Ball – und nicht den Schläger – in den Korb

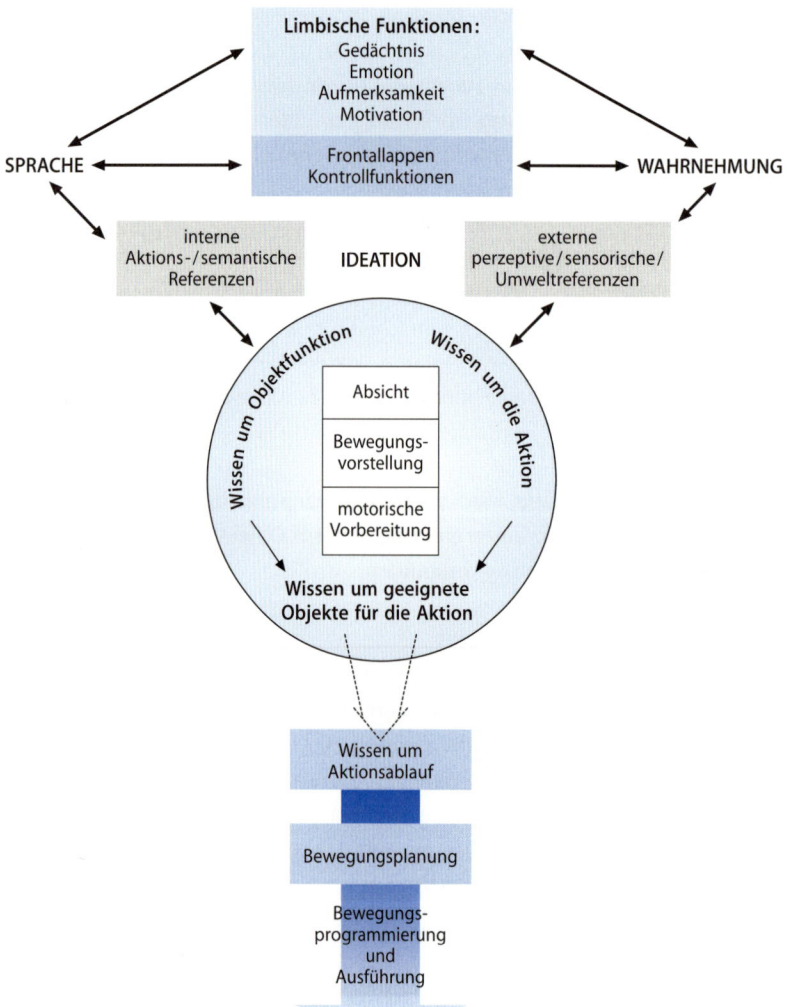

Abb 9.2. Modell der Ideation vor der Ausführung einer Handlung

werfen muss. Diese Information trägt dann bei zur Idee „Ich will den Ball in den Korb werfen".

Sobald willentlich ein Ziel bestimmt wird, entsteht auf einer physiologischen Ebene simultan ein Bewegungsabbild des angestrebten Zielverhaltens. Zugleich mit der Entstehung dieser Bewegungsvorstellung beginnt die Vorbereitung der ▶ **posturalen** Einstellungen und motorischen Aktionen, die erforderlich sind, um das Ziel zu erreichen.

Die Bewegungsvorstellung und die vorbereitenden motorischen Anpassungen werden mit dem allgemeinen Wissen über mögliche Handlungsabläufe verbunden, die zum gewünschten Ziel führen können. Damit geht der Prozess der Ideation in den Prozess der Bewegungsplanung über.

Bei der Bewegungsplanung wird ein konkreter Handlungsablauf, mit dem das beabsichtigte Ziel erreicht werden kann, ausgewählt und organisiert.

Die motorische Programmierung, wie die einzelnen Körperteile konkret zu bewegen sind, erfolgt erst während der Ausführung der Handlung. Wenn die Person die Handlung ausführt, tragen ▶ **Feedforward-** und ▶ **Feedback**information zu Änderungen im unmittelbaren Bewegungsplan bei und können eine Änderung der übergeordneten Idee bewirken.

9.3 · Vorschlag für ein Modell der Ideation in der Praxis

> **Beispiel**
> Beim Ballwurf in den Korb erzeugt das Kind ein Bewegungsbild von sich als Basketballstar, der einen tadellosen Treffer ausführt. Das Kind entwickelt zwar den Bewegungsplan für einen direkten Wurf, die tatsächliche motorische Umsetzung ist dann aber weniger perfekt als die innere Vorstellung. Daraufhin verändert das Kind den Bewegungsplan, sodass er exakter wird. Die Bewegungsvorstellung der Idee, den Ball in den Korb zu werfen, wird dadurch realistischer.

Die Ideation, im Besonderen die Entwicklung der Absicht, hat **externe und interne Wurzeln oder Auslöser**. Externe Wurzeln sind perzeptiver, sensorischer oder umweltabhängiger Art und beeinflussen sich wechselseitig mit kognitiven Ausführungsfunktionen, limbischen Funktionen, Erinnerungen, Aufmerksamkeit, Motivation, Emotionen usw. Interne Wurzeln sind normalerweise sprachgebundene semantische Inputs, die von kognitiven, ausführenden oder limbischen Funktionen beeinflusst werden.

Im vorliegenden Modell sind deshalb **zwei Kreisläufe** vorgesehen, wie beabsichtigte Aktionen initiiert bzw. ausgelöst werden können:
- durch äußere Umwelteinflüsse wie Objektqualitäten, Wahrnehmungen usw.,
- durch innere Motivation und inneren Antrieb.

Es handelt sich um ein integriertes Modell, in dem die Ideation als eigenständiger Prozess – getrennt von Bewegungsplanung und motorischer Ausführung – gesehen wird (◘ Übersicht 9.1).

Im nächsten Abschnitt werden die verschiedenen Komponenten dieses Modells mit Literatur belegt.

9.3.1 Neuropsychologische Basis der Ideation

Die Durchsicht der Forschungsliteratur zur Erwachsenenapraxie, Neuropsychologie und Neurophysiologie erweist sich als aufschlussreich, wenn man die Rolle und das Erscheinungsbild von ideatorischen Problemen bei apraktischen Erwachsenen und dyspraktischen Kindern untersuchen will.

Übersicht 9.1.
Anteile des Ideationsprozesses Absicht

- Bewegungs**vorstellung** des Bewegungszieles.
- Bewegungs**vorbereitungen**.
- Das **kognitive Wissen** über Objektfunktionen, Handlungen und den dazu geeigneten Objekten stellt die Grundlage für die Entwicklung der Absichten und Pläne dar.
- Die Ideen für Handlungspläne bauen auf **externen sensorischen Wahrnehmungen** auf. Eigenschaften der Umwelt oder Anforderungen von Objekten stellen eine wichtige Anregung für die Ideation dar; auch die **innere Sprache, Gedanken, Motivationen** usw. können Ideen auslösen.

In der Fachliteratur wird davon ausgegangen, dass zur Ideation einer Handlung die Entwicklung der Absicht und der Bewegungsvorstellung des angestrebten Zielverhaltens gehört.

Bruner: Handlungsperformanz bei Säuglingen

Bruner (1973) untersuchte die ▶ **Intention** bzw. Absicht anhand der Organisation früh erlernter Handlungen bei Kindern. Seiner Meinung nach dient die frühe Bewegungsperformanz **zwei grundlegenden Zwecken**:
- der Interaktionen mit anderen,
- der Beherrschung von Werkzeugen und Objekten.

Laut Bruner entwickeln Säuglinge Bewegungskompetenz durch Absicht, Feedback und verschiedene Handlungsfolgen zwischen diesen Prozessen. Bei Säuglingen beginnt die **Absicht** als einleitender **innerer physiologischer Erregungszustand**. Den „Ursprung" der Absicht erläuterte Bruner nicht näher. Die Absicht weise folgende im Verhalten beobachtbare **Komponenten** auf:
- die Antizipation des Ergebnisses (oder Ziels) einer Handlung,
- eine Auswahl (oder Planung) geeigneter Mittel, um das Ziel zu erreichen,

- eine fortlaufende „Steuerung des Verhaltens" während der Handlung,
- einen „Stopp-Befehl" am Ende der Handlung,
- eine Möglichkeit zur Anpassung der Handlung aufgrund des Feedback während des Handelns („feedback-in-action").

Diese Beschreibung ist dem Konzept der Praxis ähnlich.

Laut Bruner (1973) besteht die Fähigkeit, Absichten zu entwickeln, von Geburt an, ist jedoch zu diesem Zeitpunkt noch nicht voll entwickelt.

> **Beachte**
> Die einzelnen Handlungsschritte sind zunächst nur lose angeordnet. Die richtige zeitliche Abfolge kann sich ohne Übung und Feedback nicht entwickeln. (Bruner 1973)

Gut entwickelte Fertigkeiten bilden die Basis für immer komplexere Handlungen.

Laut Bruner existieren bestimmte **„vorangepasste Muster des Hantierens"**, die vom Sehen alleine hervorgerufen werden können, z. B. Tasten nach einem im Blickfeld vorhandenen Objekt, das zuvor noch nicht angefasst wurde.

In **Bruners Modell** der ▶ **Handlungsperformanz** bei Säuglingen wird eine anfängliche **„Absichtserregung"** erwähnt, die von verschiedenen unbekannten internen Mechanismen und möglicherweise externen Reizen (z. B. visuellen) ausgelöst werden kann. Dieser **„intentionale" Zustand bei Säuglingen** entspricht möglicherweise dem **„Ideationszustand" bei älteren Kindern und Erwachsenen.**

Jeannerod: Bewegungsabsicht

Ein neueres Modell der Handlungsplanung liegt von Jeannerod (1994) vor. Für ihn sind die Bewegungsabsicht und Bewegungsvorstellung Elemente von Handlungszielen bei Erwachsenen.

Laut Jeannerod besteht das Bewegungsverhalten aus zwei Komponenten: einem **geistigen Prozess und einem sichtbaren Prozess**, die gesondert beobachtet und beschrieben werden können. Jeannerod meinte, dass die Generierung (oder Ideation) motorischer Aktionen von inneren Zielvorstellungen (oder Ideen) angetrieben würde. Diese Ideen bauen auf dem Wissen über die Umwelt und auf externem Input auf. Eigenschaften von Objekten können Reize für innere Vorstellungen liefern, wenn die Objekte das Ziel einer Handlung sind.

> **Beispiel**
> Der 3-jährige Harry hat ein kleines Päckchen mit einem neuen Spiel bekommen. Als er Schwierigkeiten mit dem Entfernen der Plastikverpackung hat, sieht er sich um und entdeckt unter den am Boden verstreuten Spielsachen einen Spielzeugschraubenzieher, den er sofort ergreift. Mit diesem gelingt es ihm, das Paket zu öffnen. Er konnte erkennen, dass der Schraubenzieher – im Gegensatz zu den Spielzeugautos oder Stofftieren – Eigenschaften hat, die ihm helfen können, das Paket zu öffnen.

> **Beachte**
> Die Erzeugung von Handlungen hängt von „pragmatischen" bzw. „praktischen" mentalen Vorstellungen ab, die sich von „semantischen", bewussten Vorstellungen unterscheiden.

Mit anderen Worten: Ein Kind, das angesichts eines konkreten Objektes oder Werkzeuges überlegt: „Wie könnte ich dieses Objekt in dieser Situation verwenden?", zeigt eine bessere Ideation als ein Kind, das sich strikt daran hält: „Wofür ist dieses Objekt gedacht?"

Bewegungsvorstellungen sind nach Jeannerod funktionell untrennbar mit den automatischen Vorbereitungen für die Bewegung verbunden, die mit der Absicht, eine Handlung auszuführen, auftreten.

> **Beispiel**
> Kecia steht auf einer Plattform und blickt auf einen großen Kissenberg unter sich. Schon während sie ruft: „Ich springe jetzt!", kauert sie sich automatisch nieder, lehnt sich nach vorn, beugt ihre Arme und spannt die Muskeln vorbereitend an, um in den Berg zu springen. Die Bewegungsbereitschaft für das Springen tritt sofort mit der Idee zu springen auf.

Bruner (1973) und Jeannerod (1994) betonen die Notwendigkeit einer anfänglichen Absicht (oder Idee), bevor eine motorische Aktion produziert wird. **Bruner** nahm an, dass bei Kindern die Absicht von einem gesteigerten **Erregungszustand** begleitet wird und dass die Entwicklung eines globalen Ziels und Handlungsplans für die Ausführung einer Bewegungsaktion erforderlich ist.

Jeannerod hob vor allem die Entwicklung einer **motorischen Vorstellung der Aktion** hervor. Diese ist funktionell nicht von den physiologischen Vorbereitungen der Bewegung zu trennen, die in dem Augenblick auftreten, in dem die Bewegungsvorstellung entsteht.

Nach diesen beiden Autoren sind **Absicht und Bewegungsvorstellung** integrale Bestandteile des Konzepts der Ideation.

9.3.2 Die Rolle und Funktion der Umwelt für die Ideation

Die Bedeutung der Umwelt für die Ideation wurde von zahlreichen Wissenschaftlern hervorgehoben. Bruner (1973) und Jeannerod (1994) waren der Ansicht, dass die Qualitäten oder Eigenschaften von Objekten in der Umgebung äußere Quellen der Bewegungsvorstellung und Handlungsabsichten darstellen. Ayres (1985) betonte die Rolle der Umgebung in ihrer Feststellung, dass „Praxie auf eine Art ausgedrückt wird, die vom Aufforderungscharakter und den Anforderungen der Umwelt abhängt. **Praxie ist kontextabhängig**, und die Idee und der Bewegungsplan werden von der physikalischen Umwelt hervorgerufen und festgelegt." (S. 6)

Gibsons: Umwelt als Auslöser für Ideen

Die Gibsons (J.J. Gibson 1977; E.J. Gibson 1970, 1982, 1988) befürworteten die Rolle der Umwelt für die Ideation am eindeutigsten in ihrem **ökologischen Modell der Bewegungsperformanz**. In diesem Konzept besitzen Objekte spezielle Eigenschaften, die innerhalb des Umgebungskontexts eine Interaktion hervorrufen.

> **❗ Beachte**
> Nach dem ökologischen Modell ist die Umwelt Auslöser für die Ideation. Die wahrgenommenen Eigenschaften der Umwelt liefern den Anreiz für eine Handlung.

Wie in Bruners Modell (1973) nehmen sie an, dass die Fähigkeit, Anforderungen der Umwelt zu erkennen und daraufhin tätig zu werden, schon in einem sehr frühen Alter bis zu einem gewissen Grad vorhanden ist und sich mit der Zeit in ihrer Komplexität entwickelt. Die Gibsons betrachteten diese Fähigkeit als wesentlich für die Entwicklung des ▶ **explorativen** Verhaltens, der Wahrnehmung und für den Erwerb von Wissen über die Umwelt. Das heißt, dass externe Quellen oder sensorischer Input Ideen für die Handlungen liefern können. Die Qualitäten von Objekten oder die Angebote selbst dienen der Entstehung von Ideen.

> **ℹ Tipp**
> In der Sensorischen Integrationstherapie ist das **Gestalten von Umweltangeboten**, die dem Niveau des Kindes entsprechen, ein Hauptmittel, um die Praxie zu entwickeln. Daher können die Umgebung und die darin vorkommenden Objekte so strukturiert werden, dass sie die erwünschten Aktionen des Kindes auslösen. Damit folgt man einem ▶ **bottom-up-Ansatz** in der Behandlung von ideatorischen Problemen.
> Ein Berg aus großen Schaumstoffblöcken mit dem Lieblingsspielzeug auf dem Gipfel ruft wahrscheinlich im Kind beim Betreten des Raumes die Idee des Kletterns hervor. Die Nutzung von natürlich in der Umwelt vorkommenden Objekten kann zum Erfahrungsschatz des Kindes im „pragmatischen" Objektgebrauch und zu seinem Verständnis von möglichen Interaktionen mit den Objekten beitragen.

9.3.3 Rolle und Funktion der Sprache für die Ideation

J.J. Gibson (1977) und E.J. Gibson (1970, 1982, 1988) bekräftigten die **Bedeutung externer Quellen** im Entstehungsprozess von Ideen und motorischen Aktionen, andere namhafte Wissenschaftler wie Luria (1966) und

Ojemann (1982) hingegen die **Wichtigkeit der Sprache und Kognition**.

Luria (1966) betonte zwar auch, wie wichtig Umweltreize sind, hob aber die Rolle **interner Quellen** hervor, besonders der Sprache als integralem Bestandteil der Entstehung willkürlicher motorischer Aktionen.

> **Beachte**
> Luria beschrieb die Sprache als notwendig für unabhängige, zielgerichtete motorische Aktionen.

Ebenso unterstrichen Ojemann (1982) und Ayres (1985) die enge Beziehung zwischen Sprachfunktionen und Bewegungsaktionen. Ojemann stellte fest, dass Sprach- und Bewegungsfunktionen zum Teil in denselben kortikalen Zentren verarbeitet werden und Schädigungen dieser Zentren zu Defiziten in der Sprache und Handlungsperformanz führen. Er beschrieb **gemeinsame Strukturen**, die nicht nur im Kortex, sondern auch auf der subkortikalen Ebene des Thalamus lokalisiert sind.

Mit ihrer Aussage, dass Ideation in der Praxis eng mit Sprachfunktionen verbunden sei, bekräftigte **Ayres** (1985) diese Beziehung zwischen Sprache und Handlung. Wie Luria stellte sie die Frage, ob Ideation eine allgemeine neurophysiologische Funktion ist, die der Praxie ebenso wie der generellen Verhaltensorganisation zugrunde liegt. Sie stellte fest, dass **Kinder mit Sprachproblemen die größten Schwierigkeiten in der Ideation** haben. Dies ist ein weiterer Beleg für die Verbindung zwischen Sprache und Ideation, wobei die Art dieser Beziehung bis heute nicht geklärt ist.

MacKay: Knotenmodell

MacKay (1983, 1985) stellte eine andere Theorie vor, die erklärt, wie Handlungen geplant, im Gehirn repräsentiert und als Handlungssequenz produziert werden. Diese Sichtweise kann das Verständnis der Ideation bei motorischen Aktionen erweitern. MacKay hob die **Beziehung zwischen dem kognitiven Wissen von Handlungen und dem Bewegungswissen** (das Timing, Kraft und Aspekte der Bewegungsprogrammierung einschließt) für die Entwicklung von Bewegungsaktionen hervor. Wie Luria und Ayres betonte er besonders die Rolle der Sprache in der Entwicklung der Bewegungsorganisation.

Er legte ein **Knotenmodell** der kognitiven und motorischen Organisation vor, um die kognitiven Aspekte der motorischen Performanz zu erklären. Er postulierte, dass die Neurone in funktionellen Einheiten organisiert seien, die er als **Knoten** bezeichnete. Die Knoten seien hierarchisch in verschiedenen Ebenen mit Verbindungen zwischen und innerhalb der Ebenen angeordnet. Durch das Vorbereiten und Verbinden der Knoten auf verschiedenen Ebenen würden Bewegungsaktionen als Folge von internen und externen Reizen aktiviert.

> **Beachte**
> Das Knotenmodell beschreibt eine ▶ **top-down-Aktivierung** von motorischen Knoten. Dabei leiten höhere „mentale" Prozesse den Vorgang der motorischen Aktivierung ein.

Die mentalen Knoten aktivieren Knoten für die Muskelbewegung, welche wiederum Knoten für die sensorische Analyse aktivieren; diese stellen dann Feedback für die mentalen Knoten bereit. Diese verschiedenen Knotenebenen sind in mehreren Systemen organisiert, die das Handeln kontrollieren.

Das wichtigste System für die Ideation in der Praxis ist das **pragmatische System**, das MacKay (1983, 1985) als Verbindung von Sprache und Handlung sah. MacKay nahm an, dass dieses System für die Integration von Wahrnehmung, Sprache, Handeln, Zielbestimmung, Festsetzung des Tempos, Evaluierungsfunktionen und Bestimmung der Art des Output verantwortlich sei. Innerhalb dieses Systems entstehen „Ideen" mit globalen Zielen, die auf Informationen von Sprach- und Verhaltensprozessen basieren und allgemeine Handlungspläne erzeugen.

> **Beachte**
> MacKay ging davon aus, dass die ideatorische Apraxie bei Erwachsenen auf einer **Trennung des Handlungs- und Sprachsystems** oder einer Unterbrechung in den Interaktionen der Knoten für das Sequenzieren beruhen könnte.

Zusammenfassend kann gesagt werden, dass Luria, Ojemann und Ayres die **Bedeutung der Sprache für die Ideation** betonen. Auch MacKay hob die Rolle der Sprache hervor und stellte darüber hinaus ein funktionelles Modell für diese Beziehung vor. Obwohl dieses Modell einer sehr funktionell orientierten Theorie entspringt, die keine strukturellen Erklärungen anstrebt, gibt es einen Einblick in den Einfluss kognitiver und sprachlicher Prozesse auf die Entwicklung des zielgerichteten Handelns.

Tipp
In der Therapie kann auch ein **top-down Ansatz** zur Anbahnung der Ideation verwendet werden: Bei dieser Vorgangsweise werden **mittels Sprache** die Eigenschaften von Handlungen oder Objekten betont, um die Ideation zu fördern.

Beispiel
Die Therapeutin hilft dem Kind, eine Schaukel zu analysieren:„Sam, diese Schaukel ist an einem Gummiseil aufgehängt. Sie schaukelt auf und ab. Was können wir damit machen?", oder: „Molly, sieh dir die Rollenschaukel an. Auf wie viele Arten kann man darauf reiten?" Der bewusste, sprachgesteuerte Ansatz zur Erweiterung und Generalisierung des semantischen Wissens des Kindes über mögliche Objekt-Handlungs-Interaktionen bietet einen weiteren therapeutischen Zugang zur Ideation.

9.3.4 Neuroanatomische Basis der Ideation

Auf der Grundlage der aktuellen neuroanatomischen und physiologischen Kenntnisse bezüglich Ideation, Absicht und Bewegungsplanung kann besser erkannt werden, warum und wie welche Aspekte des Praxieprozesses mit der Ideation zu tun haben. Aus der Literatur geht hervor, dass **drei wesentliche Gehirnstrukturen** die Informationen für die Ideation erhalten, organisieren und integrieren:
- die sensomotorischen Felder,
- der Frontallappen,
- das limbische System.

Sensomotorische Felder
Beachte
Die sensomotorischen Bereiche umfassen die primären sensorischen und motorischen Felder vor und hinter dem Gyrus centralis des zerebralen Kortex.

Luria (1966, 1973) erkannte, dass dieser Bereich zusammen mit dem Parietallappen und dem Frontallappen von besonderer Bedeutung für die **Organisation, Planung und Ausführung von Handlungen** ist. Innerhalb des Parietallappens erhalten die primären sensorischen Areae 3, 2 und 1 direkten sensorischen Input von der Umwelt und der Peripherie des Körpers. Die Assoziationsfelder 5 und 7 integrieren diese sensorische Information und verbinden sie mit anderen Informationen, vorherigen Handlungen usw. In den Assoziationsfeldern sowie den Areae 39 und 40 (Gyrus angularis und Gyrus supramarginalis) werden – basierend auf den eingehenden sensorischen Informationen – Ziele identifiziert, Positionen der Körperteile ausgesucht und die für Handlungen nötige räumliche Orientierung vorbereitet. Die sensorischen Informationen aus den hinteren parietalen Areae 5, 7, 39 und 40 sind unerlässlich für das Vorausplanen, das Definieren des Zieles und die Bereitstellung taktiler, visueller und räumlicher Informationen für zielgerichtete Handlungen und für die Entwicklung von Ideen.

Die vorverarbeiteten und integrierten Informationen aus den hinteren parietalen Bereichen gehen direkt in zahlreiche präfrontale Strukturen, u. a. in das primäre motorische Zentrum für direkte motorische Reaktionen und das **supplementäre motorische Areal (SMA)** für weitere Integration und Bewegungsplanung. ▶ Efferenzkopien der Information gelangen in die Basalganglien und in das Kleinhirn, ebenfalls wichtige Zentren der motorischen Verarbeitung. Das SMA (der mittlere Teil der Area 6) ist der Hauptbereich für die **Organisation von motorischen Aktionen.** Im SMA werden die motorische Vorstellung der Idee und die einzelnen Bewegungen für den Bewegungsplan entwickelt. Im Gegensatz zu den ideatorischen und Bewegungsplanungsfunktionen, die im SMA stattfinden, dient der prämotorische Bereich im lateralen Teil der Area 6 in erster Linie der Bewegungsprogrammierung. Dementsprechend scheint das SMA hauptsächlich verantwortlich zu sein für die Entwicklung und Konzeptualisierung konkreter Bewegungspläne, mit denen das Handlungsziel erreicht werden soll (Ghez 1991).

> **Beachte**
> Von den neurologischen Erkenntnissen kann die Hypothese abgeleitet werden, dass ein Großteil der Ideation (d. h. Erkennen eines Ziels und Generieren einer Bewegungsvorstellung und eines Gesamtbildes der Handlung) im **supplementären motorischen Areal (SMA)** stattfindet.

Allerdings wird das SMA auch von vielen anderen Gehirnstrukturen beeinflusst, u. a. erhält es Input von den präfrontalen Gehirnbereichen, die Ausführungsfunktionen wie Verhaltensregulation, langfristige Planung und zielgerichtetes Verhalten kontrollieren. Auch Projektionen der Sprachverarbeitungsbereiche Area 21 und 22 und der sensorischen Areae 3, 2 und 1 gehen direkt in diesen Bereich und liefern Informationen von der inneren Sprache und äußeren sensorischen Quellen sowie von ▶ **Feedforward** und Feedback. Außerdem gibt es indirekte Verbindungen aus dem limbischen System, besonders aus dem anterioren cingulären Kortex, dem Hippocampus, den Basalganglien und dem Kleinhirn, die durch Area 4 zu diesem Bereich ziehen. Sie liefern interne Informationen, die von Erinnerungen, Emotionen, Motivation usw. stammen.

> **Beachte**
> Für die Praxis scheint das supplementäre motorische Areal (SMA) als Zentrum für das Imaginieren bzw. Vorstellen von Ideen und für die Entwicklung von Bewegungsplänen eine Rolle zu spielen.

> **Exkurs**
> **Studien zum supplementären motorischen Areal (SMA)**
> Die klassischen Studien von Roland, Larson, Lassen und Skinhof (1980) bestätigten diese funktionellen und strukturellen Teilungen. Mittels Darstellung der Gehirndurchblutung konnten diese Wissenschafter zeigen, dass bei einfachen Bewegungsaktionen, die keine Bewegungsplanung erfordern (wie einen Finger zu beugen und zu strecken), die primären sensorischen und primären motorischen Bereiche die einzigen aktivierten Gehirnbereiche waren. Bereits eine einfache neuartige sequenzielle Bewegungsaufgabe, wie den Daumen der Reihe nach mit den Fingern zu berühren, aktivierte das SMA und die primären motorischen Bereiche. Dies zeigte, dass das SMA notwendig war, um die sequenzielle Bewegungsaufgabe, nicht aber die einfache Bewegungsaktion zu planen.
>
> Die alleinige Vorstellung der Aufgabe ohne tatsächliche Ausführung oder mentales Training aktivierte nur das SMA, was die **Bedeutung des SMA für das Hervorbringen einer Bewegungsvorstellung** zeigte. Bei der Aufgabe, eine Bewegung fortzusetzen (z. B. mit dem Zeigefinger eine Spirale in die Luft zeichnen), wurden sowohl das SMA und die prämotorischen Bereiche als auch die primären sensorischen und motorischen Areale aktiv. Diese Interaktion legt den Schluss nahe, dass der prämotorische Kortex für die **kontinuierliche Kontrolle der Bewegung** durch externes sensorisches Feedback und Feedforwardmechanismen, aber nicht für die exakten Bewegungsabfolgen wie in der vorherigen Aufgabe notwendig ist.

> **Beispiel**
> Bei einer komplexen Labyrinthaufgabe, in der ein Finger auf verbale Anweisung in bestimmte Richtungen bewegt werden musste, wurden zahlreiche Gehirnareale beansprucht, u. a. das SMA, der prämotorische Kortex, Sprachbereiche, frontale Assoziationsareale und primäre sensorische, primäre motorische und posteriore parietale Assoziationsfelder.

Diese und andere Studien (vgl. Sirigu et al. 1996) bekräftigen die Rolle des SMA bei der Planung von neuartigen Bewegungsaktionen. Einfache erlernte Aktionen erfordern die Beteiligung dieser Gehirnstruktur nicht. Außerdem wird die spezifische Rolle des SMA für den kognitiven Prozess der Ideation durch seine Aktivierung bei der mentalen Vorstellung der Bewegungsaktion erhärtet.

> **Beachte**
> Aus den Studien kann geschlossen werden, dass die wesentlichen neuroanatomischen Verbindungen

für den Ideationsprozess von den sensomotorischen Bereichen zur Verfügung gestellt werden.

Frontallappen

Zusätzlich zu den sensomotorischen Informationen erhält das SMA Informationen von Frontallappenstrukturen, die die Entwicklung und Bildung von Ideen beeinflussen. **Luria** (1966, 1973) nahm an, dass die ▶ **exekutiven** Funktionen des Frontallappens eine Rolle für die Konzeptualisierung spielen. Seiner Meinung nach ist das Frontallappensystem verantwortlich für die Organisation und Aufrechterhaltung von zielgerichteter Aktivität. Luria (1966) zufolge erfordern komplexe Handlungen ein definiertes übergeordnetes Ziel. Im Frontallappen werden Bewegungen für das Ziel ausgewählt, Handlungen verbal oder bewusst ausgedrückt und die Ergebnisse der Handlung mit der ursprünglichen Absicht verglichen.

> **❗ Beachte**
> Nach Luria entsteht die ▶ **Intention** bzw. Absicht für eine Bewegungshandlung im Frontallappen mit Hilfe interner Sprachmechanismen und anderen eingehenden sensorischen Impulsen.

Er beschrieb bei seinen Patienten mit Frontallappenschädigung Störungen, zielgerichtete Handlungen zu beginnen und weiterzuführen (1973), die denen von Kindern mit Ideationsproblemen sehr ähnlich sind. Damit lieferte er einen weiteren Beleg für die Bedeutung der Frontallappenfunktionen für die Ideation.

Aus Lurias Perspektive übt der Frontallappen umfassende **regulierende Funktionen** beim Initiieren und Weiterführen zielgerichteter Aktivitäten aus. Er trägt zur Identifizierung eines Ziels bei, scheint aber keine Rolle beim Generieren von Bewegungsvorstellungen oder beim Entwickeln von konkreten handlungsbezogenen Ideen zu spielen.

Die Funktionen des Frontallappens stehen auch in enger Verbindung mit dem limbischen System, das ebenfalls zum Initiieren von Handlungen und Festsetzen von Handlungszielen beiträgt.

> **ℹ Tipp**
> Aufgrund der Frontallappenverbindungen kann die Ideation mit bewussten, kognitiv orientierten – vor allem sprachlichen – Ansätzen angebahnt werden.

Limbisches System

Goldberg (1985) nahm an, dass eine Verbindung zwischen dem Frontallappen, Bewegungsaktionen und dem limbischen System besteht. Sein „prämotorisches Konzept" beruht auf der Hypothese, dass Mechanismen existieren, die einen limbischen Einfluss auf Bewegungsprozesse ermöglichen. Er ging davon aus, dass der prämotorische Bereich des präfrontalen Kortex sowohl strukturell als auch funktionell geteilt sei. Diese Teilung entwickle sich während der Bildung der Gehirnstrukturen. Seiner Meinung nach stammen das SMA und der laterale Teil der Area 6 phylogenetisch von verschiedenen Gehirnstrukturen ab. Aus diesem Unterschied im Ursprung leitete er **zwei unterschiedliche Funktionen** ab:

- Der laterale Teil der Area 6, der vom Lobus insularis (speziell der Area piriformis) abstamme, sei zuständig für Wahrnehmung, Wiedererkennen und Assoziation von **externen Reizen**, insbesondere für **reaktive Handlungen** auf Umweltfeedback.
- Das SMA, das sich ontogenetisch aus dem paralimbischen Kortex (konkret aus dem vorderen Cortex cingularis und aus dem Hippocampus) entwickle, sei zuständig für die **Erzeugung von Aktionen**, die von **internen Quellen** und Reizen ausgelöst werden

Durch diese Abstammung des SMA vom paralimbischen Kortex ergibt sich eine kortikale Verbindung zum limbischen System. Auf diesem Wege könnten limbische Gedächtnisfunktionen und Emotionen die Ideation beeinflussen.

> **❗ Beachte**
> Das duale Modell der prämotorischen Area untermauert den Einfluss externer und interner Reize auf die Ideation.

Etwa zur selben Zeit wie Goldberg (1985) stellte Brooks (1986) sein Modell vom Bewegungslernen vor, in dem erneut die strukturellen und funktionellen Verbindungen des limbischen Systems zur Ausführung von Bewegungshandlungen betont werden. Brooks widmete sich Themen wie „Verständnis" und Motivation beim Erlernen neuartiger Bewegungsaufgaben. Er nahm an, dass im Besonderen die Amygdala und der vordere Gyrus cinguli des limbischen Systems eine zentrale Rolle in der Entwicklung von Verständnis und Motivation für zweckmäßige, absichtliche und geschickte Aktivität spielen.

> **Beispiel**
> In Untersuchungen zum motorischen Lernen bei Affen erkannte Brooks, dass die Affen die Bewegungsaufgaben nur dann geschickt bewältigten, wenn sie die Art der Aufgabe verstanden hatten.

> **Beachte**
> Brooks betonte, dass „erst das Verständnis für die Natur einer Aufgabe ermöglicht, sie gut zu lernen. Mit anderen Worten: das Wissen, **was** zu tun ist, muss dem Lernen vorausgehen, **wie** es gemacht wird ..." (S. 30)

Das Wissen davon, „**was** zu tun ist" könnte eine Analogie zur **Ideation** oder zur Vorstellung des Ziels einer Handlung sein. Das Lernen, „**wie** man es macht" entspricht der **Bewegungsplanung**.

Brooks (1986) identifizierte **vier notwendige Komponenten für das Bewegungslernen** (Übersicht 9.2).

Das limbische und sensomotorische System interagieren durch direkte und indirekte Kreisläufe, um zu bestimmen, **was** zu tun ist (Verständnis für die Aufgabe) und **wie** man es am besten tun kann (motorische Fertigkeiten). Wie Goldberg (1985) ging Brooks davon aus, dass die kortikalen prämotorischen Felder, besonders das supplementäre motorische Areal (SMA), modulierende Inputs aus verschiedenen limbischen Strukturen erhalten. Hippocampus und Amygdala tragen zur Gedächtnisbildung bei und verbinden die Erinnerungen mit einer affektiven Bedeutung. Die Amygdala spielt eine wichtige Rolle dabei, dem Umweltkontext von Handlungen eine Relevanz zu verleihen. Einflüsse vom Hypothalamus, der Amygdala und dem Cortex cingularis fördern die Motivation zur Aktion, vor allem um innere Triebe zu befriedigen. **Motivation** entsteht möglicherweise **durch das Zusammentreffen von limbischen und nichtlimbischen Inputs in den zerebralen Assoziationsfeldern** einschließlich des SMA (Brooks 1986). Das von Brooks angenommene „Verständnis" oder „Wissen" könnte der **ideatorische Anteil** der „Idee" sein (was in einer neuen Bewegungsaktivität zu tun ist).

Die Speicherung von geeigneten Objekt-Handlungs-Interaktionen kann, besonders durch „affektive" oder angenehme Erfahrungen, später das „Verständnis" und die Ideation erleichtern.

Schlussfolgerungen

Zahlreiche Strukturen, Prozesse und Funktionen haben Anteil am Erzeugen von Ideen (Tabelle 9.3). Neuroanatomische Erkenntnisse bestätigen den Einfluss von sensorischen, sprachlichen, ▶ **exekutiven** und limbischen Inputs auf das supplementäre motorische Areal (SMA), das zur Entwicklung von globalen Handlungsideen oder Konzeptualisierungen beitragen dürfte.

Ideen und Pläne, die im SMA entstehen, hängen daher stark vom Input aus internen Quellen und Strukturen wie auch von externem Input ab (Ghez 1991).

Es ist also möglich, dass die **Grundlagen der Ideation in exekutiven, sprachlichen und limbischen Funktionen** liegen. Jedoch scheint es, dass eine Integration dieser Einflüsse zusammen mit externen Inputs in eine „Idee" erst auftritt, wenn sämtliche Inputs das SMA erreichen. Daher kommt die Autorin dieses Kapitels zu dem Schluss, dass eine „Idee", d. h. die ganzheitliche Vorstellung einer zielgerichteten Bewegungshandlung, nicht vor dem SMA auftritt, auch wenn Sprache, präfrontale, limbische und sensomotorische Strukturen an der Entstehung dieser Vorstellung mitwirken.

Übersicht 9.2.
Komponenten des Bewegungslernens

- Motivation
- Verständnis für das erforderliche Verhalten
- Motorische Fertigkeiten
- Aufmerksamkeit

9.3 · Vorschlag für ein Modell der Ideation in der Praxis

Tabelle 9.3. Zusammenfassung der neuroanatomischen Korrelate der Ideation

Gehirnbereich	Funktion bezogen auf Ideation
Parietallappen	Erhält direkten sensorischen Input vom Körper und von der Umgebung
Primäre sensorische Areae 3, 2, 1 Sensorische Assoziationsfelder 5, 7	Integriert zahlreiche sensorische Inputs und dient als Schaltstelle zu anderen Gehirnteilen
Areae 39 und 40 (Gyrus angularis und Gyrus supramarginalis)	Identifiziert Ziele in der Umgebung, wählt Gliedmaßenpositionen und bereitet räumliche Orientierungen vor, die für Handlungen erforderlich sind
Prämotorischer Kortex	Erhält Feedforward für die Ausführung von fortlaufenden motorischen Aktionen
Area 6, medialer Teil (supplementäres motorisches Areal SMA)	Hauptbereich für die Organisation und Bewegungsplanung von Handlungen, besonders von komplexen Aufgaben
Area 6, lateraler Teil	Angenommener Bereich für die Bildung von Bewegungsvorstellungen und Ideen
	Führt motorische Programmierungsfunktionen aus (Gliedmaßenpositionen, Bewegungsverlauf, Kraftausmaß usw.)
Frontallappen	Führt Kontrollfunktionen beim Identifizieren von Zielen, beim Initiieren und Aufrechterhalten von Handlungsausführung und Aufmerksamkeit aus
Limbisches System	Liefert dem SMA und dem Frontallappen Aufgaben, Verständnis und motivationale Einflüsse
Hypothalamus, Amygdala und Kortex cingularis	Gibt Erinnerungen und Aktionen eine emotionale Färbung
Hippocampus und Amygdala	Gibt dem Umgebungskontext von Handlungen Bedeutung

Abbildung 9.3 stellt ein Modell der wechselseitigen Beziehungen zwischen den Funktionen und Gehirnbereichen dar, die in die Praxieprozesse (Ideation, Bewegungsplanung und Ausführung) einbezogen sind.

Der Prozess der Ideation umfasst die Zielbestimmung und die Entwicklung von globalen Bewegungsvorstellungen, die die Basis für die Bewegungsplanung bilden. Der Frontallappen und das limbische System sind zusammen mit der Sprache interne Reizquellen

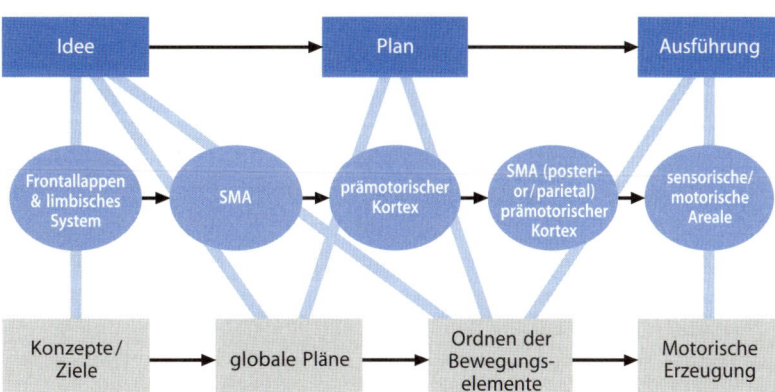

Abb 9.3. Modell der Beziehung zwischen Prozessen, Funktionen und Strukturen, die an der Praxie beteiligt sind

für das SMA, die zur Entwicklung von Konzepten und Plänen beitragen.

Zu den eigentlichen Planungs- und Ausführungsprozessen der Praxis gehören die Programmierung von Handlungen und die Reihung von Bewegungselementen, die für die Durchführung einer Aktion erforderlich sind.

Die Bewegungsplanung von spezifischen Aktionen betrifft in erster Linie den prämotorischen Kortex. Je komplexer eine geplante Aktion ist, desto mehr sind die hintere parietale Region und das SMA in die Planung involviert. Dieser Planungsprozess bildet dann die Grundlage für die Bewegungsproduktion der beabsichtigten Handlung.

Die Produktion der Bewegung erfolgt hauptsächlich in den primären sensorischen und motorischen Feldern.

Dieses Modell kann Therapeutinnen die Differenzierung der einzelnen Komponenten des Praxieprozesses erleichtern.

9.4 Zusammenfassung und klinische Anwendung

- Im **Modell der Praxis** wird die Ideation als Element der Praxis und der ▶ **Handlungsperformanz** dargestellt.
  Ideation wird als dynamischer Prozess gesehen, der folgende Funktionen umfasst: die Identifizierung eines Bewegungsziels, eine motorische Vorstellung der möglichen Mittel für die Umsetzung der angestrebten Aktion, die gleichzeitig ablaufende physiologische Bewegungsvorbereitung.
- Aus dieser Sicht ist für die Ideation Wissen über Objekt-Handlungs- und Handlungs-Objekt-Interaktionen erforderlich. Sprache wird als **interne Quelle** und die Umgebung durch die Wahrnehmung von Objektanforderungen als **externe Quelle** gesehen.
- In der Therapie kann das Verständnis der Beiträge dieser verschiedenen Komponenten der Ideation helfen, Kinder mit ideatorischen Schwierigkeiten zu erkennen und zu behandeln.
- Es können **verschiedene Zugänge zur Förderung** der Ideation bei den Klienten eingesetzt werden:
- Der ▶ **bottom-up-Ansatz** betont externe Quellen und Angebote der Umgebung durch Hinweise wie: „Schau, dieser Ball ist rund, weich, und er rollt. Ist das günstig, um darauf zu stehen? Der Hocker hier ist schwer und stabil. Ist er geeignet, um darauf zu stehen?"
- Der auf dem Einsatz von Sprache basierende ▶ **top-down-Ansatz** hebt Objekt-Handlungs-Interaktionen mit Hinweisen hervor wie: „Wir haben hier einen Ball, einen Hocker und einen Reifen. Was könntest du benutzen, um auf dieses Häuschen hinaufzuklettern?", oder arbeitet auf mögliche Umgangsweisen mit Objekten hin durch Denkanstöße wie: „Hier ist ein Reifen zum Spielen. Was könntest du damit alles tun? Du könntest ihn wie einen Kreisel drehen, ihn auf deinem Arm schwenken, ihn über den Kopf ziehen oder ihn wie ein Frisbee werfen."
- Der Aufbau von **Wissen über verschiedene Verwendungsmöglichkeiten** oder Funktionen von Objekten, über mögliche Handlungen, die das Kind bei verschiedenen Objekten einsetzen kann und Kombinationsmöglichkeiten von verschiedenen Objekten und Handlungen durch tatsächliche Erfahrungen ist sehr wichtig, damit das Kind die für die Ideation benötigten Informationen speichern kann.
- Das Kind muss unterstützt werden zu erkennen, **welche Interaktionen zwischen Person, Objekt und Umgebung möglich sind.** Dies ist von zentraler Bedeutung für die Entwicklung der Ideation.
- Soll die Ideation in neuartigen Situationen gefördert werden, so ist es besonders wichtig, dass das Kind **konkrete Objekt-Handlungs-Interaktionen** ▶ **generalisieren** kann.

9.5 Literatur

Ayres, A. (1973). *Sensory integration and learning disorders*. Los Angeles: Western Psychological Corporation.

Ayres, A. (1979). *Sensory integration and the child*. Los Angeles: Western Psychological Corporation.

Ayres, A. (1985). *Developmental dyspraxia and adult-onset apraxia*. Torrance, CA: Sensory Integration International.

Ayres, A., Mailloux, Z., und Wendler, C. (1989). Developmental dyspraxia: Is it a unitary function? *Occupational Therapy Journal of Research, 7*, 93–110.

Brooks, V. (1986). How does the limbic system assist motor learning? A limbic comparator hypothesis. *Brain Behavior Evolution, 29*, 29–53.

Bruner, J. (1973). Organization of early skilled action. *Child Development, 44*, 1–11.

Cermak, S. (1985). Developmental dyspraxia. In E. Roy (Ed.), *Advances in psychology: Vol. 23. Neuropsychological studies of apraxia* (pp. 225–248). New York: North-Holland.

Cermak, S. (1991). Somatodyspraxia. In A. Fisher, E. Murray, und A. Bundy (Eds.), *Sensory integration: Theory and practice* (pp. 137–165). Philadelphia: F.A. Davis.

Cermak S. (2002) Somatodyspraxie. In: A. Fisher, E. Murray, and A. Bundy (Hrsg) *Sensorische Integrationstherapie. Theorie und Praxis*. 2. Aufl. Springer Berlin Heidelberg New York

Cermak, S., Coster, W., und Drake, C. (1980). Representational and nonrepresentational gestures in boys with learning disabilities. *American Journal of Occupational Therapy, 34*, 19–26.

Conrad, K., Cermak, S., und Drake, C. (1983). Differentiation of praxis among children. *American Journal of Occupational Therapy, 37*, 466–473.

De Renzi, E. (1985). Methods of limb apraxia examination and their bearing on the interpretation of the disorder. In E.A. Roy (Ed.), *Neuropsychological studies of apraxia and related disorders* (pp. 45–64). New York: North-Holland.

De Renzi, E., Pieczuro, A., und Vignolo, L. (1968). Ideational apraxia: A quantitative study. *Neuropsychologia, 6*, 41–52.

Deuel, R., und Doar, B. (1992). Developmental manual dyspraxia: A lesson in mind and brain. *Journal of Child Neurology, 7*, 99–103.

Dewey, D., und Kaplan, B. (1994). Subtyping of developmental motor deficits. *Developmental Neuropsychology, 10*(3), 265–284.

Ghez, C. (1991). Voluntary movement. In E. Kandel, J. Schwartz, und T. Jessell (Eds.), *Principles of neural science* (pp. 609–625). Norwalk, CT: Appleton und Lange.

Gibson, E.J. (1970). The development of perception as an adaptive process. *American Scientist, 58*, 98–107.

Gibson, E.J. (1982). The concept of affordance in development: The renascence of functionalism. In W. Andrew Collins (Ed.), *The concept of development: The Minnesota symposia on child psychology: Vol. 15* (pp. 51–81). Hillsdale, NJ: Erlbaum.

Gibson, E.J. (1988). Exploratory behavior in the development of perceiving, acting and the acquiring of knowledge. *Annual Review of Psychology, 39*, 1–41.

Gibson, J.J. (1977). The theory of affordances. In R. Shaw und J. Bransford (Eds.), *Perceiving, acting, and knowing* (pp. 67–82). Hillsdale, NJ: Erlbaum.

Goldberg, G. (1985). Response and projection: A reinterpretation of the premotor concept. In E. Roy, (Ed.), *Advances in psychology: Vol. 23. Neuropsychological studies of apraxia* (pp. 251–266). New York: North-Holland.

Heilman, K., Maher, L., Greenwald, M., und Rothi, L. (1997). Conceptual apraxia from lateralized lesions. *Neurology, 49*, 457–464.

Heilman, K., und Rothi, L. (1993). Apraxia. In K. Heilman und E. Valenstein (Eds.), *Clinical neuropsychology* (pp. 141–163). New York: Oxford University Press.

Jeannerod, M. (1994). The representing brain: Neural correlates of motor intention and imagery. *Behavioral and Brain Sciences, 17*, 185–245.

Kimball, J.G. (1993). Sensory integrative frame of reference. In P. Kramer und J. Hinojosa (Eds.), *Frames of reference for pediatric occupational therapy* (pp. 87–167). Baltimore: Williams und Wilkins.

Luria, A. (1966). *Higher cortical functions in man*. New York: Basic Books.

Luria, A. (1973). *The working brain*. New York: Basic Books.

MacKay, D. (1983). A theory of the representation and enactment of intentions. In R. Magill, (Ed.), *Advances in psychology: Vol. 12. Memory and control of action* (pp. 217–229). New York: North-Holland.

MacKay, D. (1985). A theory of the representation, organization and timing of action with implications for sequencing disorders. In E. Roy, (Ed.), *Advances in psychology: Vol. 23. Neuropsychological studies of apraxia* (pp. 267–308). New York: North-Holland.

Ochipa, C., Rothi, L., und Heilman, K. (1989). Ideational apraxia: A deficit in tool selection and use. *Annals of Neurology, 25*, 190–193.

Ochipa, C., Rothi, L., und Heilman, K. (1992). Conceptual apraxia in Alzheimer's disease. *Brain, 115*, 1061–1071.

Ojemann, G. (1982). Interrelationships in the localization of language, memory, and motor mechanisms in human cortex and thalamus. In R. A. Thompson und J. R. Green (Eds.), *New perspectives in cerebral localization* (pp. 157–175). New York: Raven Press.

Paillard, J. (1982). Apraxia and the neurophysiology of motor control. *Philosophical Transactions of the Royal Society of London, Series B: Biological Sciences, B298*, 111–134.

Poeck, K. (1982). The two types of motor apraxia. *Archives of Italiennes de Biologie, 120*, 361–369.

Poeck, K. (1983). Ideational apraxia. *Journal of Neurology, 230*, 1–5.

Poeck, K. (1985). Clues to the nature of limb praxis. In E. Roy, (Ed.), *Advances in psychology: Vol. 23. Neuropsychological studies of apraxia* (pp. 99–110). New York: North-Holland.

Poeck, K. (1986). The clinical examination for motor apraxia. *Neuropsychologia, 24*, 129–134.

Random House. (1995). *Random House Webster's College Dictionary*. New York: Author.

Roland, P., Larsen, B., Lassen, N., und Skinhof, E. (1980). Supplementary motor area and other cortical areas in organization of voluntary movements in man. *Journal of Neurophysiology, 43*, 118–136.

Roy, E. (1978). Apraxia: A new look at an old syndrome. *Journal of Human Movement Studies, 4*, 191–210.

Roy, E. (1982). Action and performance. In A. Ellis (Ed.), *Normality and pathology in cognitive function* (pp. 265–298). London: Academic Press.

Roy, E. (1983). Neuropsychological perspectives on apraxia and related action disorders. In R. A. Magill (Ed.), *Advances in psychology: Vol. 12. Memory and control of action* (pp. 293–321). New York: North-Holland.

Roy, E., Elliot, D., Dewey, D., und Square-Storer, P. (1990). Impairments to praxis and sequencing in adult and developmental disorders. In C. Bard, M. Fleury, und L. Hay (Eds.), *Development of eye-hand coordination across the life span* (pp. 358–384). Columbia, SC: University of South Carolina Press.

Roy, E., und Square, P. (1985). Common considerations in the study of limb, verbal and oral apraxia. In E. Roy (Ed.), *Advances in psychology: Vol. 23. Neuropsychological studies of apraxia and related disorders* (pp. 111–161). New York: North-Holland.

Sirigu, A., Duhamel, J., Cohen, L., Pillon, B., Dubois, B., und Agid, Y. (1996). The mental representation of hand movements after parietal cortex damage. *Science, 273*, 1564–1568.

Praxie und die Organisation des Verhaltens in Raum und Zeit

Erna Imperatore Blanche, L. Diane Parham

10.1 Grundlegende Konzepte zu Praxie und Verhaltensorganisation – 196

10.2 Räumliche und zeitliche Aspekte der Verhaltensorganisation – 200

10.3 Die Integration von Raum und Zeit als Voraussetzung für Verhaltensorganisation – 204

10.4 Ein Modell der Praxie und Verhaltensorganisation – 209

10.5 Anwendung in der Ergotherapie – 211

10.6 Zusammenfassung – 214

10.7 Literatur – 214

> Der Schwerpunkt dieses Kapitels liegt auf den Zusammenhängen zwischen der Bewegungsplanung und der Organisation von Alltagsbeschäftigungen. Das Kapitel beginnt mit einem Überblick über die Literatur, in der Praxie mit Verhaltensorganisation und Konzepten zu Raum und Zeit in Zusammenhang gebracht wird. Anschließend wird ein Modell vorgestellt, das die Konzepte der räumlich-zeitlichen Organisation in verschiedene Kontexte integriert. Im letzten Abschnitt wird die praktische Anwendung des Modells beschrieben.

> **Beispiel**
> Das Kleinkind benötigt nur ein paar Sekunden, um einen Baustein auf den anderen zu legen, und bewegt dabei seine Hand in unmittelbarer Reichweite. Ein Erwachsener hingegen, der beschließt, in ein anderes Land zu übersiedeln, organisiert sein Verhalten/Leben in weitaus größeren räumlichen und zeitlichen Dimensionen.

Praxie ist ein Organisationsprozess, der sich sowohl in der motorischen Kontrolle als auch in der allgemeinen Verhaltensorganisation zeigt. Dieser Prozess erfordert eine adäquate Wahrnehmung und Integration der räumlichen und zeitlichen Bedingungen. Schwierigkeiten in der räumlich-zeitlichen Informationsverarbeitung können deshalb zu ineffizienter Bewegung wie auch zu desorganisiertem Verhalten führen.

Bei dyspraktischen Kindern, die häufig sowohl in der Bewegungsplanung als auch in der Verhaltensorganisation Schwierigkeiten zeigen, könnte eine Störung in der Wahrnehmung und Verarbeitung von räumlichen und zeitlichen Informationen aus der Umwelt vorliegen.

Eine Funktionsstörung in diesem grundlegenden räumlich-zeitlichen Verarbeitungsmechanismus zeigt sich lebenslang in Schwierigkeiten bei der Organisation von Aktivitäten und Beschäftigungen in einer zunehmend komplexer werdenden zeitlich-räumlichen Umwelt.

Beispiele für **Alltagsaktivitäten**, deren Durchführung die Organisation von Raum und Zeit erfordern, sind:
- das Kleinkind, das einen Turm baut,
- das Kind, das läuft, um einen Ball zu fangen,
- der Jugendliche, der beim Heimkommen aus der Schule die Hausaufgaben nach ihrer Wichtigkeit ordnet,
- eine Person, die ihren Wohnort aus beruflichen Gründen wechselt.

Die Fähigkeit, Raum und Zeit zu organisieren, beruht auf einem Entwicklungsprozess, der bei Personen mit Entwicklungsstörungen häufig beeinträchtigt ist. Diese Störung kann einen Menschen derart behindern, dass er nicht mehr in der Lage ist, Beschäftigungen in den Bereichen Arbeit, Spiel und Selbstversorgung auszuführen, die für ihn selbst vor seinem gesellschaftlichen und kulturellen Hintergrund Bedeutung haben.

Die Organisation des Verhaltens in Raum und Zeit ist in der Ergotherapie immer wieder ein Thema; sie findet oft Erwähnung in Verbindung mit Störungen der Praxie (Ayres 1985; Cermak 1985; Roy 1978). Obwohl Kinder mit Entwicklungsdyspraxie typische Organisationsprobleme zeigen, konnte in wissenschaftlichen Untersuchungen kein Zusammenhang zwischen Praxie und Verhaltensorganisation nachgewiesen werden.

Clark et al. (1998) prägten den Ausdruck ▶ **Orchestrierung von Alltagsbeschäftigungen**, um damit die „Ideation, Komposition, Ausführung, Anordnung und andere qualitative Aspekte von Beschäftigungen" (S. 17) zu bezeichnen, die die Alltagsroutine ausmachen. Die Orchestrierung der Alltagsaktivitäten erfordert Verhaltensorganisation und spielt in der Ergotherapie eine wesentliche Rolle, v. a. in der Behandlung von Menschen mit Entwicklungsstörungen oder Störungen der Praxie.

10.1 Grundlegende Konzepte zu Praxie und Verhaltensorganisation

10.1.1 Praxie: Ayres neu gesehen

Die Organisation von **Fähigkeitskomponenten** zur Ausführung von **Beschäftigungen** und von Beschäftigungen zur Entwicklung von **Alltagsroutinen** ist seit jeher ein zentrales Thema in der Ergotherapie und in der einschlägigen Wissenschaft (Ayres 1989; Clark et al. 1998; Parham 1998).

In der Literatur findet sich jedoch keine umfassende Beschreibung jenes organisatorischen Prozesses, durch den aus rein körperlichen Bewegungen sinnvolle Handlungen bzw. Beschäftigungen und aus diesen einzelnen Beschäftigungen wiederum Alltagsroutinen werden.

Ayres (1972, 1979, 1985, 1989) ist eine der wenigen Autorinnen, die einen Zusammenhang zwischen der Organisation von Bewegung und der Organisation von Alltagsbeschäftigungen herstellte.

> **Beachte**
> Für Ayres gehören Praxie und Verhaltensorganisation zusammen, da Funktionsstörungen der Praxie oft Störungen in der Verhaltensorganisation mit sich bringen (1985).

Sie definiert **Praxie** als „die Fähigkeit, die der ▶ **Konzeptualisierung**, Planung und Ausführung einer geschickten und angepassten Interaktion in der physikalischen Welt zugrunde liegt" (Ayres 1989, S. 11).

In der Therapie wird der Schwerpunkt oft auf einen einzelnen Aspekt der Praxie gelegt: auf die **Bewegungsplanung** (indem z.B. an der Handschrift, am An- und Ausziehen oder an der Teilnahme an Turnstunden gearbeitet wird). Bewegungsplanung erfordert ▶ **Timing** und ▶ **Sequenzieren** von Aktionen im Raum, um zielorientiert handeln zu können. Selten wird hingegen an der Ideation (Fähigkeit, das Konzept einer neuen Handlung zu entwickeln) und Verhaltensorganisation in einem breiten Raum-Zeit-Kontext gearbeitet. Die Ursache dafür kann in den Prioritäten der Geldgeber liegen oder darin, dass man über diese Konzepte noch zu wenig weiß, um sie effizient in die Behandlung einzubeziehen.

Es besteht jedoch eine **Verbindung zwischen Praxie und Verhaltensorganisation**, da sich Störungen der Praxie negativ auf organisiertes Verhalten auswirken (Ayres 1985, 1989). Ayres nahm an, dass die Verbindung zwischen Praxie und Verhaltensorganisation in der Ideation, ▶ **Konzeptualisierung** oder einem anderen zentralen Organisationsprozess lag; sie konnte diesen Zusammenhang jedoch bis zu ihrem Tod nicht vollständig klären (Ayres 1985, 1989).

Ayres' Gedanken über Praxie und Ideation in ihren letzten Lebensjahren liefern einen Einblick in ihre Vorstellungen von der **Beziehung zwischen Praxie und Verhaltensorganisation**. In ihrem unter dem Titel „Developmental Dyspraxia and Adult-Onset Apraxia" veröffentlichten Vortrag definierte sie Praxie als „die einzigartige menschliche Fähigkeit, die uns eine effektive Auseinandersetzung mit der physikalischen Welt ermöglicht" (Ayres 1985, S. 1). Sie stellte Praxie als einen kognitiven Prozess dar, der Ideation und Bewegungsplanung umfasst, und zog in Erwägung, dass „Ideation vielleicht die allererste Stufe ist in der Entwicklung der Fähigkeit, Verhalten angepasst an die psychische Welt zu organisieren" (Ayres 1985, S. 21). Auch warf sie die Frage auf, ob „Ideation oder Konzeptualisierung – im Sinne einer verallgemeinerten neurophysiologischen Funktion – beiden dienen könnte, sowohl der Praxie als auch einer weitreichenderen Organisation des Verhaltens" (S. 22). Ebenso äußerte sie in diesem Vortrag die Vermutung, dass Ideation als ein wesentlicher Aspekt der Praxie die Grundlage für die Organisation von Verhalten bilden könnte (Ayres 1985).

Auch in ihrer letzten Veröffentlichung, dem Handbuch zum ▶ **SIPT** (Sensory Integration and Praxis Tests 1989), vertrat sie die Meinung, dass Praxie „die typisch menschliche Fähigkeit sei, eine zielgerichtete Interaktion mit der physischen Umwelt zu erfassen, zu planen und auszuführen" (S. 11). Sie führte diese Idee jedoch näher aus, um die Beziehung zwischen Praxie und der Durchführung von Alltagsbeschäftigungen hervorzuheben:

> *Praxie ist die Fähigkeit zu begreifen, wie man bei erlernten Aufgaben, die Geschicklichkeit erfordern, seine Hände und seinen Körper einsetzen muss, z. B. im Umgang mit Spielmaterial, im Gebrauch von Werkzeug (einschließlich Stift und Besteck), im konstruktiven Bauen (vom Turm aus Bausteinen bis zum echten Haus), beim Aufräumen des Zimmers und bei vielen anderen Beschäftigungen. Praxie hat mehr von „Verhalten" als von „motorischer Koordination". Obwohl eine Geschmeidigkeit der Bewegung nötig ist, um zielgerichtete Aufgaben in der*

Umwelt auszuführen, sind praktische Ideation und Planung erforderlich, um diese Tätigkeiten zu steuern … Zusammen stellen sensorische Integration und Praxie eine der wesentlichsten Verbindungen zwischen der Umwelt und dem menschlichen Verhalten dar. Sie ermöglichen den Informationsaustausch zwischen dem Organismus und dem Rest der Welt, der grundlegend für die Organisation des Verhaltens ist (Ayres 1989, S. 11).

Ayres erkannte in der Praxie einen **fundamentalen Organisationsprozess**, der Ideation, Bewegungsplanung und Ausführung von zielgerichteten Handlungen umfasst. In diesem Verständnis ist Praxie ein Prozess, in dem zuerst in der Vorstellung eine **Idee** darüber entwickelt wird, was zu tun ist, und danach eine **zeitliche Abfolge** von Handlungen innerhalb der **räumlichen Gegebenheiten** der physikalischen Umwelt organisiert wird, um die Vorstellung der Handlung in die Realität umzusetzen. Weiter stellte Ayres fest, dass „durch das Ausdenken, Planen und Ausführen von anpassenden Handlungen Sinnesempfindungen Bedeutung bekommen und in ein Körperschema übertragen werden" (1989, S. 11).

Diese Aussage impliziert, dass Praxie bestimmte Aspekte zur Entwicklung des Selbst beiträgt, im Wesentlichen durch die **Kombination von Handlungen zu bedeutungsvollen Beschäftigungen** (Organisation des Verhaltens). Auf der Grundlage dieser Konzeption halten die Autorinnen Praxie für einen entscheidenden Baustein für die Organisation von Beschäftigungen zu Alltagsroutinen (▶ **Orchestrierung** der Alltagsaktivitäten).

Die Frage, wie eine Dyspraxie die Organisation des Verhaltens und die ▶ **Orchestrierung** der täglichen Beschäftigungen im weiteren Sinne beeinflusst, wird später in diesem Kapitel behandelt.

10.1.2 Verhaltensorganisation

Beziehung des Einzelelements zum Ganzen

Organisation des Verhaltens setzt eine Vorstellung des Ganzen (der dahinter liegenden Absicht) und der Beziehungen der einzelnen Elemente dazu voraus. Dies erfordert **räumliche Landkarten**, die zur Vorstellung des Ganzen beitragen, und die Fähigkeit zu ▶ **sequenzieren**, um die Einzelteile zeitlich zu einem Ganzen zu ordnen.

Aus sensorisch-integrativer Sicht ist Praxie ein Teil der Verhaltensorganisation, da sie für das zeitliche Ordnen (Sequenzieren) von Handlungen verantwortlich ist. Dieses ▶ **Sequenzieren** von Handlungen erfolgt in Bezug auf räumliche Vorstellungen, die sich auf der Grundlage von sensorisch-integrativen Prozessen entwickelt haben.

▶ Sequenzieren

Der Zusammenhang zwischen Praxie und ▶ **Sequenzieren** wurde vielfach beschrieben (Ayres 1985; Fisher 1991, deutsche Ausgabe 2002; MacKay 1985; Roy & Square 1985). Ayres definierte das ▶ **Sequenzieren** von Handlungen als den „Übergang von einer Körperstellung in eine andere" (1985, S. 70). Das ▶ **Sequenzieren** bewirkt jedoch auch die Ordnung von einzelnen Aktionen zu Handlungsabläufen bzw. sinnvollen Beschäftigungen und von Beschäftigungen zur Alltagsroutine in einem größeren räumlich-zeitlichen Kontext.

> **❗ Beachte**
>
> Der Prozess des ▶ **Sequenzierens** läuft nicht nur beim Planen motorischer Handlungen ab, sondern auch beim Organisieren von Beschäftigungen und beim Planen des Alltags.

MacKay (1985) untersuchte das Konzept eines zugrunde liegenden Organisationsprozesses, der für koordinierte Bewegung und zweckdienliche Interaktionen mit der Umwelt verantwortlich sein sollte. Für MacKay erfordert dieser zugrunde liegende Prozess ▶ **Sequenzieren** und Timing.

> **▸ Exkurs**
>
> **Mac Kay's Konzept des Organisationsprozesses**
> Mac Kay ging von vier Niveaus in der Organisation von Bewegung und Verhalten aus:
> — das Muskelbewegungssystem,
> — das Bewegungsvorstellungssystem,
> — das Aktionsplanungssystem,
> — das pragmatische System.

10.1 · Grundlegende Konzepte zu Praxie und Verhaltensorganisation

Jedes dieser Systeme repräsentiert eine zunehmend komplexere Organisation von Raum und Zeit.

Das **Muskelbewegungssystem** kontrolliert die Organisation von Muskelbewegungen und bestimmt Stärke, Geschwindigkeit und Richtung von spezifischen Bewegungen. Bewegung entsteht, wenn ein Muskelsequenzknoten eine bestimmte Gruppe von Muskelfasern aktiviert. Dieser Knoten bestimmt Inhalt, Sequenz und zeitliche Abstimmung einer Handlung. (Mac Kay's Knotentheorie wurde bereits in Kap. 9 vorgestellt)

Das **Bewegungsvorstellungssystem** beinhaltet allgemeine Kategorien von Bewegungen und einfache Bewegungen, die die Koordination von mehr als einem Muskel erfordern. Dies ist z. B. der Fall, wenn man beim Autofahren auf einen Knopf drückt oder die Gangschaltung betätigt. Dieses System wählt Bewegungen aus und legt die Bewegungsabfolge fest.

Das **Aktionsplanungssystem** ist von Belang für beabsichtigte, zweckmäßige Aktionen, die durch unterschiedliche Bewegungen ausgeführt werden können, z. B. in eine Bäckerei zu gehen oder mit dem Auto zur Arbeit zu fahren (MacKay 1985). Im Gegensatz zum vorigen System werden auf diesem Niveau die Bewegungen des ganzen Körpers im Raum einbezogen, eher ungewohnte als automatisierte Aktionen in Angriff genommen und Feedbackmechanismen benötigt (MacKay). Der Aktionsplan ist dafür verantwortlich, dass Bewegungen zu beabsichtigten und zweckmäßigen Handlungen organisiert und sequenziert werden. Bewegungsplanung fällt in diesen Bereich und ermöglicht, dass Handlungen zu Beschäftigung werden.

Das **pragmatische System** integriert alle Formen des Verhaltens. Es liefert Strategien und Bewertungen von den sozialen, psychologischen und physikalischen Vorstellungen der Welt, darunter auch Einstellungen und Werte. Das pragmatische System setzt den Zweck und die räumlichen Parameter für die Handlung fest und bestimmt den Modus des Outputs, d. h. Sprache, Motorik (MacKay 1985). Weiters werden auf diesem Niveau Regeln aufgestellt für die Abfolge von Aktionen, die nach der Wichtigkeit gereiht werden müssen. Damit ist das pragmatische System an der Einteilung von Beschäftigungen zu einem sinnvollen Tagesgeschehen beteiligt.

MacKay (1985) beschrieb drei Grundkomponenten, die er **Knoten** nannte und die für das Organisieren von Handlungen und damit für die Verhaltensorganisation verantwortlich sind. MacKay bezeichnete die drei Arten von Knoten entsprechend ihrer Funktion: **Inhalts-Knoten, Sequenz-Knoten, Timing-Knoten.**

Inhalts-Knoten sind „theoretische Einheiten, die die Form oder Komponente einer Handlung darstellen" (S. 273). Sequenz-Knoten sind Mechanismen, die Inhalts-Knoten aktivieren und in eine sequenzielle Ordnung bringen. Timing-Knoten bestimmen das Tempo eines Verhaltens und sind eng mit den Sequenz-Knoten verbunden. Die Aktivierung dieser Knoten erfolgt durch die oben beschriebenen Systeme.

Der von MacKay beschriebene Mechanismus liefert eine mögliche Erklärung für den Organisationsprozess, der auf verschiedenen Funktionsebenen stattfindet. Der **Organisationsprozess** tritt immer dann auf, wenn
- Muskelkontraktionen zu Bewegungen organisiert werden,
- aus Bewegungen Handlungspläne und Beschäftigung werden,
- Prioritäten im Handlungsplan gesetzt werden,
- Beschäftigungen orchestriert werden.

In der Literatur wird Praxie als Organisationsprozess dargestellt, der sich sowohl auf koordinierte Bewegungen als auch auf Verhalten in einem größeren räumlich-zeitlichen Kontext auswirkt. Die drei entscheidenden Prozesse, die diesem Organisationsprozess zugrunde liegen, sind in ◘ Übersicht 10.1 zusammengefasst.

Im nächsten Abschnitt werden der Raum- und Zeitbegriff und ihr Bezug zur Verhaltensorganisation eingehender diskutiert.

> **Übersicht 10.1.**
> Dem Organisationsprozess zugrunde liegende Prozesse
>
> - Ideation
> - Verständnis für die Beziehung der Einzelteile zum Ganzen
> - ▶ Sequenzieren
>
> Die Organisation räumlicher und zeitlicher Informationen spielt bei diesen Prozessen eine wichtige Rolle.

10.2 Räumliche und zeitliche Aspekte der Verhaltensorganisation

10.2.1 Momentane und erlebte Dimension

Für die Verhaltensorganisation ist es erforderlich, dass mehrere räumliche und zeitliche Dimensionen wahrgenommen, konzeptualisiert und integriert werden.

Eine Person nimmt in der subjektiven Gegenwart einen physikalischen Raum ein und plant in die Zukunft, wobei sie vergangene Erfahrungen einbezieht.

> **! Beachte**
> Nur die subjektive Gegenwart und der physikalische Raum, den die Person in der Gegenwart einnimmt, sind real und könnten deshalb als objektive Wirklichkeit bezeichnet werden (Fraisse 1963).

Die Vergangenheit, die Zukunft und woher jemand kommt oder wohin jemand geht, sind subjektive Erfahrungen, die nur in der **Vorstellung** jedes Einzelnen existieren. Diese subjektiven Erfahrungen zu realen Handlungen und Verhaltensweisen zu machen erfordert die Organisation eines breiten Spektrums von räumlichen und zeitlichen Gegebenheiten.

Raum und Zeit haben zwei Dimensionen (Parkes & Thrift 1980):

- momentane Zeit/momentaner Raum,
- empirische Zeit/empirischer Raum.

Unter **momentaner Zeit und momentanem Raum** versteht man „einen objektiv überschaubaren Zeitabschnitt oder Raum des physikalischen Universums, typischerweise ein umrissenes geografisches Gebiet oder ein Datum bzw. eine Uhrzeit" (Parkes & Thrift, S. 9).

Der **empirische Raum** ist „der erlebte Raum, die innere Struktur des Raumes, wie sie uns als Mitgliedern einer kulturellen Gruppe, deren Sozialisation anhand desselben Kollektivs von Erfahrungen, Zeichen und Symbolen erfolgte, in der Welt erscheint" (Parkes & Thrift, S. 24).

> **! Beachte**
> Erlebte Zeit und erlebter Raum beziehen sich auf die subjektiven Erfahrungen von Raum und Zeit einschließlich der soziokulturellen, emotionalen und symbolischen Erfahrungen.

> **▷ Beispiel**
> Ein Beispiel für erlebte Zeit ist das Gespür, wie lange es dauern wird, um etwas Bestimmtes zu erledigen. Diese Fähigkeit wird durch soziale Umstände vermittelt (Parkes & Thrift).

Der **momentane Zeit-Raum** wird durch die Sinne wahrgenommen, der **erlebte Zeit-Raum** ist von den vergangenen Erfahrungen einer Person abhängig. Eine veränderte zeitliche und räumliche Wahrnehmung beeinflusst die subjektive Erfahrung einer Person und ihre Erinnerung an diese Situation.

10.2.2 Raumwahrnehmung

Kolb & Whishaw (1990) teilten den **momentanen Raum** um eine Person in drei Unterräume ein, von denen es jeweils neurale Repräsentationen gibt. Diese drei Unterräume sind in ◘ Übersicht 10.2 dargestellt.

Kolb & Whishaw (1990) beschrieben auch den **kognitiven Raum** bzw. die Abbildung des Raumes im Gehirn. Kognitive Räume sind sowohl Repräsentationen aller Raumvarianten, die im vorigen Absatz beschrie-

> **Übersicht 10.2.**
> Unterräume des momentanen Raumes
>
> 1. Der **Körperraum** schließt die Körperoberfläche und das Körperschema ein (Wapner et al. 1965).
> 2. Der **Greifraum** umfasst die unmittelbare Reichweite einer Person.
> 3. Der **entfernte Raum** ist der Raum, der über den Greifraum hinausgeht. Er bezieht vergangenen und gegenwärtigen Raum ein und die Reihenfolge, in der sich Ereignisse im Raum ereignen.

ben sind, als auch Raum, der visuell nicht verfügbar ist. Auch kognitiver Raum erfordert die Berücksichtigung zeitlicher Dimensionen.

Der **erlebte Raum** ist eine Art des kognitiven Raumes, der von früheren Erfahrungen abhängt und sich je nach neuen Erfahrungen ändern kann. Mit dem erlebten Raum kommt die Dimension der Bedeutung bzw. des Sinns ins Spiel.

> **! Beachte**
> Buttimer (1976) beschrieb den erlebten Raum als die phänomenologische Sichtweise von Raum, in dem „die Person, die die Erfahrung macht, lebt, sich bewegt und nach Sinn sucht" (S. 282).

Es ist möglich, zwischen Körperraum, Greifraum, entferntem Raum, kognitivem Raum und erlebtem Raum zu differenzieren. Räumliche Perzeptionen (Wahrnehmungen) spielen wahrscheinlich für die Entwicklung einer ganzheitlichen Sicht und der Beziehungen der Teile zum Ganzen der Umwelt eine Rolle. Durch das Organisieren des Raumes entwickelt sich eine **geistige Landkarte** davon, wo sich Aktionen, die Teil einer Bewegungssynergie sind, ereignen, oder wo die Bewegungen, Beschäftigungen und Alltagsroutinen stattfinden. Zeiteinteilung spielt eine Rolle, wenn Teile einer Handlung in einer sequenziellen Abfolge zu einem Ganzen (Beschäftigung oder Routine) zusammengefügt werden.

Die **Raumwahrnehmung** hängt von den Informationen ab, die Menschen über ihre Sinne erhalten (Ayres 1972). Deshalb spielen sensorisch-integrative Funktionen bei der räumlichen Wahrnehmung eine entscheidende Rolle.

> **! Beachte**
> Räumliche Wahrnehmung beruht auf einer adäquaten Verarbeitung von visuellen (Ayres 1972; Kolb & Whishaw 1990), somatosensorischen und vestibulären Inputs (Ayres 1972; Hall 1966).

> **▸ Exkurs**
> **Die Rolle der Sinne bei der Raumwahrnehmung**
> Das **visuelle System** setzt Informationen über Form, Umriss, Tiefe, Größe, Durchlässigkeit, Lage und Abstand von Gegenständen und Umweltmerkmalen in Beziehung zueinander und zum Betrachter.
> Das **auditive System** liefert Informationen über den Standort einer Person in Relation zu Umweltgeräuschen.
> Das **taktile und propriozeptive System** liefert Informationen über den Nahraum, besonders die Eindrücke von Gegenständen und Menschen auf den Körper: Gewicht, Konsistenz und Form von Objekten in der Hand und die Stellung von Körperteilen in Bezug zueinander.
> Das **vestibulär-propriozeptive System** liefert Information über die Körperstellung in Bezug auf die Schwerkraft, die Ausrichtung und Bewegung des Kopfes im Raum und die Stellung von Körperteilen zueinander (Ayres 1972).
> Erst alle diese Aspekte der sensorischen Information gemeinsam ergeben die kognitive räumliche **Landkarte** der Umwelt und das Wissen um den eigenen Standort in dieser Umgebung. (Eine eingehendere Beschreibung der räumlichen Wahrnehmung findet sich in Kap. 15.)

10.2.3 Zeitwahrnehmung

In der ergotherapeutischen Literatur finden sich ausführliche Abhandlungen zum Thema der visuell-räumlichen Wahrnehmung (Ayres 1972; Henderson 1992, 1992/1993). Die Bedeutung der Zeitwahrnehmung wurde hingegen vernachlässigt. Die **zeitliche Dimension des** ▸ **Sequenzierens und** ▸ **Timings** wird oft nur in Bezug auf konkrete Bewegungsmuster berücksichtigt, nicht aber auf die Gesamtmuster bei ▸ **orchestrierten** Beschäftigungen.

Menschen nehmen die Zeit anhand von Veränderungen wahr.

> ❗ **Beachte**
> Die Wahrnehmung von Zeit ist dadurch charakterisiert, dass aufeinander folgende Reize so integriert werden, dass sie zeitlich und sequenziell wahrgenommen werden können (Fraisse 1963). Die relative Gleichzeitigkeit entspricht der wahrgenommenen Gegenwart.

Handlungen in dieser sich ständig ändernden Welt hängen sowohl von der augenblicklichen Situation ab als auch davon, was die Person in der Vergangenheit erlebt hat und was sie sich von der Zukunft erwartet. Fraisse (1963) beschrieb, wie sich die Perspektive der wahrgenommenen Gegenwart mit der Vergangenheit und der Zukunft verbindet und zu einem **zeitlichen Horizont** wird. Handlungen finden innerhalb eines zeitlichen Horizonts statt.

> ❗ **Beachte**
> Zeitliche Horizonte sind aufeinander folgende zeitliche Perspektiven, die es möglich machen, eine Beziehung zwischen Ereignissen aus der Vergangenheit, Gegenwart und Zukunft herzustellen.

Mit dem Heranwachsen lernt das Kind immer größere Zeitrahmen zu berücksichtigen, sodass sich sein zeitlicher Horizont erweitert. Diese Erweiterung mit dem Alter betrifft sowohl den zeitlichen als auch den räumlichen Horizont.

Die zeitliche Vorstellung des Menschen hängt von der **Wahrnehmung von Abfolge und Dauer** ab (Fraisse 1963, 1984). Die Wahrnehmung von Abfolge und Dauer erfolgt durch die Sinne.

Fraser (1987) zufolge hat ein Mensch mehrere Zeitsysteme. Diese sind in ◻ Übersicht 10.3 zusammengestellt.

> **Übersicht 10.3.**
> Zeitsysteme
> - Die **biologische Zeit** repräsentiert die biologische oder artentypische Zeit, z. B. den zirkadianen Rhythmus.
> - Die **bewusste Zeit** ist charakterisiert durch eine klare Unterscheidung zwischen Vergangenheit, Gegenwart und Zukunft – wobei die Gegenwart bewusst ist – sowie durch die Fähigkeit, die Aufmerksamkeit auf verschiedene zeitliche Horizonte zu lenken.
> - Die **soziotemporale Zeit** repräsentiert die kollektive Bewertung der Zeit, Sozialisation von Zeit, und gemeinsam verbrachte Zeit innerhalb eines sozialen Systems.

> ❗ **Beachte**
> Um den Alltag bewältigen zu können, müssen alle Aspekte der Zeit integriert werden.

Wie bei der Erfahrung von Raum, erfordert die Erfahrung von Zeit die Verarbeitung sensorischer Reize, die – sobald sie integriert sind – zur Wahrnehmung von Zeit beitragen. Voraussetzung für die **Anpassung an zeitliche Rahmenbedingungen** ist es,
- Abfolge, Gleichzeitigkeit und Dauer in jedem sensorischen System wahrzunehmen,
- diese Wahrnehmungsmuster zu integrieren,
- die Informationen zu ordnen, um ein klares Gefühl für die Gegenwart in Relation zur Vergangenheit und zur Zukunft zu bekommen,
- zeitliche Aspekte innerhalb des soziokulturellen Milieus zu organisieren.

Eine Störung an irgendeiner Stelle in diesem komplexen Prozess kann sich auf die zeitliche Anpassung negativ auswirken. So haben z. B. dyspraktische Patienten, die desorganisiertes Verhalten zeigen, Schwierigkeiten, sich die Zeit für die täglichen Aufgaben einzuteilen, und sind oft unpünktlich und vergesslich. Eine schlechte Organisation von zeitlichen Anhaltspunkten kann die Verhaltensorganisation in mehreren zeitlichen Horizonten beeinträchtigen.

Wie bereits erwähnt, hängt die Zeitwahrnehmung von der Wahrnehmung von Änderung ab, und Veränderungen werden durch das Spüren von Abfolge und Dauer wahrgenommen (Fraisse 1963). Folglich spielen jene Sinnessysteme, die empfindlicher gegenüber Veränderungen sind, eine wichtige Rolle in der Wahrnehmung von Zeit.

> **Beachte**
> Fraisse bezeichnete das Gehör als das „Hauptorgan, durch das wir Veränderung wahrnehmen: es wird als ‚Zeitsinn' betrachtet so wie das Sehen als ‚Raumsinn'" (1963, S. 83).

Das Hören spielt durch die Aufeinanderfolge der Stimuli eine entscheidende Rolle in der Wahrnehmung der Zeit; allerdings ist für die Zeitwahrnehmung ebenso wie für die Raumwahrnehmung das **Zusammenwirken der Sinnessysteme** erforderlich.

> **Beachte**
> Der Gleichgewichtssinn spielt für den Erwerb des Zeitgefühls eine wichtige Rolle, die jedoch noch nicht vollständig geklärt ist (Fraisse 1963).

Der **Zusammenhang zwischen der Zeitwahrnehmung und dem vestibulären System** könnte in der Arbeitsweise der Bogengänge liegen. Diese Kanäle sind empfindlich für Veränderung, da sie durch Geschwindigkeitsänderungen der Kopfbewegung stimuliert werden. Ist die Geschwindigkeit konstant, kehren sie zum Ausgangsniveau zurück (Kandel & Schwartz 1981).

Ein anderes sensorisches System, das bei der Wahrnehmung von zeitlichen (und räumlichen) Verläufen eine Rolle spielen könnte, ist das **propriozeptive System**. In erster Linie deshalb, weil es sequenzielle Veränderungen der Muskelspannung während aktiver Bewegung signalisiert. Interessanterweise wurden Zusammenhänge zwischen Schwächen der vestibulär-propriozeptiven Verarbeitung und des ▶ **Sequenzierens** gefunden (Fisher 1991, 2002).

Auch die meisten anderen sensorischen Rezeptoren im Körper reagieren auf Konstanz und Veränderung.

> **Übersicht 10.4.**
> Zeitliche Erfahrungen
> - Gleichzeitigkeit oder Ungleichzeitigkeit
> - Zeitliche Anordnung oder Aufeinanderfolge
> - Subjektive Gegenwart
> - Dauer

Poppel (1988) erklärte die Wahrnehmung von Zeit mit Hilfe eines hierarchischen Systems, worin „elementare zeitliche Erfahrungen auf verschiedenen Ebenen integriert werden" (S. 134). Er beschreibt zumindest vier elementare zeitliche Erfahrungen (◘ Übersicht 10.4).

Laut Poppel (1988) ist die grundlegendste der elementaren zeitlichen Erfahrungen die Fähigkeit, zwischen **Gleichzeitigkeit oder Ungleichzeitigkeit** von Reizen zu unterscheiden. Diese Fähigkeit ist abhängig von der Rezeptorschwelle für Ungleichzeitigkeit (**Ordnungsschwelle**). Diese Schwelle ist im auditiven System am niedrigsten, gefolgt vom somatosensorischen System. Das visuelle System hat die höchste Ordnungsschwelle.

> **Beachte**
> Die Empfindung von Gleichzeitigkeit und Ungleichzeitigkeit wird auf Rezeptorenebene vermittelt.
> Die Wahrnehmung der **zeitlichen Anordnung oder Aufeinanderfolge** hält Poppel im Gegensatz dazu für einen **zentralen Prozess**.

Er begründet dies damit, dass die Perzeption der zeitlichen Abfolge durch das auditive, visuelle und somatosensorische System trotz der unterschiedlichen Schwellen für Gleichzeitigkeit oder Ungleichzeitigkeit in allen drei Systemen gleich ist.

Das nächsthöhere Niveau der Zeitwahrnehmung ist die **Wahrnehmung der subjektiven Gegenwart**. Diese kommt zustande, wenn aufeinander folgende Ereignisse als Einheit wahrgenommen werden.

> **Beachte**
> Die Gegenwart oder „wahrgenommene Gegenwart" erstreckt sich „nur über die Dauer der Organisation, die wir als eine Einheit wahrnehmen" (Fraisse 1963, S. 84).

Die Zeitspanne, in der die Ereignisse zu einer Einheit integriert und als Gegenwart wahrgenommen werden, beträgt **2 bis 3 Sekunden**. Poppel (1988) zufolge hängt diese Wahrnehmung damit zusammen, dass die sensorischen Systeme Informationen nur für 2 bis 3 Sekunden behalten können.

Die **Wahrnehmung von Dauer**, das höchste Niveau der hierarchischen Taxonomie der Zeitwahrnehmung, ist laut Poppel (1988) nicht durch einen physiologischen Prozess erklärbar.

In der traditionellen Sichtweise hängt die Empfindung der Dauer davon ab, wie viel Information eine Person in einem bestimmten Intervall verarbeitet. Ist der Informationsgehalt gering, scheint die Dauer kurz und umgekehrt. Dieses Muster widerspricht jedoch dem subjektiven Zeitempfinden: In Situationen mit niedrigem Informationsgehalt schleppt sich die Zeit dahin, wogegen in abwechslungsreichen Situationen die Zeit nur so verfliegt. Poppel (1988) nannte diesen Widerspruch das **Zeitparadoxon**.

> **❗ Beachte**
> Wenn die Wahrnehmung von Gleichzeitigkeit, Aufeinanderfolge und subjektiver Gegenwart durch die Sinne erfolgt, dann ist es naheliegend, dass Kinder mit sensorischen Verarbeitungsstörungen in der Zeitwahrnehmung beeinträchtigt sind.

Folglich zeigen sie oft eine **mangelhafte Verhaltensorganisation**, die aber **weniger auf höhere Hirnleistungen** wie Ideation und Kognition **als auf eine beeinträchtigte sensorische Verarbeitung** zurückzuführen ist, die in der Wahrnehmung von Raum und Zeit eine Rolle spielt.

10.3 Die Integration von Raum und Zeit als Voraussetzung für Verhaltensorganisation

10.3.1 Räumlich-zeitliche Einheiten

Wie bereits erwähnt, tragen die Sinne auf unterschiedliche Art zur Wahrnehmung von Raum und Zeit bei. Die Organisation der räumlichen und zeitlichen Qualitäten ankommender sensorischer Information ermöglicht Menschen, die Gegenwart wahrzunehmen. Die Gegenwart liefert wiederum einen Bezugspunkt für die Zukunft und einen Rahmen für die Entwicklung von Vorstellungen und Plänen von zukünftigen Handlungen. Deshalb ist die Organisation von Raum und Zeit für die Entwicklung der Praxie und für die Organisation von Beschäftigungen zu einer kohärenten Alltagsroutine von Bedeutung. **Räumliche und zeitliche Informationen müssen kombiniert werden,** damit die Ideation und Bewegungsplanung eine Person befähigen, sich sinnvoll zu beschäftigen.

> **❗ Beachte**
> Die Dimension des momentanen und des erlebten Zeit-Raumes wird in zeitlich-räumliche Einheiten integriert, die zur Organisation des Verhaltens beitragen.

Ein Begriff, der die erlebten Qualitäten von Raum und Zeit beschreibt, ist **Lebenswelt**. Es ist ein Ausdruck aus der phänomenologischen Literatur, der den „kulturell definierten räumlich-zeitlichen Rahmen oder Horizont des Alltagslebens" beschreibt (Buttimer 1976, S. 277). Dieser Begriff berücksichtigt das soziokulturelle Milieu. Buttimer nahm an, dass Menschen Alltagsaktivitäten auf eine ▶ **holistische** Art ohne Vorüberlegung oder als selbstverständliche Erfahrung wahrnehmen. Er beschrieb die Erfahrung der Lebenswelt als eine „▶ **Orchestrierung** von verschiedenen Raum-Zeit-Rhythmen" (S. 289). Der Mensch muss **verschiedene Rhythmen** aufeinander abstimmen, um rhythmische Abfolgen von Aktivitäten entwickeln zu können (Shapcott & Steadman 1978):
- physiologische Rhythmen,
- kulturelle Rhythmen,
- Arbeitsstilrhythmen und
- physikalische, funktionelle Rhythmen.

10.3.2 Räumlich-zeitliche Horizonte

Raum und Zeit werden auf verschiedenen Ebenen bzw. innerhalb unterschiedlich weiter **Horizonte** für die Bestimmung des persönlichen Standortes integriert. Der

10.3 · Die Integration von Raum und Zeit als Voraussetzung für Verhaltensorganisation

räumlich-zeitliche Horizont einer Person erweitert sich kontinuierlich: vom nahen Horizont des Hier und Jetzt zum ausgedehnten Horizont, der den erfahrenen Raum der Vergangenheit und der vorgestellten Zukunft einschließt.

❗ Beachte
Im Laufe eines Lebens erweitert sich dieser Horizont der räumlichen und zeitlichen Organisation (Fraisse 1984), sodass Handlungen nach und nach in immer größeren Raum- und Zeitperspektiven orchestriert werden können.

Der Säugling agiert im räumlich-zeitlichen Horizont der momentanen Gegenwart und seines unmittelbaren Standortes. Er beginnt, sein Verhalten mit Hilfe von ersten räumlichen und zeitlichen Erfahrungswerten zu organisieren. Mit der Entwicklung und Reifung erweitert sich sein Horizont auf längere Zeiträume und weitere Lebensräume, die weitgehend auf Erfahrung beruhen und stark kulturell beeinflusst sind. Ein kompetenter Erwachsener ist in der Lage, Handlungen in mehreren räumlich-zeitlichen Horizonten zu organisieren, um voll an den komplexen menschlichen Interaktionen partizipieren zu können.

❗ Beachte
Behinderungen oder chronische Gesundheitsprobleme können die Horizonte einengen oder verzerren, da es den Betroffenen nicht mehr möglich ist, frei über ihre Lebenswelt zu verfügen.

Probleme, die mit der unmittelbaren Raum- und Zeitwahrnehmung zusammenhängen, sind typisch für Personen mit Schwierigkeiten in der Praxie. In der Literatur zur motorischen Kontrolle sind diese Probleme in Bezug auf die **Bewegungskoordination** ausführlich beschrieben. Bei Praxieproblemen sind die Schwierigkeiten jedoch nicht immer auf die Bewegungskoordination beschränkt. Meist kommen **Probleme mit der Zeiteinteilung und im Sozialverhalten** dazu. Störungen wirken sich häufig auf die entfernteren räumlich-zeitlichen Horizonte, auch auf die Erfahrungsdimension im soziokulturellen Milieu, aus.

> **Übersicht 10.5.**
> Räumlich-zeitliche Horizonte
>
> ▪ Körperraum in der Gegenwart
> ▪ Greifraum in der unmittelbaren Zeit
> ▪ Verfügbarer Raum in der unmittelbaren Zeit
> ▪ Kognitiver Raum in der ausgedehnten Zeit
> ▪ Vorstellungsraum in der entfernten Zeit

❗ Beachte
Eine gelungene Verhaltensorganisation erfordert die gleichzeitige Organisation mehrerer räumlich-zeitlicher Horizonte sowie die Fähigkeit, sich fließend zwischen den Horizonten zu bewegen.

Derzeit gehen die Autorinnen von **fünf räumlich-zeitlichen Horizonten** bzw. Ebenen für Beschäftigungen aus. Es handelt sich dabei um ein vorläufiges Konzept, das durch zukünftige Studien wahrscheinlich noch modifiziert wird. Da es eine unendliche Anzahl von Horizonten gibt, ist die in ◘ Übersicht 10.5 vorgeschlagene Auswahl etwas willkürlich.

Körperraum in der Gegenwart

Der engste Horizont, der zunächst organisiert werden muss, ist der vom eigenen Körper eingenommene Raum in der wahrgenommenen Gegenwart (◘ Abb. 10.1).

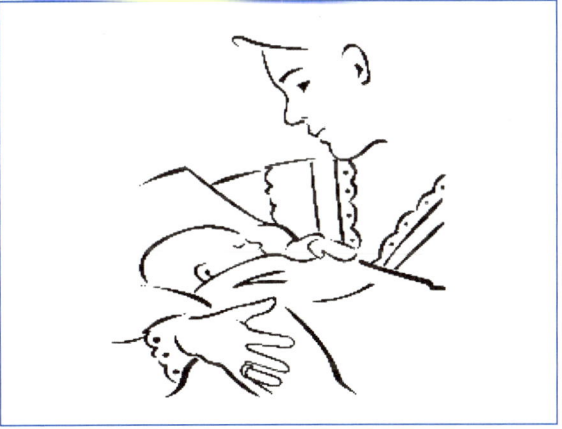

◘ **Abb 10.1.** Säuglinge müssen die räumlichen Gegebenheiten ihres Körpers im gegenwärtigen Augenblick organisieren

Die Organisation dieser Information ermöglicht dem Menschen, im Hier und Jetzt ein Gefühl für das **physische Selbst** zu entwickeln. Die Entwicklung dieses räumlich-zeitlichen Horizonts beginnt bei der Geburt und setzt sich während des ganzen Lebens fort.

> **! Beachte**
> Biologische Rhythmen wie Herzschlag, Atmung und Schlaf-Wach-Rhythmus in der frühen Kindheit (Pierce 1997) tragen zur Organisation des Körperraumes in der Gegenwart bei.

Mit der Organisation von Raum und Zeit auf dieser Ebene beginnt das Kind, ein Gefühl für das physische Selbst zu entwickeln, das mit der Fortbewegung und Auseinandersetzung mit Gegenständen und Menschen ins Spiel kommt. Dieses Selbst-Gefühl ist die Grundlage für die **Intimsphäre** (Hall 1966), die die Grenzen für den persönlichen Nahraum definiert. Vertrauensvolle soziale Interaktionen mit direktem Körperkontakt wirken sich auf diese Grenzen aus.

> **! Beachte**
> Aufgrund der Nähe zur Reizquelle stammen die sensorischen Informationen hauptsächlich von den taktilen, propriozeptiven und Geruchsrezeptoren.

Das visuelle und auditive System spielen eine untergeordnete Rolle (Hall 1966).

Berührung, die am persönlichsten erfahrene Sinnesempfindung, liefert Informationen über örtliche und räumliche Eigenschaften von Objekten und Personen sowie über Veränderungen der Temperatur und Beschaffenheit (Konsistenz) der unmittelbaren Umwelt (Hall 1966).

Das **Körperschema** ist ein Produkt der Organisation auf dieser Ebene, das aus zwei Erfahrungen entsteht:
- der räumlichen Gestalterfahrung, die auf sensorischen Informationen basiert,
- einer überlagernden, sich ständig verändernden Dynamik möglicher Handlungen (Wapner et al. 1965).

> **▸ Beispiel**
> Für ein Neugeborenes sind Beschäftigungen innerhalb dieses räumlich-zeitlichen Horizonts das Trinken an der Brust und das Kuscheln mit seiner Bezugsperson. Für Erwachsene sind Beschäftigungen im Körperraum der Gegenwart z. B. Hatha Yoga, Massagen und Liebkosungen.

Greifraum in der unmittelbaren Zeit

Diese Ebene umfasst den Greifraum (Kolb & Whishaw 1990) bzw. in der Terminologie Halls (1966) den **persönlichen Raum** in einem begrenzten Zeitraum von Minuten bis Stunden (Abb. 10.2).

> **! Beachte**
> Interaktionen innerhalb des Greifraumes in der unmittelbaren Zeit beziehen zusätzlich zu den sensorischen Informationen des Körperraumes visuelle und auditive Informationen mit ein.

Das Explorieren von Objekten durch Manipulation, in den Mund nehmen und Auseinandersetzung mit einfachen Spielsachen fördert die Entwicklung der räumlichen Wahrnehmung in der unmittelbaren Reichweite (Pierce 1997). Auf einer reiferen Stufe dieser Ebene wird der Objektgebrauch kombiniert, wie beim Zusammensetzen und Auseinandernehmen von Puzzles (Pierce).

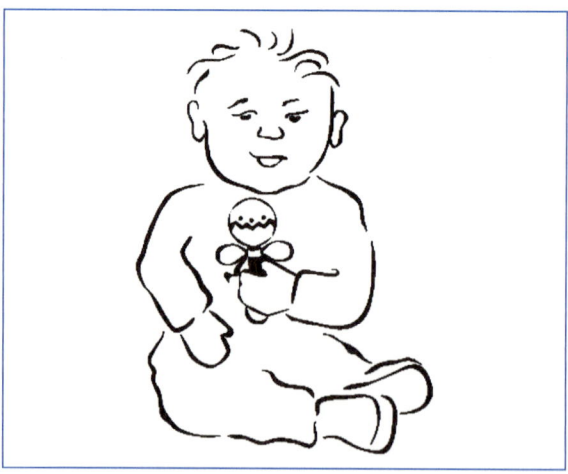

Abb 10.2. Babys müssen den Greifraum der unmittelbaren Vergangenheit und Zukunft organisieren

Die Organisation von Raum und Zeit innerhalb dieses Horizonts ermöglicht koordinierte Arm- und Beinbewegungen, ohne den ganzen Körper einzusetzen. Die elementarste Stufe von Koordination ist „ein gemeinsames Befehlen (co-ordering) von Muskelaktivität" (Sugden & Keogh 1990, S. 2). Zur Steuerung der Extremitäten wird ▶ **Feedforward** genutzt, das ▶ **Antizipieren** des zukünftigen räumlichen und zeitlichen Standorts (Fisher 1991, 2002).

> **Beispiel**
> Beschäftigungen auf dieser Ebene wie Nähen, Schreiben oder Klavierspielen erfordern die Aufrechterhaltung einer stabilen Basis.

> **Tipp**
> Die Tätigkeiten, die Koordination von Arm- und Beinbewegungen ohne Einsatz des ganzen Körpers erfordern, können auch Kinder mit Praxiestörungen erlernen; ihre Schwierigkeiten treten erst bei Aktivitäten auf höheren Ebenen zutage, die eine Bewegung des ganzen Körpers in Raum und Zeit beinhalten.

Hall (1966) bezeichnete den Erfahrungsraum, der auf dieser Ebene organisiert wird, als **persönlichen Raum** bzw. **persönliche Distanz**. Diese Distanzempfindung ist kulturabhängig: Amerikaner und Österreicher halten z. B. mehr Abstand zu einem Gesprächspartner als Menschen aus anderen Kulturkreisen. Kindern mit Lernschwierigkeiten und Entwicklungsproblemen fehlt oft das Gefühl für den kulturell angemessenen Abstand in der Interaktion mit anderen Personen: Sie werden als **distanzlos** bezeichnet, da sie auch Fremden bei der Kontaktaufnahme sehr nahe kommen.

Bewegung im verfügbaren Raum in der unmittelbaren Zeit

Auf dieser Ebene des unmittelbaren Zeit-Raumes werden Bewegungen ausgeführt, die die Organisation des Raumes erfordert, der vom ganzen Körper eingenommen wird. Zugleich müssen unmittelbar vergangene und bevorstehende Ereignisse berücksichtigt werden (Kolb & Whishaw 1990) (◘ Abb. 10.3).

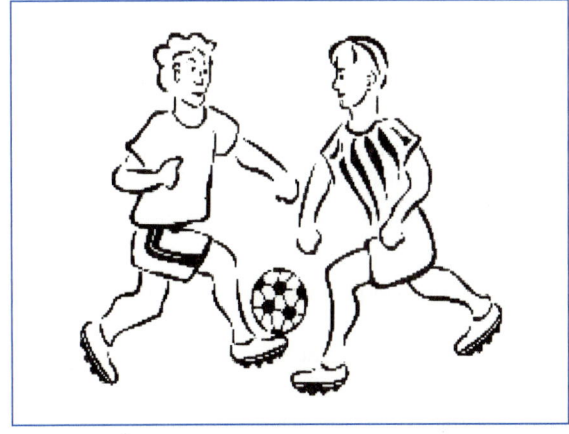

◘ **Abb 10.3.** Kinder können den sichtbaren Raum in der unmittelbaren Vergangenheit und Zukunft organisieren

> **Beachte**
> Auf der Ebene der „Bewegung im verfügbaren Raum in der unmittelbaren Zeit" wird der visuell wahrgenommene Raum – unabhängig von der Größe – organisiert.

Interaktionen auf dieser Ebene erfordern nicht, dass bezüglich dieses Raumes Schlüsse gezogen oder Vorstellungen entwickelt werden, die über die unmittelbare Wahrnehmung hinausgehen.

> **Beispiel**
> Beschäftigungen, die auf dieser Ebene stattfinden, sind u. a. Fußballspielen, Tanzen und Kochen.

Die räumlich-zeitliche Organisation dieser Ebene erfordert komplexe **Bewegungsplanung**. Zusätzlich zum Feedback von früheren Bewegungserfahrungen ist das ▶ **Feedforward** entscheidend, um Aktionen für die nahe Zukunft zu planen.

> **Beispiel**
> Ein Fußballspieler muss zuerst den genauen Standort aller Spieler und des Balles wahrnehmen. Dann muss er antizipieren, wie sich die Positionen in den nächsten Sekunden ändern werden, um zu wissen, wohin und wie er seinen Körper bewegen muss, wenn der Ball fliegt.

So wird das Repertoire der bisherigen Erfahrungen genutzt, um zukünftige Aktionen im unmittelbaren räumlichen und zeitlichen Rahmen zu planen.

Bewegung im kognitiven Raum in ausgedehnten Zeiträumen

Auf dieser Ebene geht es um die Orchestrierung von Beschäftigungen zur **Alltagsroutine** (◘ Abb. 10.4).

Der Raum, der dabei organisiert werden muss, umfasst die Nachbarschaft oder die Stadt und geht über den tatsächlich wahrgenommenen Raum hinaus zu kognitiven Raumvorstellungen. Kolb und Whishaw (1990) nannten ihn den **kognitiven Raum**. Die Zeitspanne erstreckt sich auf Stunden, Tage oder sogar Wochen.

> **Beachte**
> Henderson (1992) definierte den kognitiven Raum als „eine innere Repräsentanz des realen Raumes, unser räumliches Gedächtnis, räumliche Konzepte und räumliches Denken" (S. 3).

Sie beschrieb den kognitiven Raum als **geistige Abbildung von Gegenständen und Orten**, die man geistig manipulieren kann, als **kognitive Landkarten** von der Umwelt, die der Realität entsprechen können oder überlagert sind von kürzlich sequenziell wahrgenommene Reizen, und ein als „**räumliches Gedächtnis**", mit dessen Hilfe wir unsere Tätigkeiten auswählen" (S. 3). Die Fähigkeit, sich im kognitiven Raum zu bewegen, eröffnet gewaltige Potenziale für die Auseinandersetzung mit der Umwelt.

> **Beachte**
> Auf der Ebene der „Bewegungen im Raum in ausgedehnten Zeiträumen" werden zahlreiche Beschäftigungen in den Tagesablauf eingegliedert.

Durch das Denken in einem ausgedehnten räumlich-zeitlichen Horizont können bedeutungsvolle **Gruppen von Handlungen** zu Beschäftigungen zusammengefasst werden, z. B.:
— Aufenthalt im Park,
— Schulzeit,
— Hausarbeit,
— Arbeit,
— Besorgungen.

Die Handlungsketten innerhalb jeder Gruppe sind auf niedrigeren (unmittelbareren) räumlich-zeitlichen Ebenen organisiert.

> **Beispiel**
> Die Abfolge der Beschäftigungen Büroarbeit, Besprechung, Mittagessen mit Kollegen wird mental in eine räumlich-zeitliche Gruppe namens „Arbeit" eingeordnet.

Der **zeitliche Rhythmus** spielt auf dieser Ebene eine wichtige Rolle. Wir müssen nicht nur Beschäftigungen in räumlich-zeitlichen Blöcke gruppieren, sondern diese auch mit Tätigkeiten anderer Menschen abstimmen. In westlichen Kulturen ist ein Leben ohne Uhr praktisch nicht möglich, weil die eigenen Aktivitäten mit anderen Menschen abgestimmt werden müssen.

> **Beispiel**
> Klienten mit mangelhafter Verhaltensorganisation verspäten sich oft und scheinen zeitlich unorganisiert zu sein.

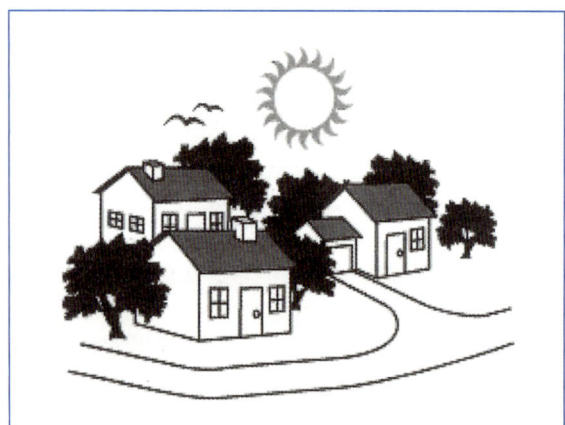

◘ Abb 10.4. Personen organisieren bekannte Räume und größere Zeiträume

10.4 Ein Modell der Praxie und Verhaltensorganisation

Aus der Analyse der Literatur zur Praxie und Verhaltensorganisation ergeben sich neue Erkenntnisse zur Behandlung von entwicklungsgestörten Kindern. In diesem Abschnitt wird ein Modell vorgestellt, das eine Synthese dieser Literatur aus Sicht der Autorinnen darstellt.

> **! Beachte**
> Das Modell geht davon aus, dass für Praxie und Verhaltensorganisation die Integration sensorischer Informationen sowie die Konzeptualisierung von möglichen Handlungen in Raum und Zeit erforderlich sind.

Die Integration sensorischer Reize ist für die Organisation von räumlich-zeitlichen Mustern notwendig.

▶ **Konzeptualisierung** bezieht sich auf die ideatorische Fähigkeit, vorgestellte Handlungen vom gegenwärtigen in zukünftige Zeithorizonte zu projizieren. Diese Grundelemente der Praxie sind für die komplexe Verhaltensorganisation erforderlich.

In diesem Modell wird Verhaltensorganisation als komplexer ▶ **Outcome der Praxie** verstanden. Dies beinhaltet auch das Integrieren und ▶ **Sequenzieren** des momentanen Zeit-Raumes und der erfahrenen Zeit und des erfahrenen Zeit-Raumes in die fünf räumlich-zeitlichen Horizonte.

> ❯ **Beispiel**
> **Fallstudie: Pete**
> Pete ist ein attraktiver, intelligenter junger Mann von 20 Jahren mit einem hervorragenden schriftstellerischen Talent. Er wird von seiner Familie und seinen Freunden als charmant, aber desorganisiert beschrieben. In der **Entwicklungsanamnese** zeigte sich, dass die Desorganisation früh begann. Schwangerschaft und Geburt verliefen unauffällig. Obwohl Pete die motorischen Meilensteine im ersten Lebensjahr altersentsprechend erreichte, bemerkte die Familie, dass die Qualität seiner Bewegungen leicht auffällig war. Seine Mutter, eine Ergotherapeutin, bemerkte, dass der Tonus der Streckmuskulatur niedrig war, seine Schulterblätter abgehoben und mit vorgezogenen

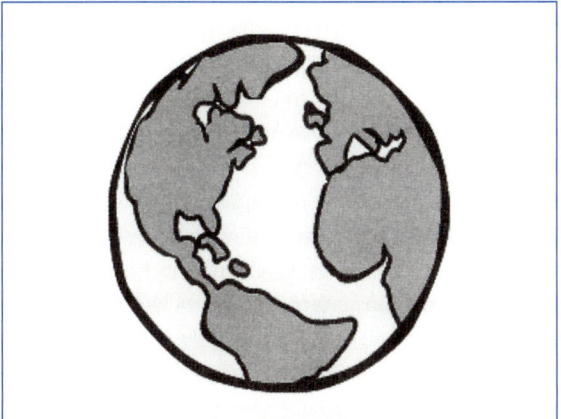

◘ Abb 10.5. Personen organisieren, ihren Fertigkeiten entsprechend, imaginäre bzw. kognitive Räume in der weiten Zukunft

Vorstellung von Handlungen in der Zukunft

Die Entwicklung von Vorstellungen über die eigenen Tätigkeiten in ferner Zukunft erfordert, dass langfristige Ziele und Werte, Ambitionen und Interessen berücksichtigt werden (◘ Abb. 10.5).

> ❯ **Beispiel**
> Beispiele für Handlungen auf dieser Ebene wären z. B. die Urlaubsplanung für den nächsten Monat oder die Planung des Schulbeginns im kommenden Herbst.

Gemachte Erfahrungen und die gegenwärtige Situation beeinflussen die Wahrnehmung der Zukunft (Fraisse 1984). Wenn es um Vorstellungen in weiterer Zukunft geht, müssen auch grössere Räume, also Vorstellungen von Städten, Ländern oder Kontinenten, einbezogen werden.

Menschen organisieren diese Zeit unterschiedlich. Manche planen nicht weiter als ein paar Wochen voraus, andere entwickeln überlegt Ziele und planen ihren Weg für die nächsten Jahre. Die meisten Menschen haben konkrete Pläne und Vorstellungen, wohin die Zukunft sie führen wird und wo sie sie verbringen wollen. Wissenschaftliche Arbeiten über dieses Thema im Zusammenhang mit behinderten Menschen sind rar.

Schultern gehalten wurden und die Gelenksstabilität mangelhaft war. Diese Beobachtungen liessen auf eine **unzureichende Organisation des Körperraumes in der Gegenwart** schließen.

Bei neuen Aufgaben, wie selbstständig einen Keks zu essen, neigte Pete dazu, auf bekannte Verhaltensweisen zurückzugreifen. So versuchte er beispielsweise, den Keks mit seinem Mund statt mit seinen Händen zu ergreifen. Pete zeigte auch eine mangelhafte Mundmotorik: Mundschluss um den Löffel erfolgte nicht automatisch, und der Muskeltonus im orofazialen Bereich war so niedrig, dass sein Mund häufig offen stand. Obwohl seine Eltern beunruhigt waren, konnten sie keine Berufsgruppe finden, die bereits im Säuglingsalter auf Petes Bedürfnisse eingegangen wäre.

Während der ersten Lebensjahre zeigte Pete eindeutige **Schwierigkeiten im Organisieren des Greifraumes.** Am liebsten hatte er es, wenn ihm vorgelesen wurde. Auch mit Puzzles und Autos beschäftigte er sich gern. Im vierten Lebensjahr wurde seine Verzögerung auffälliger: Trotz gutem Sprachverständnis waren seine verbalen Fähigkeiten nicht altersentsprechend entwickelt. Der Kinderarzt überwies ihn daraufhin zur Logopädie und Ergotherapie. Die Ergotherapeutin stellte eine Störung der vestibulären Verarbeitung mit Auswirkungen auf die Haltungskontrolle und Bewegungsplanung fest. Im sechsten Lebensjahr, also nach zwei Jahren Therapie, kam Pete in die Grundschule. Trotz offenbar guter Intelligenz hatte er Schwierigkeiten beim Schreiben, Ordnunghalten und Turnen. Seine Bewegungsplanung war schwach, vor allem bei Aktivitäten, die vorausplanende Aktionen erforderten wie Ballspielen. Seine organisatorischen **Defizite traten in seinen Bewegungen im unmittelbaren Zeit-Raum** offensichtlich zutage.

Im Laufe der **Schuljahre** verlor die Bewegungsplanungsschwäche an Bedeutung in Petes Leben. Er schloss leicht Freundschaften, und auf Anregung seiner Eltern ging er einmal wöchentlich in den Sportverein. Die Schwäche im Organisieren des kognitiven Raumes und der Zukunft zeigte sich in Vergesslichkeit und Unordentlichkeit. Bei Projektarbeiten, die Konstruktionsfertigkeiten erforderten, nahm Pete zwar die Themenwahl und Planung vor, teilte dann aber die ganze Familie für den tatsächlichen Bau ein. Die Unterstufenjahre waren gekennzeichnet von vergessenen Schultaschen (in der Schule oder im Park), täglich mehreren Weckanläufen am Morgen, und gelegentlich vergaß er sogar, morgens Socken oder Unterwäsche anzuziehen. Da Pete ein ausgezeichneter Schüler war, wurde er in einer renommierten Highschool aufgenommen. Während der Oberstufenjahre betrieb Pete keinen Gruppensport mehr, sondern hielt sich mit Leichtathletik fit. Er entwickelte sein Schreibtalent weiter und wurde mehrfach ausgezeichnet.

Auf der anderen Seite blieben seine Schwierigkeiten mit der Zeiteinteilung weiterhin bestehen. Er verbrachte deshalb oft ganze Nächte damit, im letzten Augenblick Arbeiten fertig zu stellen. Petes Desorganisation entwickelte sich zu seiner größten Schwäche:

- Selbst als Freunde den Termin der Fahrprüfung für ihn vereinbart hatten, konnte er sich die Zeit nicht einteilen, um den Führerschein zu machen.
- Auch das Organisieren des Raumes bereitete ihm weiterhin Schwierigkeiten: Seine Freunde kamen und räumten sein Zimmer auf, damit er mit ihnen ausgehen durfte.
- Zur Bewerbung am College brauchte er die Unterstützung seiner Eltern, die sein Bewerbungsschreiben ins Reine schrieben und den Anmeldeschluss für ihn im Auge behielten.

Am **College** zeigt Pete weiterhin Zeichen von Desorganisation. Mit der Erweiterung seines Handlungsspielraumes nehmen auch die Auswirkungen seiner mangelhaften räumlich-zeitlichen Organisation auf seine Umgebung zu. Er setzt jedoch weiterhin soziale Strategien zur Bewältigung von Aufgaben ein, die die **Organisation entfernter Zeiträume und des kognitiven Raumes** erfordern. So organisiert er sich etwa am Tag vor Vorlesungsbeginn eine Gruppe von Freunden, die ihm den Campus zeigen, er orientiert sich an den Mitschülern, um sich jedes Semester termingerecht zu Kursen anzumelden, verlässt sich auf seinen Zimmernachbarn, der ihn jeden Morgen aufweckt, und nimmt die Hilfe seiner Freunde in Anspruch, wenn er vor den Ferien seine Habseligkeiten vom Studentenheim in einen Lagerraum bringen muss. Pete studiert Englisch und Kunst im Hauptfach. Beide Gebiete erfor-

dern die Organisation kognitiver Vorstellungswelten, die nicht besonders viel mit dem Management von Raum und Zeit zu tun haben. Petes Schwierigkeiten treten am ehesten bei alltäglichen Aufgaben zu Tage:
- eine Wohnung zu finden,
- Rechnungen pünktlich zu bezahlen,
- Termine einzuhalten.

Wird er eines Tages im Beruf erfolgreich, dann wird er sich wohl einen persönlichen Assistenten leisten, der seinen Alltag für ihn managen wird.

10.5 Anwendung in der Ergotherapie

Das Modell soll als Werkzeug dienen **zum Erkennen von Praxieproblemen auf den verschiedenen Ebenen**, die von den fünf räumlich-zeitlichen Horizonten repräsentiert werden. Es kann auch zur **Interventionsplanung** herangezogen werden, um gezielt die Entwicklung der Praxie auf der jeweiligen Ebene zu fördern.

Störungen in der Organisation von Zeit und Raum können am besten erkannt werden, wenn man das **Verhalten des Kindes innerhalb einzelner räumlich-zeitlicher Horizonte** betrachtet. Das Modell geht davon aus, dass sich Probleme, die ursprünglich in den unmittelbaren Horizonten auftreten, später auch im Organisieren entfernter Zeit-Räume manifestieren. Einige der zentralen Aussagen der SI-Theorie gehen implizit bereits von dieser Annahme aus. Etwa die Aussage, dass ein mangelhaft entwickeltes Körperschema (eine Funktion des unmittelbarsten räumlich-zeitlichen Horizonts) zu Schwierigkeiten in der Bewegungsplanung führt (die die Ebene des Greifraumes in der nahen Zukunft und die Ebene der Bewegung in angrenzendem Raum und Zeit umfasst). Das Modell geht über diesen Zusammenhang noch hinaus, indem es vorhersieht, dass die Praxieprobleme, die in der frühen Kindheit im Körperschema und der Bewegungsplanung zutage treten, in der weiteren Entwicklung die Auseinandersetzung des Kindes mit entfernteren und abstrakteren räumlich-zeitlichen Dimensionen beeinträchtigen werden.

Tipp
Eine Grundregel für die Therapieplanung besagt, dass der Therapieschwerpunkt auf den unmittelbarsten Horizont der Beeinträchtigung zu legen ist, da die Praxieprobleme von dieser Dimension ausgehen.

Für die meisten Kinder mit Praxiestörungen würde sich daraus das Körperschema als Behandlungsziel ergeben. Dieser Ansatzpunkt ist in der Anfangsphase nützlich.

Beachte
Die Behandlung ist effektiver, wenn in der Therapie zunehmend an breiteren und abstrakteren Zeit/Raum-Dimensionen gearbeitet wird.

Wie bei der Sensorischen Integrationstherapie generell muss sich die Therapeutin ein klinisches Urteil bilden, indem sie abwägt, wann, wie und wie stark Herausforderungen gesteigert werden können. Das Alter und der Entwicklungsstand des Kindes, die Art seiner Probleme, die Sorgen und Prioritäten der Familie und die Ziele des Kindes sind dabei zu berücksichtigen. Vor dem Hintergrund dieser Bedingungen werden in den folgenden Absätzen verschiedene therapeutische Aktivitäten vorgestellt, die sich für die Arbeit an der Entwicklung der einzelnen räumlich-zeitlichen Horizonte eignen.

In Tabelle 10.1 sind die räumlich-zeitlichen Horizonte mit damit verbundenen Störungen und passenden Therapiemaßnahmen im Überblick zusammengefasst.

10.5.1 Therapeutische Aktivitäten innerhalb des 1. Horizontes

Sensorische Verarbeitungsprobleme im räumlich-zeitlichen Horizont des **Körperraumes in der Gegenwart**, der untersten Ebene des Modells, betreffen das Körperschema und die Fähigkeit, mit dem eigenen Körper zu agieren. Im Allgemeinen hat die Therapie auf dieser Ebene das Ziel, dem Kind zu helfen, vertrauten Raum in der Gegenwart zu erfahren, indem es durch Exploration taktile und propriozeptive Stimuli erhält.

Tabelle 10.1. Übersicht über die räumlich-zeitlichen Horizonte

Räumlich-zeitlicher Horizont	Organisieren räumlicher Bedingungen	Organisieren zeitlicher Bedingungen	Mögliche Störungen	Intervention
1. Körperraum in der Gegenwart	Der eigene Körper und seine Grenzen	Gegenwart	Mangelhaftes Körperschema und Verwendung von Feedback	Kind soll seinen Körper spüren/erfahren durch taktile Reize Propriozeption
2. Greifraum in der unmittelbaren Zeit	In Reichweite verfügbarer Raum	Unmittelbare Vergangenheit und Zukunft	Mangelhafte feinmotorische Koordination, graphomotorische Fertigkeiten und motorisches Planen	Werkzeuggebrauch Schreiben Künstlerische und handwerkliche Tätigkeiten Spiele und Aktivitäten am Tisch
3. Verfügbarer Raum in der unmittelbaren Zeit	Visuell verfügbarer Raum	Unmittelbare Vergangenheit und Zukunft	Feedforward-Probleme beim Organisieren ganzkörperlicher Bewegungen	Größe des visuell verfügbaren Raumes kontrollieren
4. Kognitiver Raum in der ausgedehnten Zeit	Kognitiver Raum, betrifft vorwiegend vertraute oder bekannte Orte	Größere Zeiträume (z. B. ein Tag)	Probleme beim Sequenzieren von Aufgaben und beim kognitiven Organisieren von Ereignissen	Kind soll sich Vertrautes vorstellen „Landkarten" von vertrauten Räumen einsetzen Tagesroutine organisieren
5. Vorstellungsraum in der entfernten Zeit	Kognitiver Raum, kann entfernte oder vorgestellte Orte betreffen	Sehr entfernter oder ausgedehnter Zeitraum (z. B. ein Jahr)	Wie oben, zeigt sich aber in größeren Horizonten	Geschichten und Pläne für entfernte Zeiträume und Orte erfinden Landkarten von nicht vertrauten Zeit/Räumen einsetzen

> **Tipp**
>
> **Behandlungsmaßnahmen im Körperraum der Gegenwart** sind u. a.
> — die Exploration von tiefem Berührungsdruck, Vibration,
> — andere taktile Reize und Aktivitäten, die die propriozeptive Wahrnehmung verstärken wie Ziehen und Stoßen gegen Widerstand,
> — ungezwungene Spiele, in denen es auf das Imitieren von einfachen Gesichts- und Ganzkörperbewegungen ankommt (stellen höhere Anforderungen an die Organisation des Körperschemas),
> — Therapiekonzepte, bei denen die Aufmerksamkeit auf körperliche Empfindungen gelenkt wird (z. B. Feldenkrais), und Beschäftigungen wie Hatha Yoga für Jugendliche und Erwachsene.

10.5.2 Therapeutische Aktivitäten innerhalb des 2. Horizontes

Im zeitlich-räumlichen Horizont des **Greifraumes in der unmittelbaren Zeit** zeigen sich Schwächen in der Nutzung des sensorischen ▶ **Feedback** und ▶ **Feedforward** für Handlungen, die das Auslangen, Ergreifen und Weiterreichen mit der Hand aus einer relativ statischen Position erfordern.

ⓘ Tipp

Behandlungsmaßnahmen im Greifraum der unmittelbaren Zeit sind u. a.
- Ermutigung zum Manipulieren und In-den-Mund-Nehmen von Objekten sowie zum Greifen nach Spielzeug,
- einfache Ursache-Wirkung-Spiele [fördern laut Pierce (1997) das zeitliche Bewusstsein der unmittelbaren Zukunft],
- Aktivitäten mit dem Schwerpunkt auf feinmotorischer Koordination und Haltungskontrolle in der Bauchlage, im Sitz oder im Stand, z. B. Zeichnen, Malen und Schreiben, handwerkliche Tätigkeiten, Umgang mit Tastatur (Keyboard) und Computerarbeit, Tischspiele wie Kartenspiele, Taktik- und Brettspiele.

10.5.3 Therapeutische Aktivitäten innerhalb des 3. Horizontes

Schwierigkeiten im Horizont der **Bewegung durch den unmittelbaren Zeit-Raum** betreffen das Organisieren von Handlungsplänen für die Ausführung von Beschäftigungen in der visuell verfügbaren Umgebung.

Therapeutinnen, die nach dem SI-Konzept arbeiten, arbeiten auf dieser Ebene oft an der **Verhaltensorganisation**.

ⓘ Tipp

Behandlungsmaßnahmen im Raum der unmittelbaren Zeit sind u. a.
- Einsatz von Objekten, durch die die motorische Aktivität verlangsamt und das Bewusstsein von Bewegung im entfernteren Raum gesteigert wird (Pierces 1997), z. B. Transportieren von Gegenständen von einem Ort zu einem anderen, Schieben eines schweren Spielzeuges,
- Kind selbstständig zu einem festgesetzten Ziel im Raum hinbewegen lassen (fördert das Bewusstsein vom entfernteren Raum und der Zukunft),
- Variieren der räumlichen Parameter, sodass die Anforderungen an die räumliche Organisation mit der Zunahme der Fähigkeiten des Kindes gesteigert werden; z. B. durch
- Eingrenzung des sichtbaren Raumes auf ein Puppenhaus oder eine große Kiste bzw. die Erweiterung auf die Größe eines kleinen Raumes oder einer großen Turnhalle; Eingrenzung der Bewegung des Kindes im Raum durch Benützung eines aufgehängten Therapiegerätes bzw. Erweiterung des Bewegungsraumes, indem sich das Kind frei im Raum bewegen kann,
- Einbau graduell abgestufter projizierter Aktionssequenzen, wie von Fisher (1991, 2002) beschrieben, wenn die Schwierigkeiten im Antizipieren des räumlich-zeitlichen Verlaufes von Ganzkörperbewegungen liegen.

10.5.4 Therapeutische Aktivitäten innerhalb des 4. Horizontes

Um den räumlich-zeitlichen Horizont der **Bewegung im kognitiven Raum über große Zeitspannen** hinweg meistern zu können, sind eine gut entwickelte Ideation und Raumvorstellung erforderlich sowie die Fähigkeit, Aktionen in einer Sequenz zu organisieren und Beschäftigungen zu kohärenten Tagesroutinen zu orchestrieren.

ⓘ Tipp

Behandlungsmaßnahmen, um die Entwicklung von Ideation, Raumvorstellung, Organisation und Entwicklung von Tagesroutinen zu unterstützen, sind z. B.:
- Die Therapeutin fertigt einen Plan des Behandlungsraumes an, auf dem Stellen markiert sind, an denen sie Spielzeug versteckt hat. Das Kind versucht nun, anhand dieses Planes die Gegenstände zu finden (einfache Aufgabe).
- Die Therapeutin lässt das Kind bewusst seinen Tagesablauf planen und lässt sich seine Aktivitäten vom Vortag genau (d. h. wann und wo das Kind sie durchgeführt hat) beschreiben. Diese Anforderungen lassen oft eine schlechte Erfassung von Tagesroutinen erkennen (s. unten folgendes Beispiel).
- Das Kind soll sich Geschichten und Pläne für Tätigkeiten ausdenken, die in entfernter Zeit (in einer halben Stunde, morgen, nächste Woche oder

nächstes Jahr) und/oder an einem entfernten Ort (im Nebenzimmer, im Haus nebenan, im Einkaufszentrum oder in einer anderen Stadt) stattfinden. Eine Graduierung ist möglich, indem leichte Anforderungen an die zeitliche Konzeptualisierung mit schwierigen Anforderungen an die räumliche Konzeptualisierung kombiniert werden und umgekehrt (abstraktere Herausforderung).
- Zur Erweiterung der Kompetenzen des Kindes sind Diagramme oder „Landkarten" von zeitlichen Sequenzen sowie Pläne von unbekannten Orten geeignet.

> **Beispiel**

Mary, ein 13-jähriges Mädchen mit halbseitiger Lähmung und Praxiestörungen, besuchte eine Regelschule. Sie hatte Schwierigkeiten, ihre Hausarbeit zu erledigen. Wurde sie darum gebeten, die Reihenfolge der Aktivitäten zu beschreiben, die sie während des Tages durchführte, war Marys Antwort ziemlich knapp. Sie nannte einfache Tätigkeiten wie Socken anziehen und vergaß dabei große Aktivitäten wie das Mittagessen mit Freundinnen. Offenbar beschrieb Mary jene Aktivitäten, die ihr schwer fielen und ihr wahrscheinlich deshalb rasch in Erinnerung kamen. Sie schien Schwierigkeiten mit der Vorstellung zu haben, dass ihre Aktivitäten in eine Struktur von zusammenhängenden, bedeutungsvollen Routinen zusammengefasst sind.

10.6 Zusammenfassung

- Das Kontinuum von räumlich-zeitlichen Interaktionen liefert eine Erklärung, warum Personen mit schwacher Praxie **Schwierigkeiten mit dem Organisieren** ihrer Handlungen in verschiedenen räumlich-zeitlichen Dimensionen haben.
- Es können verschiedene **räumlich-zeitliche Horizonte** unterschieden werden: der Körperraum in der Gegenwart, der Greifraum in der unmittelbaren Zeit, der verfügbare Raum in der unmittelbaren Zeit, der kognitive Raum in der ausgedehnten Zeit und der Vorstellungsraum in der entfernten Zeit.
- Eine Therapie, die auf die **Organisation des Verhaltens** ausgerichtet ist, erfordert genaue Überlegungen, in welchem Horizont die Schwächen liegen, die das Kind dabei behindern, seine Therapieziele zu erreichen.
- Die Ergotherapie unterstützt das Kind bei der Entwicklung der Fähigkeit, Raum und Zeit in zunehmend abstrakteren und komplexeren **räumlich-zeitlichen Horizonten wahrzunehmen** und zu organisieren.

10.7 Literatur

Ayres, A.J. (1972). *Sensory integration and learning disabilities*. Los Angeles: Western Psychological Services.

Ayres, A.J. (1979). *Sensory integration and the child*. Los Angeles: Western Psychological Corporation.

Ayres, A.J. (1985). *Developmental dyspraxia and adult-onset apraxia*. Torrance, CA: Sensory Integration International.

Ayres, A.J. (1989). *Sensory Integration and Praxis Tests*. Los Angeles: Western Psychological Services.

Buttimer, A. (1976). Grasping the dynamism of lifeworld. *Annals of the Association of American Geographers, 66*(2), 277–292.

Cermak, S. (1985). Developmental dyspraxia. In E. Roy (Ed.), *Neuropsychological studies of apraxia and related disorders* (pp. 225–248). Amsterdam: Elsevier Science Publishers.

Clark, F., Wood, W., und Larson, E. (1998). Occupational science: Occupational therapy's legacy for the 21st century. In M. Neistadt und E. Crepeau (Eds.), *Willard and Spackman's occupational therapy* (9th ed., pp. 13–21). Philadelphia: J.B. Lippincott.

Fisher, A. (1991) Vestibular-proprioceptive processing and bilateral integration and sequencing deficits. In A. Fisher, E. Murray, und A. Bundy (Eds.), *Sensory integration: Theory and practice* (pp. 71–107). Philadelphia: F.A. Davis.

Fisher A. (2002) Defizite der vestibulär-propriozeptiven Verarbeitung, der bilateralen Integration und des Seqenzierens. In: A. Fisher, E. Murray, and A. Bundy (Hrsg) *Sensorische Integrationstherapie. Theorie und Praxis*. 2. Aufl. Springer Berlin Heidelberg New York

Fraisse, P. (1963). *The psychology of time*. New York: Harper and Row.

Fraisse, P. (1984). Perception and estimation of time. *Annual Reviews Psychology, 35*, 1–36.

Fraser, J.T. (1987). *Time– The familiar stranger*. Amherst, MA: The University of Massachusetts Press.

Hall, E. (1966) *The hidden dimension*. New York: Anchor, Doubleday.

Henderson, A. (1992). A functional typology of spatial abilities and disabilities– Part I. *Sensory Integration Quarterly, 20*(3), 1–6

10.7 · Literatur

Henderson, A. (1992/1993). A functional typology of spatial abilities and disabilities– Part II. *Sensory Integration Quarterly, 20*(4), 1–5

Kandel, R., und Schwartz, J. (1981). *Principles of neural science.* New York: Elsevier North Holland, Inc.

Kolb, B., und Whishaw, I. Q. (1990). *Fundamentals of human neuropsychology* (3rd ed.). New York: W.H. Freeman.

MacKay, D. (1985). A theory of the representation, organization and timing of action with implications for sequencing disorders. In E.A. Roy (Ed.), *Neuropsychological studies of apraxia* (pp. 267–302). Amsterdam: North Holland.

Parham, L.D. (1998). What is the proper domain of occupational therapy research? *American Journal of Occupational Therapy, 52,* 485–489.

Parkes, D., und Thrift, N. (1980). *Times, spaces, and places– A chronogeographic perspective.* Chichester, Great Britain: John Wiley und Sons.

Pierce, D. (1997). The power of object play for infants and toddlers at risk for developmental delays. In D. Parham and L. Fazio (Eds.), *Play in occupational therapy for children* (pp. 86–111). St. Louis: Mosby-Year Book, Inc.

Poppel, E. (1988). Time perception. In J.M. Wolfe (Ed.), *Readings from the Encyclopedia of Neuroscience: Sensory systems II– Senses other than vision* (pp. 134–135). Boston: Birkhauser.

Roy, E.A. (1978). Apraxia: A new look at an old syndrome. *Journal of Human Movement Studies, 4,* 191–210.

Roy, E., und Square, P. (1985). Common considerations in the study of limb, verbal, and oral apraxia. In E. Roy (Ed.), *Neuropsychological studies of apraxia* (pp. 111–161). Amsterdam: North Holland.

Shapcott, M., und Steadman, P. (1978). Rhythms of urban activity. In T. Carlstein, D. Parkes, und N. Thrift (Eds.), *Timing space and spacing time* (pp. 49–74). London: John Wiley und Sons.

Sugden, D., und Keogh, J. (1990). *Problems in movement skill development.* In H.G. Williams (Series Ed.), *Growth, motor development, and physical activity across the life span.* Columbia, SC: University of South Carolina Press.

Wapner, S., Werner, H., de Ajuriaguerra, J., Cleveland, S., Critchley, M., Fisher, S., und Witkin, H. (1965). *The body percept.* New York: Random House.

Werner, H. (1965). Introduction. In S. Wapner, H. Werner, J. de Ajuriaguerra, S. Cleveland, M. Critchley, S. Fisher, und H. Witkin (Eds.), *The body percept* (pp. 3–8). New York: Random House.

Weiterführende Literatur

Geschwindt, N. (1975). The apraxias: Neuronal mechanisms of disorders of learned movement. *American Scientist, 63,* 188–195.

Goodgold-Edwards, S., und Cermak, S. (1990). Integrating motor control and motor learning concepts with neuropsychological perspectives on apraxia and developmental dyspraxia. *American Journal of Occupational Therapy, 44*(5), 431–439.

Hall, E. (1983). *The dance of life– The other dimension of time.* New York: Anchor Books Doubleday.

Kelly, J. (1981). Vestibular system. In E. Kandal und J. Schwartz (Eds.), *Principles of neural science* (pp. 406–418). New York: Elsevier.

Miller, N. (1986). *Dyspraxia and its management.* Rockville, MD: Aspen.

Zerubavel, E. (1981). *Hidden rhythms– Schedules and calendar in social life.* Berkeley, CA: University of California Press.

Praktische Anwendungen

11 Klinisches Reasoning in der sensorisch-integrativen Befunderhebung – 219
Janice Posatery Burke

12 Beurteilung der Sensorischen Integration und Praxie – 231
Mary-Margaret Windsor, Susanne Smith Roley, Stacey Szklut

13 Therapeutisches Vorgehen bei sensorischer Modulationsstörung (SMD): Überlegungen zur Befundung und Behandlung – 265
Lucy Jane Miller, Clare Summer

14 Sensorische Integration bei Risikokindern und Kleinkindern – 293
Roseann C. Schaaf, Marie E. Anzalone

15 Sensorische Integration bei visuellen Defiziten einschließlich Blindheit – 335
Susanne Smith Roley, Colleen Schneck

16 Sensorische Integrationstherapie bei Kindern mit Zerebralparese – 371
E. Imperatore Blanche, B. Nakasuji

17 Sensorisch-integrative Intervention bei Kindern mit autistischer Störung – 395
Zoe Mailloux

18 Auswirkungen von Deprivation auf die sensorische Verarbeitung, Spiel und Praxie – 417
Sharon A. Cermak

19 Fragiles X-Syndrom – 441
Lois Hickman

20 Stärkende Beschäftigungen zur langfristigen Förderung von anpassendem Verhalten – 455
Erna Imperatore Blanche

Klinisches Reasoning in der sensorisch-integrativen Befunderhebung

Janice Posatery Burke

11.1 Klinisches Reasoning in der Praxis – 221

11.2 Klinisches Reasoning in der Ergotherapie – 223

11.3 Prinzipien des Klinischen Reasoning im Rahmen der Sensorischen Integrationstherapie – 224

11.4 Die drei Ansätze des therapeutischen Schlussfolgerns – 228

11.5 Zusammenfassung – 230

11.6 Literatur – 230

> Der Begriff **Klinisches Reasoning** bedeutet klinisches Schlussfolgern, klinisches Problemlösen oder klinische Überlegungen. Klinisches Reasoning beschreibt sowohl das bewusste und unbewusste Wissen als auch die Problemlösestrategien, die Ergotherapeutinnen anwenden.

Wie viele andere Berufsgruppen auch (z. B. Architekten, Psychologen, Physiker …) beziehen Ergotherapeutinnen neben evidenten Fakten auch viele subtile Details in den Entscheidungsprozess über die optimale Behandlung ein.

❗ Beachte
Das Klinische Reasoning umfasst die Sammlung, Analyse und Interpretation von objektiven und subjektiven Informationen über die Bedürfnisse des Patienten, um ein stimmiges Profil der Person zu erstellen.

Für die Entwicklung eines Interventionskonzeptes muss die Therapeutin zusätzlich zu diesen spezifischen Daten auf ihr Wissen über die Probleme, die mit Ergotherapie behandelt werden können, ihre klinische Erfahrung und ihre therapeutische Intuition zurückgreifen.

Um effektiv arbeiten zu können, wenden Ergotherapeutinnen in Kombination mit ihren klinischen Erfahrungen auch Regeln und Informationen aus dem Feld der Sozial- (einschließlich Anthropologie, Psychologie und Sozialpsychologie) und Basiswissenschaften (einschließlich Biologie, Anatomie, Physiologie) an.

▶ Beispiel
In einem konkreten Fall verbindet die Therapeutin das Wissen über menschliche Motivation und Sozialisation mit ihren Erfahrungen aus der Arbeit mit Menschen aus einer ähnlichen Kultur und Altersgruppe. Darüber hinaus kann sie ihr Verständnis für Körperfunktionen, physikalische Zusammenhänge, Krankheits- und Wellnesskonzepte einbringen.

Die **Sichtweise der Ergotherapie** – die weit über die rein mechanistische Betrachtung des menschlichen Körpers hinausgeht – erfasst die **Person als Ganzes**. Deshalb muss die Therapeutin nicht nur ihr Wissen über Körperphysiologie und -pathologie anwenden, sondern ihre Aufmerksamkeit auch auf die Besonderheiten der individuellen Person richten. Die **Kombination eines interaktiven Ansatzes mit Klinischem Reasoning** erleichtert es der Therapeutin, ihr Fachwissen an die Komplexität der jeweiligen Person anzupassen.

In technischen Bereichen wie dem Handwerk oder der Produktion ist lineare Argumentation angebracht: Der Weg zur Problemlösung oder zum Erreichen eines Ziels ist gerade und direkt, mit eindeutigen und umschriebenen Einschränkungen, die es zu berücksichtigen gilt und die entweder überwunden oder vermieden werden müssen. In Gesundheits- und Sozialberufen wie der Ergotherapie sind andere **Problemlösungsstrategien** erforderlich: Hier sind die speziellen Bedürfnisse und Begleitfaktoren einer Person zu berücksichtigen. ◘ Übersicht 11.1 stellt diese dar.

Da das Profil von der Identität und Geschichte des Einzelnen abhängt und daher von Person zu Person variiert, ist es nicht vorhersagbar. Ähnlich verändert

---

Übersicht 11.1.

Faktoren, die in das therapeutische Klinische Reasoning einfließen

- Physischer und psychosozialer Zustand der Person in Relation zu ihrem Alter
- Schweregrad des aktuellen Problems sowie andere physische und psychosoziale Belange
- Persönlichkeit und Temperament
- Der ethische und kulturelle Hintergrund
- Der sozioökonomische Status
- Alltags-, Schul- und Arbeitsleben der Person
- Bildungsstand
- Besondere Fertigkeiten und Interessen
- Familiäre Verpflichtungen, Werte und Bedürfnisse
- Die verschiedenen Handlungsrollen der Person (z. B. Familienmitglied, Schüler …)

und verlagert sich auch der **Weg zur Problemlösung** im Laufe der Behandlung, da jeder Patient anders reagiert. Zur Entwicklung eines sinnvollen und effektiven Behandlungsansatzes für jeden Klienten muss die Therapeutin viele Einzelinformationen, Details und Erkenntnisse berücksichtigen, um die bestehenden Probleme definieren, eine Vorstellung von den Bedürfnissen entwickeln und die Erfolg versprechendsten Techniken und Strategien auswählen zu können. All diese Informationen ergeben den **Behandlungsplan**, den die Therapeutin durchführt und ▶ evaluiert, verfeinert und in einem fortlaufenden Klinischen Reasoning ständig neu auf seine Effektivität überprüft.

Meist wird zunächst eine **Arbeitshypothese** über ein Problem, seine Ursachen und mögliche Lösungen entwickelt. Im Zuge der Erprobung und Effektivitätsprüfung unterschiedlicher Lösungswege erfährt diese Hypothese ständige Überarbeitungen und Richtungsänderungen. Aufgrund der individuellen Geschichte und Vergangenheit jedes Patienten sind Überraschungen und unvorhersehbare Reaktionen auf die Behandlung möglich, die erst im Laufe der Intervention oder danach zutage treten. Die Therapeutin muss sowohl die erwarteten Ergebnisse und Fortschritte des Klienten als auch unerwartete und unvorhersehbare Entwicklungen im Auge behalten.

> **Beachte**
> Flexibilität ist in der Arbeit nach dem Konzept der Sensorischen Integration essenziell.

Jedes Kind mit einer sensorisch-integrativen Dysfunktion bringt sein **individuelles Profil** aus Stärken und Bedürfnissen, seine spezielle Vergangenheit und Geschichte, Familie, Schule und Nachbarschaft mit. Die Reaktion des Kindes auf die Therapie kann von Tag zu Tag variieren, nicht nur wegen seines zentralnervösen Zustandes, sondern auch wegen der unterschiedlichen persönlichen Charakteristika sowie der Erleichterungen und Einschränkungen, die der Alltag mit sich bringt. Seitens der Therapeutin erfordert dies höchste Aufmerksamkeit für die Reaktionen des Kindes und ggf. entsprechende Veränderungen und Überarbeitungen des Behandlungsplanes. **Improvisationsfähigkeit** in der Behandlung sowie die **Kompetenz, das Kind in einem fortlaufenden Prozess zu befunden**, sind Eckpfeiler des Klinischen Reasoning, die sich mit der Berufserfahrung entwickeln.

Zur Erörterung der zentralen Konzepte des Klinischen Reasoning wurde für dieses Kapitel sowohl Literatur aus der Ergotherapie als auch aus anderen Disziplinen herangezogen. Anhand eines Fallbeispiels wird gezeigt, wie das Klinische Reasoning im Rahmen der Sensorischen Integrationstherapie aussieht.

11.1 Klinisches Reasoning in der Praxis

Die Denkprozesse, die die Tätigkeit von Fachleuten in den Bereichen der Pflege, Physiotherapie, Psychotherapie, Sozialarbeit, Stadtplanung und Architektur begleiten, standen schon oft im Mittelpunkt von Studien. Die Ergebnisse unterstreichen die Bedeutung der Überlegungen und Schlussfolgerungsstrategien der Fachleute bei Problemen, die Menschen betreffen.

Dreyfus & Dreyfus (1980, 1986) arbeiteten z. B. mit Schachspielern und Piloten, um eine Erklärung für den Erwerb von Fertigkeiten zu entwickeln. Sie beschrieben diese „Ontogenese des Könnens" als Kontinuum vom Anfänger zum Experten und als Entwicklungsprozess, der auf der Verbesserung von Schlussfolgerungs- und Reflexionskompetenzen durch Erfahrung basiert. Laut Dreyfus & Dreyfus entwickelt sich das Können parallel zu den immer differenzierteren Strategien, die angewandt werden, um den Informationsgehalt jeder Situation zu identifizieren und zu erfassen. Sie bezeichneten diesen Prozess als „Situationsbeurteilung".

Benner (1984) wandte das Dreyfus-Modell in einer Studie an Pflegekräften an, bei der Interviews und Teilnehmerbeobachtung von Berufsanfängerinnen bis zu erfahrenen Krankenschwestern (Expertinnen) durchgeführt wurden. Benner fand heraus, dass konkrete klinische Fertigkeiten und Verhaltensweisen beim Klinischen Reasoning mit der Entwicklung und Erfahrung korrelierten. Zusätzlich beschrieb Benner ein breites Spektrum von Handlungsweisen in der Pflege (die Helferrolle, die Lehrer-Betreuer-Beziehung, Diagnose und Überwachung, Medikation und Therapie) und die begleitenden Klinischen Reasoning-Prozesse.

In einer späteren Studie identifizierten Benner und Tanner (1987) etwas, das sie mit dem Begriff **„intuitive Qualität des fachlichen Urteils"** von Pflegekräften umschrieben, und betonten die Zulässigkeit dieses Wissens, das auf Erfahrungen beruht. Aufgrund der Aussagen von Pflegekräften beschrieben die Autoren spezielle auf Intuition basierende Handlungsweisen, die die Krankenschwestern in ihrem Alltag einsetzen. Damit wird nochmals die Überzeugung unterstützt, dass Intuition ein essenzieller Teil des fachlichen Urteils ist.

Der Philosoph, Wissenschafter und Städteplaner Donald **Schon** lieferte eine ausführliche Beschreibung des Prozesses, durch den der Einzelne professionelle Kenntnisse entwickelt und anwendet. Unter den **Handlungsweisen**, die er identifizierte und analysierte, waren

— Reflexion-in-Aktion, d. h. Reflexion unmittelbar während des Handelns,
— die improvisierende Qualität des Klinischen Reasoning,
— Benennen und Eingrenzen eines Problems.

Schon (1983) beschrieb die **Reflexion-in-Aktion:**

„Sowohl Laien als auch Fachleute denken oft über ihr Tun nach, manchmal bereits während des Handelns. Überrascht lenken sie ihre Gedanken zurück auf die Handlung und auf ihr implizites Wissen während der Tätigkeit. Sie fragen sich selbst z. B.: „Welche Eigenschaften fallen mir auf, wenn ich dieses Ding erkenne? Welche Kriterien lassen mich zu diesem Urteil gelangen? Welche Aktionen erfordert diese Fertigkeit? Wie grenze ich das zu lösende Problem ein?" Normalerweise geht die Reflexion über das Wissen-in-Aktion einher mit der Reflexion über naheliegende Dinge. Eine Person setzt sich mit irgendeinem erstaunlichen, beunruhigenden oder interessanten Phänomen auseinander. Beim Versuch, es zu verstehen, reflektiert sie auch über die Einsichten, die ihre Handlung begleiteten; Einsichten, die einfach auftauchen und nach kritischer Prüfung und Neuordnung in die weitere Handlung eingebettet werden." (S. 50)

Schons Beschreibung beinhaltet die Annahme der **zweifachen Aktivität** bei Fachleuten, und zwar in einem simultanen Zusammenspiel **zu handeln und zu denken**, wobei Informationen für Aktionen und Entscheidungen im Verlauf der Handlung geliefert werden.

In einer weiteren Erklärung der Reflexion-in-Aktion benutzte Schon das Konzept der **Improvisation**, um den Ablauf vom Erkennen, „wie gut es gelaufen ist, hin zum Verändern der Ausführung aufgrund dieser Gedanken und Beobachtungen" (1983, S. 55) festzuhalten.

Die Fähigkeit, Verfeinerungen vorzunehmen, die Zielrichtung abzuändern und laufende Aktivitäten zu modifizieren und anzupassen, sind kennzeichnend für einen therapeutischen Ansatz wie die Sensorische Integration.

> **Beispiel**
>
> Die Therapeutin hilft dem Kind, eine Aktivität auszuwählen, und schafft dann, abhängig von der Leistung des Kindes, durch Improvisation unaufhörlich Bedingungen, die beim Kind therapeutisch erwünschte anpassende Verhaltensweisen hervorrufen. Der ursprüngliche Plan verändert sich je nachdem, was passiert, was die Therapeutin beobachtet, wie das Kind reagiert und wie die Therapeutin die Aktivität modifiziert.

> **Beachte**
>
> Das Erkennen, Benennen und Eingrenzen von Problemen ist entscheidend für die Arbeit von Fachleuten (Schon, 1983).

„Wenn wir ein Problem erkennen, entscheiden wir uns, was in diesem Fall Gegenstand unserer Handlung sein soll. Wir richten unsere Aufmerksamkeit darauf, wir legen uns eine Erklärung zurecht, die uns erlaubt zu sagen, was falsch ist und in welcher Hinsicht die Situation verändert werden soll. Das Erkennen von Problemen ist ein Prozess, bei dem wir interaktiv die Dinge, denen wir uns widmen wollen, benennen, und den Kontext eingrenzen, in dem wir uns ihnen widmen." (S. 40)

Übersicht 11.2.
Faktoren, von denen die Therapie abhängig ist

- Fachliche **Ausbildung** der Therapeutin
- Ihre **Erfahrung** in unterschiedlichen Arbeitsbereichen
- Ihre Erfahrung in der Arbeit mit Menschen
- Die **Theorien**, an denen sie sich orientiert
- Ihre persönliche **Philosophie**

Dieses Herangehen an die Problemlösung ermöglicht der Therapeutin, Informationen in einer sinnvollen Art und Weise zu organisieren und einen Ausgangspunkt für die Therapie zu schaffen. Der Rahmen ihrer Therapie hängt von verschiedenen Faktoren ab. In ▫ Übersicht 11.2 sind sie zusammengefasst.

Lazare (1973) beschreibt anhand eines Beispiels das „naming and framing", d.h. Benennen und Eingrenzen von Problemen aus der jeweiligen theoretischen Perspektive: Er präsentiert vier verschiedene theoretische Interpretationen eines Falles (medizinisch, psychologisch, verhaltenswissenschaftlich und sozial).

▸ Beispiel
Welche Informationen als relevant betrachtet werden, ist durch die jeweilige Sichtweise vorgegeben. So konzentriert sich das medizinische Modell auf „Ätiologie, Pathogenese, Anzeichen und Symptome, Differenzialdiagnose, Behandlung und Prognose" (S. 346). Im Gegensatz dazu liegt der Blickpunkt des sozialen Modells darauf, wie Menschen in sozialen Verbänden funktionieren (S. 347) und wie „soziale Einschnitte" wie Tod des Partners, Auswanderung oder ähnlich markante Ereignisse Menschen beeinflussen.

11.2 Klinisches Reasoning in der Ergotherapie

Auch von ergotherapeutischer Seite liegen zahlreiche Forschungsarbeiten zum Klinischen Reasoning vor, z. B. im Zusammenhang mit der **Befundung**, der **Behandlung** und der **Ausbildung**. Seit es Ergotherapieausbildungen und die formale Entwicklung des Berufsstandes gibt, wird in der Ausbildung Wert darauf gelegt, dass das therapeutische Handeln auf die Reaktionen des Klienten abgestimmt ist. Die Intervention muss also sorgfältig geplant und das Konzept überarbeitet werden. Die Überzeugung, dass das ergotherapeutische Klinische Reasoning nicht nur aus Büchern oder im Unterricht erlernt werden kann, spiegelt sich in den intensiven Praktika im Rahmen der Ausbildung wider. Das Verständnis für die Praxis entwickelt sich in praxisnahen Übungssituationen, in denen die Studenten von erfahrenen Praxisanleiterinnen lernen, wie man Probleme eingrenzt, intuitiv handelt, fachliche Urteile abgibt, während des Handelns reflektiert und ein Repertoire an Fähigkeiten entwickelt, auf die man in jeder Situation vertrauen kann.

❗ Beachte
Mit der Beschreibung des Klinischen Reasoning als Synthese von Fähigkeiten, die Ethik, Kunst und Wissenschaft beinhalten, fasst Rogers (1983) in ihrer Erklärung des „Denkens, das die Praxis lenkt" den Begriff sehr weit.

Sie lieferte eine Aufstellung einer Reihe von schlussfolgernden Fragen und Überlegungen, die in den Vorgang der Befundung und Behandlung eingebettet sind.

▸ Exkurs
Wissenschaftliche Arbeiten zum Klinischen Reasoning
Diese Erklärung des Schlussfolgerungsprozesses greift die Arbeiten von Benner (1984), Benner & Tanner (1987) und Schon (1983, 1987) auf. Andere wie Rogers & Masagatani (1982) und Barris (1987) beschrieben das Klinische Reasoning im Befundungsprozess.

Fondiller et al. (1990) sowie Neuhaus (1988) stellten Überlegungen an, wie ein ausschließlich ergotherapeutisches Klinisches Reasoning aussehen müsste, das den spezifischen Werten und ethischen Grundsätzen der Berufsgruppe entspricht.

Mattingly & Fleming lieferten mit einer Untersuchung an einem Therapeutinnenteam einer großen städtischen Rehabilitationsklinik einen bedeutenden Beitrag zum ergotherapeutischen Verständnis des

Klinischen Reasoning. In zahlreichen Veröffentlichungen beschreiben sie detailliert die vielen Nuancen der ergotherapeutischen Praxis, u. a.

- eine Definition des Klinischen Reasoning-Prozesses (Mattingly 1991b),
- eine Sichtweise der Therapeutin als Problemlöserin mit drei unterschiedlichen Denk- oder Schlussfolgerungsstrategien, um verschiedenen Arten von Problemen gerecht zu werden (Fleming 1991),
- die narrative (beschreibende) Natur des Klinischen Reasoning (Mattingly 1991b),
- die Konflikte, die sich aus unterschiedlichen Sichtweisen des menschlichen Körpers (als Maschine, als Sitz menschlicher Erfahrung) ergeben (Mattingly & Fleming 1994).

Da – angeregt durch die Arbeit von Mattingly & Fleming – die Bedeutung des Klinischen Reasoning zunehmend erkannt wurde, befassten sich auch andere Ergotherapeutinnen wie Burke & DePoy (1991), Crepeau (1991), Slater & Cohn (1991), Neistadt (1992) und Cohn (1989, 1991) mit diesem Thema, indem sie Studien an Ergotherapeutinnen in unterschiedlichen Positionen (in der Praxis stehende, in Leistungsfunktionen, im Management, in der Administration Tätige), an Studierenden und an Praktikantinnen durchführten.

11.3 Prinzipien des Klinischen Reasoning im Rahmen der Sensorischen Integrationstherapie

Die Fallstudie in diesem Abschnitt soll zeigen, wie Therapeutinnen bestimmte Konzepte des Klinischen Reasoning in der Ergotherapie nach sensorisch-integrativen Prinzipien umsetzen. Die Auswahl der folgenden fünf Konzepte des Klinischen Reasoning bedeutet nicht, dass andere Konzepte nicht ebenso zielführend sind.

11.3.1 Fallbeispiel: Wie ein Weg für Josh gefunden wird

> **Beispiel**

Die Kindergärtnerin hatte die ergotherapeutische Begutachtung von Josh empfohlen. Ihre hauptsächlichen **Bedenken** betrafen

- Joshs Schwierigkeiten, sich am gemeinsamen Spiel mit anderen Kindern zu beteiligen,
- seine Ablehnung gegenüber jeglicher Veränderung in der Alltagsroutine und
- dass man ihn während Tischaktivitäten von den anderen Kindern fern halten musste.

Auch erwartete sie Hilfe bezüglich seines **sprachlichen und feinmotorischen Entwicklungsrückstandes**: Sein aktiver Wortschatz betrug rund 12 Wörter und sechs Symbole. Den Stift hielt er im Faustgriff, er benutzte keine Schere, und seine Handfertigkeiten waren eingeschränkt.

Die Kindergärtnerin fühlte sich auch mit Joshs **schwierigem Verhalten** überfordert, denn sobald etwas nicht nach seinen Vorstellungen lief, begann er zu treten, stoßen und schreien. Sie teilte ihre Bedenken Joshs Mutter mit, die sich sehr dafür einsetzte, dass ihr Sohn im Regelkindergarten bleiben könnte.

Der Kindergärtnerin war bewusst, dass sie wenig Einblick in die Ursachen der Schwierigkeiten hatte. Sie fand keinen Weg, mit Josh zu kommunizieren, konnte sich sein Verhalten nicht erklären und wusste nicht, wie sie ihn in die Aktivitäten mit anderen Kindern einbeziehen sollte.

Joshs Familie, die Eltern und eine ältere Schwester, die die vierte Klasse besuchte, waren erst vor kurzem in diesen Vorort am Rande der Stadt gezogen. Beide Eltern arbeiteten ganztags außer Haus. Josh wurde nach dem Kindergarten und zum Teil auch am Wochenende von einem Kindermädchen betreut, das nur für ihn da war und mit ihm Aktivitäten wie Schwimmbad- und Spielplatzbesuche durchführte.

Joshs Familie legte viel Wert darauf, dass ihm Aktivitäten und Interaktionen angeboten wurden, die es ihm ermöglichten, glücklich und wie „ein normales Kind" zu sein.

Neben der Eingliederung in den neuen Kindergarten bereiteten der Mutter verschiedene **problematische Verhaltensweisen** ihres Sohnes Sorgen, wie z. B. Schlagen mit dem Handgelenk, Zerreißen von Papier und Schlagen seiner Füße mit der Faust. Sie war auch beunruhigt darüber, dass Josh Schmutz und andere unhygienische Dinge in den Mund nahm, was ein ernsthaftes Gesundheits- und Sicherheitsrisiko darstellte.

Im Rahmen der ergotherapeutischen Begutachtung wurde Josh auch unter **sensorisch-integrativer Perspektive** beobachtet. Anfänglich weigerte er sich, auf der Plattformschaukel zu sitzen, und verhielt sich ohne ständige verbale Ermutigung und Körperkontakt sehr ängstlich. Joshs Mutter erklärte die Verweigerung der Schaukel damit, dass er sich „unausgeglichen fühlt und Angst hat hinunterzufallen". Im Laufe der Befunderhebung tolerierte Josh die horizontale und bogenförmige Bewegung verschiedener Schaukeln zunehmend und fand mit der Zeit sogar Spaß daran. Er genoss es, auf dem großen Therapieball zu sitzen, zu hüpfen oder in Bauchlage darauf zu liegen. In dieser Position, wo seine Arme das Gewicht übernehmen mussten und er eine gute Streckung gegen die Schwerkraft zeigte, konnte er sogar Zielwerfen spielen.

Bei **propriozeptiven Aktivitäten** wie beim Tragen von Gewichten, beim Halten und Werfen eines Medizinballes, beim Treffen eines herabhängenden Balles mit einem schweren Schläger, beim Werfen von Jonglierbällen, beim Hochziehen eines Gegenstandes mit einem Flaschenzug sowie beim Umgang mit einem Massagegerät benötigte Josh Unterstützung. An seinen Lautäußerungen, seiner visuellen Aufmerksamkeit und seiner wachsenden Beteiligung war erkennbar, dass ihm diese Aktivitäten großes Vergnügen bereiteten. Auch für seine Mutter waren diese Reaktionen erfreulich.

An den Händen, Armen und Beinen zeigte Josh keine Abwehr gegen Berührungsreize, im Gesicht, vor allem im Bereich des Mundes, war er hingegen sehr empfindlich. So erlaubte er der Therapeutin z. B. nicht, eine Pfeife an seine Lippen zu führen (er wandte sich bei jedem Versuch ab).

11.3.2 Klinisches Reasoning aus sensorisch-integrativer Perspektive

Die Bedeutung der Theorie für das Klinische Reasoning

Der **theoretische Bezugsrahmen** der Therapeutin bildet die Grundlage ihres Klinischen Reasoning und hilft ihr, ihre Gedanken zu organisieren. Orientiert sich eine Therapeutin am Konzept der Sensorischen Integration, so verfügt sie bereits über eine Reihe **konzeptspezifischer Informationen** (z. B. zu den Begriffen sensorisches Registrieren, Modulation, vestibulärer und propriozeptiver Input), die sie auf bestimmte Fälle anwendet.

Durch den Grundstock an Informationen, der in **Theorien, Modellen und Bezugsrahmen** enthalten ist, wird das jeweilige Hauptaugenmerk festgelegt. In Übersicht 11.3 sind einige dieser Informationen aufgelistet.

Die Theorie hat auch Einfluss darauf, wie Forschung betrieben wird (was wiederum zu einem Verständnis der Probleme beitragen kann) und welche Forschungsmethoden eingesetzt werden können, um Probleme besser zu verstehen.

Besonders bedeutsam ist die **Rolle der Theorie** für das Klinische Reasoning.

Übersicht 11.3.
Informationen, die Theorien, Modellen, Bezugsrahmen und Therapiekonzepten entnommen werden können

- Ein Verständnis für die Probleme, die mit dieser Therapieform angesprochen werden
- Welche Informationen gesammelt werden müssen
- Welche Instrumente und Strategien für die Befundung eingesetzt werden
- Welche Ziele es zu erreichen gilt
- Für welche Art von Intervention (z.B. direkte Behandlung oder Beratung sich die Therapeutin entscheidet

> **Beachte**
> Ist die Praxis an der Theorie orientiert, so können Informationen auf der Grundlage eines strukturierten und sinnvollen Schemas gesammelt werden, aus dem sich Konsequenzen für die Intervention ableiten lassen.

Die **Theorie der Sensorischen Integration** beinhaltet
- definierte Konzepte,
- grundlegende Prinzipien und
- Aussagen über die Beziehungen zwischen diesen Grundsätzen.

Diese Elemente der Theorie stärken die Fähigkeit der Therapeutin zu verstehen, was sie vom Verhalten eines Kindes beobachtet und aufnimmt.

> **Beachte**
> Die Theorie unterstützt auch ihre Fähigkeit, Vorhersagen über die Effekte der Behandlung zu treffen.

Der folgende Bericht betont die Wichtigkeit der theoretischen Basis am Fall Josh.

> **Beispiel**
> Die Ergotherapeutin beobachtete Josh und trat mit ihm in Interaktion. Ausgehend vom sensorisch-integrativen Rahmenkonzept stellte sie sich folgende **Fragen**:
> - Wie nimmt Josh sensorische Information auf und wie verarbeitet er sie?
> - Welche Art von sensorischer Information hat er gern?
> - Welche Art von sensorischen Informationen haben eine organisierende Wirkung auf ihn?
> - Welche haben eine desorganisierende Wirkung?
> - Gibt es einen Zusammenhang zwischen der Art von sensorischer Information die er aufnimmt, seiner Fähigkeit, sie zu verarbeiten, und seinem Verhalten?
> - Reagiert Josh über- oder unterempfindlich auf bestimmte Reize?
>
> Sie gestaltete einige Situationen für klinische Beobachtungen aus der SI-Perspektive, um sich ein Bild von Joshs sensorischer Registrierung und Verarbeitung machen zu können.

Eine sensorisch-integrative Perspektive definiert klar die Störungen und Problemkreise, die in der Therapie angesprochen werden.

> **Beachte**
> Die SI-Theorie spielt eine entscheidende Rolle für die Problemsicht der Therapeutin und für die Interpretation der Auswirkungen auf die Alltagsbewältigung des Kindes.

Für die Sensorische Integrationstherapie ist die Theorie von besonderer Bedeutung, da die Therapeutinnen fast ständig einen inneren Dialog darüber führen, was sie – ausgehend von ihrem theoretischen Hintergrund – erwarten können und was – abhängig von der Person, die behandelt wird – tatsächlich geschieht.

Narrative Interviews

Narrative Interviews ermöglichen der Therapeutin, den Menschen im Kontext seines Alltagslebens zu verstehen. Durch die Verwendung dieser beschreibenden Methode kann die Therapeutin ein **umfassendes Verständnis** für den Patienten, seine Familie, Kultur und sein Sozialleben entwickeln und sich so auf Maßnahmen und Ergebnisse konzentrieren, die für den Patienten und seine Familie sinnvoll und wichtig sind.

Narrative Interviews sind für die **Auseinandersetzung mit Menschen** besonders geeignet, da das Erzählen
- eine einzigartige menschliche Eigenschaft ist,
- eine Art ist, wie sich Menschen die Welt erklären,
- ein Prozess ist, durch den Menschen Informationen aus der Vergangenheit sammeln und nützen sowie eine Vision für die Zukunft schaffen können,
- der Therapeutin ermöglicht, alle besonderen Einflüsse zu berücksichtigen (wie z. B. Kultur, soziale Stellung, ethnischer Hintergrund).

Die Erzählungen bieten der Therapeutin die Gelegenheit, über die Gegenwart des Kindes hinauszudenken und seine Zukunft in ihre Überlegungen einzubeziehen. Diese Technik des Erzählens zukünftiger Geschichten ist ein Mittel, um **Visionen** zu entwickeln, was vielleicht sein könnte.

> „Sehr oft wollen Therapeutinnen nicht nur bestimmte Therapieziele erreichen, sondern den gesamten therapeutischen Prozess so gestalten, dass er den Patienten stärkende Erfahrungen von erfolgreich bewältigten Herausforderungen vermittelt und Erfolge, die dem Patienten so viel Selbstvertrauen geben, dass er in Folge ein möglichst selbstständiges und aktives Leben führen kann." (Mattingly 1994, S. 244–245)

Anhand der folgenden Fragen kann die Geschichte eines Kindes erfasst werden:

> **Tipp**
> **Fragen zur Gegenwart**
> - Wie sieht das momentane Leben des Kindes aus?
> - Welche sind die vordergründigen Handlungsrollen des Kindes?
> - Wer ist/sind die Hauptbezugsperson/en?
> - Wie weit kann das Kind seine Rollen erfüllen? Wie denkt die Familie darüber?
> - Was kann das Kind nicht tun? Wie denkt die Familie darüber?
> - Wie sieht der sensorisch-integrative Status des Kindes aus?
> - Wie beeinflusst er die ▶ Handlungsperformanz?
> - Wie beeinflusst er die Interaktion und Beziehungen in der Familie? Im Kindergarten/in der Schule? In der Nachbarschaft?
> - Welche Prioritäten hat die Familie bezüglich der Maßnahmen, die die Handlungsperformanz des Kindes verbessern sollen?
> - In welchem Rahmen sind diese Maßnahmen am besten umsetzbar? In einer ergotherapeutischen Einzelbehandlung? Durch Aktivitäten daheim? In der Schule?
> - Welche Wünsche hat die Familie bezüglich der Integration des Kindes in die Gemeinde? Welche Art von Intervention oder unterstützenden Maßnahmen sind dafür erforderlich?

Fragen zur Zukunft
- Wie wird dieses Kind nächstes Jahr sein? In 3 Jahren? In 5 Jahren?
- Welche Handlungsrollen wird das Kind erfüllen können?
- Wer wird die Hauptbezugsperson sein?
- Was wird das Kind können?
- Wie wird sich der sensorisch-integrative Status des Kindes verändern?

> **Beispiel**

Als Ausgangspunkt für die Erhebung von Joshs Geschichte dienten seine **Handlungsrollen**: Wie erfüllte er seine Rollen als Kindergartenkind, Bruder, Sohn und junges Gemeindemitglied?

Seine Kindergärtnerin berichtete, dass er sich nicht in die Gruppe einfügen konnte und dass er keine Beziehung zu ihr und den anderen Kindern aufbauen konnte. Im Gegensatz dazu wurde er von **seiner Mutter** als aktives Mitglied in der Familie, Gruppe und Gemeinde beschrieben. Ihre Sicht der Dinge entsprang ihrem Wunsch, Wege für Joshs Integration zu finden, d. h. Möglichkeiten, ihm zu helfen, seine Bedürfnisse zu erfüllen und sich in seine soziale Umgebung einzugliedern. Jede Mutter, die ihrem Kind helfen möchte, seinen Platz in einer neuen Umgebung zu finden und sich mit der Außenwelt auseinander zu setzen, indem es Interessen entwickelt (Schwimmen, Spielen), würde so über ihr Kind erzählen.

Joshs Ergotherapeutin legte den Schwerpunkt der Geschichte auf die Frage nach Joshs sensorischen Bedürfnissen und ihren Auswirkungen. Sie zog auch Aktivitäten in Betracht, die Josh jene sensorischen Reize bieten könnten, die er suchte. Damit sollte seine Fähigkeit zur Interaktion und aktiven Teilnahme im Kindergarten, daheim und im öffentlichen Raum gesteigert werden.

Joshs Klopfen und Schlagen interpretierte sie als Ausdruck eines propriozeptiven Reizbedürfnisses und seine anfängliche Ängstlichkeit auf der Schaukel als Signal für ein überempfindliches Gleichgewichtssystem in Kombination mit Erfahrungsmangel und Haltungsinstabilität.

Das Gesamtbild zeigte einen kleinen Jungen, der aufgrund seiner Entwicklungsrückstände, seiner eingeschränkten kommunikativen Fähigkeiten und seiner sensorisch-integrativen Probleme Schwierigkeiten hatte, sich in die neue Umgebung einzugliedern. Zusätzlich war er konfrontiert mit einer Kindergärtnerin, die noch nicht wusste, wie sie seine Signale deuten, mit ihm kommunizieren und ihm jene sensorischen Reize anbieten sollte, die sein Zentralnervensystem brauchte. Mit Blick in die Zukunft, v. a. auf die ersten Grundschuljahre, musste die Therapeutin Möglichkeiten finden, Joshs sensorische Bedürfnisse im Rahmen seines Alltags anzusprechen.

11.4 Die drei Aspekte des therapeutischen Schlussfolgerns

Laut Fleming (1994) kommen im Prozess des therapeutischen Schlussfolgerns **drei Denkansätze** zusammen, die sich mit unterschiedlichen Aspekten der Person und ihres Problems auseinander setzen:
- mit der therapeutischen Vorgehensweise (**prozeduraler** Aspekt),
- mit der Beziehung zwischen Therapeutin und Klient (**interaktiver** Aspekt) und
- mit den Bedingungen, wie die therapeutischen Ziele erreicht werden können (**konditionaler** Aspekt).

11.4.1 Sensorisch-integratives Klinisches Reasoning anhand der drei Denkstrategien (Burke 1997)

Die drei Denkstrategien sind in ◘ Übersicht 11.4 dargestellt.

> **Beispiel**
> Im Fallbeispiel von Josh zog die Therapeutin **prozedurale Schlussfolgerungen**, als sie sich die sensorisch-integrativen Techniken, Ausrüstung, und Materialien überlegte, die sie zur Beeinflussung von Joshs sensorischer Verarbeitung benötigen würde. Auch für die Zusammenstellung seiner „sensorischen Diät", einer Liste von Ideen, wie bestimmte Reizangebote im Laufe des Tages ausgewählt und eingesetzt werden konnten,

> **Übersicht 11.4.**
> Drei Denkstrategien
>
> **Die prozedurale Denkstrategie**
> - Zweck: die Behinderung zu behandeln und Symptome zu reduzieren
> - Sichtweise: der Behandlungsprozess hat spezifische Kräfte, die Behinderung zu beeinflussen
> - Fokus: das medizinische Problem, das Behandlungsverfahren oder die Methode, es zu beheben
>
> **Die interaktive Denkstrategie**
> - Zweck: Therapie mit der Person
> - Sichtweise: Es ist wichtig, die Person zu verstehen
> - Fokus: „die Person" als soziales Wesen
>
> **Die konditionale Denkstrategie**
> - Zweck: die therapeutische Behandlung der Person mit der Behinderung
> - Sichtweise: verschiedene biologische, Umwelt-, und soziale Faktoren beeinflussen Menschen unterschiedlich
> - Fokus: die Person, ihre Probleme und Potenziale aus einer handlungsorientierten Sichtweise

um Joshs sensorische Bedürfnisse anzusprechen, setzte sie prozedurale Denkstrategien ein.

Zum **interaktiven Aspekt** überlegte sich die Therapeutin Möglichkeiten der Kontaktaufnahme mit Josh, die ihn dazu bringen sollten, sie zu erkennen, auf sie zu reagieren und mit ihr zu interagieren sowie im Umgang mit anderen seine sozialen Fertigkeiten einzusetzen und einen Weg zu finden, wie er mit ihnen zusammen sein konnte.

Dem **konditionalen Ansatz** entsprachen die Überlegungen der Therapeutin, wie sie in Joshs Alltag Situationen schaffen könnte, damit die anderen Josh sehen und kennen lernen könnten, seine Bedürfnisse verstehen, sich gerne mit ihm beschäftigen und ihn in das tägliche Leben einzubeziehen würden.

11.4.2 Benennen und Eingrenzen des Problems

Aufbauend auf die Arbeit von Schon (1983) übernahm Parham (1987) in ihrem Artikel „The Reflective Therapist" das Klinische Reasoning direkt in die Ergotherapie. In ihrer Beschreibung der Ergotherapeutin als autonome Expertin betonte Parham, wie bedeutsam es ist, in der Arbeit einer professionellen Ergotherapeutin Probleme zu benennen und einzugrenzen:

> „Die Definition eines Problems ist ebenso wichtig wie seine Lösung. Die Anwendung von fachlichen Verfahren ist ein Teil des Problemlösens. Das Eingrenzen des Problems bezieht sich darauf, das entsprechende Problem, das gelöst werden soll, zu identifizieren." (S. 556)

Parham beschrieb das Eingrenzen des Problems eher als „theoretischen denn als technischen Prozess. Bei der Problemdefinition benennt die Therapeutin, worauf in der Praxis das Augenmerk gelegt wird, und setzt den Rahmen für die Intervention fest." (S. 557)

❗ Beachte
Die Fähigkeiten der Therapeutin im Klinischen Reasoning treten zutage, wenn sie Probleme benennt und den Kontext eingrenzt.

Bei der Befunderhebung und in Diagnostikstunden sind diese Prozesse besonders intensiv.

▶ Beispiel
Die anfänglichen Überlegungen der Therapeutin zu Josh mussten zu einer Aussage führen, ob er über- oder unterempfindlich auf sensorische Reize reagierte. Im nächsten Schritt musste sie sich über die Art und Dauer der Reize klar werden, die besondere Reaktionen auslösten. Ebenso musste sie Joshs unterschiedliche Reaktionen auf denselben Reiz in verschiedenen Situationen interpretieren (z. B. propriozeptiver Input besser während vestibulärer Aktivitäten als davor oder danach). Weitere Informationen für das Benennen und Eingrenzen des Problems stammten aus der Beobachtung, wie das Kind sein Verhalten organisieren konnte, wie es modulieren konnte und wie es Bewegungen planen und unter entsprechenden Bedingungen anpassende Reaktionen ausführen konnte.

11.4.3 „Reflexion-in-Aktion"

Das Klinische Reasoning ist der **Motor der Therapeutin**, der sie dazu bringt, einen Interventionsplan aufzustellen, diesen durchzuführen, zu evaluieren und zu modifizieren. Fortwährend überdenkt die Therapeutin gewonnene Informationen und nützt diese in jeder Therapiestunde, sowohl während der direkten Arbeit mit dem Klienten als auch danach.

Fragen wie „Funktioniert es? Geschieht das, was ich erwartet habe? Wie soll ich dies verändern, um effektiver zu sein? Macht es Sinn, auf diese Art fortzufahren?" begleiten die Therapeutin unaufhörlich.

Diese Fähigkeit, kontinuierlich die Entwicklung der Probleme des Patienten durchzudenken, liefert ständig neue Anregungen für sofortige oder zukünftige Maßnahmen.

▶ Beispiel
In der Arbeit mit Josh stellte sich die Therapeutin kontinuierlich Fragen über Joshs Reaktion auf Bewegung, Berührung und propriozeptiven Input. Aufgrund der Berichte über Joshs Reizsuche daheim (Klopfen mit den Handgelenken, Schlagen mit dem Fuß und der Faust) nahm die Therapeutin an, dass Propriozeption für Josh eine Quelle von Wohlbefinden war.

Nach erfolgreichen Versuchen mit dem Hopsen auf einem Therapieball und Gewichtsübernahme auf die Hände erweiterte sie diesen Behandlungsansatz und begann, die Wirkung von Massagegeräten und anderen Arten von propriozeptivem Input zu erproben.

Nach den Behandlungseinheiten überdachte die Therapeutin ihre Reflexion-in-Aktion und die Veränderungen in Joshs Reaktionen im Verlauf der Einheit hin zu aktiverer Beteiligung und Interaktion. Sie sah darin ihre Annahme bestätigt, dass propriozeptiver Input sehr wichtig für Josh war. Nun galt es, Wege zu finden, wie im Verlauf eines Kindergartentages entsprechende Reizangebote eingebaut werden konnten, um damit Joshs interaktives Verhalten anzuregen.

11.5 Zusammenfassung

- Die Auseinandersetzung mit dem **Klinischen Reasoning**, der Informationsgrundlage für die praktische therapeutische Arbeit, liefert Einblicke in das **mehrdimensionale therapeutische Denken**.
- Beurteilungen und Entscheidungen in der Therapie hängen sowohl voneinander ergänzenden als auch voneinander ausschließenden Ideen ab, die in die **theoretische Perspektive** der Therapeutin eingebettet sind. Mit zunehmender Berufserfahrung der Therapeutin nehmen diese Denkprozesse an Komplexität und Differenziertheit zu.
- Das Konzept der Sensorischen Integration bietet einen soliden Hintergrund für das Klinische Reasoning.
- Therapeutinnen, die mit **Sensorischer Integration** arbeiten, sind mit einer Reihe von Konzepten und Prinzipien vertraut, die sowohl ihr Denken als auch ihre Tätigkeit und ihre Überlegungen hinsichtlich Forschung lenken.
- Ist den Therapeutinnen (von der Berufsanfängerin bis zur Expertin) die Rolle des Klinischen Reasoning in der sensorisch-integrativen Befundung, Behandlung und Forschung einmal bewusst, können sie die speziellen Techniken und Fertigkeiten des Schlussfolgerns bzw. Problemlösens verstehen, erkennen und in ihrer Arbeit mit sensorisch-integrativ beeinträchtigten Klienten effektiver einsetzen.

11.6 Literatur

Barris, R. (1987). Clinical reasoning in psychosocial occupational therapy: The evaluation process. *Occupational Therapy Journal of Research, 7,* 147–162.

Benner, P. (1984). *From novice to expert. Excellence and power in Klinisches nursing practice.* Menlo Park, CA: Addison-Wesley Publishing Company.

Benner, P., und Tanner, C. (1987). Clinical judgment: How expert nurses use intuition. *American Journal of Nursing, 87,* 23–31.

Burke, J.P. (1997). *Frames of meaning: An analysis of occupational therapy evaluations of young children.* Unpublished doctoral dissertation, University of Pennsylvania, Philadelphia.

Burke, J.P., und DePoy, E. (1991). An emerging view of mastery, excellence, and leadership in occupational therapy practice. *American Journal of Occupational Therapy, 45,* 1027–1032.

Cohn, E.S. (1989). Fieldwork education: Shaping a foundation for Clinical reasoning. *American Journal of Occupational Therapy, 43,* 240–244.

Cohn, E.S. (1991). Nationally speaking– Clinical reasoning: Explicating complexity. *American Journal of Occupational Therapy, 45,* 969–971.

Crepeau, E. (1991). Achieving intersubjective understanding: Examples from an occupational therapy treatment session. *American Journal of Occupational Therapy, 45,* 1016–1026.

Dreyfus, H.L., und Dreyfus, S.E. (1980). *A five-stage model of the mental activities involved in directed skill acquisition.* Unpublished report supported by the Air Force Office of Scientific Research (AFSC), USAF (Contract F49620–79-C-0063). University of California at Berkeley.

Dreyfus, H.L., und Dreyfus, S.E. (1986). *Mind over machine.* New York: The Free Press, Macmillan.

Fleming, M. (1991). The therapist with the three-track mind. *American Journal of Occupational Therapy, 45,* 1007–1014.

Fleming, M. (1994). The therapist with the three-track mind. In C. Mattingly und M. Fleming (Eds.), *Clinical reasoning. Forms of inquiry in a therapeutic practice* (pp. 119–136). Philadelphia: F. A. Davis.

Fondiller, E.D., Rosage, L.J., und Neuhaus, B. (1990). Values influencing clinical reasoning in occupational therapy: An exploratory study. *Occupational Therapy Journal of Research, 10,* 41–55.

Lazare, A. (1973). Hidden conceptual models in clinical psychiatry. *The New England Journal of Medicine, 288*(7), 345–351.

Mattingly, C. (1991a). What is clinical reasoning? *American Journal of Occupational Therapy, 45,* 979–986.

Mattingly, C. (1991b). The narrative nature of clinical reasoning. *American Journal of Occupational Therapy, 45,* 998–1005.

Mattingly, C. (1994). The narrative nature of clinical reasoning. In C. Mattingly und M. Fleming (Eds.), *Clinical reasoning. Forms and Inquiry in a therapeutic practice* (pp. 239–269). Philadelphia: F.A. Davis.

Mattingly, C., und Fleming, M. (Eds.). (1994). *Clinical reasoning. Forms of inquiry in a therapeutic practice.* Philadelphia: F.A. Davis.

Neistadt, M. (1992). The classroom as clinic: Applications for a method of teaching clinical reasoning. *American Journal of Occupational Therapy, 46,* 814–819.

Neuhaus, B. (1988). Ethical consideration in clinical reasoning: The impact of technology and cost containment. *American Journal of Occupational Therapy, 42,* 288–294.

Parham, D. (1987). Toward professionalism: The reflective therapist. *American Journal of Occupational Therapy, 41,* 555–561.

Rogers, J. (1983). Eleanor Clarke Slagle Lectureship– 1983: Clinical reasoning: The ethics, science, and art. *American Journal of Occupational Therapy, 37,* 601–616.

Rogers, J., und Masagatani, G. (1982). Clinical reasoning of occupational therapists during the initial assessment of physically disabled patients. *Occupational Therapy Journal of Research, 2,* 195–219.

Schon, D. (1983). *The reflective practitioner.* New York: Basic Books, Inc.

Schon, D. (1987). *Educating the reflective practitioner.* San Francisco: Jossey-Bass.

Slater, D., und Cohn, E. (1991). Staff development through analysis of practice. *American Journal of Occupational Therapy, 45,* 1038–1044.

Beurteilung der Sensorischen Integration und Praxie

Mary-Margaret Windsor, Susanne Smith Roley, Stacey Szklut

12.1 Begriffsdefinition von Assessment, Evaluation und Befundung – 232

12.2 Befundung der Sensorischen Integration und Praxie in der Ergotherapie – 232

12.3 Interpretation sensorisch-integrativer Defizite – 237

12.4 Dokumentation: Beziehung zwischen dem Funktionsmodell und der Sensorischen Integration – 240

12.5 Eingangsbefund/Zwischenbefund: das dynamische Assessment der Sensorischen Integration – 246

12.6 Zusammenfassung – 249

12.7 Literatur – 250

ANHANG – 253

12A Beurteilungsverfahren – 253

In diesem Kapitel werden Grundlagen und Assessment-Verfahren zur Beurteilung sensorisch-integrativer Funktionen und der Praxie in der Ergotherapie beschrieben. Im Prozess der Befunderhebung werden spezifische Komponenten der Sensorischen Integration, die in Zusammenhang mit dem Beschäftigungsverhalten stehen, gemessen und überprüft. Formale und freie Beobachtungen des Verhaltens auf Anzeichen einer Sensorischen Integrationsstörung helfen der Therapeutin, zugrunde liegende Defizite wahrzunehmen, die sich auf die Handlungsperformanz auswirken. Die Interpretation dieser Ergebnisse dient als Richtschnur für die Intervention mit dem Ziel der Verbesserung der Performanz (Ayres 1972a).

Das Funktionsmodell der Internationalen Klassifizierung von Behinderung und Gesundheit (ICIDH-2, WHO 2000) stellt einen umfassenden Rahmen für die Evaluierung der sensorisch-integrativen und praktischen Komponenten in einem größeren Zusammenhang mit anderen förderlichen oder hinderlichen Einflussfaktoren dar. Der Befundungsprozess ist dynamisch und läuft während der therapeutischen Interaktion mit dem Klienten weiter (im Sinne von Prozess- oder Verlaufsdiagnostik). Eine dynamische Befundung unterstützt das Klinische Reasoning, das therapeutische Schlussfolgern, bei dem ein Zusammenhang zwischen der Sensorischen Integration, der Praxie und dem funktionellen Leistungsniveau, vor allem dem sozialen Aspekt, hergestellt wird.

12.1 Begriffsdefinition von Assessment, Evaluation und Befundung

Historisch gesehen wurden die Begriffe **Assessment** und **Evaluation** in der ergotherapeutischen Fachliteratur einzeln und austauschbar, aber nie zusammenhängend verwendet (McGourty et al. 1989). Hinojosa und Kramer (1998) stellten **Definitionen** für diese Begriffe im Rahmen der Ergotherapie auf, die auch vom amerikanischen Ergotherapieverband AOTA in die Praxis übernommen wurden:

- **Evaluation** ist ein allgemeiner Prozess des Sammelns und Interpretierens von Daten.
- **Assessment** bezieht sich auf ein konkretes Werkzeug und ist eine Komponente der Evaluation.

Diese Festlegung gilt allerdings nur berufsgruppenintern; in anderen Feldern wie der Pädagogik oder Psychologie werden diese Begriffe durchaus weiter gesehen. Es ist auch zu beachten, dass in der (psychologischen) Testtheorie der Begriff **Evaluation** auf die Messung von Verhaltensänderungen angewandt wird, wogegen **Diagnostik oder Diskrimination** für die Identifikation von Auffälligkeiten benutzt wird.

> **Exkurs**
>
> **Im deutschen Sprachraum geläufige Begriffe (Anmerkung der Übersetzer)**
>
> Im deutschen Sprachraum gibt es nach wie vor keine einheitliche Begriffsdefinition (trotz einiger Versuche, z. B. Wörterbuch Andreas Fischer, Übersetzung und Veröffentlichung der Artikelserie Lucy Miller „Towards a Consensus in Terminology", durch Borchardt 2002). Wie im Vorwort erwähnt, soll diese Übersetzung einen Beitrag zur Vereinheitlichung der deutschsprachigen Terminologie in der pädiatrischen Ergotherapie liefern. Der Begriff **Evaluation** ist auch hier gebräuchlich, jedoch eher im Zusammenhang mit Effektivitäts- oder Erfolgsnachweis der Therapie. Um mit **Assessment** nicht nur einen Anglizismus zur Verfügung zu stellen, schlagen wir die Benützung der Begriffe **Befundung** oder **Befunderhebung** vor.

Im Anhang **12A** finden sich ausführliche Informationen über Zweck und Verwendung quantitativer Tests.

12.2 Befundung der Sensorischen Integration und Praxie in der Ergotherapie

Eine umfassende **Befunderhebung** entspricht einer systematischen Ermittlung und Untersuchung.

Blanche (2000) sieht im Befundungsprozess Ähnlichkeiten mit einem **Forschungsprojekt:** Die Therapeutin formuliert eine Frage, sammelt Daten und entwickelt eine Hypothese. Die aufkommenden Hypothesen lenken die Untersuchung. Die Schlussfolgerungen werden anhand von weiteren Daten überprüft.

Der Evaluationsprozess dient **drei Hauptzwecken:**
- **Identifizierung** von sensorisch-integrativen Defiziten und ihre Auswirkungen auf Aktivität und Partizipation,
- **Dokumentation** des gegenwärtigen funktionellen Niveaus,
- **(wiederholte) Beurteilung** von Veränderungen in Relation zu den erwarteten Ergebnissen.

Der in 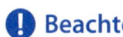 Tabelle 12.1 dargestellte Assessment-Prozess folgt der Logik des „*Occupational Therapy Practice Framework*" der AOTA (2000), in dem der therapeutische Prozess der Ergotherapie dargestellt ist. Innerhalb dieses Rahmens ist die Befundung ein Prozess, der während der Therapie mit dem Klienten weiter läuft. Die Evaluation besteht aus **zwei Teilen:**
- dem Betätigungsprofil,
- der Analyse der Handlungsperformanz.

Die Intervention wird durch ständige Effektivitätskontrollen (dynamische Befundung) evaluiert.

12.2.1 Identifizierung

> **Beachte**
> Im sensorisch-integrativen Bezugsrahmen werden die Auswirkungen versteckter neurobiologischer Prozesse auf die Handlungsperformanz hervorgehoben (Ayres 1972a).

Daher beruht die Beurteilung der Sensorischen Integration und Praxie speziell auf Daten, von denen die Therapeutin Hypothesen über die neurobiologische Verarbeitung von Sinnesempfindung und ihre Auswirkungen auf die Performanz des Kindes ableiten kann. Sowohl **standardisierte als auch nicht standardisierte Befunderhebungsverfahren** sind für diesen Zweck geeignet.

12.2.2 Nicht standardisierte Befunderhebungsverfahren

> **Exkurs**
> **Befundung innerhalb verschiedener Bezugsrahmen**
> Informationen über konkrete Verhaltens- oder Leistungsdefizite können im Rahmen verschiedenster therapeutischer Konzepte gesammelt und interpretiert werden. Die Erklärung für das beobachtete Verhalten ist abhängig vom theoretischen Bezugsrahmen, unter dem die Interpretation erfolgt. Dieser beeinflusst auch, was zu beurteilen ist und wie die Leistungskomponenten zu analysieren sind. Davon wird wiederum der Behandlungsansatz bestimmt (Keshner 1991).

> **Beachte**
> In der Befunderhebung nach den Prinzipien der Sensorischen Integration überdenkt die Therapeutin während der Analyse die Probleme des Kindes, indem sie aus der Beobachtung der motorischen Leistungen und des Verhaltens Rückschlüsse auf die sensorische Verarbeitung zieht (Ayres 1979; Blanche et al. 1995).

Im ersten Schritt des Befundungsprozesses werden die **Zuweisungsgründe**, die die Familie veranlassen, eine Beratung, Abklärung oder Behandlung aufzusuchen, definiert und beschieben (Coster 1998). Normalerweise wird diese Thematik im Erstgespräch erörtert.

Eine **Beschäftigungsanamnese** liefert Informationen über die tatsächlichen Aktivitäten des Kindes und jene, die von ihm erwartet werden. Weiter sollte dabei abgeklärt werden, welche Aktivitäten dem Kind und seiner Familie wichtig sind, z. B. einen Familienurlaub zu machen oder Freunde zum Abendessen einzuladen. Anhand dieser Hintergrundinformationen kann auch überprüft werden, wie das Kind sein Verhalten organisiert. Dies bezieht sich sowohl darauf, wie es Aufgaben und Aktivitäten zu Ende führen kann, als auch darauf, wie es Ereignisse innerhalb abstrakter Zeit- und Raumdimensionen planen kann. Diese Informationen über die typischen und die erwünschten Beschäftigungsmuster des Kindes und seiner Familie dienen der

Tabelle 12.1. Ergotherapeutisches Assessment unter dem Gesichtspunkt der Sensorischen Integration und Praxis

Anfangsbefund	Themen und Probleme
Definieren und beschreiben Sie die aktuellen Probleme.	Lassen Sie sich über die Alltagsprobleme berichten, die die Zuweisung zur Ergotherapie bewirkt haben. Fragen Sie nach den sensomotorischen Komponenten der Interaktionen des Kindes.
Erheben Sie eine Beschäftigungsanamnese.	Fragen Sie nach den früheren und gegenwärtigen Betätigungsvorlieben und -mustern des Kindes und seiner Familie.
Beobachten Sie.	Beobachten Sie in verschiedenen geeigneten Settings die Fähigkeiten des Kindes mit und ohne Unterstützung.
Setzen Sie standardisierte und nicht standardisierte Verfahren zur Befunderhebung ein.	Sammeln Sie Daten zu den sensorisch-integrativen und praktischen Leistungen und zu verwandten Funktionen.
Synthetisieren Sie die Daten und stellen Sie sie in Beziehung zu den Problemen und Beschäftigungsmustern des Klienten.	Beachten Sie die Faktoren- und Clusteranalysen, wenn Sie ein sensorisch-integratives Störungsbild bestimmen wollen. Ziehen Sie in Erwägung, den SI-Ansatz in der Behandlung mit anderen Konzepten zu kombinieren.
Sprechen Sie Ihre Eindrücke mit den Eltern und dem Kind selbst ab.	Leiten Sie von den Alltagsproblemen des Klienten funktionelle Fern- und Nahziele ab. Dokumentieren Sie diese.
Entwickeln Sie einen Interventionsplan.	Legen Sie fest, ob eine Sensorische Integrationstherapie zielführend ist, und wenn, die voraussichtliche Therapiedauer, -frequenz und das geeignete Setting.
Planen Sie das Therapieende bzw. weiterführende Maßnahmen.	Blicken Sie weit voraus und beziehen Sie das voraussichtliche Therapieende und die langfristige Integration des Kindes in die soziale Gemeinschaft in Ihre Planung mit ein.
Führen Sie eine dynamische Verlaufsdiagnostik durch.	Beurteilen Sie fortlaufend die Behandlung und leiten Sie daraus Konsequenzen für Veränderungen Ihrer Maßnahmen ab.
Überwachen Sie laufend die Therapiefortschritte und entwickeln Sie Strategien, wie Sie die Behandlung noch wirksamer gestalten können.	Tauschen Sie sich regelmäßig mit relevanten Personen im Umkreis des Klienten aus, damit Sie Fortschritte beurteilen und Ihre Maßnahmen darauf abstimmen können.
Evaluieren Sie den Therapieerfolg.	Vergleichen Sie die Leistungen (bzw. Testergebnisse) zu Therapiebeginn („baseline") mit den gegenwärtigen.
Adaptieren Sie den Interventionsplan.	Setzen Sie die Behandlung fort, verändern Sie sie, adaptieren Sie sie oder beenden Sie sie.

Therapeutin als Richtschnur für die Festsetzung der Fern- und Nahziele der Intervention.

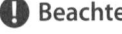
 Beachte
Die Erhebung einer Entwicklungs-, sensorischen-, oder familiären Anamnese liefert wichtige Hintergrundinformationen zum Verständnis der Reaktionen des Kindes auf Sinneseindrücke.

Die Eltern, Erzieher und andere Berufsgruppen, die mit dem Kind arbeiten, liefern Einblicke in die Fähigkeit des Kindes, unterschiedliche Arten von sensorischen Erfahrungen in verschiedenen Situationen und mit einem variablen Ausmaß an Unterstützung und Anforderung zu verarbeiten.

Zwei Fragebögen zur sensorischen Anamnese, die speziell für die sensorisch-integrative Befunderhebung entwickelt wurden, sind das „Sensory Profile" (Dunn 1999) und die „Evaluation of Sensory Processing (ESP)" (Parham & Ecker 2000)[1].

❗ Beachte
Die direkte Beobachtung des Kindes durch die Therapeutin kann in verschiedensten **Settings** stattfinden.

❔ Tipp
Beobachtungen im natürlichen Kontext oder Umfeld sind besonders wertvoll, da sie wesentliche Erkenntnisse zu den funktionellen Fähigkeiten und Einschränkungen eines Kindes liefern können.

Allgemein wird angenommen, dass unter „natürlichem Kontext" die typischen Umgebungen zu verstehen sind, in denen das Kind seine Zeit verbringt, wie beispielsweise zu Hause und in der Schule. Es wird allerdings diskutiert, ob die typischen Umgebungen im elementaren Sinn tatsächlich „natürlich" sind. Aus sensorisch-integrativer Perspektive liefert eine spezialisierte SI-Klinik möglicherweise das natürlichste Setting zur Beurteilung und Behandlung sensorischer und motorischer Funktionen.

Abgesehen von dieser Diskussion liefert jede Umgebung Informationen, die einen Puzzlestein zum Gesamtbild des Kinds beitragen.

❗ Beachte
Klient und Therapeutin zusammen entscheiden über die Umstände, in denen brauchbare Evaluationsdaten erhoben werden können.

❔ Tipp
- Jüngere Kinder sind oft leichter **in einem vertrauten Setting** zu beurteilen. Vor allem sehr kleine Kinder können durch eine unbekannte Umgebung in ihrer spontanen Exploration und Leichtigkeit der Interaktion gehemmt werden.
- Andererseits kann **das klinische Setting**, in dem das Ausmaß und die Art von Aktivitäten und sensorischen Anforderungen kontrollierbar sind, günstigere Bedingungen für die Einschätzung eines Kindes bieten als ein geschäftiges Klassenzimmer oder die Wohnung. Manchmal können die gleichzeitigen sensorischen Reize der natürlichen Umgebung Kinder daran hindern, ihre sensorischen und motorischen Kapazitäten voll zum Einsatz zu bringen.

Beobachtungen in unstrukturierten Situationen sind oft das einzige Mittel zur Informationssammlung über ein Kind. Hier werden die Beobachtungen anhand von Aktivitäten, die vom Kind und nicht von der Therapeutin gesteuert sind, gemacht. Wie eingangs erwähnt, schließt die Therapeutin aus der Beobachtung, wie das Kind auf wechselnde physikalische und soziale Umweltbedingungen reagiert und sich an sie anpasst, auf seine Fähigkeit, Sinnesempfindungen für den Gebrauch zu organisieren. Die Therapeutin analysiert eingehend die physischen, sozioemotionalen und kognitiven Leistungen des Kindes und seine Kapazität für anpassende Reaktionen. Im Arbeitsbogen in **Anhang 12B** (Koomar et al. 1995) sind konkrete Beobachtungen und Aufgaben beschrieben, in denen die Effekte der Sensorischen Integration auf die Handlungsperformanz beobachtbar sind.

Klinische Beobachtungen von neuromotorischen Funktionen können entweder strukturiert oder unstrukturiert sein (Blanche 2000). Je nach Untersucher können solche Beobachtungen ein breites Spektrum von Fähigkeiten umfassen. Für eine zuverlässige Interpretation muss die Therapeutin über weit reichende Kenntnisse der normalen und abweichenden Entwicklung verfügen. In **Anhang 12A.3** sind klinische Beobachtungen von diskreten neurologischen Zeichen (sog. „soft signs") aufgelistet, die zum Verständnis Sensorischer Integrationsstörungen beitragen.

---
[1] Anmerkung der Übersetzer: Diese beiden Inventare sind nicht auf Deutsch verfügbar. Auf Letzterem basiert jedoch der deutschsprachige „Fragebogen zur Wahrnehmungsentwicklung" (WN-FBG) der GSIÖ (1998, 2000).

12.2.3 Standardisierte Befunderhebungsverfahren

> **Beachte**
> Der SIPT (*Sensory Integration and Praxis Tests*, Ayres 1989) ist der „goldene Standard" für die Beurteilung sensorisch-integrativer und praktischer Funktionen.

Der SIPT ist ein **standardisiertes Assessment-Instrument** und enthält normative Daten für einen eingegrenzten Altersbereich (4;0 bis 8;11 Jahre). Mit Ausnahme des postrotatorischen Nystagmus-Test (Messung einer reflektorischen okulomotorischen Funktion) identifizieren die Subtests des SIPT Leistungskomponenten, die für die Funktionen der Sensorischen Integration und Praxie wichtig sind. Dieses Instrument misst verschiedene **Aspekte der sensorischen Wahrnehmung und Praxie** (Ayres 1989) anhand von 17 Subtests, die zu **vier einander überschneidenden Kategorien** gehören:
(1) bewegungsunabhängige visuelle Perzeption,
(2) Somatosensorik,
(3) Praxie,
(4) Sensomotorik.

Im SIPT werden diese einzelnen Funktionen nicht nur getrennt betrachtet, sondern auch in Relation zu charakteristischen Mustern oder Profilen, die in über 30-jähriger Forschungstätigkeit identifiziert wurden (Ayres 1989; Mulligan 1998a, 1998b).

> **Vorsicht**
> Die direkte Anwendbarkeit des SIPT bei Kindern mit diagnostizierten Behinderungen ist begrenzt. Dies gilt insbesondere für Personen, die mit Situationen, in denen sie auf Befehl Leistungen erbringen sollen, Schwierigkeiten haben (z. B. mit dem Aufgabenverständnis, der Aufmerksamkeit, dem Umgang mit Testgegenständen, der Sensibilität für den Kontext oder dem Zeigen von Fähigkeiten außerhalb der gewohnten Umgebung).

> **Tipp**
> Mit dem SIPT können nur Diagnosen gestellt werden, wenn das Testkind mit der Altersgruppe und den Erfahrungen der **Normierungsstichprobe vergleichbar** ist. Daher ist es bei behinderten Kindern schwierig zu bestimmen, ob schwache Testergebnisse einer Sensorischen Integrationsstörung zugeschrieben werden können oder mit einer Pathologie zusammenhängen, die eine verzögerte neurologische Reifung bewirkt.
> Laut Ayres (1989) ist der SIPT zwar nicht für Kinder mit schweren kognitiven oder motorischen Beeinträchtigungen geeignet, Kinder mit leichten Diagnosen wie minimalen neuromotorischen Defiziten oder geringen kognitiven Verzögerungen können jedoch von den SIPT-Informationen profitieren. Auch bei funktionell guten Kindern mit Asperger-Syndrom hat sich der SIPT als nützlich erwiesen (Parham et al. 2000). Bei Personen, die älter als die Normierungsstichprobe sind, wurde der SIPT ebenfalls angewandt. In diesen Fällen wurde der SIPT als nicht standardisierte Beurteilung der sensorisch-integrativen und praktischen Funktionen gewertet.

> **Vorsicht**
> Bei der Interpretation der Ergebnisse von Testpersonen außerhalb des standardisierten Altersbereichs ist Vorsicht angebracht.

Ist die Anwendung des SIPT in einer standardisierten Form nicht möglich, so können die Bereiche, die der SIPT überprüft, durch **Beobachtungen bei ähnlichen Aktivitäten** beurteilt werden.

> **Beispiel**
> Das Kind, das zur Befunderhebung gekommen ist, ist nicht imstande, strukturierte Aufforderungen zu erfüllen. Die Therapeutin kann nun während einer eher spielerischen Phase das Kind bitten, ungewohnten zwei- und dreischrittigen verbalen Anweisungen zu folgen, die Ähnlichkeit mit den Testanforderungen des „Praxis on Verbal Command" haben. Sie kann mit dem Kind auch „Simon Says" (entspricht in etwa dem deutschen Spiel „Fischer, Fischer wie tief ist das Wasser") spielen, was Ähnlichkeit mit den Testanforderungen des Subtests „Postural Praxis" hat. Aus den Reaktionen

des Kindes auf diese Anforderungen kann eine erfahrene Therapeutin Schlüsse über die sensorisch-integrativen Funktionen und die Praxie des Kindes ziehen.

Außer dem SIPT liegen nur wenige standardisierte Instrumente vor, die ausschließlich konkrete neurobiologische Verhaltensweisen in Hinblick auf Sensorische Integrationsstörungen überprüfen. Im **Anhang 12A.4** sind weitere standardisierte Verfahren wie das „Sensory Profile" (Dunn 1999) und der „Test of Sensory Functions in Infants (TSFI)" (DeGangi & Greenspan 1989) beschrieben, sowie einige gebräuchliche Tests, die Items oder Skalen enthalten, die Rückschlüsse auf die Sensorische Integration zulassen.

12.3 Interpretation sensorisch-integrativer Defizite

Die Interpretation der sensorisch-integrativen und praktischen Funktionen eines Kindes in Relation zu allen anderen Faktoren, die zur Entwicklung beitragen, ist sehr komplex. Um zu beurteilen, in welchem Maße die sensorisch-integrativen Defizite für die Schwächen der Handlungsperformanz verantwortlich sind, sind das Wissen und die Sachkenntnis der Therapeutin entscheidend, vor allem dann, wenn bereits eine Diagnose vorliegt. In den Kapiteln des Praxisteils wird diese Komplexität angesprochen.

Die **Interpretation der Testbefunde** eines Kindes beruht auf mehreren Wissensgebieten:
- theoretischen Grundlagen der Sensorischen Integration,
- Kenntnis der in der Evaluation verwendeten Instrumente,
- Verständnis der normalen und abweichenden Entwicklung,
- Komplexität des Klinischen Reasoning.

Ayres' klassisches Flussdiagramm mit dem Titel „The Senses, Integration of Their Inputs, and Their End Products" (1979, S. 60) kann als **Modell für die Synthese der Beziehungen** zwischen
- den sensorischen Systemen,
- den funktionellen Aktivitäten und
- den Endprodukten herangezogen werden.

> **Exkurs**
> **Grundlagen für die Interpretation sensorisch-integrativer Defizite**
> Ayres identifizierte das Spektrum der sensorisch-integrativen Defizite durch eine Serie von speziellen statistischen Verfahren, nämlich Faktoren- und Clusteranalysen, zunächst mit dem SCSIT (*Southern California Sensory Integration Tests*, 1972b) und anschließend mit dessen Revision, dem SIPT (eine Übersicht über diese Studien findet sich bei Parham & Mailloux 1996).
> Fisher, Murray und Bundy (1991, deutsche Ausgabe 2002) stellten ein Modell für die Interpretation der Daten aus dem SIPT und klinischen Beobachtungen vor.

Tabelle 12.2 ist ein **Arbeitsbogen für die Interpretation der Befunderhebungsdaten**, der eine Struktur für die Synthese von Ergebnissen aus dem SIPT und anderen Quellen wie klinischen Beobachtungen bietet. Die Daten sind in **drei Ebenen** angeordnet:
- sensorische Systeme (vor allem visuelles, vestibuläres, propriozeptives und taktiles System),
- motorische und praktische Funktionen,
- höhere kortikale Funktionen.

Der Arbeitsbogen bietet somit eine Struktur, wie die engen Verbindungen unter diesen Variablen analysiert werden können. Jeder Kasten der Tabelle steht für ein System bzw. einen Funktionsbereich. Die Leistung des Kindes in diesem System wird ermittelt, indem die vorliegenden Ergebnisse aus den SIPT-Subtests und Beobachtungen eingetragen werden. Die Listen innerhalb jedes Kastens erheben keinen Anspruch auf Vollständigkeit; weitere relevante Daten können hinzugefügt werden. Die SIPT-Subtests sind in den einzelnen Kästen in der Reihenfolge ihrer Wichtigkeit für diesen Funktionsbereich angeführt, die sich aus ihrer Ladung in den Cluster- und Faktoranalysen (Ayres 1989) ergeben hat.

Der **Interpretationsbogen** berücksichtigt nicht nur die einzelnen Systeme, sondern auch die Beziehungen zwischen den Variablen, d. h. zwischen den verschiedenen Kästen. Die Nähe der Kästen zueinander ist Aus-

Tabelle 12.2. Interpretationsbogen zum SIPT

Visuell	Wert	Vestibulär	Wert	Somatosensorisch	Wert	Modulation	Wert
Visuell-räumlich		**Haltungskontrolle**		**Propriozeption**		**Reaktion auf Reize**	
SV		SWB		KIN		überempfindlich	
FG		**Klinische Beobachtungen:**		SWB		fluktuierend	
Visuomotorisch		Extension		OPr		unterempfindlich	
DC		Stabilität		**taktil**		Aktivitätsniveau ↑	
MAC		Richtreaktionen		GRA		Aufmerksamkeit ↓	
Visuell-konstruktiv		Gleichgewichtsreaktionen		FI		LTS sign. ↑ oder ↓	
DC		**Augenmotorik**		LTS		**Klinische Beobachtungen**	
CPr		PRN ↓		MFP			
Visuopraxie		**Okulomotorische Kontrolle:**		**Haptische Form- und Raumwahrnehmung:**			
CPr		Bewegung		MFP			
MAC		Stabilisierung		GRA			
DC				**Klinische Beobachtungen**			
Klinische Beobachtungen							

		BIS	Wert	PRAXIE	Wert		
		BMC		PPr			
		SPr		OPr			
		OPr		PrVC			
		GRA		(SPr)			
		MFP Teil II		(BMC)			
		(PPr)		**Spielverhalten**			
		Klinische Beobachtungen:					
		z. B. Hampelmann-, Tempelhüpfen					

RECHTE HEMISPHÄRE	Wert	LATERALITÄT	Wert	PRAXIE AUF VERBALE ANWEISUNG	Wert	LINKE HEMISPHÄRE	Wert
IQ		SV CU		PrVC		**IQ**	
Handlungsteil ↓		P HU		PRN ↑		Handlungsteil ↓ Verbalteil ↑	
Verbalteil ↑		R/L Differenzen		**Sequenzieren**		**Sequenzieren** ↓	
Visuell-räumlich		**Klinische Beobachtungen**		OPr			
SV				SPr			
FG				BMC			
FI				SWB			
DC				DC			
Frustrationstoleranz ↓							

Neuromotorische Störung (ggf. einringeln): Diadochokinese ~ Daumen-Finger-Opposition ~ choreoathetoide Bewegungen ~ Finger-Nase-Versuch ~ assoziierte Bewegungen ~ Klonus ~ PRN ↑ ~ Tremor ~ Ticks ~ Bewegungsüberempfindlichkeit ~ Anfälle

Abkürzungen des SIPT:

SV (Space Visualization) räumliches Vorstellungsvermögen
FG (Figure-Ground-Perception) Figur-Grund-Wahrnehmung
MFP (Manual Form Perception) Formerkennung mit den Händen (Stereognosie)
KIN (Kinesthesia) Bewegungsempfindung (Kinästhesie)
FI (Finger Identification) Fingerdifferenzierung
GRA (Graphesthesia) Graphästhesie
LTS (Localisation of Tactile Stimuli) Lokalisieren von Berührungsreizen
PrVC (Praxis on Verbal Command) Umsetzen von Bewegungsanweisungen
DC (Design Copying) Abzeichnen
CPr (Constructional Praxis) Nachbauen
PPr (Postural Praxis) Bewegungsplanung
OPr (Oral Praxis) Bewegungsplanung mit dem Mund
SPr (Sequencing Praxis) Bewegungsabfolgen (Sequenzieren)
BMC (Bilateral Motor Coordination) bilaterale Bewegungskoordination
SWB (Standing & Walking Balance) Balance im Stehen und Gehen
PRN (Postrotary Nystagmus) postrotatorischer Nystagmus

12.3 · Interpretation sensorisch-integrativer Defizite

druck einer Beziehung zwischen den darin enthaltenen Konstrukten, die Ayres (1989) durch die Faktoren- und Clusteranalysen identifiziert hat.

Der Interpretationsbogen ist so aufgebaut, dass die erste Ebene, jene der sensorischen Verarbeitung, zuerst betrachtet wird. ◘ Übersicht 12.1 gibt einen Überblick über die Interpretation.

Ayres (1972a, 1989) identifizierte Beziehungen zwischen diesen sensorischen Systemen und ihren Einflüssen auf die Handlungsperformanz. Oft wirkt sich die Funktion eines einzelnen sensorischen Systems auf die anderen aus (vgl. Kap. 1).

Die zweite Ebene des Interpretationsbogens ist der **bilateralen Integration und Praxie** gewidmet. Diese Konstrukte werden anhand der motorischen Leistungen gemessen.

> **Vorsicht**
>
> Schwache Leistungen in den Tests zur bilateralen Integration und Praxie können durch neuromotorische Defizite verursacht sein. Dieser entscheidende Einflussfaktor muss daher bedacht werden. Während der Analyse der Beobachtungen muss abgewogen werden, zu welchem Anteil neuromotorische Defizite, Schwächen der Haltungskontrolle und Dyspraxie an der schlechten Motorik beteiligt sind.

Um eine Störung der bilateralen Integration und des Sequenzierens (BIS) auf vestibulärer Basis von einer neuromotorischen Störung oder einer Dyspraxie zu unterscheiden, ist eine diskriminative Analyse erforderlich. Für die Störung der bilateralen Integration und des Sequenzierens ist ein **Lateralitätsmuster** typisch, bei dem entweder beide Hände gleich schlecht eingesetzt werden oder die nicht bevorzugte Hand langsamer entwickelt ist (Smith 1981). In Kombination mit schwachen Ergebnissen in der taktilen Diskrimination weisen schwache Testergebnisse im BIS-Kasten auf eine Entwicklungsdyspraxie hin (vgl. Kap. 8). Für die Identifikation der Entwicklungsdyspraxie sind darüber hinaus Beurteilungen des Spielverhaltens, sog. Spielskalen wie die „Knox Preschool Play Scale" (Knox 1997) und Beobachtungen des unstrukturierten Spielverhaltens äußerst wertvoll (Parham & Fazio 1997).

Auf der dritten Ebene der Analyse werden **höhere Funktionen** untersucht. Sind keine Defizite mit sensorischer Basis vorhanden, so liegen die Störungen der Informationsverarbeitung eher auf einer kognitiven Ebene als auf Hirnstammniveau (Ayres 1972a). Für die Evaluierung der kognitiven Kapazität sind **Intelligenztests** besser geeignet als der SIPT oder ähnliche Instrumente.

Dyspraxie auf verbale Anweisung kann auf eine Form der Dyspraxie hinweisen, deren Basis im Sprachverständnis liegt. Kennzeichen dafür sind ein normaler oder erhöhter ▶ **PRN-Wert** (d. h. ein verlängerter postrotatorischer Nystagmus) und eine adäquate taktile Diskrimination (Ayres 1989). Eine Evaluation der Sprache und des Sprachverständnisses oder eine psychologische Evaluation kann zur Bestätigung dieses Eindrucks herangezogen werden.

Übersicht 12.1.
Evaluation der Sinnessysteme

- **Das visuelle System** ist das komplexeste und liefert vielschichtige Beiträge zur Handlungsperformanz (s. auch Kap. 15).
- Die Evaluation des **vestibulären Systems** geschieht in erster Linie durch strukturierte klinische Beobachtungen (vgl. Anhang 12A.2).
- Das **somatosensorische System** besteht aus zwei Systemen, dem propriozeptiven und dem taktilen System. Die Beurteilung des propriozeptiven Systems geschieht am besten durch strukturierte und unstrukturierte Beobachtungen der Motorik und des Körperschemas (vgl. Kap. 6). Für die Beurteilung des taktilen Systems liegen mit den taktilen Subtests des SIPT die besten Werkzeuge vor.
- Die **sensorische Modulation**, die oft mit Reaktionen auf somatosensorische Reize verbunden wird, ist am effizientesten durch Fragebögen zur sensorischen Anamnese und Elternberichte zu evaluieren (vgl. Kap. 4).

Es ist gar nicht möglich, in der Befunderhebung ausschließlich die Sensorische Integration und Praxie zu evaluieren. Kognitive, emotionale, soziale und physische Prozesse beeinflussen die Fähigkeiten eines Kindes gleichermaßen.

> **Vorsicht**
> Kinder, die zur Abklärung vorgestellt werden, zeigen manchmal Auffälligkeiten, die neurologisch verursacht sind, z. B. durch Anfälle oder Tremor. Diese Störungen müssen bei der Interpretation der Testdaten berücksichtigt werden!

Das heißt aber nicht, dass das Vorhandensein neurologischer Funktionsstörungen automatisch eine sensorische Modulations- oder Diskriminationsstörung oder eine Dyspraxie ausschließt. Die neurologischen Störungen erschweren allerdings die Prognose hinsichtlich der Behandlungseffekte.

Die **Interventionsplanung** ist eine logische Folge des Befundungsprozesses. Nachdem die Untersucherin Defizite in bestimmten Systemen festgestellt hat, entwickelt sie Hypothesen über die Probleme, die aus den Einschränkungen hervorgehen können.

> **Beispiel**
> So wird ein Kind mit Defiziten in der somatosensorischen Verarbeitung und Praxie wahrscheinlich Schwierigkeiten haben, neue Aufgaben zu lernen und Geschicklichkeitsaufgaben mit Leichtigkeit in einer schnell bewegten Umgebung auszuführen, und es wird unorganisiertes Verhalten an den Tag legen, vor allem in neuen Situationen. Die Behandlung wird sich auf die somatosensorischen und Praxiedefizite konzentrieren, wodurch auch die funktionellen Defizite im Alltag verbessert werden.

Die genaue Interpretation der Testbefunde leitet und erleichtert eine gezielte Behandlung.

12.4 Dokumentation: Beziehung zwischen dem Funktionsmodell und der Sensorischen Integration

Die Dokumentation des aktuellen funktionellen Niveaus eines Kindes sollte nicht nur eine Beschreibung der Stärken und Schwächen der sensorischen Wahrnehmung und Planung beinhalten, sondern auch die Beurteilung ihrer Auswirkungen auf die Interaktionen im Rahmen der täglichen Beschäftigungen.

> **Beachte**
> Das Augenmerk der Sensorischen Integrationstherapie im Rahmen der Ergotherapie liegt nicht auf körperlichen Strukturen oder Funktionen oder auf der Sinnesverarbeitung per se, sondern auf der Fähigkeit des Kindes und seiner Familie, notwendige oder erwünschte Handlungen ausführen und an bedeutungsvollen Beschäftigungen partizipieren zu können (Parham & Mailloux 1996).

In der aktualisierten Version der Internationalen Klassifikation der Funktionsfähigkeit und Behinderung (**ICIDH-2,** WHO 1999, 2000) wird eine funktionelle Sichtweise betont, und es werden bisher geltende Annahmen hinterfragt, was die zu erwartenden Fähigkeiten einer Person im Zusammenhang mit der Art und dem Ausmaß ihrer Beeinträchtigung betrifft.

Die **Funktion** ergibt sich aus der Interaktion zwischen
- dem Gesundheitszustand einer Person,
- einem gegebenen Kontext und wie weit er mit den Fähigkeiten der Person in der Aktivität zusammenpasst,
- der Fähigkeit der Person, an diesem Kontext zu partizipieren (◘ Tabelle 12.3).

Dieses fortschrittliche Modell, in dem die Bedeutung von Aktivität und Partizipation für die Gesundheit anerkannt wird, harmoniert gut mit der Ergotherapie (Coster 1999) und der Sensorischen Integrationstheorie (Ayres 1979).

Ayres (1979) definierte Sensorische Integration als „die Organisation der Sinnesempfindungen für den

12.4 · Dokumentation: Beziehung zwischen dem Funktionsmodell und der Sensorischen Integration

Tabelle 12.3. Modell der Funktion (nach dem ICIDH-2)

Funktionsebenen	Charakteristika	Kontextfaktoren
Körperstruktur/Funktion (Körper)	Strukturelle Teile, Bewegungskomponenten	Physikalische, soziale und innere Einstellungswelt, die alle Funktionsebenen beeinflusst
Aktivität (Person)	Einfache und komplexe Aktivitäten und Aufgaben	
Partizipation (Gemeinschaft)	Involvierung in Lebenssituationen	

Ein Vorgehen nach dem umfassenden ICIDH-2-Modell schaltet auch die Probleme aus, die sich ergeben, wenn Befundungen entweder auf physische Beeinträchtigungen beschränkt sind, die therapeutisch nur schwer oder gar nicht zu beeinflussen sind oder auf die Durchführung von Aktivitäten, die aus dem Alltagszusammenhang herausgerissen sind (Campbell 1995; Haley et al. 1991, 1994; World Health Organization 1980). Die Kernaussagen des Funktionsmodells der Weltgesundheitsorganisation (1999, 2000) sind in Übersicht 12.2 zusammengefasst.

Gebrauch" (S. 5). Traditionellerweise konzentrierten sich ergotherapeutische Evaluationen auf sensorisch-integrative und praktische Funktionen auf dem Niveau des Körpers und der klinischen Aktivitäten.

Es zeigt sich jedoch zunehmend, dass die Behandlungseffekte der SI-Therapie **auf dem Niveau der Aktivitäten und Partizipation** am deutlichsten zutage treten.

> **Beachte**
> Der dynamische Prozess der Sensorischen Integration führt oft zu nichtlinearen Behandlungseffekten.

Die **Beziehung zwischen den drei Funktionsniveaus** (Körperstruktur/-funktion, Aktivität und Partizipation) ist zwar interaktiv, jedoch nicht kausal oder hierarchisch. Eine Veränderung auf der Körper- oder Aktivitätsebene führt nicht automatisch zu einer Veränderung auf der Partizipationsebene.

> **Beachte**
> Ein zeitgemäßes Assessment zum Effektivitätsnachweis einer sensorisch-integrativen Behandlung muss über die Veränderungen in der sensorischen Verarbeitung und Planung hinausgehen und auch die Handlungsperformanz der Person im Kontext der Alltagsbewältigung erfassen.

> **Übersicht 12.2.**
> **Kernaussagen des Funktionsmodells der WHO**
>
> - Die Teile des Modells (Körperstruktur/-funktion, Aktivitäten und Beteiligung) stehen **weder hierarchisch noch kausal** zueinander.
> - Weder bedeutet das Vorliegen einer Beeinträchtigung automatisch, dass eine Person nicht in vollem Umfang an einem **sinnerfüllten Leben** teilhaben kann, noch garantiert das Nichtvorhandensein einer Beeinträchtigung ein volles, sinnerfülltes Leben.
> - Das Kind kommt wegen eines **Problems der Handlungsperformanz oder der Partizipation** zur Therapie und nicht aufgrund einer Diagnose oder einer physischen Beeinträchtigung.
> - Vor allem bei Kindern mit **chronischen Erkrankungen oder Behinderungen** wird deutlich, dass zwar die funktionelle Performanz und der Grad der Partizipation, nicht jedoch die Diagnose oder Beeinträchtigung therapeutisch beeinflusst werden kann.
> - Für die Handlungsperformanz sind **die Aufgabe und der Kontext** genauso wichtig wie die Fähigkeiten der handelnden Person.

12.4.1 Anwendung der ICIDH-2 in der Ergotherapie

In der ◘ Übersicht 12.3 werden Befundungsmöglichkeiten auf den verschiedenen Ebenen des ICIDH-2-Modells erläutert.

Mit der folgenden **Fallstudie** soll die Anwendung des ICIDH-2 Modells im Assessment-Prozess veranschaulicht werden. Philosophisch kann die Befundung als Interaktion gesehen werden, in der der Klient die Therapeutin auffordert, ihr professionelles Wissen und die Erkenntnisse, die sie über das Kind gewonnen hat, zu teilen.

Übersicht 12.3.
Befundungsmöglichkeiten auf den Ebenen des ICIDH-2-Modells

- **Ebene der Körperstruktur und Körperfunktion**
  Die Befunderhebung auf der Körperebene schließt **medizinische Aspekte** oder Komponenten wie Kraft, Bewegungsumfang, Muskeltonus, Reflexe und diskrete neurologische Zeichen („soft signs") ein. Üblicherweise werden für die Funktionsbeurteilung auf dieser Ebene viele **Tests** verwendet (z. B. Teile des SIPT von Ayres 1989; *„Bayley Scales of Infant Development-II"* von Bayley 1993; *„Clinical Observations COMPS"* von Wilson et al. 1994). Diese Informationen sind, diagnostisch gesehen, recht nützlich, sagen aber nicht unbedingt etwas über die funktionelle Umsetzung voraus, da die Leistungen isoliert von den individuellen, möglicherweise förderlichen sozialen und physikalischen Bedingungen untersucht werden.

- **Aktivitätsebene**
  Die Befunderhebung auf der Ebene des Individuums beschreibt **konkrete Aktionen** (z. B. Gehen, Sitzen, Greifen, Hantieren) und **Aktivitäten** (z. B. Alltagsaktivitäten, Hygiene, Essenszubereitung, An- und Ausziehen, schulische Leistung, Freizeit und Arbeit), die der Klient in seiner Umgebung durchzuführen in der Lage ist. Qualität und Bewegungen der Ausführung können von der Körperstruktur und -funktion abhängig sein. Die *„Peabody Developmental Motor Scales"* (Folio & Fewell 2000) und einige SIPT-Subtests, z. B. *„Design Copying und Standing and Walking Balance"* (Ayres 1989), beurteilen Aktivitäten auf dieser Ebene. Assessments dieser Art geben Auskunft über die Fähigkeiten des Kindes, Aktivitäten auszuführen, aber nicht darüber, ob es in seiner natürlichen Lebensumwelt erfolgreich anpassend handeln und partizipieren kann.

- **Gesellschaftliche Ebene**
  Partizipation umfasst Performanz und Engagement in der Fülle von Gelegenheiten, die das **tägliche Leben** bietet. Die Partizipationsebene bezieht sich somit auf gewünschte und erwartete Ergebnisse (z. B. die Integration eines Kindes mit Zerebralparese in den Kindergarten) wie auch auf förderliche, unterstützende (z. B. Rollstuhlrampen, persönliche Assistenten) oder hinderliche, erschwerende Faktoren (z. B. Probleme mit der Finanzierung, keine integrativen Gruppen/Klassen). Sensorische **Anamneseinterviews oder -fragebögen** erheben die funktionelle Performanz auf dieser Ebene. Die *„Child Behavior Checklist"* (6 bis 16 Jahre; Achenbach & Edelbrock 1991) und Teile des *„School Function Assessment"* (Coster et al. 1998) beurteilen die soziale Teilhabe. Instrumente dieser Art messen das Ausmaß der Partizipation, liefern jedoch normalerweise keine Informationen über ihre Einschränkungen.

- **Kontextebene (persönlich und umgebungsbedingt)**
  Kontextuelle Faktoren betreffen Merkmale des **Lebenshintergrundes und der Lebensumstände** einer Person, Merkmale ihrer physikalischen und sozialen Welt sowie ihre Einstellungen. Kontextuelle Faktoren sind

12.4 · Dokumentation: Beziehung zwischen dem Funktionsmodell und der Sensorischen Integration

wichtig, da ihre Wechselwirkungen mit den drei Funktionsebenen (Körper, Person, Gesellschaft) die funktionellen Möglichkeiten einer Person beeinflussen können.

❗ Beachte
An erster Stelle und vor jeglichem Analysieren der verschiedenen funktionellen Ebenen steht die vorbehaltlose Akzeptanz der Therapeutin für das jeweilige Kind bzw. den Klienten.

▶ Beispiel
Bryan ist ein reizender 6-jähriger Junge mit Down-Syndrom, der mit seiner Mutter, seinem Vater und einer 8-jährigen Schwester zusammenlebt. Bisher war er einmal pro Woche durch die pädagogische Hausfrühförderung betreut worden und hatte alle zwei Wochen in einem Zentrum Gruppenerfahrung gesammelt. Da er keine physischen Einschränkungen hatte, war seine Haupttherapeutin eine Sprachtherapeutin. Bryans Familie hatte bereits früher Hilfe in Anspruch genommen, als es darum ging, „sein besonderes Temperament und seine Bedürfnisse" zu identifizieren und sich darauf einzustellen. Sein Zuhause ist ein glücklicher und sicherer Ort. Nachdem die Frühförderung beendet war, übernahm das örtliche Schulsystem die Verantwortung für weitere Fördermaßnahmen. Die Kindergartenzeit verbrachte Bryan erfolgreich in einer speziellen Gruppe im lokalen Rehabilitationszentrum. Seit kurzem besucht er eine integrative Vorschulklasse in der örtlichen Schule, wo folgende Schwierigkeiten auftreten:
- Manchmal zieht er in der Schule sein Hemd aus, weil es ihn kitzelt.
- Er ist sehr wählerisch, was Spielmaterialien und -zeiten betrifft, da er bestimmte Objekte nicht anfassen will.
- Beim Basteln und Werken kommt es zu negativen Verhaltensweisen, wenn seine Hände schmutzig werden.
- Es kommt vor, dass er andere Schüler auf dem Spielplatz oder bei der Kleingruppenarbeit in kleinen Gruppen schlägt.
- Sein Verhalten und seine sozial-interaktiven Fähigkeiten entsprechen nicht den Anforderungen für diese Klasse.

Die anderen Jungen der Klasse verbringen viel Zeit damit, im Sandkasten Städte und Straßen zu bauen. Bryan macht nicht mit, weil er seine Hände sauber halten will. Da es einigen Kindern sonderbar vorkam, dass Bryan versucht, sein Hemd in der Schule auszuziehen, sprachen sie ihn darauf an. Er antwortete, dass es kitzelt, kratzt und unbequem ist, doch den Kindern ist dies unverständlich. Als die Kinder als Kühlschrankdekoration Schneemänner aus Wolle bastelten, verweigerte Bryan die Teilnahme. Nach der Toilette hat Bryan Schwierigkeiten, sein Hemd in die Hose zu stecken und den Reißverschluss seiner Hose zu schließen. Seine Lehrerin fürchtet schon die Schwierigkeiten mit der Winterjacke und den Stiefeln. Kürzlich passierte es, dass Bryan während des Anstehens nach der Pause in einem Wutanfall andere Schüler schubste und schlug. Die Pausenzeit verbringt Bryan statt auf den Spielplatzgeräten damit, andere Kinder zu jagen. Aus Angst, dass er sie schlagen will, laufen sie vor ihm davon. Einige seiner Klassenkameraden stellten bereits fest, dass sie „ihn nicht mögen". Ein Klassenkamerad, der in der Nachbarschaft wohnt, hat Bryan zu seiner Geburtstagsfeier nicht eingeladen. Im Kindergarten hatte Bryan sich gerne zum Spielen mit Kameraden getroffen, in der Vorschule hat er jedoch keine Freunde gefunden. Anfangs mochte Bryan seine neue Schule, aber seit kurzem fragt er morgens, ob er nicht zu Hause bleiben darf, und weint oft.

Bryans Eltern und seine Lehrerin haben erkannt, dass er sich nicht an die Schule anpassen kann, und haben Sorge, dass er die Lern- und sozialen Fähigkeiten, die er für eine erfolgreiche Schulkarriere brauchen wird, nicht erwirbt. Gegenwärtig entsprechen Bryans fein- und grobmotorische Leistungen, seine sozialen Interaktionen und sein Spielverhalten nicht den Erwartungen und Anforderungen einer integrativen Bildungseinrichtung. Die Klassenlehrerin hat den Eindruck, dass Bryan sowohl das motorische Geschick als auch die kognitiven und sozialen Fähigkeiten hat, um an den meisten schulischen Aktivitäten teilnehmen zu können, aber offenbar kann er sie nicht anwenden.

Das Problem des Kindes ist nicht einfach das Down-Syndrom oder eine Sensorische Integrationsstörung, obwohl diese Faktoren seine funktionellen Fähigkeiten beeinflussen. Bryans Problem ist, wie von der Lehrerin und den Eltern beschrieben, dass er nicht in der Lage ist, sich am Schulunterricht und an sozialen Aktivitäten zu beteiligen.

Bryans Eltern und die Lehrerin wollen daher eine **ergotherapeutische Abklärung**. Kann die Therapeutin das Problem festmachen, so kann sie Hypothesen aufstellen, um Bryans Verhalten zu verstehen, zu erklären und/oder zu verändern. Sensorisch-integrative Strategien können Bryan zu einer Verbesserung im Organisieren und Planen in der Schule und zu mehr Wohlbefinden in seiner sensorischen Welt verhelfen. Bryan wird zwar weiterhin Down-Syndrom haben und die damit verbundenen Fähigkeiten, die sich von seinen Schulkameraden unterscheiden. Aber er wird die Qualität und das **Niveau seiner aktiven Teilnahme** in der physischen, sozialen und kognitiven Welt steigern können. Aufgrund der Verhaltensänderungen in Bryans Alltag, die im Anschluss an die Anwendung verschiedener Behandlungstechniken beobachtet und dokumentiert werden, lässt sich die Hypothese der Sensorischen Integrationsstörung schnell bestätigen. Neben dieser Bestätigung, dass eine Sensorische Integrationsstörung vorliegt, können Therapeutin und Lehrerin im Rahmen eines **dynamischen Assessments** Bryans sensorischen Status und seine Verhaltensreaktionen erheben, um sein Potenzial für sinnvolle und positive Handlungsperformanz und Beschäftigungen zu maximieren.

Im folgenden Abschnitt wird dargestellt, wie Bryans Therapeutin das ergotherapeutische Assessment strukturierte.

12.4.2 Organisation des ergotherapeutischen Assessments

Darstellung der Zuweisungsproblematik

Die Darstellung der Schwierigkeiten des Klienten bezieht im Allgemeinen die Probleme in der **Partizipation an täglichen Lebensaktivitäten** mit ein.

> **Beispiel**
> Bryans Therapeutin schrieb: „Bryan hat Schwierigkeiten, sich mit Gleichaltrigen in einer positiven Art am Unterricht und im schulischen Sozialleben zu beteiligen."

Aufnahmeinformationen

Die Aufnahmeinformationen geben einen Überblick über die **schulischen und medizinischen Berichte/Befunde**, um die Auswirkungen der Beeinträchtigung auf die Entwicklung, Kognition, Motorik, Sprache und soziale Interaktion zu verstehen.

> **Beispiel**
> Für Bryan stützte sich dieser Überblick auf die Interpretation aller zusätzlichen Daten, die in Zusammenhang mit seiner Diagnose Down-Syndrom stehen.

Erhebung des Beschäftigungsverhaltens

Das Beschäftigungsverhalten wird mittels eines Interviews mit dem Kind oder dem Patienten anhand der in ◘ Übersicht 12.4 dargestellten Fragen erhoben:

Übersicht 12.4.
Fragen zum Beschäftigungsverhalten

- Was tut das Kind zu Hause und in der Schule, und was tut es nicht? Was macht das Kind zu Hause oder in der Schule **gerne**?
- Was hat sich zu Hause gegenüber früher **verändert**? Wie beeinflusst dies die Aktivitäten oder das Unterlassen von Aktivitäten der Familie? Wie beeinflusst dies die Beschäftigung in anderen Umgebungen, vor allem die in der Schule?
- Welche Veränderungen im Leben des Kindes und der Familie sind **erwünscht**? Welche Veränderungen im Schulleben des Kindes sind erwünscht

Beobachtung durch standardisierte und nicht standardisierte Verfahren

Die Therapeutin führt Beobachtungen von strukturierten und unstrukturierten Aktivitäten in einer Vielfalt von Settings durch, sowohl im klinischen als auch im natürlichen Kontext (z. B. in der Schule und zu Hause). Das Verhalten wird ohne Interpretation festgehalten. ◘ Übersicht 12.5 zeigt die Beobachtungen auf der **Körperstruktur- und Funktionsebene**.

Folgende Instrumente zur Befunderhebung auf der Körperfunktionsebene sind zu empfehlen, wenn der SIPT für das Kind nicht geeignet ist:

- die Tests im **Anhang 12D**. Empfohlen wird die Auswahl von Instrumenten wie das „*Sensory Profile*" (Dunn 1999) oder das „*Touch Inventory for Elementary School-aged Children*" (Royeen 1986) oder der Einsatz der „*Peabody Developmental Motor Scales*" (Folio & Fewell 2000) mit qualitativen Beobachtungen während der Ausführung;
- sorgsame Anwendung von strukturierten klinischen Beobachtungen auch im Hinblick auf eine Entwicklungsverzögerung bzw. das Entwicklungsalter,
- sensomotorische Anamnese.

Beobachtungsmöglichkeiten auf der **Aktivitätsebene** sind in ◘ Übersicht 12.6 zusammengefasst.

Ausgewählte Instrumente zur Befunderhebung auf der Aktivitätsebene sind:

- qualitative Beobachtungen bezüglich der sensorischen Systeme während der Ausführung des „*Gross Motor Function Measure*" (Russell et al. 1993) oder des „*Movement ABC*" (Henderson & Sugden 1992),
- qualitative Eindrücke während der Durchführung des „*Wee-Functional Independence Measure*" (University of Buffalo 1998) oder der „*Vineland Adaptive Behavior Scales*" (Sparrow et al. 1984).

Beobachtungen auf der **Partizipationsebene** sind in ◘ Übersicht 12.7 aufgelistet.

Als Instrumente zur Befunderhebung auf der Partizipationsebene eignen sich besonders:

- qualitative Eindrücke bezüglich der sensomotorischen Systeme während der Durchführung von Tests wie dem „*School Function Assessment*" (Coster et al. 1998), der „*Child Behavior Checklist*" (Achenbach & Edelbrock 1991) oder dem „*Parenting Stress Index*" (Abidin 1990).

Übersicht 12.5.
Beobachtungen der Körperstruktur/Funktionsebene

- Medizinische **Diagnose**
- Strukturelle oder physische **Beschwerden**, die die Leistungen zu beeinflussen scheinen (z. B. Herzfunktionen oder instabiles Atlantoaxialgelenk)
- Kraft, Ausdauer, **Bewegungsfunktion**
- Status und Reaktion der **sensorischen Systeme** (taktil, vestibulär, propriozeptiv, gustatorisch, auditiv, visuell, olfaktorisch) (Ayres 1972a; Hanft et al. 2000; Lane et al. 2000; Miller & Lane 2000)
- **Sensorisches Registrieren**: Ansprechen auf einen Stimulus (sensorische Detektion); Aufnehmen, Beachten und Reagieren auf auffällige Umweltinformationen
- **Sensorische Modulation**: neuraler Prozess, um die Intensität, Häufigkeit, Dauer, Komplexität und Neuartigkeit von sensorischen Reizen anzupassen; führt zu Strategien der Selbstregulierung
- **Sensorische Diskrimination**: Unterscheiden zwischen verschiedenen Aspekte und Qualitäten von sensorischen Reizen
- Verwenden sensorischer Informationen zur **Verhaltenssteuerung**
- **Praxie**: die Fähigkeit, nicht vertraute Aktionen und Sequenzen zu kreieren, zu planen und auszuführen
- **Motorische Leistung**: Haltungstonus; Bewegungsmuster und -reaktionen; grob- und feinmotorische Leistungen, visuell-perzeptive Leistungen; Handgebrauch, vor allem Daumenopposition, Greifmuster und die In-Hand-Manipulation

> **Übersicht 12.6.**
> **Beobachtungen auf der Aktivitätsebene**
>
> - Fertigkeiten des täglichen Lebens (besonders Unabhängigkeit auf der Toilette und beim Anziehen)
> - Spielverhalten
> - Feinmotorische Aktivitäten
> - Grobmotorische Aktivitäten
> - Erlernte Aktivitäten
> - Kognitive Aktivitäten

> **Übersicht 12.7.**
> **Beobachtungen auf der Partizipationsebene**
>
> - Umweltmodifikation und Bereitstellung von **Unterstützungen**, die die Partizipation des Kindes fördern
> - Benötigtes Ausmaß an **Hilfestellung**
> - **Akzeptanz**niveau
> - **Physikalische** Barrieren oder Erleichterungen
> - **Soziale** Barrieren oder Erleichterungen
> - **Spontane** Partizipation

Zusammenstellung der Daten und Überprüfung der Eindrücke

Auf der Grundlage des ergotherapeutischen **Klinischen Reasoning** (vgl. Kap. 11) und der Kenntnisse über die Sensorische Integration und Praxis (vgl. Tabelle 12.2) können die Daten interpretiert werden. Die Therapeutin und der Klient überprüfen die Gültigkeit der Eindrücke. **Interventionsstrategien** werden gemeinsam geplant und durchgeführt.

Evaluation von Effekten

Im Therapieverlauf werden Effekte evaluiert anhand
- des dynamischen Assessment-Modells,
- nicht standardisierter Checklisten zur Überprüfung des Verhaltens oder der Leistung,
- Beobachtungen (schriftlich oder mit Video) während der Therapie und in der natürlichen Umgebung.

Bei Therapieende erfolgt die Messung des Effekts durch Wiederholung von Beurteilungsverfahren, die Leistungen und Probleme des Patienten erfassen.

12.5 Eingangsbefund/Zwischenbefund: das dynamische Assessment der Sensorischen Integration

Das **dynamische Assessment** erweitert das Konzept von Assessment über die Identifikation des Problems, Interventionsplanung und Interventionseffekte hinaus auf einen **fortlaufenden Assessment-Prozess** während der Therapie. Der Ansatz des dynamischen Assessments ist holistischer als jener von traditionellen, auf Leistung ausgerichteten Messungen.

Bei fachkundiger Anwendung ist das dynamische Assessment ein **wechselseitiger Prozess**, bei dem
- Befundung und Behandlung verbunden werden,
- das Klinische Reasoning (s. Kapitel 11) unterstützt wird,
- die „opportunistische Beobachtung" (Meisels 1996, S. 43) in eine Aktion umgewandelt wird, die zur Funktionsverbesserung beiträgt.

> **ⓘ Tipp**
> Mit Hilfe dieser Art der Befunderhebung parallel zum Therapieverlauf kann die Therapeutin ihre Hypothesen aus der Eingangsbefundung überprüfen.

Diese Art von Befundung wird auch als **interaktives Assessment** bezeichnet, da der Assessment-Prozess nicht ausschließlich dem Kind gilt, sondern alle wichtigen Personen einschließt, die mit ihm zu tun haben. In der Literatur über die frühe Kindheit wird die Wichtigkeit von derartigen Interaktionen betont, bei denen die Auswirkungen der Anwesenheit der Eltern/Betreuungspersonen auf die Performanz und Interaktion des Kindes beobachtet wird (Johnson 2000; Ahern & Grandison 2000).

Aufgrund der Betonung der funktionellen Ergebnisse und des Lernens im Kontext hat das dynamische Assessment in der Ergotherapie Anerkennung gewonnen (Missiuna & Samuels 1989; Toglia 1992). Toglia identifizierte **drei wesentliche Grundsätze** dieses Ansatzes. Sie sind in ◘ Übersicht 12.8 aufgeführt.

Das dynamische Assessment wird auch bei Kindern mit neuromotorischen Problemen mit Erfolg eingesetzt (Easley 1996) und ähnelt Vygotskys Konzepten der „Zone der proximalen Entwicklung" und der „gelenkten Partizipation" (Rogoff 1990).

> **Beachte**
> Das dynamische Assessment-Modell unterscheidet sich von standardisierten und nicht standardisierten Befunderhebungsverfahren dadurch, dass es nicht nur die untersuchte Aufgabe, sondern auch die Person und ihre Umwelt einbezieht (May-Benson 1997).

Eine Befunderhebung unter Einbezug des dynamischen Assessments beschränkt sich nicht auf den Einsatz standardisierter Instrumente, sondern bezieht neben dem wohl überlegten Einsatz kriteriumsbezogener Tests **Aktivitäten** ein, die üblicher Weise nicht als Assessment-Instrumente angesehen werden. **Subjektive Verfahren und Fragebögen** geben der Therapeutin Einsicht in die individuellen Leistungen und Begabungen des Klienten, die das Leben zu Hause, in der Schule und in der Gemeinde betreffen.

Eine derartige Befunderhebung ist nicht auf den Therapiebeginn und das Therapieende beschränkt, sondern die Behandlung kann aufgrund der Ergebnisse der **Verlaufsdiagnostik** ständig verfeinert und verbessert werden. Die Entwicklung und Verfeinerung des dynamischen Assessments ermöglichen es der Therapeutin, die Handlungsperformanz im natürlichen Kontext auszunützen und dadurch in einer Therapieeinheit **Befundung und Behandlung zu verbinden** (Easley 1996; Haley et al. 1993; Toglia 1992).

Das dynamische Assessment bietet somit eine Struktur, die Ergotherapeutinnen darin unterstützt, von einer auf Leistungen ausgerichteten Befundung zu einem Befundungsprozess mit höherer ökologischer Relevanz und reicherem Kontext zu gelangen. Das schließt die Beobachtungen der
- Aktivitäten des täglichen Lebens,
- Handlungsperformanz bei bedeutungsvollen Tätigkeiten,
- Partizipation in natürlicheren Settings

ein. Da das dynamische Assessment den Prozess der „besten Therapie" gut erfasst und eine breitere Sicht von Funktion und Behinderung innerhalb eines Kontextes darstellt, ist es ein exzellenter Bezugsrahmen für den laufenden Befundungs-Behandlungs-Prozess der Sensorischen Integrationstherapie (◘ Tabelle 12.4).

Wie der Begriff **dynamisch** andeutet, konzentriert sich das Assessment auf den fortlaufenden Prozess des Fertigkeitserwerbs, wobei die Betonung auf der Untersuchung der Fähigkeit des Kindes liegt, seine Performanz mit Hilfe eines Erwachsenen zu modifizieren und zu verbessern (Lidz 1990, 1991, 1995). Wenn die Therapeutin Anhaltspunkte oder Umweltkomponenten findet, die die Performanz des Kindes fördern oder behindern, so kann sie strukturierte Anregungen zur optimalen **Unterstützung der Performanz** des Kindes in die Intervention einbauen. Die Therapeutin identifiziert Faktoren, die die Reaktionen des Kindes **einschränken** und teilt diese Erkenntnisse denjenigen mit, die mit dem Kind arbeiten.

> **Beachte**
> Der therapeutische Fokus ist eher auf das Lernpotenzial des Kindes gerichtet als auf das momentane funktionelle Niveau.

Übersicht 12.8.
Grundsätze des dynamischen Assessments

- Die Therapeutin baut die Befundung darauf auf, wie das Kind auf die Interaktion eingeht, oder auf die **Wechselseitigkeit der Interaktion** in der Therapie.
- Die Therapeutin betrachtet **Testergebnisse nicht als einzige Vorhersagekriterien** für die Handlungsperformanz des Klienten.
- Die Intervention ist **weder starr noch an konkrete Anweisungen gebunden**.

Tabelle 12.4. Elemente eines dynamischen Assessments

Hauptelemente	Merkmale
Person	Facettenreich (z. B. Sozialverhalten, motorische Geschicklichkeit, körperliche Merkmale, kognitive Fähigkeiten, Temperament, sensorische Empfindlichkeit)
Aufgabe	Neuartigkeit, physiologische Attribute, psychologische Attribute, Komplexität, Anforderungen
Umgebung	Komfortabel, unterstützend, vertraut (ein Spektrum von Eigenschaften, die für Menschen, Tiere, Pflanzen und physikalische Objekte gelten)
Kontext	Interaktion der oben genannten Elemente, die den Klienten umgeben und Bedeutung haben

Das Kind darin zu fördern, dass es seine Performanz verändern und von Anweisungen profitieren kann, ist eines der wichtigsten Ergebnisse des dynamischen Assessments (Feuerstein 1979) und zentral für die therapeutische Beziehung und den Therapieverlauf.

Ein angemessener Einsatz von Befundung im Rahmen der Behandlung war schon immer ein integraler Bestandteil der Sensorischen Integrationstherapie. Die Suche der Therapeutin nach der „just-right challenge", der **„genau richtigen Herausforderung"** in der Behandlung beinhaltet diesen Prozess (Fisher et al. 1991, 2002).

> **Beispiel**
> Eine Therapeutin, die sich an einem dynamischen Bezugsrahmen orientiert, beobachtet eher die Essgewohnheiten ihres Klienten im Rahmen eines Mittagessens als isoliert spezifische mundmotorische Reflexe, Greifmuster, Reaktionen auf Gerüche usw.

Die Therapeutin **graduiert die Aufgabe**, d. h., sie stuft sie ab oder steigert sie, und gibt strukturierte Hinweise. Für diesen Prozess, bei dem die Anforderungen an die Fähigkeitskomponenten adaptiert werden müssen, sind grundlegende Kenntnisse der **Aktivitätsanalyse** erforderlich.

Abstufung kann erreicht werden durch
- Verringerung der Anzahl der dargebotenen Items oder
- Reduzierung der Anforderungen der Aktivität an die posturalen, bilateral-motorischen oder Planungsfähigkeiten.

Die **Variationsbreite der Hinweise** reicht von allgemeinen Tipps („Kannst du dich noch auf eine andere Art auf die Schaukel setzen, sodass sie sich bewegt?") bis hin zu konkreten Anweisungen („Dreh dich auf der Schaukel um, sodass du die Seile mit beiden Händen halten kannst!"). Die Therapeutin analysiert dann die Strategien, die das Kind anwendet, und versucht die Ursachen zu erkennen, warum es so reagiert hat.

Die Phase der **Aufgabenanalyse** kann anhand von kognitiven oder sensorischen Behandlungssituationen durchgeführt werden. Wiederum bezieht die Therapeutin die Information über die besten Lernmodalitäten und typischen Strategien des Kindes aus ihren sorgfältigen Beobachtungen und den Auskünften der Eltern und anderer Betreuungspersonen mit ein. Die Therapeutin kann diese Modalitäten und Strategien auch anhand bedachtsam **adaptierter Aufgaben** beurteilen, indem sie etwa jedes Mal, wenn das Kind eine bestimmte Aktivität wiederholt, spezifische sensorische und motorische Variablen verändert.

Hier zeigt sich die große Ähnlichkeit des dynamischen Assessments mit der Sensorischen Integrationsbehandlung, in der ebenfalls Variablen kontrolliert werden, um anpassendes Verhalten zu bahnen. In einer klassischen sensorisch-integrativen Behandlung ist die Therapeutin wachsam, sie achtet ständig auf die Anpassungsreaktionen des Kindes und verändert die Maßnahmen entsprechend.

> **Beachte**
> Die Grundsätze des dynamischen Assessments stimmen mit denen der Sensorischen Integrationstherapie überein, die ebenfalls ein dynamischer Prozess ist (vgl. Kap. 1).

12.6 Zusammenfassung

- Sensorische Integration ist einer von vielen Prozessen, die das Leben und die Alltagsbewältigung des Kindes beeinflussen – besonders wenn eine Behinderung vorliegt. Erst wenn **konkrete Aspekte aus dem Spektrum von Störungen**, die die Sensorische Integration und Praxie betreffen können, identifiziert sind, ist eine genaue Interventionsplanung und Evaluation der Therapieeffekte möglich.
- Die sensorisch-integrativen und praktischen Funktionen werden im Rahmen eines **weiter gefassten ergotherapeutischen Assessments** mit Schwerpunkt auf der Beschäftigung und Partizipation überprüft.
- Kenntnisse der Testtheorie und Psychometrie ermöglichen der Therapeutin, eine begründete **Wahl der Instrumente zu treffen**, die für den jeweiligen Testzweck und das funktionelle Niveau am besten geeignet sind.
- Der dynamische Assessment-Prozess hilft der Therapeutin dabei, Wissen und Strategien zu erwerben, um klinische bzw. nicht standardisierte Instrumente auf eine zuverlässige, unvoreingenommene Art zu verwenden. Ein einzelnes Instrument und Setting liefert kaum alle notwendigen Informationen, die für eine umfassende Befundung eines Kindes nötig sind.
- Das Assessment für die Sensorische Integration und Praxie muss in Relation zur allgemeinen **Alltagsbewältigung des Kindes** gesetzt werden, und die Sensorische Integration und Praxie ist im Sinne des **Funktionsmodells der WHO** zu verstehen. Dieses Modell bietet eine Struktur, um die funktionellen Niveaus zu verstehen und soll zur Befunderhebung auf allen drei Ebenen – Körper, Person und Gesellschaft – anregen. Dies ist besonders in der Befundung der sensorisch-integrativen und praktischen Leistungen von behinderten Kindern wichtig, bei denen standardisierte Messverfahren wie der SIPT nicht einsetzbar sind.
- Das dynamische oder interaktive Assessment (Verlaufsdiagnostik) wurde als Modell dargestellt, das **Befundung und Behandlung verbindet** und geeignet ist, Therapieeffekte aufzuzeigen.
- Die dynamische Befundung untermauert das **Clinical Reasoning** und verbessert wiederum die Effizienz und Reliabilität (Zuverlässigkeit) der Befundung. Sie bietet einen Kontext mit Bedeutungsgehalt für die Performanz und erlaubt eine Feinabstimmung und Veränderung während der Behandlung.
- Dieser Prozess des interaktiven Assessments ermöglicht **zeitgerechte und angepasste Wechsel und Modifikationen** der Aufgabe, der Person und der Umgebung. Beim dynamischen Assessment können Befundung und Behandlung auch mit dem Alltag und den Beschäftigungen in der natürlichen Welt des Kindes verbunden werden.
- Die **Behandlungseffekte** der Sensorischen Integrationstherapie sind schwer nachzuweisen, da es schwierig ist, ihren Wirkungsumfang eindeutig zu definieren (Dunkerley et al. 1997). Für Ayres (1979) zählen die Steigerung des Selbstbewusstseins, die Verbesserung der persönlich-sozialen Fähigkeiten, die Verbesserung der Schulleistungen zu den erwarteten Ergebnissen der Sensorischen Integrationstherapie. Da sich jedoch kein direkter Ursache-Wirkungs-Zusammenhang zwischen diesen Endprodukten und der sensorisch-integrativen Intervention herstellen lässt, war ihre Verwendung als Ergebnisse immer problematisch.
- Die spezielle Intervention kann zur Verbesserung der sensorisch-integrativen und praktischen Funktionen von Fähigkeitskomponenten auf der Körperstruktur- oder Funktionsebene führen. Die Therapeutinnen werden aber zunehmend sensibler für die Effekte der verbesserten Sensorischen Integration und Praxie, die sich in der **aktiven Beteiligung** an bedeu-

tungsvollen und zweckmäßigen Beschäftigungen zeigen.
- Die bedeutendsten Veränderungen, die die sensorisch-integrative Intervention bei Kindern mit anderen Diagnosen bewirken kann, beziehen sich auf eine verbesserte **Partizipation des Kindes** und auf eine verbesserte **Lebensqualität für die Familie** (Cohn & Cermak 1998).

12.7 Literatur

Abidin, R.R. (1990). *Parenting Stress Index* (3rd ed.). Charlottesville, VA: Pediatric Psychology Press.
Achenbach, T.M., und Edelbrock, C. (1991). *Manual for the Child Behavior Checklist and Revised Child Behavior Profile*. Burlington, VT: University of Vermont, Department of Psychiatry.
Ahern, C.A., und Grandison, C.M. (2000). Inclusivity in developmental neuropsychological assessment. *Zero to Three*, 20 (4), 23–27.
American Occupational Therapy Association. (2000). *The occupational therapy practice framework: Draft V*. Bethesda, MD: Author.
Aylward, G.P. (1997). Conceptual issues in developmental screening and assessment. *Developmental and Behavioral Pediatrics, 18*, 340–349.
Ayres, A.J. (1972a). *Sensory integration and learning disorders*. Los Angeles: Western Psychological Services.
Ayres, A.J. (1972b). *Southern California Sensory Integration Tests*. Los Angeles: Western Psychological Services.
Ayres, A.J. (1979). *Sensory integration and the child*. Los Angeles: Western Psychological Services.
Ayres, A.J. (1989). *Sensory Integration and Praxis Tests*. Los Angeles: Western Psychological Services.
Ayres, A.J., und Tickle, L.S. (1980). Hyper-responsivity to touch and vestibular stimuli as a predictor of positive response to sensory integration procedures by autistic children. *American Journal of Occupational Therapy, 34*, 375–381.
Bailey, D.G., Jr., und Wolery, M. (1989). *Assessing infants and preschoolers with handicaps*. Columbus, OH: Merrill Publishing Company.
Bayley, N. (1993). *The Bayley Scales of Infant Development* (2nd ed.). San Antonio, TX: The Psychological Corporation.
Berk, R.A., und DeGangi, G.A. (1983). *DeGangi-Berk Test of Sensory Integration*. Los Angeles: Western Psychological Services.
Blanche, E.I. (2000). *Utilizing clinical reasoning in the assessment of children with SI dysfunction*. Videotape in preparation. Torrance, CA: Pediatric Therapy Network.
Blanche, E.I. (2001). The role of observations in the clinical reasoning process. Manuscript in preparation.
Blanche, E.I., Botticelli, T.M., und Hallway, M.K. (1995). *Combining neurodevelopmental treatment and sensory integration principles: An approach to pediatric therapy*. Tucson, AZ: Therapy Skill Builders.
Campbell, S.K. (1995). *Physical therapy for children*. Philadelphia: W.B. Saunders.

Carrasco, R.C., und Lee, C.E. (1993, September). Development of a teacher questionnaire on sensorimotor behavior. *Sensory Integration Special Interest Section Newsletter, 16,* 5–6.
Cohn, E.S., und Cermak, S. AUCH (1998). Including the family perspective in sensory integration outcomes research. *American Journal of Occupational Therapy, 52,* 540–545.
Cook, D.G. (1991). The assessment process. In W. Dunn (Ed.), *Pediatric occupational therapy: Facilitating effective service provision* (pp. 35–72). Thorofare, NJ: Slack.
Coster, W. (1998). Occupation-centered assessment of children. *American Journal of Occupational Therapy, 52,* 337–344.
Coster, W., Deeney, T., Haltiwanger, J., und Haley, S. (1998). *School Function Assessment*. San Antonio, TX: Therapy Skill Builders.
DeGangi, G.A., und Greenspan, S.I. (1989). *Test of Sensory Functions in Infants*. Los Angeles: Western Psychological Services.
Dunkerley, E., Tickle-Degnen, L., und Coster, W.J. (1997). Therapist-child interaction in the middle minutes of sensory integration treatment. *American Journal of Occupational Therapy, 51,* 799–805.
Dunn, W. (1994). Performance of typical children on the Sensory Profile: An item analysis. *American Journal of Occupational Therapy, 48,* 967–974.
Dunn, W. (1999). *Sensory Profile*. San Antonio, TX: Therapy Skill Builders.
Easley, A.M. (1996). Dynamic assessment for infants and toddlers: The relationship between assessment and the environment. *Pediatric Physical Therapy, 8,* 62–69.
Feuerstein, R. (1979). *The dynamic assessment of retarded performers*. Baltimore, MD: University Park Press.
Fisher, A.G., Murray, E.A., und Bundy, A.C. (1991). *Sensory integration: Theory to practice*. Philadelphia: F. A. Davis Company.
A. Fisher, E. Murray, and A. Bundy (Hrsg) (2002). *Sensorische Integrationstherapie. Theorie und Praxis*. 2. Aufl. Springer Berlin Heidelberg New York
Folio, M.R., und Fewell, R.R. (2000). *Peabody Developmental Motor Scales*. Austin, TX: Pro-Ed.
Gillette, N. (1991). The issue is: Research directions for occupational therapy. *American Journal of Occupational Therapy, 45,* 563–566.
Guyatt, G. H., Kirshner, B., und Jaeschke, R. (1992). Measuring health status: What are the necessary measurement properties? *Journal of Clinical Epidemiology, 45,* 1341–1345.
Haley, S.M., Baryza, M.J., und Blanchard, Y. (1993). Functional and naturalistic frameworks in assessing physical and motor disablement. In I.J. Wilhelm (Ed.), *Physical therapy evaluation in early infancy (Clinics in Physical Therapy)* (pp. 225–256). New York: Churchill Livingstone.
Haley, S.M., Coster, W.J., und Binda-Sundberg, K. (1994). Measuring physical disablement: The contextual challenge. *Physical Therapy, 74,* 74/443–82/451.
Haley, S.M., Coster, W.J., und Ludlow, L.H. (1991). Pediatric functional outcome measures. In G.H. Kraft und K.M. Jaffe (Eds.), *Physical medicine and rehabilitation clinics of North America* (pp. 689–723). Philadelphia: W.B. Saunders.
Haley, S.M., Coster, W.J., Ludlow, L.H., Haltiwanger, J.T., und Andrellos, P.J. (1992). *Pediatric evaluation of disability inventory*. Boston: Boston University.
Hanft, B.E., Miller, L.J., und Lane, S.J. (2000). Toward a consensus in terminology in sensory integration theory and practice: Part 3: Observable behaviors: Sensory integration dysfunction. *Sensory Integration Special Interest Section Newsletter, 23*(3), 1–4.
Henderson, S.E., und Sugden, D.A. (1992). *Movement Assessment Battery for Children*. London: Psychological Corporation, Ltd.

12.7 · Literatur

Hinojosa, J., und Kramer, P. (1998). *Evaluation obtaining and interpreting data*. Rockville, MD: American Occupational Therapy Association.

Johnson, K. (2000). Inclusive interaction in mental health consultation to the childcare community. *Zero to Three, 20* (4), 15–18.

Jones, C., und Monkhouse-Kleuser, M.A. (1981). *Balcones Sensory Integration Sceening* (Rev. ed.). Austin, TX: Occupational Therapy Association, Inc

Jongbloed, L.E., Collins, J.B., und Jones, W. (1986). Sensorimotor Integration Test Battery. *Occupational Therapy Journal of Research, 6,* 131–150.

Keshner, E.A. (1991). How theoretical framework biases evaluation and treatment. In *Contemporary management of motor problems* (pp. 37–47). Alexandria, VA: Foundation for Physical Therapy.

Knox, S. (1997). Development and current use of the Knox preschool play scale. In L.D. Parham und Fazio, L. (Eds.). *Play in Occupational Therapy for Children*. St. Louis: Mosby-Times, Inc.

Koomar, J., Szklut, S.E., Ingolia, P., und OTA-Watertown Staff. (1995). *Sensory modulation and discrimination evaluation*. Unpublished manuscript.

Lane, S.J., Miller, L.J., und Hanft, B.E. (2000). Toward a consensus in terminology in sensory integration theory and practice: Part 2: Sensory integration patterns of function and dysfunction. *Sensory Integration Special Interest Section Newsletter, 23*(2), 1–3.

Lidz, C.S. (1990). The preschool learning assessment device: An approach to the dynamic assessment of young children. *European Journal of Psychology of Education, 2,* 167–175.

Lidz, C.S. (1991). *Practitioner's guide to dynamic assessment*. New York: Guilford Press.

Lidz, C.S. (1995). Dynamic assessment and the legacy of L.S. Vygotsky. *School Psychology, 16,* 143–153.

May-Benson, T. (1997). *Introduction to dynamic assessment: A curriculum guide for occupational therapists*. Unpublished manuscript, Boston University Sargent College, Boston.

McGourty, L., Foto, M., Smith, N., Smith, R., und Kronsnoble, S. (1989). *Uniform terminology for occupational therapy* (2nd ed.). Rockville, MD: American Occupational Therapy Association.

Meisels, S.J. (1996). Charting the continuum of assessment and intervention. In S.J. Meisels und E. Fenichel (Eds.), *New visions for the developmental assessment of infants and young children* (pp. 27–52). Washington, DC: Zero to Three.

Miller, L.J., und Lane, S.J. (2000). Toward a consensus in terminology in sensory integration theory and practice: Part 1: Taxonomy of neurophysiological processes. *Sensory Integration Special Interest Section Newsletter, 23*(1), 1–4.

Miller, L., und Roid, G.H. (1995). *T.I.M.E.– Toddler and Infant Motor Evaluation*. Tucson, AZ: Therapy Skill Builders.

Missiuna, C., und Samuels, M.T. (1989). Dynamic assessment of preschool children with special needs: Comparison of mediation and instruction. *Remedial and Special Education, 10,* 53–62.

Morton, K., und Wolford, S. (1984). *Analysis of Sensory Behavior Inventory* (Rev. ed.). Arcadia, CA: Skills with Occupational Therapy.

Mulligan, S. (1998a). Patterns of sensory integration dysfunction: a confirmatory factor analysis. *American Journal of Occupational Therapy, 52,* 819–828.

Mulligan, S. (1998b). Application of structural equation modeling in occupational therapy research. *American Journal of Occupational Therapy, 52,* 829–834.

Parham, L.D. (1998). The relationship of sensory integrative development to achievement in elementary students: Four-year longitudinal patterns. *Occupational Therapy Journal of Research, 18*(3), 105–127.

Parham, L.D., und Ecker, C. (2000). *Evaluation of sensory processing*. Manuscript in preparation, University of Southern California, Los Angeles.

Parham, L.D., und Fazio, L. (1997). *Play in occupational therapy for children*. St. Louis: Mosby-Times, Inc.

Parham, L.D., und Mailloux, Z. (1996). Sensory integration. In J. Case-Smith, A.S. Allen, und P.N. Nuse (Eds.), *Occupational therapy for children* (3rd ed., pp. 307–356). St. Louis: Mosby.

Parham, D., Mailloux, Z., und Smith Roley, S. (2000). Sensory processing and praxis in high-functioning children with autism. Paper presented at Research 2000, February 4–5, 2000, Redondo Beach, CA.

Provost, B., und Oetter, P. (1993). The Sensory Rating Scale for Infants and Young Children: Development and reliability. *Physical and Occupational Therapy in Pediatrics, 13*(4), 15–35.

Reisman, J.E., und Hanschu, B. (1992). *Sensory Integration Inventory* (Rev. ed.). Hugo, MN: PDP Products.

Rogoff, B. (1990). *Apprenticeship in thinking: Cognitive development in social context*. New York: Oxford University Press.

Royeen, C.B. (1986). The development of a touch scale for measuring tactile defensiveness in children. *American Journal of Occupational Therapy, 40,* 414–419.

Royeen, C.G. (1987). TIP – Touch Inventory for Preschoolers: A pilot study. *Physical and Occupational Therapy in Pediatrics, 7*(1), 29–40.

Russell, D., Rosenbaum, P., Gowland, C., Hardy, S., Lane, M., Plews, N., McGavin, H., Cadman, D., und Jarvis, S. (1993). *Gross motor function measure manual* (2nd ed.). Hamilton, Canada: McMaster University.

Schroeder, C.V., Block, M.P., Campbell, E.T., und Stowell, M. (1979). *SBC Adult Psychiatric Sensory Integration Evaluation*. San Diego, CA: Research Associates, California.

Shumway-Cook, A., und Woollacott, M. (1995). *Motor control: Theory and practical applications*. Baltimore: Williams and Wilkins.

Smith, S. (1981, Winter). Speculations on crossing the midline, dyspraxia, and future perspectives: Synopsis of a seminar in the clinic of A.J. Ayres, Ph.D., August 25, 1981. *Center for the Study of Sensory Integrative Dysfunction Quarterly Newsletter*, 2–3.

Smith Roley, S. (1999). *Course manual: From interpretation to intervention: Course 3 of the Comprehensive Program in Sensory Integration*. Los Angeles: Western Psychological Services.

Sparrow, S.S., Balla, D.A., und Cicchetti, D.V. (1984). *Vineland Adaptive Behavioral Scales*. Circle Pines, MN: American Guidance Service.

Spitzer, S., Smith Roley, S., Clark, F., und Parham, D. (1997). Sensory integration: Current trends in the United States. *Scandinavian Journal of Occupational Therapy, 4:0000–0,* 1–16.

Toglia, J. (1992). A dynamic interactional approach to cognitive rehabilitation. In N. Katz (Ed.), *Cognitive rehabilitation models for intervention in occupational therapy* (pp. 104–143). Boston: Andover Medical Publishers.

University of Buffalo. (1998). *Wee-Functional Independence Measure System SM Clnical Guide* (Version 5.01). Buffalo, NY: Author.

Wilson, B.N., Pollock, N., Kaplan, B.J., und Law, M. (1994). *Clinical Observations of Motor and Postural Skills*. Tucson, AZ: Therapy Skill Builders.

World Health Organization. (1980). *International classification of impairments, disabilities, and handicaps*. Geneva, Switzerland: Author.

World Health Organization. (1999). *ICIDH-2: International classification of functioning and disability. Beta-2 draft, full version*. Geneva, Switzerland: Author.

World Health Organization. (2000). *ICIDH-2: International classification of disability and health. Prefinal draft*. Geneva, Switzerland: Author.

Weiterführende Literatur

Anastasi, A., und Urbina, S. (1997). *Psychological testing* (7th ed.). Upper Saddle River, NJ: Prentice Hall.

Arendt, R.E., Maclean, W.E., Jr., und Baumeister, A.A. (1988). Critique of sensory integration therapy and its application in mental retardation. *American Journal on Mental Retardation, 92,* 401–411.

Clark, F.A., Parham, D., Carlson, M.E., Frank, G., Jackson, J., Pierce, D., Wolfe, R., und Zemke, R. (1991). Occupational science: Academic innovation in the service of occupational therapy's future. *American Journal of Occupational Therapy, 45,* 300–319.

Coster, W. (1999). School function assessment: Administration and interpretation. Workshop sponsored by Therapro and OTA Wakefield, March 28, Boston University Sargent College, Boston.

Coster, W.J., und Haley, S.M. (1992). Conceptualization and measurement of disablement in infants and young children. *Infants and Young Children, 4,* 11–22.

Deusen, J. van, und Brunt, D. (1997). *Assessment in occupational therapy and physical therapy*. Philadelphia: W. B. Saunders.

Dunn, W. (1981). *A guide to testing clinical observations*. Rockville MD: American Occupational Therapy Association.

Greenspan, S.I. (1996). Assessing the emotional and social functioning of infants and young children. In S.J. Meisels und E. Fenichel (Eds.), *New visions for the developmental assessment of infants and young children* (pp. 231–266). Washington, DC: Zero to Three.

Greenspan, S.I., und Meisels, S.J. (1996). Toward a new vision for the developmental assessment of infants and young children. In S. J. Meisels und E. Fenichel (Eds.), *New visions for the developmental assessment of infants and young children* (pp. 11–26). USA: Zero to Three: National Center for Infants, Toddlers, and Families.

Greenspan, S.I., und Wieder, S. (1997). An integrated developmental approach to interventions for young children with severe difficulties in relating and communication. *Zero to Three, 17,* 5–18.

Haley, S.M. (1994). Perspective: Our measures reflect our practices and beliefs: A perspective on clinical measurement in pediatric physical therapy. *Pediatric Physical Therapy, 6,* 142–143.

Hertzig, M.E., und Shapiro, T. (1987). The assessment of nonfocal neurological signs in school-aged children. In D. Tupper (Ed.), *Soft neurological signs* (pp. 71–93). Orlando, FL: Grune und Stratton.

Hoehn, T.P., und Baumeister, A.A. (1994). A critique of the application of sensory integration therapy to children with learning disabilities. *Journal of Learning Disabilities, 27,* 338–350.

Kaplan, B.J., Polatajko, H.J., Wilson, B.N., und Faris, P.D. (1993). Reexamination of sensory integration treatment: A combination of two efficacy studies. *Journal of Learning Disabilities, 26,* 342–347.

Landman, G.B., Levine, M.D., Fenton, T., und Soloman, B. (1986). Minor neurological indicators and developmental function in preschool children. *Developmental and Behavioral Pediatrics, 7,* 97–101.

Law, M. (1987). Measurement in occupational therapy: Scientific criteria for evaluation. *Canadian Journal of Occupational Therapy, 54,* 133–138.

Lollar, D.J. (1999, May). *ICIDH-2 presentation.* Information presented at the Neurobehavioral Rehabilitation Center Seventh Annual Research Colloquium: Unifying disability, Boston University Sargent College, Boston.

Meisels, S.J., und Fenichel, E. (Eds.). (1996). *New visions for the developmental assessment of infants and young children*. Washington, DC: Zero to Three.

Miller, L.J. (Ed.). (1989). *Developing norm-referenced standardized tests*. Binghamton, NY: Haworth Press.

National Advisory Board. (1993). *Research plan for the National Center for Medical Rehabilitation Research* (NIH Publication No. 93-3509). Washington, DC: U.S. Dept. of Health and Human Services.

Tromblý, C.A. (1993). The issue is: Anticipating the future: Assessment of occupational function. *American Journal of Occupational Therapy, 47,* 253–257.

Tromblý, C.A. (1995). Elenor Clark Slagle Lectureship. *American Journal of Occupational Therapy, 49,* 960–972.

Tupper, D.E. (Ed.) (1987). *Soft neurological signs*. Orlando, FL: Grune und Stratton.

Williamson, G.G. (1996). Assessment of adaptive competence. In S.J. Meisels und E. Fenichel (Eds.), *New visions for the developmental assessment of infants and young children* (pp. 193–206). Washington, DC: Zero to Three.

Yule, W., und Taylor, E. (1987). Classification of clinical soft signs. In D.E. Tupper (Ed.), *Soft neurological signs* (pp.19–43). Orlando, FL: Grune und Stratton.

ANHANG

12A Beurteilungsverfahren

12A.1 Zweck und Verwendung von Tests

Laut Guyat et al. 1992; Russell et al. 1993 sind die **drei Hauptverwendungen** von quantitativen Verfahren
1. Diskrimination (Klassifizierung),
2. Evaluation bzw. Beurteilung der Veränderungen in einem Konstrukt oder einer Funktion,
3. Voraussage.

Für jeden Zweck sind bestimmte Testtypen am besten geeignet (Meisels 1996).

Diskrimination

Diskriminative Instrumente werden eingesetzt, um Personen aufgrund ihrer Aktivitäten oder bestimmter Merkmale zu identifizieren oder zu klassifizieren. Standardisierte normbezogene Tests vergleichen die Ergebnisse einer Person mit einer angegebenen Referenzgruppe (normbezogene Testung). Der SIPT (Ayres 1989) gehört zu dieser Kategorie: Er identifiziert Kinder mit Sensorischer Integrationsstörung, indem ihre Testleistungen mit jenen normaler Kinder der gleichen Altersgruppe verglichen werden. Bei standardisierten normbezogenen Tests bezieht sich die **Sensitivität** des Tests darauf, wie genau er Individuen identifizieren oder kategorisieren kann (Aylward 1997).

Screenings versus diagnostische Tests

In der Pädagogik und Psychologie (Bailey & Wolery 1989) bezieht sich der Begriff **Screening** auf ein Vorgehen, bei dem große Gruppen getestet werden, um Personen zu identifizieren, bei denen ein erhöhtes Risiko für eine bestimmte Störung oder Symptome dieser Störung vorliegen. Eine Diagnose kann aber erst anhand von weiteren Tests gestellt werden. Gute Screeningverfahren sind normalerweise rasch durchführbar und kostengünstig. Sie bringen allerdings einen gewissen Anteil an fälschlicherweise positiven Testergebnissen (d. h. Testpersonen, die im Screening als auffällig identifiziert werden, was sich aber im weiteren Assessment nicht bestätigt). Die Befundung anhand diagnostischer Tests ist ein längerer und komplexerer Vorgang, dessen Ziel die Diagnosestellung ist.

Evaluation

Mit Evaluationsinstrumenten kann ein Ausgangsniveau („baseline") der Funktion oder Leistung festgesetzt und im Vergleich dazu die Veränderung über einen bestimmten Zeitraum hinweg gemessen werden, z. B. als Zwischen- oder Abschlussbefund einer Behandlung. Das Gütekriterium der **Responsivität** beschreibt, wie genau ein standardisierter Test Veränderung in der Funktion erfasst. Die Responsivität ist ein statistisches Maß, das aus den Ergebnissen von Testpersonen und dem Urteil der Testautoren darüber berechnet wird, wie groß eine Veränderung mindestens sein muss, um klinisch relevant zu sein (Russell et al. 1993). Therapeutinnen können diese Art von Tests anwenden, um die Wirksamkeit ihrer Behandlung bzw. die funktionellen Veränderungen nachzuweisen.

Zurzeit entwickeln und verwenden Ergotherapeutinnen Tests in erster Linie zur Diskrimination und weniger zur Evaluation (Gillette 1991; Haley et al. 1992).

> **❗ Beachte**
> Bei der Anwendung mit „speziellen Populationen" (d. h. schwerer beeinträchtigten Personen) sind Tests nicht in der Lage, die subtilen, jedoch bedeutungsvollen Änderungen zu erfassen, die zwar eindeutige Auswirkungen auf die Alltagsbewältigung haben, aber nicht so groß sind, dass sich die Einstufung von „auffällig" in den Normbereich ändern würde.

Dieser Umstand ist letztendlich dafür verantwortlich, dass es so schwierig ist, Wirksamkeitsnachweise für die Behandlung zu erbringen.

> **❗ Beachte**
> Von entscheidender Bedeutung für die Erfassung von funktionellen Fortschritten sind komplexe Aufgaben, Handlungsrollen und die Partizipation.

> **Beispiel**
> Eine Verbesserung der Fähigkeit, die Haare kämmen zu können oder die leichtere Bewältigung der Aktivitäten des täglichen Lebens sind bessere Indikatoren für Therapieerfolge als ein gesteigerter Bewegungsumfang.

Kriteriumsbezogene Tests, Schulleistungstests und fortlaufende Leistungsbeurteilungen, mit denen erfasst wird, auf welchem Niveau eine Leistung beherrscht wird, sind zur **Messung von Leistungszuwächsen** geeignet (Meisels 1996). Zweck dieser Instrumente ist es, Veränderungen in einem bestimmten Verhalten zu messen, und nicht, die Zuordnung zu einer (diagnostischen) Gruppe anhand bestimmter Merkmale der Person zu ändern (z. B. von „neuromotorisch auffällig" in „normal"). Kinder mit Behinderungen fallen trotz funktioneller und leistungsmäßiger Fortschritte weiterhin in die Kategorie „entwicklungsbehindert".

Kriteriumsbezogene und Schulleistungstests erlauben die Beobachtung eines größeren Spektrums an Prozessen – oft in der natürlichen Umgebung – sowie der tatsächlichen Leistung. Sie sind nicht durch die oft künstlichen Testbedingungen standardisierter Leistungstests eingeschränkt (z. B. eine begrenzte Zahl von Aufgabenvorgaben, wobei das Kind am Tisch sitzt).

Auf einer weniger formalen Ebene kann die Therapeutin das Assessment in die Behandlung einbetten. In der direkten Behandlung werden dadurch geringfügige Änderungen und die Vermischung der Strategien möglich. Die Verlaufsdiagnostik bzw. das dynamische Assessment unter einem sensorisch-integrativen Gesichtspunkt stellt für die Therapeutin ein geeignetes Mittel dar, um die Leistung des Klienten fortlaufend zu überwachen (s. Kap. 11).

Prognose

Vorhersageinstrumente liefern Einschätzungen der Prognose (ob und wann funktionelle Zustandsänderungen auftreten werden) und sind Mittel, um Richtungsentscheidungen zu treffen. Es konnte gezeigt werden, dass SIPT-Ergebnisse von Vorschulkindern spätere Mathematik- und Leseschwierigkeiten vorhersagen können (Parham 1998). Zur Bestätigung dieser Daten sind jedoch weitere Studien erforderlich. Durch eine Verbesserung der Diskrimination und Evaluation und die Identifikation kritischer Funktionskomponenten könnte die Vorhersage und die Intervention verbessert werden. Die Betonung kausaler Wege und der ▶ **evidenzbasierten** Praxis in der gegenwärtigen Medizin erfordern derartige Unterfangen.

12A.2 Formulare zum ergotherapeutischen Assessment

Name des Kindes: _____ Alter: _____

Untersucherin: _____ Datum: _____

Reaktionen auf den Untersucher	Beobachtet	Nicht beobachtet	Kommentare
Versucht, die Untersucherin in Interaktionen zu verwickeln			
Hält Blickkontakt			
Variiert Gesichtsausdrücke			
Zeigt situationsentsprechende Affekte			

Reaktionen auf Assessment			
Braucht Unterstützung durch die Eltern			
Ist in der Lage, sich von den Eltern zu trennen			
Zeigt exploratives Verhalten			
Ist kooperativ und bereitwillig			
Kommt Aufforderungen nach			
Bewältigt Übergänge zwischen Aufgaben leicht			

Verhaltensauffälligkeiten			
Aggressives Verhalten (schlägt, spuckt, beißt)			
Vermeidungsverhalten (versteckt sich, entzieht sich, wendet sich ab)			
Will Aufmerksamkeit erregen (z. B. zupft am Ärmel)			
Sucht Objekte, die ihm Sinnesempfindungen bieten (z. B. Bonbons, Schaukeln)			

Beobachtungen zum Erregungszustand			
Aktivitätsgrad ist an die Aufgabe und Umgebung angepasst			
Filtert Hintergrundlärm und Bewegungen heraus			
Ist bis zur Beendigung auf die Aufgabe konzentriert			
Kann die Stimme modulieren			
Normale vegetative Zeichen (atmet rhythmisch, schwitzt nicht)			
Organisiert sein Verhalten, um die Aufgabe erfolgreich zu bewältigen			

Beobachtungen zur sensorischen Modulation

(Notieren Sie die Reaktionen auf jede Art von Input!)

	Über-reaktion	Angemessene Reaktion	Unter-reaktion	Wechselnde Reaktion	Kommentare
Reaktion auf taktilen Input					
Leichter Materialkontakt bei Aktivitäten (Bohnenkiste, Stoff)					
Aufgedrängte Berührung					
Unerwartete Berührung					
Anhaltender Materialkontakt mit der Kleidung					
Vibration					
Reaktion auf propriozeptiven Input					
Hopsen					
Zusammenstoßen					
Schieben und Ziehen					
Gelenktraktion und -vibration					
Reaktion auf vestibulären Input					
Horizontale lineare Bewegung					
Vertikale lineare Bewegung					
Bogenförmige Bewegung					
Rotation (um die eigene Achse)					
Kopf nach hinten geneigt					
Bewegung über unebene Oberflächen					
Reaktion auf Höhe					
Bewegung ohne oder mit verzerrter Sicht (auf dem Rücken liegend, mit geneigtem Kopf)					
Reaktion auf auditiven Input					
Ablenkbar durch Lärm von außen (Ventilatoren, Stimmen, Verkehr)					
Defensive Reaktionen (auf laute Geräusche, Glocken, Stimmen, Maschinen)					
Auffälliges Verhalten (Zähneknirschen, Ohren zuhalten, summen, schreien, wippen/wackeln)					
Reaktion auf visuellen Input					
Ablenkbar (durch Tapeten oder Poster an den Wänden, Dingen auf dem Tisch, bewegliche Objekte)					
Defensive Reaktionen (auf Licht, bewegliche Objekte, Fenster)					
Auffälliges Verhalten (Augen zuhalten, Blick abwenden, visuelle Selbststimulation)					

Beobachtungen zur sensorischen Modulation, Fortsetzung

(Notieren Sie die Reaktionen auf jede Art von Input!)

Reaktion auf kombinierten Input	Leistungs-steigerung	Keine Änderung	Leistungs-abfall	Kommentare
Visuell-vestibulär				
Visuell-taktil				
Visuell-propriozeptiv				
Vestibulär-propriozeptiv				
Vestibulär-taktil				
Vestibulär-visuell-propriozeptiv				
Auditiv-propriozeptiv				
Auditiv-vestibulär				
Andere:				
Andere:				

Potenziell organisierende Inputs

	Leistungs-steigerung	Keine Änderung	Leistungs-abfall	Kommentare
Taktiler Tiefdruck (unter Matten oder Therapieball)				
„Heavy work" (Schieben, Ziehen, Umgang mit schweren Objekten)				
Gelenkzug (Traktion)				
Vibration				
Herumhüpfen/Springen				
Zusammenstoßen, sich dagegen werfen				
Schaukeln (Bewegungsart notieren)				
Oraler Input (Saugen, Beißen, Kauen)				
Rhythmische Aktivitäten (Springen, Schaukeln, Singen, Reimen)				

Eindrücke von der sensorischen Modulation (Stärken, Schwächen, Organisation von Input und Aktivitäten, funktionelle Einschränkungen, negative Auswirkungen auf soziale Partizipation und Lernen):

Beobachtungen zur sensorischen Diskrimination

Während dieser strukturierten Beobachtungen sind zu beachten:
- die Intensität, die Dauer, die Häufigkeit und der Rhythmus der gebotenen Reize,
- qualitative Verbesserungen der motorischen Leistungen und der Auseinandersetzung mit der Umwelt.

Taktile Diskrimination	Leicht möglich	Mit Anstrengung möglich	Unmöglich	Kommentare
Mund (Qualität der Mundmotorik)				
Bemerkt Speichelfluss und Essensreste um den Mund				
Schluckt alles auf einmal hinunter (tut sie nicht in die Backentasche)				
Deutliche Artikulation				
Hand (Qualität der Feinmotorik)				
Manipuliert Objekte in der Hand				
Differenzierte Fingerbewegungen (nicht wie mit Handschuhen)				
Manipuliert Objekte ohne konstante visuelle Kontrolle				
Hält und manipuliert Objekte, ohne sie fallen zu lassen				
Erkennt Objekte in der Hand (Stereognosie)				
Erkennt, wo am Körper es berührt wurde				
Auffälliges Verhalten (nimmt alles in den Mund, greift alles an oder reibt Dinge)				
Fuß (Qualität der Bewegung)				
Stellt sich auf wechselnde Oberflächen ein (Matten, Boden, Leitersprosse)				
Bemerkt, wenn Socken rutschen oder etwas am Fuß kleben bleibt				
Propriozeptive Diskrimination				
Kann auf Spielgeräte hinauf- und wieder herunterklettern				
Klettert ohne Angst durch Tunnel oder unter Kissen				
Flüssige und rhythmische Bewegungen				
Kann sich rückwärts im Raum bewegen (z. B. Leiter hinunterklettern)				
Platziert Bein/Fuß beim Klettern genau				
Langsame, kontrollierte Bewegungen				
Diadochokinese				
Sequenzielle Daumen-Finger-Opposition				
Dosierter Krafteinsatz (im Umgang mit Bällen und Türen)				
Kontrolliert Kraft beim Greifen und Loslassen				
Bewegt sich mit Leichtigkeit				
Ohne visuelle Kontrolle: kann sich auf Information von seinem Körper verlassen, um Objekte zu manipulieren				
Ohne visuelle Kontrolle: kann seinen Körper wirksam positionieren				
Bewältigt sicher und zuversichtlich veränderte Situationen				
Kann Werkzeug effizient einsetzen (halten und benützen)				

Beobachtungen zur sensorischen Diskrimination, Fortsetzung

(Notieren Sie die Bewegungsqualität)

Vestibuläre Diskrimination	Leicht möglich	Mit Anstrengung möglich	Unmöglich	Kommentare
Kann Balance im Stand halten				
Kann mit geschlossenen Augen Balance im Stand halten				
Sichere und gute Balance während Bewegung				
Kann schmale Flächen überqueren				
Kann auf unebenen Oberflächen laufen				
Kann Balance beim Schaukeln halten				
Diskriminiert die Kopfposition im Raum (erkennt sie, bevor es fällt)				
Diskriminiert die Bewegungsrichtung				
Diskriminiert die Bewegungsgeschwindigkeit				
Schutzreaktionen				
Richt- und Gleichgewichtsreaktionen				
Postrotatorischer Nystagmus				

Auditive Diskrimination				
Lokalisiert Richtung des Geräusches				
Identifiziert und benennt bestimmte Geräusche				
Auffälliges Verhalten (perseverierende Wiederholung von Geräuschen)				

Visuelle Diskrimination				
Muss seinen eigenen Körper visuell kontrollieren				
Findet Personen und Objekte im Raum				
Lokalisiert Objekte mit den Augen, in Ruhe und in Bewegung				
Koordiniert Hände und Augen gut (bei ruhigen und sich bewegenden Objekten)				
Findet Objekte in einem Durcheinander (Figur-Grund-Differenzierung)				
Erkennt ein teilweise verstecktes Objekt (Gestaltschließen)				
Setzt Puzzle zusammen (visuelle Raumwahrnehmung)				
Auffälliges Verhalten (Verteilen, Schleudern, Sortieren von Objekten)				

Eindrücke von der sensorischen Modulation (Stärken, Schwächen, funktionelle Einschränkungen, negative Auswirkungen auf die Bewegung, das Spielverhalten und die Sicherheit):

Anpassende Reaktionen: Planung und räumlich-zeitliche Adaptation

Anpassungsreaktionen

	Leicht möglich	Mit Anstrengung möglich	Unmöglich	Kommentare
Reagiert auf passive Reize				
Hält sich fest und bleibt dabei				
Wechselt zwischen Anspannung und Entspannung (Schieben/Ziehen)				
Initiiert Aktivität, kann sie nicht selbstständig beenden				
Initiiert Aktivität, die typische Bewegungen erfordert, und bleibt dabei				
Initiiert Aktivität, die neue Bewegungen erfordert, und bleibt dabei				
Führt komplexe Aktivität aus, die Timing und Adaptation erfordert				

Praxie und Bewegungsplanung

	Leicht möglich	Mit Anstrengung möglich	Unmöglich	Kommentare
Entwickelt eine Spielidee				
Variiert Aktivitäten, die es selbst gewählt hat				
Initiiert Aktivitäten				
Bereitet seinen Körper auf motorische Aktion vor (Feedforward)				
Entwickelt einen geeigneten Plan für die Aktion				
Modifiziert einen Plan selbstständig, um das Ziel besser zu erreichen				
Sequenziert eine Aktivität				
Wiederholt ein gerade beendetes Bewegungsmuster richtig				
Imitiert die Aktionen anderer Personen				
Akzeptiert Änderungen an der Aktivität				

Bilaterale Koordination

	Leicht möglich	Mit Anstrengung möglich	Unmöglich	Kommentare
Koordiniert symmetrische Bewegungen von oberer (OE) bzw. unterer Extremität (UE)				
Koordiniert reziproke Bewegungen von OE bzw. UE				
Koordiniert alternierende Bewegungen der OE bzw. UE (eine Seite stabilisiert)				
Koordiniert alternierende Bewegungen der OE bzw. UE (beide Seiten bewegen sich entgegengesetzt)				

Projizierte Aktionssequenzen

	Leicht möglich	Mit Anstrengung möglich	Unmöglich	Kommentare
Zielt genau (Kind stabil/Ziel stabil)				
Zielt genau und im richtigen Augenblick (Kind in Bewegung/Ziel stabil)				
Zielt genau und im richtigen Augenblick (Kind stabil/Ziel bewegt)				
Zielt genau und im richtigen Augenblick (Kind in Bewegung/Ziel bewegt)				

12A.3 Strukturierte Klinische Beobachtungen: Anwendung bei unterschiedlichen Populationen

Beschreibung	Beziehung zur SI-Theorie	Anwendung bei einer atypischen Population
Automatische Haltungskontrolle und Bewegung gegen die Schwerkraft: Fähigkeit, zum Zweck der Stabilität und Orientierung die Körperposition im Raum zu regulieren (Shumway-Cook & Woollacott 1995)	Hyporeaktivität gegenüber vestibulär-propriozeptiven Input führt oft zu einer schwachen Haltungskontrolle	Kinder mit neuromuskulären und Tonusstörungen (z. B. Zerebralparese, Down-Syndrom) zeigen oft Schwierigkeiten in der Haltungskontrolle
Gleichgewichtsreaktionen können **Reaktiv** auf äußere Krafteinwirkung oder Neigung der Unterstützungsfläche oder **Antizipatorisch** zur Vorbereitung einer selbst initiierten Bewegung auftreten		Autistische Kinder und Kinder mit Modulationsstörungen scheinen keine Probleme in der Haltungskontrolle zu haben
Extension gegen die Schwerkraft: Fähigkeit, den Rumpf gegen die Schwerkraft zu strecken. Beurteilung erfolgt meist in der Flugzeughaltung	Hyporeaktivität gegenüber vestibulärem Input führt oft zu einer schwachen Extension gegen die Schwerkraft	Beurteilung in unstrukturierten Beobachtungen. Kinder mit Tonusabnormitäten haben oft Probleme mit der Extension gegen die Schwerkraft
Flexion gegen die Schwerkraft: Fähigkeit, den Kopf, Nacken, Rumpf und die Extremitäten gegen die Schwerkraft zu beugen	Schwierigkeiten mit der Flexion gegen die Schwerkraft finden sich oft bei Kindern mit Defiziten in der taktilen Verarbeitung und Bewegungsplanung	Beurteilung in unstrukturierten Beobachtungen. Kinder mit Tonusabnormitäten haben oft Probleme mit der Flexion gegen die Schwerkraft
Bilaterale Bewegungskoordination: Fähigkeit, beide Körperseiten bei symmetrischen, alternierenden und asymmetrischen Aufgaben zu koordinieren	Eine schwache bilaterale Koordination kann mit vestibulär-propriozeptiven Defiziten zusammenhängen. Tritt oft bei Schwierigkeiten mit der Lateralität (bevorzugter Einsatz einer Körperseite) auf	Schwache Bilateralintegration kommt oft bei Kindern mit neuromotorischen und genetischen Störungen vor. Muskelschwäche oder Hemisymptomatik beeinflusst sowohl die Lateralität als auch die bilaterale Koordination
Bilaterale Bewegungskoordination: Fähigkeit, die Augen koordiniert zu bewegen. Umfasst geschmeidige Augenbewegungen und die Aufrechterhaltung eines stabilen Gesichtsfeldes während Bewegung	Automatische Augenbewegungen stehen mit vestibulär-propriozeptiven Funktionen in Beziehung	Kinder mit verschiedenen Diagnosen haben Schwierigkeiten mit Augenbewegungen, nicht nur aus Gründen, die mit der Sensorischen Integration zusammenhängen, sondern aufgrund von motorischen oder neurologischen Störungen
Bewegungsplanung: Umfasst bilaterale, reziproke, alternierende oder symmetrische Gliedmaßenbewegungen. Beurteilung der raschen Imitation von vorgezeigten Körperpositionen oder Bewegungsaufgaben	Beurteilt wird das Sequenzieren, die bilaterale Koordination und die Fähigkeit, zeitlich und räumlich vorauszuplanen	Kinder mit neurologischen Beeinträchtigungen im Rahmen verschiedener Diagnosen zeigen Schwächen in der Bewegungsplanung, die auf kognitiven Einschränkungen oder neuromotorischen Schwierigkeiten beruhen
Neurologische Tests der zerebellären Funktion: Schilder-Arm-Extensions-Test, langsame Bewegungen, Finger-Nase-Versuch, Diadochokinese	Im Zusammenhang mit SI werden diese Tests zur Beurteilung von propriozeptiven Funktionen eingesetzt	Kinder mit neurologischen Beeinträchtigungen im Rahmen verschiedener Diagnosen bringen oft schwache Leistungen in diesen Tests

Beschreibung	Beziehung zur SI-Theorie	Anwendung bei einer atypischen Population
Proximale Gelenksstabilität: Fähigkeit, die großen Gelenke zu stabilisieren, um präzise Bewegungen der distalen Gelenke zu ermöglichen	Im Zusammenhang mit SI werden Schwächen der proximalen Gelenksstabilität als Defizit der propriozeptiven Funktionen interpretiert	Beurteilung in unstrukturierten Beobachtungen!
Ist ein dynamischer Prozess, der Kontraktion der Agonisten und Antagonisten rund um das Gelenk erfordert		Kinder mit Tonusabnormitäten zeigen oft Probleme mit der proximalen Gelenksstabilität
Reaktion auf Bewegung: Fähigkeit, vestibuläre Informationen zu verarbeiten. Beobachtet wird, ob die Reize registriert und organisiert werden können	Die Reaktionen des Kindes auf Bewegungserfahrungen hängen mit seinem Muskeltonus, der Haltungskontrolle, dem Erregungsniveau, der okulomotorischen Kontrolle und der bilateralen Koordination zusammen	Diese Beobachtungen sind der beste Indikator für vestibulär-propriozeptive Verarbeitungsstörungen
	▶ Aversive Reaktionen auf Bewegung stehen in Beziehung mit anderen funktionellen Defiziten wie Widerstand gegen typische Bewegungsaktivitäten (z. B. Autofahren, Geräte im Vergnügungspark, Bootfahren)	Kinder mit autistischer Störung, einigen genetischen Syndromen und Lernstörungen können Probleme damit haben
		Kinder mit Zerebralparese können auch Defizite auf diesem Gebiet zeigen

12A.4 Überblick über ausgewählte Instrumente zur Beurteilung sensorisch-integrativer Leistungen

Test	Zweck	Zielgruppe	Dauer	Psychometrische Daten
Analysis of Sensory Behavior Inventory (Revised Ed.) (Morton & Wilford 1984)	Überprüft SI-Dysfunktion	3–22 Jahre mit ernsten Verhaltensproblemen	–	Keine psychometrische Testung
Balcones Sensory Integration Screening (Rev.Ed.) (Jones & Monkhouse-Kleuser 1981)	Überprüft SI-Dysfunktion	Kinder	–	Objektivität
Clinical Observations of Motor and Postural Skills (Willson et al. 1994)	Überprüft SI-Dysfunktion mit Fokus auf vestibuläre Verarbeitung	5–9 Jahre	20 Min	–
DeGangi-Berk Test of Sensory Integration TSI (Berk & DeGangi 1983)	Überprüft SI-Dysfunktion mit Fokus auf vestibulärer Verarbeitung	3–5 Jahre	30 Min	Konstruktvalidität, Objektivität, Retest-Reliabilität, standardisiert an einer begrenzten Stichprobe
Functional Assessment for Children with Sensory Integration Dysfunction (Cook 1991)	Beurteilt die Auswirkungen der SI-Dysfunktion auf konkrete funktionelle Alltagsanforderungen	Kinder mit SI-Dysfunktion	–	Keine psychometrische Testung
SBC Adult Psychiatric Sensory Integration Evaluation (Schroeder et al. 1979)	Beurteilt SI-Dysfunktion	Erwachsene mit Psychiatrischen Störungen	75 Min	Objektivität, interne Konsistenz, Übereinstimmungs- und klinische Validität
Sensorimotor Integration Test Battery (Jongbloed et al. 1986)	Beurteilt sensomotorische Integration	Erwachsenen mit CVA	90 Min	Interne Konsistenz, Konstrukt-, diskriminative und klinische Validität
Sensorimotor Integration Inventory (Rev. Ed.) (Reismann & Hanschu 1992)	Überprüft SI-Dysfunktion	Personen mit Entwicklungsstörungen	30 Min	–
Sensory Integration and Praxis Tests SIPT (Ayres 1989)	Test zur Sensorischen Integration und Praxie	4–8 Jahre	150 Min	Standardisiert an 1.197 Kindern in den USA und Kanada, ausführliche psychometrische Testung
Sensory Profile (Dunn 1994, 1999)	Überprüft SI-Dysfunktion anhand von Aussagen zum sensorischen Verhalten	3–10 Jahre	–	Normiert an nationaler Stichprobe
Sensory Rating Scale for Infants and Young Children (Provost & Oetter 1993)	Überprüft SI-Dysfunktion anhand von Aussagen zum sensorischen Verhalten	0–3 Jahre	–	Interne Konsistenz, Objektivität und Retest-Reliabilität
Sensory Sensitivity Checklist (Ayres & Tickle 1980)	Überprüft SI-Dysfunktion anhand von Aussagen zum sensorischen Verhalten	Kinder	–	Keine psychometrische Testung
Teacher Questionnaire on Sensorimotor Behavior (Carrasco & Lee 1993)	Überprüft SI-Dysfunktion	Kinder	–	Interne Konsistenz
Test of Sensory Functions in Infants TSFI (DeGangi & Greenspan 1989)	Überprüft SI-Dysfunktion anhand der Verarbeitung und Reaktivität	4–18 Monate mit Regulationsstörung oder Entwicklungsverzögerung	20 Min	Objektivität und Retest-Reliabilität

Test	Zweck	Zielgruppe	Dauer	Psychometrische Daten
T.I.M.E. – Toddler and Infant Motor Evaluation (Miller & Roid 1995)	Beurteilt motorische Leistungen einschließlich Praxie (motorische Organisation)	4 Monate bis 3;5 Jahre	15–45 Min	Standardisiert
Touch Inventory for Elementary School-Aged Chidren (Royeen 1986)	Überprüft taktile Defensivität anhand von Aussagen zum sensorischen Verhalten	6–10 Jahre	15 Min	Objektivität, Retest-Reliabilität, interne Konstistenz, Kriteriumsvalidität, Normen verfügbar
Touch Inventory for Preschoolers (Royeen 1987)	Misst taktile Defensivität	2;5–4;5 Jahre	–	Pilot-Test

Therapeutisches Vorgehen bei sensorischer Modulationsstörung (SMD): Überlegungen zur Befundung und Behandlung

Lucy Jane Miller, Clare Summers

13.1 Befundung und Behandlung bei SMD – 266

13.2 Fallstudie 1: Kamon – 271

13.3 Fallstudie: Stevie – 276

13.4 Schlussfolgerungen und Diskussionspunkte – 281

13.5 Literatur – 283

ANHANG – 285

Eine Dysfunktion der sensorischen Modulation (SMD) ist definiert als „ein Problem, den Grad, die Intensität und die Art der Reaktion auf sensorischen Input auf eine dosierte und anpassende Art zu regulieren und organisieren … [und] beeinträchtigt die Fähigkeit einer Person, ihren für die Alltagsbewältigung optimalen Erregungsbereich zu erreichen und erhalten." (Lane et al. 2000, S. 1).
Im Verhalten zeigen Kinder mit SMD
- **Hyperresponsivität und Überaktivität** suchen oder vermeiden aktiv sensorischen Input in der Umgebung oder
- **Hyporesponsivität und Passivität**: können sich in ihrer Umgebung nicht orientieren und reagieren nicht auf normal intensive Sinnesreize (Miller & Lane 2000; Dunn 1997).

Zusätzlich treten oft **emotionale Probleme** (z. B. Ängstlichkeit, Aggressionen, Wutanfälle) und **Aufmerksamkeitsstörungen** (z. B. Ablenkbarkeit, Impulsivität, Desorganisation, Hyperaktivität) auf. Die Ausprägung der SMD kann variieren; jedenfalls kann diese Störung die täglichen Beschäftigungen, Routinen und Rollen schwerwiegend beeinträchtigen (Hanft et al. 2000; Parham & Mailloux 1996). Obwohl die SMD von einem sensorischen Grundproblem ausgehen dürfte (s. Kap. 4), sind die üblichen **Zuweisungsgründe** zur Ergotherapie funktionelle Alltagsprobleme wie
- Schwierigkeiten im Sozialkontakt,
- Defizite in der ▸ **Selbstregulation**,
- Schwächen in der subjektiv erlebten Selbstkompetenz und/oder
- Schwierigkeiten in der ▸ **Handlungsperformanz** zu Hause, in der Schule oder in der Öffentlichkeit (Cohn et al. 2000).

> **Exkurs**
> **Das systemische Modell der sensorischen Modulation (EMSM)**
> In Kapitel 4 dieses Buches findet sich eine ausführliche Darstellung dieses konzeptuellen Modells der sensorischen Modulation. Dieses Modell hebt **vier externe**

Dimensionen (Kultur, Umgebung, Beziehungen und Aufgabe) und **drei interne Dimensionen** (Wahrnehmung, Emotion und Aufmerksamkeit) hervor, die bei Personen mit SMD beeinträchtigt sind (◘ Abb. 13.1). Um die Stärken und Schwächen des Klienten zu erfassen, werden in der Praxis im Rahmen des ▸ **Assessments** alle sieben Dimensionen befundet und in der Behandlungsplanung berücksichtigt.

Zwei **Fallstudien** in diesem Kapitel zeigen, wie Therapeutinnen dieses Modell als theoretischen Bezugsrahmen für die **Befunderhebung, Interpretation der Ergebnisse und Planung einer Intervention** nützen. Sie berücksichtigen dabei sowohl
- die förderlichen Faktoren und Anforderungen seitens der Umwelt (externe Dimensionen),
- die Art der sensorischen Reize, die die Zuweisungssymptome verursachen, und
- ihre Auswirkungen auf die Emotionen und die Aufmerksamkeit des Kindes.

13.1 Befundung und Behandlung bei SMD

Parham und Mailloux (1996) fassten die **Beeinträchtigungen und Behinderungen** im Rahmen von sensorischen Modulationsstörungen wie folgt zusammen:
- verminderte soziale Fertigkeiten und Beteiligung im Spiel,
- schwaches Selbstvertrauen und Selbstbewusstsein,
- Schwierigkeiten mit ▸ **Aktivitäten des täglichen Lebens** und in der Schule,
- Ängstlichkeit, Aufmerksamkeitsstörungen und schlecht regulierte Reaktionen anderen gegenüber,
- schwache grob-, fein- und sensomotorische Leistungen.

13.1.1 Der Assessment-Prozess

Für die Befundung kann eine Reihe von **Skalen** herangezogen werden, mit denen die internen und externen Dimensionen, die das Verhalten und die funktionellen Fähigkeiten von Kindern beeinflussen, anhand von

Abb 13.1. Das Systemische Modell der sensorischen Modulation

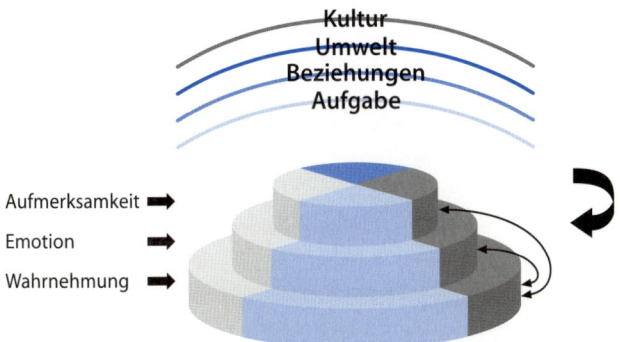

Verhaltens- und physiologischen Parametern beurteilt werden können (Details finden sich in **Anhang 13A.1**).

Am *Sensory Integration Dysfunction Treatment And Research (STAR-) Center* der Kinderklinik in Denver wird das **Assessment bei Kindern mit Verdacht auf SMD** in einer bestimmten Abfolge durchgeführt. In **Übersicht 13.1** ist diese dargestellt:

> **Exkurs**
> **Zur elektrodermalen ▸ Reaktivität (EDR) auf Sinnesreize**
> Wissenschaftler nehmen an, dass eine sensorische Modulationsstörung auftritt, wenn **im sympathischen Anteil des autonomen Nervensystems eine Störung vorliegt** (DeGangi et al. 1991; McIntosh et al. 1999). SMD wurde durch Überprüfung physiologischer Reaktionen einschließlich des elektrischen Hautwiderstandes nach Darbietung sensorischer Reize im Labor messbar gemacht. Die Fallstudien in diesem Kapitel erörtern die EDR von zwei Kindern mit sensorischer Modulationsstörung. In Kapitel 4 finden sich Beispiele für normale, hyperreaktive und hyporeaktive EDR-Ergebnisse (s. Abb. 4A.2a, b und c).

Der letzte Schritt im Assessment-Prozess und gleichzeitig die Vorbereitung auf die Behandlungsplanung ist eine **Reflexion**, bei der die Therapeutin den Fall anhand der folgenden **Fragen** noch einmal durchgeht:

> **Tipp**
> — Wie nimmt das Kind **vestibulär/propriozeptive Informationen** wahr? Ist das Kind ein Bewegungssucher oder ein Bewegungsvermeider?
> — Wie nimmt das Kind **andere sensorische Reize** wahr? Sucht oder vermeidet das Kind taktile, auditive, visuelle und Geruchseindrücke?
> — Wie sehen die **emotionalen Reaktionen** des Kindes in anstrengenden Situationen aus? Zieht es sich zurück, zeigt es Aggression oder fängt es zu weinen an?
> — Wie sehen die **motorischen Reaktionen** des Kindes aus? Gerät das Kind in einen ▸ „shut down", hört es auf, sich zu bewegen, wird es hyperaktiv?
> — Was beeinflusst die **Aufmerksamkeit** des Kindes?
> — ▸ **Perseveriert** das Kind, wird es ablenkbar, unaufmerksam und impulsiv?

> **Übersicht 13.1.**
> **Assessment bei Verdacht auf SMD**
> — Auf die Zuweisung hin erhalten die Eltern per Post einen detaillierten **Fragebogen zur medizinischen- und Entwicklungsanamnese**, den sie vor der Befundung zurückschicken.
> — Zur **Befunderhebung** werden der *SIPT* (Ayres 1989), der *MAP* (Miller 1982, 1988) oder der *First Step* (Miller 1993) eingesetzt.
> — Die Eltern füllen das *Short Sensory Profile* (McIntosh et al. 1999), die *Leiter International Performance Scale – Revised* (Roid & Miller 1997) und die *Child Behavior Checklist* – Einschätzungsskala für **Eltern** (CBCL; Achenbach 1991) aus.

- Die Eltern erhalten eine *Leiter-R-Einschätzungsskala* für **Lehrer** (Roid & Miller 1997), die von der Lehrerin des Kindes ausgefüllt und beim nächsten Termin zurückgegeben werden sollte.
- Die Ergotherapeutin füllt die *SMD-Verhaltensbeobachtung in der Testsituation* (s. **Anhang 13A.2**) und die *Leiter-R-Einschätzungsskala* für **Tester** (Roid & Miller 1997) aus.
- Wissenschaftliche Mitarbeiter führen das *Sensory Challenge Protocol* (detaillierte Beschreibung im Anhang von Kapitel 4) durch, bei dem in einer **kontrollierten Laborsituation** die ▶ **Responsivität** des Klienten auf 50 sensorische Reize erhoben wird (Miller et al. 1999).
- Die Therapeutin führt ein **Elterninterview** durch, das auf Video aufgenommen wird (s. **Anhang 13A.3**).
- **Weitere Tests** (z. B. *Wechsler Intelligenztest für Kinder WISC-R* von Wechsler 1991; *Multidimensional Anxiety Scale for Children* von March 1997; *Vineland Adaptive Scales* von Sparrow, Balla & Cicchetti 1984) werden von der Ergotherapeutin oder einer Psychologin durchgeführt.
- Die behandelnde Therapeutin analysiert das Video des Elterninterviews und stellt anhand der *Goal Attainment Scale* (GAS) die **Therapieziele** zusammen (Beispiel im **Anhang 13A.4**). Diese werden in einem Elterngespräch vor Behandlungsbeginn noch einmal überprüft.

Der Befunderhebungsprozess ist iterativ (wiederholend), d. h., die Frage, wie die externen Dimensionen die internen Dimensionen beeinflussen und wodurch sich zugrunde liegende neurologische oder physiologische Reaktionen im Verhalten des Kindes zeigen, wiederholt sich konstant.

Die **Prioritäten der Familie** werden in der Behandlung berücksichtigt. Der Behandlungsplan reflektiert immer die Prioritäten der Familie. Um sicherzustellen, dass die Probleme und Ziele der Familie in der Planung berücksichtigt wurden, kann sich die Therapeutin eine Reihe von Fragen stellen, wie:

> **Tipp**
> - Welchen Input (sensorischen und/oder kompensatorischen) kann ich einsetzen, um dem Kind die Bewältigung seiner Alltagsanforderungen zu erleichtern?
> - Welche Anregungen kann ich den Eltern und Pädagogen des Kindes geben, damit sie es unterstützen können, einen regulierten, „gerade richtigen" Erregungszustand zu erreichen, in dem es am besten lernen, spielen und partizipieren kann?

Nachdem sie eine auf die sieben externen und internen Dimensionen bezogene **diagnostische Hypothese** aufgestellt hat, gestaltet die Therapeutin die erste Therapiesitzung.

13.1.2 Der Behandlungsprozess bei sensorischen Modulationsstörungen

Die ergotherapeutische Behandlung von Kindern mit einer sensorischen Modulationsstörung orientiert sich am **sensorisch-integrativen** ▶ **Bezugsrahmen** und wird von einem ▶ **Klinischen Reasoning** (Miller et al. in Druck; s. auch Kap. 11) geleitet, das drei Faktoren berücksichtigt (◻ Übersicht 13.2).

Die **Intervention** beginnt mit einer direkten Behandlung in Form einer **ergotherapeutischen Einzelbehandlung** auf der Grundlage der Sensorischen Integrationstherapie. Jede Sitzung schließt intensive Elternarbeit ein. Bei Bedarf werden Therapiestunden zu Hause, in der Schule oder im öffentlichen Raum durchgeführt.

Das Klinische Reasoning in der Behandlung von SMD

Das **STEP-Konzept für sensorisch-integratives Klinisches Reasoning** (*STEP-SI*; Miller et al. in Druck) bietet eine Struktur für den Denkprozess der Therapeutin bei der Planung der direkten Behandlung und für jede therapeutische Entscheidung. Grundlage sind die Be-

Übersicht 13.2.
Klinisches Reasoning der SMD-Behandlung umfasst

- eine detaillierte **Analyse der internen Dimensionen des Kindes** (Wahrnehmung, Emotion und Aufmerksamkeit),
- ein Verständnis für den **Zusammenhang der Wahrnehmungsprobleme des Kindes mit Schwierigkeiten** in anderen internen Dimensionen,
- eine Vorstellung davon, wie die konkreten **externen Dimensionen** (Kultur, Umgebung, Beziehungen und Aufgabe) das Kind beeinflussen.

Übersicht 13.3.
Das STEP-Konzept

- **S (sensory):** Wie wirkt sich die Reaktion des Kindes auf Sinnesempfindungen auf seinen Erfolg bei der Bewältigung der therapeutischen Aktivität aus? (sensory = sensorisch)
- **T (task):** Wie wirken sich spezifische Elemente der Aufgabe, die für die Aktivität erforderlich sind, auf den Erfolg aus? (task = Aufgabe)
- **E (environment):** Wie wirken sich Umgebungselemente während der therapeutischen Aktivität auf den Erfolg aus? (environment = Umgebung)
- **P (predictability):** Wie wirken sich Vorhersagbarkeit und Wiederholung während der therapeutischen Aktivität auf den Erfolg aus? (predictability = Vorhersagbarkeit)
- **S (self-monitoring):** Wie erfolgreich ist das Kind bei selbstüberwachenden Reaktionen während der therapeutischen Aktivität? (self-monitoring = Selbstüberwachung)
- **I (interaction):** Wie wirken sich Interaktionen mit der Therapeutin, den Eltern und/oder anderen Kindern während der therapeutischen Aktivität auf den Erfolg aus? (interaction = Interaktion)

obachtungen in den Therapiestunden. Jedes Element des STEP-SI stellt eine **Frage** dar, die die Therapeutin vor, während und nach jeder therapeutischen Aktivität stellt. Übersicht 13.3 erklärt die Elemente näher.

Jedes dieser Elemente kann die erfolgreiche Beendigung einer Aktivität entweder unterstützen und erleichtern oder erschweren. Im Rahmen ihres Klinischen Reasoning (Mattingly & Fleming 1994; Mattingly 1991) analysiert die Therapeutin die Verhaltensreaktionen des Kindes und interpretiert seine (Re-)Aktion, woraus sich die nächste Aktivität ergibt.

Ergotherapeutinnen sind normalerweise diejenigen, die für die Behandlung von sensorischen Modulationsstörungen zuständig sind (Ayres 1972, 1989).

> **Beachte**
> Das **Ziel der Behandlung** ist es, mit dem Kind sensorische oder kompensatorische Methoden zu finden, die ihm helfen, seine Reaktionen zu modulieren.

Diese werden im klinischen Setting erarbeitet und sollten dann in den Alltag transferiert werden. Die besten Ergebnisse wurden bislang erzielt, wenn die direkte **Einzeltherapie mit Beratung** in der natürlichen Umwelt (d. h. zu Hause, in der Schule und an öffentlichen Plätzen) kombiniert wird.

> **Beispiel**
> In Abb. 13.2 sind Erin und Eric, die beide direkte Sensorische Integrationstherapie erhalten, bei einem therapeutischen Ausflug zum Kürbisfeld zu sehen. Diese Aktivität bietet in einem natürlichen Kontext ausgezeichneten taktilen und propriozeptiven Input. Die Eltern der Kinder begleiteten sie, sodass die Therapeutin anhand der Aktivität mit den Kürbissen den Eltern zeigen konnte, wie sie sensorische Techniken einsetzen können, um die Kinder bei der Selbstregulation zu unterstützen.

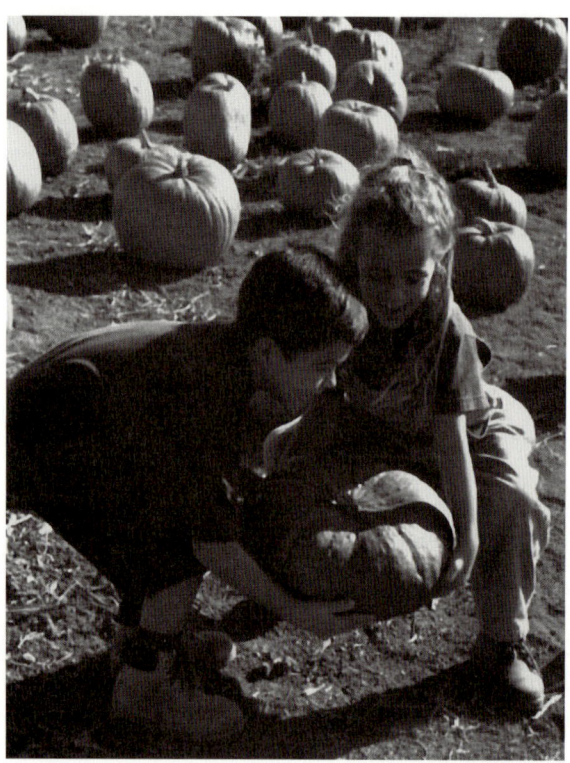

◨ **Abb 13.2.** Propriozeptiver Input bei der Aktivität am Kürbisfeld

Die Behandlung ist eigentlich ein **andauernder diagnostischer Beurteilungsprozess**, bei dem die Therapeutin unaufhörlich die Faktoren abwägt, die die schwache Verhaltensregulation bewirken. Zugleich erarbeitet sie unterstützende Maßnahmen, die das Kind braucht, um in verschiedenen Situationen in einem modulierten Zustand zu bleiben. Das Klinische Reasoning bei dieser Art von Behandlung ist ein sich ständig wiederholender Prozess, der aus Ausprobieren neuer Maßnahmen, sorgfältigem Beobachten und Interpretieren der Reaktionen besteht. Jedes Kind ist ein „Lehrmeister", der der Therapeutin im Verlauf der Therapie Kenntnisse über seine Person und Probleme vermittelt.

Vorgehen in der direkten Therapie

Die Therapeutin arbeitet mit den Eltern zusammen, um die Fähigkeit des Kindes, sensorische Informationen von seinem Körper und der Umwelt zu modulieren, zu beurteilen, zu unterstützen und herauszufordern.

> **Tipp**
>
> Als **Ansatzpunkt** werden oft die unterstützenden externen Dimensionen gewählt, und dann schrittweise herausfordernde Elemente eingebaut. Dabei wird das Kind mit der Hilfe der Therapeutin dazu gebracht, seine internen Dimensionen einzusetzen, um seine Aktivitäten zu regulieren und zu einem Erfolgserlebnis zu kommen. Das **Ziel** ist erreicht, wenn das Kind diese Fähigkeit generalisiert hat, sodass es ohne die Unterstützung der Therapeutin einen modulierten Erregungszustand aufrechterhalten kann.

Als **therapeutisches Mittel** werden meist grob- und feinmotorische Aktivitäten eingesetzt; das Ziel der Therapie liegt jedoch nicht in der Verbesserung der motorischen Koordination, wie dies z. B. bei Kindern mit Bewegungsstörungen wie Dyspraxie der Fall ist (s. Cermak 1991, 2002).

> **Beachte**
>
> Die Behandlung eines Kindes mit SMD ist dann ein Erfolg, wenn das Kind die Art der Selbstregulation, die in der Klinik erarbeitet wurde, in seinen Alltag übertragen kann.

> **Beispiel**
>
> Jeremy kam mit massiven Anzeichen einer ▶ **Gravitationsunsicherheit** zur Therapie. Während der direkten Behandlung, die ein Jahr lang einmal wöchentlich stattfand, wurde daran gearbeitet, die vestibuläre Überempfindlichkeit zu regulieren und integrieren. Die direkte Behandlung zielte darauf ab, die zugrunde liegende neurale Verarbeitung zu verändern. Zusätzlich lernte Jeremy selbstregulierende Techniken, die er im Alltag einsetzen konnte, um seinen Erregungszustand zu modulieren. ◨ Abbildung 13.3 zeigt Jeremy außerhalb der Therapiesituation in einem Vergnügungspark. Mit Hilfe der sensorischen Techniken aus der Behandlung kann er seinen Erregungszustand auf einem günstigen Niveau halten.

Therapieverlauf im Rahmen der Effektivitätsstudie

Die Kinder am STAR-Zentrum nehmen auch an einer ▶ **Effektivitätsstudie** teil. Die Therapie findet norma-

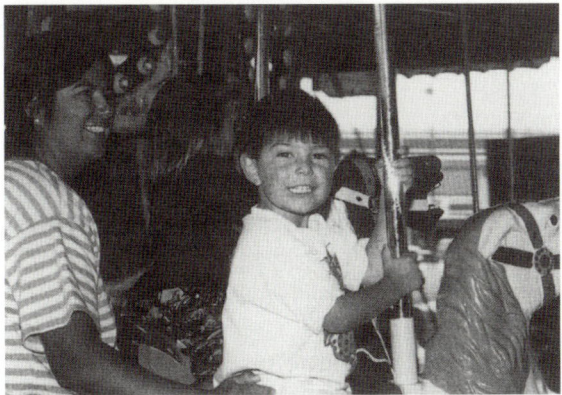

◘ Abb 13.3. Jeremy beginnt, mit seiner Therapeutin langsame vestibuläre Reize zu tolerieren

lerweise zweimal wöchentlich in einem speziell ausgestatteten Therapieraum mit aufgehängten Geräten, Matten, Bällen, verschiedenen Schaukeln und anderen typischen sensorisch-integrativen Spielsachen und Materialien statt (Parham & Mailloux 1996). Die Eltern sind anwesend und werden aktiv in die Behandlung einbezogen. Normalerweise hat das Team aus Therapeutin und Eltern nach den ersten 5 Wochen (10 Einheiten) Hypothesen entwickelt, mit welchen Aktivitäten und Modalitäten regulierte ▶ **Anpassungsreaktionen** am besten erzielt werden. Dann visiert die Therapeutin mit den Eltern größere Ziele **auf der Ebene der Lebensqualität in der natürlichen Umwelt** an. Maßnahmen dafür werden entweder in der direkten Therapie im ▶ **klinischen Setting** oder in natürlichen Situationen gesetzt.

Die Therapeutin plant mit den Eltern die restlichen 10 Sitzungen, um mindestens einen Haus- und einen Schulbesuch unterzubringen. In den ersten Therapiestunden stehen Fragen in Bezug auf die Aktivitäten im **klinischen Setting** im Mittelpunkt. Sie betreffen z. B. die Wirkung gelenkter und kontrollierter Reize, die Umgebung und die Beziehungen. In den **externen Therapiestunden** wird vermehrt betrachtet, wie sich die internen Dimensionen des Kindes auf seine Fähigkeit, eine natürliche Umgebung gut zu bewältigen, auswirken. Ob weitere externe Stunden eingeplant werden, richtet sich nach den Bedürfnissen des Kindes. In Frage kommen Situationen wie ins Schwimmbad zu gehen, Schuhe zu kaufen oder zu einem Spielplatz in der Umgebung zu gehen.

Bei allen Kindern werden nach 20 Sitzungen die Tests des Anfangsinventars außer dem SIPT wiederholt (**Retest**). Kinder, von denen Therapeutin und Eltern meinen, dass sie noch Therapie brauchen, setzen die Behandlung fort, die anderen machen eine Pause und nehmen die Therapie zu einem späteren Zeitpunkt wieder auf.

13.2 Fallstudie 1: Kamon

13.2.1 Zuweisungsgrund und Befundung

> **Beispiel**
Kamon war ein entzückender 3;8-jähriger Junge, der aufgrund seines extremen **Widerstandes beim Anziehen** von der Familienberatung zugewiesen worden war. Manchmal verweigerte Kamon völlig, sich am Morgen anzukleiden, manchmal schaffte er es im Verlauf mehrerer Stunden. In der Familienberatung war an Erziehungsmaßnahmen und Verhaltensmodifikation gearbeitet worden, jedoch ohne sichtbaren Erfolg. Kamons Eltern beunruhigte auch, dass er die meisten feinmotorischen Aufgaben verweigerte.

In den folgenden Abschnitten werden die Ergebnisse der Einganguntersuchung mittels MAP, First Step, SSP, Leiter-P-Einschätzungsskalen, CBCL, Goal Attainment Scale und Elterninterview (alle Ergebnisse in vergleichbare ▶ **z-Werte** umgewandelt) dargestellt. Da Kamon die meisten feinmotorischen Aktivitäten verweigerte, sodass im MAP nur zwei Subtests auswertbar waren, konnte für den Prätest kein Gesamtergebnis berechnet werden. Die anschließende Diskussion zeigt, wie das systemische Modell der sensorischen Modulation (EMSM) als Gerüst für die Synthese der Ergebnisse diente.

Einfluss der externen Dimensionen auf Kamons Alltagsbewältigung

Alle vier externen Dimensionen des EMSM trugen bei Kamon mit seinen Problemen zu beachtlichen Herausforderungen bei. In direkten Behandlungssitzungen untersuchte Kamons Therapeutin jede Dimension und erarbeitete Vorgehensweisen, wie die externen Dimensionen modifiziert werden können, damit sie Kamons Alltagsbewältigung nicht mehr erschweren, sondern unterstützen.

Kultur

Kamon wurde von seiner Überempfindlichkeit auf Reize blockiert und **zog sich zurück**, wenn die kulturellen sensorischen Anforderungen seine Toleranz überschritten. Eine derartige Situation waren z. B. Familientreffen an Feiertagen und Geburtstagen, wo über 40 Personen zusammenkamen. Zuletzt hatte Kamon sich bei einem derartigen Anlass unter einem Bett versteckt, sodass die gesamte Familie nach ihm suchen musste.

Obwohl beide Eltern sanft, verständnisvoll und gebildet waren, traten die meisten Probleme zu Hause auf. Da er sich zu Hause „sicher" fühlte, konnte er sich hier eher gehen lassen, wozu das „Auseinanderfallen" und **Gefühlsausbrüche** gehörten. So reagierte er beim Heimkommen vom Kindergarten auf kleine Aufforderungen seiner Mutter oft mit Tobsuchtsanfällen.

Umgebung

Kamon war bezüglich auditiver- und visueller Reize äußerst empfindlich, und viele Familienaktivitäten regten ihn auf (z. B. Fernsehen). Zu aktive, helle oder laute Reize brachten ihn dazu, sich in Tränen aufzulösen. Ausgänge (zum Einkaufen, zur Kirche oder in ein Restaurant) waren anstrengend, weil Kamon häufig **durch die Reize ▸ überflutet** und aggressiv **wurde**. Daheim verbrachte Kamon **die meiste Zeit damit, alleine zu spielen**.

Beziehungen

Aufgrund seiner Überempfindlichkeit gegenüber Gerüchen weigerte sich Kamon, mit bestimmten Kindern zu interagieren. So sagte er, dass das Haar des Mädchens vor ihm „roch", sein Teppich im Spielkreis „zu grob" war und er sich von anderen Kindern „erstickt" fühlte. Sein schlechter Wert im Aggressions-Subtest (CBCL: –3 STA) zeigt seine Tendenz, seine Probleme im Kindergarten auszuleben. Die warmherzige, menschliche Art seiner Kindergärtnerin ermöglichte ihm bislang, sich im Kindergarten wohl zu fühlen. Seine Eltern fürchteten jedoch schon die zunehmenden Beziehungsforderungen, an die er sich nicht würde anpassen können. Zwischen den Beziehungen zu Hause, im Kindergarten und in der Klinik existierte eine signifikante Diskrepanz. Während der ergotherapeutischen Befundung war Kamon schüchtern und zurückgezogen, interagierte kaum mit der Testerin und saß auf dem Schoß seiner Mutter. **Niedrige Werte im Sozialisationsbereich** der Vineland-Skalen (–2 STA), in den sozialen Fähigkeiten der Leiter-P-Skala (–2,7 SSTA) und in den sozialen Problemen der CBCL (–2,4 SD) spiegelten diese Schwierigkeiten wider.

Aufgabe

Die meisten feinmotorischen Aktivitäten (z. B. Puzzles, Ausmalen, Bauen) führten zu Tränen und **Verweigerung**. Kamons Eltern fürchteten, dass diese Verweigerung zu Misserfolgen im Kindergarten und in der Vorschule führen würde. Sie waren besorgt, welche Auswirkungen seine Verweigerung, mit Spielsachen zu spielen, auf sein Gefühl von Kompetenz und auf seine Freundschaften haben würde.

Einfluss der internen Dimensionen auf Kamons Alltagsbewältigung
Wahrnehmung

Kamons extreme ▸ **Überempfindlichkeit auf sensorische Reize** zeigte sich deutlich in seinen SSP-Werten: Gesamtwert des SSP –4,15 ▸ **STA**; Geschmacks-/Geruchübersempfindlichkeit –5,5 STA; taktile Überempfindlichkeit –4,33 STA; visuelle-/auditive Überempfindlichkeit –3,0 STA (◘ Abb. 13.4). Im Elterninterview kamen die Auswirkungen von Kamons Überreaktionen auf Sinnesreize deutlich zum Ausdruck.

Die **Hypothese der Therapeutin** war, dass Kamons Widerstände gegen das Ankleiden auf einer **taktilen Basis** beruhten. Besonders störten ihn bestimmte Materialqualitäten (z. B. flauschige Socken), Etiketten in Kleidungsstücken und Nähte in Socken. Am liebsten trug er weite Hosen und bevorzugte sogar im Winter Shorts und kurzärmelige Hemden. Seine sensorische Hyperresponsivität erschwerte das Baden, und er weigerte sich, sein Haar bürsten zu lassen. Obwohl Kamon Bewegungsaktivitäten zu Hause genoss, wurde er dabei leicht desorganisiert und hyperaktiv. Sein schwacher

13.2 · Fallstudie 1: Kamon

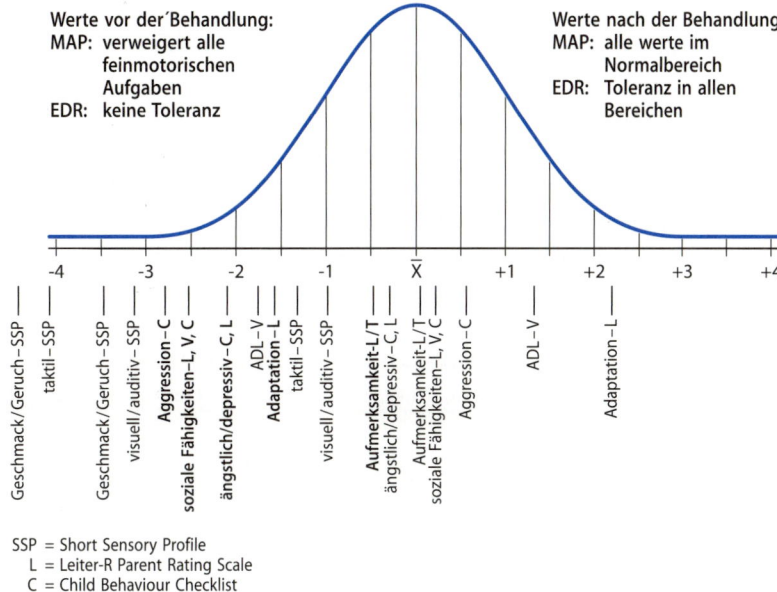

◘ Abb. 13.4. Auszüge aus Kamons Testergebnissen zu Behandlungsbeginn und -ende

Wert im Subtest „Aktivitäten des täglichen Lebens" in den Vineland-Skalen (−1,9 STA) reflektiert diese Probleme.

Kamons Überempfindlichkeiten wirkten sich einschneidend auf seine **Ernährung** aus, die praktisch nur aus Brot und Getreideprodukten bestand. Wenn die Mutter kochte, hielt er sich wegen der „schlechten Gerüche" nie in der Nähe der Küche auf, und zu den Mahlzeiten setzte er sich nicht mit der Familie an den Esstisch. Seine visuellen und auditiven Überempfindlichkeiten erschwerten es der Familie, gemeinsame Aktivitäten zu finden. Die Geräusche des Föns oder der Dusche brachten ihn zum Weinen. Es zeigte sich eindrücklich, wie sehr Kamons extreme ▸ **sensorische Defensivität** seine Alltagsbewältigung beeinflusste.

Kamons **elektrodermale Reaktionen** bestätigten auch auf der physiologischen Ebene seine sensorische Hyperreaktivität (◘ Abb. 13.5): Sie zeigte sich in den hohen Amplituden mit vielen Spitzen nach jedem Reiz und in der fehlenden ▸ **Habituation**. Sein Verhalten im „Weltraumlabor" war hyperaktiv, und er konnte die Elektroden auf seinen Handflächen kaum tolerieren.

Emotionen

Kamon hatte gravierende **emotionale Probleme**, was durch seine Werte im Leiter-P und CBCL belegt wird. Das Elterninterview und Kamons Verhalten während der Testung unterstrichen diese Befunde. Die Eltern und die Testerin bewerteten Kamons Adaptation als stark beeinträchtigt (<−2 STA); sein niedriger Leiter-P-Wert (−1,7 STA) in den Subtests „Stimmungslage und Vertrauen" sowie „Energie und Gefühle" stimmt mit seinem Ergebnis im Subtest „ängstlich/deprimiert" in der CBCL (−2,5 STA) überein (s. ◘ Abb. 13.4).

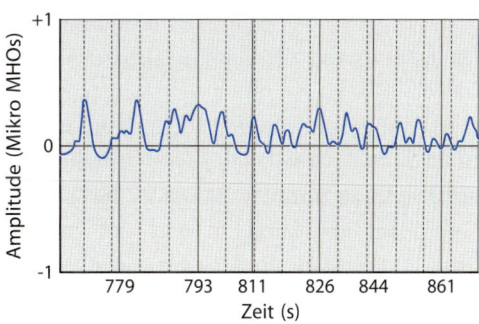

◘ Abb. 13.5. Auszüge aus Kamons Hautwiderstandsprotokoll vor der Behandlung

Aufmerksamkeit

Kamons Aufmerksamkeit war in der ergotherapeutischen Befundung und in der Schule normal (+0,5 STA). Er konnte ruhig sitzen und passte bei Geschichten oder Spielen auf. Er verweigerte jedoch Aufgaben, wo er zu versagen fürchtete. Seine Werte bezüglich des Verhaltens und der Leistungen daheim deuten auf **Aufmerksamkeitsprobleme** hin, die sich darin zeigten, dass er bei Gesellschaftsspielen, Büchern, Zeichnen usw. nicht aufpassen konnte. Kamons Eltern schätzten seine Aufmerksamkeit auf der Leiter-P-Skala als schwach ein (−2 STA) (s. ◘ Abb. 13.4).

13.2.2 Kamons Behandlung

Therapieziele

- Sich selbstständig und rasch anziehen,
- Reduzierung der Wutanfälle auf ein altersentsprechendes Maß,
- alltägliche Geräusche tolerieren, ohne nervös zu werden,
- Haare regelmäßig bürsten lassen,
- altersentsprechende feinmotorische Leistungen.

Elternberatung

Ein wichtiger Schritt in Kamons Behandlung war die **Aufklärung und Beratung der Eltern** hinsichtlich der sensorischen Modulationsstörung. Als Kamons Eltern die sensorische Basis von Kamons Schwierigkeiten verstanden, konnten sie sich in Kamons Situation hineinversetzen. Dadurch waren sie auch besser in der Lage, „gefährliche" Situationen zu erkennen, zu vermeiden oder sich darauf vorzubereiten. Kamons Eltern verstanden nun, warum die Schwierigkeiten v. a. zu Hause auftraten: Zu Hause fühlte sich Kamon sicher und geborgen genug, um seine Verzweiflung auszudrücken. Statt die Schuld für sein häusliches Verhalten bei Kamon selbst oder in ihrer Erziehung zu suchen, erkannten sie, dass die Fürsorge und der Schutz, die sie ihm zu Hause gaben, die Basis für sein gutes Verhalten im Kindergarten war.

Sensorische Integrationstherapie

Der erste Schritt der direkten Behandlung war, die **Wirkung von taktilem Druck und propriozeptiven Aktivitäten** zu erkunden, um festzustellen, ob Kamon positiv, d. h. mit Beruhigung und Reduzierung der Empfindlichkeit reagieren würde. Die Therapeutin konzentrierte sich auf Aktivitäten, die er auch mit seinen Eltern zu Hause machen konnte und die ihn im Alltag mit einer ▶ „sensorischen Diät" (Frick et al. in Druck; Wilbarger & Wilbarger 1991) versorgen würden. Aktivitäten für daheim zu entwickeln war eine Herausforderung, da Kamon weiterhin zu Hause tobte.

Kamon besuchte 5 Wochen lang zweimal wöchentlich **ergotherapeutische Einzelsitzungen**. Er fühlte sich zunehmend sicherer und wagte sich an neue Aktivitäten und kleine Herausforderungen heran. Die Therapeutin setzte Kamons starke Beziehung zu ihr als Werkzeug ein, um ihm zu helfen, neuartige Spiele zu versuchen. Vor neuartigen Aktivitäten setzte sie Berührungsdruck, propriozeptiven und vestibulären Input, was eine dämpfende Wirkung auf Kamons sensorische Überresponsivität hatte. Kamon war um Vorhersagbarkeit bemüht und reagierte mit Begeisterung auf Rollenspiele. Er kam gut zurecht, wenn die Behandlung einer bestimmten Routine folgte: Am Anfang jeder Sitzung stand ein Spiel mit dem Thema „Suchen und wieder Zusammensetzen der gebrochenen Knochen", bei dem auf spielerische Art Massage, Gelenkskompression und -traktion eingebaut wurde. Diese Routine übernahmen Kamons Eltern allmählich auch in den Alltag.

Beratung zu Hause

Die 10 Sitzungen des zweiten Behandlungsblocks teilten die Therapeutin und die Eltern auf eine wöchentliche Therapiestunde in der Klinik, eine Beratung im Kindergarten und vier **Hausbesuche** auf. In der direkten Therapie probierte die Therapeutin Spiele aus, die sie bei den Hausbesuchen umsetzte. Kamon spielte das „gebrochene Knochen"-Spiel täglich und sagte zu seinen Eltern: „Das Spiel mit den gebrochenen Knochen hilft mir beim Anziehen!" Kamon wusste allmählich selbst, welche Aktivitäten ihm gut taten, und begann, sich auf Situationen vorzubereiten. Andere Spielaktivitäten, die ihm tiefen Druck und pro-

13.2 · Fallstudie 1: Kamon

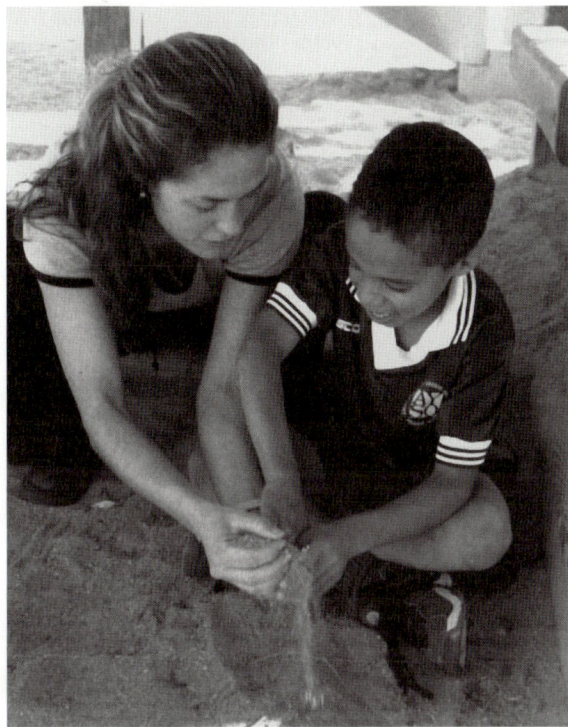

Abb 13.6. Beim Sandspielen im Park erhält Kamon Tiefdruck und propriozeptiven Input von seiner Therapeutin

priozeptive Reize lieferten, waren: ein mit Kissen gefülltes Zelt, Tauziehen mit einem elastischen Seil und „Hotdog" (unter einem Therapieball zusammengedrückt werden).

Im Rahmen der Hausbesuche besuchte die Therapeutin mit Kamon und seinen Eltern den nahe gelegenen Park (◘ Abb. 13.6). Die Therapeutin lieferte den Eltern Ideen, wie sie Gelegenheiten im Park nützen konnten, um Kamons Erregungsniveau zu regulieren. Auf diese Weise konnten sie viele therapeutische Aktivitäten aus den Therapiesitzungen fortsetzen.

Beratung im Kindergarten

Die Therapeutin beobachtete Kamon im Kindergarten, klärte seine Pädagogin über Kamons Stärken und Überempfindlichkeiten auf und schlug ihr Aktivitäten vor, die im Gruppenraum möglich waren. Kamons Eltern wollten ihm Erfolge im Kindergarten gönnen, sodass das Team zu dem Schluss kam, zusätzliche Herausforderungen im Kindergarten zu meiden,

da diese wieder Ängste bei Kamon auslösen könnten. Gemeinsam planten sie eine **Tagesstruktur**, die keine zusätzlichen Anforderungen an Kamon stellte.

13.2.3 Therapieerfolge

Bei der Testwiederholung nach 20 Ergotherapiesitzungen zeigten sich sowohl qualitative als auch quantitative Änderungen (s. ◘ Abb. 13.4, in der die Anfangs- und Endtestergebnisse gegenübergestellt sind).

Externe Dimensionen

Im Elterninterview drückten die Eltern Freude über die **Veränderungen** aus, die sie an Kamon erlebten. Es war ihnen aber auch bewusst, das es immer noch „ein weiter Weg" sein würde.
- Es freute sie, dass Kamon jetzt meist mit der Familie beim Abendessen saß und sich zu familiären Aktivitäten wie Fernsehen dazugesellte.
- Nach der Behandlung konnte er sich „an den meisten Tagen" anziehen und ließ sich kämmen.
- Seine Toleranz gegenüber neuen oder frustrierenden Situationen war merklich besser geworden.
- Eine weitere signifikante Veränderung betraf die Eltern, die durch die Behandlung **befähigt** worden waren, Kamon Unterstützung und Verständnis entgegenzubringen.

Sie wussten jetzt, dass Kamons Schwierigkeiten nichts mit Erziehungsfehlern zu tun hatten, und konnten ihm helfen, sich in der Öffentlichkeit selbst zu regulieren.

Sensorische Verarbeitung

Kamons Laborergebnisse nach Behandlungsende zeigten eine schleichende Hyperreaktivität in den physiologischen Parametern; jedoch war sein Verhalten im „Weltraumlabor" auffallend besser als beim Eingangstest: Er tolerierte alle 5 sensorischen Reizmodalitäten und erlaubte der Testleiterin, alle 10 Reize jeder Modalität zu verabreichen. Quantitativ zeigten Kamons Werte im SSP **sensorische Verbesserungen in allen sechs eingangs auffälligen Subtests** (durchschnittliche Verbesserung: 0,80 STA). Nach der Behandlung konnte sich Kamon so weit selbst regulieren,

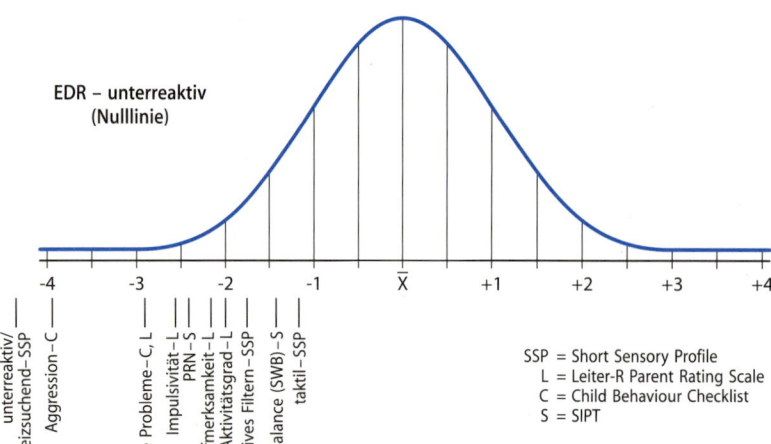

Abb 13.7. Stevies Testergebnisse vor der Behandlung

SSP = Short Sensory Profile
L = Leiter-R Parent Rating Scale
C = Child Behaviour Checklist
S = SIPT

dass der MAP standardmäßig durchgeführt werden konnte. Dies war eine merkliche Verbesserung gegenüber seinem Status vor der Behandlung.

Emotion

Zu Hause schwankte Kamons Verhalten. An manchen Tagen war er **stimmungsmäßig labil** und hatte mehrere Wutausbrüche; an anderen Tagen war er fröhlich und ausgeglichen. Seine Eltern waren aufgrund der Tatsache, dass in 5 der letzten 6 Wochen Kamons positives Verhalten deutlich überwogen hatte, jedenfalls optimistisch.

Kamons Familie beschloss, eine Therapiepause einzulegen und ein paar Monate vor seinem Vorschuljahr wieder mit der Ergotherapie zu beginnen. Sie setzten Kamons „sensorische Diät" fort und behielten auch die anderen Maßnahmen bei, die für daheim und für Ereignisse und Aktivitäten im öffentlichen Raum erarbeitet worden waren.

13.3 Fallstudie: Stevie

13.3.1 Zuweisungsgründe und Befundung

> **Beispiel**
>
> Stevie war ein offener, hübscher 5;8-jähriger Knabe, der durch häufige Wutanfälle anderen Kindern und seinen Geschwistern gegenüber, extreme Hyperaktivität in ruhigen Situationen und Angst vor neuen Aufgaben auffällig geworden war. In der Vorschule hatte er wegen seines äußerst **störenden und aggressiven Verhaltens** Schwierigkeiten. Die anderen Kinder fürchteten sich vor ihm, und es wurde sogar überlegt, ihm den weiteren Besuch des Kindergartens zu untersagen.
>
> Stevie wurde im Labor mit dem sensorischen Herausforderungsprotokoll getestet. Die befundende Ergotherapeutin führte den SIPT, die CBCL, die SSP, die Leiter-R-Einschätzungsskala für Eltern und die Vineland-Skalen durch. Qualitative Informationen wurden mit den Goal Attainment Scales und einem Elterninterview erhoben.

Einfluss der externen Dimensionen auf Stevies Alltagsbewältigung

Kultur

Stevies Familie hatte **hohe Anforderungen** bezüglich kontrollierten und ruhigen Verhaltens. So gehörte seine Familie einer Kirche an, die sich dreimal pro Woche zur „stillen Verehrung" traf. Die Eltern gingen nur getrennt zu diesen Versammlungen. Auch bei Familientreffen galt die Devise: „Kinder sollten gesehen, aber nicht gehört werden." Da Stevies Eltern seine Hyperaktivität nicht unter Kontrolle bringen konnten, nahmen sie an derartigen Treffen nicht mehr teil.

Umgebung

Neue Situationen und viele Menschen überforderten Stevie. Daher vermieden es seine Eltern, ihn aus der vertrauten Umgebung herauszunehmen. Sie hatten die Umwelt bisher nicht als aktives Element betrachtet, das sie zu Stevies Vorteil manipulieren konnten.

Beziehungen

Stevie war anderen Kindern, seinen Geschwistern und seinen Eltern gegenüber **aggressiv**. Zwischenmenschliche Beziehungen waren immer eine Herausforderung für Stevie, obwohl er seine Eltern sehr liebte. Diese wendeten immense Energie auf, um Stevie in der Gegenwart anderer Kinder oder Erwachsener zu strukturieren.

Aufgabe

Stevie war ein intelligenter, begabter kleiner Junge. Er beschäftigte sich am liebsten mit Spielsachen, die bewegliche Teile, Lichter oder Geräusche hatten. Mit **konkreten Aufgaben** konnte Stevies unkontrolliertes Verhalten organisiert werden, sofern es den Erwachsenen gelang, die Desorganisation rechtzeitig „abzufangen".

Einfluss der internen Dimensionen auf Stevies Alltagsbewältigung

Sensorische Verarbeitung

Stevie zeigte **extreme Hyporeaktivität in der vestibulären und propriozeptiven Verarbeitung**, die sich in einer ständigen Reizsuche zeigte. Auch während der ergotherapeutischen Befunderhebung war Stevie konstant in Bewegung und kaute an seinem Hemd und an anderen Objekten. Im SIPT-Ergebnis zeigte sich seine schwache Wahrnehmung von vestibulären und propriozeptiven Reizen: niedrige Werte in Balance (SWB: –1,5 STA) und im postrotatorischen Nystagmus-Test (PRN: –2,35 STA). In dieselbe Richtung wies sein Wert im SSP-Subtest „unterreaktiv/Reizsuche" (–4,33 STA). In ▶ Abb. 13.7 sind Stevies Befundungsergebnisse vor Behandlungsbeginn dargestellt. (Zur besseren Vergleichbarkeit sind alle Werte in ▶ z-Werte umgewandelt.)

Stevie zeigte ein hyporeaktives „Nulllinien"-Profil in der Hautwiderstandsmessung (▶ Abb. 13.8). Bei Kindern mit sensorischer Modulationsstörung kommen derartige Profile ohne Amplitudenausschläge und Spitzen und daher auch ohne Habituation gelegentlich vor. Es gibt die Hypothese, dass dieses Muster einem ▶ „Shut down" entspricht. Allerdings werden die Zusammenhänge zwischen den objektiven Daten und der Bedeutung dieses Profils für Kinder mit SMD noch untersucht. Erst weitere Forschungsergebnisse werden

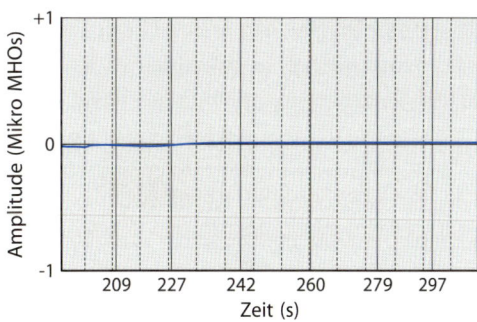

■ Abb. 13.8. Auszüge aus Stevies Hautwiderstandsprotokoll vor der Behandlung

die Beurteilung der neurophysiologischen und verhaltensmäßigen Korrelate dieses Profils ermöglichen.

Obwohl Stevie in der vestibulären und propriozeptiven Verarbeitung hyporesponsiv war, zeigte sich **im taktilen und auditiven System eine leichte ▶ sensorische Defensivität**. Bestimmte Stoffqualitäten bei der Kleidung störten ihn, und die Körperpflege war ihm unangenehm (Gesicht waschen, Kämmen, Nägel schneiden). Bei den taktilen Tests des SIPT wurde er zunehmend zappelig und albern und hatte deutlich mehr Schwierigkeiten mit ihrer Ausführung als bei den anderen Subtests. Eine leichte Überempfindlichkeit auf taktile und auditive Reize zeigte sich auch in den Werten des SSP (taktile Überempfindlichkeit −1,33 STA; auditives Filtern −1,7 STA).

Emotionen

Stevies Werte in der Leiter-P-Skala und in der CBCL stimmten mit den Informationen aus dem Elterninterview überein: Stevie hatte **Schwierigkeiten in der Regulierung seiner Emotionen**, besonders in sozialen Situationen (CBCL: „soziale Probleme" −3 STA; Leiter-P: „soziale Fähigkeiten" −2,5 STA). Stevies Eltern berichteten, dass seine Aggression ernsthafte Schwierigkeiten in der Schule und zu Hause verursachte (CBCL: „aggressives Verhalten" −4 STA) (s. ◘ Abb. 13.7). In der Schule und in der Nachbarschaft war er häufig in Raufereien verwickelt, sodass ihn die Kinder fürchteten und ihm auswichen. In unbeaufsichtigten Situationen biss er seine Schwester oder drückte und trat sie. Übergänge von einer Aktivität oder Situation zu einer anderen bereiteten ihm Schwierigkeiten und machten ihn böse und aggressiv. Stevies Eltern waren in einem konstanten Alarmzustand, falls er „explodierte", weil ihm „so leicht die Sicherungen durchgingen" und seine **Frustrationstoleranz** so niedrig war. Wenn er aus dem Gleichgewicht gebracht war, stotterte er und schaffte die einfachsten Aufgaben nicht. Für Stevies Eltern war nicht erkennbar, wo das manipulative Verhalten aufhörte und echte funktionelle Einschränkungen begannen.

Aufmerksamkeit

Stevie zeigte eine **von hyperaktivem, impulsivem Verhalten begleitete Aufmerksamkeitsstörung** (Leiter-P: „Aktivitätsgrad" −2 STA; „Impulsivität" −2,5 STA; „Aufmerksamkeit" −2,2 STA) (s. ◘ Abb. 13.7). Er war konstant in Bewegung, um sich intensiven vestibulären und propriozeptiven Input zu verschaffen. Dies lenkte ihn so ab, dass er sich nicht länger als eine Minute auf eine Aufgabe konzentrieren konnte. Die Lehrerin hielt ihn für hyperaktiv und desorganisiert (Lehrereinschätzung auf Leiter-P-Skala: −3 STA für „Aktivitätsgrad und Organisation"). Auch während der ergotherapeutischen Befundung waren wiederholte Hinweise nötig, damit sich Stevie auf die Aufgaben konzentrierte. Er hatte Schwierigkeit zuzuhören, sodass Anweisungen oft wiederholt werden mussten. Bei Überforderung hatte er Schwierigkeiten, einen Gedanken oder eine Erklärung zu Ende zu führen.

13.3.2 Stevies Behandlung

Therapieziele

- Verbesserung der Selbstregulation der Emotionen mit dem Ziel einer emotionalen Ausgeglichenheit,
- Steigerung der sozialen Beteiligung daheim und in der Vorschule durch Verminderung seines aggressiven Verhaltens anderen Kindern gegenüber,
- Verbesserung der Fähigkeit zu Übergängen zwischen Aktivitäten und Situationen,
- Steigerung des Selbstvertrauens und Verbesserung altersentsprechender Leistungen durch Hilfestellungen bei der Selbstregulation,
- Verbesserung des Verständnisses der Eltern für Stevies Schwierigkeiten und Verhalten; Angebot von Werkzeugen, die die Eltern einsetzen können, wenn unkontrolliertes Verhalten auftritt.

Direkte Behandlung

Stevie kam 8 der 10 Wochen (d. h. für 16 von 20 Ergotherapiestunden) zweimal wöchentlich zur **direkten Ergotherapie auf der Grundlage der Sensorischen Integrationstherapie**. Nach dieser Zeit wurde die direkte Behandlung auf einmal pro Woche reduziert, um abwechselnd **beratende Haus- und Schulbesuche** unterzubringen.

Die erste Therapiestunde begann damit, dass Stevie sich weigerte, den Therapieraum zu betreten. Er schimpfte und fluchte und versuchte, die Therapeutin zu schlagen, zu beißen und zu treten. Es war offensichtlich, dass Stevie die Therapie ebenso wie andere Situationswechsel erlebte.

Die Therapeutin nützte seine Reaktionen, um den Übergang in die Behandlung therapeutisch zu gestalten, wobei sie ihm die Gelegenheit bot, sich selbst zu regulieren und an diese Veränderung anzupassen: Seifenblasen faszinierten Stevie. Die Therapeutin setzte gezielt das Element der **Vorhersagbarkeit** ein: Sie ließ die Türe zum Behandlungsraum offen stehen, während Stevie im Warteraum saß und Seifenblasen machte. So konnte er die Therapeutin im Behandlungsraum beobachten, wie sie mit den Spielsachen und Geräten spielte. Schließlich kam Stevie zögernd in den Therapieraum und probierte vorsichtig einige Aktivitäten aus, wobei er Tiefdruck wählte (hochgehoben und gedrückt werden, auf einer großen Luftmatratze rollen und unter schweren Kissen vergraben werden). Am Ende der freute sich Stevie schon auf die nächste Therapiestunde.

Bei der zweiten Sitzung kam Stevie sofort in den Ergotherapieraum. Die Therapeutin wählte wieder bewusst Vorhersagbarkeit als therapeutisches Werkzeug, indem sie Stevie in der ersten Hälfte der Stunde nur Aktivitäten anbot, die er bereits vom letzten Mal kannte. Obwohl Stevie alles Neue verweigerte, setzte die Therapeutin Sinnesempfindungen ein, um Stevie für neue Herausforderungen vorzubereiten. **Hochheben und festes Drücken** halfen Stevie, sich zu beruhigen, und verringerten seinen Widerstand neuen Aktivitäten gegenüber. Eine **sicherer, lustiger Ort** war eindeutig wichtig für Stevie. Dabei führte die Therapeutin jede Woche kleine Veränderungen der Umgebung ein, die eine schrittweise Steigerung des Schwierigkeitsgrades der Aufgaben ergaben.

Bis zur dritten Woche (Sitzungen fünf und sechs) war für Stevie die Ergotherapieklinik ein sicherer Ort geworden und die Beziehung zu seiner Therapeutin erlaubte ihm, **herausfordernde Aktivitäten** zu versuchen. Zum Beispiel konnte die Therapeutin Stevie in Kampfspiele involvieren, in denen er seine aggressiven Tendenzen ausleben konnte. Während dieser Spiele zeigte sie Stevie, wie er seine Ausbrüche mittels sensorischer Techniken wie Tiefdruck und Propriozeption kontrollieren und sich beruhigen konnte.

Immer wieder lösten irritierende Erfahrung zu Hause oder Anforderungen seiner Kultur (z. B. Besuch bei den Großeltern oder eine ausgelassene Geburtstagsfeier) aggressive Ausbrüche und einen gesteigerten Widerstand in der folgenden Ergotherapiesitzung aus. Die Therapeutin versuchte, diese Szenarien in der Behandlung nachzuspielen und Stevie **Handlungsalternativen** aufzuzeigen. Da ein Elternteil immer im Therapieraum anwesend war, wurden auch die Eltern mit den Alternativstrategien für die Interaktion und die Verhinderung seiner Aggression vertraut, die mit vestibulären und propriozeptiven Reizen gut gelang.

Bis zur 10. Sitzung fielen Stevie die Übergänge in und aus der Behandlung leicht, selbst Änderungen in der Routine oder irritierende Ereignisse brachten ihn nicht mehr aus der Fassung. Er war auch in der Lage, **sich selbst zu überwachen**, wenn er die Kontrolle verlor, und verschaffte sich Reize, die ihm halfen, sich zu reorganisieren (z. B. Kaugummi oder Kauschlauch, Hüpfen und schnelle Bewegung). Sein Verhalten und seine Stimmungslage zu Hause und in der Schule waren etwas ausgeglichener, doch seine emotionale Intensität war immer noch ein Problem.

Die Therapeutin beobachtete in der direkten Behandlung, dass „Schwerarbeit" bei **mundmotorischen Aktivitäten** einen markanten Beruhigungseffekt zeigte. Da Essen eine so alltägliche Beschäftigung ist, die nicht auf Mahlzeiten beschränkt sein muss (Imbiss zwischendurch), entwarf die Therapeutin mit Stevies Eltern ein intensives mundmotorisches Programm. Es enthielt knusprige und zähe Nahrungsmittel, die von Stevie beim Kauen „Arbeit" erforderten, z. B. Pudding und Gelee durch ein Trinkhalm zu saugen (Abb. 13.9).

Bei der Zwischenbilanz in der Halbzeit der 20 Sitzungen stimmten Stevies Eltern und die Therapeutin überein, dass Stevie auch weiterhin die Intensität und direkte Unterstützung der Klinikumgebung brauchte. Ab der achten Woche vereinbarten sie einige **Beratungsbesuche**. Die Therapeutin nützte diese Besuche, um eine bessere Vorstellung davon zu bekommen, welche externen Dimensionen Stevie durcheinander brachten.

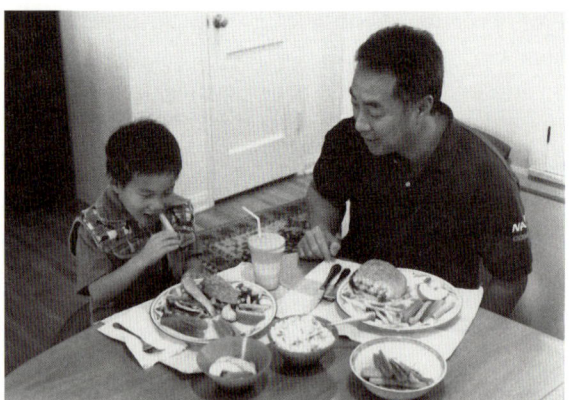

Abb 13.9. Eine „sensorische Diät" mit knusprigen und zähen Nahrungsmitteln führte zu einer deutlichen Verbesserung von Stevies Verhalten während der Mahlzeiten

Stevie war eines jener Kinder, die eine sensorische Intensität brauchen, die am besten in der direkten Behandlung im klinischen Setting geboten werden kann. Bei einem Kind wie Stevie kann es 20 Sitzungen oder länger dauern, bis seine sensorischen Bedürfnisse gestillt sind. Das zeigte sich darin, dass er 16 Sitzungen lang **intensiven vestibulären und propriozeptiven Input** suchte. Er schien nie „genug zu bekommen", doch intensive Bewegungsaktivitäten wurden Stevie oft zu viel und lösten aggressives Verhalten aus. Die Therapeutin musste bewusst **Struktur** und propriozeptiven Input einsetzen und Stevie ständig durch Aufgabenstellungen und Strukturieren der Umgebung helfen, die Kontrolle zu bewahren. In jeder Sitzung war etwa ein Drittel der Zeit für die **Elternarbeit** reserviert, damit die Eltern verstehen konnten, welche Aktivitäten die richtige Intensität und zugleich die Struktur boten, die Stevie brauchte.

Beratung zu Hause

Sobald die Therapeutin Stevies innere Bedürfnisse verstanden hatte und Stevie Übergänge bewältigen und an der Behandlung ohne ständige aggressive Ausbrüche teilnehmen konnte, überlegte die Therapeutin mit den Eltern, wie die Therapiemaßnahmen in den Alltag eingebaut werden könnten. Bei einem Hausbesuch in der 17. Sitzung entwickelten Stevies Eltern mit der Therapeutin den Plan, das nicht ausgebaute Kellergeschoss als **Spielzimmer** für Stevie zu nutzen. Sie kauften ein Minitramp und stellten selbst aus zusammengebundenen Reifenschläuchen eine Art Luftmatratze her. Stevies Mutter machte ihm ein riesiges Spielboot, das voll mit Decken und Kissen war. Damit sich Stevie auch im Winter intensive Bewegungsreize holen konnte, überlegten sie, eine Reifenschaukel für drinnen zu bauen. Für die warme Jahreszeit planten Stevies Eltern mit der Therapeutin, auf dem Spielgerüst im Garten noch eine drehende Schaukel und ein Kletterseil zu montieren.

Stevies Eltern hatten in den Therapiesitzungen nach Bewegung und propriozeptivem Input immense Veränderungen an Stevie wahrgenommen, sodass sie bereitwillig und mit Kreativität die Adaptationen zu Hause einführten. Aufgrund der Schulung durch die Therapeutin waren sie nun in der Lage, den Zweck dieser Adaptationen zu verstehen, und sie erkannten auch, dass Stevies aggressives Verhalten oft das Ergebnis seiner sensorischen Modulationsstörung war und nicht der Versuch, sie zu manipulieren. Ab dem Zeitpunkt, da seine Eltern ihm die intensive Bewegung und propriozeptive Information boten, die er ständig suchte, konnte Stevie Übergänge besser bewältigen, und seine Aggression nahm beträchtlich ab.

13.3.3 Therapieerfolge

Stevies Veränderungen im Verlauf der 20 Ergotherapiesitzungen waren immens, was sich in einigen seiner Tests (Abb. 13.10) zeigte. Dennoch war Stevie ein Kind, das nach 20 Sitzungen nicht „austherapiert" war. Sogar er selbst konnte seine Gefühle artikulieren und sagte: „Ich fühle mich besser, ich habe mich viel mehr unter Kontrolle." Die deutlichsten und bedeutsamsten Veränderungen zeigten sich in der Goal Attainment Scale. Im abschließenden Elterngespräch berichteten Stevies Eltern voll Freude, dass er jetzt mit der Familie beim Abendessen saß, seinen Großeltern Zuneigung zeigen und (normalerweise) einen Gottesdienst lang sitzen bleiben konnte (wobei er kraftvoll, aber leise kaute!). Trotz dieser einschneidenden Verbesserungen empfahl die Therapeutin die **Weiterführung der Ergotherapie** mit dem Ziel, die Beziehungen zu anderen Kindern zu verbessern, Fertigkeiten zu perfektionie-

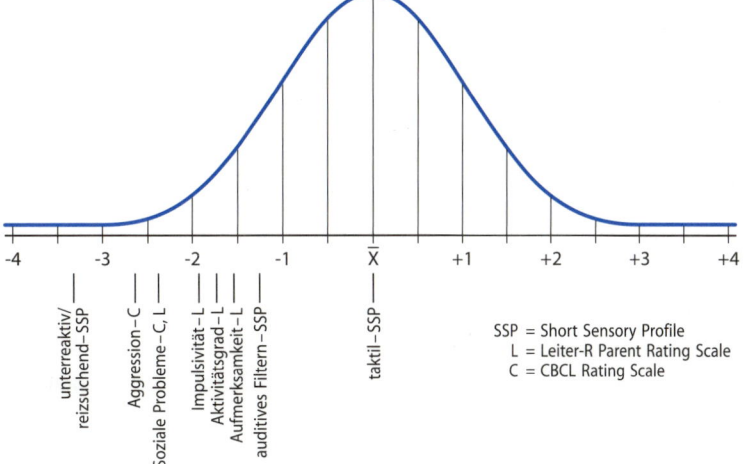

◧ **Abb 13.10.** Stevies Testwerte nach der Behandlung

ren und noch weitere Aktivitäten für das Heimprogramm zu entwickeln.

13.4 Schlussfolgerungen und Diskussionspunkte

Das **systemische Modell der sensorischen Modulation** dient in Verbindung mit dem **STEP-SI-Konzept für das Klinische Reasoning** als nützliches Werkzeug, um die Befundung, Behandlung und klinische Schlussfolgerung in der Arbeit mit Kindern mit SMD zu strukturieren und organisieren. Zentrale Faktoren in diesem Ansatz sind:

- **Berücksichtigung der externen und internen Dimensionen des Modells.** Bei Kindern mit SMD können sowohl in den externen als auch in den internen Dimensionen atypische Interaktionen vorliegen. **Es ist daher wichtig, in der Befundung und Behandlung von SMD jedes Element des EMSM zu beachten** (s. Kap. 4). Oft werden Kinder mit emotionalen und Aufmerksamkeitsproblemen im natürlichen Umfeld überwiesen. Diese Probleme sind typisch für sensorische Modulationsstörungen
- **Schwierigkeiten in den Therapiesitzungen.** Kinder mit SMD verhalten sich häufig sehr aggressiv, ziehen sich zurück oder zeigen andere sozioemotionale Störungen, die die direkte Behandlung zur Herausforderung für die Therapeutin machen. Ein starkes therapeutisches Bündnis bzw. eine Beziehung sowohl zu den Eltern als auch zum Kind ist wichtig. Das Vertrauen zur Therapeutin kann dem Kind helfen, sich an neue Aktivitäten heranzuwagen. Damit die **therapeutischen Strategien** außerhalb der direkten Behandlung ▶ **generalisiert** werden, müssen die Eltern so weit gebracht werden, dass sie die zugrunde liegenden sensorischen Verarbeitungsprobleme verstehen, die die Probleme verursachen oder zum extremen Verhalten des Kindes beitragen. Sobald die Eltern in der Therapie Veränderungen an ihrem Kind beobachten, sind sie meist bereit, Änderungen zu Hause vorzunehmen.

Nach der Erfahrung der Autorinnen sind die Eltern bei den Adaptationen im Alltag umso engagierter, je aktiver sie in die Behandlung des Kindes einbezogen werden. **Der Beitrag der Eltern geht weit über die Anwesenheit im Therapieraum hinaus; sie sollten sich auch aktiv am Lösen von Problemen beteiligen.**

- **Familienzentrierte Sichtweise.** Häufig haben die Eltern von Kindern mit SMD Schuldgefühle, weil sie meinen, schlechte Eltern zu sein. Von wohlmeinenden Verwandten, Freunden und Nachbarn wird ihnen vorgeworfen, ihr Kind „zu verwöhnen". Oft wird ihnen auch gesagt, dass sie nicht „hysterisch" sein sollen, da das Kind „schon aus den Problemen herauswachsen wird". Oft kommen die Eltern mit dem Kind viel besser zurecht, sobald sie erfahren haben, dass das Problem einen Namen hat, und Information zur Diagnose (schriftliche, Website oder Video) erhalten haben. Die Autorinnen regen an, in den Kliniken Leihbibliotheken für die Eltern einzurichten, sodass die Eltern Materialien finden, die ihrem Lernstil entsprechen. Die Autorinnen bieten Eltern auch Unterstützung bei der Vernetzung untereinander an.
- **Eltern-Netzwerke.** Um ihre Kinder zu schützen, ziehen sich manche Familien von der Verwandtschaft, von Nachbarn und Freunden zurück und erhalten dadurch nicht die persönliche Unterstützung, die sie brauchen. Wird das Problem aber diagnostiziert und werden die Eltern entlastet (da sie nicht schuld an den Schwierigkeiten des Kindes sind), können sie mit größerer Sicherheit anderen die Probleme ihres Kindes erklären. Je besser die Eltern informiert sind und je mehr sie darüber gesprochen haben, desto besser sind sie darauf vorbereitet, für ihr Kind einzutreten. Therapeutinnen sollten es als **wichtigen Teil des therapeutischen Prozesses** sehen, die **Eltern** darin **zu schulen, sachkundig über die Störung ihres Kindes** zu sprechen.
- **Klinisches Reasoning in der Behandlung.** Es ist viel leichter, eine Therapie anhand von Programmen und „Rezepten" für sensorisch-integrative Techniken und Ideen aufzubauen, als durch den zeitraubenden Prozess des Klinischen Reasoning individuell und in jedem Augenblick der Behandlung das Vorgehen zu planen. Für die Effektivität der Sensorischen Integrationsbehandlung ist es jedoch nötig, den Blick auf die Probleme in der Lebensqualität zu richten und unter Einsatz eines andauernden Klinischen Reasoning die Therapie zu gestalten. Gemäß diesen Richtlinien setzt die Therapeutin zuerst ein konkretes Ziel für jede Aktivität, überlegt dann, ob die Aktivität für das Ziel geeignet ist und wie sie die Aktivität verändern kann, um ihre Effekte zu steigern. Nach jeder erfolgreichen oder danebengegangenen Aktivität sollte die Therapeutin die Situation reflektieren (z. B. durch Fragen wie „Diese Aktivität hatte Erfolg, weil ... Folglich kann ich die Aktivität herausfordernder machen durch ..." oder: „Diese Aktivität schlug fehl, weil ... Folglich kann ich das Kind unterstützen, um erfolgreich zu sein durch ..."). Diese Herangehensweise stellt hohe Anforderungen an die behandelnde Therapeutin. **Sensorische Integrationstherapie ist in jedem Augenblick ein aktiver, andauernder Beurteilungsprozess und kein vorausgeplantes, routinemäßiges Vorgehen.**
- **Multidisziplinäres Vorgehen.** Da die sensorischen Probleme im Rahmen von sensorischen Modulationsstörungen zu einer extremen Dysregulation im Verhalten und in den Emotionen führen können, ist die **Zusammenarbeit mit anderen Berufsgruppen** bei der Behandlung von SMD entscheidend. Ergotherapeutinnen verstehen den Beitrag der sensorischen Verarbeitung und ihren Einfluss auf die anderen internen und externen Dimensionen, fühlen sich aber meist nicht wohl im Umgang mit Familienproblemen wie Meinungsverschiedenheiten zwischen den Eltern, die aus den Problemen mit dem Kind entstehen. Obwohl es schwierig sein kann, eine kompetente Familientherapeutin zu finden, die auch SMD versteht, ist es äußerst wichtig, die Gutachten anderer Berufsgruppen wie Psychologen, Verhaltenstherapeuten und Lernspezialisten in die Behandlung einzubeziehen, da die

Probleme bei SMD ein breites Spektrum umfassen.
- **Bestimmung der Dauer und des Schwerpunktes der Behandlung.** Die Dauer und den Schwerpunkt der Behandlung festzusetzen ist schwierig, besonders wenn die Anzahl der Sitzungen begrenzt ist. Oft machen Kinder zu Beginn große Fortschritte, die dann aber mit einem Heim- oder Schulprogramm und im natürlichen Setting nicht gehalten werden können. Viele Kostenträger übernehmen nur die Kosten für die direkte Behandlung im ▶ **klinischen Setting**, und nicht alle Therapeutinnen fühlen sich außerhalb der direkten Therapie wohl. Die Begründung der Entscheidung über Behandlungsdauer und -art und die Rechtfertigung der Therapie gegenüber dem Kostenträger und anderen Berufsgruppen (Ärzten, Lehrern, anderen Therapeutinnen) ist zwar frustrierend, aber wesentlich.
- **Weiterführung der Forschung zur SMD.** Die sensorische Modulationsstörung wurde vor nicht allzu langer Zeit erstmals in der Fachliteratur beschrieben. Die in der Praxis stehenden Therapeutinnen brauchen dringend strenge Studien, die empirische Daten zu dieser Störung liefern. Nur indem gut kontrollierte, fundierte Studien durchgeführt und publiziert werden, können Wissenschaftler Fragen beantworten wie: „Ist SMD ein gültiges Syndrom?", „Hilft Ergotherapie, die Beeinträchtigung zu verbessern?", oder: „Welche Mechanismen liegen der Störung zugrunde?"

13.5 Literatur

Achenbach, T.M. (1991). *Manual for the Child Behavior Checklist/4–18 and 1991 Profile*. Burlington, VT: University of Vermont, Department of Psychiatry.

Altman, J.S., und Mills, B.C. (1990). Caregiver behaviors and adaptive behavior in home care and daycare. *Early Child Development and Care, 62*, 87–96.

Ayres, A.J. (1972). *Sensory integration and learning disorders*. Los Angeles: Western Psychological Services.

Ayres, A.J. (1989). *Sensory Integration and Praxis Tests*. Los Angeles: Western Psychological Services.

Cermak, S. AUCH (1991). Somatodyspraxia. In A.G. Fisher, E.A. Murray, und A.C. Bundy (Eds.), *Sensory integration: Theory and practice* (pp. 137–170). Philadelphia: F.A. Davis Company.

Cermak, S. AUCH (2002). Somatodyspraxie. In A.G. Fisher, E.A. Murray, und A.C. Bundy (Hrsg.), *Sensorische Integrationstherapie. Theorie und Praxis*. 2. Aufl. Springer Berlin Heidelberg New York.

Cermak S. (2002) Somatodyspraxie. In: A. Fisher, E. Murray, and A. Bundy (Hrsg) Sensorische Integrationstherapie. Theorie und Praxis. 2. Aufl. Springer Berlin Heidelberg New York

Chen, W.J., Faraone, S.V., Biederman, J., und Tsuang, M.T. (1994). Diagnostic accuracy of the Child Behavior Checklist scales for attention-deficit hyperactivity disorder: A receiver-operating characteristic analysis. *Journal of Counseling and Clinical Psychology, 62*(5), 1017–1025.

Cohn, E., Miller, L.J., und Tickle-Degnen. (2000). Parental hopes for therapy outcomes: Children with sensory modulation disorders. *American Journal of Occupational Therapy, 54*(1), 36–43.

DeGangi, G.A., DiPietro, J.A., Greenspan, S.I., und Porges, S.W. (1991). Psychophysiological characteristics of the regulatory disordered infant. *Infant Behavior and Development, 14*, 37–50.

Douhitt, V.L. (1992). A comparison of adaptive behavior in gifted and non-gifted children. *Roeper Review, 14*, 149–151.

Dunn, W. (1997). The impact of sensory processing abilities on the daily lives of young children and their families: A conceptual model. *Infants and Young Children, 9*(4), 23–25.

Dunn, W. (1999). *The Sensory Profile: Examiner's manual*. San Antonio, TX: The Psychological Corporation.

Dunn, W., und Brown, C. (1997). Factor analysis on the Sensory Profile from a national sample of children without disabilities. *American Journal of Occupational Therapy, 51*(7), 490–495.

Dunn, W., und Westman, K. (1997). The Sensory Profile: The performance of a national sample of children without disabilities. *American Journal of Occupational Therapy, 51*(1), 25–34.

Elliott, S.N., und Busse, R.T. (1992). Review of the Child Behavior Checklist. In J. Kramer und J.C. Conoley (Eds.), *Mental measurements yearbook* (Vol. 11, pp. 166–169). Lincoln, NE: Buros Institute of Mental Measurement.

Frick, S., Gjesing, G., Harkness, L., Hickman, L., Kawar, M., Shellenberger, S., Lawton-Shirley, N., Wilbarger, J., Wilbarger, P., und Williams M.S. (in press). Complementary tools for intervention. In A.C. Bundy, S.J., Lane, und Murray, E.A. (Eds.), *Sensory integration: Theory and practice* (2nd ed.). Philadelphia: F.A. Davis

Hanft, B.E., Miller, L.J., und Lane, S.J. (2000). Toward a consensus in terminology in sensory integration theory and practice: Part 3: Observable behaviors: Sensory integration dysfunction. *Sensory Integration Special Interest Section, 23*(3), 1–4.

Jensen, P.S., Wantanabe, H.K., Richters, J.E., und Roper, M. (1996). Scales, diagnosis, and child psychopathology: Comparing the CBCL and the DISC against external validators. *Journal of Abnormal Child Psychology, 24*(2), 151–168.

Kiresuk, T., und Sherman, R. (1968). Goal attainment scaling: A general method of evaluating comprehensive mental health programs. *Community Mental Health Journal, 4*, 443–453.

Lane, S.J., Miller, L.J., und Hanft, B.E. (2000) Toward a consensus in terminology in sensory integration theory and practice: Part 2: Sensory integration patterns of function and dysfunction. *Sensory Integration Special Interest Section, 23*(2), 1–3.

Macmann, G.M., Barnett, D.W., Burd, S. AUCH, und Jones, T. (1992). Construct validity of the Child Behavior Checklist: Effects of item overlap on second-order factor structure. *Psychological Assessment, 4*(1), 113–116.

March, J. (1997). *Multidimensional Anxiety Scale for Children*. New York: Multi-Health Systems, Inc.

March, J.S., Parker, J.D.A., Sullivan, K., Stallings, P., und Conners, C.K. (1997). The Multidimensional Anxiety Scale for Children (MASC): Factor structure, reliability, and validity. *Journal of American Academy of Child and Adolescent Psychiatry, 36*(4), 554–565.

Mattingly, C. (1991). The narrative nature of clinical reasoning. *American Occupational Therapy Association, 45*(11), 998–1005.

Mattingly, C., und Fleming, M.H. (1994). *Clinical reasoning: Forms of inquiry in a therapeutic practice.* Philadelphia: F.A. Davis Company.

McIntosh, D.N., Miller, L.J., Shyu, V., und Dunn, W. (1999). Development and validation of the Short Sensory Profile. In W. Dunn (Ed.), *The Sensory Profile: Examiner's manual*. San Antonio, TX: The Psychological Corporation.

Miller, L.J. (1982, 1988). *Miller Assessment of Preschoolers*. San Antonio, TX: Psychological Corporation.

Miller, L.J. (1989). *Developing norm-referenced standardized tests*. Binghamton, NY: The Haworth Press, Inc.

Miller, L.J. (1993). *First STEP*. San Antonio, TX: Psychological Corporation.

Miller, L.J., und Lane, S.J. (2000). Toward a consensus in terminology in sensory integration theory and practice: Part 1: Taxonomy of neurophysiological processes. *Sensory Integration Special Interest Section Quarterly, 23*(1), 1–4.

Miller, L.J., McIntosh, D.N., McGrath, J., Shyu, V., Lampe, M., Taylor, A.K., Tassone, F., Neitzel, K., Stackhouse, T., und Hagerman, R. (1999). Electrodermal responses to sensory stimuli in individuals with Fragile X syndrome: A preliminary report. *American Journal of Medical Genetics, 83*(4), 268–279.

Miller, L.J., Wilbarger, J.L., Stackhouse, T.M., und Trunnell, S.L. (in press). Use of clinical reasoning in occupational therapy: The STEP-SI Model of sensory modulation dysfunction. In A.C. Bundy, S.J. Lane, und E.A. Murray (Eds.), *Sensory integration: Theory and practice* (2nd ed.). Philadelphia: F.A. Davis Company.

Mooney, K.C. (1984). Review of the Child Behavior Checklist. In D. Keyser und R. Sweetland (Eds.), *Test critiques* (Vol. 1, pp. 168–184). Kansas City, MO: Westport Publications, Inc.

Ottenbacher, K.J., und Cusick, A. (1990). Goal attainment scaling as a method of clinical service evaluation. *American Journal of Occupational Therapy, 44*(6), 519–525.

Parham, L.D., und Mailloux, Z. (1996). Sensory integration. In J. Case-Smith, A.S. Allen, und P.N. Pratt (Eds.), *Occupational therapy for children* (3rd ed., pp. 307–355). St. Louis, MO: Mosby-Year Book, Inc.

Parker, J.D.A., und March, J.S. (1997). *Structure of the Multidimensional Anxiety Scale for Children (MASC): A confirmatory factor analytic study*. Manuscript submitted for publication.

Roid, G.H., und Miller, L.J. (1997). *Leiter International Performance Scale–Revised*. Wood Dale, IL: Stoelting Company.

Rosenbaum, P., Saigal, S., Szatmari, P., und Hoult, L. (1995). Vineland Adaptive Behavior Scales as a summary of functional outcomes of extremely low birthweight children. *Developmental Medicine and Child Neurology, 37*, 577–586.

Sparrow, S.S., Balla, D.A., und Cicchetti, D.V. (1984). *Manuals for the Vineland Adaptive Behavior Scales.* Circle Pines, MN: American Guidance Service, Inc.

Wechsler, D. (1991). *Wechsler Intelligence Scale for Children–Third edition*. San Antonio, TX: The Psychological Corporation.

Voelker, S.L., Shore, D.L., und Brown-More, C. (1990). Validity of self-report of adaptive behavior skills by adults with mental retardation. *Mental Retardation, 28*, 305–309.

Wilbarger, P., und Wilbarger, J.L. (1991). *Sensory defensiveness in children aged 2–12: An intervention guide for parents and other caretakers.* Santa Barbara, CA: Avanti Educational Programs.

ANHANG

13A.1 Assessmentverfahren des STAR-Zentrums der Kinderklinik Denver zur Befundung von SMD

Child Behavior Checklist (CBCL; Achenbach 1991)

Die *Child Behavior Checkliste* misst **soziales und emotionales Verhalten** basierend auf Angaben der Eltern. Die CBCL wird häufig eingesetzt. Konstrukt-, inhaltliche und Kriteriumsvalidität sind gut festgestellt (Chen et al. 1994; Elliott & Busse 1992; Jensen et al. 1996; Macmann et al. 1992; Mooney 1984). Die Subtests „Zurückgezogenheit", „ängstlich/deprimiert", „Denkstörungen", „aggressives Verhalten" und „soziale Probleme" beurteilen Emotionen; der Subtest „Aufmerksamkeit" beurteilt das Verhalten im Aufmerksamkeitsbereich.

Goal Attainment Scale

Die Verwendung eines Systems wie *Goal Attainment Scaling* (GAS), das **individuelle Veränderungen** erfasst, ist bei SMD entscheidend, da die Symptome häufig variieren (Ottenbacher & Cusick 1990). Eine GAS wird für jedes Kind aus den Prioritäten und Zielen der Eltern, eingestuft auf einer Fünf-Punkte-Skala, erstellt:

1	2	3	4	5
Rückschritt vom momentanen Niveau	Gegenwärtiges Niveau	Erwartetes Ergebnis der Behandlung	Besser als erwartetes Ergebnis	Langfristiges Ziel

Als Ergebnis wird ein Endwert berechnet, der die Veränderung des Kindes widerspiegelt (Kiresuk & Sherman 1968). In **Anhang 13A.4** ist ein konkretes Beispiel dargestellt.

Leiter International Performance Scale – Revised (Leiter-R; Roid & Miller 1997)

Die *Leiter International Performance Scale* umfasst mehrere gut standardisierte **Einschätzungsskalen zur Aufmerksamkeit, Emotion und Wahrnehmung**. Die Subtests der Leiter-R-Elterneinschätzung „Adaptation", „soziale Fähigkeiten", „Stimmungslage/Vertrauen" und „Energie/Gefühle" beurteilen die Emotionen; die Subtests „Aufmerksamkeit", „Aktivitätsgrad" und „Impulsivität" beurteilen das Verhalten im Aufmerksamkeitsbereich.

Sensory Profile (SP; Dunn 1999)

Das *Sensory Profile* ist ein **Elternfragebogen**, der funktionelles Verhalten in Zusammenhang mit abnormalen Reaktionen auf sensorische Reize, motorische Aufgaben und Emotionen erhebt. Dunn et al. standardisierten landesweit 125 Items, die acht Bereichen und neun Faktoren zugeordnet werden (Dunn & Braun 1997; Dunn & Westman 1997).

Short Sensory Profile (SSP; McIntosh et al. 1999)

Das *Short Sensory Profile* ist eine **Kurzversion des SP**, das als Screening für Kinder mit SMD herangezogen wurde. Die Konstruktion, Reliabilität und Validität des SSP, die an anderer Stelle ausführlich beschrieben sind (McIntosh et al. 1999), zeigen, dass das SSP die Standards von Zuverlässigkeit und Gültigkeit erfüllt (Miller 1989). Das SSP umfasst sieben Faktoren (Subtests) und verwendet ein Punktesystem, das auf der kumulativen Häufigkeitsverteilung der nationalen Standardisierungsstichprobe basiert. Die Ergebnisse werden in z-Werten ausgedrückt.

Die Aufnahme von Kindern in die SMD-Gruppe des Forschungsprojektes erfolgte anhand eines konservativen Kriteriums: Gesamtwert <–3 STA oder Werte <–2,5 STA in zwei oder mehreren Subtests oder ein Subtest <–4 SD. Die sensorische Verarbeitung wurde analysiert, um **Überempfindlichkeiten** (in den Subtests „Geschmacks-/Geruchs-", „Bewegungs-", „visuelle/auditive" und „taktile Überempfindlichkeit"), **Reizsuche** (Subtest „unterreaktiv/Reizsuche"), und **Hypoaktivität** (Subtest „energielos/schwach") zu identifizieren.

Vineland Adaptive Behavior Scales (Sperling et al. 1984)

Die *Vineland Adaptive Behavior Scales* ist die am häufigsten eingesetzte, veröffentlichte, normbezogene **Skala zur Beurteilung anpassender Leistungen**. Die Vineland-Skala wird in vielen Studien für eine genaue Unterscheidung (0,40–0,70) von abnormalen ADLs benützt (Altman & Mühlen 1990; Douhitt 1992; Rosenbaum et al. 1995; Voelker et al. 1990). In der Studie der Autorinnen wurden die Subtests „Sozialisationsfähigkeiten" und „Aktivitäten des täglichen Lebens" herangezogen, um die soziale Partizipation und funktionelle Fähigkeiten zu messen.

Multidimensional Scale for Children (March 1997)

Die *Multidimensional Scale for Children* ist eine valide, normbezogene **Angstskala**, die mit hoher Zuverlässigkeit (0,79–0,93) zwischen Kindern mit und ohne Angststörungen unterscheidet (Genauigkeit 87 %) (March 1997; Parker & March 1997).

Weitere Verfahren

Zur Intelligenzmessung wurde die *Wechsler Intelligenzskala für Kinder-III* und/oder die *Wechsler Preschool and Primary Scale of Intelligence* durchgeführt (Wechsler 1991).

Prioritäten, Ressourcen und Ziele der Eltern: die Therapeutin führte vor Behandlungsbeginn ein halbstrukturiertes, offenes, narratives Interview mit den Eltern durch. Eine qualitative Studie über Interviewthemen erbrachte fünf Bereiche, in denen sich die Eltern Veränderungen von der Therapie erhofften:
- für ihr Kind hofften sie auf (a) soziale Beteiligung, (b) Selbstregulation und (c) Gefühl von Kompetenz;
- für sich wünschten sie (a) Werkzeuge, um ihrem Kind bei der Verhaltensregulation zu helfen, und (b) mehr Kompetenz für das Leben mit einem Kind mit SMD (Cohn et al. 2000).

13A.2 Checkliste zur Verhaltensbeobachtung in der Testsituation

Beobachtungen während _____ (Name des Tests)

Verhalten	Extreme Reaktion	Mäßige Reaktion	Schwache Reaktion	Normale Reaktion
Reaktion auf sensorische Reize				
Albert oder kichert während taktiler Tests	3	2	1	0
„Shut down" während taktiler Tests	3	2	1	0
Zieht sich von taktilen Reizen zurück oder reagiert aversiv	3	2	1	0
Ist durch das Schild, das den Körper berührt, irritiert	3	2	1	0
Will die visuelle Kontrolle nicht verlieren	3	2	1	0
Verspürt während oder nach dem PRN-Test bzw. Drehung Übelkeit	3	2	1	0
Dreht sich nach dem PRN-Test weiter	3	2	1	0
Ist von Dingen im Gesichtsfeld abgelenkt	3	2	1	0
Kann Augen nicht geschlossen halten	3	2	1	0
Reagiert aversiv auf gewöhnliche Geräusche	3	2	1	0
Ist von Außenlärm abgelenkt	3	2	1	0
Versuche des Kindes zur Selbstregulation	3	2	1	0
Ist motorisch überaktiv (schaukelt mit dem Stuhl, hopst darauf oder kippt ihn)	3	2	1	0
Steckt Dinge in den Mund (Essbares/nicht Essbares)	3	2	1	0
Führt die Aufgaben heftig, fest und kraftvoll aus	3	2	1	0
Benötigt mehr Pausen als üblich	3	2	1	0
Unorganisiertes Verhalten				
Ist unruhig, zappelig, reißt Dinge impulsiv an sich	3	2	1	0
Kann nicht sitzen bleiben	3	2	1	0
Redet ununterbrochen	3	2	1	0
Reagiert vorschnell (impulsiv) auf die Testitems	3	2	1	0
Kann sich nicht auf die Aufgaben konzentrieren, muss wieder hingeführt werden	3	2	1	0
Hat wenig Ausdauer, muss bei der Sache gehalten werden	3	2	1	0
Hat Schwierigkeiten, in den Testraum zu kommen bzw. mit Übergängen3	2	1	0	

Somatische Reaktionen auf die Testsituation

Möchte wiederholt auf die Toilette gehen	3	2	1	0
Klagt übertrieben über Hunger oder Durst	3	2	1	0
Klagt über Müdigkeit, obwohl es gut ausgeruht ist	3	2	1	0
Klagt über Kopf- oder Magenschmerzen/schmerzende Augen/dass es sich nicht wohl fühlt	3	2	1	0
Gähnt	3	2	1	0

1. Verhalten beobachtbar; erfordert aber keine Veränderungen in der Testdurchführung.
2. Verhalten störte die Testung; aber durch das Einschreiten der Therapeutin und Veränderungen in der Testdurchführung konnte der Test zuverlässig fortgesetzt werden (Art der Veränderungen notieren!).
3. Test musste abgebrochen werden oder die Testleistung war nicht aussagekräftig.

Andere Kommentare:
_____
_____
_____
_____

13A.3 Elterninterview bei SMD

Name des Kindes: _____

Name des Elternteils: _____

Interviewdatum: _____

Interviewleitfaden
1. Erzählen Sie mir von Ihrem Kind. Besonders interessiert mich, was sie an Ihrem Kind mögen und schätzen und wo ihre/seine Stärken und Begabungen liegen.

2. Was hat Sie dazu gebracht, die Ergotherapie aufzusuchen? (Wenn nötig: Was an der Entwicklung des Kindes beunruhigt Sie?)

3. Was wissen Sie über Wahrnehmungsprozesse? Führte dieses Wissen dazu, dass Sie nun Ergotherapie für Ihr Kind suchen?

4. Wie gut ist Ihr Kind bei folgenden Aktivitäten:
   - Selbstständigkeit im Alltag (z. B. Zähneputzen, Waschen, Toilette, Anziehen usw.),
   - Spielen,
   - Freunde finden,
   - Anweisungen befolgen,
   - Kommunizieren;
   - Regulieren seines/ihres Verhaltens in folgenden Punkten:
   - Aggression,

ANHANG

- Angst,
- Aktivitätsgrad,
- Aufmerksamkeitsspanne,
- Schlafrhythmus,
- Selbstbewusstsein, Selbstvertrauen?

5. Ist einer der folgenden Punkte bei Ihrem Kind auffällig?
   - Reaktionen auf Geräusche
   - Reaktionen auf Licht und andere visuelle Reize
   - Reaktionen auf Berührungen
   - Reaktionen auf Gerüche
   - Reaktionen auf Bewegung im Raum

6. Beschreiben mir Ihre Schwangerschaft, die Geburt des Kindes und ihre/seine frühe Entwicklungsgeschichte.

7. War Ihr Kind schon im Krankenhaus oder hatte er/sie medizinische Probleme?

8. War Ihr Kind schon früher in therapeutischer Behandlung?

9. Erzählen Sie mir ein wenig von Ihrer Familie. Wer gehört dazu, was mögen Sie an Ihrer Familie am meisten?

10. Beschreiben Sie einen typischen Tag mit Ihrem Kind.

11. (Falls das Kind den Kindergarten oder die Schule besucht:) Wie geht es Ihrem Kind im Kindergarten/in der Schule? Würden Sie sich irgendwelche Veränderungen in der Kindergarten-/Schulsituation oder im Verhalten Ihres Kindes dort wünschen?

12. Was sind die Barrieren, die es Ihrem Kind schwer machen, sich erfolgreich an bedeutsamen Aktivitäten zu beteiligen?

13. Was könnte Ihrem Kind dabei helfen, an diesen Aktivitäten teilzunehmen?

14. Hatte Ihr Kind jemals eine traumatische Erfahrung, die seine/ihre Behandlung beeinflussen könnte?

15. Womit spielt Ihr Kind zu Hause am liebsten? Womit beschäftigt es sich nach dem Kindergarten/der Schule und am Wochenende?

16. Welche Erwartungen oder Hoffnungen setzen Sie in die Therapie? (Welche Veränderungen an Ihrem Kind würden Sie sich erhoffen?)

13A.4 Auszug aus Kamons Goal Attainment Scale

Name: Kamon Geb.: 26.11.94
Alter: 3;8 Jahre

*	Ziel	1	2	3	4	5
1	Das Anziehen leichter machen (schneller und mit weniger Beteiligung der Eltern), indem die taktile Abwehr am Körper/Kopf vermindert wird	Weigert sich, sich selbst anzuziehen/muss von Erwachsenem angezogen werden	Wehrt sich oft gegen das Anziehen; es dauert manchmal 2 Stunden mit Hilfe und Anleitung durch einen Erwachsenen	Kann sich altersentsprechend innerhalb einer Stunde anziehen nach vorbereitenden sensorischen Diätaktivitäten mit einem Erwachsenen; hergerichteter Kleidung, Hinweise von einem Erwachsenen	Kann sich altersentsprechend innerhalb von 30 Minuten anziehen nach vorbereitenden sensorischen Diätaktivitäten; hergerichteter Kleidung und gelegentlichen Hinweisen von Erwachsenen	Kann selbst das Anziehen vorbereiten und altersentsprechend innerhalb von 15 Minuten durchführen; holt sich sensorische Diätaktivitäten nach Bedarf
2	Steigern der Fähigkeit, an Familientreffen teilzunehmen; Steigern der Toleranz gegenüber alltäglichem Lärm (d. h. Vermindern der auditiven Defensivität)	Ist nach einer Situation mit Alltagslärm eine Stunde lang desorganisiert	Geht selbst aus lauten Situationen weg (z. B. schließt die Tür, wenn der Föhn läuft; vermeidet Menschengruppen)	Kann für eine Stunde den täglichen Gruppenlärm ertragen, mit sensorischer Diätmaßnahme vor und während des Ereignisses, gesetzt durch einen Erwachsenen	Kann für 2 Stunden den täglichen Gruppenlärm ertragen, mit Erinnerung an sensorische Diätmaßnahme vor und während des Ereignisses durch einen Erwachsenen	Kann 3 oder mehr Stunden in lauter Gruppensituation bleiben; sucht sich selbst sensorische Diätaktivitäten nach Bedarf
3	Steigern der Selbstregulation und Verminderung von Wutanfällen; besonders zu Hause, wenn er aus der Schule heimkommt	10–20 Wutanfälle pro Tag. Täglicher Wutanfall, wenn er von der Schule heimkommt, trotz sensorischer Diät und Verhaltensmaßnahmen	5 bis 10 Wutanfälle pro Tag, v. a. wenn er von der Schule oder einem Ausflug heimkommt	3–5 Wutanfälle pro Tag, davon nur 2- bis 3-mal pro Woche direkt nach der Schule; bei routinemäßiger sensorischer Diät 4-mal täglich, v. a. auf dem Heimweg und sofort nach dem Heimkommen	1–2 Wutanfälle pro Tag, nur einmal pro Woche direkt nach der Schule; bei routinemäßiger sensorischer Diät und Anregung, sich selbst entsprechende sensorische Werkzeuge zu suchen	1–2 Wutanfälle pro Woche, selten direkt nach der Schule; bei routinemäßiger sensorischer Diät; beginnt, seine eigene sensorische Diät zu suchen, die ihm hilft, beim Heimkommen reguliert zu bleiben

ANHANG

*	Ziel	1	2	3	4	5
4	Steigern der Fähigkeit, mit anderen Kindern zu spielen; Vermindern der Aggression, wenn sie „riechen" oder unerwartete Bewegungen und Berührungen kommen	Wird beim Spielen mit anderen Kindern so kämpferisch, dass ihn niemand mehr mitspielen lässt	Hat Schwierigkeiten, Beziehungen zu Kindern in seinem Alter aufrechtzuerhalten. Identifiziert bestimmte sensorische Aspekte von Kindern als Grund dafür (z. B. „sie riecht" oder „er hat mich zu fest berührt")	Kann einen Freund bei sich haben und eine Stunde lang an einem altersentsprechenden Spiel teilnehmen, wenn von Eltern mit sensorischen Diätaktivitäten vorbereitet und das Spiel direkt beaufsichtigt wird	Wird gelegentlich im Spiel mit Freund zu Hause kämpferisch, aber akzeptiert sensorische Diätaktivitäten, die von Erwachsenem vorgeschlagen werden. Kann mit Überwachung und sensorischen Werkzeugen nach Bedarf 2 Stunden lang spielen	Kann mehr als 2 Stunden unabhängig ohne aggressive Ausbrüche spielen. Sucht sich sensorische Diätaktivitäten, um sich zu beruhigen, wenn er Aggression aufsteigen fühlt. Keine Hinweise von Erwachsenen nötig
5	Verbessern der Praxis, sodass er altersentsprechende feinmotorische Leistungen in der Schule und im Spiel bringt	Lehnt feinmotorische Aufgaben ab	Verweigert die Teilnahme an den meisten feinmotorischen Aufgaben oder an Spielen mit anderen Kindern, wenn sie feinmotorische Geschicklichkeit erfordern	Beschäftigt sich 5–10 Minuten mit feinmotorischen Aufgaben nach vorbereitenden sensorischen Diätaktivitäten an den Händen und Armen. Wahlmöglichkeit zwischen zwei Aufgaben	Beschäftigt sich 10–20 Minuten mit feinmotorischen Aufgaben nach kurzer vorbereitender sensorischer Diät. Wahlmöglichkeit zwischen zwei Aufgaben	Beschäftigt sich 30 Minuten oder länger mit feinmotorischen Aufgaben mit sensorischen Diätaktivitäten, die von Eltern oder Lehrerin vorgeschlagen wurden; beginnt, selbst sensorische Aktivitäten zu suchen, um sich auf feinmotorische Aufgaben vorzubereiten

* Priorität der Eltern für Ziele

Sensorische Integration bei Risikokindern und Kleinkindern

Roseann C. Schaaf, Marie E. Anzalone

14.1 Die einzigartigen Gelegenheiten und Herausforderungen der frühen Kindheit – 294

14.2 Sensorisch-integrative Betrachtungsweise von Säuglingen – 296

14.3 Befunderhebung bei Risikokindern und Kleinkindern mit sensorisch-integrativer Dysfunktion – 306

14.4 Grundprinzipien der Sensorischen Integrationstherapie für Säuglinge und Kleinkinder – 317

14.5 Zusammenfassung – 320

14.6 Literatur – 321

ANHANG – 324

14A Befundmaterialien – 324

Fachkräfte, die mit Säuglingen und Kleinkindern arbeiten, bestätigen die sensorisch-integrativen Prinzipien und ihre praktische Anwendung weitgehend (Stallings-Sahler 1998). In diesem Kapitel wird die Anwendung der SI bei dieser Gruppe von Kindern dargestellt. Ausgangspunkt sind Überlegungen darüber, welche einzigartigen Herausforderungen und Gelegenheiten das Säuglings- und Kleinkindalter bietet. Im zweiten Abschnitt wird ein **Modell zum Verständnis des frühkindlichen Verhaltens unter sensorisch-integrativer und entwicklungsorientierter Perspektive** vorgestellt. Der Schwerpunkt des Modells liegt auf dem Zusammenspiel zwischen sensorischer Responsivität und Verhaltensorganisation bei Säuglingen und Kleinkindern. Im dritten Abschnitt dieses Kapitels wird ein Gerüst für die **Befundung** von Säuglingen und Kleinkindern präsentiert. Um ein ganzheitliches Bild vom Verhalten des Kindes im familiären Kontext zu erhalten, sollten **quantitative und qualitative Informationen** kombiniert werden. Abschließend werden Interventionsprinzipien besprochen, die sich aus der Theorie der Sensorischen Integration ergeben. Es wird ein **dreistufiger Interventionsansatz** vorgestellt, der sowohl die Bedürfnisse des Kindes als auch den Einfluss der sozialen und physikalischen Umwelt auf die Verhaltenskompetenz des Kindes berücksichtigt.

14.1 Die einzigartigen Gelegenheiten und Herausforderungen der frühen Kindheit

> **Beachte**
> Die Aufnahmefähigkeit und rasche körperliche Reifung im frühen Kindesalter birgt Möglichkeiten für entwicklungsneurologische Veränderungen, die mit keinem anderen Lebensabschnitt zu vergleichen sind.

Das rasche Entwicklungstempo bietet eine außergewöhnliche Chance, durch frühkindliche Erfahrungen zukünftige Fähigkeiten zu formen.

14.1.1 „Die genau richtige Herausforderung"

Die **Fertigkeiten**, die das Kind während seiner Entwicklung erwirbt, beeinflussen seine zukünftigen Leistungen. In Bezug auf die motorische Entwicklung und Praxie **„lernt das Kind zu lernen"**, indem es das grundlegende sensomotorische ▶ **Körperschema** aufbaut und die motorischen Meilensteine erreicht (◘ Abb. 14.1).

Kinder, die keine adäquaten Fähigkeiten zur Verarbeitung sensorischer Informationen mitbringen, sind nicht in der Lage, die Fülle der Umweltanregungen aufzunehmen und effektiv darauf zu reagieren. Dadurch

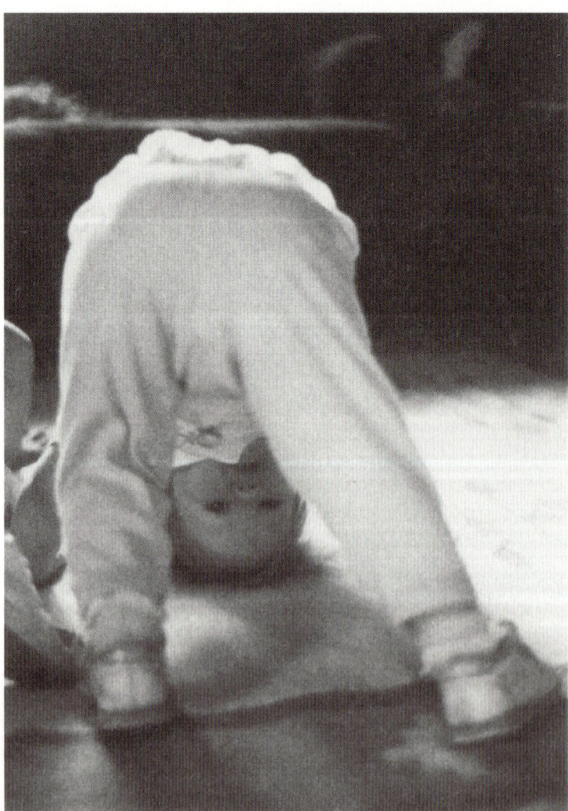

◘ **Abb 14.1.** Durch sensomotorische Erfahrungen entwickelt das Kind sein Körperschema und motorische Fähigkeiten

sind sie gefährdet, elementare Lebenserfahrungen zu versäumen.

Ein Kind braucht
- eine anregende physikalische Umwelt,
- eine verständnisvolle soziale Umwelt sowie
- Gelegenheiten für erfolgreiche anpassende Reaktionen auf die Fülle an Angeboten.

Die Tatsache, dass dieses **Bedürfnis nach sensorischem Input und sozialer Interaktion** so wichtig ist, stellt die Therapeutinnen vor eine große Aufgabe. Es sind nämlich die Bezugspersonen und Therapeutinnen, die in der frühen Kindheit die passenden Erfahrungen anbieten müssen – **Angebote, die das Potenzial des Kindes erweitern, ohne seine Toleranz zu übersteigen.**

Der optimale Grad an Herausforderung und Anregung wurde von Ayres (1972, 1979) „**just the right challenge**" genannt und von Vygotsky (1978) die „**Zone der proximalen Entwicklung**".

❗ **Beachte**
Anforderungen und Chancen müssen ausgewogen sein, damit eine Kompetenzerweiterung möglich wird. Das heißt, dem Kind soll eine Handlung erfolgreich gelingen, aber nur mit Anstrengung und Unterstützung.

Während dieser Herausforderungen findet der Prozess der sensorischen Integration – die Organisation sensorischer Informationen für den Gebrauch – statt.

14.1.2 Erste Beziehungen

Ein anderer wichtiger Aspekt der Anwendung der SI bei Risiko- und Kleinkindern ist die besondere Bedeutung der ersten beiden Lebensjahre für die Entwicklung der **primären Bindungen** (Ainsworth 1991; Bowlby 1969). Diese frühen Beziehungen (◘ Abb. 14.2) bilden das Fundament für die lebenslange soziale und affektive Entwicklung.

❗ **Beachte**
Die wichtigste affektive Beziehung – die zwischen Eltern und Kind – wird stark von der Fähigkeit des Kindes beeinflusst, sensorischen Input zu verarbeiten und darauf zu antworten.

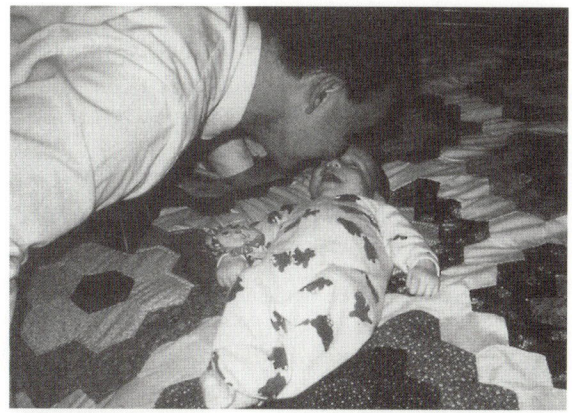

◘ **Abb 14.2.** Interaktion und gegenseitige Aufmerksamkeit zwischen Elternteil und Kind sind entscheidend für die Entwicklung der primären Bindungen

Zu den wichtigsten Faktoren für die Entstehung dieser Beziehungen gehören die sensorischen Erfahrungen, die während der **Versorgung und der Pflege** in dieser frühen Lebenszeit aufgenommen wurden (Ayres 1972; Field 1995; Montague 1971; Stern 1985). Jede Störung in diesem Prozess – sei es durch schlechte sensorische Reizverarbeitung, durch die Unfähigkeit, sensorische Reize zu modulieren, durch schlechte Betreuung oder durch chaotische bzw. wechselnde Umweltbedingungen – kann wichtige soziale und affektive Prozesse unterbrechen. Die Entwicklung des Kindes wird entscheidend dadurch beeinflusst,
- wie gut Kind und Bezugsperson aufeinander abgestimmt sind (▶ „**goodness of fit**" nach Thomas & Chees 1977; Zeith & Williamson 1994) und
- welche Anforderungen die physikalische und soziale Umwelt stellen.

Es ist daher sinnvoll und notwendig, während der ersten Lebensjahre die Familie oder Hauptbezugsperson in jede therapeutische Intervention einzubeziehen. Die Arbeit der Therapeutin mit der Familie hat sowohl Einfluss darauf, wie die Eltern das Verhalten ihres Kindes interpretieren, als auch darauf, wie die Eltern mit dem Kind interagieren.

14.1.3 Physiologische Faktoren

Auch der physiologische Erregungszustand des Kindes und seine Auswirkungen auf die Anpassung im Verhalten sind für dieses Alter und diesen Entwicklungsabschnitt von großer Bedeutung. Säuglinge entwickeln ▶ **Selbstregulation**, um eine physiologische ▶ **Homöostase** zu erlangen (Greenspan 1992; Porges 1993; Porges et al. 1982). Ihre ▶ **Responsivität** auf sensorische Reize ist oft unvorhersehbar. Die Fähigkeit des Säuglings, sich an die natürlich auftretenden Veränderungen der Umweltreize anzupassen, ist ein wichtiger Faktor in der Entwicklung der ▶ **Selbstregulation**.

> **Beispiel**
>
> Aufgrund des relativ instabilen physiologischen Zustandes junger Kinder können sie von Reizen, die ältere Kinder nicht überfordern, überstimuliert oder übererregt werden. So können bereits Temperaturveränderungen, einfache Lageveränderungen oder eine Zunahme visueller oder auditiver Reize Veränderungen im physiologischen Zustand des Säuglings auslösen. Diese **Zustandsänderungen** zeigen sich im Extremfall in verhaltensmäßiger Erregung, erhöhter Atem- oder Herzfrequenz oder gastrointestinalen Reaktionen (u.a. Schluckauf oder Erbrechen). Änderungen des Erregungszustandes können auch zu desorganisiertem Verhalten (u. a. unstillbares Weinen) oder Abwehrverhalten (u. a. Blickvermeidung, um fremde Reize auszuschalten) führen.

Die Befundung der Verhaltensanpassung des Säuglings muss deshalb seinen physiologischen Zustand und seine Regulationsfähigkeit und ihre Anpassung an Umweltveränderungen berücksichtigen. Als' (1986) **Theorie der synaktiven Entwicklung** betonte die Notwendigkeit,

- die physiologische ▶ **Reaktivität**,
- die ▶ **Responsivität** in Motorik und Verhalten,
- den Erregungszustand und
- die interaktive Organisation (oder Desorganisation) des Säuglings in Relation zu den sensorischen Herausforderungen und Veränderungen zu sehen. In diesem Kapitel wird nachgewiesen, dass die **Prinzipien der synaktiven Entwicklung** bei Säuglingen und Kleinkindern mit der SI-Theorie im Verständnis von Ayres (1972) übereinstimmen. Die Kombination der sensorisch-integrativen und synaktiven Theorie ermöglicht Therapeutinnen, das Verhaltens von Säuglingen und Kleinkindern besser zu verstehen und dadurch eine zielführendere Interventionsplanung. Obwohl physiologische Faktoren beim Neugeborenen am deutlichsten sichtbar werden, beeinflussen sie auch Säuglinge und Kleinkinder. Deshalb ist es wichtig, die physiologischen Faktoren auch bei älteren Kindern zu berücksichtigen.

14.2 Sensorisch-integrative Betrachtungsweise von Säuglingen

Die Theorie der Sensorischen Integration bietet einen brauchbaren ▶ **Bezugsrahmen**, um Verhaltens- und der Fähigkeitsbeobachtungen an jungen Kindern zu strukturieren und die Ergebnisse zu interpretieren.

Die SI-Theorie verlangt per definitionem die **Berücksichtigung innerer und äußerer Faktoren**, die das Verhalten beeinflussen (◻ Abb. 14.3 und ◻ Übersicht 14.1, 14.2).

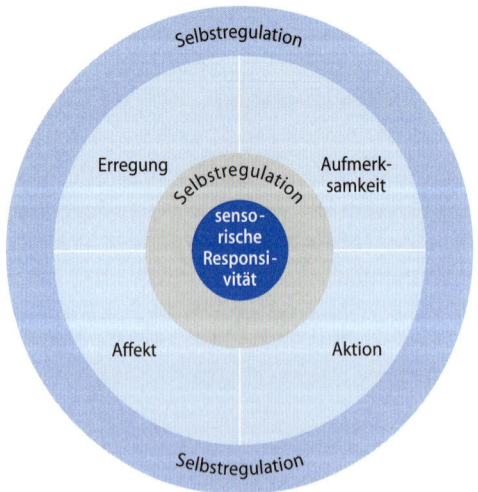

◻ **Abb 14.3.** Modell des kindlichen Verhaltens, das auf sensorischer Integration und Selbstregulation basiert

14.1 · Die einzigartigen Gelegenheiten und Herausforderungen der frühen Kindheit

Übersicht 14.1.
Innere (▶ intrinsische) Faktoren, die das Verhalten von Säuglingen beeinflussen

- Erregung[1]
- Aufmerksamkeit[1]
- Affekt[1]
- Aktivität[1]
- Sensorische Empfindlichkeit
- Selbstregulation

[1] Im Englischen die „4 A" der Verhaltensorganisation: arousal, attention, affect, action.

Übersicht 14.2.
Äußere (▶ extrinsische) Faktoren, die das Säuglingsverhalten beeinflussen

- Anforderungen
- Gelegenheiten
- Abstimmung zwischen sozialer und physikalischer Umwelt (▶ „goodness of fit")

Diese inneren Faktoren stehen zueinander in Beziehung und beeinflussen sich gegenseitig.

▶ Beispiel
Die Fähigkeit eines Kindes, sensorische Information zu verarbeiten und darauf zu reagieren (=die sensorische Reaktivität des Kindes) ist ein intrinsischer Faktor, der das Erregungsniveau, die Affektlage, die Aufmerksamkeit und die Aktivität des Kindes beeinflusst. Ebenso ist die sensorische Reaktivität wiederum eine wichtige Determinante der Selbstregulation.

Auch die äußeren Faktoren sind wichtige Determinanten sensorisch-integrativ basierten Verhaltens.

Intrinsische Faktoren, die das Verhalten beeinflussen

Da die **Fähigkeit, sensorischen Input zu verarbeiten und darauf zu reagieren** (=sensorische Responsivität), in diesem Modell als zentraler intrinsischer Faktor gesehen wird, steht sie im Zentrum des Schemas.

Die **sensorische Responsivität** hat Einfluss auf
- das Erregungsniveau,
- die Aufmerksamkeit,
- die Affekte und
- Aktivitäten des Säuglings

und wird umgekehrt von diesen beeinflusst.

Der Ring oder Filter um den zentralen Kern veranschaulicht in ◘ Abb. 14.3 die wichtige Wechselbeziehung zwischen sensorischer Responsivität, den „4 A" und der ▶ Selbstregulation.

▶ Beispiel
Ein Kind, das zwar müde ist, jedoch über adäquate Selbstregulationsstrategien verfügt, wird in einem lauten Zimmer den Kopf vom Geschehen abwenden und intensiv an seinem Schnuller zu saugen beginnen. Dies sind seine Strategien, trotz der intensiven Reizeindrücke die Regulation aufrechtzuerhalten. Ein Kind mit mangelhafter Selbstregulation wird in dieser Situation wahrscheinlich überstimuliert und desorganisiert.

Dementsprechend sind sensorische Responsivität und Selbstregulation aufeinander bezogene Aspekte des kindlichen Verhaltens.

❗ Beachte
Die Responsivität und die Fähigkeit des Kindes, einen regulierten Zustand in einer sich verändernden sensorischen Umwelt aufrechtzuerhalten, sind voneinander abhängig.

Responsivität und ▶ **Selbstregulation** haben wiederum einen entscheidenden Einfluss auf Erregung, Aufmerksamkeit, Affekt und Aktivität und umgekehrt (wie in ◘ Abb. 14.3 veranschaulicht).

Das obige Beispiel zeigt die **Beziehung zwischen**
- Erregung (Schreien oder ruhiger Zustand),
- Aufmerksamkeit (organisiert oder desorganisiert),
- Affekt (z. B. die negative Emotion, die durch Weinen vermittelt wird im Vergleich zur Ruhe eines saugenden Kindes) und
- Aktivität (z. B. die Hand zum Mund bringen, um zu saugen).

Das Beispiel soll auch zeigen, wie alle vier Komponenten in Wechselbeziehung stehen, um eine organisierte Reaktion auf ein sensorisches Ereignis zu produzieren. Gemeinsam steuern die in ◘ Abb. 14.3 dargestellten intrinsischen Faktoren die **zielgerichtete Aktivität oder Beschäftigung** des Kindes.

Extrinsische Faktoren, die das Verhalten beeinflussen

Soziale und physikalische Umwelt stellen die letzte Komponente des Modells dar: die äußeren Faktoren. Auch sie spielen eine wichtige Rolle für das beobachtbare Verhalten des Kindes.

In ◘ Abb. 14.3 werden die **extrinsischen Faktoren** durch den Außenrand repräsentiert. Die **physikalische Umwelt** beinhaltet die Objekte und Räume, die das Kind in seinem täglichen Leben erfährt. Die **soziale Umwelt** umfasst die Pflegebeziehung, den Erziehungsstil und die Fähigkeit des sozialen Partners, in der Interaktion auf die kommunikativen Signale des Kindes einzugehen. Auch die Übereinstimmung (▶ „goodness of fit") zwischen Kind und Umwelt, die sich darauf bezieht, wie gut die Anforderungen und Unterstützung der Umwelt auf die Bedürfnisse und Fähigkeiten des Säuglings abgestimmt sind (Thomas & Chess 1977; Zeitlin & Williamson 1994), zählt zu den äußeren Faktoren.

> **! Beachte**
> Extrinsische Faktoren sind die Anforderungen und die Unterstützung, die dem Kind bei der Entwicklung seiner sensorisch-integrativen Kompetenz zur Verfügung stehen.

Zusammenfassung

Insgesamt zeigt dieses Modell, dass das Verhalten des Kleinkindes auf einem komplexen Zusammenspiel innerer und äußerer Faktoren beruht, welches das sichtbare Verhalten und die daraus resultierenden Interaktionen beeinflusst.

> **! Beachte**
> Die Rolle der therapeutischen Intervention ist es, jenen Faktor zu bestimmen, an dem die Behandlung ansetzen muss, um die **Alltagsbewältigung zu optimieren**.

Aus therapeutischer Sicht besteht die Herausforderung darin, während natürlich auftretender funktioneller Aktivitäten das Wechselspiel zwischen den inneren Fähigkeiten des Kindes und der Umwelt zu nützen. Die Therapeutin muss die Abstimmung zwischen dem Kind und seiner physikalischen und sozialen Umwelt verbessern, um so für das Kind die „gerade richtigen Herausforderungen", die Wachstum und Entwicklung fördern, zu schaffen und zu modifizieren.

14.2.1 Sensorische Responsivität

> **! Beachte**
> Einer der wichtigsten Aspekte der Sinnesverarbeitung ist die sensorische Responsivität, die Fähigkeit, die Reaktion auf einen sensorischen Input zu regulieren.

Dieser Begriff ist nicht neu. Ayres (1972, 1985) verwendete den Ausdruck „sensory registration" für das unmittelbare Bewusstwerden eines sensorischen Inputs. Durch die Einbeziehung der **Reizschwelle**, jenes individuellen Punktes, an dem die Person sensorische Information wahrnimmt und darauf reagiert (Dunn 1997; Williamson & Anzalone 1997), wurde der Begriff des sensorischen Registrierens weiter entwickelt. In ◘ Abb. 14.4 ist die Reizschwelle dargestellt. Sie ist jener Punkt, an dem das Kind einen neuartigen sensorischen Input registriert. Unterhalb dieser Schwelle ist der Reiz dem Kind nicht bewusst (d. h. das Kind hat

14.2 · Sensorisch-integrative Betrachtungsweise von Säuglingen

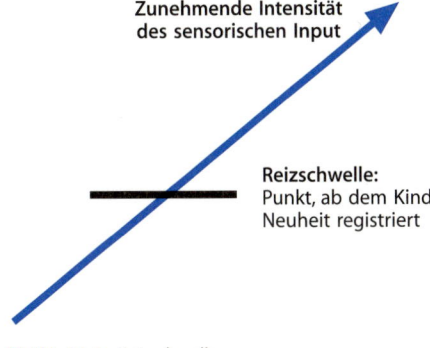

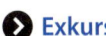 Abb 14.4. Reizschwelle

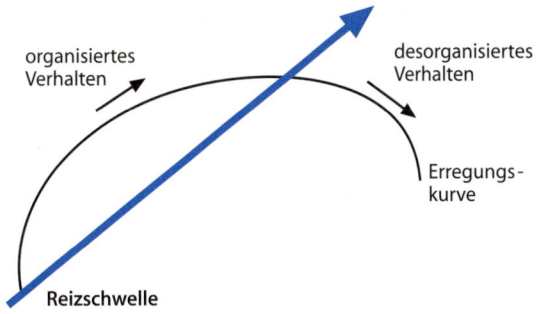

Abb 14.5. Interaktion der Reizschwelle mit der Erregungskurve bestimmt die verhaltensmäßige Reaktion und Organisation

noch keine Veränderung oder Neuheit in der sensorischen Umwelt bemerkt).

> **Exkurs**
> Anmerkung der Übersetzerinnen: Im Deutschen war bislang der Begriff „Empfindlichkeit" gebräuchlich. „Empfindlichkeit" beschreibt einen hypothetisch angenommen, nicht sichtbaren neurologischen Zustand, wogegen mit „Responsivität" das tatsächlich beobachtbare Verhalten des Kindes beschrieben wird.

Die Reizschwelle ist jedoch kein fixer, konstanter Punkt, ab dem das Kind einen Reiz von bestimmter Intensität, Dauer oder Frequenz wahrnimmt. Die Schwelle ist vielmehr **dynamisch und variabel**, und wird nicht nur vom individuellen Ausgangspunkt des Kindes, sondern auch von eine Reihe innerer und äußerer Faktoren beeinflusst, darunter die zeitliche Akkumulation von Sinnesempfindungen und die sensorische Modalität, Intensität und die Lokalisation des Reizes.

Reizschwelle und Verhaltensorganisation

Weitere **Faktoren, die die Reizschwelle beeinflussen**, sind
- sensorische und affektive Erfahrungen,
- die subjektive Wichtigkeit eines Reizes,
- die Erwartungen des Kindes bezüglich der Reize,
- das aktuelle Aktivitätsniveau und Erregungsniveau.

In Abb. 14.5 ist die Beziehung zwischen Erregungszustand, Reizschwelle und der daraus resultierenden Verhaltensreaktion (organisiertes vs. desorganisiertes Verhalten) dargestellt (Posner & Boies 1971; Williamson & Anzalone 1997).

> **Beachte**
> Steigt die Erregung an, so verbessert sich die Verhaltensorganisation bis zu der Grenze, ab der das Individuum mit dem sensorischen Input nicht mehr zurechtkommt. Ab diesem Punkt wird das Verhalten unorganisiert.

Wie in Abb. 14.5 ersichtlich ist, werden darüber hinaus sowohl der Erregungszustand als auch die folgende Reaktion von der Reizschwelle des Kindes beeinflusst.

> **Tipp**
> Das Verhalten eines Kindes mit niedriger Reizschwelle ist rascher desorganisiert als das eines Kindes mit hoher Reizschwelle.

Empfindlichkeitskontinuum

In Abb. 14.6 sind zwei unterschiedliche Kategorien von sensorischer Responsivität (Dunn 1997; Williamson & Anzalone 1997) dargestellt:
1. Kinder mit niedriger Reizschwelle (gesteigerter Empfindlichkeit),
2. Kinder mit hoher Reizschwelle (verminderter Empfindlichkeit).

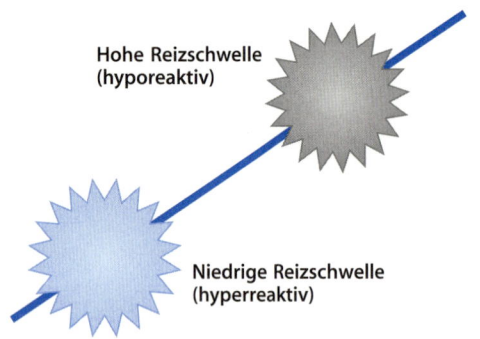

◘ Abb 14.6. Reizschwelle: Kontinuum der Responsivität

Kinder mit einer sehr niedrigen Reizschwelle brauchen nicht viel sensorischen Input, um den Punkt des sensorischen Registrierens zu erreichen. Daher können sie auch leicht durch Sinneseindrücke überstimuliert werden. Im Verhalten sind diese Kinder oft **sensorisch defensiv oder hyper(re)aktiv auf sensorischen Input** (Ayres 1979; Knickerbocker 1980; Wilbarger & Wilbarger 1991). Den Kindern mit niedriger Reizschwelle und der daraus resultierenden Hyperaktivität wurde in den letzten Jahren von Therapeuten- und Wissenschaftsseite viel Aufmerksamkeit gewidmet.

Aber auch die Kinder am entgegengesetzten Ende des Kontinuums, jene **mit hoher Reizschwelle**, dürfen nicht vernachlässigt werden. Damit sie sensorische Informationen überhaupt registrieren und sich danach orientieren können, brauchen diese Kinder intensiven Input. Verhaltensmäßig sind sie folglich **hypo(re)aktiv**. Kinder mit einer hohen Reizschwelle wirken oft **unbeteiligt und affektiv flach**. In Folge ihrer Passivität holen sie sich aus der Umwelt weniger Anregung, obwohl gerade sie mehr benötigen würden.

Die beiden beschriebenen Zustände (hohe und niedrige Reizschwelle) repräsentieren die Extrempositionen an jedem Ende des Kontinuums. Die meisten Kleinkinder sind in der Lage, ihre sensorische Reizschwelle oder ihre Verhaltensaktivität bei Sinneseindrücken zu modulieren und bleiben im Mittelbereich dieses Kontinuums. Kinder, die mit der Modulation ihrer Verhaltensreaktionen Probleme haben, haben oft auch Schwierigkeiten mit Erregung, Aufmerksamkeit, Affekt und Aktivität.

Das **Ziel einer Intervention** muss es folglich sein,
— die sensorische Responsivität zu erhöhen oder zu vermindern,
— die Verhaltensreaktion zu regulieren oder
— durch Adaptierung der physikalischen und/oder sozialen Umwelt die Bandbreite anpassender Reaktionen zu erweitern,

um die Übereinstimmung zwischen der angeborenen sensorischen Empfindlichkeit des Kindes und den Umweltanforderungen zu verbessern (s. Abschnitt 14.4 „Grundlegende Prinzipien der Sensorischen Integrationstherapie bei Säuglingen und Kleinkindern").

❗ **Beachte**
Die Reizschwelle wird als dynamisch und variabel angesehen.
Die Reaktion auf sensorischen Input wird von verschiedenen Faktoren beeinflusst (◘ Übersicht 14.3)

▶ **Beispiel**
Die Toleranz eines Säuglings für leichte Berührungen kann stark variieren, je nachdem, ob er übermüdet, gestresst oder ausgeruht ist.

Auch die Fähigkeit des Kindes, sich nach einem sensorischen Ereignis zu erholen bzw. zum ursprünglichen Erregungsniveau zurückzukommen, ist für die ▶ **Responsivität** entscheidend. Viele Kinder mit taktilem oder sensorischem Abwehrverhalten brauchen länger, um sich von sensorischen Reizen zu erholen, als Kinder,

---

Übersicht 14.3.
Faktoren, die die Reaktion des Kindes auf sensorischen Input beeinflussen

— Das momentane Erregungsniveau des Kindes
— Vorangegangene sensorische und affektive Erfahrungen
— Die momentane Beschäftigung des Kindes mit zielgerichteten Aktivitäten
— Die subjektive Bedeutung des Reizes
— Die Erwartungen des Kindes

die nicht taktil oder sensorisch abwehrend sind (Williamson & Anzalone 2001). Die **verlängerte Erholungszeit** bedeutet, dass das Kind für eine längere Zeitspanne in einem übererregten oder desorganisierten Zustand bleibt.

Das Verständnis der sensorischen ▶ Responsivität (sichtbares Verhalten) und Reizschwelle als dynamischer und variabler Zustand wird dadurch erleichtert, dass man sich die Reizschwelle nicht als Punkt, sondern als Bandbreite vorstellt, der bei allen Menschen unterschiedlich ist, aber auch bei jedem Einzelnen zu verschiedenen Zeitpunkten variieren kann.

Die Breite der Reizschwelle (siehe ▫ Abb. 14.6) hängt, wie bereits besprochen, von mehreren inneren und äußeren Faktoren ab.

> **Beachte**
> Je breiter die Reizschwelle, desto größer sind die Möglichkeiten für das Kind einen regulierten, organisierten Verhaltenszustand aufrechtzuerhalten und organisierte anpassende Reaktionen hervorzubringen.

Obwohl der Begriff „sensorische Reizschwelle" für das Verständnis der sensorischen Modulation hilfreich sein kann, erklärt er nicht das daraus resultierende Verhalten. Einige Kinder handeln in Übereinstimmung mit ihrer Reizschwelle; andere versuchen, durch bestimmte Aktivitäten ihre Reizschwelle auszugleichen (▫ Tabelle 14.1) (Dunn 1997; Williamson & Anzalone 1997, in Druck).

Sowohl bei niedriger als auch bei hoher Reizschwelle können sich **zwei völlig entgegengesetzte Verhaltensprofile** zeigen. ▫ Übersicht 14.4 und 14.5 zeigen das Verhalten von Kindern mit niedriger und hoher Reizschwelle.

Klinisch ist es von besonderer Relevanz zu unterscheiden, ob ein Kind eine **niedrige Reizschwelle hat** (d. h. überempfindlich ist) und sich sensorisch vermeidend verhält, oder ob es eine **hohe Reizschwelle hat** (d. h. unterempfindlich ist) und seine Reizschwelle noch nicht erreicht hat.

▫ **Tabelle 14.1.** Sensorische Profile und entsprechende Verhaltensreaktionen

Verhaltensreaktion	Niedrige Reizschwelle	Hohe Reizschwelle
Verhält sich der Reizschwelle entsprechend	Hyperresponsiv	Hyporesponsiv
Versucht, der Reizschwelle entgegenzuwirken	Reizvermeider	Reizsucher

> **Vorsicht**
> Sowohl Kinder mit niedriger, als auch Kinder mit hoher Reizschwelle können von der Umwelt zurückgezogen erscheinen, aber aus entgegengesetzten Gründen!

Der **Interventionsansatz** ist daher bei beiden Gruppen sehr unterschiedlich.

> **Tipp**
> - Für das **reizvermeidende Kind mit niedriger Reizschwelle** wird in der Behandlung der sensorische Input herabgesetzt, während aktives anpassendes Verhalten unterstützt und angeregt wird.
> - In der Behandlung des **unterempfindlichen Kindes** muss intensiver, anregender sensorischer Input geboten werden, der anpassendes Verhalten auslöst.

Der beste Weg, um zwischen den zwei sehr verschiedenen Gruppen von Kindern **zu unterscheiden**, besteht darin, den **sensorischen Input zu vermindern**:
- Ist ein Kind **überempfindlich und reizvermeidend**, so sollte sich die Verminderung der sensorische Reize positiv auf die Verhaltensorganisation auswirken.
- Ist ein Kind tatsächlich **unterempfindlich**, so kann eine Verminderung von sensorischem Input weitere Desorganisation des Verhaltens auslösen.

> **Übersicht 14.4.**
> Kinder mit niedriger Reizschwelle
>
> Kinder mit niedriger Reizschwelle, **deren Verhalten der Reizschwelle entspricht**, sind **hyperaktiv**. Sie
> - haben ein erhöhtes Erregungsniveau,
> - können die Aufmerksamkeit nicht fokussieren,
> - zeigen eine überwiegend negative Affektlage oder stehen unter Stress,
> - neigen zu Handlungen, die impulsiv oder abwehrend erscheinen.
>
> Kinder mit niedriger Reizschwelle, **die versuchen ihrer Reizschwelle entgegenzuwirken**,
> - neigen zu **sensorischem Vermeidungsverhalten**, was ihnen hilft, den Erregungszustand die meiste Zeit hindurch zu modulieren,
> - sind in ihrer Aufmerksamkeit oft überwachsam beim Versuch, Reizüberflutung zu vermeiden,
> - sind affektiv eher ängstlich und furchtsam,
> - sind in der Handlungsfähigkeit eingeschränkt, da sie viele sensomotorische Erfahrungen meiden, statt wie andere Kinder ihre Umwelt zu erforschen.

> **Übersicht 14.5.**
> Kinder mit hoher Reizschwelle
>
> Kinder mit hoher Reizschwelle können ebenfalls zwei verschiedene Verhaltensausprägungen zeigen: entweder hyporeaktives oder reizsuchendes Verhalten.
> Kinder mit hoher Reizschwelle, **deren Verhalten der Reizschwelle entspricht**, sind **hypoaktiv**. Sie
> - stehen häufig nicht mit ihrer Umwelt in Kontakt, weil sie normale sensorische Reize nicht registrieren und sich nicht darauf hin orientieren,
> - tendieren zu einem herabgesetzten Erregungsniveau,
> - zeigen eine verlängerte ▶ **Latenzzeit**, um fokussierte Aufmerksamkeit zu erlangen,
> - weisen flache Affekte auf, der soziale Interaktionen entmutigt,
> - wirken passiv und unflexibel.
>
> Kinder mit hoher Reizschwelle, **die versuchen ihrer Reizschwelle entgegenzuwirken**, sind **Reizsucher**. Sie versuchen, ihre Reizschwelle zu regulieren, indem sie aktiv sensorischen Input suchen. Sie
> - weisen oft ein erhöhtes Erregungsniveau auf,
> - können labil sein, da es für sie schwierig ist, eine sensorische ▶ **Homöostase** zu erlangen,
> - werden häufig überstimuliert und desorganisiert (s. ◘ Abb. 14.5),
> - haben oft eine kurze und schlecht modulierte Aufmerksamkeit,
> - zeigen wechselnde Affekte von flach bis hektisch, abhängig vom Status der sensorischen Reizschwelle und der Verhaltensorganisation,
> - richten ihre Aktivitäten danach aus, den sensorischen Input zu steigern,
> - tendieren manchmal zu Risikoverhalten und Impulsivität.

14.2.2 Kriterien der Verhaltensorganisation

 Tipp

Zum besseren Verständnis der Verhaltensweisen, die bei jungen Kindern Rückschlüsse auf die sensorische Integration und Regulation zulassen, können **Verhaltenszustand und Aktivitäten des Säuglings** hinsichtlich **4 Kriterien** („4 A" – siehe Übersicht 14.1) beschrieben werden:
- Erregung (arovsal),
- Aufmerksamkeit (attention),
- Affekt (affect),
- Aktivität (activity).

> **Beachte**
> Zur optimalen Funktion erfordert jeder dieser Prozesse Regulation, wobei sie jeweils einen regulierenden Einfluss aufeinander ausüben.

> **Beispiel**
> Die Fähigkeit, Aufmerksamkeit aufrechtzuerhalten, ist von einem ruhigen, wachen Erregungszustand abhängig; diese Aufmerksamkeit kann wiederum die Fähigkeit beeinflussen, eine anpassende Aktion erfolgreich zu vollbringen.

Wie bereits beschrieben, beeinflusst die sensorische Modulation bzw. die Reizschwelle diesen regulierenden Prozess und wird wiederum von ihr beeinflusst.

Erregungsniveau

> **Beachte**
> Der Begriff „Erregungsniveau" bezieht sich auf die Fähigkeit, verschiedene Schlaf- und Wachzustände aufrechtzuerhalten oder von einem zum anderen zu wechseln (Berg & Berg 1979).

Neugeborene befinden sich zumeist in einem der folgenden **Verhaltenszustände:**
- tiefer Schlaf,
- leichter Schlaf,
- Schläfrigkeit,
- ruhiger Wachzustand,
- aktiver Wachzustand,
- Weinen.

Das **Beobachten dieser Zustände** ist ein wichtiger Teil vieler klinischer Assessments und Beobachtungsansätze auf neonatologischen Intensivstationen (Als 1982; Brazelton 1984).
Die Fähigkeit, den Verhaltenszustand zu regulieren, ist bei Risikokindern oft ein erstes Anzeichen einer positiven Entwicklung, und umgekehrt sind Schwierigkeiten mit dieser Regulation ein erstes Anzeichen für Probleme (Als 1989; Lombroso & Matsumiya 1985).

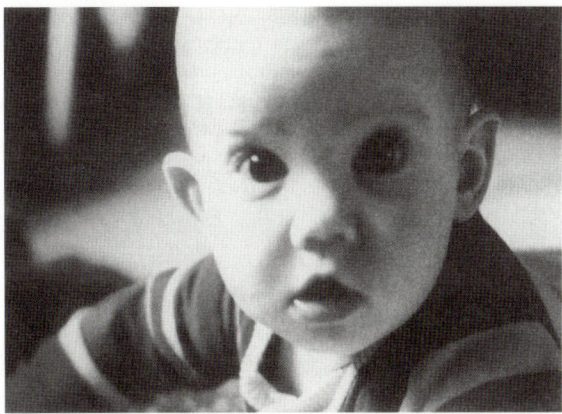

Abb 14.7. Der ruhige Wachzustand mit dem optimalen Erregungsniveau für Lernen und Interaktion

> **Beispiel**
> Das Baby in Abb. 14.7 gibt ein Beispiel für einen ruhigen Wachzustand, in dem das Kind organisiert und auf einem optimalen Erregungsniveau für Lernen und Interaktion ist.

Die Notwendigkeit, Erregungszustände zu beobachten, endet nicht mit der Neugeborenenzeit. Der Erregungszustand beeinflusst die Wahrnehmung und Interpretation des sensorischen Inputs noch lange, nachdem der Säugling einen stabilen Schlaf-Wach-Rhythmus erlangt hat (und wird davon beeinflusst).

> **Beispiel**
> Berührungsreize, die für ein Kleinkind in einem ruhigen Wachzustand akzeptabel sind, können in einem aktiven Wachzustand oder unter Stress Abwehr auslösen.

Aufmerksamkeit

> **Beachte**
> Aufmerksamkeit ist die Fähigkeit, sich ausschließlich einem Stimulus oder einer Aufgabe zuzuwenden.

Die meisten Kinder können fokussierte Aufmerksamkeit am besten in einem ruhigen Wachzustand aufrechterhalten.

Drei Faktoren beeinflussen die Aufmerksamkeit des Kleinkindes:
1. Wachheit (Aufrechterhalten eines ruhigen Wachzustandes),
2. Selektion (Auswahl, worauf die Aufmerksamkeit gerichtet werden soll, und die Fähigkeit, zwischen mehreren Fokussen zu wechseln),
3. Verteilung (Dauer, die ein Kind bei einem Stimulus bleiben kann und das dafür notwendige Ausmaß an Anstrengung, um diesen Fokus aufrechtzuerhalten).

> **Tipp**
> Eine interessante Tatsache ist, dass Säuglinge eine Vorliebe für gewisse Modalitäten haben können: z. B. beruhigt sich ein Kind durch visuelle Stimuli und orientiert sich darauf, während sich ein anderes den akustischen Reizen einer Spieldose oder der Stimme der Mutter zuwendet, um sich zu beruhigen.

Kleinkinder mit sensorischen Integrations- oder Selbstregulationsproblemen können sich häufig nicht Reizen mehrerer Sinnesmodalitäten gleichzeitig zuwenden. Zusätzlicher Input aus einer anderen Modalität führt zu Verhaltensdesorganisation. So können sie etwa die Mutter nur anblicken und anlächeln, wenn sie nicht spricht. Ein zusätzlicher auditiver Stimulus würde das Kind überstimulieren. In einer ähnlichen Situation ist ein Kindergartenkind, das sich nur konzentriert beschäftigen kann, wenn keine Musik im Hintergrund spielt.

Experten beschäftigen sich mit der Aufmerksamkeit vor allem unter dem Aspekt ihrer Dauer (der **Aufmerksamkeitsspanne**). Aber auch der Effekt, den die Reizschwelle auf die Aufmerksamkeit hat, ist von Bedeutung. **Kleinkinder, deren Reizschwelle überschritten** wird (üblicher Weise betrifft dies Kinder mit niedriger Reizschwelle oder sensorischer Abwehr) bemühen sich, aktiv sensorischen Input zu vermeiden.

> **Beispiel**
> Sie vermeiden in der direkten sozialen Interaktion aktiv den Blickkontakt oder verstecken sich unter dem Tisch, wenn sie mit einer Gruppe Gleichaltriger spielen sollten.

Im Gegensatz dazu sind **Kinder mit einer hohen Reizschwelle** unaufmerksam und reagieren nicht, wenn sie sich noch nicht auf den auffälligen Stimulus in der Umwelt hin orientiert haben.

Affekte

Affekte gehören zu den wichtigsten Verhaltensaspekten bei Risikokindern und Kleinkindern.

> **Beachte**
> Unter Affekt versteht man die emotionale Komponente des Verhaltens. Damit sind nicht nur affektive Reaktionen auf sensorischen Input gemeint, sondern auch Emotionen, die im Rahmen sozialer Beziehungen entstehen (Holloway 1998).

Wie Kinder jeden Alters, die Schwierigkeiten mit sensorischer Modulation haben, zeigen Säuglinge mit sensorischen Modulationsproblemen oft **atypische, übersteigerte oder unterdrückte affektive Reaktionen auf sensorischen Input**. Bei Säuglingen und Kleinkindern können diese ungewöhnlichen Reaktionen jedoch die Entstehung der **primären Bindung** beeinflussen (Stern 1985) und so die Erfahrungen mit der sozialen Umwelt stören. Dies geschieht nicht nur aufgrund der atypischen Reaktion, sondern wird auch durch die Art und Weise beeinflusst, wie die Eltern diese Reaktionen interpretieren (Holloway).

> **Beispiel**
> Julie war ein taktil abwehrendes, leicht irritierbares Mädchen, das sich steif machte, sobald sie gehalten oder liebkost wurde. Ihre Mutter hatte den Eindruck, dass Julie „sie nicht mochte". Als Reaktion darauf ließ sie Julie eher in Ruhe, als ihr labiles Gleichgewicht durch Interaktion und zusätzlichen sensorischen Input zu stören. Dies nahm Julie viele Gelegenheiten für fördernden Umgang, soziale Interaktion und ▶ Reziprozität.

Aktivität

> **! Beachte**
> Mit Aktivität ist die Fähigkeit gemeint, sich anpassend und zielgerichtet zu beschäftigen (Anzalone 1993).

Motorische Fähigkeiten sind die Grundlage für Aktivität, aber Aktivität ist viel komplexer, als sich nur zu bewegen: Aktivität erfordert darüber hinaus die **Organisation der kognitiven und perzeptiven Anteile zu anpassendem, zielgerichtetem Verhalten.** Muskeltonus, Kraft und der asymmetrisch tonische Nackenreflex sind **Motorik;** Spiel ist **Aktivität.** Kraft, Muskeltonus und andere Komponenten motorischer Reifung sind Voraussetzungen für das Spielen, dennoch ist eine altersentsprechende motorische Kontrolle nicht gleichbedeutend mit der Fähigkeit, anpassend mit der Umwelt zu interagieren und sie zu erforschen. Dieser spannende Prozess der **Interaktion zwischen motorischer Reifung und der Kapazität, diese Fähigkeit für Spiel und Exploration zu nützen,** ist bei Säuglingen zu beobachten (Abb. 14.8). **Ayres** (1985) beschrieb drei voneinander abhängige Schritte der **Praxie.** Dieses Modell kann das Verständnis von Aktivitäten im Säuglingsalter erleichtern (Übersicht 14.6).

Eine adäquate Integration von Sinnesreizen ist für alle Komponenten der Praxie notwendig.

> **▶ Beispiel**
> Zum Beispiel muss man, um ein Ziel zu formulieren, Neuartiges bemerken, sich diesem zuwenden und motiviert sein, die Umwelt zu erkunden. Nimmt ein Kind die Umwelt als überstimulierend und bedrohlich wahr, wird es sie eher meiden als erkunden. Ähnlich verhält es sich, wenn ein Kind taktile und propriozeptive Rückmeldungen, die es durch motorische Aktivitäten erhält, nicht optimal verarbeitet: Es wird kein adäquates Körperschema entwickeln, auf dem die Bewegungsplanung aufbauen könnte.

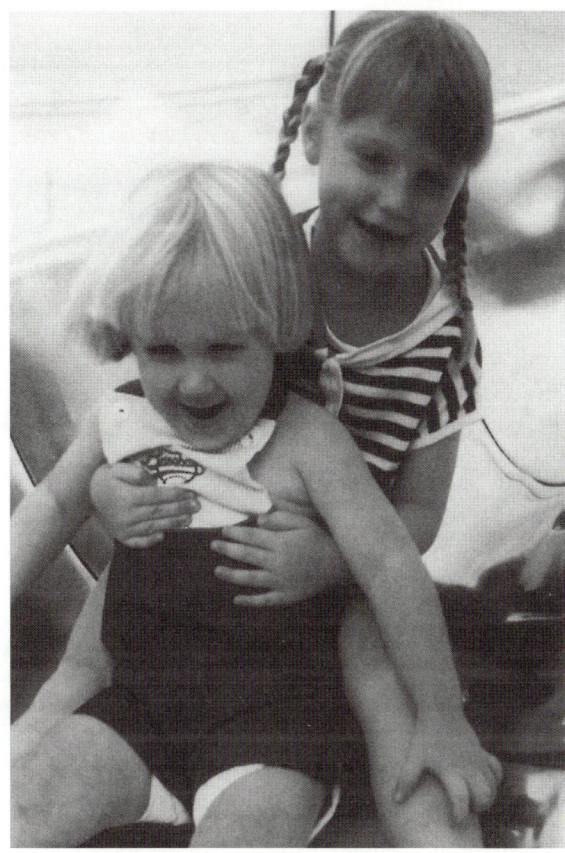

Abb. 14.8. Beim Spielen, als Aktivität verstanden, geht es darum, perzeptive, kognitive, sensorische und motorische Fähigkeiten zu koordinieren

Übersicht 14.6.
Schritte der Praxie

- **Ideation:** Formulieren des Zieles, basierend auf der Wahrnehmung von Umweltanforderungen
- **Bewegungsplanung:** Herausfinden, wie das Ziel zu erreichen ist; beinhaltet kognitives Problemlösen und sensomotorisches Körperbewusstsein, das diesem Plan zugrunde liegt
- **Ausführung:** tatsächliches Umsetzen der geplanten Handlung

Die vier Kriterien Erregungsniveau, Aufmerksamkeit, Affekt und Aktivität bieten also einen hilfreichen Weg, um die vier in Tabelle 14.1 dargestellten Profile anhand des beobachtbaren Verhaltens voneinander abzugrenzen (Williamson & Anzalone 1997). In Tabelle 14.2 sind diese Verhaltensprofile zusammengefasst.

Tabelle 14.2. Sensorische Responsivität und ihre Auswirkungen auf das Verhalten

Verhaltensreaktion	Sensorische Responsivität			
	Hyperresponsiv (Niedrige Reizschwelle)	**Reizvermeidend** (Niedrige Reizschwelle)	**Hyporesponsiv** (Hohe Reizschwelle)	**Reizsuchend** (Hohe Reizschwelle)
Erregungsniveau	Gewöhnlich hoch	Versucht, das Erregungsniveau zu modulieren und erreicht dadurch häufig einen ruhigeren Zustand	Gewöhnlich herabgesetzt	Erhöht, aber labil
Aufmerksamkeit	Kann die Aufmerksamkeit nicht fokussieren, ablenkbar	▶ **Hypervigilant**, muss die Umgebung auf sensorische „Bedrohungen" überwachen	Unaufmerksam oder verzögerte Aufmerksamkeit; verpasst dadurch oft den richtigen Zeitpunkt	Schlecht modulierte Aufmerksamkeit; nur auf sensorische Erfahrung ausgerichtet
Affekt	Vorwiegend negativ	Ängstlich und vorsichtig; später evtl. fordernd	Eingeschränkt oder flach; kann depressiv wirken	Variabel; kann mit intensiven Reizen überschießend werden
Aktivität	Impulsive Reaktionen, kann aggressiv wirken	Eingeschränkt, meidet altersentsprechende Auseinandersetzung mit der Umwelt	Passiv; neigt dazu, anderen zuzuschauen, ohne sich selbst zu beteiligen	Nur darauf ausgerichtet, sich sensorische Erfahrungen zu verschaffen; evtl. impulsiv und waghalsig

14.3 Befunderhebung bei Risikokindern und Kleinkindern mit sensorisch-integrativer Dysfunktion

Bei der Sensorischen Integration geht es nicht um den Erwerb neuer Fertigkeiten oder motorischer Meilensteine. Wichtiger ist der Prozess, in dem das Kind sie erlangt, und wie es diese neu erworbenen Fähigkeiten gebraucht, um dynamisch mit der Umwelt zu interagieren. Daher geht es in der Befunderhebung um die **Beschreibung der Qualität einer Leistung** und nicht nur um die Feststellung des Entwicklungsniveaus.

In diesem Abschnitt wird ein **zweiteiliger Befunderhebungsprozess** vorgestellt, in dem sowohl quantitative als auch qualitative Strategien eingesetzt werden (Anderson et al. 1975). Dieser kann als Leitfaden für eine aussagekräftige und umfassende ▶ **Evaluation** der Funktion bzw. Dysfunktion der Sensorischen Integration bei Säuglingen und Kleinkindern dienen.

Die **quantitativen und die qualitativen Strategien** geben Einblick in den Erwerb von altersentsprechenden Fertigkeiten und Fähigkeiten:

- **Quantitative Strategien ermöglichen Einblick in die Fertigkeiten, die ein Kind bereits hat.** Diese Beurteilung ist hilfreich, um Entwicklungsverzögerungen festzustellen oder Anhaltspunkte für Fertigkeiten, die sich gerade entwickeln, zu liefern. Die meisten standardisierten Entwicklungstests sind dieser Art (z. B. *Bayley Scales of Infant Development II*, Bayley 1993; *First STEP*, Miller 1993; *Mullen Scales of Early Learning*, Mullen 1984, 1989).
- **Qualitative Verfahren beschreiben hingegen das „Wie" von Leistungen.** Therapeutinnen verwenden qualitative Maßstäbe häufig während der Therapie als Teil der ▶ **Prozessdiagnostik**. Solche Beurteilungen sind auch sehr hilfreich, um die Qualität einer Leistung zu beschreiben. Der qualitative Aspekt von Leistung ist das, was den vier oben beschriebenen Verhaltenskriterien (Erregung, Aufmerksamkeit, Affekt, Aktivität) zugrunde liegt. Zur Beurtei-

lung der qualitativen Leistungsaspekte wird das Kind bei einer Aktivität beobachtet, und die besondere Qualität und Dynamik seiner Leistung werden erfasst.

Die bloße Durchführung einer Standardreihe von Items bietet nicht die Flexibilität, die für eine qualitative Beurteilung notwendig ist. Stattdessen muss die Therapeutin das Kind innerhalb seines Lebenskontexts beobachten und die Leistung des Kindes, die Umweltherausforderungen und die bestmögliche Übereinstimmung (▶ „goodness of fit") zwischen den beiden beschreiben.

Leider liefern nur wenige standardisierte Tests die entsprechende Struktur für eine Beurteilung der sensorisch-integrativen Fähigkeiten bzw. Beeinträchtigungen (zwei Ausnahmen: *Functional Emotional Assessment Scale* von Greenspan 1996; DeGangi & Greenspan, in Druck; und *The Early Coping Inventory* von Zeitlin et al. 1988). Kein Test liefert all die umfassenden Informationen, die notwendig sind, um die Sensorische Integration bei Kleinkindern zu beschreiben.

> **! Beachte**
> Therapeutinnen sollten qualitative und quantitative Strategien mit systematischer Beobachtung und Datensammlung von der Familie und anderen Bezugspersonen des Kindes kombinieren, um ein umfassendes, ganzheitliches Bild von den sensorisch-integrativen Stärken und Bedürfnissen des Kindes zu erhalten.

Dieser Prozess ist **interaktiv und reflektierend**; er wird vom ▶ **Klinischen Reasoning** der Therapeutin geleitet. Die Therapeutin muss
- Information aus vielen Quellen sammeln,
- sie sorgfältig überdenken,
- sie anhand ihres theoretischen Hintergrundes synthetisieren und
- die Ergebnisse in einen Interventionsplan einarbeiten, der alle betroffenen Bereiche einbezieht.

Obwohl die ursprüngliche Befunderhebung den Ausgangspunkt einer Intervention darstellt, ist Diagnostik ein andauernder Prozess (dynamisches Assessment, s. Kap. 12), der den Interventionsplan und -prozess ständig modifiziert.

Therapeutinnen sind oft Teil eines **interdisziplinären Teams** von Spezialisten aus Medizin, Pädagogik und Therapie, die mit der Familie zusammen arbeiten, um Anregungen in den Bereichen zu geben, in denen das Kind seine Stärken und Bedürfnisse hat. Es ist wichtig, dass das gesamte Team bei der Bestimmung und Koordination der Zielbereiche der Befunderhebung zusammen arbeitet (Greenspan & Meisels 1996).

◘ Übersicht 14.7 fasst die Faktoren zusammen, die die Befunderhebung leiten.

> **▶ Beispiel**
> Die Befunderhebung einer Therapeutin in einer Frühförderstelle richtet sich nach dem Bedürfnis des Kindes, sich in einer Lernumgebung zu betätigen, sowie nach den Bedürfnissen und Forderungen der Familie. Im klinischen Bereich wird die Befundung wiederum von Faktoren wie medizinische Notwendigkeiten, der Aufenthaltsdauer des Kindes und dem Umfeld nach der Entlassung beeinflusst.

In jedem Fall ist es wichtig, dass die Therapeutin das Umfeld des Kindes berücksichtigt, ebenso die primären medizinischen, ernährungsbezogenen und entwicklungsbedingten Anforderungen und Herausforderungen sowie die familiären Erwartungen. Dies sichert einen umfassenden und dennoch kooperativen Ansatz, der innerhalb der Ziele des Arbeitgebers bleibt.

> **Übersicht 14.7.**
> Faktoren, die die ergotherapeutische Befunderhebung leiten:
> - die Bedürfnisse des Kindes,
> - die Bedürfnisse und Wünsche der Familie,
> - die Philosophie und der Auftrag der Arbeitsstelle und/oder des Geldgebers,
> - die Fertigkeiten und der theoretische Ansatz der Therapeutin.

Elterninterview

Ungeachtet der Rahmenbedingungen ist die **Befragung der Eltern** ein wichtiger Bestandteil einer umfassenden Befunderhebung. Wie in Kap. 11 dargestellt, sind die Informationen der Eltern die beste Quelle, will man das Kind mit seiner Problematik in seiner individuellen Situation verstehen.

> ❗ **Beachte**
> Die Auskünfte der Eltern von Säuglingen und Kleinkindern beinhalten auch deren Hoffnungen und Träume für ihr Kind und ihre Familienwerte, Routinen und Rituale (Burke & Schaaf 1997).

Elterninterviews geben der Therapeutin Einblick in die **Handlungsrollen und Beschäftigungen** des Kindes im familiären Umfeld. Aus den Auskünften der Eltern lässt sich oft auch verstehen, wie die sensorisch-integrativen Prozesse diese Rollen oder die Rollen von anderen Familienmitgliedern beeinflussen. Fragen zur Alltagsroutine des Kindes geben Information über Stärken und behandlungsbedürftige Bereiche. Anhand von Fragen zu den täglichen Aktivitäten und zur Freizeitgestaltung der Familie können familiäre Interessen und Beschäftigungen sowie die Art und Weise, in der das Kind dabei integriert wird, in Erfahrung gebracht werden. Eine Beobachtung der Familie bei Alltagsaktivitäten bereichert den Einblick in den Ablauf des Familienlebens, wie gut das Kind und seine Familie aufeinander abgestimmt sind und wie effektiv das Kind seine Rolle als Familienmitglied erfüllt.

14.3.1 Komponenten der Befunderhebung

In der Befunderhebung bei Säuglingen und Kleinkindern mit Verdacht auf sensorisch-integrative Dysfunktion müssen **drei Hauptkomponenten** berücksichtigt werden (Schaaf & Mulrooney 1989b):
- das Kind,
- die natürliche Umwelt,
- die soziale Umwelt (einschließlich Familie und Gleichaltrigengruppe).

Eine Befunderhebung, die all diese Komponenten einbezieht, liefert umfassende Informationen über die individuellen Stärken und Bedürfnisse, die dem Handeln zugrunde liegen, und dient als Wegweiser für eine Intervention.

(Ein genauer Überblick über standardisierte und nicht standardisierte Begutachtungsinstrumente, die auf diese Bereiche ausgerichtet sind, findet sich z. B. bei Asher 1996; Case-Smith et al. 1996; King-Thomas & Hacker 1987 und Schaaf & Davis 1992.) In **Anhang 14A.1** findet sich ein Überblick über Tests zu allen drei Komponenten der Befundung.

Wie bereits festgestellt, ist es wichtig, eine **Kombination einzusetzen** von
- **quantitativen Instrumenten**, die das Entwicklungsniveau der sensorischen Verarbeitung messen, **und**
- **qualitativen oder quantativen ▶ Assessments**, die Information darüber liefern, wie die sensorische Verarbeitung das Verhalten des Kindes beeinflusst.

Die Befundung sollte das familiäre Umfeld und die natürliche Umwelt einbeziehen, wodurch nicht nur die sensorischen Bedürfnisse und Fähigkeiten des Kindes, sondern auch ihre Auswirkungen auf das Beschäftigungsverhalten und die sozialen Interaktionen sichtbar werden.

Beurteilung des Kindes

In der Befunderhebung unter sensorisch-integrativen Prinzipien sollten folgende **Aspekte** berücksichtigt werden:
- die Responsivität des Kindes auf verschiedene Arten von sensorischen Inputs,
- die Fähigkeit des Kindes, Input bei verschiedenen Anforderungen zu modulieren,
- seine Fähigkeit, sich nach Perioden von Desorganisation selbst zu beruhigen,
- die Strategien, die das Kind einsetzt, um sich selbst zu beruhigen,
- die Qualität und Intensität des sensorischen Input, die für das Kind organisierend und desorganisierend wirken.

Besonders wichtig ist es herauszuarbeiten, wie diese Faktoren die Fähigkeit des Kindes beeinflussen, seinen **Handlungsrollen** effektiv nachzukommen.

> **Tipp**
> - Wie beeinflusst die Responsivität auf sensorische Reize die **Fähigkeit zu spielen** oder eine Bindung mit einer Bezugsperson zu entwickeln?
> - Wie beeinflusst sensorische Modulation **regulierendes Verhalten** wie Schlafen und Essen?
> - Wie beeinflusst sensorische Modulation die **Regulation der vier Verhaltenskriterien:** Erregung, Aufmerksamkeit, Affekt und Aktivität?
> - Wie beeinflusst die Regulation der vier Verhaltenskriterien die sensorische Modulation?
> - Wie passt der **Interaktionsstil der Eltern** zu den sensorischen Bedürfnissen des Kindes?
> - Wie beeinflusst die sensorische Reizschwelle des Kindes seine Fähigkeit, sich auf **Selbstversorgung und Spielaktivitäten** einzulassen?
> - Auf welche Weise zeigen sich die **sensorischen Vorlieben des Kindes** im Spiel?

Die Antworten auf diese und ähnliche Fragen, die durch eine Kombination von quantitativen und qualitativen Strategien gesammelt werden, sind von vorrangiger Bedeutung im Befundungsprozess.

Es zeigt sich zunehmend, dass die sensorisch-integrativen Bedürfnisse des Kindes **im Rahmen des funktionellen Verhaltens** erfasst werden müssen (Coster 1998; Dunn & Westman 1997; Fisher, Murray & Bundy 1991, 2002; Schaaf & Burke 1992). Durch die sensorisch-integrative Sichtweise ist es möglich, die Funktionsstörungen und die Unterschiede im individuellen Stil zu verstehen.

> **Beachte**
> Für die Interpretation der sensorisch-integrativen Schwächen eines Kindes ist entscheidend, ob sie für das Kind in seinen täglichen Beschäftigungen Probleme schaffen oder nicht (Coster 1998).

> **Beispiel**
> Die Therapeutin befundet ein Kind mit einer leichten sensorischen Modulationsstörung, die jedoch keine Auswirkungen auf sein Spielverhalten und seine sozialen Beziehungen zeigt. Die Therapeutin bekommt einen Einblick in die Vorlieben und Leistungen des Kindes. Sie kommt aber zu dem Schluss, dass keine spezifische Intervention nötig ist. Würde die Dysfunktion das Kind bei Aktivitäten zu Hause oder in der Schule beeinträchtigen, d. h. seine optimale ▶ **Handlungsperformanz** vermindern, wäre als Ergebnis der Befundung eine Intervention und Elternberatung zu empfehlen.

Wird in der Befunderhebung sowohl auf die sensorischen Probleme als auch auf die eventuellen funktionellen Auswirkungen einer sensorischen Funktionsstörung geachtet, so ist sichergestellt, dass die Therapeutin und die Bezugspersonen die sensorisch-integrativen Bedürfnisse des Kindes im Hinblick auf altersentsprechendes und funktionelles Verhalten verstehen. Dadurch wird der SI-Ansatz als gültig angesehen und akzeptiert.

Da standardisierte Tests diese Art der Information normalerweise nicht berücksichtigen, liegt es in der professionellen Verantwortung der Therapeutin, **standardisierte, kindgerechte, quantitative Verfahren mit qualitativen Informationen aus Beobachtungen und einem Anamnesegespräch zu verbinden** (Anhang 14A.1 listet zahlreiche der gegenwärtig verfügbaren Testverfahren zur Beurteilung der sensorischen Verarbeitung bei Säuglingen und Kleinkindern auf). In **Anhang 14A.2** findet sich ein senorisch-integrativer Beobachtungsleitfaden („*Sensory Integrative Observation Guide*"). Dabei handelt es sich um einen Elternfragebogen zur Erfassung der elterlichen Perspektive bezüglich auffälliger Verhaltensweisen, die in Verbindung mit sensorischer Verarbeitung und Funktionsstörung bei Säuglingen und Kleinkindern stehen.

Sensorische Anamnese

Eine **sensorische Anamnese** ist ebenfalls eine nützliche Methode, um Information über die bisherige und gegenwärtige Entwicklung und Verhaltensweisen des Kindes zu sammeln, die Hinweise auf seine sensorische Verarbeitung geben. Sie sollte folgende **Aspekte** beinhalten:
- Informationen über die prä-, peri- und postnatale Entwicklung,

- eine medizinische und entwicklungsdiagnostische Anamnese,
- Informationen über Verhaltensweisen des Kindes im Bezug auf jedes Sinnessystem (visuelles, auditives, olfaktorisches, taktiles, propriozeptives und vestibuläres),
- Informationen über Verhaltensweisen, die mit Praxie in Zusammenhang gebracht werden können.

Zeitgemäße **Elternfragebögen** mit hoher Validität und Reliabilität stellen die **Manifestation der Sensorischen Integrationsstörung in den Alltagsaktivitäten** des Kindes in den Vordergrund. Das *Sensory Profile* (Dunn 1999) und die *Evaluation of Sensory Processing* (LaCroix et al. 1997) sind zwei vielversprechende Befundungsverfahren, die das Potenzial haben, die sensorische Verarbeitung des Kindes und ihren Einfluss auf das Beschäftigungsverhalten und die Alltagbewältigung zu beurteilen.

Die **Beobachtung des Kindes** während strukturierter und unstrukturierter Aktivitäten dient dazu, die individuelle Reaktion jedes Kindes auf sensorischen Input zu verstehen. Mit dem *Infant Behavior Record* (Bayley 1993), einem Teil des Bayley-II-Entwicklungstests, können im Rahmen einer standardisierten Testung qualitative Leistungskomponenten, die eine sensorisch-integrative Basis haben könnten, dokumentiert werden.

Beobachtung im freien Spiel

Sehr aussagekräftig ist die **Beobachtung unstrukturierter Spielsituationen** (◘ Abb. 14.9). Im Spiel spiegeln sich die grundlegenden Fähigkeiten und Bedürfnisse des Kindes hinsichtlich seiner Entwicklung und sensorischen Verarbeitung.

Bei der Beobachtung eines Kindes in einer Spielsituation müssen auch die sensorischen Anforderungen der Umgebung und die dyadische oder soziale Interaktion, in der sich das Kind befindet, berücksichtigt werden (Burke 1998; Burke & Schaaf 1997; Schaaf & Burke 1992, 1997; Schaaf et al. 1987).

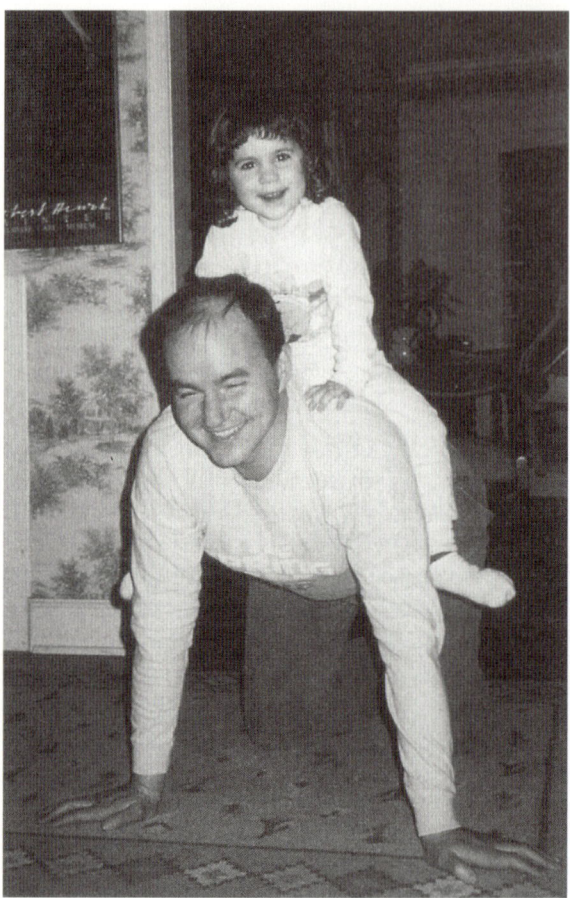

◘ **Abb 14.9.** Die Spielbeobachtung ermöglicht der Therapeutin, die Reaktionen des Kindes auf sensorischen Input in einer unstrukturierten Umgebung zu beobachten

Tests für Säuglinge und Kleinkinder

Ausgezeichnete **quantitative Instrumente** zur Beurteilung der sensomotorischen Leistungen, die Rückschlüsse auf die Sensorische Integration zulassen, sind
- *Miller Assessment for Preschoolers* (Miller 1982, 1988),
- *Test of Sensory Functions in Infants* (DeGangi & Greenspan 1989),
- *First STEP* (Miller 1993).

(In **Anhang 14A.2** findet sich eine Übersicht über diese und andere Verfahren.)

Beurteilung der natürlichen Umwelt

Zur Beurteilung der natürlichen Umwelt gehört die **Evaluation der nicht personenbezogenen Umweltfaktoren**, die die individuellen sensorischen Bedürfnisse des Kindes bei der Beschäftigung unterstützen, erschweren oder behindern.

> **Tipp**
> Im Elterngespräch sollte die **physikalische Umgebung des Kindes** wie Spielmaterial und Orte, an denen das Kind spielt, angesprochen werden:
> - Steht dem Kind entwicklungsgemäßes Spielmaterial zur Verfügung?
> - Hat es Möglichkeiten, viele verschiedenartige sensorische Reize zu erfahren?
> - Zeigt das Kind Vorlieben bei Spielmaterial oder beim Spielen, die auf seine selbstregulierenden Strategien hinweisen?
> - Erzeugt die Umgebung durch zu viel unpassendes Spielmaterial oder zu viele Geräusche und Unruhe sensorische Überforderung?
> - Ist der Spielbereich des Kindes sicher?

Einfache aber wirkungsvolle Strategien zur Abstimmung der Spielplätze und -objekte auf das Kind können eine grundlegende und andauernde Wirkung auf die Fähigkeiten des Kindes haben, kompetent und effektiv zu spielen. (In **Anhang 14A.1** sind Beurteilungsverfahren aufgelistet, die sich besonders auf die natürliche Umwelt beziehen.)

Beurteilung der sozialen Umwelt

Die Beurteilung der sozialen Umwelt schließt eine **Evaluation der Beziehung zwischen Bezugsperson und Kind** ein, z. B. während einer Spielsituation wie in Abb. 14.10. Bei der Untersuchung der Interaktion müssen die Fähigkeiten beider Partner ebenso wie die Übereinstimmung zwischen dem Kind und seinem sozialen Partner beurteilt werden. Es gibt zwar keine Instrumente, die spezifisch beurteilen, wie die sensorische Verarbeitung des Kindes die Interaktion mit einer Bezugsperson beeinflusst, allerdings kann mit einigen Verfahren die Eltern-Kind-Interaktion beurteilt werden (s. **Anhang 14A.1**).

Die Schlussfolgerungen und Interpretationen über die Eltern-Kind-Interaktion und über die Auswirkungen der sensorischen Verarbeitung des Kindes auf diese Interaktionen beruhen auf dem ▶ **Klinischen Reasoning** der Therapeutin aus sensorisch-integrativer Perspektive.

Die *Functional Emotional Assessment Scale* (DeGangi & Greenspan in Druck; Greenspan 1996) evaluiert das Verhalten des Kindes unter sensorisch-integrativem und sozial-emotionalem Gesichtspunkt. Durch systematische Beobachtung und Einschätzung der Eltern-Kind-Verhaltensweisen während einer Spielsituation werden mit dieser Skala auch die **Verhaltensweisen der Bezugsperson**, ihre Verfügbarkeit, ihr Interesse, ihre Beziehung und ihre Interaktionen mit dem Kind einbezogen.

Es sind auch andere **Verfahren zur Beurteilung der sozialen Umwelt** erhältlich, speziell der Familie und/oder der Bezugsperson. Sie zielen v. a. ab auf **Informationen über**

- die Stärken der Familie oder Bezugsperson,
- ihre Bedürfnisse,
- ihre Fähigkeiten, diese Bedürfnisse zu identifizieren, und
- ihre Fähigkeiten, mit dem potenziellen Stress zurechtzukommen, der mit einem Kind mit speziellen Bedürfnissen verbunden sein kann (Schaaf & Davis 1992).

(In Anhang **14A.1** sind Verfahren, die auf die Familie fokussieren, zusammengefasst.)

14.3.2 Strukturieren von Ergebnissen: Von Daten zum Interventionsplan

Im letzten Abschnitt des Begutachtungsprozesses strukturiert die Therapeutin die Informationen. Sie erstellt eine sinnvolle **Beschreibung**, wie die sensorischen Bedürfnisse des Kindes sein Beschäftigungsverhalten beeinflussen, und entwirft einen **Interventionsplan**, der auf Stärken aufbaut und Schwächen verbessert.

Im Ansatz in Abb. 14.3 S. 296) sind **drei (einander nicht ausschließende) Säulen der Intervention** dargestellt:

- **Unterstützung für die Eltern**, damit sie ihr Kind besser verstehen,
- **Förderung der Übereinstimmung** (▶ „goodness of fit") zwischen dem Säugling und seiner Umwelt,
- **Heilung** bzw. Beseitigung der zugrunde liegenden sensorischen Verarbeitungsstörungen und der Selbstregulierungsprobleme und ggf. ihrer Auswirkungen auf die Verhaltensorganisation.

Diese drei Säulen der Intervention erlauben es der Therapeutin, eine auf konkrete Bedürfnisse ausgerichtete und auf Stärken aufbauende Behandlung im Rahmen des familiären Alltags zu planen.

> **Beachte**
> Durch den Einbau therapeutischer Aktivitäten in Alltagshandlungen ergeben sich Wiederholungen und Lernmöglichkeiten.

Diese sind notwendig, um Entwicklungsveränderungen herbeiführen zu können, und sie schaffen auch eine Grundlage für die Entwicklung von altersentsprechenden affektiven Beziehungen (Holloway 1998).

In ◘ Tabelle 14.3 wird eine brauchbare Methode dargestellt, wie die Informationen zusammengeführt und die Begutachtungsdaten in einem Behandlungsplan organisiert werden können. Dieses System hilft der Therapeutin, die mit der sensorischen Verarbeitungsstörung verbundenen **Hauptprobleme zu identifizieren** (d. h. die Fähigkeit der Eltern, Signale zu verstehen, ▶ „goodness of fit", Responsivität/Reizschwelle, ▶ **Selbstregulation**, Funktion einzelner Sinnessysteme und Verhaltensorganisation), um dann den **Schwerpunk für die Intervention** zu bestimmen. Bei Säuglingen und Kleinkindern liegt der Fokus der Intervention häufig auf den Eltern und dem häuslichen Umfeld; jede Situation bringt jedoch eine individuelle Kombination von umweltbedingten, sozialen und internen Stärken und Schwächen mit sich.

1. Säule der Intervention: Unterstützung der Eltern, damit sie ihr Kind verstehen

Eine der Stärken des sensorisch-integrativen Therapieansatzes bei Säuglingen und Kleinkindern ist es, Verhaltensweisen erklären zu können, die den Eltern sonst Rätsel aufgeben. Die Sensorische Integrationstherapie kann **Verhaltensweisen** (z. B. taktile Abwehr oder Fütterschwierigkeiten) **in eine verständliche und neutrale Sprache übersetzen**.

> **Beispiel**
> Taktil-abwehrendes Verhalten wie der Widerwillen gegen Kuscheln wird viel eher einem emotionalen Hintergrund („Ich bin keine gute Mutter") als einem sensorischen („Mein Kind erträgt keine Berührung") zugeschrieben. Eltern neigen auch dazu, einigen sensorisch-integrativen Symptomen Vorsätzlichkeit zu unterstellen, sie als bösartig oder als Zeichen von Desinteresse zu interpretieren. Werden die Eltern dabei unterstützt, die sensorischen Grundlagen des kindlichen Verhaltens zu verstehen, kann dies eine ungeheure Wirkung auf die Eltern-Kind-Interaktion haben.

Sensorisch abwehrende Verhaltenweisen, sensorisch begründete Fütterschwierigkeiten, Regulationsprobleme und andere durch Wahrnehmungsstörungen verursachte Verhaltensprobleme können die wichtige Geborgenheit und Bindung der frühen Lebensjahre stören.

> **Beispiel**
> Eltern erleben ein Kind, das mit zwei Jahren noch immer nicht durchschläft, als schwierig oder „manipulativ", obwohl tatsächlich eine mangelnde ▶ **Selbstregulation** und sensorische Überempfindlichkeiten das Kind daran hindern, über längere Zeitabschnitte durchzuschlafen.

Oft besteht die wirksamste **Intervention** darin, die Eltern dabei zu unterstützen,
- Verhaltensweisen mit einem sensorischen Hintergrund zu erkennen,
- die Signale des Kindes bezüglich seiner sensorischen Vorlieben, seines Erregungszustandes und seiner Bereitschaft zur Interaktion zu verstehen und
- eine wechselseitige und unterstützende Interaktion mit ihrem Kind zu entwickeln (Brazelton 1990; Holloway 1998; Williamson & Anzalone, in Druck).

14.3 · Befunderhebung bei Risikokindern und Kleinkindern mit sensorisch-integrativer Dysfunktion

Tabelle 14.3. Strukturierung der Begutachtungsdaten für den Behandlungsplan

Komponente	Fragen für die Intervention	Wirkt organisierend oder desorganisierend?	Konsequenzen für die Intervention
Eltern	Fähigkeit, Anzeichen zu erkennen		
	Verständnis für die Schwierigkeiten des Kindes		
	Synchron oder reziprok		
	Fähigkeit, das Kind zu fördern		
Übereinstimmung („goodness-of-fit")	Soziale Umgebung		
	Physikalische Umgebung		
Sensorische Verarbeitung des Kindes: Erregungszustand und Reizschwelle	Hyperresponsiv		
	Reizvermeider		
	Hyporesponsiv		
	Reizsucher		
	Gemischt		
Sensorische Verarbeitung des Kindes: Selbstregulation	Erregungszustand (einschließlich Schlaf/Wachzustand)		
	Aktivitätsniveau		
	Fähigkeit, sich zu beruhigen		
Sensorische Verarbeitung des Kindes: Einzelne Sinnessysteme	Taktil		
	Vestibulär		
	Visuell		
	Propriozeptiv		
	Auditiv		
	Olfaktorisch		
	Temperatur		
	Oral		
	Schmerz		
Sensorische Verarbeitung des Kindes: Sensorische bedingte Verhaltensorganisation	Erregungszustand		
	Aufmerksamkeit		
	Affekt		
	Aktivität		
Zusammenfassung Schwerpunkt der Intervention	Eltern:	Übereinstimmung:	Kind:

Dieser Ansatz schafft wichtige Grundlagen für die **kooperative Beziehung zwischen der Fachkraft und den Eltern**, die für eine **familienzentrierte Betreuung** (Hanft 1989) entscheidend ist.

2. Säule der Intervention: Förderung der bestmöglichen Übereinstimmung zwischen Kind und Umwelt

Die Förderung der Übereinstimmung („goodness of fit") zwischen dem Säugling und der Umwelt ist ein zentrales Anliegen der Arbeit mit Säuglingen und Kleinkindern.

> **Exkurs**
>
> **Umweltmedizin**
> Gorski (1983) verwendete den Begriff **Umweltmedizin**, um die Übereinstimmung zwischen der Umwelt und dem Kind in der Neonatologie zu beschreiben. Seiner Meinung nach ist die medizinische Intervention bei frühgeborenen Säuglingen nicht die Behandlung einer Krankheit, sondern vielmehr die Behandlung eines Kindes in der falschen Umgebung (Krankenhaus statt Uterus).

> **Beachte**
>
> Die therapeutische Herausforderung besteht darin, die richtige Übereinstimmung zwischen Umweltreizen (sozialen und/oder physikalischen) und den sensorischen Verarbeitungsfähigkeiten des Kindes zu finden, damit das Kind gedeihen kann.

Viele Behandlungsansätze basieren auf Gorskis Sichtweise. Am bemerkenswertesten ist Als' **synaktive Entwicklungstheorie** (1982, 1989), in der einerseits die Unreife und Plastizität des sich entwickelnden Nervensystems des Säuglings und andererseits der Stress durch die medizinische Versorgung berücksichtigt wird.

Das Konzept der Sensorischen Integration zeigt einen klar definierten und erprobten Weg, wie diese Theorie über die Säuglingsstation hinausgehend umgesetzt werden kann.

> **Beachte**
>
> Im Gegensatz zu den Modellen der Neugeborenenentwicklung erklärt die SI-Theorie die Bedeutung der bestmöglichen Übereinstimmung nicht nur in Bezug auf **reaktives** Verhalten, sondern auch in Bezug auf Exploration und komplexere Verhaltensweisen wie Spiel.

> **Beispiel**
>
> So kann in der Sensorischen Integrationstherapie erklärt werden, wie und warum ein überempfindliches Kind spielerische (d. h. Reiz erzeugende) Interaktionen mit Gleichaltrigen vermeidet.

Die Herausforderung für die Therapeutin besteht nicht nur darin zu verstehen, wie die individuellen Strategien eines Kindes zur ▸ **Selbstregulation** seine sensorische Empfindlichkeit und seine sensorischen Vorlieben beeinflussen, sondern auch, wie Anforderungen und Stress der natürlichen und sozialen Umwelt seine Verhaltensorganisation beeinflussen.

> **Beachte**
>
> Das Verständnis von Selbstregulation, sensorischer Empfindlichkeit und Umwelteinflüssen ist grundlegend für die Intervention beim Säugling und Kleinkind.

Die ergotherapeutische Intervention zielt darauf ab, ein unterstützendes Umfeld für die sich entwickelnden Selbstregulationsfähigkeiten des Kindes zu schaffen, um die Entwicklung von unangepassten Verhaltensmustern zu verhindern.

Der SI-Ansatz geht davon aus, dass **jede Person** das **Potenzial hat, optimal zu handeln**,

sofern
- eine Umgebung mit adäquaten, an das Individuum angepassten sensorischen Erfahrungen und
- eine Bezugsperson, die auch subtile Signale erkennt, zur Verfügung stehen.

Die Verhaltensbeobachtung des Kindes (Verhaltensorganisation) und Beobachtung der quantitativen Faktoren, die das Verhalten beeinflussen, werden zur Leitlinie für die Interventionsstrategien. Im folgenden **Fallbeispiel** werden Interventionsstrategien aufgezeigt, die auf die Förderung der Übereinstimmung des Kindes mit seiner sozialen und natürlichen Umwelt abzielen und die Eltern dabei unterstützen, ihr Kind zu verstehen.

Beispiel

Sarah ist ein gesundes, frühgeborenes Mädchen, das im Alter von zehn Monaten wegen auffälliger Unruhe und Schwierigkeiten beim Schlafen und Essen zur Ergotherapie überwiesen wird. Im ersten Teil der Befunderhebung beobachtet die Therapeutin die **Interaktion zwischen Sarah und ihrer Mutter**, Frau L: Es zeigt sich deutlich, dass Sarahs Erregungsniveau extrem schwankt, mit häufigem Wechsel zwischen Schläfrigkeit und unstillbarem Weinen. Sarah ist physiologisch instabil, erbricht oft und zeigt auffallende Veränderungen der Hautfarbe. Ihre Aufmerksamkeit reicht aufgrund der körperlichen Instabilität nicht für soziale Interaktion oder auch nur kurzfristiges Fixieren des Gesichts ihrer Mutter. Bei Interaktionsangeboten wendet sich Sarah ab und überstreckt sich, statt sich auf ihre Mutter hin zu orientieren. Ihre Affektlage ist vorwiegend negativ und gestresst, ihre Handlungen sind desorganisiert und vermeidend mit ruckartigen Bewegungen und überwiegender Hyperextension im Nacken und Rumpf. Auf den ersten Blick wirkt Sarah wie ein überempfindliches Kind mit kaum vorhandenen Möglichkeiten zur ▶ **Selbstregulation**. Im Verlauf zeigt sich jedoch ein gravierendes **Missverhältnis** zwischen Sarahs sensorischer Responsivität und ihrer sozialen und natürlichen Umgebung: Frau L.s Art des Beruhigens und Tröstens stimmt nicht mit Sarahs sensorischen Bedürfnissen überein: Frau L. setzt in der Interaktion mit Sarah sensorischen Input von hoher Intensität ein, wie etwa
- hohe, unrhythmische Stimme,
- leichte Berührung am Unterleib und im Gesicht,
- Auf- und Ab-Bewegen (vestibulärer Input),
- visuelles Erschrecken (unmittelbarer Kontakt von Gesicht zu Gesicht).

Obwohl es sich dabei um typische Strategien der Eltern-Kind-Interaktion handelt, wirken sie auf Sarah **überstimulierend**. Sie unterstützen keine Selbstregulation, sondern bewirken vielmehr desorganisiertes Verhalten. Jedem Protest von Sarah folgt **statt Verminderung eine Steigerung des sensorischen Inputs**. Sarahs Mutter setzt übliche Erziehungsstrategien ein, die bei einem anderen Kind helfen könnten, es zu beruhigen und zu organisieren. Auf Sarah wirken sie hingegen wegen ihrer Überempfindlichkeit überstimulierend und desorganisierend.

Sarahs Mutter wird von der Therapeutin angeleitet, Sarahs **sensorische Umgebung** auf einen stabilen visuellen Reiz **zu reduzieren** (indem sie Sarah ruhig ins Gesicht blickt) und alle zusätzlichen Inputs (auditive, vestibuläre und taktile) einzustellen. So wird Sarah in die Lage versetzt, sich dieser niedrigeren sensorischen Anforderung zuzuwenden, sich zu beruhigen und für ungefähr drei Minuten in einem ruhigen Wachzustand zu bleiben, während sie ihre Aufmerksamkeit dem Gesicht ihrer Mutter zuwendet. Sie beginnt sogar zu lächeln und Kontakt aufzunehmen. Ihre Stimmungslage ist nun positiv, ihre Aktivitäten werden zielgerichteter und ihre Bewegungen kontrollierter. Im Verlauf der Therapie kann Sarahs Mutter ihr nun zunehmend kombinierte Inputs mit niedrigem Niveau anbieten (z. B. sie zu halten und anzuschauen). Frau L. lernt auch Strategien, um Sarah zu helfen, sich selbst zu beruhigen, indem sie ihr z. B. in einer reizreduzierten Umgebung einen Schnuller anbietet, Sarah in ein Steckkissen wickelt und mit sanfter Stimme zu ihr spricht oder sie im Steckkissen langsam wiegt.

In diesem Beispiel kommt die massive Veränderung nicht unmittelbar durch die Verbesserung von Sarahs Fähigkeiten (obwohl sich ihre sensorische Verarbeitung durch den dosierten Input mit der Zeit verbesserte), sondern als Reaktion auf eine bessere Übereinstimmung zwischen Sarahs Fähigkeiten und ihrer sozialen und natürlichen Umwelt. Der **Fokus der ergotherapeutischen Intervention** bestand darin, der Mutter mehr Verständnis zu vermitteln für Sarahs kommunikative Signale, die ihre sensorischen Bedürfnisse widerspiegelten, und für die Umgebungsgestaltung, die Sarah ermöglichte, organisiert zu bleiben und ihre Fähigkeiten einzusetzen. So lernte die Mutter, Sarahs Überstrecken und Wegdrehen als Ausdruck von Überforderung neu zu interpretieren.

Die **Reizreduktion** in der sensorischen Umgebung führte zu
- verbessertem Orientierungsverhalten,
- gesteigerter Aufmerksamkeit und Fokussierung und
- zunehmender sozialer Interaktion.

Diese scheinbar einfache und geringfügige Intervention im familiären Umfeld bewirkte eine unmittelbare und markante Verbesserung, die langfristige Schwierigkeiten ausgleichen konnte.

3. Säule der Intervention: Direkte sensorisch-integrative Behandlung

Die spezielle Behandlung der sensorischen Verarbeitungsstörung ist das letzte Anliegen der Intervention beim Säugling und Kleinkind. Wie anhand von Sarahs Fallgeschichte gezeigt wurde, benötigen nicht alle Kinder eine intensive und individuelle Therapie. Sind jedoch indirekte Maßnahmen nicht einsetzbar oder führen sie nicht zum gewünschten Erfolg, so können spezifischere, direkte Behandlungsmaßnahmen notwendig sein.

> **Vorsicht**
> Bei allen Kindern, besonders aber bei Säuglingen und Kleinkindern müssen sich die Therapeutinnen und Bezugspersonen der **Wirkungskraft von sensorischen Reizen** bewusst sein. Oft hilft dem Kind nicht die Steigerung, sondern die Verminderung des sensorischen Reizangebotes, sein Verhalten für angepasste Reaktionen zu organisieren.

> **Beispiel**
> Aktivitäten, die propriozeptive und feste taktile Inputs (wie Einwickeln und kraftvolles Saugen) und Aktivitäten gegen Widerstand (z. B. einen Kinderwagen schieben oder Sofakissen transportieren, um sie zum Springen zu verwenden) sind sehr wirksam, um eine aktive Beteiligung herbeizuführen.

> **Vorsicht**
> Für das Verständnis der direkten Behandlung sensorischer Verarbeitungsstörungen ist die Unterscheidung zwischen **Sensorischer Integrationstherapie** und sensorischen **Stimulationstechniken** entscheidend!
>
> Unter **sensorischer Stimulation** versteht man Techniken, bei denen dem Kind sensorischer Input geliefert wird. Das Kind, das dabei nicht unbedingt selbst aktiv ist, wird dem sensorischen Reiz ausgesetzt.

In der echten **Sensorischen Integrationstherapie** sind die **aktive** Beteiligung des Kindes in selbst gesteuerten, bedeutungsvollen Aktivitäten und sein **anpassendes Verhalten** zentral, um die Integration und Organisation der Sinnesempfindungen zum Gebrauch zu fördern.

Auch wenn Säuglinge zu selbst gesteuerten Aktivitäten im herkömmlichen Sinn noch nicht fähig sind, teilen sie durch nonverbale kommunikative Signale und Gesten den Erwachsenen ständig ihre Wünsche und Bedürfnisse mit, wie im Beispiel von Sarah zu sehen war. Es ist ein wesentlicher Aspekt des sensorisch-integrativen Therapieprozesses zu lernen, die „Sprache" des einzelnen Kindes zu verstehen und darauf zu reagieren.

> **Beachte**
> Das Verständnis für die Signale des Kindes eröffnet der Therapeutin und den Bezugspersonen einen Einblick in die Interessen, Bedürfnisse und Wünsche des Kindes.

Grundlage für die Auswahl von Behandlungsaktivität(en), die die „gerade richtige Herausforderung" bieten, ist ein komplexes ▶ **Klinisches Reasoning**. Die Therapeutin muss mehrere **Faktoren** berücksichtigen:
- das klinische Profil (wie in ◘ Tabelle 14.1 dargestellt),
- die Motivation des Kindes,
- die Familie und ihre Prioritäten.

> **Tipp**
> Die in der Behandlungsumgebung zur Verfügung stehenden sensorischen Herausforderungen und Möglichkeiten müssen als therapeutische Werkzeuge betrachtet werden:
> - Wie flexibel ist die Umgebung?
> - Wie kann man sie neuartig machen oder das sensorische Angebot verändern?

> **Beachte**
> Es ist wesentlich, dass die Familie in die Planung der Intervention mit einem Kleinkind immer einbezogen wird.

Folglich muss die Therapeutin die Eltern-Kind-Interaktion beobachten, wobei ein wichtiger Aspekt die bestmögliche Übereinstimmung zwischen dem Stil der Eltern und den sensorischen Bedürfnissen des Kindes ist. In der Arbeit mit dem Kleinkind besteht die Rolle der Ergotherapeutin oft darin, die Eltern-Kind-Dyade zu nützen und daran zu arbeiten, das Verständnis und die Beobachtungsgabe der Eltern sowie die Beziehung und Kommunikation der Eltern mit dem Kind zu fördern. Das Ziel ist es, die ▶ **Reziprozität** zwischen dem Säugling und den Eltern zu verbessern.

Das nächste Ziel ist es, die **natürliche Umwelt zu modifizieren** oder den sensorischen Input, den das Kind sucht oder erhält, zu verändern. Um wirksame Änderungen in der Umgebung anregen zu können, muss die Therapeutin alle **Eigenschaften von sensorischen Reizen** bedenken:

- Art,
- Intensität,
- Dauer,
- Lokalisation und
- Häufigkeit des Inputs.

Von Seiten des Kindes muss sie die sensorische **Reizschwelle** berücksichtigen und klären, ob das Verhalten des Kindes der Reizschwelle entspricht oder ob es ein Versuch ist, diese Reizschwelle zu kompensieren.

ⓘ Tipp

Als **Leitfaden** können folgende **Fragen** dienen:
- Wie breit, eng oder veränderbar ist der Schwellenbereich des Kindes?
- Welche sensorischen Modalitäten wirken erregend, beruhigend, organisierend oder desorganisierend für dieses Kind?
- Welche der Eigenschaften dieser sensorischen Reize (Art, Intensität, Dauer, Lokalisation, Häufigkeit) beeinflussen die Reizschwelle, die Selbstregulation und die Organisation des Kindes?
- Welche der zur Verfügung stehenden Spielmaterialien, Geräte und anderen – einschließlich sozialen – Umweltfaktoren müssen verändert werden, um für den Säugling die Möglichkeiten für Aktivitäten in der natürlichen Umgebung zu erweitern, einzugrenzen oder zu klären?

14.4 Grundprinzipien der Sensorischen Integrationstherapie für Säuglinge und Kleinkinder

Unter Berücksichtigung all dieser Faktoren bestimmt die Therapeutin den Ausgangspunkt der **Intervention**.

In erster Linie ist die sensorische Empfindlichkeit des Säuglings zu respektieren und darauf zu achten, dass innerhalb des Toleranzbereichs und der Bedürfnisse des Kindes gearbeitet wird, wobei dem Kind Zeit gegeben werden muss, um die sensorischen Reize zu integrieren und darauf zu reagieren (Ayres 1972; Koomar & Bundy 1991).

ⓥ Vorsicht

Bei Säuglingen darf der Input nur langsam und sehr vorsichtig modifiziert werden!

Ebenso ist zu bedenken, dass bei Säuglingen und Kleinkindern oft eine **Verminderung des Inputs** (statt einer Steigerung) angezeigt ist, um die Integration der Reize zu unterstützen.

Sensorische Diät

Die **sensorische Diät** (Wilbarger 1995; William & Shellenberger 1996) ist ein hilfreiches Konzept für die Interventionsplanung, das darauf abzielt, Sinnesempfindung zu modifizieren.

Ebenso wie die Ausgewogenheit der Nahrungsmittel die Basis einer gesunden Ernährung darstellt, soll die sensorische Diät eine **ausgewogene Vielfalt an Sinnesreizen** gewährleisten. Die Therapeutin muss die sensorischen Reize (hinsichtlich Modalität und Qualität) identifizieren, die organisierend und integrierend wirken, und dann daran arbeiten, die Fähigkeit des Kindes zur anpassenden Reaktion (statt unangepasstem Verhalten) auf diese Sinnesreize zu erweitern.

Entsprechend den theoretischen Grundlagen der Sensorischen Integration ist die Wirkung sensorischer Reize am stärksten, wenn das Kind mit einer **bedeutungsvollen Aktivität** beschäftigt ist (Ayres 1972, 1979, 1985). Deshalb ist die optimale sensorische Diät in die täglichen Routinen des Kindes verwoben oder in bedeutungsvolle Aktivitäten wie Spiel eingebettet.

> **Tipp**
> Als generelle Empfehlung gilt, das Kind **nicht passiv sensorischen Reizen auszusetzen**. Vielmehr sollen kreative Gestaltung und Maximierung der Umweltressourcen genutzt werden für Spiel, Eltern-Kind-Interaktion oder die Entwicklung von Fertigkeiten.

> **Vorsicht**
> In der Arbeit mit Säuglingen ist Vorsicht geboten wenn das Reizangebot der grundlegenden sensorischen Modalitäten verändert wird. Reize, die für ältere Kinder organisierend wirken, können auf ein sehr junges Kind überwältigend wirken.

> **Beispiel**
> Ein gutes Beispiel ist rotatorischer vestibulärer Input: Drehung kann in Verbindung mit einem angepassten Ziel ein nützliches Werkzeug für Vorschul- oder Schulkinder mit Überempfindlichkeiten sein. Für Kleinkinder jedoch ist „schnelles Drehen" im Allgemeinen viel zu stimulierend, weil das unreife motorische und physiologische System die Intensität dieses vestibulären Inputs nicht tolerieren kann.

> **Vorsicht**
> Die Autorinnen empfehlen Therapeutinnen nachdrücklich, bei Säuglingen und Kleinkindern hängende Geräte mit großer Vorsicht einzusetzen!

> **Tipp**
> Wirksamer sind **alltägliche Aktivitäten** wie
> - Kniereiter-Spiele mit den Eltern für vestibulären Input,
> - Wasserspiele während des Badens mit anschließendem Abtrocknen zur Vermittlung von festem Druck,
> - Safttrinken mit einem Trinkhalm,
> - kontrolliertes Herumbalgen mit den Eltern oder Geschwistern,
> - Spielen in einem Bällchenbad,
> - Rollen in einem mit Teppichboden ausgelegten Fass oder darüber,
> - Schaukeln in einem hängenden, aufgepumpten Reifenschlauch,
> - Aufeinandertürmen von Sofakissen und anschließend Hineinspringen.

Aktivitäten wie die genannten finden innerhalb eines spielerischen Kontextes statt und **ermöglichen**
- kontrollierten sensorischen Input,
- aktive Gestaltung und
- vom Kind ausgehendes ▶ Initiieren.

> **Beispiel**
> Für manche Kinder stellen so einfache Aktivitäten wie in Bauchlage zu spielen oder über ein am Boden liegendes Sofakissen zu krabbeln eine überwältigende sensorische Bedrohung oder eine „gerade richtige" Herausforderung dar.

> **Tipp**
> Im Handel sind bereits zahlreiche „sensorische" Spielsachen für Säuglinge und Kleinkinder erhältlich, die in den Alltag oder die Therapie eingebaut werden können, wie taktile Decken, aufblasbare Rollen, große Hüpfbälle und Spielmaterialien mit verschiedenen taktilen Qualitäten zum Hantieren und oralen Erkunden. Für Kinder, die intensivere Maßnahmen benötigen, um fokussiert und ruhig zu bleiben, sind Tragetücher empfehlenswert.

> **Vorsicht**
> Therapeutinnen und Eltern müssen unbedingt über die **Anzeichen von Labilität des autonomen Nervensystems (ANS)** Bescheid wissen. Zu diesen Anzeichen gehören Veränderungen in der Hautfarbe, Änderungen im Verdauungssystem (d. h. Aufstoßen, Stuhlgang, Schluckauf), Erröten, Schwitzen, Würgen, Weinen, Angst oder plötzliche Zunahme oder Verminderung im Erregungsniveau. Diese Anzeichen weisen auf eine **Stresszunahme** beim Kind hin und signalisieren die Notwendigkeit, die Aktivität zu vereinfachen oder einzustellen.

Kindgesteuerte und motivierende Aktivitäten

Einem anderen Prinzip der Sensorischen Integrationstherapie entsprechend, sollen die Aktivitäten **vom Kind gesteuert und aus sich selbst heraus motivierend** sein. Dies mag problematisch erscheinen, wenn man an die eingeschränkte Initiative oder Ideation des Kleinkindes denkt. Die Erweiterung des Begriffes **kindgesteuert** eröffnet für diese Altersgruppe mehr Möglichkeiten. Eine Therapeutin, die entsprechend ausgebildet ist, kann die **Signale des Kindes als Mitteilungen** über seine Absichten interpretieren. Kleinkinder kommunizieren ständig mit den Erwachsenen.

> **Beispiel**
> Manchmal kann sich das Kind eindeutig verständlich machen, z. B. durch Weinen, wenn es Hunger hat, oder durch eifriges Hinzeigen auf ein Lieblingsspielzeug, das außer Reichweite ist. Häufiger ist die Kommunikation aber subtil, z. B. wenn ein schüchternes Kind den Blick nicht von seiner Mutter lässt, sobald sich ein Fremder nähert.

Diese Signale können leicht missverstanden werden; z. B. wenn ein Kind mit Blickvermeidung andeutet, dass es eine Pause benötigt, bevor es sich wieder in die soziale Interaktion einbringen kann. Ist die Therapeutin eine geübte Beobachterin, so wird sie in vielen Fällen hinter dem sichtbaren Verhalten die eigentliche Motivation und die kommunikativen Absichten erkennen.

> **Beachte**
> Die Herausforderung in der Therapie besteht darin, die Signale des Kindes richtig zu verstehen und in angepasste, zielgerichtete Aktivitäten zu übersetzen, die seine Entwicklung fördern.

In anderen Situationen unterscheiden sich Motivation und Intention der Kleinkinder nicht von älteren Kindern: Schon Säuglinge und Kleinkinder blicken oder deuten oft in die Richtung einer gewünschten Aktivität, lächeln oder lachen in Erwartung und bestehen vor allem auf **Aktivitäten, die sie als bedeutungsvoll und organisierend erleben**.

Neuheit

Ein starker **Motivationsfaktor** für Kinder ist **Neuheit**. Wir gehen davon aus, dass Kinder neuartigen Reizen gegenüber grundsätzlich motiviert sind. Jedoch besitzt jedes Kind unterschiedliche Fähigkeiten, sich mit dieser Neuheit auseinander zu setzen: Bei Kindern mit eingeschränkter Ideation, mangelhafter motorischer Kontrolle oder unausgereiften motorischen Fähigkeiten besteht das Erforschen der Neuheit unter Umständen darin, das Spielzeug in den Mund zu nehmen oder es visuell zu erkunden. Entspricht das orale Erkunden dem Entwicklungsniveau des Kindes, so muss es als wichtige Explorationsstrategie und Quelle für sensorische Informationen akzeptiert werden.

> **Beachte**
> Zum richtigen Zeitpunkt muss die Therapeutin immer wieder Neuheitsfaktoren einführen, um das Kind zur Weiterentwicklung seiner Fertigkeiten anzuregen.

Spiel

Der letzte wesentliche Faktor in der Intervention bei Kleinkindern ist die **zweifache Bedeutung des Spiels:**
- als Motivationsfaktor und
- als therapeutisches Medium zur Verbesserung der Ideation, zur Erhöhung der Toleranz für sensorischen Input und zum Einsatz anpassender Verhaltensweisen.

In der Ergotherapie und anderen Disziplinen gibt es umfangreiche Fachliteratur zum Thema Spiel und Freude am Spielen (u. a. Chandler 1997; Lindner 1993; Parham & Fazio 1997); s. Übersicht 14.8 zum therapeutischen Einsatz des Spiels bei Kleinkindern.

> **Übersicht 14.8.**
> **Therapeutischer Einsatz des Spiels bei Kleinkindern**
>
> - Die geeignetste Spielform ist **soziales oder körperbezogenes Spiel.** Das objektbezogene Spiel ist bei Kleinkindern im vorsprachlichen Stadium in erster Linie explorativer Natur. Dieses Spiel ist affektiv eher neutral besetzt und in gewissem Maß vom Objekt bestimmt. Zielt also die Therapie auf die affektiven Komponenten der ▶ **Selbstregulation** ab, so ist soziales

oder körperbezogenes Spiel für die Intervention sicher eher geeignet als das Spiel mit Objekten.
- Setzen Sie **sensorisch anregende Objekte** ein, die das Kind erkunden kann, und schaffen Sie eine Balance zwischen Neuheit und fokussierter, ausdauernder Exploration. Dasselbe Spielzeug stellt für jedes Kind eine andere Anforderung dar: Es kann für ein Kind überstimulierend und für ein anderes langweilig sein.
- Bedenken Sie, dass nicht nur spezielles Spielmaterial, sondern auch die **Objekte und Personen der Umwelt** Gelegenheiten für anpassendes Verhalten bieten. Erfolgreiche Spielmöglichkeiten werden dadurch geschaffen, dass das Spielmaterial, Objekte und/oder die Umgebung auf den **Erregungszustand**, das **Interesse** und die **sensorischen Bedürfnissen** und **Fähigkeiten** des Kindes abgestimmt sind.
- Nützen Sie spielerische Situationen dazu, die **Eltern mit ihrem Kind in Beziehung** zu bringen! Die Forschung mit „normal" entwickelten Kindern legt nahe, dass Mütter sich unterschiedlich verhalten, je nachdem, ob sie mit ihren Kindern spielen oder ihnen etwas beibringen wollen (Anzalone 1994): Beim Spielen strukturierten die Mütter die **Umgebung** (z. B. indem sie Spielsachen ordneten, holten, entfernten oder näher beim Kind platzierten). Wenn sie dem Kind hingegen etwas beibringen sollten, strukturierten sie die **Aufgabe** (indem sie dem Kind zeigten, was es tun sollte).
- Die **Anforderung an die Therapeutin** beim Einsatz von Spiel mit dem Kleinkind besteht darin, Wege zu finden, die Umgebung sowohl für das Kind als auch für die Eltern so zu strukturieren, dass selbst gesteuertes Spielen möglich wird.

14.5 Zusammenfassung

- Rezepte gibt es auch für die sensorisch-integrative Behandlung von Säuglingen und Kleinkindern nicht. Vielmehr muss die Therapeutin im Laufe eines komplexen Prozesses ein **Verständnis für die sensorischen Bedürfnisse des Kindes, dem Interaktionsstil der Eltern sowie die Handlungsrollen und das Beschäftigungsverhalten des Kindes** entwickeln.
- Auf der Grundlage einer systematischen **quantitativen und qualitativen Befunderhebung**, der Beobachtung der sensorischen Verarbeitung des Kindes (innere Faktoren) und der sozialen und natürlichen Umweltbedürfnisse und Ressourcen (äußere Faktoren) wird die **ergotherapeutische Intervention** geplant, wobei die Ziele der Familie und die Handlungsrollen des Kindes berücksichtigt werden. In der Behandlung werden sowohl die inneren Faktoren (sensorische Empfindlichkeit, ▶ **Selbstregulation** und Verhaltensorganisation) als auch äußere Faktoren berücksichtigt, die die Verhaltensäußerungen des Kindes beeinflussen („goodness of fit", d. h. Übereinstimmung zwischen dem Kind und der sozialen und natürlichen Umwelt).
- Der Fokus der Intervention beim Säugling und Kleinkind liegt auf der **Unterstützung der Eltern**, die Signale des Kindes zu erkennen, zu interpretieren und entsprechend zu handeln, um so die bestmögliche Übereinstimmung zwischen der sozialen und natürlichen Umwelt und den sensorischen Bedürfnissen des Kindes zu erreichen.
- In der direkten Behandlung sind nicht nur der sensorische Input (hinsichtlich Reizmodalität und Eigenschaften), sondern auch die **Reizschwelle des Kindes** und seine Möglichkeiten zur ▶ **Selbstregulation** zu berücksichtigen. Die Umweltanforderungen müssen ständig variiert werden, um die Handlungsfähigkeit und

das Beschäftigungsverhalten des Kindes zu fördern.
- Entscheidende Faktoren für die Wahl und Wirksamkeit der therapeutischen Aktivitäten sind die **innere Motivation, Interesse, Freude und die aktive Beteiligung des Kindes an der Aktivität**.
- Die Aufgabe der Therapeutin ist es, die Intervention auf der Grundlage eines zuverlässigen ▶ **Klinischen Reasoning** kontinuierlich zu gestalten und zu adaptieren, um das Kind und die Familie bei der erfolgreichen Bewältigung ihrer Situation zu unterstützen.

14.6 Literatur

Abibin, R. (1986). *Parenting Stress Index* (2nd ed.). Charlottesville, VA: Pediatric Psychology Press.
Ainsworth, M.D.S. (1991). Attachment and other affectional bonds across the life cycle. In C.M. Parkes, J. Stevenson-Hinde, und P. Marris, (Eds.), *Attachment across the life cycle*. London: Tavistock/Routledge.
Als, H. (1982). Toward a synactive theory of development: Promise for the assessment and support of infant individuality. *Infant Mental Health Journal, 3*, 229–243.
Als, H. (1986). A synactive model of neonatal behavioral organization: Framework for the assessment of neurobehavioral development in the premature infant and for support of infants and parents in the neonatal intensive care environment. *Physical and Occupational Therapy in Pediatrics, 6*, 3–53.
Als, H. (1989). Self-regulation and motor development in preterm infants. In J. Lockman und N. Hazen (Eds.), *Action in social context. Perspectives on early development* (pp. 65–97). New York: Plenum Press.
Als, H., Lester, B.M., Tronick, E., und Brazelton, T.B. (1981). *Assessment of preterm infant behavior. Manual for the naturalistic observation of newborn behavior (preterm und fullterm)*. Boston, MA: The Children's Hospital.
Anderson, S.B., Ball, S., und Murphy, R.T. (1975). *Encyclopedia of educational evaluation*. San Francisco: Jossey-Bass.
Anzalone, M.E. (1993). Sensory contributions to action: A sensory integrative approach. *Zero to Three, 14*(2), 17–20.
Anzalone, M.E. (1994). *Mother-infant play: Developmental level, quality, and style*. Unpublished doctoral dissertation, Boston University.
Asher, I.E. (1996). *Occupational therapy assessment tools: An annotated index* (2nd ed.). Bethesda, MD: American Occupational Therapy Association.
Ayres, A.J. (1972). *Sensory integration and learning disorders*. Los Angeles: Western Psychological Services.
Ayres, A.J. (1979). *Sensory integration and the child*. Los Angeles: Western Psychological Services.
Ayres, A.J. (1985). *Developmental dyspraxia and adult-onset apraxia*. Torrance, CA: Sensory Integration International.
Ayres, A.J. (1989). *Sensory Integration and Praxis Tests*. Los Angeles: Western Psychological Services.
Bayley, N. (1969). *Manual for the Bayley Scales of Infant Development*. New York: Psychological Corp.
Bayley, N. (1993). *The Bayley Scales of Infant Development* (2nd ed.). San Antonio, TX: The Psychological Corporation.
Berg, W.K., und Berg, K.M. (1979). Psychophysiological development in infancy: State, sensory function, and attention. In J. Osofsky (Ed.), *Handbook of infant development* (pp. 238–317). New York: J. Wiley and Sons.
Berge, T., und Lerine, I. (1965). The imitation of gestures: A technique for studying the body schema and praxis of children three to six years of age. *Clinics in Developmental Medicine, 18*, 116.
Berk, R.A., und DeGangi, G.A. (1983). *DeGangi-Berk Test of Sensory Integration*. Los Angeles: Western Psychological Services.
Bowlby, J. (1969). *Attachment and loss: Vol. 1. Attachment*. New York: Basic Books.
Bradley, R., und Caldwell, B. (1979). Home Observation for Measurement of the Environment (HOME): A revision of the preschool scale. *American Journal of Mental Deficiency, 84*, 235–244.
Brazelton, T.B. (1984). *Neonatal Behavioral Assessment Scale* (2nd ed.), *Clinics in Developmental Medicine, No. 88*. Philadelphia: J.B. Lippincott.
Brazelton, T.B. (1990). Saving the bathwater. *Child Development, 61*, 1661–1671.
Burke, J.P. (1998). Play: The life role of the infant and young child. In J. Case-Smith (Ed.), *Pediatric occupational therapy and early intervention* (2nd ed., pp. 189–206). Boston: Butterworth-Heinemann.
Burke, J., und King-Thomas, L. (1989). The environment of the child: Assessment considerations, treatment/intervention implications. *The AOTA Practice Symposium Program Guide*. Bethesda, MD: The American Occupational Therapy Association, Inc.
Burke, J.P., und Schaaf, R.C. (1997). Family narratives and play assessment. In L.D. Parham und L.S. Fazio (Eds.), *Play in occupational therapy for children* (pp. 67–85). St. Louis: Mosby.
Case-Smith, J., Allen, A.S., und Pratt, P.N. (1996). *Occupational therapy for children* (3rd ed.). St. Louis: Mosby.
Chandler, B. (1997). *The essence of play: A child's occupation*. Bethesda, MD: American Occupational Therapy Association, Inc.
Coster, W.J. (1998). Occupation-centered assessment of children. *American Journal of Occupational Therapy, 52*, 337–344.
Darling, R. (1989). Parent Needs Survey. In M. Seligman und R. Darling (Eds.), *Ordinary families, special children: A systems approach to childhood disability*. New York: Guilford Press.
DeGangi, G.A., und Greenspan, S. (1989). *Test of Sensory Function in Infants*. Los Angeles: Western Psychological Services.
DeGangi, G., und Greenspan, S.I. (in press). *The Functional Emotional Assessment Scale: Revised version and reliability studies*. Bethesda, MD: Interdisciplinary Council on Developmental and Learning Disorders.
DeGangi, G., Poisson, S., Sickel, R., und Wiener, A.S. (1995). *Infant and Toddler Symptom Checklist*. Tucson, AZ: Therapy Skill Builders.
Dunn, W. (1997). The impact of sensory processing abilities on the daily lives of young children and their families: A conceptual model. *Infants and Young Children, 9*, 23–35.
Dunn, W. (1999). *Sensory Profile*. San Antonio, TX: Therapy Skill Builders.

Dunn, W., und Westman, K. (1997). The Sensory Profile: The performance of a national sample of children without disabilities. *American Journal of Occupational Therapy, 51,* 25–34.

Dunning, H.D. (1972). Environmental occupational therapy. *American Journal of Occupational Therapy, 26,* 292–298.

Dunst, C.J., Cooper, C.J., Weeldreyer, J.C., Snyder, K.I.D., und Chase, J.H. (1988). Enabling and empowering families: Principles and guidelines for practice. In C.J. Dunst, C.M. Trivette, und A.G. Deal (Eds.), *Children's health care* (p. 151). Cambridge, MA: Brookline Books.

Field, T.M. (1995). *Touch in early development.* Mahwah, NJ: Lawrence Erlbaum Associates.

Fisher, A.G., Murray, E.A., und Bundy, A.C. (Eds.) (1991). *Sensory integration: Theory and practice.* Philadelphia: F.A. Davis Co.

Fisher, A.G., Murray, E.A. und Bundy, A.C. (Hrsg) (2002). *Sensorische Integrationstherapie. Theorie und Praxis.* 2. Aufl. Springer Berlin Heidelberg New York

Gorski, P.A. (1983). Premature infant behavioral and physiological responses to caregiving interventions in the intensive care nursery. In J.D. Call, E. Galenson, und R.L. Tyson (Eds.), *Frontiers in infant psychiatry* (pp. 256–263). New York: Basic Books, Inc., Publishers.

Greenspan, S. (1992). *Infancy and early childhood: The practice of clinical assessment and intervention with emotional and developmental challenges.* Madison, CT: International Universities Press.

z Greenspan, S.I. (1996). Assessing the emotional and social functioning of infants and young children. In S.J. Meisels und E. Fenichel (Eds.), *New visions for the developmental assessment of infants and young children* (pp. 231–266). Washington, DC: Zero to Three.

Greenspan, S.I., und Meisels, S.J. (1996). Toward a new vision for the developmental assessment of infants and young children. In S.J. Meisels und E. Fenichel (Eds.), *New visions for the developmental assessment of infants and young children* (pp. 11–26). Washington, DC: Zero to Three.

Hanft, B.E. (1989). *Family-centered care: An early intervention resource manual.* Rockville, MD: American Occupational Therapy Association.

Hanft, B., und Place, P.A. (1996). School observation – Environment. In *The consulting therapist: A guide for OTs and PTs in the schools* (pp. 145–147). San Antonio, TX: Therapy Skill Builders.

Holloway, E. (1998). Early emotional development and sensory processing. In J. Case-Smith (Ed.), *Pediatric occupational therapy and early intervention* (2nd ed., pp. 167–187). Boston: Butterworth-Heinemann.

Holroyd, J. (1987). The Questionnaire on Resources and Stress: An instrument to measure family response to a handicapped member. *Journal of Community Psychology, 2,* 92–94.

Jirgal, D., und Bouma, K. (1989). A sensory integration observation guide for children from birth to three years of age. *Sensory Integration Special Interest Newsletter, 12*(2), 5.

King-Thomas, L., und Hacker, B.J. (1987). *A therapist's guide to pediatric assessment.* Boston: Little Brown.

Knickerbocker, B.M. (1980). *A holistic approach to the treatment of learning disorders.* Thorofare, NJ: Slack, Inc.

Koomar, J.A., und Bundy, A.C. (1991). The art and science of creating direct intervention from theory. In A.G. Fisher, E.A. Murray, und A.C. Bundy (Eds.), *Sensory integration: Theory and practice* (pp. 251–314). Philadelphia: F.A. Davis Company.

J.A. Koomar, A.C. Bundy (2002) Umsetzung der Theorie in direkte Behandlung -Kunst und Wissenschaft zugleich. In A.G. Fisher, E.A. Murray, A.C. Bundy (Hrsg) *Sensorische Integrationstherapie. Theorie und Praxis.* 2. Aufl. Springer Berlin Heidelberg New York

LaCroix, J., Johnson, C., und Parham, L.D. (1997). The development of a new sensory history: The evaluation of sensory processing. *Sensory Integration Special Interest Section Newsletter, 20,* 3–4.

Lester, B.M., Freier, K., und LaGasse, L. (1995). Prenatal cocaine exposure and child outcome: What do we really know. In M. Lewis und M. Bendersky (Eds.), *Mothers, babies, and cocaine: The role of toxins in development* (pp. 19–40). Hillsdale, NJ: Erlbaum.

Lindner, T.W. (1993). *Transdisciplinary play-based intervention: Guidelines for developing a meaningful curriculum for young children.* Baltimore: Brookes.

Lombroso, C., und Matsumiya, Y. (1985). Stability in waking-sleep states in neonates as a predictor of long-term neurologic outcome. *Pediatrics, 76,* 52–63.

Miller, L.J. (1982). *The Miller Assessment for Preschoolers.* Littleton, CO: The Foundation for Knowledge in Development.

Miller, L.J. (1988). *Miller Assessment for Preschoolers.* San Antonio, TX: Psychological Corporation.

Miller, L.J. (1993). *First STEP.* San Antonio, TX: Psychological Corporation.

Montague, A. (1971). *Touching: The human significance of the skin.* New York: Columbia University Press.

Moos, R.H., und Moss, B.S. (1988). *Family Environment Scale Manual.* Palo Alto, CA: Consulting Psychologists Press.

Mullen, E. (1984). *Mullen Scales of Early Learning.* Cranston, RI: T.O.T.A.L. Child, Inc.

Mullen, E.M. (1989). *The Infant Mullen Scales of Early Learning: AGS revision.* Circle Pines, MN: American Guidance Service, Inc.

Parham, D.L., und Fazio, L.S. (Eds.). (1997). *Play in occupational therapy for children.* St. Louis: Mosby.

Porges, S.W. (1993). The infant's sixth sense: Awareness and regulation of bodily processes. *Zero to Three, 14*(2), 12–16.

Porges, S.W., McCabe, P.M., und Yongue, B.G. (1982). Respiratory-heart rate interactions: Psychophysiological implications for pathophysiology and behavior. In J. Cacioppo und R. Petty (Eds.), *Perspectives in cardiovascular psychophysiology* (pp. 223–264). New York: Guilford Press.

Posner, M.I., und Boies, S.J. (1971). Components of attention. *Psychological Review, 78,* 391–408.

Provost, B., und Oetter, P. (1993). The Sensory Rating Scale for Infants and Young Children: Development and reliability. *Physical and Occupational Therapy in Pediatrics, 13*(4), 13–35.

Schaaf, R.C., und Burke, J.P. (1992). Clinical reflections on sensory integration and play. *Sensory Integration Special Interest Section Newsletter, 15,* 1–2.

Schaaf, R.C., und Burke, J.P. (1997). What happens when we play? A neurodevelopmental explanation. In B. Chandler (Ed.), *The essence of play: A child's occupation* (pp. 79–106). Bethesda, MD: American Occupational Therapy Association, Inc.

Schaaf, R.C., und Davis, W. (1992). Promoting health and wellness in the pediatric disabled and „at-risk" population. In R. Levine und J. Rothman (Eds.), *Prevention practice: Strategies for physical therapy and occupational therapy.* Philadelphia: W.B. Saunders.

Schaaf, R.C., Merrill, S.C., und Kinsella, N. (1987). Sensory integration and play behavior: A case study of the effectiveness of occupational therapy using sensory integrative techniques. *Occupational Therapy in Health Care, 4,* 61–75.

Schaaf, R., und Mulrooney, L. (1989a). *Environmental Observation Guide.* Unpublished guidelines.

Schaaf, R.C., und Mulrooney, L.L. (1989b). Occupational therapy in early intervention: A family-centered approach. *American Journal of Occupational Therapy, 43,* 745–754.

Stallings-Sahler, S. (1998). Sensory integration assessment and intervention with infants. In J. Case-Smith (Ed.), *Pediatric occupational therapy and early intervention* (2nd ed., pp. 223–254). Boston: Butterworth-Heinemann.

Stein, R.E.K., und Reissman, C.K. (1979). The development of the Impact on Family Scale. Preliminary findings. *Medical Care, 18,* 465–472.

Stern, D.N. (1985). *The interpersonal world of the infant.* New York: Basic Books.

Thomas, A., und Chess, S. (1977). *Temperament and development.* New York: Brunner/Mazel.

Vygotsky, L.S. (1978). *Mind in society: The development of higher psychological processes.* Cambridge, MA: Harvard University Press.

Wilbarger, P. (1995). The sensory diet: Activity programs based on sensory processing theory. *American Occupational Therapy Association Sensory Integration Special Interest Section Newsletter, 18*(2), 1–4.

Wilbarger, P., und Wilbarger, J.L. (1991). *Sensory defensiveness in children aged 2–12: An intervention guide for parents and other caretakers.* Santa Barbara, CA: Avanti Education Programs.

Williams, M.S., und Shellenberger, S. (1996). *How does your engine run?: A leader's guide to the Alert Program for Self-Regulation.* Albuquerque, NM: Therapy Works, Inc.

Williamson, G.G., und Anzalone, M.E. (1997). Sensory integration: A key component of the evaluation and treatment of young children with severe difficulties in relating and communicating. *Zero to Three, 17,* 29–36.

Williamson, G.G., und Anzalone, M.E. (in press). *Helping infants and young children interact with their environment: Improving sensory integration and self-regulation.* Washington, DC: Zero to Three.

Zeitlin, S., und Williamson, G.G. (1994). *Coping in young children: Early intervention practices to enhance adaptive behavior and resilience.* Baltimore: Paul H. Brookes.

Zeitlin, S., Williamson, G.G., und Szczepanski, M. (1988). *Early Coping Inventory.* Bensenville, IL: Scholastic Testing Service.

Weiterführende Literatur

Als, H. (1981). *Manual for the naturalistic observation of newborn behavior (preterm and fullterm infants).* Boston: The Children's Hospital.

Bledsoe, N.P., und Shepherd, J.T. (1982). A study of reliability and validity of a preschool play scale. *American Journal of Occupational Therapy, 36,* 783–788.

Dunn, W., und Brown, C. (1997). Factor analysis on the Sensory Profile from a national sample of children without disabilities. *American Journal of Occupational Therapy, 51,* 490–495.

Knox, S. (1974). A play scale. In M. Reilly (Ed.), *Play as exploratory learning* (pp. 247–266). Beverly Hills, CA: Sage.

La Croix, J.E. (1993). *A study of content validity of the sensory history questionnaire.* Unpublished master's thesis, University of Southern California, Los Angeles.

Lindner, T. (1990). *Transdisciplinary play-based assessment: A functional approach to working with young children.* Baltimore: Brookes.

ANHANG

14A Befundmaterialien

14A.1 Ausgewählte
▶ Assessment-Instrumente

Verfahren/Autor	Methode	Zielgruppe	Beschreibung	Standardisierung
Assessment of Preterm Infant Behavior (Als et al. 1981)	Verhaltens-Checkliste und Skala	Frühgeborene	Beurteilt Funktion und Integration von 5 Systemen: 1. physiologisches 2. motorisches 3. Erregungszustand 4. Aufmerksamkeit/Interaktion 5. Regulation	– Normiert an 38 Neugeborenen am Kinderspital von Boston – Keine Reliabilitätsstudien, jedoch werden Beobachter geschult, um Reliabilität zu gewährleisten – Vorhersagevalidität – Kriteriumsvalidität
Bayley Infant Behavior Record (Bayley 1969)	Einschätzungsskala mit 30 Items	2–30 Monate	Beurteilung von Verhaltensweisen, die während der Testung von motorischen und kognitiven Tests gezeigt werden. Untersucht Persönlichkeits- und Temperamentsvariablen wie Aufmerksamkeitsspanne, Beharrlichkeit, Ausdauer und Aktivitätsniveau	Keine psychometrischen Informationen zu diesem Teil der *Bayley Scales of Infant Development*
DeGangi-Berk Test of Sensory Integration (Berk & DeGangi 1983)	Screening mit 3-teiliger Beurteilungsskala	3–5 Jahre	Beurteilt folgende sensomotorische Funktionen: 1. Posturale Kontrolle 2. Bilaterale Integration 3. Reflexintegration	– Nicht standardisiert, validiert an einer Stichprobe von 3- bis 5-Jährigen entsprechend dem Kriteriums-Gruppen-Validierungsmodell – Interne Konsistenz 0,67–0,82 – Objektivität 0,67–0,79 (außer Subtests zur Reflexintegration) – Test-Retest-Reliabilität 0,85–0,96 Konstruktvalidität

14A · Befundmaterialien

Zur Beurteilung des Kindes (Fortsetzung)

Verfahren/Autor	Methode	Zielgruppe	Beschreibung	Standardisierung
First STEP (Screening Test for Evaluating Preschoolers) (Miller 1993)	Screening, auf Performanz basierender Checkliste und Einschätzung	2;9–6;2 Jahre	Identifiziert Kindergartenkinder mit einem erhöhten Risiko für Entwicklungsrückstände 5 Bereiche: 1. Kognitiv 2. Kommunikation 3. Motorik 4. Sozial/emotional 5. Adaptives Verhalten	– Normbezogen – Split-half-Reliabilität 0,71–0,92 – Test-Retest-Reliabilität 0,85–0,93 – Objektivität bzgl. Klassifikation 0,81–1,0; bzgl. der Skalenwerte 0,77–0,96 – Inhaltliche, Konstrukt-Übereinstimmungs- und Kriteriumsvalidität
Functional Emotional Assessment Scale (DeGangi & Greenspan, in Druck; Greenspan 1996)	Spielbeobachtung	7 Monate bis 3 Jahre Kinder mit Problemen in der Selbstregulierung, der Kommunikation oder dem Sozialverhalten und/ oder aus Problemfamilien	Liefert Informationen zur Eltern-Kind-Interaktion in 3 Arten von Spielsituationen: 1. Symbolisches Spiel mit Spielsachen 2. Taktiles Spiel mit Spielsachen 3. Vestibuläre Situationen	Nicht verfügbar
Imitation of Gestures (Berge & Lerine 1965)	Screening Beurteilung als „geschafft", „teilweise geschafft" oder „nicht geschafft"	3–6 Jahre	Untersucht das Körperschema und die Bewegungsplanung	Normierung an 489 Kindern
Infant Toddler Symptom Checklist (DeGangi et al. 1995)	Screening-Checkliste	7–30 Monate	Untersucht das Risiko, eine SI-Störung, Aufmerksamkeitsstörung, emotionale Probleme und Lernschwierigkeiten zu entwickeln	– Kriteriumsbezogen – Erprobt an 154 normal entwickelten Kindern und 67 Kindern mit Regulationsstörungen – Keine Reliabilitätsstudien – Konstruktvalidität – Studien zur Übereinstimmungsvalidität zeigten geringe Korrelation zwischen den Werten der Checkliste und anderen Tests, was die spezifische Perspektive der Liste unterstreicht

Zur Beurteilung des Kindes (Fortsetzung)

Verfahren/Autor	Methode	Zielgruppe	Beschreibung	Standardisierung
Miller Assessment for Preschoolers (MAP) (Miller 1982, 1988)	Screening	2;9–5;8 Jahre	Identifiziert Kinder, die später Schulprobleme haben werden Überprüft die Bereiche: 1. Kognitive Fähigkeiten 2. Sprache 3. Perzeptive Leistungen 4. Motorik	– Standardisiert an 1.200 normal entwickelten Kindern – Test-Retest-Reliabilität 0,72–0,94 – Objektivität 0,978 – Inhalts-, Kriteriums- und Konstruktvalidität
Mullen Scales of Early Learning (Mullen 1984)	Leistungsskalen	0–36 Monate 15–68 Monate	4 Skalen beurteilen Stärken, Schwächen und den Lernstil: 1. Rezeptive visuelle Leistungen: visuelle Diskrimination, Sequenzieren, Ordnen und Gedächtnis 2. Expressive visuelle Leistungen, unilaterales und bilaterales Handgeschick 3. Rezeptive sprachliche Leistungen: Sprachverständnis, verbal/räumliches Bewusstsein 4. Expressive sprachliche Leistungen, verbale Fähigkeiten	– Übereinstimmungsvalidität – Test-Retest-Reliabilität 0,83–0,98 – Objektivität 0,99
Newborn Individualized Developmental Care and Assessment Program (NIDCAP) (revised) (Als 1986)	Checkliste, die auf Verhaltensbeobachtung und dem Jeweiligen Kontext beruht	Neugeborene mit hohem Risiko für Entwicklungsstörungen	Systematische Beobachtung im natürlichen Umfeld Bietet Information über die Reaktionen des Kindes auf Input seitens der Umwelt und auf die Betreuungsperson Gemessen werden: 1. Autonome/vegetative Reaktionen 2. Erregungszustand 3. Motorik 4. Aufmerksamkeit	– Stichprobe von 40 untergewichtigen Neugeborenen in der Intensiv-Neonatologie – Einschulung erforderlich – Objektivität >0,85 – Übereinstimmungs- und Vorhersagevalidität
Sensory Integration and Praxis Tests (SIPT) (Ayres 1989)	Batterie von 17 standardisierten Leistungstests	4;0–8;11 Jahre	Beurteilt die Praxie sowie die sensorische Verarbeitung und Integration von vestibulären, propriozeptiven, taktilen, kinästhetischen und visuellen Informationen	– Standardisiert – Anwender müssen Einschulung in der Testdurchführung absolvieren – Objektivität 0,94–0,99 – Inhalts- und Übereinstimmungsvalidität

Zur Beurteilung des Kindes (Fortsetzung)

Verfahren/Autor	Methode	Zielgruppe	Beschreibung	Standardisierung
Sensory Integration Observation Guide (Schaaf et al.; s. Anhang 14B!)	5-stufige Likert-Skala zur Verhaltensbeurteilung	0–3 Jahre	Elternbericht hinsichtlich der sensorischen Responsivität des Kindes in 4 Bereichen: 1. Taktil-kinästhetisch 2. Vestibulär-propriozeptiv 3. Anpassend motorisch 4. Regulatorisch	Nicht verfügbar
Sensory Profile (Dunn 1999)	5-stufige Likert-Skala zur Beurteilung durch die Eltern	3–10 Jahre (Kleinkind-Version in Erarbeitung)	Misst Verhaltensweisen in 8 Kategorien: 1. Auditiv 2. Visuell 3. Geruch/Geschmack 4. Bewegung im Raum 5. Körperposition 6. Berührung 7. Aktivitätsniveau 8. Emotional/sozial	Nicht verfügbar
Sensory Rating Scale for Infants and Young Children (Provost & Oetter 1993)	5-stufige Eltern-Einschätzungsskala	Form A: 0–9 Monate Form B: 9–36 Monate	Beurteilung der Empfindlichkeit des Kindes gegenüber verschiedenen sensorischen Modalitäten durch die Eltern Beurteilt werden: 1. Berührung 2. Bewegung im Raum und Schwerkraft 3. Hören 4. Sehen 5. Geruch/Geschmack 6. Temperament	– Interne Konsistenz Form A: 0,83; Form B: 0,90 – Objektivität: 0,86 – Inhaltsvalidität
Test of Sensory Function in Infants (TSFI) (DeGangi & Greenspan 1989)	Screening-Beurteilungsskala (als Ergänzung zu anderen standardisierten Entwicklungsskalen gedacht)	4–18 Monate	Misst die sensorische Verarbeitung und Responsivität in 5 Bereichen: 1. Taktiler Tiefdruck 2. Visuell-taktile Integration 3. Anpassendes motorisches Verhalten 4. Okulomotorik 5. Responsivität auf vestibulären Input	– Kriteriumsbezogen – Objektivität 0,88–0,99 – Test-Retest-Reliabilität 0,64–0,96 – Genaueste Resultate bei Kindern zwischen 7 und 18 Monaten – Bereichs- und Kriteriumsvalidität

Zur Beurteilung der Umwelt

Verfahren/Autor	Methode	Zielgruppe	Beschreibung	Standardisierung
Checklist of Environmental Factors (Burke & King-Thomas 1989)	Beobachtungsleitfaden	Entwickelt für die Umwelt von Kindern zwischen 0 und 5 Jahren (aber nicht darauf beschränkt!)	Qualitative Daten über physikalische, emotionale und soziale Umweltaspekte	Nicht verfügbar
Environmental Observation Guide (Schaaf & Mulrooney 1989a)	Beobachtungsleitfaden	Entwickelt für die Umwelt von Kindern zwischen 0 und 5 Jahren (aber nicht darauf beschränkt!)	Deskriptive Daten über die physikalische, emotionale und soziale Umwelt in Beziehung zu den Stärken und Bedürfnissen des Kindes	Nicht verfügbar
Environmental Questionnaire (Dunning 1972)	Halbstrukturiertes Interview	Umwelt von erwachsenen psychiatrischen Patienten; Überarbeitung für geistig behinderte Erwachsene in der Gemeinde. Kann brauchbar sein für Familien mit kleinen Kindern, um mehr Information über die Interaktion der Eltern bzw. Betreuungspersonen mit der Umwelt zu erhalten	Deskriptive Information über die Präferenzen der Person und die Umwelt. Enthält Fragen zur physikalischen, sozialen und Aufgabenumgebung. Die gewonnenen Informationen können Veränderungsansätze bieten	– Keine Angaben zur Reliabilität – Teilweise Konstruktvalidität
Family Needs Scale (Dunst et al. 1988)	Selbstbeurteilungsskala mit 41 Items	Familien mit behinderten Kindern	Liefert Informationen zu den Bedürfnissen der Familie. Hilft der Familie, wichtige Themen zu erkennen und klar auszudrücken und ihre Bedürfnisse zu definieren	– Split-half-Reliabilität 0,96 – Kriteriumsvalidität
Home Observation for Measurement of the Environment (HOME) (revised) (Bradley & Caldwell 1979)	Checkliste, die ein Beobachter nach Beobachtung und Interview ausfüllt	Häusliche Umgebung von Familien mit Kindern zwischen 0 und 6 Jahren (zwei Versionen: eine für Kinder unter 3 Jahre; eine für Kinder über 3 Jahre)	Der Gesamtwert und die Werte der Subskalen beschreiben die häusliche Umgebung. Misst Umwelteinflüsse, die verschiedene Verhaltensweisen fördern oder hemmen. Berücksichtigt Qualität und Quantität der sozialen, emotionalen und kognitiven Unterstützung, die dem Kind im häuslichen Umfeld geboten werden. Untersucht Faktoren, die Spielverhalten fördern oder hemmen	– Standardisiert an Familien in New York und Little Rock – Kuder-Richardson-Reliabilität geschätzt 0,89 (Gesamtwert) und 0,38–0,89 für Subskalen – Test-Retest-Reliabilitäten von 0,24–0,77 – Übereinstimmungs- und Vorhersagevalidität

Zur Beurteilung der Umwelt (Fortsetzung)

Verfahren/Autor	Methode	Zielgruppe	Beschreibung	Standardisierung
School Observation-Environment (Hanft & Place 1996)	Umweltbeobachtungsleitfaden	Schulkinder	Beobachtung der Umwelt generell, der sensorischen Umgebung und einer bestimmten Umgebung	Nicht verfügbar

Zur Beurteilung der Familie

Verfahren/Autor	Methode	Zielgruppe	Beschreibung	Standardisierung
Early Coping Inventory (Zeitlin et al. 1988)	Systematische Beobachtung mit 5-stufiger Beurteilungsskala	Kinder zwischen 4 und 36 Monaten	Misst die Bandbreite der Effektivität bei der Auseinandersetzung anhand 54 Items in 3 Bereichen: 1. Sensomotorische Leistungen 2. Reaktives Verhalten 3. Selbst initiiertes Verhalten	– Objektivität 0,80–0,94 – Inhalts- und Konstruktvalidität
Family Environment Scale (Moos & Moss 1988)	Fragebogen (richtig/falsch) mit 90 Fragen	Familien einschließlich Alleinerzieher und Stieffamilien	Wert gibt die Sichtweise jedes einzelnen Familienmitgliedes über die Umwelt wider. Misst die sozialen Umweltmerkmale verschiedener Familienzusammensetzungen. Misst familiäre Beziehungen (Unterstützung, Gefühls- und Konfliktausdruck), persönliches Wachstum der Familie und ihrer Mitglieder und die Erhaltung des Systems (Organisation und Kontrolle des Familienlebens)	– Normdaten zu den Subskalen der Revision von 500 belasteten Familien und 1.125 normalen Familien – Interne Konsistenz 0,61–0,78 für Subskalen – Test-Retest-Reliabilität zwischen 0,52–0,89 – Konstruktvalidität
Impact on Family Scale (Stein & Reissman 1979)	Strukturiertes Interview mit 24 Fragen	Mütter von chronisch kranken Kindern (ohne Altersbeschränkung)	Messung des unterschiedlichen Einflusses der chronischen Krankheit eines Kindes auf die Familie Berücksichtigt 5 Bereiche: 1. Finanziell 2. Sozial/familiär 3. Persönliche Anspannung 4. Bewältigung/Beherrschung 5. Anspannung der Geschwister	– Interne Konsistenz 0,72–0,86 für die Subskalen; 0,88 für den Gesamttest

Zur Beurteilung der Familie (Fortsetzung)

Verfahren/Autor	Methode	Zielgruppe	Beschreibung	Standardisierung
Parent Needs Survey (Darling 1989)	Selbstbeurteilung	Familien mit behinderten Kindern	Liefert Informationen über die Bedürfnisse der Familie in Bereichen wie Behandlung für das Kind, formale und informale Unterstützung für die Familie, Ausschließen unvereinbarer familiärer Bedürfnisse und Informationsbedarf	Nicht verfügbar
Parenting Stress Index (Abibin 1986)	Fragebogen/Beurteilungsskala, Selbstbeurteilung	Familien mit behinderten Kindern zwischen 0 und 3 Jahren. Eltern-Kind-System unter Stress oder in Risikosituationen	Liefert Informationen, um spezifische Stressfaktoren im Zusammenhang mit dysfunktionalem Elternverhalten aufzudecken. Hilft den Eltern zu verstehen, wie wichtig es ist, eine positive Umwelt zu schaffen. „Risiko"-Screening für die Eltern-Kind-Beziehung	– Standardisiert an 534 Eltern, die eine kleine Kinderklinik in Virginia besuchten – Interne Konsistenz für die Kind-Skala 0,89; für die Eltern-Skala 0,93 und für den Gesamt-Stress-Wert 0,95 – Konstrukt-, Übereinstimmungs-, Vorhersage-, diskriminative und faktorielle Validität
Questionnaire on Resources and Stress for Families (Holroyd 1987)	Selbstbeurteilung anhand eines Fragebogens mit 285 Richtig-Falsch-Items	Familien mit einem kranken oder behinderten Familienmitglied	Misst Stress und Stressbewältigung bei Familien, die kranke Familienangehörige versorgen müssen, und untersucht Faktoren, die die Familie beeinflussen. 15 Skalen, die 3 Bereichen zugeordnet sind: 1. Persönliche Probleme des Beantworters 2. Probleme der Familie 3. Probleme des kranken Familienangehörigen	– Begrenzte normative Daten – Kuder-Richardson interne Konsistenz 0,96 für die Langform und 0,79 für die Kurzform Inhaltsvalidität

14A · Befundmaterialien

14A.2 Leitfaden zur sensorisch-integrativen Beobachtung

Name des Kindes: _____
Datum: _____
Interviewpartner: _____ Interviewer: _____
Geburtsdatum: _____ Chronologisches Alter _____
SSW _____ Korrigiertes Alter: _____

Hinweis: am besten geeignet für Kinder von 0–12 Monate

Beurteilen Sie die Häufigkeit aufgrund der Angaben der Eltern.

Stellen Sie den Eltern/Betreuern die Frage und warten Sie eine Antwort ab. Sollten Sie zusätzliche Informationen brauchen, um die Häufigkeit oder Qualität eines Verhaltens beurteilen zu können, verwenden Sie die Beispiele. Wichtige Informationen, die das Verhalten des Babys beschreiben, notieren Sie im leeren Feld unter jeder Frage.

1 = nie: Das Kind zeigt dieses Verhalten nie.
2 = selten: Das Kind zeigt dieses Verhalten 1- bis 3-mal von 10 Gelegenheiten.
3 = manchmal: Das Kind zeigt dieses Verhalten 4- bis 6-mal von 10 Gelegenheiten.
4 = häufig: Das Kind zeigt dieses Verhalten 7- bis 9-mal von 10 Gelegenheiten.
5 = immer: Das Kind zeigt dieses Verhalten ständig.

1. Wird das Baby gern gehalten und schmiegt es seinen Körper an den Erwachsenen? (TK) _____
   Beispiele: Wenn das Baby gehalten wird, ...
   ... macht es sich dann steif oder bäumt sich auf? ... drückt es sich weg? ... schreit es? ... nickt es ein?
   Bevorzugt es bestimmte Erwachsene (z. B. die ruhige Schwester gegenüber dem aktiven Bruder)?

   Beschreiben Sie das Verhalten des Babys, wenn es gehalten wird:

2. Fühlt sich das Baby wohl, wenn es bewegt wird? (VP) _____
   Beispiele: Wenn ...
   ... das Baby passiv im Raum bewegt wird, wirkt es irritiert, schreit es oder schaut es ängstlich?
   ... seine Körperposition verändert wird, wirkt es irritiert? ... das Baby kopfüber gehalten wird oder im Kreis gedreht wird, toleriert es das? ... es hochgeworfen wird, lächelt und kichert es dann?

   Beschreiben Sie das Verhalten des Babys, wenn es im Raum bewegt wird:

3. Hat das Baby Bewegungsspiele oder Lieblingslieder (wie Backe-backe Kuchen), bei denen es die speziellen Interaktionen schon erwartet? (AM) _____
   Beispiele:
   Meidet das Baby Interaktionen mit anderen (z. B. durch Wegdrehen oder Schreien)?
   Ist es aktiv an Interaktionen mit anderen beteiligt? Beobachtet es, wenn andere mit ihm in Kontakt treten wollen?

   Beschreiben Sie das Verhalten des Babys, wenn es mit anderen interagiert:

4. Initiiert das Baby neue Spielsituationen? (AM) _____
   Beispiele:
   Bevorzugt das Baby neue oder bekannte Spielsituationen? Bemerkt es neue Spielsachen?
   Bemerkt es bekannte Spielsachen? Beschäftigt es sich eine Zeit lang mit Spielsachen (angreifen, untersuchen)?

Wendet es sich von Spielsachen ab? Klopft es mit Spielsachen? Hantiert es mit den Spielsachen? Spielt es auf unterschiedliche Weise mit den Dingen?

Beschreiben Sie das Verhalten des Babys, wenn es spielt:

5. Steckt das Baby Spielsachen in den Mund? (TK) _____
   Beispiele:
   Steckt das Baby Spielsachen nicht in den Mund? Würgt es, wenn es Spielsachen in den Mund steckt? Stopft es den Mund mit Dingen voll? Schreit es, wenn es Spielsachen in den Mund bekommt? Kaut es an Spielsachen, die ihm in den Mund gesteckt werden? Lächelt oder lacht es, wenn es Spielsachen im Mund hat?

   Beschreiben Sie das Verhalten des Babys, wenn es ein Spielzeug in den Mund steckt:

6. Greift das Baby seine Spielsachen nur mit den Fingerspitzen an? (AM/TK) _____
   Beispiele:
   Streckt es seine Finger, um ein Spielzeug, das ihm in die Hand gegeben wurde, fallen zu lassen? Schreit es, wenn ihm Spielsachen in die Hand gegeben werden? Macht es eine Faust, damit man ihm nichts in die Hand geben kann? Hält es ein Spielzeug aktiv für 1–2 Minuten fest? Greift es nach Spielsachen und versucht, sie zu erreichen?

   Beschreiben Sie, was das Baby mit Spielsachen macht:

7. Setzt das Baby beide Hände ein, wenn es sich mit Spielsachen beschäftigt
   (z. B. von einer Hand in die andere geben)? (AM) _____
   Beispiele:
   Verwendet es entweder die eine oder die andere Hand, aber nie beide gemeinsam? Greift es auf die andere Körperseite, um ein Spielzeug zu erreichen? Schlägt es Dinge zusammen? Schlägt es mit einer Hand auf den Boden? Benützt es nur eine Hand zum Spielen? Vermeidet es Spielsachen, die bestimmte Sinnesreize bieten (z. B. Plüschtiere)?

   Beschreiben Sie, was das Baby mit seinen Händen macht, wenn ihm Spielsachen angeboten werden:

8. Isst das Baby? Wenn ja: Akzeptiert es verschiedene Qualitäten (Beschaffenheiten) von Nahrungsmitteln, wenn sie altersgemäß eingeführt werden? (TK) _____
   Beispiele:
   Weigert es sich zu essen? Schreit, wenn eine andere als flüssige Nahrung in seinen Mund kommt? Hat es Essensvorlieben?

   Beschreiben Sie die Reaktion des Babys auf feste Nahrungsmittel:

9. Fühlt sich das Baby wohl, wenn mehr als ein Reiz (oder Informationen für verschiedene Sinnesmodalitäten) angeboten wird? (R) _____
   Beispiele: Wenn mehrere Reize gleichzeitig angeboten werden, …
   … schaltet es dann ab? … schläft es ein? … schreit es?

   Beschreiben Sie die Reaktion des Babys auf Reize (Spielsachen, Bilder):

14A · Befundmaterialien

10. Genießt das Baby alle Arten von Sinneseindrücken (Musik, visuelle und Berührung)? (R) _____
    Beispiele:
    Vermeidet es Spielsachen, die eine bestimmte Art von Sinneseindruck vermitteln (z. B. eckige Spielsachen)?
    Mag es flauschige, weiche Stoffobjekte? Mag es knallbunte Spielsachen? Mag es Spielsachen in Kontrastfarben?
    Mag es Bilder, auf denen viel los ist? Mag es klare, einfache Bilder? Können Sie als Bezugsperson nur schwer sagen,
    was eigentlich die Vorlieben des Babys sind?

    Beschreiben Sie die sensorischen Vorlieben des Babys:

11. Bewegt sich das Baby beim Spielen leicht von einer Position in eine andere (z. B. vom Bauch auf den Rücken
    oder vom Sitzen zum Krabbeln)? (VP/AM) _____
    Beispiele:
    Bleibt das Baby lieber in einer Position, statt die Positionen zu wechseln (v. a. meidet es die Bauchlage)?
    Fällt es häufig um, wenn es die Position wechseln möchte? Schreit es oder signalisiert es Ihnen auf andere Art,
    dass es die Position wechseln möchte?

    Beschreiben Sie die Bewegungen des Babys und seine Reaktionen auf seine eigenen Bewegungen:

12. Hat das Baby nach 6 Wochen durchgeschlafen? (R) _____
    Beispiele:
    Schreit das Baby, wenn es ins Bett gelegt wird? Schläft es immer nur kurz (15 Minuten) und wacht dann wieder auf?
    Schläft es länger durch? Ist es tagsüber nur kurz wach (20–30 Minuten)?

    Beschreiben Sie die Schlafgewohnheiten des Babys, auch wenn Sie es zum Einschlafen bringen:

13. Schläft das Baby leicht ein? (R) _____
    Beispiele:
    Schläft es fast überall ein (in seinem Bettchen, im Autositz, in der Wippe)? Kann es einschlafen,
    ohne dass man es wiegt, kuschelt oder leicht wippt? Muss es lange (30 Minuten oder mehr) in den Schlaf gewiegt,
    gekuschelt oder gewippt werden, bevor es einschläft?

Beschreiben Sie die Einschlafrituale des Babys, auch wie Sie es zum Einschlafen bringen:

14. Beruhigt sich das Baby leicht, wenn es aufgeregt war oder geweint hat? (R) _____
    Beispiele:
    Schreit es weiter, auch wenn es gewiegt, umarmt, gekuschelt oder gewippt wird? Lässt es sich leicht ablenken,
    wenn es aufgeregt ist? Schreit es lange Zeit (1 Stunde oder mehr)?

    Beschreiben Sie, wie Sie das Baby beruhigen, wenn es aufgeregt ist:

15. Berührt und untersucht das Baby Spielsachen aus verschiedenen Materialien bzw.
    mit verschiedenen Oberflächen (z. B. eine glatte Rassel oder ein genopptes Quietschtier)? (TK) _____
    Beispiele:
    Streckt es seine Finger aus, um ein Spielzeug, das ihm in die Hand gegeben wurde, fallen zu lassen? Schreit es, wenn
    Spielsachen seine Hand oder sein Gesicht berühren? Macht es eine Faust, damit man ihm nichts in die Hand geben
    kann? Hält es ein Spielzeug aktiv für 1–2 Minuten fest? Greift es nach Spielsachen und versucht, sie zu erreichen?

    Beschreiben Sie das Verhalten des Babys, wenn ihm Spielsachen mit strukturierter Oberfläche in die Hand
    gegeben werden:

16. Mag/toleriert das Baby Unterlagen aus verschiedenen Materialien (Decke, Teppich, Sand, Gras, Wasser), um darauf zu liegen, sitzen oder spielen? (TK) _____
    Beispiele: Wenn das Baby auf strukturierte Unterlagen gegeben wird, ...
    ... schreit es? ... versteift es sich oder bäumt es sich auf? ... zieht es die Arme/Beine zurück?
    ... streckt es die Arme/Beine aus?

    Beschreiben Sie das Verhalten des Babys, wenn es auf Unterlagen aus verschiedenen Materialien platziert wird oder wenn es von Materialien berührt wird:

17. Für Babys über 6 Monate: Wenn das Baby die Balance verliert, streckt es seine Arme in die richtige Richtung, um sich vor dem Fallen zu schützen? (VP) _____
    Beispiele:
    Fällt es häufig? Streckt es die Arme überhaupt (verzögerte oder keine Reaktion)? Wirkt es beim Fallen ängstlich? Versteift oder überstreckt es seinen Körper? Beugt es die Arme/Beine, wenn es fällt?

    Beschreiben Sie die Reaktion des Babys auf unerwartete Bewegung:

18. Kommentar zum Verhalten der Eltern/Betreuer und zur Interaktion mit dem Kind.
    Beschreiben Sie kurz das Verhalten des Babys und die Reaktionen der Eltern/Betreuer darauf:
    _____
    _____
    _____

19. Stimmen die Informationen der Eltern/Betreuer mit Ihren Beobachtungen überein?
    Erklären Sie:
    _____
    _____
    _____

20. Zusätzliche Kommentare:
    _____
    _____
    _____

Analyse/Interpretation
Summieren Sie die sensorischen Präferenzen des Kindes und seine regulatorischen und adaptiven motorischen Leistungen, indem Sie die Beschreibung suchen, die am besten für das Verhalten des Kindes passt.

TK	**(taktil-kinästhetisch):**	_____ sucht	_____ vermeidet	_____ wechselt
VP	**(vestibulär-propriozeptiv):**	_____ sucht	_____ vermeidet	_____ wechselt
AM	**(motorisch anpassend):**	_____ beteiligt sich	_____ braucht Hinweise	_____ vermeidet
R	**(regulatorisch):**	_____ reguliert selbst	_____ braucht Unterstützung	

Sensorische Integration bei visuellen Defiziten einschließlich Blindheit

Susanne Smith Roley, Colleen Schneck

15.1 Das Sehen als ganzheitliche Leistung – 336

15.2 Die Rolle der Sensorischen Integration für das Sehen – 344

15.3 Folgen von schwerwiegender visueller Beeinträchtigung und Blindheit – 358

15.4 Verwendung sensorisch-integrativer Behandlungsprinzipien bei sehbehinderten Kindern – 362

15.5 Zusammenfassung – 368

15.6 Literatur – 368

Bei Kindern mit Behinderungen liegen häufig diagnostizierte oder nicht diagnostizierte visuelle Beeinträchtigungen vor. Der Ausfall oder die Verzerrung der sensorischen Informationen dieser Modalität beeinflusst die Interpretation der sensorischen Informationen grundlegend. Er betrifft nicht nur den Sehsinn, sondern sämtliche Sinneskanäle. Die Interpretation der Informationen aus der Umwelt ist entscheidend, um anpassend mit der physikalischen und sozialen Umwelt interagieren zu können. Mit dem Konzept der Sensorischen Integration steht uns ein Modell zur Verfügung, das die Komplexität des funktionellen Sehens verständlich macht. Der sensorisch-integrative Bezugsrahmen erklärt auch, warum visuelle Defizite und Beeinträchtigungen es erschweren, mit Leichtigkeit und Freude das tägliche Leben zu meistern. Ebenfalls zeigt er auf, wie der Ausfall des Sehsinns kompensiert werden kann.

Übersicht 15.1.
Die Funktion des Sehens

In der normalen Entwicklung dient es
- der Erforschung der **Umgebung**,
- dem Verständnis **zeitlicher Bedingungen**,
- dem Erkennen der **eigenen Position** in Relation zu Objekten im Raum.

Das Sehvermögen verstärkt vieles von dem, was ein Kind durch andere Sinneskanäle lernt (Baker-Nobles & Rutherford 1995). Das ▶ **funktionelle Sehen** entwickelt sich durch eine komplexe Erfahrungssammlung, die durch ▶ **intermodale Informationen und Assoziationen** hergestellt wird. Im Laufe des Entwicklungsprozesses wird der Sehsinn ein spezialisierter Sinneskanal, der Informationen über unendlich viele Details in der nahen und weiteren Umgebung liefert.

> **Beispiel**
> Der Anblick einer Rose löst zusätzlich zur visuellen Information über Farbe, Größe und Form zahlreiche Erinnerungen aus über ihren Geruch, die Weichheit ihrer Blütenblätter sowie ihr Gewicht und ihre Beschaffenheit. Diese Fähigkeit, andere sensorische Daten mit den Qualitäten, die nur durch das Sehen erlernt wurden, zu verbinden, ist ein Produkt der Sensorischen Integration.

15.1 Das Sehen als ganzheitliche Leistung

Die **Wichtigkeit und Komplexität des Sehens** wird nicht nur durch die umfassende Literatur zu diesem Thema sichtbar. Auch die Menge des neuralen Gewebes (bei Menschen und Primaten), das an der Verarbeitung von visueller Information beteiligt ist, veranschaulicht dies. Tatsächlich enthält allein der N. opticus mehr als eine Million Fasern (Kandel et al. 1991).

> **Beachte**
> Für Ayres (1972) war das Sehen ursprünglich so wesentlich, dass sie mit dem Begriff „Perzeption" im Allgemeinen die visuelle Perzeption meinte.

Sie verstand die visuelle Wahrnehmung als **Endprodukt**, das zur komplexen Funktion der Form- und Raumwahrnehmung beiträgt. Die Funktionen des Sehens sind in ◘ Übersicht 15.1 aufgelistet.

Das Sehen, jener Prozess, in dem Lichtenergie zur Interpretation von Umweltdaten genützt wird, ist der **schnellste Weg für dynamische Beziehungen** innerhalb der sozialen und physikalischen Umwelt. Beispiele nennt ◘ Übersicht 15.2.

Kein anderes sensorisches System kann diese Fähigkeit ersetzen. Durch den „**Weitblick**" des Sehsinns als Fernsinn dominiert die visuelle Information bei der Zusammenstellung der Informationen aller Sinnessysteme und des Bildes der Umwelt, das Individuen mit ihrem inneren Auge entwickeln. Mit einem Blick ermöglicht das Sehen die Wahrnehmung von dynamischen Beziehungen zwischen veränderlichen Elementen im

15.1 · Das Sehen als ganzheitliche Leistung

Übersicht 15.2.
Schnelle Verbindung zwischen Person und Außenwelt durch das Sehen

- Tägliche und jahreszeitliche **Lichtzyklen** beeinflussen viszerale **Funktionen** (wie Hunger oder Menstruation), die durch Interozeptoren wahrgenommen werden.
- Orientierungs-, Lokalisations- und Blickfolgefunktionen spielen mit dem propriozeptiven System für die **antizipierende posturale und okuläre Kontrolle** zusammen.
- Von kognitiven visuellen Anteilen werden **verfeinerte exterozeptive Daten** zur Perzeption beigesteuert – zur Perzeption durch Systeme des Individuums, die ständig mit den stabilen und veränderlichen räumlichen und zeitlichen Aspekten der Umwelt in Austausch stehen (◘ Abb. 15.1).
- Der bei weitem wichtigste Beitrag des Sehvermögens ist, dass es uns **rasch, konstant und detailliert über die Bedingungen** der sozialen und physikalischen Umwelt informiert.

❗ Beachte
Nach Moore (zitiert in Okoye 1997) ist der Sehsinn der wichtigste Sinn für das Überleben. Zu seinen Leistungen zählen
- räumlich-zeitliche Orientierung,
- Antizipation,
- Anpassung,
- Grundlage für das Lernen, das Gedächtnis und das Abrufen gespeicherter Informationen.

Die **Internalisierung der visuell-räumlichen Gegebenheiten** und das konstante Absuchen der Umwelt nach Veränderungen befähigen das Individuum,
- Interaktionen in der Umgebung zu antizipieren,
- zu planen,
- zu überwachen und
- zu korrigieren.

Das Sehen bahnt höchst effektiv die ▶ **Antizipation** an und in der Folge das Planen, das die Grundlage für die Anpassung an und Manipulation in der Umwelt ist (Moore, zitiert in Okoye 1997). Gleichermaßen stellt das Sehen **sofortiges Feedback** zur Verfügung, mit dem die Genauigkeit der Interaktionen gesteuert werden kann. Wie effektiv Personen auf Situationen reagieren, hängt davon ab, wie sie sensorische Informationen erhalten und dann wahrnehmen. Dieses Antizipieren der Information befähigt Menschen außerdem, sich an die ständig verändernde Umwelt anzupassen (Warren 1994).

Zusammenhang mit den stabileren Elementen der Umwelt. Als Folge dieser ▶ **Perzeption** entfalten sich **kognitives Verstehen** und die **Vorhersagbarkeit** von Systemen.

◘ **Abb. 15.1.** Der dynamische Prozess des Sehens

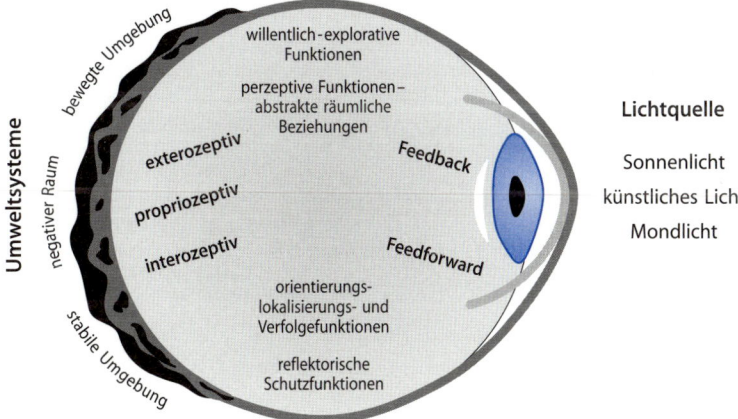

Die **Anpassung oder Adaptation** hängt daher von der Integration sensorischer Information ab, wobei das Sehen eine wichtige organisierende Rolle inne hat. Adaptation ermöglicht dem Menschen nicht nur, in der Umwelt zu überleben, sondern auch
- darin zu handeln,
- zu manipulieren und
- seine eigene Existenz zu verbessern.

Die Menschen haben zunehmend eine **Kultur** entwickelt, die auf visuelle Hinweise eingestellt ist (wie Verkehrszeichen oder diverse Piktogramme), was folglich unser Leben von Lichtquellen abhängig macht, die visuelle Rezeption ermöglichen. Im kognitiven Bereich trägt das Sehen zur räumlichen Orientierung, zum Gedächtnis und zur visuellen Imagination bei.

15.1.1 Visuelle Komponenten

 Beachte
Zaba (1984) definierte das Sehvermögen als den gesamten Prozess, der verantwortlich ist für die **Aufnahme visueller Stimuli** und für die **Kognition**, die sich auf visuelle Daten stützt.

Reflektorische Augenbewegungen regulieren die Lichtrezeption. Als Resultat der Lichtperzeption entsteht das Sehen. Das Sehen verlangt den **Prozess des Aufnehmens und Organisierens** von Informationen aus der Umwelt:
- **die visuell-rezeptive Komponente** (Solan & Ciner 1986) und
- **die visuell-kognitive Komponente**: die Fähigkeit zu interpretieren, was gesehen wird und dann diese Information zu nützen (Tabelle 15.1).

Tabelle 15.1. Komponenten des visuellen Systems

Visuell-rezeptive Komponente	Visuell-kognitive Komponente
Okulomotorische Kontrolle	Aufmerksamkeit
Fixieren	Gedächtnis
Visuelles Verfolgen	Visuelle Diskrimination
Sakkadische Augenbewegungen	Wiedererkennen
Gesichtsfelder	Vergleichen
Sehschärfe	Kategorisieren
Visuelle Leistungen	Formwahrnehmung
Akkomodation	Formkonstanz
Binokulares Sehen	Visuelles Gestaltschließen („visual closure")
Konvergenz/Divergenz	Figur-Grund-Differenzierung
Orientierung	Visuelle Vorstellung Räumliche Wahrnehmung Position im Raum Tiefenwahrnehmung Topographisches Absuchen

15.1 · Das Sehen als ganzheitliche Leistung

Diese beiden Komponenten sind essenziell für alle Aspekte des funktionellen Sehens. (Die Beschreibung dieser Komponenten sowie der Defizite, die bei diesen Komponenten auftreten können, findet sich in ◘ Tabellen 15.2 bis 15.5.)

> **Exkurs**
> **Hierarchie der Ebenen visueller Fähigkeiten**
> Warren (1993) stellte einen entwicklungsorientierten Rahmen für die Evaluation und Behandlung von visuellen Wahrnehmungsdefiziten bei Erwachsenen mit erworbener Hirnverletzung vor, der von Schneck (1998) auf die pädiatrische Population übertragen wurde. Warrens Hierarchie der Ebenen visueller Fähigkeiten vermischt die visuell-rezeptive und die visuell-kognitive Komponente. Jede Fähigkeitsebene ist abhängig von der Integration des vorhergehenden Niveaus. Deshalb wirken sich Probleme in einem niedrigeren Niveau auf höhere Fähigkeiten aus (Schneck 1998).

15.1.2 Funktionelle Sehbeeinträchtigungen

Das funktionelle Sehen entwickelt sich durch eine komplexe Sammlung von intermodalen Informationen und Assoziationen. Daher hängen visuelle Defizite mit einem breiten Spektrum von Schwierigkeiten in der Aufnahme und der Nutzung von sensorischer Information zusammen (Ballinger 1995) (s. ◘ Tabellen 15.2 bis 15.5).

> **❗ Beachte**
> Sehverlust und visuelle Perzeptionsstörungen können die Fähigkeit eines Kindes behindern, sich mit der Umwelt auseinander zu setzen oder sein Entwicklungstempo verlangsamen und sich in funktionellen Problemen niederschlagen.

Geschickte Bewegung ist abhängig vom Sehvermögen und umgekehrt notwendig für die visuelle Perzeption.

> **❗ Beachte**
> Körperbewegungen und die Exploration der Umwelt sind abhängig von visuellen Fähigkeiten (Hellerstein & Fischman 1987).

◘ Tabelle 15.2. Reflektorische Schutzfunktionen

Funktion	Definition	Defizit
Akkomodation	Fähigkeit des Auges, ein unscharfes Bild auszugleichen; bezieht sich auf den Prozess, mit dem ein klares Bild erreicht wird, wenn auf ein Objekt in variierender Distanz fokussiert wird	Probleme mit der Sehschärfe Unscharfes Sehen
Koordination und automatische Konjugation der Augenbewegungen	Die vestibulär-okulären Verbindungen kontrollieren reflektorisch als Reaktion auf Kopfbewegung und auf die Position im Raum. Diese Verbindungen ermöglichen den Augen, auf ein stabiles Objekt fixiert zu bleiben, während sich Kopf und Körper bewegen (stabiles Blickfeld)	Unscharfes Sehen bei Kopfbewegung Doppelbilder Schwierigkeiten, die Augenbewegungen während der Kopfbewegung zu kontrollieren
Distanz- und Bewegungserkennung	Automatisches visuelles Absuchen der Umgebung	Mangelhafte Anpassung an sich bewegende Objekte
Helligkeitswahrnehmung	Abhängig von der Verengung der Pupillen und der Funktion der Zirbeldrüse für Tag-Nacht-Zyklen	Schwierigkeit bei der Umstellung von dunklen auf helle Umgebung und umgekehrt

Tabelle 15.3. Orientierungs-, Lokalisierungs- und Blickfolgefunktionen

Funktion	Definition	Defizit
Sehschärfe	Fähigkeit, feine Details von Objekten im zentralen Blickfeld zu diskriminieren (▶ 20/20)	Unscharfes Sehen Sehprobleme entweder im Fern- oder im Nahbereich Übersehen von Details der Umwelt entweder im Nah- oder Fernbereich
Blickfolgebewegung, stabiler Blick und Fixieren	Umfasst sakkadische Augenbewegungen und geschmeidige Augenfolgebewegungen	Verlieren der Zeile beim Lesen Kopfmitbewegung bei Augenbewegungen
Regulation der Augenstellung in Bezug auf die Position des Kopfes	Okulomotorische Kontrolle durch die Hirnnerven III, IV und VI, die mit den Propriozeptoren im Nacken und mit den vestibulären Rezeptoren zusammenarbeiten	Mitbewegung des ganzen Körpers bei Augenbewegung
Räumliche Orientierung des Körpers in der Umwelt	Vestibulär-propriozeptive Bewusstheit des Körperschemas in Relation zum umgebenden Raum	Schwierigkeiten zu wissen, wo sich der Körper im Raum in Relation zu Objekten und anderen Personen befindet
Lateralität und Richtungssinn	Wissen um räumliche Konzepte wie hinauf/hinunter, rechts/links, vor und zurück	Schwierigkeiten mit der Rechts-Links-Orientierung am eigenen Körper und an anderen
Tiefenwahrnehmung	Fähigkeit des dreidimensionalen Sehens	Schwierigkeiten, sich über wechselnde Untergründe zu bewegen
Visuell-auditive Integration	Fähigkeit sich auf die entferntere Umgebung hin zu orientieren	Schwierigkeiten, auditiven Reiz visuell zu lokalisieren (von derselben oder unterschiedlichen Quellen)

Mit dem Verlust des Sehvermögens kommt es zu einer Verzögerung oder Einschränkung der selbst initiierten Fortbewegung beim Baby (Fraiberg 1977).

Vorsicht
Umweltbedingte Deprivation oder Deprivation im motorischen Explorieren der Umwelt können visuelle Wahrnehmungsbeeinträchtigungen verschleiern.

Der Mangel an Mobilität verursacht darüber hinaus eine Deprivation (Baker-Nobles 1990) in verschiedenen sensomotorischen Bereichen. Diese sind in ▢ Übersicht 15.3 aufgeführt.

In den ▢ Tabellen 15.2 bis 15.5 sind Aspekte des funktionellen Sehens und mögliche, damit in Zu-

---

Übersicht 15.3.
Der Mangel an Mobilität und seine Wirkungen auf verschiedene sensomotorische Bereiche

Verursacht Deprivation (Baker-Nobles 1990):
- in der Haltungskontrolle,
- in der räumlichen Kontrolle,
- im sensorischen Feedback.

Trägt bei zu
- einer Schwäche des sensorischen Feedbacks,
- sensorischer Defensivität,
- Problemen beim Erwerb von Fähigkeiten in allen Bereichen der ▶ **Handlungsperformanz**.

15.1 · Das Sehen als ganzheitliche Leistung

Tabelle 15.4. Willkürlich-explorative Funktionen

Funktion	Definition	Defizit
Willentliches Absuchen und Wechsel der Blickrichtung	Willkürliche Fähigkeit, innerhalb eines visuellen Feldes herum- und hin und her zu blicken	Mangelhafter Blickkontakt Schwierigkeiten in der visuellen Orientierung
Visuelle Aufmerksamkeit und Gedächtnis	Fähigkeit, sich kognitiv auf eine Anordnung von Punkten im visuellen Feld zu konzentrieren und sich diese im Zusammenhang zu merken	Schwäche im Wiedererkennen, Speichern oder Abrufen von visuellen Informationen
Visuelle Diskrimination	Fähigkeit, wesentliche Merkmale ausfindig zu machen, wie z. B. Farbe, Material, Form und Größe des Stimulus für das Wiedererkennen, Vergleichen und Kategorisieren	Schwäche im Wiedererkennen, Vergleichen und Kategorisieren visueller Informationen Schwierigkeiten, Gleiches und Verschiedenes ausfindig zu machen
Lernen, Gedächtnis, Erinnern von Farben oder Details	Speicherung von visuellen Informationen zur Verwendung für zukünftiges Vergleichen	Schwierigkeiten, sich an visuell präsentiertes Material und Anweisungen zu erinnern Schwierigkeiten, zwischen Details, die nacheinander gesehen wurden, eine Beziehung herzustellen
Visuelle Umgebung und globale Beziehungen	Visuelles Gewahrsein der Umgebung	Schwierigkeiten, die Aufmerksamkeit für die weitere Umgebung aufrechtzuerhalten
Visuell-taktil-motorische Integration	Fähigkeit, Distanz und Intensität einer Interaktion mit der Haut abzuschätzen	Schwierigkeiten beim Schreiben Schwierigkeiten, Objekte taktil zu lokalisieren
Visuell-manuelle und visuell-motorische Aktivitäten	Koordination der Kopf-, Nacken-, Augen- und Körperbewegungen mit auditiver und Berührungsinformation Visuelle Kontrolle von fein- und grobmotorischen Aktivitäten	Schlechte Kontrolle über die feine Handgeschicklichkeit
Orientierung von Objekten	Gewahrsein der zwei- und dreidimensionalen Ansicht von Objekten und ihrer Beziehungen zu anderen Objekten	Schwäche, sich visuell zu orientieren und Objekte der Reihe nach zu ordnen
Visuell-räumliche Beziehungen Serielle Reizverarbeitung	Fähigkeit, beim Absuchen eine geordnete Reihenfolge einzuhalten	Schwierigkeiten, zentrale und periphere visuelle Informationen zu integrieren
Visuelle Figur-Grund-Wahrnehmung	Fähigkeit, den Vordergrund vor einem Hintergrund zu erkennen Erfassen eines Zusammenhanges	Zu viel oder zu wenig Aufmerksamkeit auf Details, Übersehen relevanter Informationen
Kommunikation: Erkennen von symbolischer Sprache	Visuelles Erkennen von gestischer und symbolischer Kommunikation	Schwierigkeiten, die Körpersprache zu deuten Schwierigkeiten, geschriebene Symbole zu erkennen
Schnelles Lokalisieren	Rasche Bewegungen der Augen, während der Fokus aufrechterhalten wird	Schwäche, Objekte schnell zu lokalisieren, besonders während Bewegung

Tabelle 15.5. Perzeptive Funktionen – abstrakte räumliche Beziehungen

Funktion	Definition	Beeinträchtigung
Kohäsion	Fähigkeit, Gruppen oder Beziehungen aufgrund der Nähe und räumlichen Orientierung ihrer Teile ausfindig zu machen	Schwierigkeiten zu verstehen, dass es nötig ist, in der Gruppe beisammenzubleiben
Grenzen	Fähigkeit, die Grenze einer Person, einer Gruppe oder eines Gegenstandes wahrzunehmen. Dies kann auch die Distanz betreffen, die in der persönlichen Begegnung als angenehm erlebt wird, oder die Distanz, in der etwas bewegt werden kann	Schwierigkeiten, den Raum anderer Menschen zu respektieren Schwierigkeiten, den Ort und die Bewegungsbahn von einem sich bewegenden Objekt zu verstehen Schwierigkeiten beim Planen von Bewegungen in Relation zu anderen Objekten oder Menschen
Konsistenz	Fähigkeit, die Grenzen der Bewegung im Raum oder in der Gruppe zu antizipieren	Häufige Zusammenstöße mit Objekten oder Personen
Räumliche Kontinuität	Fähigkeit, eine (imaginäre) Linie zwischen zwei Punkten zu lokalisieren und zu verfolgen	Schwierigkeiten, Routen zwischen Orten zu planen und zu verfolgen

sammenhang stehende Defizite zusammengestellt. **Visuelle Funktionsdefizite** umfassen
- Verarbeitung des Lichtreizes,
- Akkommodation bei Veränderungen im Gesichtsfeld,
- Entdecken und Diskriminieren visueller Bilder,
- Verständnis der abstrakten Eigenschaften räumlicher Beziehungen.

Diese visuellen Defizite können bei Kindern gemeinsam mit anderen Beeinträchtigungen oder isoliert auftreten. Auch wenn keineSehbeeinträchtigung diaprosdiziert wurde, können **funktionelle** visuelle Defizite vorliegen. Im Gegensatz dazu haben Kinder mit der Diagnose Blindheit manchmal unerkläliches funktionelles Sehvermögen.

 Exkurs

Visuelle Dysfunktionen bei Kindern mit Behinderungen

Arten und Auftreten von visuellen Dysfunktionen

Aufgrund der Komplexität des visuellen Systems und seiner wichtigen Rolle für das funktionelle Verhalten und die Alltagsbewältigung gibt es Hunderte von Störungen, die mit visuellen Problemen bei kleinen Kindern zusammenhängen.

Eine visuelle Beeinträchtigung kann durch Probleme in jedem Teil des visuellen Apparates einschließlich der äußeren Schichten des Auges, der Linse, der Retina, der extraokulären Muskulatur und des Gehirns verursacht sein. In der ICIDH-2 (WHO 2000) sind mehrere Bereiche aufgelistet, in denen eine Funktionsbeeinträchtigung im visuellen System auftritt. Das funktionelle Sehen kann durch pathologische Veränderungen an anatomischen Strukturen des Auges und damit zusammenhängender Strukturen wie Optikusatrophie und Katarakt, verloren gehen.

Defizite können auch die visuell-sensorischen Funktionen der Sehschärfe, des Gesichtsfeldes, der Qualität des Sehens und der Sinneseindrücke des Auges und der dazugehörigen Strukturen betreffen. Kliniker definieren Sehbehinderung hinsichtlich der funktionellen Auswirkungen, die die Sehschärfe und Augenbeweglichkeit einschließen.

Visuelle Defizite beeinträchtigen den Zugang zur Kultur der Sehenden und können die Fähigkeit, sich in der sozialen und physikalischen Umwelt sinnvoll und zielgerichtet zu beschäftigen, weitreichend einschränken.

Etwa 50 bis 64 Kinder pro 100.000 haben schwerwiegende visuelle Behinderungen, und mindestens weitere 100 Kinder pro 100.000 haben leichte visuelle Beeinträchtigungen (Davidson 1992) (◘ Abb. 15.2).

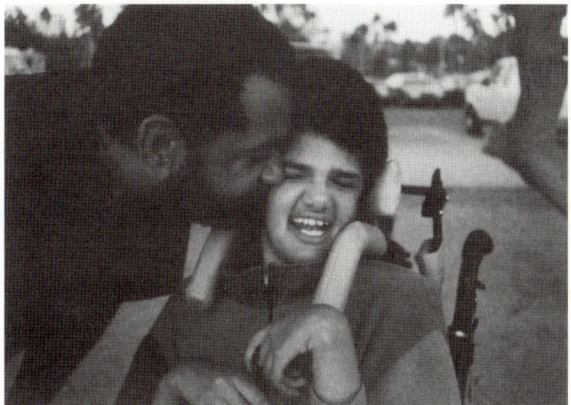

Abb. 15.2. Sierra, die eine kortikale Sehbehinderung hat und infolge von Hydrozephalus und Zerebralparese in ihren Fähigkeiten eingeschränkt ist, setzt primär ihre auditive und taktile Perzeption zur Kommunikation ein

Schätzungsweise 40 % bis 70 % der Vorschüler mit Sehbeeinträchtigung haben zusätzliche Behinderungen. Umgekehrt hat auch ein hoher Prozentsatz der behinderten Kinder visuelle Beeinträchtigungen (Rogow 1992).

Störungen, die häufig von visuellen Beeinträchtigungen begleitet sind

Die häufigsten Diagnosen bei Kindern mit Entwicklungsbehinderungen, die zusätzlich visuelle Dysfunktion aufweisen, sind:
- Zerebralparese,
- Down-Syndrom,
- Spina bifida,
- Kopfverletzung (Schädel-Hirn-Trauma),
- Aufmerksamkeits-Defizit-/Hyperaktivitäts-Störung,
- Lernbehinderung,
- Frühgeburt
(Downing-Baum 1995).

Teplin (1995) schloss darüber hinaus folgende Störungsbilder in die Liste der Kinder mit visuellen Beeinträchtigungen ein:
- geistige Retardierung,
- autistische Störung,
- Anfallsleiden,
- emotionale Behinderungen,
- Hörbehinderung.

Die visuelle Dysfunktion kann bei vielen dieser **mehrfachbehinderten Kinder** schwer zu diagnostizieren sein und daher in manchen Fällen unentdeckt bleiben, da die Aufmerksamkeit auf andere Diagnosen gerichtet wird.

Es gibt eine enorme **Variationsbreite** unter den entwicklungsverzögerten Kindern mit visuellen Störungen oder Behinderungen (Chen & Dote-Kwan 1994). Zu den leichteren visuellen Problemen im Säuglingsalter und in der Kindheit gehören Refraktionsfehler, Strabismus und Amblyopie.

Refraktionsfehler treten auf, wenn es beim Eintreten der Lichtstrahlen ins Auge zu einer Richtungsabweichung kommt, wodurch ein scharfer Fokus auf der Retina verhindert wird. Refraktionsfehler, die eine Brillenversorgung notwendig machen, treten bei etwa 20 % der normal entwickelten Kinder auf; der Prozentsatz von Kindern mit Entwicklungsauffälligkeiten ist noch höher (Rogow 1992). Jedoch nur wenige Kinder mit Refraktionsfehlern haben signifikante Sehbehinderungen, die nicht durch Brillen korrigierbar sind. (Tabelle 15.6)

Strabismus kommt bei 3 % bis 4 % aller Kinder vor, bei behinderten Kindern jedoch weit häufiger (Batshaw & Perret 1992).

Sehbehinderung und Blindheit

Der Begriff **Sehbehinderung** steht für eine Vielzahl von Problemen in jedem Teil des visuellen Apparates. Manche dieser Probleme können Blindheit erzeugen. Zum Beispiel kann ein Erblinden aus einer Krankheit oder Verletzung des Auges, des N. opticus oder des Gehirns entstehen. Katarakt, Frühgeborenen-Retinopathie,

Tabelle 15.6. Refraktionsfehler

Typ des Refraktionsfehlers	Behinderung
Myopie (Kurzsichtigkeit)	Sieht nur im Nahbereich scharf
Hyperopie (Weitsichtigkeit)	Sieht nur in der Ferne scharf (außer im Fall von sehr starker Hyperopie, wo beide Bereiche unscharf sein können)

◘ **Tabelle 15.7.** Häufige Ursachen für Sehbehinderung und Blindheit bei Kindern

Diagnose	Beschreibung
Anophthalmus	Fehlen des Augapfels
Katarakt	Jede Trübung der Augenlinse, durch die, abhängig von Größe und Lokalisierung, die Sehschärfe vermindert ist
Kortikale Sehbehinderung (Rindenblindheit)	Verlust der Fähigkeit, visuelle Information zu interpretieren, verursacht durch eine Schädigung des Zentralnervensystems
Glaukom	Exzessive Ansammlung von intraokulärer Flüssigkeit, die Druck auf die Retina und Schädigung der Nervenfasern verursacht
Hypoplasie oder Dysplasie des N. opticus; Optikusatrophie	Fehlbildung oder Schädigung des N. opticus; tritt häufig im Zusammenhang mit hormonellen oder metabolischen Störungen auf
Retinoblastom	Tumor auf dem Augapfel, der meist eine chirurgische Entfernung des Auges erfordert
Frühgeborenen-Retinopathie oder retrolentale Fibroplasie (RLF)	Sauerstoffzufuhr im Neugeborenenstadium kann abnormes Wachstum der Blutgefäße in den Augen verursachen. Dies führt zu Vernarbung und Netzhautablösung

Netzhautstörungen und Glaukom sind häufige Ursachen schwerer Sehbehinderung in den USA (◘ Tabelle 15.7).

Blindheit ist definiert als Sehschärfe von weniger als ▶ 20/20 oder ein Gesichtsfeld von weniger als 20 Grad unter Verwendung beider Augen und mit Korrektur durch Brillen (Colenbrander & Fletcher 1995).

In den USA treten Blindheit und schwere Sehbehinderung etwa bei 2 bis 10 Kindern von 10.000 auf, wobei 75 % aller Kinder mit diagnostiziertem Sehverlust einen funktionellen Sehrest behalten (Teplin 1995).

▶ **Kongenitale Sehbehinderungen** können von ererbten Krankheiten (z. B. kongenitaler Katarakt), chromosomalen Abweichungen (z. B. Down-Syndrom) oder vorgeburtlichen Infektionen (z. B. Röteln) herrühren. Ererbte Krankheiten sind etwa für die Hälfte aller angeborenen oder später auftretenden Erblindungen verantwortlich.

▶ **Perinatale Geschehnisse** sowie Netzhautschäden bei Frühgeborenen (Frühgeborenen-Retinopathie) können ebenfalls visuelle Defizite verursachen.

Zu den postnatalen Ursachen zählen **Traumen** (z. B. Schütteltrauma bei Misshandlung), Infektionen und Erkrankungen des Bindegewebes (z. B. Marfan-Syndrom). **Strabismus** kann ▶ **Amblyopie** oder einen zunehmenden Sehverlust eines Auges bewirken.

Kortikale Blindheit (Rindenblindheit) oder „zentrale visuelle Aufmerksamkeitsstörung" ist eine häufige Ursache einer Sehbehinderung bei Kindern mit schweren Hirnschädigungen (z. B. durch intraventrikuläre Hämorrhagie). Kortikale Blindheit entsteht durch einen Schaden im visuellen Kortex, meist im Rahmen einer weitreichenden Schädigung des zerebralen Kortex, und kommt häufig mit anderen Entwicklungsstörungen (z. B. Zerebralparese, Entwicklungsverzögerung) vor (Eken de Vries et al. 1995). Der Grad des funktionellen Sehverlustes bei kortikalen Sehbeeinträchtigungen variiert, bedingt durch das Unvermögen, die visuelle Information zu verarbeiten. Die meisten Kinder mit dieser Diagnose können visuelle Daten nicht oder nur teilweise als bedeutungsvoll interpretieren.

15.2 Die Rolle der Sensorischen Integration für das Sehen

15.2.1 Ebenen der sensorischen Verarbeitung

Das Sehen spielt eine elementare Rolle für das Wesen und die Entwicklung der Perzeption. Es gibt **drei**

15.2 · Die Rolle der Sensorischen Integration für das Sehen

Hauptkategorien der sensorischen Verarbeitung (◘ Tabelle 15.8), die Individuen mit räumlicher und zeitlicher Information versorgen (Kandel et al. 1991):

- ▸ Interozeption,
- ▸ Propriozeption,
- ▸ Exterozeption.

◘ Tabelle 15.8. Beitrag des Sehens zu komplexen Funktionen (gegliedert nach Wahrnehmungsebene)

Wahrnehmungsebene	Funktion	Beitrag des Sehens
Interozeption	Zyklische Verhaltensweisen, wie z. B. Essen, Schlafen und hormonelle Regulation	Hell/Dunkel
Propriozeption	Gewahrsein der Körperstellung und der Bewegung durch den Raum	Visuelle Kontrolle über den Körper in der Umgebung
	Haltungskontrolle	Visuelles Feedback für präzise Bewegungen
	Posturale Reaktionen	Visuelle Kontrolle über sich selbst und die Umgebung
	Körperschema	Vergleich von visuellen und somatosensorischen Informationen
	Körperimago	Visuelles Gedächtnis
	Körperbegriff	Visuelles Gedächtnis
	Okuläre Kontrolle	Aufnahme und Interpretation des Gesichtsfeldes, sakkadische Augenbewegungen, visuelles Gestaltschließen, Stabilität der Abbilder
Exterozeption	Visuelle Diskrimination	Räumliche und zeitliche Details von Objekten, Menschen und der Umgebung
	Taktile Diskrimination	Räumliche und Detailerfassung
	Auditive Diskrimination	Räumliche und Detailerfassung
	Auditive Bewusstheit und Sprachgebrauch	Erkennen und Interpretation von nonverbaler oder gestischer Sprache
	Olfaktorische und gustatorische Diskrimination	Feedback über die Genauigkeit der Beurteilung und Ästhetik
	Kontrollieren der Umwelt	Erfassen des nahen und fernen Kontexts und Details
Intermodale Assoziationen	Wahrnehmen der Körpergrenzen	Visuelles Gedächtnis und Feedback
	Praxie	Räumlicher Kontext, visuelle Informationen für Feedforward und Feedback
	Bewegungsübergänge	Räumliches Gedächtnis oder Landkarte, konkrete Details; ist eine stabile Informationsquelle (im Gegensatz zu den vorübergehenden auditiven Informationen)
	Interpretieren von Beziehungen zwischen Systemen in der Umgebung	Fähigkeit, nah und fern und den Kontext klar zu erkennen; Antizipation von Bewegungsbahnen
	Aufmerksamkeit, Emotion und kreativer Ausdruck	Visuelles Gedächtnis, Ästhetik von Farbe, Form und Dimension, räumliche Beziehungen

Erste Ebene der sensorischen Verarbeitung: Interozeption

Die Orientierung auf das Innere geschieht durch interozeptive Information und ist essenziell für die Entwicklung einer richtigen Vorstellung davon, wie man sich – im wörtlichen Sinne – „in seinem Körper fühlt". Die ▶ **Interozeption dient**

- dem Erkennen von Hunger, Müdigkeit, Harn- und Stuhldrang, Krankheit,
- dem Lokalisieren von Schmerzen und
- Unterscheiden subtiler innerer Empfindungen.

Interozeptive Daten ermöglichen dem Individuum, den Ort von Empfindungen in Eingeweiden und Organen zu bestimmen.

> **! Beachte**
> Das visuelle System trägt zur Interozeption insofern bei, als die visuell wahrgenommenen **Lichtzyklen** Auswirkungen auf tägliche, monatliche und jährliche Rhythmen des Menschen haben (Kandel et al. 1991).

Zweite Ebene der sensorischen Verarbeitung: Propriozeption

Zur ▶ **Propriozeption** können sowohl die **vestibuläre als auch die propriozeptive Modalität** gerechnet werden. In Verbindung mit visuellen Informationen sind diese Sinneseindrücke essenziell für

- die Bildung des ▶ **Körperschemas**,
- die Bewegungsdosierung bezüglich Richtung und Kraft,
- die Haltungskontrolle, Stabilität und Orientierung,
- den Erwerb von Wissen über Körperbewegungen,
- das Zusammenspiel zwischen Körperteilen in Ruhe und in Bewegung.

> **! Beachte**
> Der Sehsinn liefert wichtige Ergänzungen zu den vom vestibulär-propriozeptiven System gewonnenen Informationen: rasch verfügbare Informationen für feedforward-abhängige antizipatorische Reaktionen, die besonders für die Haltungs- und Bewegungskontrolle benötigt werden (Ayres 1972).

Dritte Ebene der sensorischen Verarbeitung: Exterozeption

Die ▶ **Exterozeption** umfasst in erster Linie **auditive und visuelle Informationen**, die mit somatosensorischem, olfaktorischem und gustatorischem Input in Verbindung gebracht werden, damit das Individuum sich selbst im Raum, im Bezug zu anderen oder im Bezug zu Objekten im Raum orientieren kann (Streri 1993). Die dynamischsten exterozeptiven Erfahrungen entstehen aus der Kombination von auditiven und visuellen Daten. Gehör und Sehen sind die einzigen Sinne, deren Reichweite weit über die Körpergrenzen hinausgeht.

> **! Beachte**
> Die Exterozeption liefert wesentliche, präzise Informationen über Inhalt und Zusammenhang laufender Interaktionen in der Umwelt. Die Kombination der sensorischen Informationen aller drei Ebenen ergibt ein Gefühl für die eigenen Körpergrenzen und die äußere Welt.

Diese Informationen sind wesentlich für die Entwicklung des ▶ **Selbstkonzeptes**. Die Haut schafft die Grenzen des Selbst. Das vestibuläre und das propriozeptive System liefern Informationen über die Position des Körpers im Raum in Relation zur Schwerkraft. In Verbindung mit dem Gehör und dem Sehsinn ist ein Individuum imstande, seine eigene Körperposition in Bezug zu statischen und bewegten Umgebungen zu erkennen.

So wirkt das Wissen über die eigenen Grenzen, die eigene Position und Bewegung oder die Bewegung der Welt zusammen, um Perzeptionen der physikalischen Realität in einem räumlichen Zusammenhang zu bilden. Der Raum bildet den Hintergrund für Handlungsfolgen in einem zeitlichen Verlauf. Folglich trifft ein Individuum Entscheidungen, ob es explorieren soll oder nicht, und beginnt mit der Planung der Aktivitäten, die es durchführen will.

15.2.2 Intermodales Zusammenspiel

Das visuelle System funktioniert als Teil des dynamischen Systems von ▶ **intermodalen** Interaktionen, die

15.2 · Die Rolle der Sensorischen Integration für das Sehen

Verhalten motivieren, steuern und korrigieren. Unter allen Sinnen ist der Sehsinn – sofern er zur Verfügung steht – das **vereinigende System**, derjenige Sinn, der alle anderen Systeme integriert und der es dem Individuum ermöglicht, etwas über die Welt zu erfahren, mit ihr zu interagieren und in ihr zu überleben (Moore, zitiert in Okoye 1997).

Anhand von Warrens zuvor beschriebenem Modell (1993, s. Abschnitt 15.1.1) lassen sich Defizite des Sehens innerhalb des visuellen Systems bestimmen. In Wirklichkeit sind die Informationen des Sehsinnes jedoch nicht isoliert von allen anderen sensorischen Systemen anzutreffen.

Skeffington (1963) erkannte, dass Sehvermögen mehr ist als Licht, das aus der physikalischen Umgebung kommt, ins Auge eintritt und dann in ein externes Phänomen transformiert wird. Er war der Meinung, dass das Sehen weder von der Gesamtperson noch von einem der anderen sensorischen Systeme abgespalten werden kann, da es in die ganze menschliche ▶ **Performanz** integriert ist. Er stellte ein **Modell** vor, in dem **der visuelle Prozess als Verflechtung von Gehör, Propriozeption, Kinästhesie und Körpergefühl mit dem Sehen** dargestellt wird. Vier einander schneidende Kreise, von denen jeder ein wichtiges Subsystem bezeichnet, repräsentieren diese Interaktion (◘ Abb. 15.3). Im Zentrum, wo sich alle vier Kreise schneiden, befindet sich das Sehen.

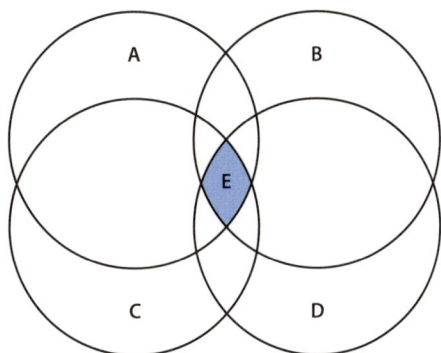

◘ **Abb. 15.3.** Skeffingtons Modell des Sehens. **A** Gegen die Schwerkraft: mit der Schwerkraft zurechtkommen, um sich zu bewegen. **B** Zentrierung: Fähigkeit, Objekte im Raum zu lokalisieren. **C** Identifikation: Fähigkeit, auf Information zu fokussieren, Details zu verfeinern und zu diskriminieren und diese Information im Gehirn abzuspeichern. **D** Sprache, Gehör: Fähigkeit, durch Sprache und Gestik zu kommunizieren und das Hören zu verwenden. **E** Sehen: Verbinden von all diesen Modalitäten (A–D)

> „Das Gesamtaktionssystem bezieht sich auf die Verflechtung von propriozeptiver, vestibulärer und visueller Verarbeitung in einem dynamischen System der Datenverarbeitung. Dieses summiert neuen visuellen und motorischen Input, vergleicht ihn mit vorher gespeicherten Daten und instruiert dann im Bruchteil einer Sekunde den Körper, entsprechend zu reagieren, sei es mit Hand, Fuß, Bein oder mit dem ganzen Körper." (S. 6)

❗ Beachte
In Skeffingtons Modell wird offensichtlich, dass die visuelle Kognition nicht nur aus dem Sehen allein resultiert, sondern vielmehr aus der Kombination der visuellen Fähigkeiten mit all den anderen sensorischen Modalitäten, besonders mit dem Gehör, dem taktilen, propriozeptiven und vestibulären System.

❗ Beachte
Die Aussagen von Titcomb, Okoye und Schiff stimmen mit Ayres' Forschungen (1972) überein, die ergaben, dass visuelle Wahrnehmungsschwierigkeiten selten losgelöst von posturalen, okulären und somatosensorischen Behinderungen vorkommen.

So betrachtet, ist bei sehenden Personen der Sehsinn der komplizierteste und dominanteste von allen Sinnen.

Titcomb, Okoye und Schiff (1997) arbeiteten Skeffingtons Modell weiter aus und beschreiben das Sehen als Sehvermögen von mehr als 20/20, wobei sie es als „Gesamtaktionssystem" definierten:

Die klassische Arbeit von Held & Hein (1963) zeigte die **Verbindung zwischen aktiver Bewegung und visueller Wahrnehmung** auf. Fraglos ist das Sehen nicht nur mit den anderen sensorischen Modalitäten verbunden, sondern auch mit den resultierenden perzeptiven und adaptiven Reaktionen. Genau diese Verbindung zwischen dem Sehen und den anderen sensorischen Verarbeitungs- und Aktionssystemen macht die Theorie der Sensorischen Integration anwendbar auf Menschen mit Sehbeeinträchtigung.

Andere Studien stimmen mit Skeffingtons (1963) frühen Annahmen und jenen von Titcomb et al. (1997) überein. Damasio (1989) und Thelen & Smith (1994) zeigten, dass trotz der primären Ordnung in einzelne ▶ **Modalitäten** expansive Verbindungen unter den sensorischen Systemen bestehen.

> **Beachte**
> Stein und Meredith (1904) stellten fest, dass die Verarbeitung sensorischer Informationen im Gehirn grundsätzlich ▶ **intermodal** und interaktiv erfolgt.

In Studien mit Katzen konnten sie zeigen, dass die topographische Landkarte des visuellen Raumes im Colliculus superiore einer Katze vorwiegend aus multisensorischen Neuronen besteht, die auf auditive, somatische und visuelle Reize ansprechen.

> **Beachte**
> Die Gehirnaktivität beim Sehen schließt nicht allein visuelle Informationen ein. Ein Beispiel für diese Interaktion ist die Fähigkeit zu wissen, wohin man schaut, wenn man ein Geräusch hört.

> **Beispiel**
> Die Erhaltung der Kopfposition ist ein Beispiel dafür, wie die Sinne zusammenarbeiten. Der Winkel des Kopfes beeinflusst die Art und Weise, wie Personen akustische Reize für das Hören verarbeiten (Blauert 1994). Der Winkel des Kopfes ist auch relevant für die Stimulation der einzelnen Bogengänge im Vestibularorgan und für die Aktivierung der okulären Muskulatur (Herdman 1994). Diese interagieren dann mit den Propriozeptoren im Nacken, um die Kopfbewegung und die Stabilität oder Mobilität des Körpers zu steuern. Etwas so simples wie die Kopfposition einer Person verändert die Verarbeitung von Klang, Bewegung und Seheindrücken.

Die klinischen Auswirkungen der Struktur, Funktion und Interaktion der sensorischen Systeme sind enorm. Zum Beispiel halten blinde Personen oft ihren Kopf in extremer Nackenflexion. Wenn Blauberts (1994) Arbeit über räumliches Hören korrekt ist, wirkt sich die **Kopf-position** nicht nur auf die postural-okuläre Kontrolle und die ▶ **Perzeption** der Körperanpassung im Raum aus, sondern auch auf die Verbindung von Hören und Sehen oder auf die perzeptiven Abbilder des Raumes und der räumlichen Beziehungen.

Fallbeispiel Dan

> **Beispiel**
> Dan ist ein Beispiel für die **adaptive Nutzung der intermodalen Interaktionen**. Seine Augen wurden kurz nach der Geburt wegen eines Retinoblastoms entfernt. Obwohl Dan kein Sehvermögen hat, ist er imstande, andere sensorische Systeme effektiv zu gebrauchen, um den Sehverlust zu kompensieren. Das Fehlen visueller Informationen hindert ihn nicht daran, an der Welt der Sehenden sinnvoll teilzunehmen.
>
> ▶ **Intermodale** ▶ **Assoziationen** dienen Dan als Ersatz für das nicht vorhandene Sehvermögen. Er benützt sein scharfes Gehör, um ein Gefühl für seine Umgebung zu bekommen. Mit einer Technik, der sog. **Echolokation**, ist es ihm möglich, mit einer Serie von Klicks oder Pfiffen die Größe von Objekten und die Entfernung zwischen Objekten zu schätzen. Der Klang wird von den Objekten reflektiert, und Dan kann relativ flott navigieren, sogar auf einem Fahrrad. Das auditive Feedback liefert ihm Information über den dreidimensionalen Raum in naher und weiter Distanz. Über den Gleichgewichtssinn weiß Dan, wo die Schwerkraft auf ihn einwirkt und ob er sich in aufrechter Position befindet. Die Propriozeption ermöglicht ihm eine rasche Anpassung all seiner Muskeln und Gliedmaßen, um die Balance zu halten und zu verhindern, dass er stürzt. Dans Gedächtnis, seine kognitiven und praktischen Fähigkeiten unterstützen seine Aufmerksamkeit und das ▶ **Sequenzieren** seiner Aktionen, die notwendig sind, um diese komplexe Aktivität ohne Hilfe von visuellem ▶ **Feedforward** oder ▶ **Feedback** aufrechtzuerhalten.
>
> Dan und andere kompetente Personen, die blind sind, müssen ihre anderen sensorischen Systeme effektiv nützen, um den **Sehverlust zu kompensieren**. Trotz seiner Blindheit ist Dan kompetent und unabhängig. Er hat viele Hobbys und Interessen und keine Angst davor, neue Dinge auszuprobieren. Er fährt

ziemlich gut Fahrrad, und möglicherweise könnte er mithilfe der Instrumente ein Flugzeug steuern (was er aber noch nie probiert hat). Dan erlebt sich selbst nicht als stärker behindert als ein Brillenträger. Er gibt aber zu, dass sein Gehirn wohl schon sehr früh durch neuroplastische Veränderungen den Verlust der Sehfähigkeit kompensiert hat.

15.2.3 Analyse des Raumes

Ayres (1972) identifizierte **vier eng miteinander verbundene Funktionen, die für das Überleben wesentlich sind** (Übersicht 15.4).

Zusätzlich bezog sie sich auf Gernandts Sichtweise der räumlichen Wahrnehmung, die ebenfalls multimodale Quellen betonte: Gernandt betrachtete
- das okuläre System,
- das vestibuläre System und
- Empfindungen von den Muskeln, Gelenken und inneren Organen und von der Haut

als voneinander abhängig und als wirksam im Sinne einer **ausgleichenden Triade**, um den Körper kontinuierlich zu regulieren und im Raum zu positionieren (Ayres 1972).

> **Beachte**
> Die Fähigkeit, die Bedeutung visueller Eindrücke aus einer bestimmten Konstellation des Körpers zum Raum und zur Umgebung zu erfassen, ist **erlernt**. Ayres betonte ihre Bedeutung als **Endprodukt** anpassender motorischer Reaktionen.

> **Übersicht 15.4.**
> **Vier miteinander verbundene Funktionen, die für das Überleben wesentlich sind**
> - Wahrnehmung der Schwerkraft und Bewegung durch den Raum
> - Kontrolle der extraokulären Muskulatur
> - Fortbewegung, Haltungsreaktionen und damit zusammenhängende Propriozeption
> - Visuelle Wahrnehmung des Raumes

Dr. Ayres verstand die **Form- und Raumwahrnehmung als Idee**, als kognitiven Prozess, der hauptsächlich auf dem Sehen basiert. Sie war **die Erste, die die Bedeutung der vestibulären, propriozeptiven und taktilen Sinneseindrücke für** die Entwicklung der **funktionellen** Nutzung der **Form- und Raumwahrnehmung hervorhob** (Ayres 1972, 1979; Fisher et al. 1991, deutsche Ausgabe 2002).

> **Vorsicht**
> Immer noch vernachlässigen viele Wissenschaftler die „versteckten" Sinne – vestibuläre, propriozeptive und taktile Wahrnehmung – bei der Analyse der visuellen Verarbeitung (Morrongiello 1994). Hinzu kommt, dass die komplexe, interaktive Natur sensorischer Informationen von Theoretikern immer wieder auf die kognitive Analyse statt auf den sensorisch-integrativen Prozess zurückgeführt wird.

15.2.4 Praxie

Der Sehsinn trägt grundlegend zur Praxie bei. Wie zuvor erwähnt, sind visuelle Eindrücke die schnellsten Informationen über die Welt, die uns zur Verfügung stehen.

Feedforward und Feedback

Die visuelle Modalität liefert die Informationen, die in einer laufenden Interaktion für die beste Nutzung des ▶ **Feedforward** erforderlich sind. Dies ist durch die Spezifität der visuellen Information sowohl in der nahen als auch der fernen Umgebung möglich. Visuelle Daten dienen aber auch als **rasches ▶ Feedback**, das bereits während der Handlung eine Abänderung des Plans ermöglicht, um den Erfolg zu sichern. Die Verknüpfung von visuellen und sprachlichen Daten stellt ein ▶ **sequenzielles und organisiertes Verständnis** bei der Ideation und Planung von Handlungen sicher. Im Rahmen von vergangenheits-, gegenwarts- und zukunftsbezogenen Überlegungen, Vorstellungen und Planungen zeigt sich die ▶ **antizipatorische Funktion** des visuellen- und Sprachsystems: Wir können im Geist Ideen in der Abfolge der möglichen Interaktionen ordnen, die wir dann erproben, durchspielen und neu ordnen.

Der visuelle Sinn ist auch für die **Geschwindigkeit** verantwortlich, mit der ▶ **projizierte Aktionssequenzen** ausgeführt werden. Per Definition hängen diese vorausgeplanten Aktionsabläufe, sofern sich die Umgebung oder die Person bewegt, von ▶ **Feedforward-Informationen** ab. Je schneller diese Bewegung ist, umso wichtiger wird das Feedforward.

Zusätzlich versorgt uns das Sehen mit dem notwendigen Feedback für den **ersten Eindruck** von einem Ereignis oder Raum. Sobald wir die äußeren Bedingungen einer Handlung kennen gelernt haben, können andere sensorische Systeme die Steuerung unserer Aktivität übernehmen, und geben das visuelle System frei. Dieses kann nun neue Interaktionen steuern und die Planung vorausschauender Aktionen durch seine ▶ **antizipatorische** Funktion unterstützen.

Übergänge sind schwierig für Kinder, die ihre Feedforward-Systeme nicht effizient nutzen können. Übergänge bestehen aus dem Wechsel von einer Form, einem Zustand, Stil oder Ort zu einem anderen. Das **adaptive** ▶ **Antizipieren**, Planen und Steuern von Übergängen erfordert komplexe Fähigkeiten:

- visuelles Überwachen der Umgebung auf Zusammenhänge, Bewegungen und verbale und nonverbale Kommunikation,
- Zugang zu Erinnerungen an frühere Situationen,
- Antizipation von zukünftigen Ereignissen,
- Adaptation an aktuelle Umstände,
- Praxie,
- Sprachverständnis,
- die Fähigkeit, die Bewegungsrichtung von Personen oder Umgebungselementen zu verstehen und vorauszuahnen.

Unsere Umwelt besteht aus der Schwerkraft, aus anderen Menschen und aus Objekten. Es gibt kaum Situationen, in denen diese Elemente sich in einem statischen Zustand befinden; normalerweise verändern sich ihre Konstellationen ununterbrochen.

> **Beachte**
> Das Überwachen der Bewegung von Umgebungselementen und das **Antizipieren**, Planen und Anpassen der eigenen Interaktionen in Relation zur Umgebung gelingen am effizientesten, wenn die Haltungskontrolle gut ist und visuelle Informationen zur Verfügung stehen, die für das Planen, Überwachen und Kontrollieren genützt werden können (s. ◘ Abb. 15.3).

15.2.5 Sehbehinderung, Blindheit und Sensorische Integration

Obwohl visuelle Beeinträchtigungen und Blindheit Behinderungen sind, zeigen Personen wie Dan, dass es – sofern die übrigen sensorischen Systeme funktionieren – **Alternativen zum Sehen** gibt, mit denen ▶ **Perzeptionen** gebildet und genützt werden können. Kinder, die vom Säuglingsalter an blind sind, können sensorische Assoziationen entwickeln und durch ihre Erfahrungen auch ohne Sehvermögen ▶ **Perzeptionen** formen. Diesen Kindern ist die Bedeutung von Blindheit oder Sehen gar nicht recht bewusst. Zum Teil entwickeln sie später die Fähigkeit, die Erfahrungen Sehender zu verstehen.

> **Beachte**
> Fehlt das Sehvermögen oder ist es schwach oder verzerrt, kompensiert das Gehirn das visuelle Defizit durch eine Umverteilung des neuralen Gewebes, das normalerweise für visuelle Informationen vorgesehen ist (Kraemer 1992).

> **Beispiel**
> Dan benützt statt des Sehens andere Informationsquellen, um seine Kompetenzen zu entwickeln, zu erhalten und zu erweitern. Er selbst meint, dass ihm seine Fähigkeit, alle anderen sensorischen Informationen zu integrieren, ermöglicht hat, alles zu tun, was er tun möchte. Dan ist durch den Sehverlust **nicht funktionell behindert**, weil er eine adäquate sensorische Integration und Praxie in Verbindung mit einem „gesunden Verstand und Körper" hat.

Es ist offensichtlich, dass intermodale Assoziationen zur ▶ **Perzeption** beitragen. Dass sie auch zu **motorischen Fähigkeiten** beitragen, ist weniger eindeutig. Aus intermodalen Assoziationen werden ▶ **Perzeptionen** gebildet, die das Individuum zu einem kompetenten Teilnehmer machen in einem sich ständig verändernden Umfeld, das konstante räumlich-zeitliche Anpassung erfordert. Das Sehen liefert den motorischen Feedforward-Zentren nicht nur rasche, differenzierte Informationen, sondern stellt auch **ununterbrochen Feedback** zur Verfügung, das für die Dosierung der Ausführung motorischer (Re-)Aktionen erforderlich ist.

Fallbeispiel Michael

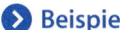 Beispiel

Michael ist ein Jugendlicher mit einer Zerebralparese, der aufgrund einer Frühgeborenen-Retinopathie blind ist. Da er zusätzlich zu den neuromotorischen auch kognitive Beeinträchtigungen hat, kann er nicht wie Dan die Blindheit durch den Einsatz anderer Sinnessysteme kompensieren. Daher hat Michael im Gegensatz zu Dan mit **funktionellen Problemen** zu kämpfen. Er verfügt zwar über gute soziale Fähigkeiten und ist allgemein beliebt, ist aber funktionell so eingeschränkt, dass ihm sogar routinemäßige Aktivitäten des täglichen Lebens Schwierigkeiten bereiten:
- Er ist nicht in der Lage, selbstständig eine Getränkedose, eine Chipstüte oder eine Tür zu öffnen.
- Er kann sich weder selbstständig auf eine Schaukel setzen noch von ihr herunterkommen und möchte dies auch gar nicht tun.
- Er kann sich nicht selbstständig anziehen, und seine Tischmanieren sind mangelhaft: Er greift mit den Händen ins Essen und stopft ganze Brötchen in den Mund, ohne abzubeißen.

Michael ist ein liebenswerter, aber ängstlicher Junge, emotional labil und von seinen Betreuern völlig abhängig.

Als er ein Kind war, war die physio- und ergotherapeutische Arbeit mit ihm schwierig. Wurden seine Gelenke bewegt, klagte er über Schmerzen. Die Aufrichtung gegen die Schwerkraft tolerierte er nicht. Er schien auch durch Wiederholung von Aktivitäten nicht zu lernen. Wenn er Herausforderungen gegenüberstand, weinte er nur. Im Alter von 2 Jahren ging er einmal monatlich zur Physiotherapie. Mit 5 Jahren konnte er mit einem Rollator gehen, den er bis vor kurzem verwendete. Jetzt, da er erwachsen wird, sind manche seiner Verhaltensweisen, die bei ihm als Kind geduldet wurden, nicht mehr akzeptabel, z. B. den Arm anderer Personen immer wieder zu reiben.

Michaels Wahrnehmung von sich selbst ist, dass er beinahe unfähig ist, irgendetwas selbstständig zu tun. Seine **ängstliche Abhängigkeit** bei den meisten funktionellen Aktivitäten verhindert, dass er um mehr Unabhängigkeit kämpft.

Dan ist Michaels Orientierungs- und Mobilitätslehrer. Dan besteht darauf, dass blinde Personen die **Welt kinästhetisch erfahren** müssen, um über die Umgebung zu lernen. Aufgrund seiner sensorisch-integrativen Defizite, die mit der Blindheit und der Zerebralparese einhergehen, hat Michael genau solche Aktivitäten vermieden, die möglicherweise hilfreich für die Entwicklung von ▶ **Perzeptionen** und Handlungsplänen gewesen wären. Durch Dans Ermutigung hat Michael viele Aktivitäten des täglichen Lebens kennen gelernt: z. B. Getränkedosen zu öffnen, auf unebenem Boden zu gehen und sich selbst anzuziehen. Dan erlaubte Michael, es zu versuchen, und wenn er es nicht schaffte, es nochmals zu probieren. Als Mentor schuf Dan für Michael Gelegenheiten, mit Gleichaltrigen zu spielen. An den **Aktivitäten des täglichen Lebens** arbeitete Dan, indem er sie in winzige Schritte gliederte und Michael mit Körperkontakt und Zuspruch in Umgebungen, vor denen er sich fürchtete, begleitete. Dieser Ansatz war höchst erfolgreich, und Michael beginnt nun Aktivitäten auszuprobieren, die er sich früher nicht zugetraut hätte. Dennoch ist Dan frustriert, denn es gibt zu viele Aktivitäten, die Michael noch lernen müsste, wenn sie Stück für Stück vorgehen.

Die Befunderhebung im Rahmen einer sensorisch-integrativen Ergotherapie ergab, dass Michael **grundlegende Defizite in der Haltungskontrolle** zeigte, die zu einer überwältigenden Unsicherheit bei Bewegung führten. Er zeigte Überempfindlichkeit gegenüber propriozeptiven Reizen und schien seine Bewegungen nicht durch propriozeptives Feedback kontrollieren zu können. Er verarbeitete Informationen langsam, wodurch die Nutzung vestibulärer Informationen für eine effektive ▶ **posturale Kontrolle** erschwert war. Daraus resultierten Schwierigkeiten mit der Haltungsanpassung und Richt- und Gleichgewichtsreaktionen. Michaels **Praxie** war äußerst mangelhaft: Er initiierte keine neuen Handlungen, konnte sich nicht erinnern, wie er Dinge tun sollte, die er schon einmal ausprobiert hatte, und versuchte nicht, komplexen Handlungssequenzen zu folgen.

Die Therapeutin entschied, dass Michael von einer **Ergotherapie nach sensorisch-integrativen Prinzipien** profitieren könnte, da auf diesem Wege eine Grundlage für sinnvolle, altersgemäße Beschäftigungen geschaffen werden könnte. Sie empfahl zwei Ergotherapiestunden pro Woche, eine in der Schule und eine in einer spezialisierten Einrichtung. Die Beratung und Intervention in der Schule dauerte etwa ein halbes Jahr lang. Dann entschied das Team, dass Michael von zwei Einheiten pro Woche im ▶ **klinischen Setting** mehr profitieren würde.

Michaels Therapieziele

1. **Steigerung der räumlichen Wahrnehmung und des Wohlbefindens bei Bewegung durch den Raum**
Dieses Ziel setzte ein gesteigertes vestibuläres und propriozeptives Bewusstsein der eigenen Körperposition und eine bessere Kontrolle über die Bewegungen im Raum voraus. Zu Therapiebeginn war Michael völlig von ▶ **Feedback** und hauptsächlich von einem Betreuer abhängig. Er setzte ▶ **Feedforward-Prozesse nicht effektiv** für seine Interaktionen ein. Alle Aktivitäten musste er auf langsame, kinästhetische Weise erlernen. Hatte er sie erlernt, musste er sie üben, um die Geschwindigkeit der Ausführung zu steigern. Das Ziel wäre erreicht, wenn Michael Fertigkeiten rasch ausführen könnte, denn das würde anzeigen, dass er Feedforward-Informationen nützt.
Die Therapeutin ermutigte Michael auch, seine eigenen Feedback-Kanäle zu überwachen. Auditives Feedback funktionierte bei Michael gut. Schweres Schuhwerk, das beim Auftreten laute Geräusche verursachte, und der Gebrauch eines in der Hand gehaltenen „Klickers" erzeugten Feedback von seinen eigenen Bewegungen.

2. **Steigerung der taktilen Diskrimination zur Verbesserung der Handhabung von Objekten**
Dieses Ziel erforderte, dass Michael sich an **spezifischen taktilen Merkmalen** und Oberflächen orientierte, die er diskriminieren musste. Beispielsweise durfte er beim Zubereiten eines Butterbrotes nicht mehr mit der Hand in die Butter greifen, sondern musste stattdessen Besteck benützen. Das Messer sollte er mit der linken Hand führen, während er es in der rechten Hand hielt. Er lernte die Wasserhöhe im Glas mit der linken Hand zu schätzen, während er mit der rechten eingoss, und das Schlüsselloch in einem Vorhängeschloss mit einer Hand zu finden, den Schlüssel zu drehen und das Schloss zu öffnen.

3. **Verbesserung der bilateralen Integration zum koordinierten Einsatz seiner Hände**
Dieses Ziel setzte voraus, dass Michael mit der Zeit ein **globales Bewusstsein von seinem Körper im Raum** und vom Bezug der Körperteile zueinander erlangte. Um eine Getränkedose öffnen zu können, musste er wissen, wo seine beiden Hände waren und wie sie sich bewegten. Er brauchte auch ein gewisses Maß an Lateralität, um die Dose in der linken zu halten, während er den Verschluss mit der rechten manipulierte. Während des gesamten Vorganges musste er die Raumlage der Dose überwachen, um das Getränk nicht zu verschütten. Zusätzlich musste er propriozeptiv seinen Krafteinsatz dosieren, besonders um den Ruck beim Aufreißen des Verschlusses auszugleichen.

4. **Verbesserung der automatischen Richt- und Gleichgewichtsreaktionen**
Michael hatte **verzögerte Haltungsreaktionen bei Gewichtsverlagerung**. Er konnte keinen Randstein erfolgreich bewältigen, da er nicht imstande war, das Gewicht zu verlagern und das Gleichgewicht effektiv zu halten, um einen Fuß zu heben und auf den Randstein zu steigen. Zusätzlich reichte seine Kraft bei der Gewichtsübernahme auf ein Bein nie aus, um das Körpergewicht auf die Bordsteinkante hinaufzubringen. Deshalb war eines von Michaels Zielen, lineare Bewegung auf schaukelnden Therapiegeräten zu tolerieren, um gegensteuernde posturale Ausgleichsbewegungen auszulösen. In der Therapie arbeitete er an Gewichtsverlagerung und Balance im Sitzen. Die Ausrichtung des Rumpfes erleichterte es ihm, lange genug auf einem Bein zu balancieren, um mit dem anderen Fuß von der Bordsteinkante hinunterzusteigen.

5. Steigerung der Handkraft

Michael benützte seine Hände nicht auf eine funktionelle Art, z. B. beim Öffnen einer Türklinke. Seine Finger bewegten sich nicht isoliert und seine **Greifmuster waren undifferenziert.** Im Umgang mit Besteck war sein Griff schwach, und so zog er es vor, mit den Fingern zu essen. Wenn er einen Löffel benützte, kontrollierte er die Bewegung nicht mit der linken Hand, sodass ihm das Essen herunterfiel. In der Therapie wurde die Greifhaltung verbessert, indem Michael an einem Trapez schwang und mit einem Daumenoppositionsgriff sein Körpergewicht tragen musste. Er begann seiner Handkraft zu vertrauen und hielt sich über 10 Sekunden am Trapez fest, während er die Füße von der Matte hob. Er benötigte aber weiterhin Führung für einen adäquaten Griff.

Michaels Verlaufsbericht

Michaels Mutter war begeistert von seinen Fortschritten, die er durch die Kombination der Ergotherapie mit Dans Orientierungs- und Mobilitätstraining erzielte. Nach 12 Monaten sensorisch-integrativer Ergotherapie, kombiniert mit Bobath-Techniken und ADL-Training, war Michael ein **glücklicherer und weniger abhängiger Mensch.** Die Beziehung zu seiner Vollzeit-Hilfskraft war lockerer. Seine Schwester erlebte ihn als viel angenehmeren Spielgefährten. Er nahm manche Risiken auf sich und behauptete seine Unabhängigkeit bei alltäglichen Handlungen. Dan nahm Michael auf einem Tandem mit zum Radfahren, und Michael war imstande, sich auf dem Rad zu halten und das Radfahren die meiste Zeit sogar zu genießen.

Immer noch gab es vieles, was Michael nicht tun konnte. Jedoch eröffnete seine Bereitschaft, es zu versuchen, eine neue Welt für Michael und seine Familie.

◘ Tabelle 15.9 zeigt eine Analyse der Komponenten, die zu Michaels funktionellen Defiziten beitragen. In ◘ Tabelle 15.10 sind Michaels Fähigkeiten entsprechend der internationalen Klassifizierung von Behinderung und Gesundheit (ICIDH-2, WHO 2000) dargestellt.

15.2.6 Gemeinsamkeiten zwischen Personen mit Blindheit und autistischer Störung

Wissenschaftler haben **Ähnlichkeiten im Verhalten von sehbeeinträchtigten und autistischen Menschen** festgestellt (Chase 1972; Gense & Gense 1998). Diese Ähnlichkeiten beziehen sich auf:

◘ **Tabelle 15.9.** Analyse der Komponenten, die zu Michaels funktionellen Defiziten beitragen

Funktionelle Defizite	Beitrag der Sensorischen Integration	Andere Ursachen
Selbstständiges Gehen	Vestibulär-propriozeptive Wahrnehmung	Zerebralparese, Blindheit
Finden des Weges zum Klassenzimmer	Taktil-propriozeptive Raumwahrnehmung	Kognition, Gedächtnis, Blindheit
Ruhiges Stehen	Propriozeptive Wahrnehmung, Balance	Schlechtes taktiles Spüren, klonische Muskelanspannung, Zerebralparese, Blindheit
Verwenden eines Braille-Schrift-Gerätes	Taktile Diskrimination, Muskeltonus, Haltungsstabilität	Kognition, Gedächtnis, Motivation
Öffnen einer Tür	Muskeltonus, Muskelkraft, motorische Planung, räumliche Wahrnehmung	Motivation, Abhängigkeit
Heruntersteigen vom Randstein	Bilaterale Integration, propriozeptive Wahrnehmung	Sicherheit, Kognition, Zerebralparese

- die Entwicklung der physischen, sprachlichen, kognitiven und sozialen Fähigkeiten,
- die Reaktion auf sensorische Reize,
- die Fähigkeit, mit Personen oder der Umgebung in Beziehung zu treten (d. h. Gebrauch von Objekten/Spielsachen, soziale Interaktion, stereotype Verhaltensweisen),

Tabelle 15.10. Mehrdimensionale Analyse von Michaels Fähigkeiten

Michaels Profilanalyse	Behinderung	Aktivitäten	Partizipation	Umwelt sozial/physikalisch
Funktionsniveau	Frühgeborenenretinopathie Geburt in 26. SSW Zerebralparese	Beteiligt sich an einer Aktivität mit maximaler Hilfestellung	Gutes Kontaktverhalten zu Familie, Freunden und Betreuern	Liebende, beständige Familie Beliebt bei Betreuern und anderen Schülern
Charakteristika	Blind – keine Licht-Sehvermögen Neuromotorische Defizite Klonus Kognitive Behinderung	Isst selbst mit den Fingern Zieht sich selbst an und sucht die Toilette selbst auf Mobil mit Stock und Führung Schwierigkeiten, das Gleichgewicht zu halten, besonders auf unebenen Flächen Außer der täglichen Routinepflege wenig Aktivität	Extrem passiv Weigert sich, sich aktiv an etwas zu beteiligen Probiert manchmal eine Aktivität, wenn er die Person mag, die sie ihm anbietet	Vollzeit-Stützkraft in der Schule Die Mutter unterstützt alle Aspekte seiner Betreuung
Stärken	Gesund	Gehfähig Gutes Sprachverständnis und expressive Sprache Hört Geschichten und Musik auf Kassetten und CDs	Aktiv durch soziale Sprache Freundlich zu allen Setzt soziale Kompetenz ein, um Hilfe von vertrauten Menschen zu erhalten	Freundlich, sozial, einfühlsam Merkt sich den Zeitplan vergangener und zukünftiger Ereignisse gut
Schwierigkeiten	Herabgesetzte propriozeptive Wahrnehmung Herabgesetzte räumliche Wahrnehmung Mangelhafte Praxie Herabgesetzte vestibuläre Wahrnehmung Herabgesetzte taktile Empfindlichkeit Schwerkraftunsicherheit	Weint leicht Denkt an die Schwierigkeiten, bevor er etwas versucht Es fällt ihm schwer, sich auszudenken, wie er etwas Unbekanntes tun könnte Verweigert motorische Tätigkeiten aller Art Kann Fertigkeiten nicht generalisieren	Fühlt sich verloren, wenn er allein ist, bereits über kurze Zeitspannen Mag keine Veränderungen	Kann nicht alleine agieren Sehr abhängig von anderen

15.2 · Die Rolle der Sensorischen Integration für das Sehen

- die beeinträchtigte verbale/nonverbale Sprache oder soziale Kommunikation (Wing 1976).

Zwar haben Kinder mit autistischer Störung auch Schwierigkeiten in der okulomotorischen Kontrolle (Rosenthall et al. 1988), doch prinzipiell ist die visuelle Verarbeitung eine Stärke von Autisten (Parham et al. 1998). Daher sind diese Parallelen im Verhalten erstaunlich!

> **Beachte**
> Blinde, nicht als autistisch diagnostizierte Kinder (z. B. mit Frühgeborenen-Retinopathie) zeigen zahlreiche Verhaltensweisen, die man von autistischen Kindern kennt.

Möglicherweise liegt der Grund, warum diese völlig unabhängigen und unterschiedlichen Diagnosegruppen ähnliche Verhaltensweisen zeigen, in **sensorischen Verarbeitungs- und Praxiestörungen,** die ihnen gemeinsam sind. Kinder mit autistischer Störung haben massive Schwierigkeiten in der Praxie (Parham et al. 1998) und in der sensorischen Informationsverarbeitung (Ritvo & Freeman 1978).

Nach der klinischen Erfahrung der Autorin zeigen Kinder mit einer ▶ **Hypoplasie** des Sehnervs die größten Ähnlichkeiten mit autistischen Kindern: Neben der Blindheit haben sie Schwierigkeiten mit der Motivation, dem Essen und der Wärmeregulation. Diese Ähnlichkeiten könnten auf zugrunde liegende Gemeinsamkeiten hinweisen, z. B. eine Beziehung zwischen N. opticus und Hypothalamus.

> **Vorsicht**
> Die Diagnose „autistische Störung" sollte auf blinde Kinder nur mit Vorbehalt angewendet werden, solange es keine Beweise dafür gibt, dass bei Kindern mit visuellen Beeinträchtigungen tatsächlich autistische Störungen vorliegen.

Dies sind reine Mutmaßungen, solange keine Erkenntnisse vorliegen über
- die Ätiologie und die Natur der autistischen Störung,
- die Auswirkungen von Frühgeburt und Sehverlust,
- die Beziehungen und Wechselwirkungen zwischen allen sensorischen Systemen,
- den speziellen Beitrag jedes Sinnessystems zur Entwicklung anderer sensorischer Systeme und der sich daraus ergebenden Funktion.

Fallbeispiel Culver

> **Beispiel**
> Culver ist ein 3-jähriger Junge, der nach der Geburt in der 24. Schwangerschaftswoche infolge einer **Frühgeborenen-Retinopathie** völlig erblindet war. Er hatte massive Schwierigkeiten in der aktiven Sprache. Culver besuchte einen Sonderkindergarten für sehbehinderte Kinder. Mehrmals täglich kam es vor, dass er brüllte, schrie und sich auf den Kopf schlug. Versuchte jemand, ihn daran zu hindern, so schlug er vor Wut mit dem Kopf auf den Fußboden oder auf die Person, die ihn halten wollte. Culver zeigte verschiedene **selbststimulierende Verhaltensweisen** wie Schaukeln, Streichen über die Lippen, Masturbation und Hüpfen. Generell war er sehr angespannt und hatte **Wutanfälle**, die sich anscheinend nicht auf Umweltereignisse bezogen. Obwohl er hauptsächlich nonverbal kommunizierte, konnte er einige Wörter sprechen, die leicht verständlich waren, wie Mama, bye-bye und Nein. Die Kindergärtnerin zog wegen seiner antisozialen und selbst stimulierenden Verhaltensweisen in Erwägung, dass Culver autistisch sei. Culver hatte **keine funktionelle Sprache,** obwohl sein Sprachverständnis recht gut war. Die Betreuer neigten dazu, ihn an der Hand zu verschiedenen Orten zu führen, und zwangen ihn, sich hinzusetzen und Dinge zu tun, die er sich nicht ausgesucht hatte. Seine verärgerten Ausbrüche traten typischerweise dann auf, wenn er durch eine Reihe von Aktivitäten geführt wurde, von denen er nicht wegkommen konnte. Das Kopfschlagen schien direkt mit seiner Frustration verbunden zu sein, durch die ihm verfügbaren Kommunikationskanäle keine Veränderung in seiner Umgebung bewirken zu können.
>
> Culver sprach gut auf die **Ergotherapie** an und wurde böse, wenn er die Stimme der Therapeutin hörte, sie ihn aber nicht sofort in den Therapieraum brachte. Er zeigte **reizsuchendes Verhalten,** besonders nach propriozeptivem Input. Nach langem, hohem

Springen auf der elastischen Schaukel war sein Verhalten merkbar organisierter. Er zeigte auch ein starkes Bedürfnis nach taktilem Tiefdruck und nach vestibulärer Stimulation (◘ Abb. 15.4). Er ermüdete von den Aktivitäten im Kindergarten, die meist von niedriger Intensität waren. Da sensorische Aktivitäten Culver motivierten, nutzte seine Therapeutin diese Aktivitäten als Verstärker für sein Verhalten. Sie schlug auch vor, dass Culver, sobald er sich aufregte und mit dem Kopfschlagen begann, in den Ergotherapieraum gebracht werden sollte. Culver beruhigte sich bereits beim Eintreten in den Therapieraum und verlangte nach Aktivitäten, die ihm **tiefen Druck oder durch** ▶ „**heavy work**" **Propriozeption** vermittelten. Diese Vorgangsweise funktionierte gut und verringerte das Kopfschlagen zusehends.

Die Ergotherapeutin schlug eine **Sprachtherapie** vor, in der auch mit Zeichensprache und unterstützender Technologie gearbeitet werden sollte.

Obwohl Culver ähnliche Verhaltensweisen zeigte wie autistische Kinder, war er nicht autistisch. **Gemeinsamkeiten mit der autistischen Störung** waren
— eine schwere Sprachstörung,
— eine schwerwiegende perzeptive Störung,
— reizsuchendes Verhalten,
— schlechte Modulation der sensorischen Informationen aus der Umgebung,
— mangelhafte Imitation und Praxie.

Culvers Erblindung und Sprachverzögerung in Verbindung mit seinen Schwierigkeiten in der propriozeptiven Diskrimination und der mangelhaften Modulation schränkten seine Möglichkeiten ein, die Welt zu explorieren und seine eigenen Interaktionen zu variieren. Sein Spiel war nicht komplex genug, um die Gelegenheiten, die seinen sensorischen Bedürfnissen entgegenkamen, ausreichend zu variieren. Seine Frustration darüber, dass er keine Kontrolle über sein Leben hatte, steigerte seine Verärgerung und damit die unangepassten Verhaltensweisen.

◘ Tabelle 15.11 bietet eine detaillierte Analyse von Culvers Fähigkeiten.

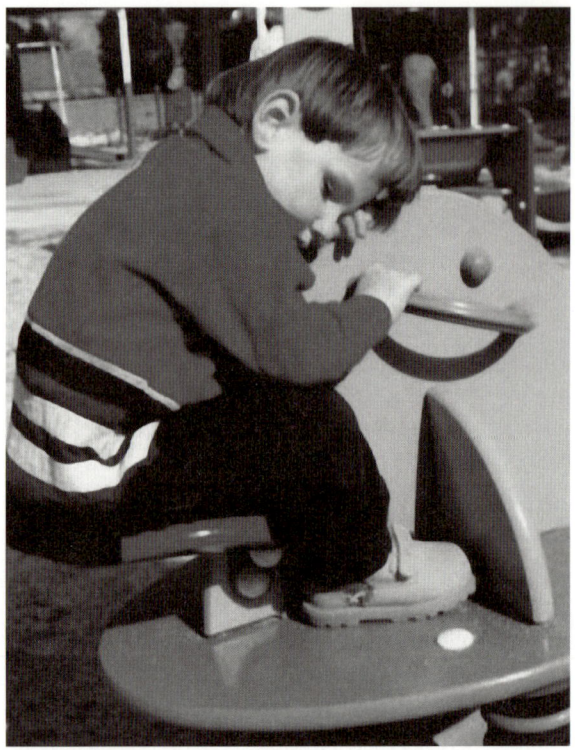

◘ Abb 15.4. Culver bei einer Pause auf der wippenden Daisy

15.2.7 Befunderhebung bei Kindern mit visueller Beeinträchtigung und Blindheit

Kinder mit visuellen Beeinträchtigungen und Blindheit sind nur schwer mit standardisierten Verfahren zu beurteilen. Derzeit liegen keine standardisierten sensorisch-integrativen Begutachtungsverfahren vor, die Sehbeeinträchtigungen berücksichtigen. Daher müssen sich Therapeutinnen meist auf klinische Beobachtungen von Fähigkeitskomponenten bzw. Teilfunktionen verlassen. Auch eine **informelle Befunderhebung** (s. Kap. 12) kann durchgeführt werden, bei der folgende Aspekte beurteilt werden:
— die sensorischen Verarbeitungsfunktionen,
— die Wahrnehmung räumlicher Beziehungen,
— die Interaktionen mit Objekten in Zeit und Raum.

15.2 · Die Rolle der Sensorischen Integration für das Sehen

Tabelle 15.11. Mehrdimensionale Analyse von Culvers Fähigkeiten

Culvers Profilanalyse	Behinderung	Aktivitäten	Partizipation	Umwelt sozial/ physikalisch
Funktionsniveau	Frühgeborenen-Retinopathie, Grad V Geburt in 24. SSW Bronchopulmonale Dysplasie	Beteiligt sich an Aktivitäten bei maximaler Hilfestellung und Anleitung	Bindung an die Mutter und die Ergotherapieassistentin Nimmt die anderen Kinder in der Gruppe wahr Wehrt Annäherungsversuche anderer Kinder ab Vater entfremdet und nur minimal involviert	Familiäre Unterstützung ist vorhanden, aber unorganisiert Lehrer mag Culver nicht und fürchtet ihn wegen seiner unvorhersagbaren Aggression Nur ausgedehnte Tagesbetreuung
Charakteristika	Blind – keine Lichtempfindung Eingeschränkte Mobilität Sprachverständnis vorhanden, jedoch keine expressive Sprache	Isst selbst mit den Fingern Hilft mit beim Anziehen Braucht Windeln Mobil, aber mangelhafte Qualität Wirft sich selbst herum Geringe Orientierung im Raum	Unvorhersehbare Aggressionsausbrüche Extreme Frustration darüber, dass er so wenig Kontrolle über seine Umwelt hat Sucht nach dem, was er genießt; alles andere lehnt er ab	Schlägt zu Hause an die Wände, was die Nachbarn verärgert Eingeschränkte Interaktion mit Personen
Stärken	Gesund	Isst ausreichend Liebt wildes Herumbalgen Sucht nach Interaktionen, die er genießt Starker Wille, Entschlossenheit	Zeigt Vorlieben und Ablehnung durch Gesten	Ergotherapie ist verfügbar, wenn er außer sich vor Ärger ist Seine Mutter liebt ihn, rangelt oft spielerisch mit ihm
Schwierigkeiten	Herabgesetzte propriozeptive Wahrnehmung Herabgesetzte räumliche Wahrnehmung	Selbststimulation, wenn er allein gelassen wird (durch Schaukeln, Masturbation, Hüpfen, Zungenschnalzen) Benötigt eigene Person zur Anleitung und Unterstützung bei Aktivitäten und Übergängen	In Pausen oder auf Ausflügen schwer zu kontrollieren Mangelhafte räumliche Wahrnehmung des eigenen Körpers, der anderen und der Umwelt	Wird von den meisten Personen, die mit ihm zu tun haben, nicht verstanden Spekulationen über eine geistige Behinderung und eine autistische Störung als zusätzliche Diagnosen, wenn negative Verhaltensweisen auftauchen

◘ **Tabelle 15.11.** Fortsetzung

Culvers Profilanalyse	Behinderung	Aktivitäten	Partizipation	Umwelt sozial/physikalisch
Schwierigkeiten	Mangelhafte Praxis	Eingeschränkte funktionelle Mobilität	Aggressive Reaktion auf Interventionen wegen seines Verhaltens	
	Verminderte taktile Empfindlichkeit	Übergänge und Veränderungen sind schwierig		
	Gestörte Modulation vestibulärer Reize			

15.3 Folgen von schwerwiegender visueller Beeinträchtigung und Blindheit

15.3.1 Beziehungsverhalten

Fraiberg (1977) erkannte als Erste das **Bindungsverhalten als einen zentralen Problembereich** bei blinden Kindern. Eine wichtige Komponente bei der Bindung ist die soziale Interaktion zwischen dem Kind und dem Elternteil. Bruner (1990) diskutierte das Konzept der **Intersubjektivität**. Sie entsteht aus der Fähigkeit des Kindes zu interagieren und vorauszusehen, wie der Interaktionspartner sein Handeln erleben wird.

> **Beispiel**
> Primatenstudien zeigten, dass Affen zum gegenseitigen Blickwechsel fähig sind (Povinelli & Eddy 1996).

Möglicherweise entwickeln sehbeeinträchtigte Säuglinge deshalb keine differenzierte Intersubjektivität, weil sie nicht fähig sind, ihre Aktionen visuell zu überwachen oder auf Distanz mit ihren Bezugspersonen in Kontakt zu bleiben.

> **Tipp**
> **Sensorische Alternativen**, wie z. B. taktiler oder verbaler Kontakt, können die Schwierigkeit, auf Distanz mit ihren Bezugspersonen in Kontakt zu bleiben, überbrücken (◘ Abb. 15.5). Ohne diesen Kontakt kann für den Säugling der Eindruck entstehen, physisch und emotional abgeschnitten zu sein.

Später zeigt die Sprache des Kindes möglicherweise wenig ▶ **Reziprozität**, die ein Kind sonst durch den frühen nonverbalen Dialog mit den Bezugspersonen lernt (Sacks et al. 1988).

15.3.2 Exploratives Verhalten

Auch wenn Kinder mit geringem Sehvermögen oder Blindheit die motorischen Meilensteine fast zeitgleich wie sehende Kinder erreichen, ist ihre Fähigkeit, die

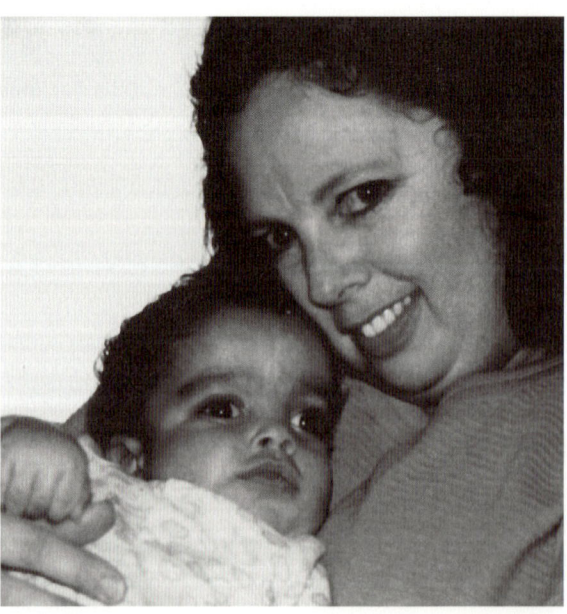

◘ **Abb 15.5.** Die Beziehung zwischen Logan und seiner Mutter wird durch Berührung gefestigt

Umwelt zu erkunden, oft eingeschränkt. Anders als sehende Kinder brauchen sie nämlich meist **Ermutigung**, um die weitere Umgebung außerhalb ihres unmittelbaren Nahraumes zu finden und zu erkunden. Die **Betreuung ist meist intensiver** und schränkt das Kind zeitweise mehr ein als ein sehendes Kind. Daraus ergibt sich eine grundlegende **Deprivation an altersentsprechenden Bewegungserfahrungen**.

> **Beachte**
> Störungen der sensorischen Modulation treten bei Kindern mit Sehbeeinträchtigung häufig auf. Diese Kinder neigen dazu, ihre Interaktionen mit der Umgebung einzuschränken, um bestimmte Reize zu vermeiden, und beschäftigen sich stattdessen übermäßig mit Aktivitäten, die andere Sinnesmodalitäten ansprechen.

Auch die **Ideation und Praxie** sind bei sehbehinderten Kindern betroffen. Zu beobachten, was andere tun, liefert Ideen, was man selbst tun kann. Negative Erfahrungen beim Versuch, neue Handlungsmöglichkeiten zu finden, können die Ideation einschränken. Zusätzlich sind der Bewegungsplanung durch das beeinträchtigte Sehvermögen Grenzen gesetzt, da die visuelle Kontrolle und das Feedback für die Handlungsplanung unzureichend sind. So kommt es, dass sehbehinderte Kinder nur über ein eingeschränktes Repertoire an Aktivitäten verfügen, mit denen sie sich beschäftigen.

15.3.3 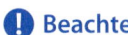 Posturale **Kontrolle**

> **Beachte**
> Kinder mit Sehbehinderungen bzw. Blindheit haben Probleme mit der Haltungskontrolle und flüssigen Bewegungen.

Das Fehlen eines adäquaten Sehvermögens scheint sich auf das vestibuläre und propriozeptive System auszuwirken, die zur tonischen Haltungskontrolle beitragen. Fehlen visuelle Reize völlig, so **benötigt das vestibulär-propriozeptive System zusätzliche Stimulation**, um gut zu funktionieren. Deshalb sind blinde Personen ständig in Bewegung, um ihre tonische Haltungskontrolle aufrechtzuerhalten. Bei Bewegung im Raum müssen die propriozeptiven und vestibulären Informationen exakt sein, um die räumliche Orientierung in Bezug zur Schwerkraft, die Aufrichtung gegen die Schwerkraft und die laufende Aktivierung und automatische Feinanpassung der Gleichgewichts- und Richtreaktionen zu ermöglichen.

15.3.4 Entwicklung der Feinmotorik

Da feinmotorische Fertigkeiten stark von visueller Kontrolle abhängen, wirken sich Sehbehinderungen häufig auf die feinmotorische Entwicklung aus. Zusätzlich beeinträchtigt der Verlust oder die Störung des Sehvermögens auch die visuomotorischen Fähigkeiten. Zur **Kompensation** können **Informationen des taktilen Systems** zur Steuerung der Feinmotorik genützt werden.

Taktile und propriozeptive Informationen tragen zum Muskeltonus in den Fingern bei. **Taktile räumliche Orientierung** ist unverzichtbar, um Details von Objekten wahrzunehmen. Die Toleranz für taktile Reize muss so groß sein, dass wiederholte Berührungen ertragen werden.

Wissenschaftler erkannten, dass Störungen des Sehsinns die Komplexität visuomotorischer Fertigkeiten schwerwiegend einschränken (Fraiberg 1977).

> **Beachte**
> Das taktile und propriozeptive ▶ Feedback allein liefert nicht genügend Information über den Kontext, in dem die Handlung stattfindet.

15.3.5 Stereotype Verhaltensweisen

Stereotype Verhaltensweisen, auch „blinde Manierismen" genannt, sind bei sehbehinderten und blinden Kindern häufig anzutreffen, v. a. Drücken auf die Augäpfel („Augenbohren"), Schaukeln und Flattern mit den Händen (Fraiberg 1977).

Baranek (1998) und Baranek et al. (1997) untersuchten stereotype Verhaltensweisen bei Kindern mit Entwicklungsverzögerungen und kamen zu dem

Schluss, dass zu den Stereotypien weitere Verhaltensweisen zu zählen sind:
- repetitive Bewegungsmuster,
- Objektmanipulationen,
- Rigidität im Verhalten und
- taktile Abwehr.

Diese Verhaltensweisen treten auch bei einer großen Zahl von Kindern mit Sehbehinderung und Blindheit auf.

❗ **Beachte**
Aus SI-Sicht wird der Zweck der Stereotypien in einer Reizsuche zur Kompensation des Sehverlustes gesehen.

▶ **Beispiel**
Wiegende oder schaukelnde Bewegungen zeigen die Suche nach vestibulären Reizen als Ersatz für Herumlaufen im Raum.
Augenbohren ist eine Suche nach Tiefdruck/Propriozeption und Quelle visueller Eindrücke (Lichtblitze) für Kinder ohne Sehvermögen.
Flattern mit den Händen ist Ausdruck einer propriozeptiven Reizsuche.

Zusätzlich zu den von Baranek vorgestellten Konstrukten wird hier hypothetisch davon ausgegangen, dass stereotype Verhaltensmuster mit dem massiv **eingeschränkten Repertoire an Bewegung und Verhalten** zusammenhängen. Schwächen in der Praxie grenzen die Vielfalt an Bewegungsoptionen ein, die blinden Menschen prinzipiell zur Verfügung steht. Die Kinder kommen immer wieder auf gewohnte Bewegungsmuster zurück, selbst wenn diese nicht das ersehnte Ergebnis bringen, um
- sich selbst zu beruhigen,
- angenehme Sinnesempfindungen zu steigern,
- sich zu bewegen (ohne sich die Ideen dafür aus der Beobachtung anderer holen zu können) und
- neue anpassende Bewegungen zu entwickeln.

15.3.6 Sprache

Inhalt und Stil der Sprache der meisten sehbehinderten Kinder unterscheiden sich von der Sprache sehender Kinder in Bezug auf Grammatik und Syntax (Kekelis 1988). Verschiedene Faktoren tragen zu diesen **Sprachproblemen** bei:
- **Konkurrierende Hörreize können die Lokalisation von Objekten und die Identifizierung von Stimmen erschweren.** Blinde Kinder fokussieren ihre Aufmerksamkeit, indem sie innehalten, in den Augen bohren und intensiv horchen, was den Anschein erweckt, dass sie schlafen. Diese **Körpersprache** drückt bei Sehenden Gleichgültigkeit, Langeweile, Schläfrigkeit oder Krankheit aus (◘ Abb. 15.6). Die Kinder schränken auch ihren Dialog ein, um Menschen oder Objekte in der Umgebung lokalisieren zu können.
- **Der soziale Kontext der Sprache ist bei Sehenden überwiegend visuell.** Über die visuelle Perzeption werden soziale Hinweise des Kommunikationspartners wahrgenommen, durch die das Verhalten des anderen vorhersagbar wird (Povinelli & Eddy 1996). Der gemeinsame Bezugsrahmen visueller Erfahrungen bildet oft die Grundlage des Dialogs. Die normale frühe Sprachentwicklung entsteht aus visuellem Kontrollieren und wechselseitigen Blickkontakten (Povinelli & Eddy). Tatsächlich ist **Blickkontakt** eine Form der beabsichtigten Kommunikation (Bretherton & Bates 1979). Dem Blick des anderen zu folgen und nicht nur die Handlungen, sondern auch die Gedanken des anderen vorherzusehen erleichtert den sozialen Austausch. Ein Re-

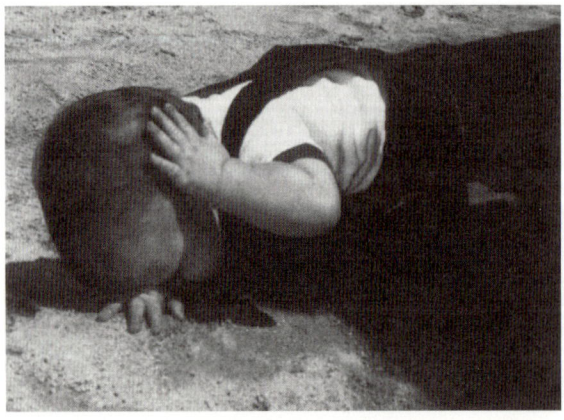

◘ Abb 15.6. Andrew horcht auf seine Umgebung

sultat dieses frühen Austausches ist die Entwicklung der Gestik auf visueller Basis (Povinelli & Eddy).

- **Auch die gesprochene Sprache greift visuelle Bezüge auf.** Unsere Kultur ist darauf ausgerichtet, dass Individuen ohne Sehvermögen die **Sprache der Sehenden** erlernen müssen. Menschen mit Sehbehinderungen müssen sich Objektqualitäten, die sie nicht sehen können, durch propriozeptive, taktile oder auditive Information erschließen, wodurch vieles der Vorstellungskraft überlassen bleibt. Gebräuchliche Redewendungen wie „Sieh dir das mal an!" gehen davon aus, dass zwei Menschen visuelle Bilder teilen, die in ihrer Perzeption übereinstimmen. Auch nähere Bestimmungen werden oft durch visuell-räumliche Beschreibungen wie „Nein, das blaue" oder „Es ist das da drüben, neben der Lampe" ausgedrückt. In ◘ Übersicht 15.5 sind Erfahrungen benannt, die von Geburt an blinden Kindern fehlen.

Das Sehen vermittelt eine **Tiefe von Information**, die auch durch die Kombination aller anderen Sinneskanäle nicht erreicht werden kann.

Die **Sprache blinder Kinder** enthält mehr auf sie selbst bezogene Dialoge (Kekelis 1988). Sie sprechen über Gedanken und Aktivitäten, mit denen sie sich beschäftigen, und vernachlässigen dabei Gespräche über andere Menschen oder inhaltlich passende Ereignisse.

> **Übersicht 15.5.**
> Erfahrungen, die von Geburt an blinden Kindern fehlen
>
> - Blickkontakt
> - Imitation der Mimik
> - Augenkontakt mit einem Interaktionspartner
> - Beabsichtigter Blickwechsel als Signal der Kommunikationsbereitschaft
> - Kontextperzeption visueller Bilder
> - Aktivierung der Perzeption durch eine visuell gebundene Sprache

> **Beachte**
> Durch den Verlust des hauptsächlichsten Exterozeptors beschränken sehbehinderte Kinder ihre Wahrnehmungen mehr auf die körperzentrierte Ebene.

Dies könnte eine Erklärung sein für die **eingeschränkte Fähigkeit, einen wechselseitigen Dialog** über die Aktivität eines anderen oder über Qualitäten von Aktivitäten und Ereignissen außerhalb des Individuums zu führen.

Sprache und Spiel umfassen oft Abfolgen von Aktivitäten visueller und räumlicher Art, die für Personen mit eingeschränktem Sehvermögen nicht nachvollziehbar sind. Das Sehen schafft Zugang zu einer größeren Auswahl von Beziehungen in der Außenwelt.

> **Beispiel**
> „Komm, wir spielen mit der Schaukel!" bedeutet für ein sehendes Kind, sich den ganzen Spielplatz mit allen Geräten anzusehen, von denen die Schaukel nur eine Option ist. Ein blindes Kind kann nur ein inneres Bild einer Schaukel heraufbeschwören. Dadurch ist sein Wissen, das den verbalen Dialog bereichern könnte, eingeschränkt.

Zwar sind Sprachdefizite am häufigsten bei Kindern mit Hörbehinderungen anzutreffen, dennoch dürfen diese Defizite bei sehbehinderten oder blinden Kindern nicht übersehen werden. Der Einfluss des Sehens, der okulomotorischen Kontrolle sowie sozialer und räumlicher Bezüge auf die **soziale Sprache** ist enorm. Daher stellen Sehbeeinträchtigung und Blindheit nicht zu unterschätzende Erschwernisse für die Entwicklung der funktionellen Sprache dar.

15.3.7 Handlungsperformanz

Störungen oder Verlust des Sehvermögens bei Kindern mit sensorischen Integrationsstörungen **beeinträchtigen alle Bereiche des täglichen Lebens**, der Spielfähigkeit und des Lernens. Die Beobachtung des Spielverhaltens gibt Einblick in das Potenzial von Kindern, in Zukunft kreativ und freudig mit der sozialen und physikalischen Welt in Beziehung zu treten.

> **Beispiel**
> Ein Mangel an Sehvermögen schränkt oft die Teilnahme an unabhängigen Aktivitäten des täglichen Lebens ein. Beispielsweise haben die Kinder oft Schwierigkeiten, sozial akzeptable Kleidungskombinationen auszuwählen und in der richtigen Orientierung und Reihenfolge anzuziehen. Auch die Zubereitung von Mahlzeiten, das Bezahlen mit dem richtigen Geldschein und die Benützung öffentlicher Verkehrsmittel stellen für blinde Menschen Herausforderungen dar.

15.4 Verwendung sensorisch-integrativer Behandlungsprinzipien bei sehbehinderten Kindern

Körperliche Interaktionen mit der Umgebung dienen dem Aufbau der ▶ **intermodalen Perzeptionen**, die für die Ausführung von Handlungen und Beschäftigungen nötig sind (◘ Abb. 15.7).

Ist ein sensorischer Kanal ausgefallen, werden in der Therapie die **Leistungen der anderen Sinnessysteme gefördert**, um das Lernen zu optimieren und die Auswirkungen des Sinnesverlustes zu verringern. Ausgehend von der Annahme, dass andere sensorische Erfahrungen den Ausfall einer ▶ **Modalität** kompensieren können, bietet die Sensorische Integrationstherapie Gelegenheiten Dinge trotz einer Sehbehinderung zu tun.

> **Tipp**
> Schwerpunkt der Behandlung ist ein **Angebot an abgestimmten, sensorisch anregenden Aktivitäten**, in denen das Kind anpassendes Verhalten produzieren kann. Eine auf geeignete Weise sensorisch angereicherte Umgebung ist so wichtig für die Entwicklung des sehbehinderten Kindes, dass die empfohlenen Aktivitäten **in sämtliche Alltagssituationen eingebaut** werden müssen!

Die Therapeutin muss bei der Behandlung ständig überlegen, welchen Anteil das Sehen an der geforderten Funktion hätte. Bei Defiziten in einem Entwicklungsbereich untersucht die Therapeutin die wichtigsten Sinnessysteme, die dieser Leistung zugrunde liegen. Obwohl die meisten Leistungen auf multisensorischer Verarbeitung basieren, sind doch bestimmte Sinnessysteme für spezifische Funktionen wichtiger als andere.

> **Tipp**
> Bei der Auswahl der therapeutischen Aktivitäten muss die Therapeutin die **Verbindungen zwischen den vorhandenen Sinneskanälen für das Lernen** bedenken. Sie sollte Aktivitäten auswählen, die die Entwicklung der ▶ **Perzeption** fördern, indem Sinneseindrücke genützt werden, die das Sehen in verschiedenen Handlungen und Aktivitäten ersetzen.

15.4.1 Therapeutische Nutzung intermodaler Verbindungen

Im Folgenden sind Beispiele für die wichtigsten funktionellen Bereiche und ihre hauptsächlichen ▶ **intermodalen** Verbindungen angeführt. Die Therapeutin muss die sehbehinderten Kinder zu Aktivitäten motivieren, die spezifische sensorische Erfahrungen beinhalten, um diskriminative und unterstützende perzeptive Funktionen zu stärken.

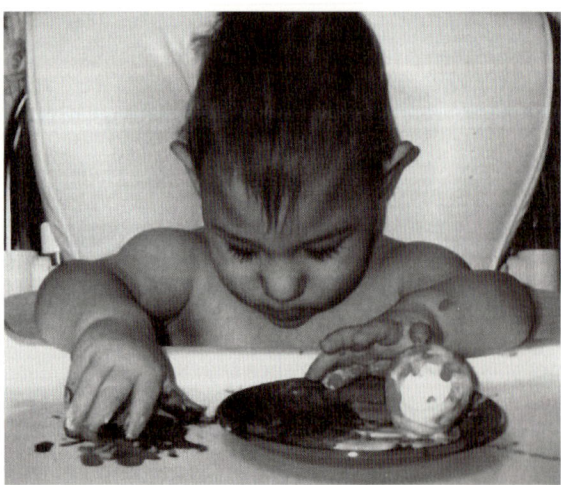

◘ Abb 15.7. Austin schafft Kunst

> **Beispiel**
> Ein blindes Baby sollte das Gesicht seiner Mutter berühren und im Haus umhergetragen werden, damit es verstehen kann, in welcher emotionalen Stimmung sich seine Mutter befindet, wo sie ist und wohin sie geht. Das taktile, vestibuläre und auditive System sind für dieses Baby äußerst wichtig, damit es etwas über die Außenwelt erfahren kann. Zur Förderung der sozialen Fähigkeiten des Babys ist es günstig, wenn diese Sinneseindrücke so angeboten werden, dass das Baby sie genießen kann.

Haltungskontrolle, Grobmotorik, Fortbewegung

Die **Haltungskontrolle** hängt von Informationen des vestibulären, propriozeptiven und visuellen Systems ab. Ohne das Sehen muss sich das Individuum für die räumliche Orientierung und die posturale Aufrichtung mehr auf auditives Feedback stützen .

Grobmotorische Fähigkeiten sind besonders von visuellen und propriozeptiven sensorischen Daten abhängig. Wenn das Sehen nicht vorhanden ist, muss die Person sowohl propriozeptive als auch vestibuläre Information nützen, um grobmotorische Interaktionen zu steuern und kontrollieren.

Echolokation (s. Fallbeispiel Dan in 15.2.2) ist ein Methode der Orientierung durch auditives Feedback. Diese Art der Orientierung zu erlernen hilft Menschen mit wenig oder fehlendem Sehvermögen bei der Fortbewegung.

Feinmotorik

Feinmotorische und präzise Aktivitäten erfordern sowohl taktile als auch visuelle Information (Streri 1993). Sehbehinderte müssen Propriozeption als Hilfe für die feinmotorische Kontrolle einsetzen. Das somatosensorische System ist daher entscheidend für die Entwicklung gut funktionierender Bewegungen bei fehlendem Sehvermögen.

Praxie

Praxie kann durch den Einsatz somatosensorischer Aktivitäten angebahnt werden, wobei die **Feinsteuerung über die auditive Wahrnehmung** erfolgt.

Blinde können das auditive System für die Antizipation von Geschehnissen in der Außenwelt und für die Anpassung an die externe Umwelt einsetzen. Die Entwicklung eines feinen auditiven Unterscheidungsvermögens ist daher ein wichtiger Aspekt für das Differenzieren von Menschen, Distanzen und Systemen in dem Rahmen, in dem sich das Kind zurechtfinden muss.

Die **kognitiv-räumliche Begriffsentwicklung und die soziale Sprache** hängen von auditiven und visuellen Informationen ab. Fehlt das Sehen, kommt dem taktilen und vestibulären System eine größere Bedeutung zu. Die Entwicklung räumlicher Vorstellungen erfordert eine wesentlich stärkere Beteiligung des propriozeptiven Systems.

Modulation

Auch die Modulation kann durch **sensorische Mittel** beeinflusst werden. Mehrere Faktoren tragen zu den Regulationsproblemen dieser Patientengruppe bei. Auf einem sehr elementaren Niveau wird der Schlaf-Wach-Rhythmus von der Regulation der Tageszyklen durch Lichtwahrnehmung beeinflusst. Zusätzlich zu bestehenden sensorischen Überempfindlichkeiten kann Schlafmangel Ängstlichkeit und Irritabilität bewirken.

Das **Angebot beruhigender und rhythmischer Aktivitäten** unterstützt selbstregulierende Verhaltensweisen. Ist ein Kind schon früh schmerzhaften Prozeduren ausgesetzt, so schafft dies eine besondere Empfindlichkeit gegenüber taktilen Reizen. Beschäftigungen mit taktilen Aktivitäten sollen daher vor allem nach dem Gesichtspunkt ausgewählt werden, was dem Kind angenehm ist und Spaß macht.

In der Behandlung von **Essproblemen** wie eingeschränkter Speisenauswahl oder schlechten Tischmanieren ist von Seiten der Therapeutin und der Familie Einfühlungsvermögen nötig, um die Abwehr nicht noch zu verstärken. Als effektiver Behandlungsansatz hat sich der Einsatz von **körperzentrierten Sinnesempfindungen und die aktive Beteiligung an aktivierenden und beruhigenden Aktivitäten** bewährt.

> **Tipp**
> Einen **regulierenden Effekt** haben:
> - vielfältige Gelegenheiten zum Schaukeln und Schwingen,
> - Einsatz von tiefem Druck,
> - ▶ „heavy work": Aktivitäten wie Hüpfen, Klettern und Hängen.

Kinder mit Funktionsstörungen im visuellen und vestibulär-propriozeptiven System suchen derartige Aktivitäten von selbst, da sie ihnen Sicherheit in der Wahrnehmung ihres Körpers im Raum und bei Bewegung durch den freien Raum geben. Mit zunehmendem Alter werden Aktivitäten zur Unterstützung der sensorischen Modulation, auch **kognitive Strategien** zur Kontrolle der Selbstregulation immer wichtiger.

Die ◘ Tabellen 15.12 bis 15.17 zeigen häufige klinische Befunde bei sehbehinderten Personen und spezifische Interventionsvorschläge.

15.4.2 Umgang mit Therapiestillständen

Im Laufe der Intervention bei sehbehinderten Kindern treten Phasen auf, in denen die Therapie zu stocken und stillzustehen scheint.

Die in ◘ Übersicht 15.6 aufgeführten **Fragen** skizzieren die Ansätze, mit denen die Therapeutin die kritischen Punkte analysieren und einen neuen Behandlungsansatz entwickeln kann.

◘ **Tabelle 15.12.** Diagnose: Retinoblastom

Bestehendes Problem	Zugrunde liegende Schwierigkeiten	Behandlungsstrategie
Lesen und Schreiben	Blindheit	Orientierungs- und Mobilitätstraining
		Lese- und Schreibtraining, besonders Braille und Computertechnologie, die auf Ton und Braille basiert
Mobilität	Erhalten der statischen aufrechten Position	Verstärktes vestibulär-propriozeptives Angebot in aktivem, selbst initiiertem Spiel und Bewegung
		Möglichkeiten zum Schaukeln in Bauchlage, um die Haltung zu verbessern
Sich pflegen/sich versorgen	Auditive und taktile Verbesserung der Diskrimination	Angebot taktiler Aktivitäten, um die Stereognosie zu trainieren und zu verbessern
		Ermutigung zum Üben und Anpassen von Methoden, Werkzeugen und/oder der Umwelt
Körperbegriff	Entwicklung eines guten Körperschemas	Gelegenheiten zum Hüpfen, Klettern, Hängen, Ziehen und Drücken, um die Körperwahrnehmung zu verbessern
Raumorientierung	Sicherheit beim Bewegen im Raum, räumliche „Landkarten" erstellen	Aufbauen und Trainieren der Fähigkeit zur Echolokation
Integration in die Welt der Sehenden	Kenntnis und Wahrnehmung der physischen und sozialen Welt der Sehenden	Gelegenheiten für soziale Kontakte
		Training sozialer Fähigkeiten, die die Erwartungen der Sehenden betreffen, z. B. welche Farben zusammenpassen, Nähe während einer Konversation etc.

15.4 · Verwendung sensorisch-integrativer Behandlungsprinzipien bei sehbehinderten Kindern

Tabelle 15.13. Diagnose: Frühgeborenen-Retinopathie

Bestehendes Problem	Zugrunde liegende Schwierigkeiten	Behandlungsstrategie
Verzögerung im Erreichen der motorischen Meilensteine, im Spracherwerb und in der körperlichen Unabhängigkeit	Abhängig vom Grad der Netzhautablösung: Grad IV und V bedeutet schwere Sehbehinderung/Blindheit	Pädagogische Strategien Entwicklungsförderung
Schwierigkeiten beim Handling, beim Füttern und bei der Kontaktaufnahme	Niedriger Muskeltonus mit geringer posturaler Stabilität: Oft zu viel Extension in der oberen Extremität, Arme in „High guard"-Position	Anwendung von NDT-Techniken (Bobath-Konzept), um geeignete Bewegungsmuster zu fördern Aktivierung der Flexionsspannung
Empfindlichkeit gegenüber Geräuschen und Berührung, Irritierbarkeit, kann sich nur schwer beruhigen	Schwierigkeiten mit Bewegungsübergängen, besonders mit der Rumpfanpassung	Aufbau von Gleichgewichtsreaktionen im Rumpf
Augenbohren und Schaukelstereotypien	Gleichgewichtsreaktionen sind eingeschränkt auf gerade Bewegungsebenen	Vermittlung von verstärkten vestibulär-propriozeptiven und visuellen Sinnesempfindungen durch Spiel auf schaukelnden Geräten
Ängstlich beim taktilen Explorieren	Meist taktile und auditive Abwehr	Anwendung von Modulationstechniken zur Reduktion von sensorischer Defensivität
Ängstlich bei Bewegung durch den Raum	Mögliche Schwerkraftunsicherheit	Behandlung der evtl. vorhandenen Schwerkraftunsicherheit

Tabelle 15.14. Diagnose: Schädigung des N. opticus (▶ **Hypoplasie**, Dysplasie, Atrophie etc.)

Bestehendes Problem	Zugrunde liegende Schwierigkeiten	Behandlungsstrategie
Fütterschwierigkeiten, besonders Einschränkungen beim Ausprobieren von neuen Nahrungsmitteln, beim Regulieren von Hunger und Sättigung	Schwierigkeiten in der Regulation homöostatischer Mechanismen, die Ernährung, Schlafen, Ausscheidung, Motivation etc. betreffen	Anwendung sensorischer Modulationstechniken
Störungen bei der Temperaturregulung		Rhythmus und musikalische Aktivitäten Propriozeptives Reizangebot „Heavy work"
Schlafstörungen	Regulationsstörung	Zeit in natürlichem Tageslicht verbringen Innenbeleuchtung mit vollem Lichtspektrum zur Verfügung stellen
Autistische Züge, besonders im Sinne von stereotypen Verhaltensweisen	Modulationsstörung Reizsuche oder -abwehr	Einführung neuer Aktivitäten durch multisensorische Ansätze und Routine

Tabelle 15.14. Fortsetzung

Bestehendes Problem	Zugrunde liegende Schwierigkeiten	Behandlungsstrategie
Mangelnde soziale Anpassungsfähigkeit Zurückgezogen und demotiviert	Mangelhafte Ideation und Praxie Modulationsstörung Mangelhafte Diskrimination der Umgebung	Steigerung des Bewusstseins für soziale Routinen Hinweise zur Körperstellung und zur Sichtweise von anderen Angereicherte sensorische Umgebung in allen Lebensbereichen zur Verfügung stellen
Wenig Gebrauch der Hände für funktionelle Handlungen	Neigt dazu, die Exploration auf den eigenen Körper und die unmittelbare Umgebung zu beschränken	Aktivierung des Handstützes (auf der Handfläche)
	Mangelhafte Entwicklung der Feinmotorik	Einsatz von Vibration und einer Vielzahl von Materialien
Haltungsmangel	Niedriger Muskeltonus	Steigerung des vestibulären Inputs, besonders linear Vertikal und rotatorisch sofern toleriert
Echolalische, perseverierende und selbstzentrierte Sprache	Eingeschränktes Spielverhalten	Vorsprechen Rollenspiel Klarer, langsamer und einfacher Sprachegebrauch

Tabelle 15.15. Diagnose: zweifache oder mehrfache sensorische Behinderung (z. B. taubblind)

Bestehendes Problem	Zugrunde liegende Schwierigkeiten	Behandlungsstrategie
Rückstand in der Sprachentwicklung	Auditive und visuelle Behinderung	Beibringen alternativer Kommunikationsmethoden (z. B. Zeichensprache) Handführung Kinästhetischer Ansatz
Hämmert auf Dinge	Propriozeptive Reizsuche	Angebot von starken propriozeptiven und Vibrationsreizen, sofern toleriert
Haltungsmangel, hält die Hände in ungewöhnlichen Stellungen	Schwierigkeiten mit der Haltungskontrolle, besonders Kopf- und Rumpfkontrolle	Ermöglichen von Kopfüber-Position und Bewegung (außer das Kind hat einen Shunt) Angebot von linearem vestibulären Input in Bauchlage oder aufrecht
Mangelhafter Erwerb motorischer Fertigkeiten	Taktile Störungen, kann über- oder unterempfindlich oder beides sein; abhängig von der Beschaffenheit des Objektes und wie das Kind darauf stößt	Einsatz von möglichst viel taktiler Information zum Trainieren motorischer Fertigkeiten Verstärkung mit Vibration, sofern toleriert
Schlägt sich auf den Kopf	Frustration Mangelnde Kommunikation Verhaltensstörung	„Heavy work" Propriozeptive und vestibuläre Aktivitäten Ausdrücken von Gefühlen stellvertretend für das Kind
Schwierigkeiten mit Sprache und Sozialisation	Eingeschränktes Spielverhalten	Rollenspiel Vorsprechen Hilfestellung für die expressive Sprache

15.4 · Verwendung sensorisch-integrativer Behandlungs-prinzipien bei sehbehinderten Kindern

Tabelle 15.16. Diagnose: Rindenblindheit (kortikale Sehbehinderung)

Bestehendes Problem	Zugrunde liegende Schwierigkeiten	Behandlungsstrategie
Oft begleitet von einer ganzen Reihe von medizinischen und neurologischen Defiziten	Schädigung der neurologischen Zentren im oder in Verbindung mit dem visuellen Kortex	Multidisziplinärer Ansatz ist entscheidend
Begleitende kognitive Defizite sind typisch	Schwäche im Interpretieren der Daten von der Retina	Unterstützung in allen Gebieten der Aktivitäten des täglichen Lebens
Üblicherweise klare motorische Beteiligung	Möglicherweise sind okulomotorische Fähigkeiten intakt, aber kann diese Information nicht funktionell nützen	Vorsicht mit ungleichmäßiger visueller Stimulierung, dies kann Anfälle verursachen
Meist schwerwiegende Sprachentwicklungsverzögerung	Kann begleitende auditive Verarbeitungsdefizite und neuromotorische Defizite aufweisen	Möglichst viele Gelegenheiten für angenehme zwischenmenschliche Berührungen bieten
Sozialisationsschwierigkeiten	Mangel an sozialer Ansprechbarkeit	Vermittlung von Spiel

Tabelle 15.17. Diagnose: visuell-räumliche Defizite

Bestehendes Problem	Zugrunde liegende Schwierigkeiten	Behandlungsstrategie
Verzögerte Entwicklung der Feinmotorik	Mangelhafte Integration von vestibulär-propriozeptiv-visuellen Informationen	Klassische sensorisch-integrative Techniken sind effektiv
Verläuft sich leicht	Mangelhafte Lateralisation	Verbesserung der Bilateralintegration
	Schwaches räumliches Vorstellungsvermögen	Verbesserung der Kontrolle über Kopf-, Nacken- und Augenbewegungen mit den Bewegungen der oberen Extremität und des ganzen Körpers
		Orientierungs- und Mobilitätstechniken
Mangel an Wahrnehmung anderer in Bezug auf sie selbst	Mangelhafte Imitationsfähigkeit Schwaches Körperschema, Körperimago Schwache räumliche Bewusstheit	Antrag auf eine Stützkraft Umweltmodifikationen Gelegenheit für Bewegung im Alltag „Heavy work" Gelegenheiten für taktiles Spiel im Alltag Körperzentrierte, sensorische Pausen während des Tages
Geringe Handgeschicklichkeit	Schwache visuelle Praxie	Feinmotorisches Funktionstraining
Leistungsschwächen im Lesen und in Mathematik	Mangelhafte okulomotorische Fähigkeiten Mangelhafte visuelle Perzeption	Konsultation von Fachleuten (auf Kinder spezialisierte Orthoptistin)
Schwierigkeiten, ruhig zu sitzen und auf dem Stuhl zu bleiben	Schwäche im Halten von Positionen	Versorgung mit einer dynamischen Sitzhilfe

◨ **Tabelle 15.17.** Fortsetzung

Bestehendes Problem	Zugrunde liegende Schwierigkeiten	Behandlungsstrategie
Aufmerksamkeitsdefizit	Eingeschränkte Konzentration	Verbesserung der sensorischen Bewusstheit durch verstärktes Angebot von relevanten sensorischen Reizen
Läuft herum	Mangelhafte Wahrnehmung von abstrakten räumlichen Beziehungen und Grenzen (s. Spelke 1990)	Stärkung des Muskeltonus der Flexionsmuskulatur, um sich besser am Platz halten zu können Orientierung auf die Grenzen der Gruppe

Übersicht 15.6.
Fragen bei Therapiestillstand

1. Welche der **Schwierigkeiten des Kindes** bei altersgemäßen, sinnvollen Aktivitäten sind durch die Sehbehinderung verursacht? Welche Defizite sind für diese Patientengruppe typisch?
2. Wie entwickeln sich die **anderen Sinneskanäle?** Können sie Sinnesinformationen besser aufnehmen und verarbeiten oder hat der Ausfall des Sehsinnes auch Defizite in anderen Sinnessystemen (besonders im auditiven) zur Folge?
3. Ist es möglich, **selbst stimulierende Verhaltensweisen,** insbesondere visuelle (z. B. Augenbohren), propriozeptive (durch den Mangel an schnellen Körperbewegungen) und vestibuläre Stimulation (durch das Fehlen von visuellem Input und unzureichende aktive, schnelle Bewegungen im Raum) zu unterbinden?
4. Wie vermitteln Sie dem Kind den **externen Raum,** wo es Distanzen weder sehen noch fühlen kann?
5. Wie vermitteln Sie dem Kind **räumliche Beziehungen,** wenn ein visueller Zugang nicht möglich ist?
6. Auf welche Art kann das Kind am besten ein **Verständnis für die dynamischen Zusammenhänge** entwickeln, in denen es sich zurechtfinden muss?

15.5 Zusammenfassung

— Die Entwicklung eines **räumlichen Verständnisses** und der Praxie durch nichtvisuelle sensorische Informationen ist essenziell, damit sehbehinderte Kinder lernen, ihre Interaktionen und Bewegungen zeitlich und räumlich zu organisieren (◨ Abb. 15.8).
— Kann das **perzeptive Potenzial** einer sehbehinderten Person durch den Einsatz aller ergänzenden Sinne maximiert werden, so kann sie damit dem Ziel, sinnvoll zu handeln und funktionell unabhängig zu sein, einen großen Schritt näher gebracht werden.
— Die **Anwendung der SI-Theorie und SI-Therapie** kann enorm viel für diese spezielle Patientengruppe leisten.

15.6 Literatur

Ayres, J. (1972). *Sensory integration and learning disorders.* Los Angeles: Western Psychological Services.
Ayres, A.J. (1979). *Sensory integration and the child.* Los Angeles: Western Psychological Services.
Baker-Nobles, L. (1990). A multisensory approach to developing the use of residual Vision for quality movement. *Occupational Therapy Practice, 1*(4) 23–33.
Baker-Nobles, L., und Rutherford, A. (1995). Understanding cortical visual impairment in children. *American Journal of Occupational Therapy, 49,* 899–903.
Ballfinger, B. (1995). Visual influences in the learning process. *Sensory Integration Special Interest Section Newsletter, 23,* 1.

15.6 · Literatur

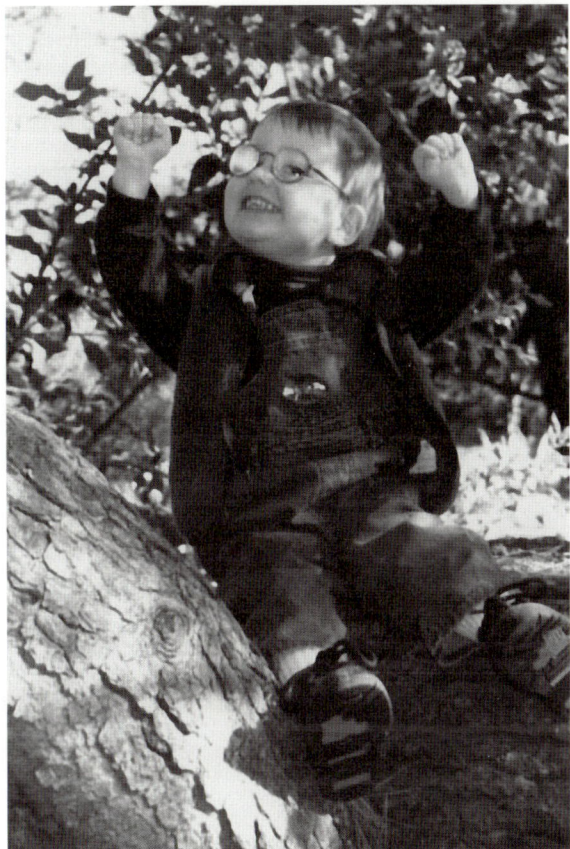

◘ Abb 15.8. Vejas genießt den Moment

Baranek, G.T. (1998) Sensory processing in persons with autism and developmental disabilities: Considerations for research and clinical practice. *Sensory Integration Special Interest Section Newsletter, 21*(2), 1–3.

Baranek, G.T., Foster, L.G., und Berkson, G. (1997). Tactile defensiveness and stereotyped behaviors. *American Journal of Occupational Therapy, 51*, 91–95.

Batshaw, M.L., und Perret, Y.M. (1992). *Children with disabilities: A medical primer* (3rd ed.). Baltimore: Paul H. Brookes Publishing Co.

Blauerz, J. (1994). *Spatial hearing: The psychophysics of human sound localization*. Cambridge, MA: MIT Press.

Bretherton, I., und Bates, E. (1979). The emergence of intentional communication. In I. Uzgiris (Ed.), *New directions for child development* (Vol. 4). San Francisco, CA: Jossey-Bass.

Bruner, J. (1990). *Acts of meaning*. Cambridge, MA: Harvard University Press.

Chase, J.B. (1972). *Retrolental fibroplasia and autistic symptomatology*. New York: American Foundation for the Blind.

Chen, D., und Dote-Kwan, K. (1994). *Starting points: Instructional practices for young children whose multiple disabilities include visual impairment*. Los Angeles: Blind Children's Center.

Colenbrander, A., und Fletcher, D. (1995). Basic concepts for low vision rehabilitation. *American Journal of Occupational Therapy, 49*, 865–876.

Damasio, A.R. (1989). Time-locked multi-regional retroactivation: A Systems-level proposal for the neural Substrates of recall and recognition. *Cognition, 33*, 25–62.

Davidson, P.W. (1992). Visual impairment and blindness. In M.D. Levine, W.B. Carey, und A.C. Crocker (Eds.), *Developmental and behavioral pediatrics* (2nd ed., pp. 102–154)., Philadelphia: W.B. Saunders.

Downing-Baum, S. (1995, June 15). Exercises in pediatric Vision therapy. *OT Week, 9*, 20–22.

Eken, P., de Vries, L.S., van der Graaf, Y., Meiners, L.C., und van Nieuwenhuizen, O. (1995). Haemorrhagic-ischaemic lesions of the neonatal brain: Correlation between cerebral visual impairment, neurodevelopmental outcome and MRI in infancy. *Developmental Medicine and Child Neurology, 37*(1), 41–55.

Fisher, A.G., Murray, E.A., und Bundy, A. (1991). *Sensory integration: Theory and practice*. Philadelphia: F.A. Davis.

Fraiberg, S. (1977). *Insights from the blind*. New York: Basic.

Gense, M., und Gense, D.J. (1998, November). Identifying autism in children who are blind/visually impaired. Lowenfeld-Akeson Intervention Symposium: Autism and the Visually Impaired Child. California School for the Blind, Fremont, CA.

Held, R., und Hein, A. (1963). Movement-produced stimulation in the development of visually guided behavior. *Journal of Comparative and Physiological Psychology, 56*, 872–876.

Hellerstein, L., und Fishman, B. (1987). Vision therapy and occupational therapy: An integrated approach. *Sensory Integration Special Interest Section Newsletter, 10*(3), 4–5.

Herdman, S.J. (1994). *Vestibular rehabilitation*. Philadelphia: F.A. Davis.

Kandel, E.R., Schwartz, J.H., und Jessell, T.M. (1991). *Principles of neural science* (3rd ed.). Connecticut: Appleton und Lange.

Kekelis, L.S. (1988). Peer interaction in childhood: The Impact of vision in childhood. In S. Sacks, L. Kekelis, und R. Gaylord-Ross (Eds.), *The social development of visually impaired students* (pp. 1–28). San Francisco, CA: San Francisco State University.

Kraemer, G.W. (1992). A psychobiological theory of attachment. *Behavioral and Brain Sciences, 15*(3), 493–511.

Morrongiello, B.A. (1994). Effects of colocation an auditory-visual interactions and Cross-modal perception in infants. In D.J. Lewkowitz und R. Lickliter (Eds.), *The development of intersensory perception: Comparative perspectives* (pp. 235–263). Hillsdale, NJ: Lawrence Erlbaum Associates.

Okoye, R. (1997). Neuromotor prerequisites of functional behavior. In M. Gentile (Ed.), *Functional visual behavior: A therapist's guide to evaluation and treatment options* (pp. 55–86). Bethesda: MD: American Occupational Therapy Association.

Parham, D., Mailloux, Z., und Smith Roley, S. (1998). Sensory processing and praxis in high-functioning children with autism. Montreal, Canaria: Presentation World Federation of Occupational Therapy Conference.

Povinelli, D.J., und Eddy, T.J. (1996). What young chimpanzees know about seeing. *Monographs of the Society for Research in Child Development, 61*(3, Serial No. 247).

Ritvo, E.R., und Freeman, B.J. (1978). Current research an the syndrome of autism: Introduction. The National Society for Autistic Children's definition of the syndrome of autism. *Journal of the Academy of Child Psychiatry, 17*, 565–575.

Rogow, S.M. (1992). Visual-perceptual problems of visually impaired children with developmental disabilities. *Review, 25*(2,), 57–64.

Rosenthall, j., Johannssen, E., und Gilberg, C. (1988). Oculomotor findings in autistic children. *Journal of Laryngeal Otology, 102*, 435–439.

Sacks, S., Kekelis, L., und Gaylord-Ross, R. (Eds.) (1988). *The social development of visually impaired students.* San Francisco, CA: San Francisco State University.

Schneck, C.M. (1998). Intervention for visual perceptual problems. In J. Case-Smith (Ed.), *Occupational therapy: Making a difference in the school system.* Bethesda, MD: American Occupational Therapy Association.

Skeffington, A.N. (1963, November). *The Skeffington Papers,* Series 36, #2 (p. 11). Santa Ana, CA: Optometric Extension Program.

Solan, H.A., und Ciner, E.B. (1986). *Visual perception and learning: Issues and answers.* New York: SUNY College of Optometry.

Spelke, E.S. (1990). Principles of object perception. *Cognitive Science, 14,* 29–56.

Stein, B., und Meredith, A. (1904). Multisensory Integration. In A. Diamond (Ed.), The development and neural bases of higher cognitive functions. *Annals of the New York Academy of Sciences, 608,* 51–65.

Streri, A. (1993). *Seeing, reaching, touching.* Cambridge, MA: MIT Press.

Teplin, S.W. (1995). Visual impairment in infants and young children. *Infants and Young Children, 8*(1), 18–51.

Thelen, D., und Smith, L.B. (1994). *A dynamic systems approach to the development of cognitions and action.* Cambridge, MA: MIT Press.

Titcomb, R.E., Okoye, R., und Schiff, S. (1997). Introduction to the dynamic process of Vision. In M. Gentile (Ed.), *Functional Visual behavior: A therapist's guide to evaluation and treatment options* (pp. 3–53). Bethesda: MD. American Occupational Therapy Association.

Warren, M. (1993). A hierarchical model for evaluation and treatment of Visual perceptual dysfunction in adult acquired brain injury. Part 1. *American Journal of Occupational Therapy, 47,* 42–54.

Warren, M. (1994). Visuospatial skills: Assessment and Intervention strategies. *AOTA self study series: Cognitive rehabilitation.* Rockville, MD: American Occupational Therapy Association.

Wing, L. (1976). *Early childhood autism* (2nd ed.). New York: Pergamon Press.

World Health Organization. (2000). *ICIDH-2: International classification of disability and health. Pre f final draft.* Geneva, Switzerland: Author.

Zaba, J. (1984). Visual perception versus Visual function. *Journal of Learning Disabilities, 17,* 182–185.

Sensorische Integrationstherapie bei Kindern mit Zerebralparese

Erna Imperatore Blanche, Bonnie Nakasuji

16.1 Klinisches Bild der sensorischen Verarbeitungsdefizite bei zerebralparetischen Kindern – 373

16.2 Allgemeine Prinzipien der Befundung und Behandlung – 374

16.3 Die Rolle von Feedback und Feedforward in der Bewegungsplanung – 377

16.4 Spezifische sensorische Verarbeitungsdefizite bei Kindern mit Zerebralparese – 379

16.5 Zusammenfassung und Schlussfolgerungen – 392

16.6 Literatur – 392

> In diesem Kapitel wird über das zunehmend umfassendere Wissen über sensorische Verarbeitungsdefizite bei zerebralparetischen Kindern berichtet, und es werden spezifische Techniken dargestellt, mit denen die sensorisch-integrativen Defizite dieser Kinder behandelt werden können.

Die **ergotherapeutische Behandlung zerebralparetischer Kinder** hat sich in den vergangenen Jahrzehnten stark gewandelt. In den **40er- und 50er-Jahren** konzentrierte sich die therapeutische Intervention auf die Schienenversorgung, das Stretching (Dehnen der Muskulatur) und funktionelle Aktivitäten. In der Ergotherapie wurde vor allem die Selbstständigkeit bei den Aktivitäten des täglichen Lebens (New York Occupational Therapists 1953, 1954), die Adaptierung von Gebrauchsgegenständen (Zimmerman 1957), der Erwerb von Spielfertigkeiten (Robinault 1953) und die Wichtigkeit perzeptiv-motorischer Fertigkeiten (Robinault 1954) betont.

In den **1950ern und frühen 1960ern** fand das ▶ **Bobath-Konzept**, das auf der Integration von Reflexen und der Verbesserung der ▶ **posturalen** Kontrolle basierte, Eingang in die ergotherapeutische Literatur (Fiorentino 1966) und wurde zu einer beliebten Behandlungsmethode bei Bewegungsstörungen zerebralparetischer Kinder. In der Folge wurde der bisherige Behandlungsschwerpunkt – Spielentwicklung und perzeptiv-motorische Fertigkeiten – von der **Entwicklung der motorischen Meilensteine durch die Integration von Reflexen und posturalen Reaktionen** abgelöst (Fiorentino 1966). Zu dieser Zeit arbeitete auch Jean **Ayres** mit zerebralparetischen Kindern und versuchte, die Bewegungsdefizite der Kinder zu verbessern, oftmals allerdings mit geringem Erfolg (Ayres, persönliche Mitteilung, Mai 1984). Die beschränkten Therapieerfolge ließen sie daran zweifeln, dass die funktionellen Defizite dieser Kinder nur auf ihre Schwierigkeiten in der motorischen Ausführung zurückzuführen waren.

In den **50er-Jahren formulierte Ayres Fragen über die sensorischen Ursachen von Bewegungsstörungen**, die in den 60ern zu einem wachsenden Interesse an der Erforschung **sensorischer Verarbeitungsstörungen als Basis von Bewegungsstörungen** bei Kindern mit Lernbehinderungen führten (Ayres, persönliche Mitteilung, Mai 1984). Ayres widmete ihre weitere Karriere der Untersuchung der Rolle sensorischer Integrationsstörungen bei Kindern mit Lernstörungen und kehrte nie wieder zur ursprünglichen Frage über die Natur der funktionellen Defizite zerebralparetischer Kinder zurück. Indem sie sensorische Verarbeitungsstörungen als Ursache von funktionellen Defiziten bei vielen Kindern identifizierte, ebnete sie aber anderen den Weg, diese Prinzipien auf Kinder mit neuromotorischen Defiziten anzuwenden. Mit der Annahme, dass **sensorische Verarbeitungsstörungen für viele charakteristische Merkmale der Motorik zerebralparetischer Kinder verantwortlich** sein könnten, war Ayres ihrer Zeit weit voraus. Bis vor kurzem rechtfertigte die traditionelle Klassifizierung von Zerebralparese – ursprünglich basierend auf einer motorischen Funktionsstörung – einen Behandlungsansatz mit Schwerpunkt auf der motorischen ▶ **Performanz**.

> **Beachte**
> Gegenwärtige Theorien des motorischen Verhaltens unterstützen die Ansicht, dass Bewegung und Sinnesempfindung zusammenhängen und daher in der therapeutischen Intervention nicht getrennt behandelt werden können.

Erst jetzt wird den Wissenschaftlern klar, dass zerebralparetische Kinder **sowohl motorische als auch sensorische Defizite** aufweisen (Lesny et al. 1993; Moore 1984). Auch empirisch wurde das Vorhandensein von **sensorischen Verarbeitungsdefiziten bei zerebralparetischen Kindern** in den letzten 20 Jahren belegt (Böttcher et al. 1995; Lesny et al. 1993; Wann 1991; Yekutiel et al. 1994), und in der Praxis sprechen viele Therapeutinnen mit ihrer Intervention diese Defizite auch an (Blanche et al. 1995; Blanche & Burke 1991; DeGangi 1990a, b, c; Windsor 1986). Obwohl das Wissen um die Wahrnehmungsstörungen bei zerebralparetischen Kindern bereits verbreitet ist, ist eine genauere Klärung der Natur dieser Defizite und der zu erwartenden Behandlungsergebnisse bei dieser Patientengruppe angebracht.

16.1 Klinisches Bild der sensorischen Verarbeitungsdefizite bei zerebralparetischen Kindern

Viele Kinder mit Zerebralparese sind **durch die Störung der Sinnesverarbeitung und der Praxie** funktionell mehr beeinträchtigt als durch die Bewegungsstörung selbst. Interventionen, die die Probleme nur als Störungen der Motorik sehen und den Einfluss der sensorischen Verarbeitung nicht berücksichtigen, führen gewöhnlich nur eingeschränkt zum Erfolg. Im folgenden Abschnitt werden die sensorischen Verarbeitungsdefizite von zerebralparetischen Kindern aufgezeigt und ihr Einfluss auf die ▶ Handlungsperformanz überprüft.

Zu den taktilen und propriozeptiven Defiziten bei Zerebralparese gibt es umfangreiche Literatur, vestibuläre Defizite werden in der Literatur hingegen kaum oder gar nicht thematisiert.

> **Übersicht 16.1.**
> Taktile und kinästhetische Störungen
> Defizite
> - der taktilen Diskrimination,
> - des Druckempfindens,
> - der Propriozeption,
> - der Zweipunktdiskrimination,
> - der Stereognosie und
> - der Kraftdosierung (Eliasson et al. 1991, 1995; Kenney 1963; Lesny et al. 1993; Van Heest et al. 1993; Yekutiel et al. 1994).

16.1.1 Taktile Verarbeitung

Die taktilen Verarbeitungsstörungen zerebralparetischer Kinder können sowohl das direkte Resultat einer Verletzung des ZNS sein als auch sekundär zu den **neuromotorischen Defiziten** auftreten (Moore 1984). Entweder durch
- die **Beeinträchtigung der peripheren Nerven** im Rahmen der spastischen Lähmung, (was zu pathologischen Haltungsmustern führt) (Dellon 1997) und/oder
- durch den **Mangel an sensorischen Erfahrungen** (Blanche & Burke 1991; Moore 1984; Sugden & Keogh 1990).

> **Exkurs**
> **Sensibilitätsstörungen**
> Zeigt sich ein deutlicher Unterschied in der Sensorik einzelner Körperteile, so liegt die Ursache vermutlich in einer Kompression peripherer Nerven. In diesem Fall kann eine Operation und Sensibilitätstraining eine Funktionsverbesserung der peripheren Nerven bewirken (Dellon 1997).

Liegt ein **generelles Defizit der somatosensorischen Verarbeitung** vor, so wird eine Behandlung nach SI-Prinzipien die funktionellen Leistungen verbessern.

Die taktilen und kinästhetischen Störungen, die in der Fachliteratur am häufigsten beschrieben werden, sind in ◘ Übersicht 16.1 zusammengefasst.

Studien, die sich mit somatosensorischen Defiziten von zerebralparetischen Kindern befassen, zeigten, dass
- taktile Defizite an den Händen bei spastischen Kindern häufiger vorkommen als bei athetotischen (Yekutiel et al. 1994),
- kein Zusammenhang zwischen der Ausprägung der taktilen Störung und dem Alter oder den kognitiven Fähigkeiten besteht (Yekutiel et al. 1994) und
- taktile Verarbeitungsdefizite häufig bei hemiplegischen Kindern auftreten (Van Heest et al. 1993) und beide Seiten betreffen können (Cooper et al. 1995).

16.1.2 Propriozeptive Verarbeitung

Propriozeptiv/kinästhetische Dysfunktionen sind bei zerebralparetischen Kindern aufgrund ihrer zusätzlichen Defizite in der taktilen Wahrnehmung und der Koordinationsstörung **schwer zu diagnostizieren** (Cooper et al. 1995; Eliasson et al. 1991, 1995).

16.1.3 Vestibuläre Verarbeitung

Über sensorische Modulationsstörungen und vestibuläre Verarbeitungsstörungen liegen so gut wie **keine Forschungsergebnisse** vor – vermutlich, weil es schwierig ist, die Anzeichen dieser Störungen vom neuromotorischen Defizit zu unterscheiden. **Vestibuläre Verarbeitungsstörungen** beinhalten

- eine schwache Registrierung des vestibulären Reizes,
- erhöhte Empfindlichkeit gegenüber Bewegungserfahrungen und
- Schwerkraftunsicherheit (Blanche et al. 1995).

16.2 Allgemeine Prinzipien der Befundung und Behandlung

Die Beurteilung der sensorischen Verarbeitung und der Praxie bei zerebralparetischen Kindern ist schwierig, weil viele für eine Wahrnehmungsstörung typische Verhaltensmerkmale auf die neuromotorische Störung zurückzuführen sein könnten.

 Tipp

Reagiert das Kind mit Zerebralparese untypisch auf Maßnahmen, die auf die Bewegungsstörung abzielen, kann dies ein Hinweis auf eine sensorische Verarbeitungsstörung sein.

In diesem Fall kann anhand der SI-Theorie eine **sensorisch-integrative Dysfunktion** erkannt, benannt und entsprechend behandelt werden. Die meisten gebräuchlichen Beurteilungsverfahren für sensorische Verarbeitungs- und Praxiestörungen setzen allerdings voraus, dass die Neuromotorik kaum oder gar nicht beeinträchtigt ist, und sind daher für Kinder mit motorischen Defiziten kaum anwendbar.

16.2.1 Identifizierung von sensorischen Verarbeitungsstörungen

Sensorische **Modulationsstörungen** sind bei zerebralparetischen Kindern besonders schwer zu identifizieren. Sie bleiben häufig selbst dann unerkannt, wenn die motorischen Fähigkeiten des Kindes von ihnen mehr beeinträchtigt werden als von der neuromotorischen Funktionsstörung.

So beeinflussen **Störungen des ▸ Registrierens** und der Modulation

- den Muskeltonus,
- die ▸ **posturale** Kontrolle und
- die Interaktion mit der Umgebung.

Das sind die Bereiche, die beim Kind mit Zerebralparese betroffen sind.

Anhand der folgenden **Fragen** können sensorische Registrierungs- und Modulationsstörungen **identifiziert** werden.

 Tipp

Fragen zur Identifikation taktiler Defensivität bzw. Hyperresponsivität auf taktile Reize
- Lehnt es das Kind ab, unbekleidet behandelt zu werden?
- Wehrt es sich dagegen, gehalten zu werden? (Parham & Ecker 2000)
- Vemeidet das Kind, schmutzig zu werden (auch im Mundbereich)?
- Hat das Kind etwas gegen leichte Berührung mit einer Stoffwindel? (Baranek & Berkson 1994)
- Hat es etwas gegen Sticker auf der Haut? (Baranek & Berkson 1994)
- Vermeidet es, Fingerfarben, Ton, Sand, Schlamm, Klebstoff oder andere glitschige Materialien zu berühren? (Parham & Ecker 2000)
- Erschrickt das Kind, wenn es leicht oder unerwartet berührt wird?
- Schiebt es die Hand der Therapeutin von seinem Körper weg?
- Reibt oder kratzt das Kind an Stellen, wo es berührt wurde? (Dunn 1999)

Fragen zur Identifikation taktiler Diskriminationsschwäche und/oder Hyporesponsivität
- Kann das Kind eine Körperstelle lokalisieren, an der es berührt wurde?
- Exploriert das Kind Dinge mit dem Mund?
- Lässt sich das Kind gerne die Haare bürsten?
- Genießt das Kind Berührungen?

- Bemerkt das Kind, wenn seine Kleidung verdreht oder verwickelt ist? (Dunn & Westman 1997)
- Bemerkt das Kind, wenn seine Hände oder sein Gesicht schmutzig sind? (Dunn 1999)
- Genießt das Kind Vibrationsreize (manuelle Vibration)?

Fragen zur Identifikation propriozeptiver Verarbeitungsstörungen
- Beißt oder kaut das Kind an nicht essbaren Dingen wie Kleidung, Spielzeug o. Ä.?
- Kneift oder schlägt es andere oder sich selbst?
- Lehnt sich das Kind während der Behandlung an die Hände der Therapeutin an?
- Kann es seinen Körper auf Positionswechsel gut einstellen?
- Zeigt es verminderten, erhöhten oder wechselnden Haltungstonus?
- Knirscht es mit den Zähnen? (Parham & Ecker 2000)

Fragen zur Identifikation von Hyperresponsivität auf Schwerkraft- und/oder Bewegungsreize
- Ist dem Kind Bewegung nach rückwärts unangenehm, auch wenn Kopf und Rumpf unterstützt werden?
- Erschrickt das Kind oder wird es ängstlich, wenn es auf den großen Therapieball gesetzt oder gelegt wird?
- Verlässt das Kind mit seinen Füßen nicht gern die Unterstützungsfläche oder den Boden?
- Reagiert es auffällig stark, wenn es durch den Raum bewegt wird?
- Hat das Kind Angst, zu springen oder zu schaukeln? (Parham & Ecker 2000)
- Hat es eine Abneigung gegen plötzliche oder rasche Bewegung?

Fragen zur Identifikation vestibulärer Hyporresponsivität
- Genießt das Kind passive Bewegung und/oder Schaukeln?
- Aktiviert es bei linearer Beschleunigung die Streckmuskulatur?
- Sucht das Kind Gelegenheiten, sich fallen zu lassen, ohne auf seine Sicherheit zu achten? (Dunn 1999)
- Registriert das Kind, wenn es durch den Raum bewegt wird, und zeigt eine entsprechende Reaktion?
- Wird das Kind in einem normalen Maß schwindlig? (Parham & Ecker 2000)
- Wird es gerne intensiver herumgewirbelt und bewegt als andere Kinder?
- Genießt das Kind kurzfristige Kopfüber-Position?
- Dreht sich das Kind gerne im Kreis bzw. wirbelt es wild herum (sofern es die motorischen Fähigkeiten dafür hat)?

Die positive Beantwortung mehrerer Fragen könnte auf sensorische Verarbeitungsdefizite hinweisen.

Andere Beurteilungskriterien, die zur Identifikation von sensorischen Verarbeitungsstörungen herangezogen werden können, finden sich in
- *Sensory Profile* (Dunn 1999) und
- ▶ **SIPT** (*Sensory Integration and Praxis Tests*, Ayres 1989).

> **Exkurs**
> **Deutsche Ausgaben**
> Im deutschen Sprachraum wurden, z. T. auf Grundlage der genannten Instrumente, eigene Fragebögen entwickelt, z. B. der Fragebogen zur Wahrnehmungsentwicklung (WN-FBG) der GSIÖ (1998).

Bei Elternfragebögen ist es sinnvoll, zusätzlich zu Teil- und Gesamtergebnissen, die Antworten auf einzelne Fragen zu analysieren.

Der **SIPT** ist nur bei Kindern mit leichten Zerebralparesen anwendbar. In die **erste Standardisierung des SIPT** bezog Ayres auch Testprotokolle von 10 zerebralparetischen Kindern ein. Diese kleine Gruppe erreichte in den meisten Subtests niedrige Werte, besonders in den Untertests zur taktilen Diskrimination.

Testverfahren für die Beurteilung einzelner sensorischer Systeme

Für die Beurteilung einzelner Sinnessysteme gibt es – mit Ausnahme standardisierter Tests für die visuelle Wahrnehmung – kaum objektive Messinstrumente, die konkret die taktile und kinästhetische Verarbeitung von Kindern beurteilen; noch weniger Tests gibt es für zerebralparetische Kinder.

Somatosensorische Untersuchungen sind ebenfalls in der Regel nicht einsetzbar für die Testung dieser Klientel, da diese Tests davon ausgehen, dass die Kinder verbale Anweisungen verstehen und verbal antworten können. Beides kann bei dieser Patientengruppe beeinträchtigt sein.

Die **Bereiche, die sich mittels somatosensorischer Tests** beurteilen lassen, sind
- Vibration,
- Berührung,
- Schmerz,
- Temperatur,
- Spitz-stumpf-Diskrimination,
- Oberflächendiskrimination,
- Stereognosie und
- Zweipunkt-Diskrimination.

❯ **Exkurs**
Tests zur taktilen und propriozeptiven Wahrnehmung
Thibault, Forget und Lambert (1994) erhoben die Objektivität von vier Tests zur taktilen und propriozeptiven Verarbeitung an gesunden Kindern:
- Berührungs-Druckmessung mit den Semmes-Weinstein-Monofilaments,
- Vibrationswahrnehmung mit der Stimmgabel,
- Temperaturunterscheidung mit den Minnesota Thermal Discs und
- Kinästhesie mit dem Bairstow & Laszlo-Instrument.

Thibault et al. fanden alle vier Messmethoden zuverlässig und für die klinische Anwendung bei Kindern mit neuromotorischen Störungen geeignet. Da aber Zweipunkt-Diskrimination und Stereognosie meist gemeinsam mit allen anderen taktilen Funktionen beeinträchtigt sind, beschränken sich viele Forscher bei der sensorischen Untersuchung auf diese zwei Tests (Yekutiel et al. 1994).

Die **Beurteilung der vestibulären Verarbeitung** kann sich ebenfalls als schwierig erweisen. In der Praxis werden die vestibulären Funktionen gewöhnlich anhand von klinischen Beobachtungen zur ▶ **posturalen** und okulomotorischen Kontrolle und der emotionalen Reaktion auf Änderungen der Körperposition bei Bewegung und Schwerkraftänderung erhoben.

❯ **Vorsicht**
Es ist zu berücksichtigen, dass sowohl die Haltungs- als auch die okulomotorische Kontrolle von der vorhandenen neuromotorischen Störung beeinflusst wird!

❯ **Beachte**
Als bestes Kriterium für die Beurteilung der vestibulären Verarbeitung dient die sorgfältige Beobachtung von Veränderungen im **Erregungszustand** und der **emotionalen Reaktionen**.

Die **Differenzierung zwischen Dysfunktionen der vestibulären Verarbeitung** (wie Schwerkraftunsicherheit) und **Defiziten der posturalen Kontrolle** ist bei Vorliegen einer Zerebralparese sehr schwierig und erfordert ein eingehendes Verständnis der Therapeutin für das Kind und für die Aussagekraft der eingesetzten Verfahren (Blanche et al. 1995).

❯ **Beispiel**
Zeigt ein Kind z. B. Angst, sobald es auf dem großen Therapieball nach rückwärts bewegt wird, könnte dies auf eine Schwerkraftunsicherheit hinweisen – auch wenn es seine Position auf die Veränderung der Unterlage einstellen kann. Lässt sich ein Kind aber umgekehrt in derselben Situation nach hinten fallen, muss das kein Zeichen für eine vestibuläre Verarbeitungsstörung sein: Es kann ebenso Ausdruck einer mangelhaften Haltungskontrolle im Rahmen der neuromotorischen Behinderung sein.

16.2.2 Identifikation von Störungen in der Bewegungsplanung

❯ **Beachte**
Motorisches Planen ist die Fähigkeit des Gehirns, eine Folge von nicht vertrauten Bewegungen zu planen, zu organisieren und durchzuführen, wie es zum Erlernen neuer Fertigkeiten erforderlich ist (Ayres 1979).

Die ▶ **Evaluierung** der Bewegungsplanung bei zerebralparetischen Kindern ist sehr schwierig. Zur **Differenzierung** zwischen Defiziten der Bewegungsplanung und Zeichen der neuromotorischen Störung muss geklärt werden,
- ob die Schwierigkeiten in der Bewegungskontrolle auf das Fehlen von Bewegungskomponenten zurückgehen oder
- auf die Unfähigkeit, bestimmte motorische Komponenten variabel in neuen Situationen anzuwenden.

> **ⓘ Tipp**
> Das **Fehlen motorischer Komponenten** kann für eine neuromotorische Störung sprechen.
> Ist eine Bewegungskomponente prinzipiell vorhanden und kann vom Kind in einer bestimmten Situation angewendet werden, in einer ähnlichen, aber neuen Situation hingegen nicht, so ist dies ein **Hinweis auf ein Defizit in der Bewegungsplanung.**

> **▶ Beispiel**
> Ein Kind kann nicht herausfinden, wie es von einem Therapiegerät herunterklettern soll, obwohl es fähig ist, auf dieses Gerät hinaufzuklettern. Es liegt nahe, dass bei diesem Kind Defizite in der Bewegungsplanung vorliegen. Ein diplegisches Kind kann beschreiben, wie es seinen Körper einsetzen müsste, um herunterzuklettern. Es kann das Hinauf- und Hinunterklettern aber nicht praktisch umsetzen. Dieses Kind hat vermutlich keine Defizite in der Bewegungsplanung.

16.3 Die Rolle von Feedback und Feedforward in der Bewegungsplanung

Bewegungsplanung hängt eng mit der Verarbeitung von Sinnesinformationen zusammen, da sie die Fähigkeit voraussetzt, bei der Durchführung einer neuartigen motorischen Aktivität ▶ **Feedback**- und ▶ **Feedforward**schleifen zu nützen (Ayres 1972; Fisher 1991, deutsche Ausgabe 2002).

▶ **Feedbackmechanismen** dienen zur Korrektur von Bewegungen und ▶ **Feedforwardmechanismen** zur Überwachung des peripheren Feedbacks.

Feedforwardprozesse stützen sich auf sensorische Landkarten früherer Interaktionen mit der Umgebung, mit deren Hilfe das Ergebnis der momentanen Handlung vorausgesehen werden kann (Bly 1996). Feedback- und Feedforwardmechanismen ergänzen einander (Bly 1996).

Feedforward

Feedforwardmechanismen kommen generell **vor** der Durchführung einer Handlung zum Einsatz, während Feedbackmechanismen Informationen **während** einer Handlung oder **nach** ihrer Durchführung liefern (Fischer 1991).

> **❗ Beachte**
> Zur Entwicklung des Feedforwards ist es erforderlich, eine ähnliche motorische Aktion bereits in der Vergangenheit geplant und durchgeführt zu haben.

Feedforwardmechanismen setzen eine **adäquate Verarbeitung vestibulärer und propriozeptiver Reize** voraus (Fisher 1991, 2002). Dasselbe geschieht z. B. auch bei der Haltungskontrolle oder beim Planen von Interaktion mit der Umgebung. Bly zufolge identifizierten die Bobaths durch empirische Studien das Feedforward als ▶ **posturale Vorbereitung.**

Feedforward spielt auch eine Rolle bei Bewegungen, die **Raum- und Zeitmanagement** voraussetzen. Feedforward kommt beim Organisieren einer Aktivität, die mit Tempo verbunden ist, ins Spiel, während Feedback bei Aktivitäten wirksam wird, die konstante Überwachung verlangen.

> **▶ Beispiel**
> Bewegt sich ein Kind in der Therapie langsam und hat Schwierigkeiten, die Bewegung eines Objektes im Raum (z. B. eines Balles) vorherzusehen, lässt dies auf Probleme mit dem Feedforward schließen. Dieses Kind wird daher eher abhängig von Feedbackmechanismen sein und diese auch stärker nützen, um seine Aktivitäten zu kontrollieren. Hat ein Kind hingegen Schwierigkeiten mit Aktivitäten, die kein ▶ **Antizipieren** von

Bewegung im Raum erfordern (z. B. Klettern auf ein Therapiegerät), liegen seine Schwierigkeiten eher im Bereich des Feedbacks.

Bei **zerebralparetischen Kindern** sind häufig die **Feedforwardmechanismen** (mit denen Aktivitäten organisiert werden) beeinträchtigt, da sie sich aufgrund der abnormen oder kompensatorischen Bewegungskomponenten aus atypischen Erfahrungen entwickeln (Bly 1996). Zusätzlich zu den abnormen Erfahrungen von Feedback- und Feedforward können diese Kinder auch Defizite in der sensorischen Verarbeitung aufweisen, was zusätzlich die Interpretation des (ohnehin verzerrten) Feedbacks von der motorischen Aktion erschwert.

Feedback

Natürlich wirken sich die sensorischen Verarbeitungsdefizite auch auf das **Feedback** aus, das bei therapeutischen Aktivitäten produziert wird. Sensorische Verarbeitungsstörungen beeinträchtigen die Fähigkeit des Kindes, **sensorischen Input zur Entwicklung exakter motorischer Programme zu nutzen**, die es später als Vorlage für andere Aktivitäten heranziehen könnte.

> **Beachte**
> Zerebralparetische Kinder haben sekundär zu den motorischen Defiziten Störungen in den Feedback- und Feedforwardmechanismen sowie primäre sensorische Verarbeitungsstörungen, die ebenso wie die neuromotorische Störung selbst die Wurzel der motorischen Dysfunktionen sein können.

Oftmals bewirken die sensorischen Verarbeitungsdefizite, dass das Kind auf Behandlungsmaßnahmen, die auf die neuromotorische Störung ausgerichtet sind, nicht optimal reagieren kann.

Bly (1996) schlug vor, **sensorisch-integrative Prinzipien in der Behandlung** zerebralparetischer Kinder zur Förderung oder Hemmung des sensorischen Feedbacks zu nutzen. Therapeutinnen können auf die Sensorische Integrationstherapie zurückgreifen, um die Störungen der Sinnesverarbeitung und die Dysfunktion im motorischen Planen zu verbessern, die den Feedback- und Feedforwardmechanismen zugrunde liegen (Blanche et al. 1995). Daher ist das Verständnis der SI-Prinzipien hilfreich für die Arbeit an den Grundlagen für das Erlernen neuer motorischer Fertigkeiten.

Eine Therapeutin mit Wissen über die SI-Prinzipien erkennt bei einem Kind, das gerade eine neue Bewegungskomponente erlernt, die **sensorischen Bedürfnisse** und kann ihm dadurch bedeutungsvolles sensorisches Feedback anbieten. Hat das Kind die einzelnen Komponenten einer Aufgabe gemeistert, kann es diese dann für die Bewältigung neuer Anforderungen kombinieren.

> **Beispiel**
> So sind z. B. Berührung und Propriozeption durch Bewegungswiderstand sensorische Modalitäten, die das Feedback verstärken. Die Therapeutin kann sich diesen SI-Aspekt zunutze machen. Beim Erlernen neuer Aktivitäten kann sie die Kinder darin unterstützen, von einer langsamen und feedbackabhängigen Ausführung zu einer raschen, aktiven Durchführung von Aufgaben, die Bewegungsplanung erfordern, zu gelangen.

Praktische Gesichtspunkte

> **Beachte**
> SI kann in der Therapie gut mit den Prinzipien der neurophysiologischen Entwicklungstherapie (▶ NDT, ▶ Bobath) kombiniert werden.

> **Tipp**
> Das ▶ Bobath-Konzept ist für die Arbeit an Feedback- und Feedforwardmechanismen bei posturalen Anforderungen oder deren Vorbereitung geeignet. SI-Prinzipien sind angebracht für die Behandlung von Feedback- und Feedforwardmechanismen im Zusammenhang mit Aktivitäten, die motorisches Planen und räumlich-zeitliche Abstimmung erfordern.

Mitunter haben Kinder zwar die Haltungskontrolle und die erforderlichen Bewegungskomponenten für die Ausführung einer Handlung erlernt, können aber diese Fähigkeiten in Aktivitäten, die motorisches Planen verlangen, nicht umsetzen.

Zusammenfassend kann gesagt werden:
- Aufgrund des Mangels an validen (gültigen) und reliablen (zuverlässigen) Testverfahren muss die sensorische Verarbeitung bei zerebralparetischen Kindern besonders genau analysiert werden.
- Die genaue Analyse setzt eine fundierte Kenntnis der **neuromotorischen Störungen** und der **sensorischen Verarbeitungsstörungen** voraus, die den funktionellen Einschränkungen des Kindes zugrunde liegen.

Die Aufstellung in Abschnitt 16.2 kann als allgemeine Richtlinie zur Erfassung von sensorischen Verarbeitungsstörungen herangezogen werden.

16.4 Spezifische sensorische Verarbeitungsdefizite bei Kindern mit Zerebralparese

> **Vorsicht**
> Sensorische Verarbeitungsstörungen und Beeinträchtigungen der Praxie können bei zerebralparetischen Kindern leicht mit neuromotorischen Dysfunktionen verwechselt werden.

Anhand der existierenden Literatur und eigener klinischer Erfahrungen werden deshalb die typischen sensorischen Verarbeitungsdefizite dieser Kinder und mögliche Behandlungsstrategien vorgestellt.

Tabelle 16.1 gibt einen Überblick über Verhaltensweisen, die bei Beeinträchtigungen der Sinnesverarbeitung vorkommen können. Sensorische Verarbeitungsstörungen, die durch die motorische Beeinträchtigung überlagert sein können, sind in Übersicht 16.2 zusammengefasst.

Die Darstellung der sensorisch-integrativen Dysfunktionen in Kombination mit einer **spezifischen Form der Zerebralparese** soll nicht ausdrücken, dass diese Funktionsstörungen **immer** gemeinsam auftreten. Die direkte Gegenüberstellung wurde gewählt, weil in diesen Fällen die motorischen Beeinträchtigungen leicht mit den sensorischen Verarbeitungsdefiziten verwechselt werden können.

Übersicht 16.2.
Sensorische Verarbeitungsdefizite, die durch zerebrale Bewegungsstörungen überlagert sein können

1. Schwierigkeiten im motorischen Planen bei Kindern mit Hemiplegie
2. Sensorische Registrierungs- und/oder Modulationsstörungen, die den Erfolg der Behandlung bei Kindern mit spastischer Tetraplegie beeinträchtigen
3. Schwerkraftunsicherheit, die die funktionelle Beeinträchtigung bei Kindern mit spastischer Diplegie noch verstärkt
4. Sensorische Verarbeitungsstörungen in Verbindung mit zerebellärer Ataxie
5. Sensorische Verarbeitungsstörungen in Verbindung mit Athetose
6. Sensorische Verarbeitungsstörungen in Verbindung mit Hypotonie

---

16.4.1 Spastische Hemiplegie und Störungen der Bewegungsplanung

Kennzeichen der Hemiplegie sind unilaterale motorische **Beeinträchtigungen, die aber auf beide Körperhälften Einfluss haben.** Diese motorische Störung beeinflusst das Gangbild sowie den symmetrischen Einsatz des Rumpfes und der oberen Extremitäten. Zusätzlich zu den motorischen Einschränkungen sind bei hemiplegischen Kindern oft zahlreiche sensorische Verarbeitungsstörungen anzutreffen, u. a. **Modulations- und Diskriminationsstörungen.**

Behandlungsschwerpunkt während der ersten Lebensjahre ist die motorische Entwicklung. Sobald das Kind jedoch das freie Gehen erreicht hat, **wird die Selbständigkeit des Kindes beeinträchtigt durch:**

Schwierigkeiten in der Bewegungsplanung und im propriozeptiven Feedback. Diese haben wiederum, Schwächen in der koordinierten und dosierten motorischen Kontrolle zur Folge.

◘ Tabelle 16.1. Neuromotorische Störungen und begleitende sensorische Verarbeitungsstörungen (entsprechend der diagnostischen Klassifikation von Zerebralparesen)

Diagnostische Klassifikation	Neuromotorische Einschränkungen	Sensorische Verarbeitungsstörungen, die wie Bewegungsstörung wirken können	Traditionelle Behandlung der Bewegungsstörung	Sensorisch-integrative Prinzipien für die Therapie
Hemiplegie	Einseitige Bewegungsstörung, die beide Seiten beeinflusst Asymmetrie der Haltung und Bewegungen Schwierigkeiten mit der bilateralen Koordination Schwäche der betroffenen Extremitäten, distale Schwäche	Bilaterale taktile und propriozeptive Defizite, die schwere Praxiestörungen bewirken können ▶ Sensorische Dormanz Sensorische Defensivität Schwierigkeiten in der visuellen Perzeption, v. a. bei visuell-räumlichen Beziehungen	Verbesserung der Haltungskontrolle Verbesserung der symmetrischen Bewegungsfunktionen Verbesserung der bilateralen Bewegungskoordination Verbesserung der Gewichtsübernahme und -verlagerns auf der betroffenen Seite Kräftigung der betroffenen Seite	Verbesserung der taktilen Diskrimination Verbesserung des Registrierens und der Modulation von vestibulärem und propriozeptivem Input Interpretieren der Geschwindigkeit der Bewegung und Timing der motorischen Aktion; ist erforderlich, um Veränderungen in der Umwelt vorherzusehen (▶ projizierte Aktionssequenzen) ▶ Initiieren von Bewegungsabläufen Verbesserung der Bewegungsplanung und der Verhaltensorganisation in größeren räumlich-zeitlichen Zusammenhängen (s. Kap. 10)
Leichte bis mäßige spastische Tetraplegie	Erhöhter Muskeltonus im ganzen Körper, in den oberen Extremitäten stärker als in den unteren Extremitäten Eine Seite kann stärker betroffen sein	Defizite im Registrieren (im vestibulären und propriozeptiven System) Sensorische Dormanz Gelegentlich sensorische Modulationsstörung Hyperreaktiv auf taktile Reize Taktile Diskriminationsstörung Visuomotorische Defizite	Verbesserung der Kopfkontrolle Vergrößerung des aktiven/passiven Bewegungsumfanges Verbesserung der Gewichtsübernahme Verbesserung der Haltung Kräftigung	Verbesserung des Registrierens, v. a. von vestibulär-propriozeptivem Input (intensives Schaukeln, Arbeit gegen die Schwerkraft, Gelenkskompression etc.) Verbesserung der taktilen Modulation Modulation des Erregungszustandes, der den Tonus, die Aufmerksamkeit, die emotionale Bereitschaft und die ▶ intrinsische Motivation zum Handeln beeinflussen kann Arbeit an ▶ posturaler Kontrolle und Haltungstonus, v. a. Extensionstonus, und an der okulomotorischen Kontrolle

16.4 · Spezifische sensorische Verarbeitungsdefizite bei Kindern mit Zerebralparese

Tabelle 16.1. Fortsetzung

Diagnostische Klassifikation	Neuromotorische Einschränkungen	Sensorische Verarbeitungsstörungen, die wie Bewegungsstörung wirken können	Traditionelle Behandlung der Bewegungsstörung	Sensorisch-integrative Prinzipien für die Therapie
Spastische Diplegie	Bilaterale Bewegungsstörung Spastizität deutlicher sichtbar in der unteren Extremität Herabgesetzter Haltungstonus Schwache Haltungskontrolle im Rumpf	*Vestibuläre Verarbeitungsstörungen:* Angst vor Bewegung, Gravitationsunsicherheit Herabgesetzte Reaktivität auf linearen vestibulären Input *Taktile Verarbeitungsstörungen:* Unter- oder Überreaktion auf taktilen Input beim ▶ Handling Schwache taktile Diskrimination, z. B. Zweipunkt-Diskrimination und Stereognosie *Propriozeptive Verarbeitungsstörung:* Verzögerte oder verminderte Reaktion auf ▶ Handling wegen inadäquater propriozeptiver Verarbeitung Visuomotorische und bewegungsunabhängige visuelle Perzeptionsstörungen	Verbesserung der bilateralen Koordination Vergrößerung des aktiven/passiven Bewegungsumfanges Verbesserung des Gewichttragens Verbesserung der Haltung Kräftigung	Verbesserung des Registrierens und der Modulation von vestibulärem, taktilem und propriozeptivem Input Steigerung der Toleranz gegenüber Bewegung und Positionswechsel Steigerung der Toleranz gegenüber verschiedenen taktilen Erfahrungen, auch beim ▶ Handling
Ataxie	Herabgesetzte Rumpfstabilität Herabgesetzter Haltungstonus Breite Gangbasis Schwache Balance Schwache Kokontraktion um die Gelenke	Defizite im Registrieren Herabgesetztes propriozeptives und vestibuläres Feedback von aktiven Bewegungen Schwierigkeiten mit der Modulation von vestibulärem Input	Kräftigung des Rumpfes Verbesserung der proximalen Stabilität Verbesserung der Balance Verbesserung der Mittellinienstabilität	Verbesserung des Registrierens, v. a. von propriozeptivem und vestibulärem Input ▶ Fazilitieren von Aufmerksamkeit und aktiver ▶ Partizipation in zielgerichteten Aufgaben Verbesserung der Bewegungsplanung und der Verhaltensorganisation in größeren räumlich-zeitlichen Zusammenhängen (s. Kap. 10)

◘ Tabelle 16.1. Fortsetzung

Diagnostische Klassifikation	Neuromotorische Einschränkungen	Sensorische Verarbeitungsstörungen, die wie Bewegungsstörung wirken können	Traditionelle Behandlung der Bewegungsstörung	Sensorisch-integrative Prinzipien für die Therapie
Athetose	Mangelhafte Stabilität im Rumpf und in den Extremitäten Nutzung atypischer ▸ Synergien (tonischer Reflexe), um Kontrolle zu erlangen Herabgesetzter Haltungstonus Schwache Haltungskontrolle	Herabgesetzte Reaktion auf vestibulären und propriozeptiven Input Taktile Verarbeitungsstörung Sensorische Modulationsstörung	Verbesserung der Kopf/Nacken/Rumpfkontrolle Verbesserung der Gewichtsübernahme Funktioneller Einsatz der Extremitäten Hemmung des Einflusses von Reflexen	Verbesserung des Registrierens von vestibulär-propriozeptivem Input Verbesserung der taktilen Modulation

Defizite in der Bewegungsplanung behindern das Kind dabei,
- Hindernisse in der Umwelt zu überwinden,
- verschiedene Strategien zur Bewältigung einer Aufgabe zu entwickeln oder
- motorische Aktivitäten zeitlich und räumlich richtig abzustimmen.

Viele zerebralparetische Kinder haben Probleme mit der Bewegungsplanung. Bei Kindern mit leichteren Formen der Zerebralparese (wie Hemiplegie) werden diese Schwierigkeiten deutlicher sichtbar. In der Fachliteratur finden sich zwar kaum Beschreibungen von Störungen der Bewegungsplanung bei Hemiplegikern, sehr wohl aber von **bilateralen taktilen und kinästhetischen Diskriminationsstörungen** (Bolanos et al. 1989). Da taktil-kinästhetische Diskriminationsstörungen häufig in Verbindung mit Defiziten in der Bewegungsplanung auftreten (Ayres 1972, 1985, 1989), hängt die Bewegungsplanungsschwäche bei hemiplegischen Kindern möglicherweise ebenso mit der taktilen Verarbeitungsstörung wie mit der neuromotorischen Störung zusammen.

> **Tipp**
> Sobald das Kind ausreichende motorische Kompetenzen entwickelt hat, um sich selbstständig durch den Raum zu bewegen, ist es notwendig, auch an der ▸ **Bewegungsplanung** zu arbeiten. Anfänglich ist es sicher sinnvoll, das ▸ Bobath-Konzept oder andere Behandlungstechniken einzusetzen, deren Schwerpunkt auf der Entwicklung von Bewegungskomponenten liegt.
> Der sensorisch-integrative Ansatz gewinnt an Bedeutung, sobald das Kind beginnt, Bewegungskomponenten in Situationen einzusetzen, die Bewegungsplanung und **Werkzeuggebrauch** erfordern.

Das folgende Fallbeispiel soll die bei Hemiplegikern häufig anzutreffende Beeinträchtigung der Bewegungsplanung illustrieren.

> **Beispiel**
> **Joe, ein Junge mit Bewegungsplanungsstörung bei spastischer Hemiplegie**
> Der 6-jährige Joe war 2 Monate zu früh zur Welt gekommen und wog bei der Geburt nur rund 2 kg. Im Alter von 6 Monaten wurde eine rechtsseitige

Hemiplegie diagnostiziert, woraufhin Joe bis zum 18. Lebensmonat wöchentlich in Form von Hausbesuchen ergotherapeutisch behandelt wurde, in erster Linie nach dem ▶ **Bobath-Konzept**. Mit 18 Monaten erlernte Joe das freie Gehen. Ab diesem Zeitpunkt kombinierten die Therapeutinnen den **Bobath- und den SI-Ansatz**.

Joe war schüchtern, ruhig und ablenkbar, zugleich aber kooperativ und folgsam. Er ▶ **initiierte** kaum eine Interaktion mit seiner Umgebung. Wenn er sich bewegte, wirkte er ungeschickt und hatte Probleme mit dem ▶ **Timing** seiner Bewegungen. Häufig stolperte er und stieß gegen Möbel. Wenn viele Kinder gleichzeitig im Turnsaal spielten, wurde Joe noch desorganisierter. In solchen Situationen schien er förmlich zu erstarren und war unfähig, eine Aktivität auszuwählen oder sich am Geschehen zu beteiligen. Er wartete dann gewöhnlich auf Anweisungen oder beobachtete einfach die anderen Kinder.

An **sensorischen Verarbeitungsdefiziten** wurden bei Joe Defizite der taktilen Diskrimination, schwache Handfertigkeiten und Schwächen der Bewegungsplanung festgestellt. Er mochte Spiele mit relativ intensivem vestibulären Input, auch Rotation. Nach einer Weile traten ganz plötzlich Überempfindlichkeitsreaktionen auf. Joes Schwierigkeiten in der Bewegungsplanung wurden vor allem bei mehrschrittigen Aktivitäten offensichtlich, sowohl bei grobmotorischen Aktivitäten (etwa bei der Bewältigung eines Hindernisparcours) als auch im feinmotorischen Kontext (etwa bei einfachen Werkarbeiten). Erleichternd bei der Durchführung mehrschrittiger Aktivitäten wirkte, wenn

- wenigstens ein bekannter Handlungsschritt innerhalb der Bewegungssequenz war,
- die Therapeutin seine Bewegung ▶ **fazilitierte**,
- er verbale Instruktionen für jeden Schritt erhielt,
- er ein anderes Kind imitieren konnte.

Selbst wenn er alle zur Ausführung einer motorischen Aufgabe erforderlichen Einzelkomponenten beherrschte, konnte er sie nicht wiederholen oder kombinieren, um damit eine andere sinnvolle Sequenz zu bewältigen.

Im **Mittelpunkt der Ergotherapie** standen die sensorischen Verarbeitungsstörungen, die wahrscheinlich die Schwierigkeiten in der Verhaltensorganisation und im Aufrechthalten eines optimalen Erregungsniveaus verursachten. In die Therapie wurden **Aktivitäten eingebaut, die taktile, vestibuläre und propriozeptive Erfahrungen vermittelten,** (z. B. Bewegen durch enge Tunnels, Schaukeln, Bewegen gegen Widerstand) und die Anwendung von Techniken mit Gelenkskompression. Diese Aktivitäten hatten zum **Ziel, folgende Komponenten zu verbessern:**

- den Erregungszustand,
- die Aufmerksamkeit einer Aufgabe gegenüber und
- das Bewusstsein über seinen Körper im Raum.

Joes Fähigkeit, sich auf eine Aufgabe zu konzentrieren, verbesserte sich deutlich. **Nach 6 Monaten Therapie** ▶ **initiierte** er häufiger eigene Aktivitäten, beteiligte sich aktiv am Aufbau von Parcours und bewältigte selbstständig mehr als die Hälfte der Schritte einer seriellen Aufgabe. Mittels eines Gewichts an einer Daumenabduktionsschiene verstärkte die Therapeutin die sensorische Rückmeldung von dieser Hand und positionierte gleichzeitig den Daumen für **feinmotorische Aktivitäten**. Die Fähigkeit zur Manipulation, insbesondere bei bilateralen Aufgaben, verbesserte sich parallel zur Zunahme an Greiffunktion mit seiner betroffenen rechten Hand. Der taktile und propriozeptive Input, der während der Therapie angeboten wurde, schien die **spontane Verwendung der rechten Hand als Haltehand** zu fördern. Obwohl Joe ein schüchternes Kind blieb, zeigte er mehr **Selbstvertrauen.** Er war selbstständig in den meisten **Aktivitäten des täglichen Lebens**, z. B. im Umgang mit Verschlüssen (wie Knöpfen) oder beim Binden seiner Schuhe. Die rechte Hand setzte er bei Aktivitäten wie Schneiden mit der Schere, Abreißen von Klebeband, Öffnen eines Reißverschlusses oder Aufreißen eines Getränkekartons und Einführen des Strohhalmes spontan als Haltehand ein. Am wichtigsten war aber, dass er körperlich wendiger wurde und sich öfter an **Gruppenaktivitäten** mit seinen Freunden beteiligte. Zum ersten Mal in seinem Leben nahm er an Sportaktivitäten wie Fußball und Schwimmen teil, was seine Möglichkeiten hinsichtlich Freizeitgestaltung und sozialer Interaktion erweiterte.

16.4.2 Spastische Tetraplegie und generalisierte Defizite im Registrieren

Kennzeichen der spastischen Tetraplegie sind:
- Tonuserhöhung und pathologische Muster in allen Extremitäten,
- verminderte Stabilität im Rumpf,
- herabgesetzter Haltungstonus,
- schwache Haltungskontrolle,
- mangelhafte Bewegungskoordination.

Die klassischen Behandlungstechniken bei Zerebralparese stützen sich auf die ▶ Fazilitierung (▶ Aktivierung) von Bewegungen durch ▶ Handling. Der Erfolg dieser Behandlung hängt teilweise von intakten Feedbackmechanismen ab. Fazilitation durch Handling ist sinnvoll bei der grundlegenden Behandlung kleiner Kinder mit schweren neuromotorischen Defiziten, da diese Kinder Schwierigkeiten haben, Haltungstonus aufzubauen und aufrechtzuerhalten oder Bewegungen selbstständig zu ▶ initiieren.

In den vergangenen Jahren hat sich der Behandlungsschwerpunkt verlagert von der Fazilitierung unter Verwendung von ▶ Feedback hin zur Verwendung von ▶ Feedforwardmechanismen und zur ▶ Initiierung von aktivem und ▶ proaktivem Verhalten (Bly 1996).

> **❗ Beachte**
> Die Anregung ▶ proaktiver Bewegung erfordert die Motivation des Kindes, in der Umwelt etwas bewirken zu wollen.

Kinder mit Problemen im ▶ Registrieren sensorischer Informationen (▶ sensorische Dormanz) haben häufig nur eine schwache oder gar keine Motivation. Daher ist die Identifikation eines generell herabgesetzten Erregungsniveaus bzw. einer sensorischen Dormanz auch in der Behandlung von Bewegungsstörungen essenziell.

▶ **Sensorische Dormanz** kann im Rahmen verschiedener neuromotorischer Störungen auftreten. Häufig ist diese Störung anzutreffen bei zerebralparetischen Kindern mit **leicht- bis mittelgradiger Tetraplegie**, die u. U. sogar selbstständig gehen können. Die schwache Registrierung sensorischer Reize hat Auswirkungen auf die funktionellen und interaktiven Fähigkeiten im motorischen, kognitiven und sozioemotionalen Bereich. Auch **sensorische Abwehr** kann im klinischen Bild vorkommen.

Es ist bekannt, dass Kinder mit einer generell herabgesetzten Wahrnehmung und einer verminderten Aufmerksamkeit dazu tendieren, taktile, propriozeptive und vestibuläre Erfahrungen zu suchen. Dies trifft auch auf tetraplegische Kinder mit ▶ **sensorischer Dormanz** zu. Aufgrund ihrer physischen Einschränkungen können sie diese Reize aber oft nicht selbstständig suchen, sodass die **Therapeutin eine aktivere Rolle** beim Anbieten sensorischer Reize einnehmen muss.

> **⊗ Vorsicht**
> Bei der Anwendung propriozeptiver Reize müssen die Tonusveränderungen nach der Aktivität beobachtet werden.

Tendenziell nehmen die Spastizität und die pathologischen Haltungsmuster bei diesen Kindern während der Bewegung gegen aktiven Widerstand zu. Jedoch sollte der zunehmende Widerstand und das „Bombardement" mit somatosensorischem Input dazu führen, dass das **spastische Muster in den oberen Extremitäten gehemmt** wird und ihre aktive funktionelle Beteiligung steigt.

> **❗ Beachte**
> Betrachtet man die pathologischen Bewegungsmuster primär **als Bewegungsstörung**, so scheint die spasmushemmende Wirkung dieser Art von Behandlung unlogisch. Versteht man die dysfunktionalen Muster hingegen als **sensorische Verarbeitungsstörung**, die sich auf den allgemeinen Erregungszustand auswirkt, so ist der verstärkte aktive Einsatz der Hände ein Ergebnis, das aufgrund der verstärkten sensorischen Erfahrung zu erwarten ist.

Es kann sein, dass der erhöhte Tonus und das Versteifen bei diesen Kindern ein Versuch ist, verstärkte propriozeptive Information aus bestimmten Körperteilen zu bekommen. Ein intensives sensorisches Reizangebot reduziert diese Reizsuche und führt gleichzeitig zu einer Tonussenkung. Einer anderen Hypothese zufolge verbessert der starke sensorische Input den proximalen Tonus im Rumpf, wodurch das distale Fixieren nicht mehr nötig ist. Diese Hypothese verknüpft die motorischen und sensorischen Erklärungsmodelle.

> **Beispiel**
> Chris, ein 5-jähriger Junge, der zunächst mit herkömmlicher Ergo- und Physiotherapie behandelt worden war, verlangte oft spontan nach einem Spiel, bei dem er sich aus dem Stand rückwärts auf einen Stapel Polster fallen ließ. Die Therapeutin erkannte, dass Chris offenbar bestimmte sensorische Reize suchte, und baute vermehrt sensorischen Input in die Behandlung ein. Zum Beispiel ermunterte sie Chris, der bäuchlings in der Netzschaukel lag, sich mit den Händen am Boden anzuschubsen. So erreichte sie eine Streckung zwischen Skapula und Humerus, die durch die Traktion der oberen Extremität und die Gewichtsübernahme gebahnt wurde.

> **Vorsicht**
> Es kann vorkommen, dass sich als Reaktion auf intensiven Tiefdruck und Propriozeption (z. B. beim Rollen über einen Hügel, mit dem Hüpfball, beim Rutschen), die Haltung der stärker betroffenen Extremität verschlechtert.

Der **Beitrag der SI** in der Behandlung tetraplegischer Kinder liegt darin, den sensorischen Kanal eines Kindes zu finden, über den man am besten den **Erregungszustand und die funktionelle Leistung modulieren** kann. Werden starke Erfahrungen für die richtigen Sinnessysteme verabreicht, kann die sensorische Verarbeitung maßgeblich zum Erfolg der Behandlung zerebralparetischer Kinder beitragen – einer Behandlung, die sich traditionell mit Haltungskontrolle, Muskeltonus und Funktion befasst.

> **Beispiel**
> **Raúl, ein Junge mit generalisierter sensorischer Registrierungsstörung und spastischer Tetraplegie**
> Raúl wurde in der 26. Schwangerschaftswoche mit einem Geburtsgewicht von weniger als 1 kg geboren. Wegen einer bronchopulmonalen Dysplasie wurde er zwei Monate lang beatmet. In einer neurologischen Untersuchung zeigten sich gesteigerte Reflexe und eine Tonuserhöhung in sämtlichen Gliedmaßen. Raúls Schwierigkeiten wurden als **motorische Entwicklungsverzögerung infolge einer Tetraplegie** diagnostiziert. Mit 3 Monaten wurde Raúl in häusliche Pflege zu seinen Eltern entlassen. Im Alter von 6 Monaten setzte eine neurophysiologische Behandlung ein. Mit 13 Monaten konnte Raúl noch nicht frei sitzen, rollen oder seinen Kopf in Bauchlage anheben.
>
> Mit 4 Jahren konnte er mit gekipptem Becken auf einem Stuhl sitzen, jedoch weder selbstständig in die Position noch aus ihr heraus gelangen. Wurden Raúl Aktivitäten angeboten, tendierte er zu einer verstärkten Anspannung der Flexoren der oberen Extremität. Das machte eine dosierte bilaterale Bewegung schwierig. Raúl zeigte **sehr wenig Motivation**, sich zu bewegen oder sich Anforderungen zu stellen. Er stürzte oft, begann zu weinen und wirkte hilflos. Die größte Herausforderung für Raúls Therapeutin lag darin, seine Aufmerksamkeit zu gewinnen, zu erhalten und ihn bei jedem einzelnen Schritt einer Aufgabe zur Mitarbeit zu bewegen. Selbst wenn die Umgebungsreize reduziert wurden (z. B. durch Verlegung der Behandlung in einen reizarmen Extraraum), war es äußerst schwierig, Raúls Aufmerksamkeit aufrechtzuerhalten.
>
> Die **Hauptanliegen von Raúls Eltern** bezogen sich auf seine Unabhängigkeit in der Fortbewegung (Ziel: selbstständig mit einem Rollator zu gehen) und auf die Selbstversorgung (Ziel: sich selbstständig anzukleiden).
>
> Um diese Ziele zu erreichen, schien es lange Zeit therapeutisch sinnvoll, den neuromotorischen Behandlungsansatz beizubehalten. Damit sollten Raúls Körperhaltung, Mobilität und Bewegungsqualität verbessert werden. Dann bemerkte seine Therapeutin jedoch, dass Raúls **Aufmerksamkeits- und Konzentrationsdefizite** offenbar funktionelle Fortschritte verhinderten. Raúl schien Bewegungen oft gar nicht zu registrieren. Die Therapeutin baute daraufhin am Beginn jeder Therapiestunde **intensive vestibuläre Stimulation** ein. Raúl liebte diese Art der Bewegung. Sie förderte seine Aufmerksamkeit und damit konnte er auch die funktionellen Anforderungen in der Therapie bes-

ser bewältigen. Raúls anfängliche Reaktion auf diesen sensorischen Input war eine Zunahme des pathologischen Flexorentonus der Extremitäten. Um dem entgegenzuwirken, brachte die Therapeutin Raúl bei den vestibulären Aktivitäten in günstige **reflexhemmende Positionen**. Die **Verbindung des neuromotorischen Ansatzes** (mit Schwerpunkt auf der Hemmung abnormer Haltungsmuster) **mit dem SI-Ansatz** (mit Schwerpunkt auf der Bahnung eines optimalen Erregungszustandes) stellte die Therapeutin vor eine große Aufgabe. Raúl konnte die Instruktionen der Therapeutin während der Behandlung zunehmend besser umzusetzen. Damit verminderten sich auch seine atypischen Haltungsmuster. Die **Bobath-Techniken** der ▶ Fazilitierung und des ▶ Handlings vermittelten Raúl, wenn er z. B. schaukelte, sowohl propriozeptiven als auch vestibulären Input (◘ Abb. 16.1).

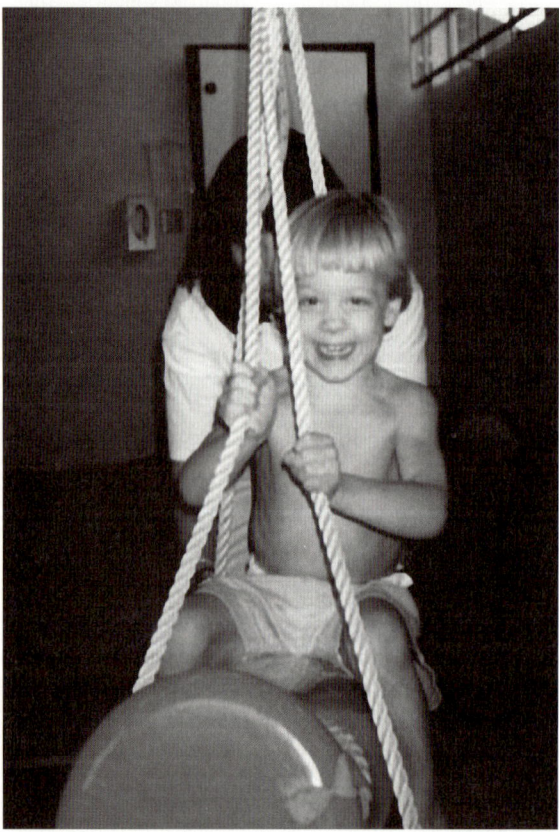

◘ **Abb 16.1.** In dieser Position wirkt vestibulär-propriozeptiver Input günstig auf Aufrichtung, visuelle Aufmerksamkeit und Erregungszustand

Dies zeigte **positive Auswirkungen** auf:
- die Haltungskontrolle und Mobilität (da die Häufigkeit und Intensität von Spasmen abgenommen hatte) sowie
- die visuelle Aufmerksamkeit und den Erregungszustand.

Diese Fähigkeiten sind die Grundlage für konkrete Leistungen wie funktionelles Gehen oder selbstständiges Ankleiden.

16.4.3 Spastische Diplegie und Schwerkraftunsicherheit

Die Bewegungsstörung von Kindern mit spastischer Diplegie ist **gekennzeichnet durch**
- eine spastische Lähmung vorwiegend der unteren Extremitäten,
- verminderten Haltungstonus,
- schwache Haltungskontrolle im Rumpf,
- eine bilaterale Koordinationsstörung.

> ❗ **Beachte**
> Bei den meisten diplegischen Kindern sind Auffälligkeiten in der sensorischen Verarbeitung anzutreffen, die häufig negative Auswirkungen auf die funktionelle Leistung haben.

Charakteristisch sind
- Störungen im Registrieren taktiler Reize,
- Schwächen der Zweipunkt-Diskrimination und der Stereognosie,
- visuelle Verarbeitungsdefizite.

Die Fähigkeit, visuelle, propriozeptive und vestibuläre Informationen zu integrieren, steht in enger Verbindung zur visuellen Raumwahrnehmung. Das ist die Grundlage dafür, dass sich das Kind bei Bewegung und v. a. beim passiven Bewegtwerden sicher und wohl fühlt. Manche diplegischen Kinder haben Schwierigkeiten mit der Integration dieser Sinnesinformationen. Sie **reagieren nicht erwartungsgemäß auf Behandlungsansätze,** bei denen die neuromotorische Störung mittels vorgegebener Bewegungsabläufe behandelt werden soll:

- Sie vermeiden häufig Bewegungen, die aus der Symmetrie herausgehen,
- zeigen eine Tonussteigerung im Schultergürtel und Nacken bei verstärkter Flexion im Rumpf und
- reagieren möglicherweise ängstlich-abwehrend auf Fazilitierung durch die Therapeutin.
- Manche Kinder bevorzugen eine sitzende Position gegenüber der Bauch- oder Rückenlage und vermeiden die stehende Position.
- Wenn sie stehen, ist ihre Haltung gebeugt und nicht korrigierbar, mit einer Tendenz zur Anspannung. Dies geschieht eher, um Stabilität zu gewinnen als um sich aktiv gegen die Schwerkraft zu strecken.

Vorsicht

In der therapeutischen Praxis werden die Bewegungstendenzen diplegischer Kinder meist auf die neuromotorische Störung zurückgeführt. Unter Einbeziehung des SI-Wissens zeigt sich jedoch, dass oftmals **Modulationsstörungen** zu diesen dysfunktionellen Mustern beitragen oder sie sogar verursachen.

Folgende **sensorische Verarbeitungsdefizite** können den oben erwähnten Schwierigkeiten zugrunde liegen:
- Schwerkraftunsicherheit,
- Überempfindlichkeit auf vestibulär-propriozeptiven Input.

Das Störungsbild der **Schwerkraftunsicherheit** ist gekennzeichnet durch übermäßige Angst und Stress (Panik) bei bestimmten vestibulären Erfahrungen. Es wird zurückgeführt auf eine inadäquate Modulation bzw. Hemmung von Reizen aus den Schwerkraftrezeptoren des Gleichgewichtssystems (Ayres 1979) und/oder auf eine subjektiv erlebte Bedrohung durch die vestibulär-propriozeptiven Reize oder die Position im Raum (Fisher 1991, 2002).

Die Gravitationsunsicherheit verstärkt die Tendenz des Kindes, Bewegungen zu vermeiden, die eine Verlagerung des Körperschwerpunktes erfordern. Das gravitationsunsichere Kind zieht es vor zu sitzen, zu liegen oder zu stehen. Es versucht, Kontrolle zu gewinnen, indem es das Bewegungsausmaß durch **proximale Fixierung** einschränkt.

Tipp

Proximale Fixierung kann sich durch andauerndes Anheben der Schultern und ständige Muskelanspannung im Schultergürtel äußern.

Dieses Muster **steigert die Muskelspannung** und das propriozeptive Feedback. Es kommt häufig vor, dass eine sensorische Verarbeitungsstörung, die solchen muskulären Fixierungsmustern zugrunde liegt, als herabgesetzte Bewegungskontrolle interpretiert und als Bewegungsstörung behandelt wird.

Vorsicht

Bewegungsfazilitierung bewirkt eine noch beängstigendere Situation für das Kind:

Das Kind versucht zunächst, den Kontrollverlust durch die aufgezwungene Bewegung durch gesteigerte Muskelanspannung zu kompensieren. Nach einiger Zeit bemüht es sich, das bisher verfügbare Bewegungsrepertoire nach und nach zu reduzieren. Die gesteigerte Muskelspannung wird wiederum mit Spastizität und mangelhafter motorischer Kontrolle verwechselt. Lagerung auf erhöhten Unterlagen zur Bewegungsbahnung wirkt für manche Kinder zusätzlich beängstigend.

Beachte

Am Boden nützen die Kinder meist ein viel größeres Spektrum von Bewegungen und trauen sich einen größeren Bewegungsumfang zu als in höheren Lagen.

Tipp

Ein erfolgreiches **Vorgehen nach SI-Prinzipien** bezieht eine **Kombination von linearem vestibulären und propriozeptivem Input** in die Behandlung ein, etwa in Form von Hopsen auf dem Therapieball, wobei beide Füße des Kindes festen Bodenkontakt haben. Diese Aktivität bewirkt eine deutliche Verminderung der Fixationsmuster.

Vibration und Schütteln kann ebenfalls eine Abnahme des Fixierens und eine aktive Nützung von verfügbaren Bewegungskomponenten bewirken.

> **Beispiel**
> **Matt, ein Kind mit Gravitationsunsicherheit bei spastischer Diplegie**
> Matt war eine Frühgeburt und wurde im Alter von 18 Monaten, unmittelbar nachdem die Diagnose einer Diplegie gestellt worden war, zur Physio- und Ergotherapie zugewiesen. Seine Eltern beschrieben ihn als **sehr irritierbares Kind**, das oft schwer zu beruhigen war. Zu Therapiebeginn war Matt gerade dabei, das Hochziehen zum Stand zu lernen. Ungefähr mit 22 Monaten kam er zum freien Gehen. **Flexionsmuster** dominierten seine Haltung und seine Extremitäten, seine Hüften waren adduziert und innenrotiert, und seine Knöchel waren in Valgusstellung. In der Therapie zeigte Matt einige **Verhaltensweisen**, die die klassischen therapeutischen Aktivitäten zur Stärkung des Rumpfes sowie zur Anbahnung von Gewichtsübernahme und Gleichgewichtsreaktionen unmöglich machten:
> - Auf dem Therapieball und auf Schaukeln wurde er panisch und verstärkte dadurch die proximale Fixierung.
> - Er lehnte generell alle instabilen Therapiegeräte ab.
> - Auch auf stabile Geräte wollte er weder klettern noch hinaufgehoben werden.
>
> Das Erlernen des **selbstständigen Anziehens** war zeitweise sehr schwierig: Matt hatte Schwierigkeiten, seine Arme zu kreuzen, um die Ärmel auszuziehen, und tendierte beim Anziehen der Hose zu einer proximalen Fixierung im Schultergürtel, wenn er das Gewicht verlagern musste. Zu Therapiebeginn mied Matt alle aufgehängten und beweglichen Therapiegeräte. Er tolerierte sie nur, wenn er rundherum gesichert wurde. Fortschritte zeigten sich nur langsam.
> Die Therapeutin baute zunehmend mehr **vestibulären Input am Boden** bzw. kombinierte **vestibulär-propriozeptive Reize** ein, indem sie ihn z. B. in Bauchlage in der Hängematte oder auf dem Rollbrett liegend zog, ihn in Bauchlage über ein sich langsam bewegendes Fass rollte oder ihn auf einem Therapieball mit Haltegriffen sitzen ließ.
> Matt **begann Aktivitäten zu akzeptieren**, bei denen er auf einer Schaukel das Gewicht übernehmen musste, vor allem, wenn diese mit propriozeptivem Input oder linearer Bewegung verbunden waren.
> - „Tandemspringen" auf dem Therapieball mit Haltegriffen machte ihm besonderen Spaß, und es bewirkte eine Verminderung der proximalen Fixierung.
> - Rumpfrotation und spontane Mittellinienkreuzungen nahmen zu.
> - Die bilaterale Koordination und die funktionelle Nutzung der Hände verbesserten sich ebenso wie das Anziehen und das Schreiben.
> - Dadurch wurden wiederum sein Selbstbewusstsein und sein Interesse, Aufgaben selbstständig zu bewältigen, gestärkt.
> - Innerer Antrieb und Motivation traten an die Stelle der Schwerkraftunsicherheit, die bisher der bestimmende Faktor in der Zielsetzung der Ergo- und Physiotherapie war.
> - Matts Bereitschaft, auch schwierigere Aufgaben zu bewältigen, wuchs, wodurch sich auch in allen anderen Entwicklungsbereichen Fortschritte einstellten.

16.4.4 Zerebelläre Ataxie und vestibulär-propriozeptive Verarbeitungsstörungen

Die **kindliche Ataxie** ist durch folgende motorische Beeinträchtigungen gekennzeichnet:
- verminderte Rumpfstabilität,
- niedriger Haltungstonus,
- eine breite Gangbasis.

An **sensorischen Defiziten** liegt häufig eine verminderte propriozeptive Rückmeldung während der Bewegung vor. Bei manchen Kindern treten auch Störungen des Registrierens und der Modulation auf, die oft stärkere funktionelle Einschränkungen verursachen als die neurologische Bewegungsstörung. Sie beeinträchtigen die Interaktion und die Bewegung im Raum. Gelegentlich gehen sie auch mit anderen Diagnosen wie Autismus einher.

16.4 · Spezifische sensorische Verarbeitungsdefizite bei Kindern mit Zerebralparese

> **Vorsicht**
> Ist die Behandlung zu sehr auf das ▶ **Fazilitieren** von Bewegungen ausgerichtet, lernen Kinder mit Ataxie, sich auf externe Bewegungsbahnung zu verlassen, statt den eigenen Bewegungsdrang zu nutzen.

Mitunter ist es notwendig, sie durch **propriozeptive oder taktile Impulse** zu einer Aktivität zu bewegen. Haben sie eine Aktivität einmal begonnen, so können sie diese – die entsprechenden motorischen Fähigkeiten vorausgesetzt – meist selbstständig zu Ende führen.

> **Tipp**
> Die Therapeutin muss genau erkennen, **wie viel Hilfe** im Sinne von ▶ **Fazilitierung** oder externer Anleitung das Kind zum ▶ **Initiieren** einer Bewegung braucht. Eltern und anderen Betreuungspersonen muss sie die negative Auswirkung von zu viel Hilfe verdeutlichen.

> **Beispiel**
> **Helen, ein Mädchen mit Ataxie und Störungen im Registrieren und Modulieren vestibulär-propriozeptiver Reize**
> Helen wurde in dem integrativen Kindergarten, den sie besuchte, mit 3 1/2 Jahren ergotherapeutisch getestet. Im Rahmen der Testung wurde ihr **Muskeltonus als niedrig** beschrieben. Sie konnte mit Unterstützung auf einem normalen Stuhl bei Tisch sitzen. Sie setzte bevorzugt, aber nicht ausschließlich, die linke Hand ein. Die Stifthaltung war unbeholfen (palmar, zu hoch) mit einer beginnenden Beteiligung der Finger und erhöhtem Kraftaufwand. Helen konnte nicht mit einer normalen Schere umgehen und bevorzugte deshalb eine selbstöffnende Schere. Helen hatte **Schwierigkeiten** mit
> - koordinierter Muskelaktivität,
> - proximaler Stabilisierung und
> - Mittellinienkontrolle.
>
> Die **Balance** im Stehen war mäßig, obwohl Helen in der Lage war, selbstständig zu gehen. Auf unebenen Untergründen und wenn Hindernisse im Weg lagen, wie z. B. in einem unordentlichen Raum oder auf einem Spielplatz mit anderen Kindern, benötigte sie etwas Hilfe. Sie konnte Dinge vom Boden aufheben, indem sie sich am Tisch oder der Wand abstützte und die Knie in Endstellung stabilisierte. Helen schien Schwierigkeiten mit dem **Registrieren von somatosensorischen und vestibulären Reizen** zu haben. Oft fielen ihr Dinge einfach aus der Hand, besonders wenn etwas anderes angeboten
> wurde oder wenn sie versuchte, ein anderes Objekt zu erreichen, während sie bereits etwas in jeder Hand hielt. Sie zeigte keine Anzeichen taktiler Abwehr und genoss es, mit Knetmasse und Fingerfarben zu spielen und sich dabei zu bekleckern. Schaukeln traute sie sich nur auf dem Schoß eines Erwachsenen sitzend.
>
> In der **Therapie** wurde Helen zur Steigerung der Tiefdruck- und propriozeptiven Empfindungen mit einer **Gewichtsweste und Kompressionskleidung** ausgestattet (Hylton & Allen 1997). Diese beiden Therapiemittel halfen in Verbindung mit Gleichgewichtsanforderungen und ▶ **Heavy-work-Aktivitäten**, die proximale Rumpfstabilität zu verbessern. An Tagen, an denen sie den Kompressionsanzug nicht trug, fiel sie häufiger. 6 Monate nach Therapiebeginn hatte Helen bereits große **Fortschritte** gemacht:
> - Sie holte auf einer Plattformschaukel im Stand selbst Schwung und interessierte sich auch für **schwierigere Aufgaben**. So war sie z. B. in der Lage, alleine zu schaukeln und dabei gleichzeitig Bohnensäckchen auf ein Ziel zu werfen.
> - Allmählich begann Helen, sich auch für **feinmotorische Aktivitäten** zu interessieren, wenn sie starken propriozeptiven Input boten, etwa Ausrollen von Knetmasse, Aufzwicken von Wäscheklammern oder Auseinanderziehen von zusammengesteckten Spielteilen. So verbesserte sich Helens feinmotorische Bewegungsplanung zunehmend.
>
> Die Eltern kauften sowohl eine Gewichtsweste als auch eine Kompressionshose, die sie tagsüber trug. Nach 6 Monaten Therapie berichtete die Betreuerin, dass Helen körperlich aktiver und selbstbewusster war und selbstständiger in der Interaktion mit den anderen Kindern.

16.4.5 Athetose und Defizite im Registrieren von vestibulär-propriozeptivem Input

Kennzeichen der athetoiden Zerebralparese sind:
— verminderte Stabilität im Rumpf und in den Extremitäten,
— herabgesetzter Haltungstonus,
— schwache Haltungskontrolle,
— mangelhafte Bewegungskoordination.

Athetoide Kinder tendieren dazu, ihre pathologischen Bewegungsmuster und tonischen Reflexe zur Kontrolle ihrer Bewegung zu nutzen. Meist zeigen sie positive Reaktionen auf verstärkte vestibuläre, taktile und propriozeptive Reize, was auf sensorische Verarbeitungsstörungen in diesen Bereichen schließen lässt.

> **Beispiel**
> **Bobby, ein Kind mit Athetose und Störungen im Registrieren propriozeptiv/kinästhetischer und vestibulärer Reize**
> Bobby wurde seit frühester Kindheit intensiv ergotherapeutisch und physiotherapeutisch behandelt. Mit 5 Jahren war Bobby in allen Bereichen völlig abhängig: Er hatte **keine ausreichende Kopf- oder Rumpfkontrolle.** Ohne Unterstützung konnte er weder sitzen noch sich selbstständig fortbewegen. Er war geistig sehr wach, die rezeptive Sprache war mindestens altersentsprechend entwickelt, die **expressive Sprechfähigkeit** jedoch sehr eingeschränkt. Bobby drückte „Ja" durch Anheben der Augen aus und „Nein" durch Kopfschütteln. Selbstinitiierte Kommunikation mit anderen beschränkte sich auf verlängerten Augenkontakt (was so viel bedeutete wie „Ich möchte dir etwas sagen" oder: „Ich möchte Deine Aufmerksamkeit") und Weinen („Ich mag das nicht" oder „Ich bin frustriert"). Die mangelhafte Bewegungskoordination machte es Bobby **unmöglich, seine Hände für irgendeine funktionelle Tätigkeit zu verwenden.** Er zog es vor, wenn seine oberen Extremitäten durch Gurten im Rollstuhl sicher fixiert waren, um unwillkürliche Bewegungen besser unter Kontrolle zu haben. Im Rollstuhl wurde Bobbys Haltung durch eine Kopfstütze, Schulterriemen, laterale Rumpfpelotten, einen Hüftstabilisator

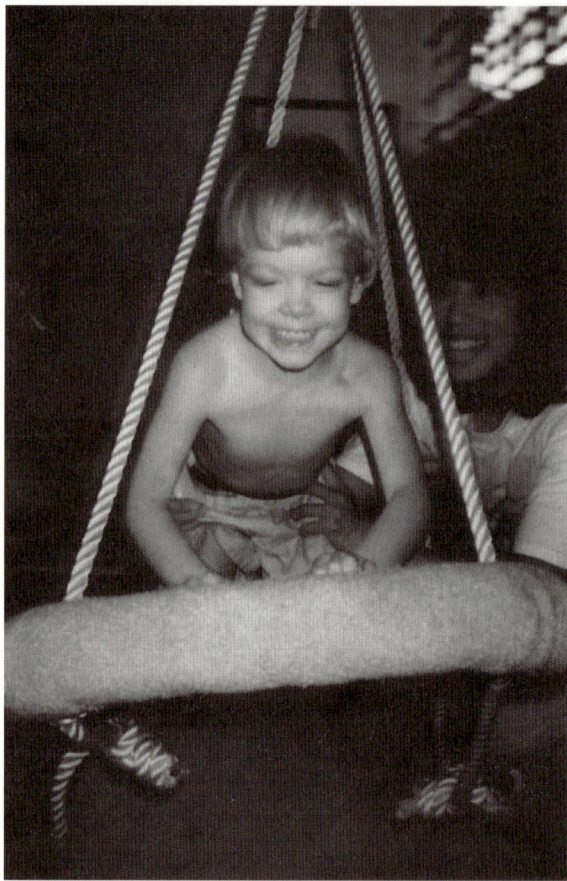

◘ **Abb 16.2.** Schaukeln auf einer Plattformschaukel, wobei die oberen Extremitäten das Gewicht übernehmen

und Fixierung der Füße an der Fußstütze unterstützt.

Zunächst bildeten **selbstständige Bewegungsfähigkeit und Kommunikation** die funktionellen Prioritäten in Bobbys **Therapie**, die nach einem traditionellen Ansatz durchgeführt wurde. Bobby, der unbedingt selbstständig sein wollte, arbeitete in der Therapie intensiv mit. Er machte langsam, aber beständig Fortschritte. Der Therapeutin fiel auf, dass Bobby nach Familienausflügen, die ein intensives sensorisches Reizangebot darstellten, wesentlich rascher Fortschritte machte. Bobbys Vater, ein aktiver Freizeitsportler, nahm seinen Sohn mit speziell adaptierter Ausrüstung sogar zum Wasserskifahren und Skilaufen mit. Die Familie beschrieb Bobby als jemanden, der Aufregung sucht (einen „thrill seeker"). Die Therapeutin baute darauf hin **intensive sensorische Reize** in Bobbys Therapie ein. So verbesserte sich durch intensives Schaukeln in der Klinik die Kopf- und Rumpfkontrolle und die Gewichtsübernahme auf die oberen Extremitäten (◻ Abb. 16.2). Außerdem trug Bobby während der Therapiesitzungen einen eng anliegenden Neoprenanzug, der **tiefen Druck und propriozeptiven Input** vermittelte. Durch den starken Druck und Widerstand des Anzuges verbesserte sich Bobbys Kopf- und Haltungskontrolle, und zugleich nahmen proximal und distal die unwillkürlichen Bewegungen ab.

Die **funktionellen Auswirkungen** waren beeindruckend: Bobby war bald darauf in der Lage,
- sich selbstständig mit einem Rollator mit Rumpfunterstützung fortzubewegen,
- die Steuerhebel eines elektrischen Rollstuhls mit den Händen zu aktivieren und
- einen Kopfstab zum Drücken von Computertasten zu verwenden.

Offensichtlich half der zuführte sensorische Input Bobby ungemein, seine Bewegungen zu organisieren und damit einige funktionelle Ziele zu erreichen.

16.4.6 Hypotonie und generalisierte propriozeptive Defensivität

Bei manchen Kindern ist die **Hypotonie mit einer sensorischen Defensivität** kombiniert, die aber häufig nicht erkannt wird.

Die sensorische Defensivität hat bei diesen Kindern größere Auswirkungen, da das propriozeptive System involviert ist. Werden sie in gewichttragende Positionen gebracht oder ihre Gelenke passiv bewegt, reagieren sie **abwehrend auf den propriozeptiven Input**. Diese Reaktion kann mit Angst und Unbehagen verbunden sein. Eine solche extreme Form von Abwehr kann Teil einer generellen sensorischen Defensivität sein.

> **Tipp**
> Linearer vestibulärer Input hat oft eine **beruhigende Wirkung** auf propriozeptiv überempfindliche Kinder, sofern sie ihre Körperteile in einer statischen Position halten können.

Teilweise sind auch die interaktiven Kompetenzen beeinträchtigt, therapeutisch wird jedoch meist der neuromotorischen Beeinträchtigung die größte Aufmerksamkeit gewidmet.

> **Beispiel**
> **Kyle, ein Junge mit Hypotonie und generalisierter propriozeptiver Defensivität**
> Kyle wurde mit 18 Monaten erstmals ergotherapeutisch behandelt. Bei den ersten Hausbesuchen saß die Therapeutin allein in einem Raum, während sich der verängstigte Kyle mit seiner Mutter in einem anderen Raum aufhielt. Kyle zeigte massive **abwehrende Reaktionen auf taktile, vestibuläre, auditive und propriozeptive Reize**. Unter den therapeutischen Aktivitäten waren Bohnenspiele, Schaukeln in gut gesicherten Positionen und Rasseln. Mit diesem Reizangebot verbesserte sich Kyles Fähigkeit, sensorischen Input zu akzeptieren, zunehmend. Weiterhin verweigerte er aber jede Aktivität in Bauchlage oder mit den Füßen auf dem Boden, bei der die Therapeutin mit ▶ **Fazilitation** arbeitete, damit er seine Bewegungen selbst kontrollieren könnte.
>
> Um seinen sechsten Geburtstag trat plötzlich eine **Verbesserung** in Kyles Toleranz gegenüber Gewichtsübernahme ein – zusammen mit einem Fortschritt in der grobmotorischen Entwicklung. Um den siebenten Geburtstag konnte er mit einem Rollator fazilitierte Schritte gehen. Ab diesem Zeitpunkt setzte die Therapeutin höhere Therapieziele, um die gewonnene propriozeptive Toleranz auch für die **feinmotorische Entwicklung**, insbesondere für den Werkzeuggebrauch mit Löffel oder Malstiften zu nutzen.

16.5 Zusammenfassung und Schlussfolgerungen

- Bei Kindern mit Zerebralparese oder anderen neuromotorischen Beeinträchtigungen findet man häufig **begleitende sensorische Verarbeitungsstörungen**. Diese verursachen manchmal größere Einschränkungen als die neuromotorische Störung selbst.
- Die Störungen der sensorischen Verarbeitung und Praxie können **leicht mit neuromotorischen Störungen verwechselt** werden.
- Die **Anwendung sensorisch-integrativer Prinzipien** in der Behandlung zerebralparetischer Kinder kann folgende Verhaltens- und Bewegungskomponenten beeinflussen:
    - das **Erregungsniveau**, das wiederum Auswirkungen hat auf Muskeltonus, Konzentration und Aufmerksamkeit, emotionale Befindlichkeit und die innere Motivation, mit der Umgebung zu interagieren,
    - die ▶ **posturale Kontrolle** und den posturalen Tonus, in erster Linie den Extensorentonus und die Integration von okulomotorischer Kontrolle mit Kopfkontrolle und Bewegungserfahrungen,
    - die Interpretation der **Geschwindigkeit** von Bewegungen und das ▶ **Timing** der motorischen Aktion; wird benötigt, um adäquat auf erwartete Umgebungsveränderungen zu reagieren (▶ **projizierte Aktionssequenzen**),
    - das ▶ **Initiieren** von Bewegungssequenzen,
    - die **motorische Planung** in größeren zeitlich-räumlichen Zusammenhängen (s. dazu Kap. 10),
    - **aktive Beteiligung** und Engagement bei bedeutungsvollen Aktivitäten und letztlich funktionellen Leistungen.

16.6 Literatur

Ayres, J. (1972). *Sensory integration and learning disorders.* Los Angeles: Western Psychological Services.

Ayres, J. (1979). *Sensory integration and the child.* Los Angeles: Western Psychological Services.

Ayres, J. (1985). *Developmental dyspraxia and adult-onset apraxia.* Torrance, CA: Sensory Integration International.

Ayres, J. (1989). *Sensory Integration and Praxis Tests.* Los Angeles: Western Psychological Services.

Baranek, G., und Berkson, G. (1994). Tactile defensiveness in children with developmental disabilities: Responsiveness and habituation. *Journal of Autism and Developmental Disorders, 24*(4), 457–471.

Blanche, E., Botticelli, T., und Hallway, M. (1995). *Combining neurodevelopmental treatment and sensory integration principles.* Tucson, AZ: Therapy Skill Builders.

Blanche, E., und Burke, J. (1991). Combining neurodevelopmental and sensory integration approaches in the treatment of the neurologically impaired child: Parts 1 and 2. *Sensory Integration International Quarterly, 19*(2), 1–6.

Bly, L. (1996). What is the role of sensation in motor learning? What is the role of feedback and feedforward? *Neurodevelopmental Treatment Association Network, 5*(5), 1–7.

Bolanos, A., Bleck, D., Firestone, P., und Young, L. (1989). Comparison of stereognosis and two-point discrimination testing of the hands of children with cerebral palsy. *Developmental Medicine and Child Neurology, 31,* 371–376.

Cooper, J., Majnemer, A., Rosenblatt, B., und Birnbaum, R. (1995). The determination of sensory deficits in children with hemiplegic cerebral palsy. *Journal of Child Neurology, 10*(4), 300–309.

DeGangi, G. (1990a, January). Perspectives on the integration of neurodevelopmental treatment and sensory integrative therapy, Part 1. *Neurodevelopmental Treatment Association Newsletter,* 1–4.

DeGangi, G. (1990b, March). Perspectives on the integration of neurodevelopmental treatment and sensory integrative therapy, Part 2. *Neurodevelopmental Treatment Association Newsletter,* 1–6.

DeGangi, G. (1990c, May). Perspectives on the integration of neurodevelopmental treatment and sensory integrative therapy, Part 3. *Neurodevelopmental Treatment Association Newsletter,* 1–5.

Dellon, A.L. (1997). *Somatosensory testing and rehabilitation.* Rockville, MD: American Occupational Therapy Association.

Dunn, W. (1999). *Sensory Profile.* San Antonio, TX: Therapy Skill Builders.

Dunn, W., und Westman, K. (1997). The Sensory Profile: The performance of a national sample of children without disabilities. *American Journal of Occupational Therapy, 51*(1), 25–34.

Eliasson A.C., Gordon A., und Forssberg, H. (1991). Basic co-ordination of manipulative forces of children with cerebral palsy. *Developmental Medicine and Child Neurology, 33,* 661–670.

Eliasson, A.C., Gordon, A., und Forssberg, H. (1995). Tactile control of isometric fingertip forces during grasping in children with cerebral palsy. *Developmental Medicine and Child Neurology, 37,* 72–84.

Fiorentino, M. (1966). The changing dimension of occupational therapy. *American Journal of Occupational Therapy, 20,* 251–252.

Fisher, A. (1991). Vestibular-proprioceptive processing and bilateral integration and sequencing deficits. In A.G. Fisher, E.A. Murray, und A.C. Bundy (Eds.), *Sensory integration: Theory and practice* (pp. 71–107). Philadelphia: F.A. Davis.

Fisher A. (2002) Defizite der vestibulär-propriozeptiven Verarbeitung, der bilateralen Integration und des Seqenzierens. In: A. Fisher, E. Murray, and A. Bundy (Hrsg) *Sensorische Integrationstherapie. Theorie und Praxis*. 2. Aufl. Springer Berlin Heidelberg New York

Hylton, N., und Allen, C. (1997). The development and use of SPIO Lycra compression bracing in children with neuromotor deficits. *Pediatric Rehabilitation, 1*(2), 109–116.

Kenney, W.E. (1963). Certain sensory defects in cerebral palsy. *Clinical Orthopedics 27*, 193–195.

Lesny, I., Stehlik, A., Tomasek, J., Tomankova, A., und Havlicek, I. (1993). Sensory disorders in cerebral palsy: Two-point discrimination. *Developmental Medicine and Child Neurology, 35*, 402–405.

Moore, J. (1984, May). The neuroanatomy and pathology of cerebral palsy. In *Selected Proceedings from the Barbro Salek Memorial Symposium*, 3–60.

New York City Occupational Therapists. (1953). Feeding suggestions for the training of the cerebral palsied. *The American Journal of Occupational Therapy, 7*(5), 199–204.

New York City Occupational Therapists. (1954). Dressing techniques for the cerebral palsied child. *The American Journal of Occupational Therapy, 8*(1), 8–11.

Parham, J.D., und Ecker, C. (2000). *Evaluation of Sensory Processing (ESP-V4)*. Unpublished manuscript.

Robinault, I.P. (1953). Occupational therapy techniques for the preschool hemiplegic– Toys and training. *The American Journal of Occupational Therapy, 7*(5), 205–207.

Robinault, I.P. (1954). Perception techniques for the preschool cerebral palsied. *The American Journal of Occupational Therapy, 8*(1), 3–7.

Sugden, D.A., und Keogh, J.F. (1990). Cerebral palsy. In H.G. Williams (Ed.), *Problems in movement skills development: Growth, motor development and physical activity across the life span* (pp. 1–39). Columbia, SC: University of South Carolina Press.

Thibault, A., Forget, R., und Lambert, J. (1994). Evaluation of cutaneous and proprioceptive sensation in children: A reliability study. *Developmental Medicine and Child Neurology, 36*, 796–812

Van Heest, A.E., House, J., und Putnam, M. (1993). Sensibility deficiencies in the hands of children with spastic hemiplegia. *The Journal of Hand Surgery, 18*(2), 278–281.

Wann, J. (1991). The integrity of visual-proprioceptive mapping in cerebral palsy. *Neuropsychologia, 29*(11), 1095–1106.

Windsor, M.M. (1986). Incorporating sensory integration principles into treatment of children with cerebral palsy. *American Occupational Therapy Association Developmental Disabilities Special Interest Section Newsletter, 9*, 3–4.

Yekutiel, M., Jariwala, M., und Stretch, P. (1994). Sensory deficits in the hands of children with cerebral palsy: A new look at assessment and prevalence. *Developmental Medicine and Child Neurology, 36*, 619–624.

Zimmerman, M.E. (1957). Analysis of adapted equipment. *The American Journal of Occupational Therapy, 11*(4), 229–235.

Sensorisch-integrative Intervention bei Kindern mit autistischer Störung

Zoe Mailloux

17.1 Definitionen und Häufigkeit – 396

17.2 Aktueller Forschungsstand – 397

17.3 Bedeutung der sensorisch-integrativen Theorie bei autistischer Störung – 399

17.4 Assessment – 403

17.5 Intervention – 405

17.6 Fallbeispiel zu Diagnostik, Intervention und Erfolgskontrolle – 410

17.7 Vergleich der Sensorischen Integrationstherapie mit anderen Methoden – 413

17.8 Zusammenfassung – 415

17.9 Literatur – 415

Mit der Weiterentwicklung der wissenschaftlichen Erkenntnisse über autistische Störungen wurde diesem Thema in den letzten 20 Jahren zunehmend mehr Aufmerksamkeit gewidmet. Im ▶ **DSM-IV**[1] sind autistische Störungen der Kategorie *„Pervasive Developmental Disorders PDD"* (**schwerwiegende Entwicklungsstörungen**) zugeordnet. Die Kategorie PDD beinhaltet außer Autismus **vier weitere verwandte Störungen**:
1. das Rett-Syndrom,
2. die kindliche desintegrative Störung,
3. das Asperger-Syndrom,
4. PDD-NOS (ohne Spezifizierung), nur einige Merkmale einer autistischen Störung liegen vor.

Obwohl jede dieser speziellen Diagnosen charakteristische Merkmale aufweist, ist die Diagnose „autistische Störung" die am häufigsten verwendete und bekannteste der Kategorie PDD.

17.1 Definitionen und Häufigkeit

Für Experten stellt Autismus ein **Störungsspektrum** dar. Dies bedeutet, dass die einzelnen Symptome von leicht bis schwer variieren können und das Verhalten der Betroffenen trotz gleicher Diagnose sehr unterschiedlich erscheinen kann. Es gibt unterschiedliche Informationen über die **Inzidenz** (Verbreitung, Häufigkeit des Auftretens), die aktuelle Häufigkeit in den USA wird mit 2 von 1.000 angegeben (Center for Disease Control) (Boyle et al. 1999).

❗ Beachte
Die Diagnose „Autistische Störung" wird angewandt, wenn auffallende Probleme in der sozialen Interaktion und Kommunikation oder stereotype Verhaltensmuster vorliegen.

---
[1] Diagnostisches und Statistisches Handbuch des amerikanischer Psychiatrie-Verbandes, 1994. Weltweit anerkanntes Klassifikationssystem psychiatrischer Störungsbilder

Zur Bestätigung der Diagnose müssen mindestens 6 von 12 Merkmalen vorhanden sein, und zwar mindestens zwei davon aus dem Bereich der sozialen Interaktion, und jeweils eines aus den Bereichen Kommunikation und stereotype Verhaltensmuster. Die 12 Merkmale sind in ◘ Übersicht 17.1 zusammengestellt.

Übersicht 17.1.
Diagnosekriterien für die „autistische Störung"

Soziale Interaktionsdefizite
- Deutliche Beeinträchtigung des nonverbalen Verhaltens
- Keine altersentsprechende Beziehung zu Gleichaltrigen
- Mangel am spontanen Teilen von Interessen und Erfolgen
- Mangel an sozialer oder emotionaler ▶ **Reziprozität**

Kommunikationsdefizite
- Sprachentwicklungsrückstand oder Fehlen von verbaler Sprache
- Markante Beeinträchtigung der Konversationsfähigkeit
- Stereotyper und repetitiver Gebrauch von Sprache
- Mangel an spontanen altersgemäßen Rollenspielen (Tun-als-Ob und soziales Rollenspiel)

Stereotype Verhaltensmuster
- Mindestens eine stereotype und eingeschränkte Verhaltensweise mit abnormaler Häufigkeit
- Unflexibles Festhalten an funktionslosen Routinen oder Ritualen
- Stereotype und repetitive motorische Manierismen
- Vertiefung in bestimmte Teile von Objekten, z. B. sich drehende Räder

(American Psychiatric Association 1994)

17.2 Aktueller Forschungsstand

Aktuelle wissenschaftliche Erkenntnisse geben Aufschluss über die neurologischen Grundlagen der Störung und über die Auswirkungen von Defiziten im Imitieren und in der Handlungsplanung. Sie **unterstützen die Sichtweise des Autismus aus sensorisch-integrativer Perspektive.**

Autopsiestudien (Bauman 1991; Bauman & Kemper 1994; Kemper & Bauman 1993) gaben wichtige Einblicke in die **anatomischen Abnormitäten** bei autistischen Personen.

Typische Abnormitäten wurden bzgl. **Zahl und Größe von Zellen des limbischen Systems,** besonders in den Amygdala und im Hippocampus, gefunden. Die Amygdala (Mandelkerne) sind für verschiedene Aspekte der Emotionen und des Verhaltens verantwortlich. Der Hippocampus wird mit Lernen und Gedächtnis in Zusammenhang gebracht.

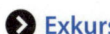 Exkurs
Schädigungen der Amygdala
Bauman und Kemper (1994) überprüften ältere Studien, die zeigten, dass Schädigungen der Amygdala in Zusammenhang standen mit
- Rückzug von sozialen Kontakten,
- zwanghaftem, undifferenziertem In-Beziehung-Setzen von Objekten,
- herabgesetzter Fähigkeit, Situationen eine Bedeutung zu geben,
- vermindertem Augenkontakt,
- gehäuften Wutanfällen in neuen Situationen,
- Änderungen der Empfindlichkeit für sensorische Reize.

Schädigungen des Hippocampus
Bei nachgewiesenen Schädigungen des **Hippocampus** waren folgende Verhaltensweisen aufgefallen:
- Hyperaktivität,
- Stereotypien,
- Schwierigkeiten im Umgang mit neuen Reizen.

Beide Strukturen dürften eine wichtig Rolle für die **Gedächtnisfunktion** spielen. Vor allem bei der **Verknüpfung von sensorischen Informationen, Fakten und früheren Erfahrungen,** damit Informationen **generalisiert** und für das Lernen integriert werden können (deklarative oder repräsentative Gedächtnisfunktion).

  Exkurs
Studien zu neurologischen Leistungen autistischer Kinder
Dawson et al. (1998) fanden in einer Studie, bei der sie neuropsychologische Leistungen von autistischen Kindern mit jenen von Down-Syndrom-Kindern und normal entwickelten Kindern verglichen, auch Belege für Störungen im mittleren **Temporallappen** und verwandten Strukturen im **limbischen System**. Besonders interessant ist, dass die Leistungen der autistischen Kinder bei Aufgaben zum Regelnerlernen (die mit Amygdala und Hippocampus zusammenhängen) mit allen Symptombereichen hoch korrelierten. Dies traf bei den beiden Vergleichsgruppen nicht zu.

Sowohl in Autopsiestudien (Bauman & Kemper 1994) als auch in Magnetresonanz- (MR-)Studien (Courchesne 1987, 1989, 1991) zeigten sich Abnormitäten im **Kleinhirn** autistischer Personen. Allerdings wurden mit den Autopsien andere Abnormitäten entdeckt als im MR-Befund. Courchesne und Kollegen meinten, dass die zerebellären Abnormitäten bei autistischen Störungen für die Schwierigkeiten mit effizientem Aufmerksamkeitswechsel verantwortlich sein könnten (Courchesne et al. 1993).

Bauman und Kemper (1994) brachten die **zerebellären Abnormitäten** in Verbindung mit:
- der Modulation von Emotionen,
- der geistigen Vorstellung,
- dem ▸ antizipatorischen Planen,
- Aspekten der Aufmerksamkeit,
- Aspekten der Sprachverarbeitung.

❗ Beachte
Bauman und Kemper konnten spezifische Schäden nachweisen in einer Region des Kleinhirns, die eine direkte Verbindung zum vestibulären System hat, ohne dass das Vestibularorgan selbst beeinträchtigt war (Bauman 1996).

Diese Erkenntnis könnte von besonderer Bedeutung für die **hemmende Rolle des Kleinhirns** auf Strukturen des Hirnstamms sein (Kandel et al. 1995). Eine Störung der Inhibition könnte für Überempfindlichkeiten in bestimmten sensorischen Modalitäten, z. B. auf Schwerkraftempfindungen, verantwortlich sein.

Kemper & Bauman (1993) entdeckten, dass bei Autisten schon vor der 30. Schwangerschaftswoche neurologische Abnormitäten zu finden sind.

> **Beachte**
> Die Prädisposition für autistische Störungen entwickelt sich bereits vor der Geburt. Es sollte deshalb möglichst früh interveniert werden.

Zum Verständnis des **Autismus aus SI-Perspektive** haben auch Studien beigetragen, in denen Defizite der Imitationsfähigkeit, des Erregungsniveaus und der Aufmerksamkeit und ihr Zusammenhang mit Problemen in der sozialen Interaktion und Kommunikation untersucht wurden.

> **Exkurs**
> **Autismus und Imitationsfähigkeit**
> Dawson und Kollegen (Dawson 1988; Dawson & Adams 1984; Dawson & Lewy 1989a, 1989b) vertraten die Ansicht, dass die neurologischen Defizite bei autistischer Störung eng mit folgenden beobachteten Beeinträchtigungen zusammenhängen:
> — Imitationsfähigkeit,
> — Wachheit,
> — soziale ▶ Responsivität.
>
> Smith und Bryson (1994) sahen die Schwächen der Imitationsfähigkeit bei Autisten eher als **Ausdruck eines Informationsverarbeitungsdefizits** denn als soziale Störung an. Sie regten an, diese nicht-sozialen Limitierungen der Handlungsfähigkeit autistischer Personen und ihrer Fähigkeit, Handlungen anderer zu verstehen, weitergehend zu analysieren (S. 270).
>
> In einer Rückblicksstudie anhand von Heimvideos von Kindern, die später als autistisch diagnostiziert wurden, fand Baranek (1999) frühe Zeichen von **Dysfunktionen** in

— der visuellen Orientierung/Aufmerksamkeit,
— der Reaktion auf den eigenen Namen,
— der oralen Exploration von Gegenständen,
— der taktilen Responsivität (taktile Abwehr).

> **Beachte**
> Bei autistischen Kindern finden sich bereits früh Indikatoren für eine atypische sensorische Verarbeitung und soziale Responsivität (◘ Abb. 17.1).

In einer Studie, die sich speziell der Beziehung zwischen der sensorischen Verarbeitung und sozialen Fertigkeiten (einschließlich Imitationsfähigkeit) widmete, wurde der **SIPT** (Ayres 1989) an Kindern mit und ohne autistischer Störung eingesetzt (Parham et al. 2000).

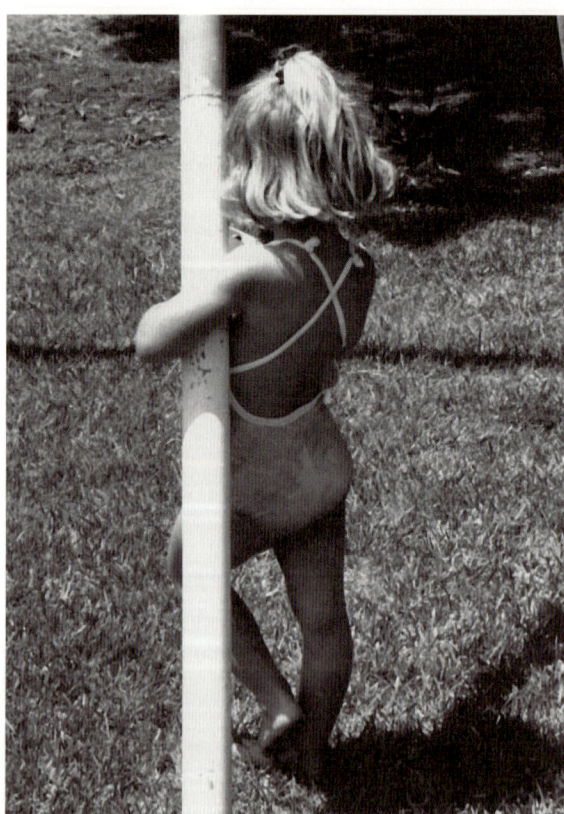

◘ **Abb 17.1.** Kinder mit autistischer Störung zeigen oft früh Zeichen von Defiziten in der sensorischen Verarbeitung und in sozialen Reaktionen

❗ Beachte

Autistische Kinder zeigten signifikant niedrigere Werte in allen Subtests zur Praxie sowie schwache taktile, vestibuläre und propriozeptive Leistungen im Vergleich zu den normal entwickelten Kindern.

Besondere Schwierigkeiten bereitete den autistischen Kindern der Subtest „Orale Praxie", der das Imitieren von Mund- und Gesichtsbewegungen erfordert. Parham et al. schlossen daraus, dass sich diese sensorischen Störungen zusammen mit den Defiziten der Bewegungsplanung auf die sozialen Fertigkeiten auswirken sowie auf die Entwicklung der Fähigkeit, in einem sozialen Umfeld zu agieren.

Möglicherweise ist genau dies die Nahtstelle zwischen den Schwierigkeiten im Imitieren und den Problemen im sozialen Zusammenleben der autistischen Kinder. Die **Defizite in der oralen Praxie** könnten zumindest teilweise die Schwierigkeiten beim Interpretieren von Gesichtsausdrücken und Gesten erklären:

- Die Unfähigkeit, somatosensorisches Feedback von Gesichts- und Mundbewegungen adäquat zu verarbeiten, und
- die herabgesetzte Fähigkeit, die oft winzigen Bewegungen zu planen, die den mimischen Ausdruck ergeben,

beeinträchtigen die Basis für sozialen Austausch bereits in den frühen Lebensjahren schwerwiegend.

Diese Schlussfolgerung stimmt mit der Erklärung von Dawson et. al. (1998) überein.

❗ Beachte

Autistische Kinder haben Schwierigkeiten, Bewegungsabläufe anderer Personen zu imitieren. Misslingt es dem Kind, sich an imitativen sozialen Interaktionen zu beteiligen, kann dies die Entwicklung von anderen sozialen Fähigkeiten wie soziale
▶ **Reziprozität** und ▶ **Empathie** behindern (S. 1283).

17.3 Bedeutung der sensorisch-integrativen Theorie bei autistischer Störung

Ayres' Sichtweise der multisensorischen Integration wurde bereits dargestellt (s. Kap. 1). Mit dem Begriff **sensorische Alchemie** hob sie den Prozess des Erfahrens und Interpretierens vielfältiger Empfindungen hervor: Er trägt dazu bei, dass Kinder

- sich sicher und wohl fühlen,
- für das Leben lernen,
- ein differenziertes Selbstbild aufbauen.

Die in Kapitel 1 beschriebenen Beispiele für Hindernisse, die Kinder mit Entwicklungsstörungen beim Sammeln von normalen sensorischen Erfahrungen in der Kindheit erleben, sind für das Kind mit autistischer Störung besonders bedeutsam. Für Dr. Ayres bestand kein Zweifel, dass sich die SI-Theorie auf die Diagnose Autismus anwenden ließ. Bereits in den 70er-Jahren, als man diese Störung besser zu verstehen begann, beschrieb Ayres (1979) präzise die sensorischen Störungen im Zusammenhang mit Autismus.

In den folgenden Abschnitten wird der ergotherapeutische Einsatz des SI-Konzeptes bei Kindern mit autistischer Störung dargestellt. Dabei wird ein konstanter **Bezug zu den Alltagsproblemen** gewahrt, und im Hinblick auf die Begutachtung, Behandlung und gesellschaftliche Integration (▶ **Partizipation**) werden praxisrelevante Schlussfolgerungen gezogen.

17.3.1 Auftretende Probleme

Sensorisches Registrieren und sensorische Modulation

Bei Kindern mit autistischer Störung sind Schwierigkeiten beim Registrieren relevanter sensorischer Informationen durchgängig beobachtbar.

❗ Beachte

Die Unfähigkeit autistischer Kinder, mit Sinnesempfindungen zurechtzukommen, kann in **Reizüberflutung** (sensory overload) **oder Abblocken** (▶ **Shutdown**) resultieren.

Diese Zustände beeinflussen die sensorische Informationsverarbeitung des Kindes, indem sie zu einem offensichtlichen Versagen des Registrierens führen. Es gibt erwachsene Autisten, die in der Lage sind, ihren Zustand zu beschreiben (Grandin 1995; Stehli 1991; William 1994). Sie schildern den Schmerz und auch die Verwirrung, die die Unfähigkeit begleiten, sensorische Informationen zu registrieren und zu interpretieren.

Meist weisen Kinder mit autistischer Störung eine **erhöhte Empfindlichkeit** gegenüber den sensorischen Qualitäten unterschiedliche Erfahrungen und Umgebungen auf. Diese Überempfindlichkeit bezieht sich oft schon auf ganz elementare Veränderungen in Ort und Zeit.

Autistische Kinder zeigen eine große **Bandbreite an Fähigkeiten und Reaktionen**. Dies soll anhand von Jessica verdeutlicht werden.

> **Beispiel**
> Jessica, ein 3-jähriges Mädchen mit autistischer Störung, zeigt extreme Schwankungen in ihrer Toleranz gegenüber sensorischen Erfahrungen. An manchen Tagen geht sie gerne mit ihrer Mutter in den Park, spielt im Kindergarten im Sand und probiert in der Ergotherapiestunde neue Schaukeln aus. An anderen Tagen kann Jessica kaum das durch die Jalousien hereinkommende Licht oder die Bewegungen während einer Autofahrt tolerieren. Eingehende ärztliche Untersuchungen ergaben das Vorliegen schwerer Allergien, die Jessicas Atmung beeinträchtigen und zum Teil zu Schlafstörungen führen. Ihre **inkonsistenten Reaktionen auf sensorische Reize** waren die ersten Anzeichen, dass bei Jessica eine innere Störung vorliegt. Anhand der Beobachtung von Jessicas Reaktionen auf sensorische Reize können nun Allergieschübe vorhergesagt werden, was die medikamentöse Einstellung erleichtert.

Schwerkraftunsicherheit

Aufgrund eines Zustandes, den Ayres (1979) als **Gravitationsunsicherheit** bezeichnete, können bei autistischen Kindern Gefühle wie Ängstlichkeit und Furcht ausgelöst werden, wenn die Gleichgewichtsrezeptoren stimuliert werden. Dies geschieht z. B. bei Neigung des Kopfes nach hinten oder bei Bewegung über Unebenheiten. Als **Reaktion** darauf zeigen die Kinder im Allgemeinen sowohl

- reizsuchendes als auch
- vermeidendes Verhalten gegenüber Bewegung (◘ Abb. 17.2).

Die **Reizsuche** nach Bewegungserfahrung äußert sich häufig in der Form von wiegenden oder rhythmischen Bewegungen (werden allgemein als beruhigend oder organisierend angesehen) oder kreiselnden und schaukelnden Bewegungen (werden allgemein als aufregend und aktivierend betrachtet). Diese Verhaltensweisen werden oft als **selbststimulierend** und nicht zielgerichtet betrachtet. Aus dieser Perspektive ist es durchaus gebräuchlich, verhaltenstherapeutische Maßnahmen einzusetzen, die darauf abzielen, das unerwünschte Verhalten zu löschen.

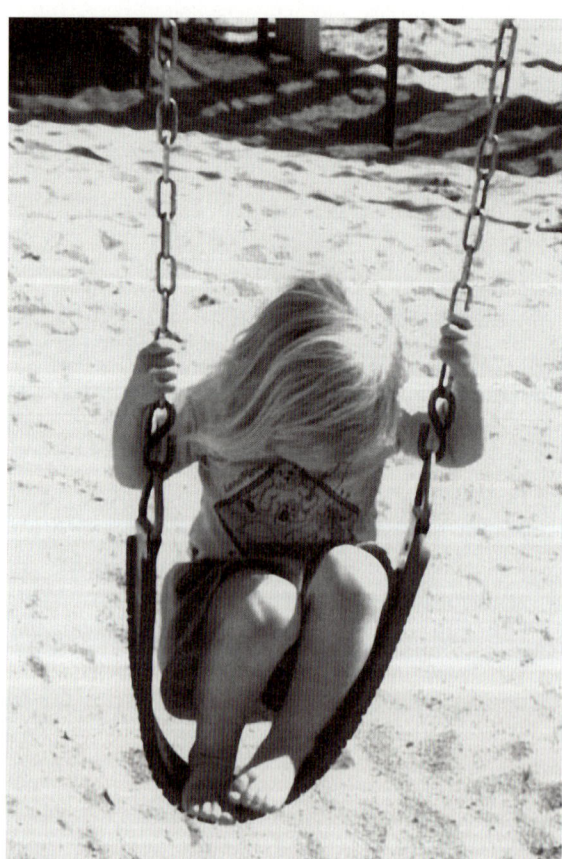

◘ Abb 17.2. Reizsuchendes oder vermeidendes Verhalten (Foto: Shay McAtee)

Störungen der taktilen Verarbeitung

Autistische Kinder zeigen häufig Probleme der taktilen Informationsverarbeitung. Zum Teil reagieren sie abwehrend auf Berührung und Textilien, zum Teil registrieren sie nicht einmal intensive taktile Reize oder schwanken zwischen Über- und Unterempfindlichkeit.

> **Beispiel**
> ▶ **Defensive** Reaktion auf taktilen Input führt zu Unbehagen bei Aktivitäten der Selbstversorgung wie Zähne putzen, Haare waschen, Kämmen, Anziehen und Essen. Viele autistische Kinder akzeptieren nur eine sehr eingeschränkte Auswahl an Nahrungsmitteln, wobei der entscheidende Faktor die Beschaffenheit des Essens ist.

Entwicklungsrückstände in der Feinmotorik und im Werkzeuggebrauch können bei autistischen Kindern auf einer **Intoleranz gegenüber verschiedenen taktilen Erfahrungen** beim Spielen und Werken beruhen. Autistische Kinder meiden diese Erfahrungen, die wichtig für die Entwicklung der Handspezialisierung sind (Exner 1996).

Der taktilen Wahrnehmung wird auch eine entscheidende Rolle für die Herstellung **emotionaler Bindungen** an andere und die Beteiligung an sozialen Situationen zugeschrieben. Daher hat der **soziale Rückzug**, der bei den meisten autistischen Kindern beobachtet werden kann auch eine taktile Komponente.

> **Beispiel**
> Sitzkreis, Zweierreihe und Gruppenspiele im Freien bringen kurzfristige und unberechenbare zwischenmenschliche Kontakte mit sich. Normalerweise erkennt man durch Interpretation von Umweltreizen, was als Nächstes passieren wird. Bei autistischen Kindern mit taktiler Überempfindlichkeit und Schwierigkeiten mit der Interpretation rufen solche Situationen leicht Ängste und Unbehagen hervor.

Störungen der visuellen Wahrnehmung

Autisten werden generell als **visuelle Lerntypen** (Grandin 1998) betrachtet, deren Stärken im visuellen Gedächtnis und der visuellen Manipulation von Objekten liegen. Allerdings können bestimmte Elemente an visuellen Reizen für autistische Kinder **irritierend und überfordernd** wirken.

> **Beispiel**
> **Temple Grandin**, eine bekannte autistische Frau, die Bücher zum Thema veröffentlicht hat und häufig Referate darüber hält, erwähnte beim Besuch einer auf Sensorische Integrationstherapie spezialisierten Ergotherapiepraxis, wie unangenehm für sie die hellen Deckenstrahler im Therapieraum waren. Sie hatte das Gefühl, dass die Strahler direkt auf ihren Kopf herunterkämen (persönliche Mitteilung, 1988). Sie beschrieb auch ihre visuellen Schwierigkeiten mit Computerbildschirmen und dass sie Laptops wegen des geringeren Abstandes zwischen Tastatur und Bildschirm vorzog (Grandin 1995, 1997).

Irlen (1995) berichtete über einige autistische Kinder mit einer speziellen **visuellen Überempfindlichkeit** (skotopische Sensitivität). Die Symptome wie Lichtüberempfindlichkeit, Zittern der Buchstaben und Schwierigkeiten, die visuelle Aufmerksamkeit aufrechtzuerhalten, konnten mit Hilfe spezieller Linsen reduziert werden.

Die zwischen dem visuellen und vestibulären System bestehende enge neurale Verbindung und Interaktion ist bei Autismus wahrscheinlich für einige der visuellen Störungen verantwortlich (z. B. Koordination der Kopf- und Augenbewegungen und Aufrechthalten eines stabilen visuellen Feldes bei Kopfbewegung).

Störungen der auditiven Verarbeitung

Häufig zeigen autistische Kinder auch **auditive Verarbeitungsprobleme**. Manchmal erwecken sie den Eindruck, schwerhörig zu sein. Andererseits erleben manche Autisten bestimmte Töne als schmerzhaft und sind unfähig, irrelevante Geräusche auszufiltern.

> **Beispiel**
> Für diese Kinder können besonders Feste wie Geburtstagspartys aufgrund der unvorhersehbaren Geräuschkulisse (z. B. Zerplatzen von Luftballons, singende Kinder usw.) unerträglich werden. An öffentlichen Orten

z. B. im Einkaufszentrum, bei einer Schul- oder Sportveranstaltung, im Kino oder im Theater können Geräusche irritierend wirken aufgrund ihrer Tonhöhe und ihrer Qualität. Um zu betonen, welches Ausmaß die Überempfindlichkeit auf Geräusche bei Autisten annehmen kann, beschreibt Stehli (1991) den Fall eines Kindes, für das sich Regen wie eine Maschinengewehrsalve anhört.

Hier ein Fallbeispiel für **auditive Überempfindlichkeit**:

▶ Beispiel

Carlos war ein 10-jähriger Junge mit der Diagnose Asperger-Syndrom. Er besuchte die dritte Klasse einer Regelschule und wurde von einer Logopädin, einer Ergotherapeutin und einer Fachkraft für Autisten betreut. Carlos reagierte extrem überempfindlich auf sensorische Komponenten im täglichen Schulablauf. Die ruhigen Beschäftigungen waren am schwierigsten, da Carlos besonders Hintergrundgeräusche wie Papierrascheln, das Kratzen des Stiftes am Papier und Räuspern irritierten. Die lauteren Geräusche am Spielplatz und während weniger strukturierten Schulstunden empfand er als nicht so störend. Carlos wurde auch von einigen visuellen Reizen an der Wand und außerhalb der Klassenzimmerfenster abgelenkt. Flüchtige Berührungen von Klassenkameraden, die sich im Raum bewegten, waren für ihn an manchen Tagen ebenso irritierend. Die Ergotherapeutin half Carlos und seinen Lehrern herauszufinden, welche sensorischen Eindrücke ihn am meisten störten, und **Strategien** zu entwickeln, damit Carlos besser mit ihnen zurechtkommen konnte:
- ein Sitzplatzwechsel, um die visuellen, taktilen und auditiven Reize zu reduzieren,
- das Tragen von Kopfhörern oder Ohrschützern während der stillen Beschäftigung,
- das Verlassen des Klassenraumes, um in einem Ruheraum organisierende Pausen während des Tages einzulegen.

Dyspraxie

Viele Kinder mit Autismus haben in Verbindung mit ihren anderen sensorischen Verarbeitungsstörungen Schwierigkeiten mit bestimmten Aspekten der Praxie (Dawson & Adams 1984; Parham et al. 2000; Smith & Bryson 1994). Ein besonderes Merkmal sind die generellen **Schwierigkeiten in der Ideation**. Ayres (1979) beschrieb die Auffälligkeiten der Ideation bei Kindern mit Autismus folgendermaßen:

> *„Eine bestimmte Region des Gehirns gibt den Impuls, Verhalten zu ▶ initiieren, auf sensorische Reize zu reagieren, etwas Neues oder Unbekanntes zu tun. Dieser Teil des Gehirns hat einen energetisierenden Effekt; er sendet die Botschaft aus: 'Tu es!' ... So wie das System, das Sinnesempfindungen registriert, arbeitet auch das „Ich will es tun"-System beim autistischen Kind unzureichend." (S. 127–128)*

Ideation und Handlungsplanung sind wesentliche Faktoren aller neuartigen Aktivitäten. Sie stellen deshalb die Basis für ein kreatives Spielverhalten dar.

❗ Beachte

Wahrscheinlich sind Ideationsprobleme für das atypische Spielverhalten autistischer Kinder verantwortlich (Mailloux & Burke 1997).

Die Schwierigkeiten aller autistischen Kinder mit Ideation und Handlungsplanung bewirken, dass **unbekannte Aktivitäten Irritation und Angst** auslösen. Ihre Tendenz, Gleichheit und Routine zu bevorzugen, ist daher wohl nicht unwesentlich durch die Ideationsdefizite verursacht (◉ Abb. 17.3). Fehlen die sensorischen und neuralen Grundlagen, werden Fertigkeiten nicht automatisiert, sondern müssen ständig neu geplant werden.

⊙ Vorsicht

Kinder mit Autismus erbringen oft ganz erstaunliche Leistungen, sobald aus einer geplanten Aktion eine automatisierte Fertigkeit geworden ist. Die extreme Diskrepanz zwischen hervorragenden Fertigkeiten bei manchen Aufgaben und der Unfähigkeit, andere Aufgaben zu initiieren, scheint oft unerklärlich.

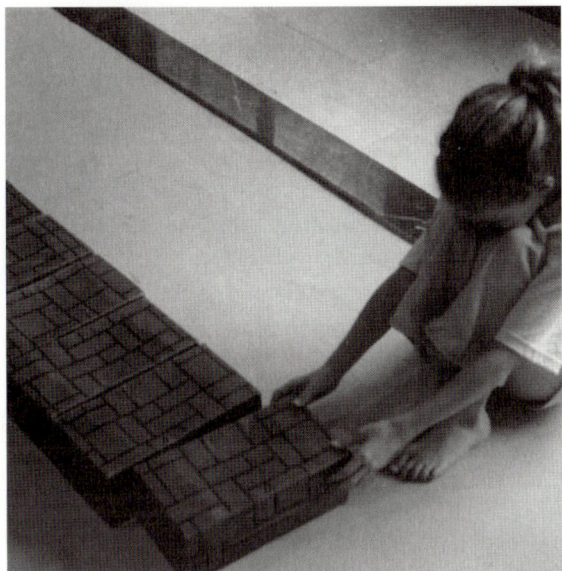

Abb. 17.3. Die ideatorische Dyspraxie autistischer Kinder kann für ihre Tendenz, Gleichheit und Routine zu bevorzugen, verantwortlich sein

> **Tipp**
> Zur Verbesserung der Praxie ist es wichtig zu erkennen, dass die natürliche Neugierde, die exploratives Verhalten vorantreibt, und die sensorischen Grundlagen, die Imitationsverhalten ermöglichen, bei autistischen Kindern eingeschränkt sind.

Jonahs Geschichte soll diesen Punkt veranschaulichen:

> **Beispiel**
> Sobald Jonah den Therapieraum betrat, sauste er von einem Gerät zum nächsten. Obwohl er scheinbar intensive Sinnesreize suchte, wirkten seine Interaktionen mit Spielzeug, Einrichtung und Personen größtenteils nicht zielgerichtet. Wenn ihm seine Therapeutin ein neues Spielzeug anbot, widmete er ihm einen Blick, hatte aber keine Idee, wie man diesen Gegenstand verwenden könnte. Jonahs Therapeutin half ihm bei den **einfachsten zielgerichteten Aktionen:** Da er ▶ Traktion in den Gelenken genoss, unterstützte sie ihn dabei, mit dem ganzen Gewicht an einem Trapez zu hängen. Jonah brauchte mehrere Therapiestunden bis er wusste, wie er sich positionieren musste, um sein Gewicht zu halten und am Trapez zu schwingen.

Nachdem er die Aufgabe gemeistert hatte, nahm er, sobald die Therapeutin auf das Trapez zeigte, sofort automatisch die Schaukelposition ein. Da Jonah nun diese einfache adaptive Reaktion erlernt hatte, konnte die Therapeutin darangehen, ein größeres Repertoire an bedeutsamen, spielerischen und zufrieden stellenden Aktivitäten mit dem Trapez mit Jonah zu erarbeiten. Dabei wurde die **Komplexität der Planung von Handlungen** mit dem Trapez zunehmend gesteigert.

17.4 Assessment

Obwohl die Befunderhebung als Ausgangspunkt der Behandlung dargestellt wird, handelt es sich in der Realität um einen fortlaufenden Prozess. Dies gilt besonders für die Arbeit mit autistischen Kindern, deren Fähigkeiten von zahllosen internen und externen Mechanismen beeinflusst werden. Daher zieht sich die Diagnostik durch jede Art von Behandlung (▶ **Prozessdiagnostik**).

17.4.1 Systematische Beobachtung

Da die Fähigkeiten autistischer Kinder so breit gefächert sind, kann es eine Herausforderung sein, die geeigneten Werkzeuge für die Befunderhebung zu finden. Dennoch: Ungeachtet des funktionellen Niveaus des Kindes ist es naheliegend, dass die Beurteilung der sensorisch-integrativen Funktionen wichtig ist, um zu verstehen, wie das Kind seine Umwelt wahrnimmt, in welcher Beziehung es zu ihr steht und wie es sich mit ihr auseinander setzt.

Eine fachkundige **Verhaltensbeobachtung** ist auf jeden Fall ein wichtiger Bestandteil der Beurteilung der sensorischen Integration autistischer Kinder, da viele von ihnen keine standardisierten Test mitmachen. Außerdem können mit Tests allein nicht alle Aspekte der sensorischen Integration erfasst werden.

Kientz und Miller (1999) erstellten eine Übersicht aller Beobachtungsverfahren für Autisten im Schulsetting, die auch Aspekte der sensorischen Integration (basierend auf einem systemischen Modell) beinhaltet.

> **Übersicht 17.2.**
> Beobachtungsaspekte zur Beurteilung der Praxie
>
> - Beobachtung im freien Spiel
> - Reaktion auf einen neuen Gegenstand
> - Ausmaß vorausplanender Aktionen
> - Verhältnis zwischen zufälligen und zielgerichteten Aktionen
> - ▶ **Initiieren** von Handlungen

Die **klinischen Beobachtungen** (University of Southern California/Western Psychological Services 1999), die allgemein als Teil der sensorisch-integrativen Diagnostik eingesetzt werden, sind auch bei Kindern mit Autismus recht gut anwendbar.

Die **Beurteilung der Praxie** kann in der Schule, zu Hause, im öffentlichen Raum oder in spezialisierten Therapieeinrichtungen durchgeführt werden. Parham (1987) beschrieb ein Vorgehen, wie durch Verhaltensbeobachtung die Praxie bei kleinen Kindern beurteilt werden kann. Sie schlug bestimmte **Beobachtungsaspekte** vor, die als Ergänzung zu Tests oder auch alleine eingesetzt werden können, wenn standardisierte Tests nicht durchführbar sind (Übersicht 17.2).

17.4.2 Fragebögen zur Wahrnehmungsentwicklung

Fragebögen zur sensorischen Anamnese geben wichtige Einblicke in Bereiche der sensorischen Verarbeitung, die durch direktes Testen nicht immer ersichtlich sind.

Zum „*Sensory Profile*" (Dunn 1994, 1999; Dunn & Westman 1996) liegen bereits zahlreiche Forschungsarbeiten vor. Bei Kindern mit der Diagnose Autismus konnten mit diesem Instrument sensorische Verarbeitungsdefizite aufgedeckt werden (Ermer & Dunn 1997; Kientz & Dunn 1997).

Andere Wissenschaftlerinnen setzten die „*Evaluation of Sensory Processing, ESP*" (Johnson 1996; LaCroix 1993; LaCroix et al. 1997; VerMaas 1999) bei autistischen Kindern ein. Bisherige Studien mit diesem Instrument weisen darauf hin, dass autistische Kinder von ihren Eltern in jedem sensorischen Bereich signifikant anders bewertet werden als normal entwickelte (VerMaas).

Diese Studien unterstreichen, wie wichtig es ist zu berücksichtigen, wie die sensorische Verarbeitung und die sensorische Modulation die Alltagsroutine der autistischen Kinder beeinflusst.

> **Exkurs**
>
> **Anmerkung der Übersetzer**
> Im Jahr 1998 wurde in Österreich auf der Grundlage des *ESP* der *Fragebogen zur Wahrnehmungsentwicklung (WN-FBG)* erarbeitet. Dieser Fragebogen, der 77 Fragen zu 5 Wahrnehmungsbereichen enthält, erfasst nicht nur Modulation (Über- und Unterempfindlichkeit), sondern auch Diskriminationsleistungen. Er ist nicht standardisiert, liefert aber Hinweise auf das Vorliegen von sensorischen Störung (GSIÖ, 1998).

Die Ergebnisse dieser Wahrnehmungsfragebögen sind auch hilfreich, um Eltern über die Mechanismen aufzuklären, die den unverständlichen Verhaltensweisen ihrer Kinder zugrunde liegen.

> **Beispiel**
>
> Jonathan war ein 4-jähriger Junge, der sich weigerte, seine Zähne zu putzen und sein Gesicht zu waschen. Morgen- und Abendrituale wurden dadurch äußerst problematisch. Anfangs zogen seine Eltern in Erwägung, dass diese Reaktionen Zeichen von Widerspenstigkeit, von Kontaktvermeidung oder einfach von wenig Selbstständigkeit sein könnten. Durch das Ausfüllen eines Fragebogens zur Wahrnehmungsentwicklung begannen sie, Jonathans Verhalten aus einer neuen Perspektive zu betrachten. Zunehmend verstanden sie nun die sensorischen Aspekte von Jonathans Reaktionen. So fiel es ihnen leichter, Strategien zu entwickeln, um einerseits Jonathans Wohlbefinden zu heben und andererseits ihre eigene Toleranz gegenüber der Situation zu steigern.

17.4.3 SIPT

Mit dem SIPT (Ayres 1989) liegt uns das ausgereifteste Messinstrument der sensorisch-integrativen Leistungen vor. Diese Testbatterie ist für Kinder innerhalb eines standardisierten Altersbereichs (4;0 bis 8;11 Jahre) und einer Intelligenz im Normbereich geeignet.

Eine Studie von Parham et al. (2000) ergab signifikante Schwierigkeiten autistischer Kinder im Bereich Praxie zusätzlich zu Störungen der sensorischen Perzeption.

> **! Beachte**
> Alle Subtests des SIPT ergaben signifikante Differenzen zwischen normal entwickelten Kinder und autistischen Kindern mit guten Funktionen.

Im SIPT zeigten sich die Stärken und Schwächen in der sensorischen Verarbeitung autistischer Kinder (◘ Übersicht 17.3)

> **▶ Beispiel**
> Melissa, ein 6-jähriges Mädchen mit der Diagnose Autismus (gut begabt) arbeitet in der Schule gut mit und erbringt überdurchschnittliche schulische Leistungen. Ihre Mutter ist besorgt wegen Melissas Schüchternheit und ihrer geringen sozialen Kontakte. Während der Durchführung des SIPT ist Melissa sehr aufmerksam und bemüht. Bei den Praxie-Tests zeigt Melissa deutliche Schwierigkeiten, aber sie versucht jedes Item, bis sie plötzlich während des Subtests zum Sequenzieren in Tränen ausbricht. Mit diesen Aufgaben hat der Test eindeutig einen Bereich angesprochen, in dem Melissa überfordert ist. Durch ihr ruhiges, kooperatives Verhalten und ihre guten kognitiven Fähigkeiten kann Melissa einige Schwierigkeiten in der Schule überspielen. Allerdings beeinträchtigt ihre Dyspraxie ihre Handlungsplanung, die für das soziale Zusammenspiel wichtig ist, gravierend.

Obwohl der SIPT nicht für alle autistischen Kinder geeignet ist, sollten aufgrund der Ergebnisse der Studie von Parham et al. (2000) die genannten Bereiche (s. Übersicht 17.3) in der Befundung autistischer Kinder überprüft werden.

> **Übersicht 17.3.**
> **Stärken und Schwächen der sensorischen Verarbeitung bei Autismus**
>
> Das Muster der sensorisch-integrativen Dysfunktion der autistischen Kinder zeichnet sich besonders aus durch **Schwächen**
> – in der somatosensorischen Praxie,
> – in der bilateralen Integration,
> – im Sequenzieren und
> – in einigen Aspekten der vestibulären Funktion.
>
> Im Gegensatz dazu liegen die relativen **Stärken** in der visuellen Wahrnehmung.

17.5 Intervention

Einige Prinzipien der SI-Theorie sind für das autistische Kind maßgeschneidert. So liefert etwa Ayres' Grundsatz, kontrollierte und bedeutungsvolle sensorische Erfahrungen einzusetzen (Ayres 1972, 1979), um angepasste Reaktionen auszulösen, einen exzellenten Ausgangspunkt für den Einsatz des SI-Konzeptes bei autistischen Kindern.

> **! Beachte**
> Wendet man das SI-Konzept an, um die autistische Störung besser zu verstehen und die Intervention für autistische Kinder zu planen, sind das
> – Registrieren sensorischen Inputs und
> – das Zuschreiben von Bedeutung
> zentrale Aspekte.

Im ersten Kapitel dieses Buches beschreiben Spitzer und Smith Roley das **Konzept des ▶ anpassenden Verhaltens ausführlich.** In der Sensorischen Integrationstherapie mit autistischen Kindern wird kontrollierter sensorischer Input eingesetzt, um einfache anpassende Reaktionen auszulösen.

> **Tipp**
> Sensorischen Input zu registrieren und ihm Bedeutung zu geben ist oft die erste anpassende Reaktion autistischer Kinder in der SI-Therapie.
> Randys Fall liefert hierfür ein Beispiel:

> **Beispiel**
> Randy ist ein 4-jähriges Kind, das großartig auf sanften Druck auf den Kopf anspricht. Dieser Input, durch die Kindergärtnerin oder seine Eltern gesetzt, macht Randy im Allgemeinen ruhiger und organisierter. Auch seine Fähigkeit, sich auf andere Personen hin zu orientieren und Augenkontakt herzustellen, wird dadurch oft verbessert.
>
> Autistische Kinder registrieren diese Art des propriozeptiven Inputs offenbar besser als andere Arten von Sinnesempfindungen, und sie bedeutet ihnen mehr. Die einfache anpassende Reaktion „Augenkontakt aufnehmen" öffnet ihnen eine Tür zur Aufmerksamkeit und Interaktion. Randy hilft diese einfache sensorische Maßnahme oft, das Hineinsteigern in Erregung zu vermeiden, und ermutigt ihn, sich aktiver mit seiner Umgebung auseinanderzusetzen.

17.5.1 SI-Prinzipien an autistische Kinder anpassen

Andere zentrale Prinzipien der Sensorischen Integrationstherapie müssen mehr auf autistische Kinder abgestimmt werden. Das vielleicht auffallendste Beispiel, wie das SI-Konzept an die speziellen Bedürfnisse dieser Kinder angepasst werden kann, betrifft den **inneren Antrieb und die kindgesteuerte Aktivität**. Bei autistischen Kindern liegen Funktionsstörungen vor in den Zentren des ZNS, die für sensorische Informationsverarbeitung, Zuschreibung von Bedeutung, Antrieb und ▶ **Initiieren** zielgerichteter Aktionen zuständig sind. Daher ist es nahe liegend, dass
- ihr innerer Antrieb, sinnvoll und zweckmäßig mit der Umwelt zu interagieren, vermindert ist,
- ihre Ideation eingeschränkt ist,
- ihre Fähigkeit, neue und ungewohnte Aktivitäten zu planen, beeinträchtigt ist.

> **Tipp**
> Der erste Schritt der Behandlung ist es zu ermöglichen, dass sich das Kind an einer zielgerichteten Aktivität beteiligt.

Das folgende Beispiel soll diesen Punkt veranschaulichen:

> **Beispiel**
> Lisa, ein 5-jähriges autistisches Mädchen, beschäftigte sich auf dem Spielplatz meist allein. Sie zeigte selbststimulierende Verhaltensweisen wie Klatschen, Hüpfen und Wiegen des Körpers. In einer Umgebung mit Spielzeug und Turn- oder Klettergeräten lief sie ziellos herum. Aus einer sensorisch-integrativen Perspektive legte Lisas selbststimulierendes Verhalten den Schluss nahe, dass sie propriozeptive, vestibuläre und visuelle Sinneseindrücke suchte. Lisas Therapeutin versuchte daher, mit einer zweckmäßigen spielerischen Aktivität (Schaukeln) Lisas sensorische Bedürfnisse anzusprechen. So sollte Lisa die Gelegenheit geboten werden, ihre selbststimulierenden Verhaltensweisen, durch die sie sich meist isolierte, durch zielgerichteteres Verhalten zu ersetzen. Zunächst wählte Lisa von sich aus keine Schaukel aus, sodass die Therapeutin sie auf eine Schaukel setzen musste und ihr zeigte, wie sie Schwung holen konnte. Lisa schien die sensorische Erfahrung sehr zu genießen. Zunehmend suchte sie selbst nach Spielaktivitäten, die Schaukeln beinhalteten.

> **Tipp**
> Zu Beginn der Therapie ist die Zusammenstellung (▶ **Orchestrierung**) bedeutungsvoller sensorischer Erfahrungen der direkteste Weg, eine **Beziehung zu autistischen Kindern aufzubauen**. Aus der SI-Perspektive ist die **Beeinflussbarkeit durch sensorische Erfahrungen** ebenso ein Charakteristikum des Autismus wie die Störungen des sensorischen Registrierens, der Perzeption und Modulation.

> **Beispiel**
> Eines Tages kam ein kleiner Junge namens Patrick zu einem Ergotherapietermin bei Jean Ayres. Bei ihm war eine autistische Störung festgestellt worden, seine

17.5 · Intervention

Sprachentwicklung war verzögert, und er vermied Blickkontakt. Als sich Jean Ayres neben ihm auf die Matte niederließ, verzichtete sie auf verbale Sprache. Patrick bekundete weder an ihr noch an den vielen verlockenden Spielmöglichkeiten um ihn herum Interesse. Dr. Ayres nahm ein Stück Satinstoff und rieb damit seine Arme und Beine fest ab. Währenddessen achtete sie genau auf sein Gesicht, um seine Reaktion zu sehen. Patrick sah sie direkt an, lächelte und sagte: „Mehr." Ayres erzählte später, dass sie gespürt hatte, wie Patrick in diesem Augenblick mit ihr in Verbindung trat. In den folgenden Therapiesitzungen kam er direkt auf sie zu, offensichtlich zum Spielen bereit (persönliche Mitteilung der Autorin, ca. 1979).

17.5.2 Behandlungsplanung

 Tipp
Die erste Phase der ergotherapeutischen Behandlung autistischer Kinder beginnt meist mit Einzeltherapie. Die Umgebung ist so gestaltet, dass eine Vielfalt an Ausrüstung und Aktivitäten **sichere, zielgerichtete und befriedigende sensorische Erfahrungen** ermöglicht (◘ Abb. 17.4).

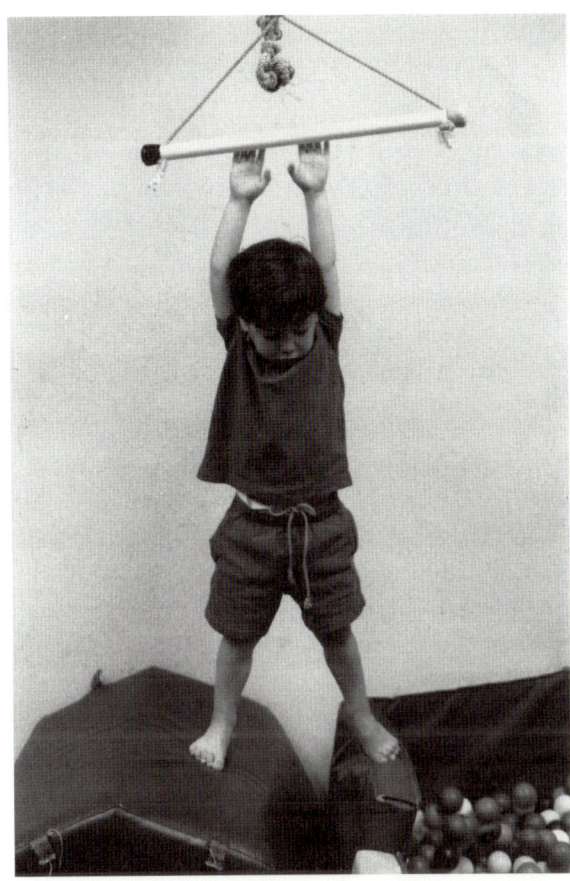

◘ Abb 17.4. Die ergotherapeutische Behandlung autistischer Kinder beginnt mit Einzeltherapie im SI-Raum

Diese Phase der Intervention verfolgt **zwei Ziele**:
1. sensorische Erfahrungen mit maximaler organisierender Wirkung und Erfolgserlebnissen anzubieten,
2. der Therapeutin Gelegenheit zur genauen Analyse der sensorisch-integrativen Prozesse zu geben, damit sie passende Aktivitäten für den Alltag des Kindes vorschlagen kann.

 Beachte
Die Effekte der individuellen Therapie in den Alltag zu übertragen ist ein besonders wichtiger Aspekt der therapeutischen Intervention.

Obwohl die SI-Therapie oft sehr wirksam Symptome vermindern und funktionelle Leistungen steigern kann, erfordern die sensorischen Bedürfnisse mancher Autisten eine lebenslange therapeutische Begleitung.

17.5.3 SI-Aktivitäten in Therapie und Alltag

Viele sensorische Aktivitäten und Materialien können in den Alltag der Kinder eingebaut werden.

Ansprechen des vestibulären Systems

Tipp
Ein Schaukelstuhl oder Schaukelpferd, eine Glider-Seilbahn, eine Hängematte, Brettschaukel oder ein Wackelbrett ist sowohl im therapeutischen ▶ Setting als auch zu Hause und in der Schule gut einsetzbar, um ein **vestibuläres Reizangebot** ständig bereitzustellen.

> **Vorsicht**
>
> Intensive Rotation oder lineare Beschleunigung können potenziell eher überstimulierend und irritierend wirken! Autistische Kinder ziehen meist andere vestibuläre Reize vor.

> **Tipp**
>
> Schaukeln auf dem Spielplatz, Inlineskaten, Roller-, Fahrrad- oder Karussellfahren sind **altersentsprechende Aktivitäten mit mehr sozialem Anteil**. Sie enthalten sowohl rotatorische als auch vertikulärsorische Komponenten.

Ansprechen des propriozeptiven Systems

> **Tipp**
>
> Es gibt einfache Möglichkeiten, propriozeptiven Input in den Tagesablauf einzubauen:
> - dem Kind zum Schlafen eine schwere Bettdecke geben,
> - ▶ **heavy work**, d. h. z. B. schwere Dinge wie Einkäufe oder den Wäschekorb tragen/schieben/ziehen,
> - Teig kneten oder dicke Soßen rühren,
> - im Knautschsack oder auf Bohnenkissen sitzen.

Ansprechen des taktilen Systems

Die Toleranz gegenüber taktilen Reizen kann durch eine **Kombination von zwei Therapiestrategien** erhöht werden:

1. neurologische **Funktionsverbesserung** durch eine Kombination von Aktivitäten, die auf eine **Normalisierung der Reaktionen** des Berührungssystems abzielen,
2. **Kompensation** durch Erarbeitung von Strategien, die helfen, mit Situationen umzugehen, die eine abwehrende Reaktion auslösen.

> **Beachte**
>
> Als Vorbereitung bei Überempfindlichkeiten – in diesem Fall auf taktile Reize – sind propriozeptiver Input und taktiler Tiefdruck geeignet (◘ Abb. 17.5).

> **Tipp**
>
> Gesichts- und Zahnfleischmassagen können Kinder auf Aktivitäten wie Zähneputzen und Essen vorbereiten.

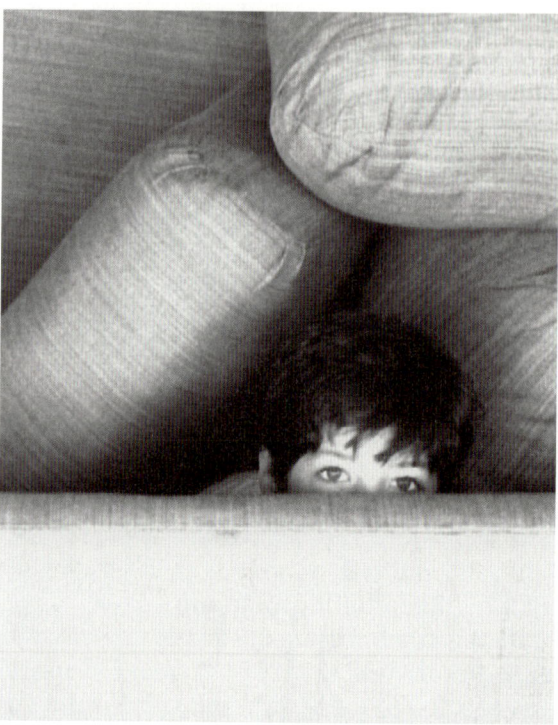

◘ **Abb 17.5.** Tiefer Druck hilft, das autistische Kind auf kritische Situationen vorzubereiten

Auch die **graduelle Einführung von taktilen Reizen** verschiedener Beschaffenheit ist ein gebräuchlicher Zugang.

> **Tipp**
>
> Elastische Stoffe wie Lycra® liefern taktile Druckerfahrungen, die autistische Kinder oft sehr angenehm und beruhigend erleben (◘ Abb. 17.6). Elastische Hängematten, Schaukeln, Mützen und Decken können in Aktivitäten daheim und in der Schule eingebaut werden.

Ansprechen des auditiven Systems

Programme zum **Horchtraining** arbeiten mit modulierten Geräuschen via Kopfhörer. Diese Ansätze sind derzeit noch wenig wissenschaftlich belegt.

> **Exkurs**
>
> **Anmerkung der Übersetzer**
>
> In Europa ist die Methode von **Tomatis** am bekanntesten; andere Programme zum zentralen Hörtraining

17.5 · Intervention

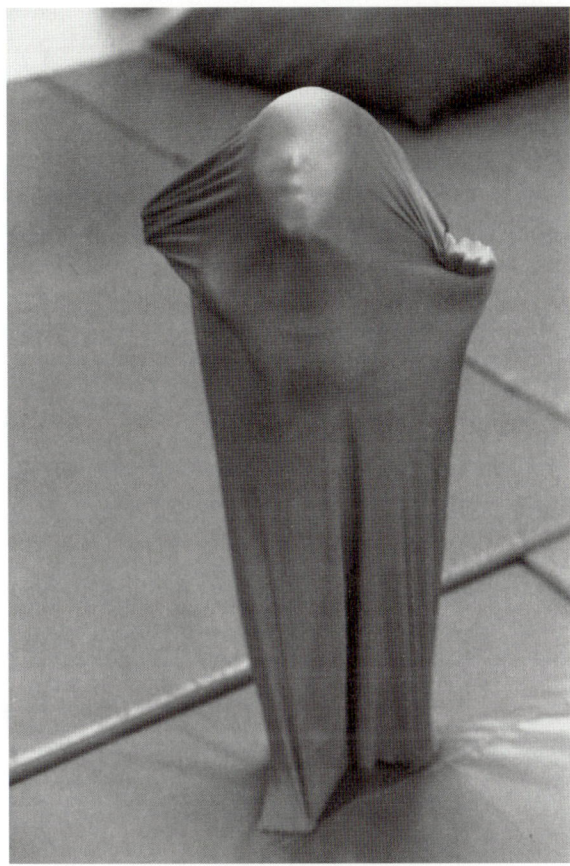

Abb 17.6. Taktiler Tiefdruck durch elastische Stoffe wirkt für autistische Kinder oft beruhigend

> **Tipp**
> Tonbänder, Musikinstrumente, Pfeifen und Umweltgeräusche werden in die Spielaktivitäten eingebaut, um die Reaktionen zu reduzieren.

Wieder sind **Kompensationsstrategien** ein wichtiges Mittel, um Empfindlichkeiten in den Griff zu bekommen, die durch die Behandlung nicht normalisiert werden können.

> **Tipp**
> Ohrstöpsel, Kopfhörer oder das Abdecken der Ohren können schmerzvolle auditive Reize für betroffene Kinder erträglich machen.

Ansprechen der Praxie

Die Praxie kann in der Therapie durch ausgewählte therapeutische Aktivitäten angesprochen werden, die auf **zwei Ziele** ausgerichtet sind:
1. auf die Verbesserung der sensorischen Verarbeitung,
2. auf die Steigerung sensorisch-integrativer Leistungen wie ▶ **Initiieren**, ▶ **Sequenzieren**, bilaterale Koordination, ▶ **Timing** und Imitieren.

Die Fähigkeit, sensorische Umgebungsreize zu interpretieren und Handlungen zu planen, ist eine wichtige Grundlage für die Bewältigung sozialer Situationen. Wie die Sprache ermöglicht auch die Praxie den Menschen, miteinander zu interagieren. Folglich beeinflussen Störungen der Praxie ebenso wie Sprachbehinderungen auf eine ganz bestimmte Art den sozialen Austausch. Deshalb ist die Verbesserung der Praxie durch die therapeutische Behandlung eine wichtige Komponente der Intervention mit dem übergeordneten Ziel, **soziale Partizipation** anzubahnen.

17.5.4 Eine bedeutungsvolle soziale Umgebung im Sinne des sensorisch-integrativen Denkmodells schaffen

Wie bereits beschrieben, beeinflussen die sensorisch-integrativen Störungen bei Autisten die **Sozialisation**, d. h. das Erlernen der jeweiligen kulturellen Normen.

stammen von den Firmen Audiva® und MediTech® (Warnke-Verfahren). In den USA werden zurzeit mehrere auf dem Markt befindliche Programme zum Horchtraining erforscht (Edelson 1997).

Auditive Ansätze teilen einige der Prinzipien der Sensorischen Integration, da sie auf eine Normalisierung der Reaktionen auf spezielle sensorische – in diesem Fall auditive – Reize ausrichtet sind. Weitere Forschungen könnten zu therapeutischen Aktivitäten führen, die mit spezifischen Techniken eine auditive Desensibilisierung bewirken.

In der Ergotherapie können während therapeutischer Aktivitäten **gezielt auditive Reize** gesetzt werden, um den autistischen Kindern bei der Steigerung der Toleranz zu helfen.

Der sensorisch-integrative Behandlungsansatz kann
- **zur Verbesserung der Toleranz** gegenüber sozialen Herausforderungen und
- zu **befriedigenderen sozialen Interaktionen**

beitragen. Beides wird einerseits durch die Verbesserung der Fähigkeiten des autistischen Kindes und andererseits durch eine adäquatere Umweltgestaltung erreicht. Obwohl autistische Kinder charakteristischerweise nicht den inneren Antrieb zur Kontaktaufnahme mit andern Kindern **zeigen**, bedeutet dies nicht, dass sie keinen Wunsch nach Interaktion **haben**. Die mit Autismus einhergehende Ängstlichkeit und Irritierbarkeit können den Wunsch nach Kontakt überlagern. Daher ist die Verminderung jener Faktoren, die Angst und Irritation auslösen, ein wichtiger Aspekt, um die Sozialisation des autistischen Kindes zu erleichtern.

 Tipp

Eine spezielle Aufgabe der Ergotherapeutin liegt darin, die Pädagogen und Eltern, aber auch das Kind selbst und seine Spielkameraden darüber **aufzuklären**,
- welche Dinge es irritieren und reizbar machen und
- welche Dinge positiv und organisierend für das Kind wirken.

17.6 Fallbeispiel zu Diagnostik, Intervention und Erfolgskontrolle

Ergotherapeutinnen betrachten den **sozialen und physikalischen Umweltkontext**, in dem sich ihre Klienten bewegen, generell als wichtige Variable der Behandlungsplanung. In der Arbeit mit autistischen Kindern unter sensorisch-integrativen Prinzipien müssen diese Bedingungen aufgrund der massiven und langfristigen Auswirkungen dieser Störung genau bedacht werden. Im sensorisch-integrativen Behandlungsansatz kommt den Eltern in der Befunderhebung und Behandlung eine wichtige Rolle zu.

Das folgende Fallbeispiel soll die **Rolle der Familie** und das breit gefächerte Anwendungsspektrum des SI-Ansatzes bei autistischen Kindern veranschaulichen.

Fallbeispiel Austin

 Beispiel

Austin ist ein 3-jähriger Junge, bei dem im Alter von zwei Jahren von einem Entwicklungspsychologen eine **autistische Störung** diagnostiziert wurde. Sein 5-jähriger Bruder entwickelt sich bis auf eine Sprachverzögerung normal.

Austins Mutter ist leitende Ergotherapeutin einer Abteilung in einer Rehabilitationsklinik, sein Vater Ingenieur.

Eine öffentliche Einrichtung verwies Austin wegen seiner Entwicklungsverzögerung zur **ergotherapeutischen Abklärung**. Austin zeigte wie viele autistische Kinder große Schwierigkeiten, mit standardisierten Aufgaben umzugehen. Deshalb wurde die Befunderhebung in Form einer nicht standardisierten Testung anhand klinischer Beobachtungen durchgeführt, die auf die Beurteilung folgender Aspekte abzielen:
- Objektgebrauch,
- Reaktion auf sensorische Stimuli,
- ▶ **posturale** Reaktionen und Balance,
- Bewegungsplanung und Koordination,
- Augenbewegungen,
- Interaktion mit Familienmitgliedern und der Therapeutin,
- spontanes Spielverhalten.

Zusätzliche Informationen stammten aus einem **Wahrnehmungsfragebogen,** den die Eltern ausgefüllt hatten, sowie aus ihren Angaben zu Austins Entwicklung und charakteristischen Verhaltensmustern zu Hause, im Kindergarten und in der Öffentlichkeit. Die Ergotherapeutin erhob seine **Lebenszufriedenheit,** seine allgemeine **Selbstständigkeit** und seinen derzeitigen **Entwicklungsstand.** Im Rahmen der ergotherapeutischen Abklärung wurde auch erhoben, welche Objekte, Menschen und Umweltfaktoren Austin Übergänge erleichtern und Sicherheit geben. Austins Begutachtung erstreckte sich über mehrere Einheiten in **verschiedenen ▶ Settings**, wobei seine Bezugspersonen immer anwesend waren. Diese Bedingungen sind im Allgemeinen die günstigsten für die Befunderhebung bei autistischen Kindern. Die Therapeutin dehnte die Informationssammlung auch auf andere wichtige Personen in Austins Leben wie seine Verhaltenstherapeutin, das Kindermädchen und die Kindergärtnerin aus. Zur Zeit der ergotherapeutischen Abklärung war Austin 2 1/2 Jahre alt. Für seine Familie begannt damit der lange Prozess der Verarbeitung, was die Diagnose einer autistischen Störung eigentlich bedeutet.

Die **Erstbefundung und Gespräche mit Austins Familie** ergaben

- ein unreifes Spielverhalten,
- Entwicklungsverzögerungen in der Feinmotorik und Selbstständigkeit,
- Schwächen in der Bewegungsplanung und in der Verhaltensorganisation,
- eine sensorische Abwehr sowie reizsuchendes Verhalten.

Unter Berücksichtigung seines Alters, seiner deutlichen Verzögerungen und seiner intensiven sensorischen Bedürfnisse empfahl die Ergotherapeutin eine **direkte Behandlung**.

Austin geht nun zweimal wöchentlich in eine private ergotherapeutische Praxis zur **Therapie nach sensorisch-integrativen Prinzipien**. Seine Mutter oder sein Kindermädchen sind meist bei der Therapie dabei. Die Mutter beobachtet Austins Verhalten nun mit mehr Verständnis und bespricht es jede Stunde mit der Therapeutin. Gemeinsam analysieren sie sein Verhalten aus SI-Sicht und erarbeiten Veränderungsmöglichkeiten für den Alltag zu Hause. Austins Mutter ist stark in die Therapie eingebunden. Das macht einen spontanen **Informationsaustausch zwischen Therapeutin und Familie** möglich, was bereits zu mehr Verständnis für Austins Bedürfnisse von beiden Seiten geführt hat. Anfangs war auch Austins Vater in den Therapiestunden dabei, kann das aufgrund seiner beruflichen Verpflichtungen aber nicht regelmäßig beibehalten. Er findet aber Möglichkeiten, involviert zu bleiben. Die Ergotherapeutin wählte also eine Methode der Kommunikation, die den Bedürfnissen der Familie entgegenkommt. Für eine effektive Kommunikation über die Fortschritte des Kindes, sein Reaktion auf die Therapie sowie über Erfolge und schwierige Situationen in der Therapie und im Alltag ist dies von unschätzbarem Wert. Austins Mutter erleichtert die Kommunikation, indem sie Videos von daheim und von der Verhaltenstherapie mitgebracht hat.

Der **Interventionsplan** für Austin sah zu Beginn eine intensive Analyse seiner sensorischen Verarbeitung und seiner Bewegungsplanung vor. Sowohl die Therapeutin als auch die Eltern beobachteten Austins Reaktionen auf kontrollierte, systematische sensorische Erfahrungen. Daraus wurde ein Plan für

- die täglichen sensorischen Erfahrungen,
- Empfehlungen für Umweltveränderungen und
- individuelle therapeutische Maßnahmen

abgeleitet. Die Therapeutin erarbeitete mit der Familie **Umgebungsfaktoren**, die Austin als beruhigend erlebt und die ihn in einen günstigen Erregungszustand für Lernen und Beschäftigung bringen. In Austins Fall war die **Schaffung von Angeboten für angenehme sensorische Erfahrungen** zu Hause ein Schlüsselelement, um **Ordnung in den Tagesablauf** dieser Familie zu bringen. Als Austin eine Zeit lang in der Nacht nicht durchschlafen konnte, wurde sein Schlafplatz in eine aufgehängte Netzschaukel verlagert. Selbst wenn dies in einer westlichen Kultur ungewöhnlich anmutet, war es doch für Austin und seine Familie eine Möglichkeit, zu genügend Schlaf zu kommen. Nach einigen Monaten brauchte Austin die Netzschaukel nicht mehr zum Schlafen, sondern verwendet sie jetzt tagsüber zum Schaukeln und Dösen.

Sowohl in der Therapie als auch zu Hause wird Austin angeregt, seine **sensorischen Bedürfnisse durch verschiedene Aktivitäten** zu befriedigen. Dadurch erhalten die Therapeutin und die Mutter Einblick, was für Austin angenehm und bedeutungsvoll ist. Dieser Interventionsschritt zielt darauf ab, Informationen über für Austin angenehme und organisierende Umgebungsbedingungen zu sammeln. Daraus werden Wege abgeleitet, wie die Familie bestimmte Alltagsroutinen adaptieren kann, um Austin während des Tages mit befriedigenden sensorischen Erfahrungen zu versorgen.

> **Beachte**
> Es ist ein zentrales Element der Sensorischen Integrationstherapie, das Kind durch Aktivitäten zu begleiten, die es herausfordern, sensorischen Input so zu verarbeiten, dass es bei **Alltagsanforderungen** organisiert und erfolgreich handeln kann.

> **Beispiel**
>
> Bei Austin stellte sich heraus, dass ihm ein **intensives vestibuläres und propriozeptives Reizangebot** ermöglicht, sich ausreichend zu organisieren, um die Aktivitäten des täglichen Lebens zu tolerieren und sich auf schwierigere Aufgaben zu konzentrieren. In den ersten Therapiestunden wurde ihm eine Vielfalt an Schaukel-, Hüpf-, Hänge- und Kletteraktivitäten angeboten. Diese schienen eine beruhigende und zufrieden stellende Wirkung zu haben. Die Therapeutin gestaltete die Aktivitäten so, dass Austin sich nicht einfach stimulierte, sondern **Anforderungen an die Imitationsfähigkeit, das ▶ Sequenzieren und ▶ Timing** bewältigen musste. Wenn Austin nach diesen Aktivitäten ruhig war, führte die Therapeutin **feinmotorische Aktivitäten** ein, die bislang frustrierend für Austin gewesen waren. Über die Sinneskanäle hatte sie einen Zugang zu Austins Lernfähigkeit gefunden. Erst durch das Erreichen eines optimalen Erregungszustandes war es möglich, ihn zum Erlernen neuer Fertigkeiten anzuregen. Zusätzlich erleichterte die Verwendung von multisensorischen Erfahrungen, dass er den Aktivitäten Bedeutung geben konnte (z. B. die Kombination von taktilen und visuellen Reizen, um Objekte bedeutsam zu machen).
>
> Der Einsatz von ausgewählten sensorischen Erfahrungen **normalisierte Austins sensorische Verarbeitung** so weit, dass er Aktivitäten zur Entwicklung differenzierterer Leistungen mitmachte (z. B. Hantieren mit verschiedensten Materialien, um sein Finger- und Handgeschick zu verbessern).

> **Beachte**
>
> Die Überlegung, was das Kind **motiviert**, spielt eine wichtige Rolle bei der Wahl von Aktivitäten.

> **Beispiel**
>
> Für Austin waren bestimmte mechanische Spielsachen faszinierend. Obwohl er dazu neigte, sich auf diese Spielsachen zu „fixieren", boten sie auch Gelegenheit, ihn zu neuen Geräten, Spielen oder neuen Wegen, sich durch den Raum zu bewegen, zu locken. Als er dann ein größeres Repertoire an Spielaktivitäten genießen konnte, fixierte er sich auch nicht länger auf ein spezielles Spielzeug.

Häufige **Eltern- und Teambesprechungen** zur weiteren Planung geben den Eltern das Gefühl, informiert und in das Geschehen einbezogen zu sein. Austins Zwischenbesprechungen waren entscheidend für die gute Kommunikation zwischen allen Fachkräften. Sie halfen zu erkennen, wann Änderungen der Intervention angebracht waren. Bei diesen Treffen setzte das Team **Problemlösungsstrategien** ein, um Austin ein zielgerichteteres, organisierteres Verhalten und eine erfolgreichere ▶ Partizipation am sozialen Leben seiner Umgebung zu ermöglichen. Austins Mutter konnte dem Team die Prioritäten der Familie mitteilen, und umgekehrt berichteten die Teammitglieder von ihren Erkenntnissen über Austins Fähigkeiten und Lernstil. Dieser **kooperative Ansatz** aller Teammitglieder war für Austins gesamte Intervention günstig, ebenso wie der Respekt und die Verantwortung des Teams bezüglich der kulturellen, religiösen und finanziellen Werte und Einschränkungen der Familie.

> **Beachte**
>
> Die **Wahl des geeigneten Lern- und Therapiesettings** ist eine wichtige Entscheidung der Eltern von Kindern mit besonderen Bedürfnissen, besonders von autistischen Kindern, die so individuell auf Veränderungen in der Umgebung reagieren.

> **Beispiel**
>
> Austin begann mit der Ergotherapie im 1:1-Kontakt in einer therapeutischen Privatklinik und kam später in ein spezielles Gruppenprogramm, von dem die sensorisch-integrative Ergotherapie ein Teil war. Nach seinem dritten Geburtstag begann er mit einem Spezialkindergarten. Im Team wurde beschlossen, dass die Ergotherapie einmal wöchentlich im Kindergarten und einmal wöchentlich in der Klinik fortgesetzt werden sollte. Diese Entscheidung wurde damit begründet, dass auf Austin mit dem Beginn seiner pädagogischen Betreuung nun veränderte Anforderungen zukommen würden. Die Therapie im Kindergarten sollte Austin die ▶ Generalisierung von Leistungen erleichtern. Die Aktivitäten in der speziell ausgestatteten Klinik sollten den für das optimale Wachstum und die Entwicklung von wichtigen Prozessen in seinem jungen Nervensystem erforderlichen sensorischen Input in der nötigen

Intensität gewährleisten. Ein **Plan für die Zukunft** sah vor, dass eine Therapeutin in die öffentliche Turnhalle kommen sollte, wo Austin und sein Bruder Kurse besuchten. Damit sollte die Therapie in der Klinik ersetzt werden.

Austins Familie und seine Lehrer und Therapeutinnen glauben, dass er sich auf dem besten Weg zu sinnvoller Beschäftigung und sozialer Beteiligung befindet. Jedoch wird es weiterhin notwendig sein zusammenzuarbeiten, zu planen, zu analysieren und für Austin einzutreten, damit diese Erfolge sichergestellt sind.

17.7 Vergleich der Sensorischen Integrationstherapie mit anderen Methoden

Um den Bedürfnissen autistischer Kinder am besten zu entsprechen, werden in der Ergotherapie sensorisch-integrative Maßnahmen oft **mit anderen Interventionsstrategien kombiniert**.

17.7.1 „Social stories" und „Floor time"

Häufig werden für die Befunderhebung und Behandlung autistischer Kinder **Spiel und entwicklungsfördernde Methoden** mit der Sensorischen Integrationstherapie kombiniert. „Social stories" (Gray 1994) und „floor time" (Greenspan & Wieder 1998) sind zwei Beispiele für spezifische Sozial- bzw. Spieltherapien, die sich von selbst mit der sensorisch-integrativen Sicht vermischen.

Social stories

Die Pädagogin Carol Gray (1994) entwickelte „social stories", um Kindern mit autistischer Störung dabei zu helfen, schwierigen sozialen Situationen gewachsen zu sein. Diese Technik beinhaltet das **Schreiben von Geschichten mit oder für das Kind**, wobei mit ihm Vorgehensweisen für spezifische Situationen erarbeitet werden.

> **Beispiel**
> Eine „social story" für ein Kind, das ein Geschwisterchen bekommen hat, kann Seiten mit Schnappschüssen von ihm und dem Baby enthalten. Kindgerecht formuliert, werden dem Kind Vorgehensweisen vermittelt, wie es mit den sensorischen Herausforderungen, die das Baby mit sich bringt, umgehen kann. Für ein Kind mit einer auditiven Überempfindlichkeit könnte das etwa so aussehen: „Was kann Josh machen, wenn das Baby weint? Er kann seine Ohren zuhalten. Er kann sich ein Buch anschauen. Er kann mit seinen Zügen spielen." „Manchmal wird Josh eine Weile warten müssen, während Mama das Baby füttert. Was kann Josh machen? Er kann sich einen Videofilm ansehen. Er kann mit seinen Autos spielen. Er kann neben Mama und dem Baby sitzen. Josh ist der große Bruder für das Baby!"

Floor time

„Floor time" ist eine vom Kinderpsychiater Stanley Greenspan (Greenspan & Wieder 1998) entwickelte Methode für Eltern und Entwicklungspsychologen, um die Spiel- und Sozialkompetenzen von Kindern zu fördern. Diese Methode passt gut zur Sensorischen Integration, da sensomotorische Aktivitäten ein natürlicher Verstärker für das Spiel des Kindes sind.

17.7.2 Verhaltenstherapie

Verhaltenstherapie ist normalerweise ein Teil des Interventionsplans für autistische Kinder. Ergotherapeutinnen sind in den USA routinemäßig in Konzepten zum Verhaltensmanagement einbezogen.

> **Vorsicht**
> Einige verhaltentherapeutische Vorgehensweisen stehen im Widerspruch zu den Prinzipien der Sensorischen Integrationstherapie.

Ein Unterschied liegt darin, dass die Sensorische Integrationstheorie den **neurologischen Aspekt** des Verhaltens betont.

> **Beispiel**
> Wenn bei einem Kind Verhaltensweisen wie Kopfschlagen oder -schütteln, schnelles Drehen, Schaukeln oder Klatschen zu beobachten sind, versucht man gemäß dem SI-Ansatz, diese Verhaltensweisen vor einem neurologischen Hintergrund zu verstehen und zu erklären. Oft verschaffen sich Kinder durch stereotypes Verhalten bestimmte Arten von Sinnesempfindungen, die beruhigend für sie wirken. Statt dieses Verhalten zu unterbinden, würde eine Therapeutin, die nach dem SI-Konzept arbeitet, eher versuchen, adäquatere Wege zu finden, wie sich das Kind mit diesen Reizen versorgen kann. Die aktive Beteiligung an therapeutischen Aktivitäten, die Schaukeln, Hüpfen und andere Bewegungsempfindungen beinhalten, vermindern oft das Auftreten der sozial unangepassten Verhaltensweisen wie vor und zurück zu schaukeln.

Eine andere **Diskrepanz zwischen dem SI-Konzept und der Verhaltenstherapie** bei autistischen Kindern liegt in der Art, wie die Therapeutin dem Kind neue Fertigkeiten beibringt.

Einige **verhaltenstherapeutische Ansätze** setzten stark strukturierte und sich wiederholende Vorgehensweisen ein, mit denen dem Kind bestimmte Reaktionen **antrainiert** werden. Erfolge bei dieser Art der Interaktion beruhen wahrscheinlich auf Auswendiglernen, wobei Gedächtnisfunktionen genützt werden, die bei autistischen Kindern intakt sind.

Die **Sensorische Integrationstherapie** ist auf die Informationsverarbeitung ausgerichtet und setzt den Schwerpunkt auf die Planungsfähigkeit in neuartigen Situationen, um mit dem Kind ein **größeres Repertoire an Fähigkeiten** für verschiedenste Situationen zu erarbeiten. Die sensorisch-integrative Behandlung konzentriert sich darauf, bestimmte Bereiche des Gehirns anzuregen, die, dem aktuellen Forschungsstand entsprechend, bei Autisten strukturelle Abnormitäten aufweisen. Aus diesem Grund ist die Sensorische Integrationstherapie vor allem im Zusammenhang mit jüngeren Kindern, deren ZNS sich noch aktiv entwickelt, bekannt. Es wird versucht, die Funktion jener Gehirnbereiche zu aktivieren, die mit der Verarbeitung von Neuem zu tun haben, oder andere Strukturen des ZNS anzuregen, diese Verarbeitung zu übernehmen.

Ergotherapeutinnen, die bei autistischen Kindern den sensorisch-integrativen Behandlungsansatz einsetzen, sollten über die Unterschiede in der Interpretation von Verhalten und die typischen Therapiemaßnahmen verschiedener Ansätze Bescheid wissen. Kompromisse können Fachkräften helfen, eine breitere Sichtweise zu entwickeln und zusammenzuarbeiten, um bei der Planung der Intervention die **wirksamsten Strategien** zu entwickeln.

17.7.3 Langfristige Planung

Es ist zu bedenken, dass autistische Kinder **lebenslang spezielle Bedürfnisse** haben. Änderungen in Programmen, Lebenssituationen und im Familienleben können tiefgreifende Auswirkungen auf Personen mit autistischer Störung haben.

Physiologische Veränderungen

Physiologische Veränderungen, die v. a. in der **Pubertät** auftreten, bewirken auch Veränderungen in der Organisation und Funktion einer Person (Ayres & Mailloux 1983). Gut entwickelte Interventionsprogramme können Familien bei der Auseinandersetzung mit den auftretenden Herausforderungen unterstützen und sie auf diese Lebensspanne des Kindes vorbereiten.

Familienkompetenz

Obwohl viele Familien wünschen, dass ihr Kind ständig ergotherapeutisch betreut wird, ist dies selten notwendig. Den Alltag mit weniger therapeutischer Unterstützung erfolgreich zu meistern ist ein bedeutender Schritt für autistische Kinder; allerdings können sich die Eltern verlassen fühlen und Angst haben, dass sie nicht über die notwendigen Werkzeuge verfügen, um mit den bevorstehenden Herausforderungen zurechtzukommen. Die Einstellung der Eltern zum Abbau der Therapie ist umso positiver, je besser sie sich vorbereitet, unterstützt, gestärkt, informiert und fähig fühlen, zukünftige Herausforderungen bewältigen zu können. Sie müssen über die nötigen **Ressourcen** verfügen, um ihrem Kind bestmöglich zu helfen, und sie müssen sich dessen auch bewusst sein.

Ist ein Kind so weit, dass man die direkte Behandlung abbauen kann, bereitet die Therapeutin einen erfolgreichen Übergang für das Kind und seine Eltern vor. Sie arbeitet ein **realisierbares Heimprogramm** aus mit Strategien, die zu Hause, in der Schule und in der Gemeinschaft eingesetzt werden können. Es ist wichtig, dass die Familie weiß, wo Ressourcen für die Zukunft zu finden sind.

Durch eine sensorisch-integrative Sichtweise können die Familien und die Betroffenen selbst ihr Verhalten und ihre sensorischen Bedürfnisse besser verstehen und **Routinen** entwickeln, die ein organisiertes und zielgerichtetes Verhalten fördern. Darüber hinaus können sie die **Umwelt so gestalten**, dass sie **Freude, Geborgenheit und Sicherheit** bietet und Gefahren ausschaltet. Nur wenn diese Grundbedürfnisse gedeckt sind, kann eine Person an bedeutungsvollen Beschäftigungen partizipieren.

17.8 Zusammenfassung

- Die **atypische sensorische Verarbeitung** ist ein zentraler Aspekt von Störungen aus dem autistischen Spektrum. Die Sensorische Integrationstherapie im Rahmen der Ergotherapie ist ein entscheidender Bestandteil der therapeutischen Versorgung autistischer Kinder. Die laufende Forschung soll das Verständnis für diese Störung und die wirksamsten Behandlungsmaßnahmen erweitern.
- „Das **Ziel der Therapie** von autistischen Kindern ist einerseits, die **Sinnesverarbeitung zu verbessern**, sodass mehr Reize wirksam ‚registriert' und moduliert werden können, und andererseits das Kind **zu einfachen anpassenden Reaktionen anzuregen**, die ihm helfen zu lernen und sein Verhalten zu organisieren. … Durch die Behandlung von autistischen Kindern werden wir mit der Zeit mehr über ihre neurologischen Probleme herausfinden und Möglichkeiten entwickeln, ihr Gehirn mit sensorischen Erfahrungen zu ‚erreichen'." (Ayres 1979, S. 130)
- Dr. Ayres' Worte und ihre Hypothesen über die zahlreichen neurologischen Störungen, die dem Autismus zugrunde liegen, werden auch von der aktuellen Forschung bestätigt. Seit ihrer Zeit gewinnt die Sensorische Integration für autistische Kinder an Bedeutung und Anerkennung.

17.9 Literatur

American Psychiatric Association. (1994). *Diagnostic and statistical manual of mental disorders* (4th ed.). Washington, DC: Author.

Ayres, A.J. (1972). *Sensory integration and learning disabilities.* Los Angeles: Western Psychological Services.

Ayres, A.J. (1979). *Sensory integration and the child.* Los Angeles: Western Psychological Services.

Ayres, A.J. (1989). *Sensory Integration and Praxis Tests.* Los Angeles: Western Psychological Services.

Ayres, A.J., und Mailloux, Z. (1983). Possible pubertal effect on therapeutic gains in an autistic girl. *American Journal of Occupational Therapy, 37*(8), 535–540.

Baranek, G.T. (1999). Autism during infancy: A retrospective video analysis of sensory-motor and social behaviors at 9–12 months of age. *Journal of Autism and Developmental Disorders, 29*(3), 213–224.

Bauman, M. (1991). Microscopic neuroanatomic abnormalities in autism. *Pediatrics, 87,* 791–796.

Bauman, M.L. (1996). *Current research and clinical practice in autism.* Conference presentation at the Center for Pediatric Therapy, Miami, FL.

Bauman, M.L., und Kemper, T.L. (1994). Neuroanatomic observation of the brain in autism. In M.L. Bauman und T.L. Kemper (Eds.), *The neurology of autism* (pp. 119–145). Baltimore: Johns Hopkins University Press.

Boyle, C.A., Bertrand, J., und Yeargin-Allsop, M. (1999). Surveillance of autism. *Infants and Young Children, 12,* 75–78.

Courchesne, E. (1987). A neurophysiological view of autism. In E. Shopler und G. Mesibov (Eds.), *Neurological issues in autism* (pp. 285–324). New York: Plenum.

Courchesne, E. (1989). Neuroanatomical systems involved in infantile autism: The implications of cerebellar abnormalities. In G. Dawson (Ed.), *Autism: Nature, diagnosis and treatment* (pp. 119–143). New York: Guilford Press.

Courchesne, E. (1991). Neuroanatomic imaging in autism. *Pediatrics, 87,* 781–790.

Courchesne, E., Townsend, J.P., Akshoomoff, N.A., Yeung-Courchesne, R., Press, G.A., Murakami, J.W., Lincoln, A.J., James, H.E., Saitoh, O., Egaas, B., Haas, R.H., und Schreibman, L. (1993). A new finding: Impairment in shifting attention in autistic and cerebellar patients. In S.H. Broman und J. Grafman (Eds.), *Atypical cognitive deficits in developmental disorder: Implications for brain functions* (pp. 101–137). Hillsdale, NJ: Lawrence Erlbaum.

Dawson, G. (1988). Cerebral lateralization in autism: Clues to its role in language and affective development. In D.L. Molfese und S.J. Segalowitz (Eds.), *Brain lateralization in children: Developmental implications* (pp. 437–461). New York: Guilford Press.

Dawson, G., und Adams, A. (1984). Imitation and social responsiveness in autistic children. *Journal of Abnormal Child Psychology, 12,* 209–226.

Dawson, G., und Lewy, A. (1989a). Arousal, attention and the socioemotional impairments of individuals with autism. In G. Dawson (Ed.), *Autism: Nature, diagnosis and treatment* (pp. 49–74). New York: Guilford Press.

Dawson, G., und Lewy, A. (1989b). Reciprocal subcortical-cortical influences in autism: The role of attentional mechanisms. In G. Dawson (Ed.), *Autism: Nature, diagnosis and treatment* (pp. 144–173). New York: Guilford Press.

Dawson, M., Meltzoff, A., Osterling, J., und Rinaldi, J. (1998) Neuropsychological correlates of early symptoms of autism. *Child Development, 69*(5), 1276–1285.

Dunn, W. (1994). Performance of typical children on the Sensory Profile. *American Journal of Occupational Therapy, 48,* 967–974.

Dunn, W. (1999). *The Sensory Profile.* San Antonio, TX: Therapy Skill Builders.

Dunn, W., und Westman, K. (1997). The Sensory Profile: The performance of a national sample of children without disabilities. *American Journal of Occupational Therapy, 51,* 25–34.

Edelson, S. (1997). Basic information about auditory integration training (AIT) [On-line]. Available: http://www.autism.org/ait.html.

Ermer, J., und Dunn, W. (1997). The Sensory Profile: A discriminant analysis of children with and without disabilities. *American Journal of Occupational Therapy, 52,* 283–290.

Exner, C. (1996). Development of hand skills. In J. Case-Smith, A.S. Allen, und P.N. Pratt (Eds.), *Occupational therapy for children* (pp. 268–306). St. Louis: Mosby.

Grandin, T. (1995). *Thinking in pictures.* New York: Bantam Doubleday Dell Publishing Group.

Grandin, T. (1997). A personal perspective on autism. In D.J. Cohen und F.R. Volkmar (Eds.), *Handbook of autism and pervasive developmental disorders* (2nd ed., pp. 1032–1042). New York: John Wiley und Sons.

Gray, C. (1994). *Comic strip conversations.* Arlington, TX: Future Horizons.

Greenspan, S.I., und Wieder, S. (1998) *The child with special needs: Encouraging intellectual and emotional growth.* Addison Wesley; Reading, MA.

Irlen, H. (1991). *Reading by the colours: Overcoming dyslexia and other reading disabilities through the Irlen method.* New York: Avery Publishing Group.

Johnson, C. (1996). *A study of a pilot sensory history questionnaire using contrasting groups.* Unpublished master's thesis, University of Southern California, Los Angeles.

Kientz, M.A., und Dunn, W. (1997). A comparison of the performance of children with and without autism on the Sensory Profile. *American Journal of Occupational Therapy, 51,* 530–537.

Kemper, T.L., und Bauman, M.L. (1993). The contributions of neuropathologic studies to the understanding of autism. *Behavioral Neurology, 11,* 175–187.

Kandel, E.R., Schwartz, J.H., und Jessell, T.M. (1991). *Principles of neural science* (3rd ed.). Norwalk, CT: Appleton und Lange.

LaCroix, J.E. (1993). *A study of content validity using the Sensory History Questionnaire.* Unpublished master's thesis, University of Southern California, Los Angeles.

LaCroix, J., Johnson, C., und Parham, L.D. (1997). The development of a new sensory history: The evaluation of sensory processing. *Sensory Integration Special Interest Section Quarterly, 20,* 3–4.

Mailloux, Z., und Burke, J.P. (1997). Play and the sensory integrative approach. In L.D. Parham und L.S. Fazio (Eds.), *Play in occupational therapy for children* (pp. 112–125). St. Louis: Mosby-Year Book.

Parham, L.D. (1987). Evaluation of praxis in preschoolers. In Z. Mailloux (Ed.), *Sensory integrative approaches in occupational therapy* (pp. 23–36). New York: The Haworth Press.

Parham, D., Mailloux, Z., und Smith Roley, S. (2000). Sensory processing and praxis in high functioning children with autism. Paper presented at Research 2000, February 4–5, 2000, Redondo Beach, CA

Smith, I.M., und Bryson, S.E. (1994). Imitation and action in autism: A critical review. *Psychological Bulletin, 116*(2), 259–273.

Stehli, A. (1991). *The sound of a miracle: A child's triumph over autism.* New York: Bantam Doubleday Dell Publishing Group.

University of Southern California/Western Psychological Services. (1999). *From interpretation to intervention* (Course handouts).

VerMaas, J.R. (1999). *Parent ratings of children with autism on the Evaluation of Sensory Processing.* Unpublished master's thesis, University of Southern California, Los Angeles.

Williams, D. (1994). *Somebody, somewhere: Breaking free from the world of autism.* New York: Times Books.

Auswirkungen von Deprivation auf die sensorische Verarbeitung, Spiel und Praxie

Sharon A. Cermak

18.1 Faktoren, die für Entwicklung erforderlich sind – 419

18.2 Institutionalisierung: die Auswirkungen von Deprivation – 420

18.3 Prognose – 432

18.4 Intervention – 432

18.5 Behandlungsstrategien und Implikationen der Forschung für die Behandlung – 436

18.6 Zusammenfassung – 436

18.7 Literatur – 437

Für kleine Kinder stellt das Leben in einer reizarmen Umgebung (z.B. in einem Heim oder einer anderen Institution, bei wechselnder Pflegeunterbringung oder in Armut) ein erhöhtes Gesundheitsrisiko dar: Unterernährung, Wachstumsstörungen, Verhaltensprobleme und Entwicklungsverzögerungen können die Folgen sein. In letzter Zeit wurden bei ehemals in Institutionen untergebrachten Kindern von Fachleuten und Eltern Zeichen sensorischer Integrationsstörungen beobachtet. Diese beeinträchtigen die Fähigkeit zu lernen, zu spielen, sich in der Öffentlichkeit zu bewegen, Beziehungen zu Erziehern und Gleichaltrigen aufzubauen und unabhängig zu werden. Obwohl **nicht alle Heimkinder sensorisch-integrative Probleme aufweisen**, zeigen neue Studien über die Auswirkungen von Institutionalisierung, dass diese Kinder **ein signifikant erhöhtes Risiko** haben. In den USA werden Kleinkinder zwar nicht mehr in Heimen untergebracht, doch gibt es weltweit immer noch Hunderttausende von Kindern, die in Heimen aufwachsen.

Die Erforschung der Auswirkungen von Institutionalisierung sind von theoretischer und praktischer Relevanz. Im vorliegenden Kapitel werden jene Faktoren des Heimlebens beschrieben, die zu Entwicklungsverzögerungen führen, und die Bedeutung von stimulierender Anregung durch andere Menschen und durch die Umgebung erörtert. Außerdem berichtet die Autorin, wie sich Kinder, die aus Rumänien adoptiert wurden, entwickelt haben. Abschließend wird das „Normalisierungspotenzial" von Kindern mit derartigen Vorgeschichten diskutiert.

Allgemeinen institutionell betreut. Viele dieser Kinder zeigen **langfristige Entwicklungsverzögerungen** und benötigen fachkundige Behandlung.

❱ Beispiel

Der folgende Brief stammt von einer Frau, die ein Kind adoptiert hatte, das **die ersten 10 Monate** seines Lebens in einem Heim verbracht hatte. Dieser Brief zeigt typische Schwierigkeiten vieler Adoptivkinder und ihrer Familien auf:

Ich hatte immer gedacht, dass es schwierig sei, eine rumänische Adoption durchzuführen – im Vergleich zum Zusammenleben mit Andrea war das allerdings nichts! Andrea hat viele Probleme, das schwierigste ist die sensorische Integration. Zurzeit ist unser Hauptproblem, Andrea zum Essen zu bringen. Sie ist jetzt 17 Monate alt und will immer noch nichts in den Mund nehmen. Sie würde lieber verhungern, als irgendetwas zu essen. Andrea ist ein sehr unglückliches Kind. Es ist sehr schwer für mich zu verstehen, wie ein kleines Kind so unzufrieden sein kann! Ständig schreit und weint sie. Ich weiß nicht, ob sie krank ist, ob ihr kalt oder heiß ist, ob sie hungrig ist oder was ihr Problem sein könnte. Eigentlich weiß ich nie, was ich mit Andrea tun soll, weil es nichts gibt, das sie wirklich glücklich macht. Sie lässt sich nicht wie andere Kinder trösten, indem man sie im Arm hält. Sie ist überhaupt kein Kuschelkind, eher ein 17 Monate alter Einzelgänger (◘ Abb. 18.1).

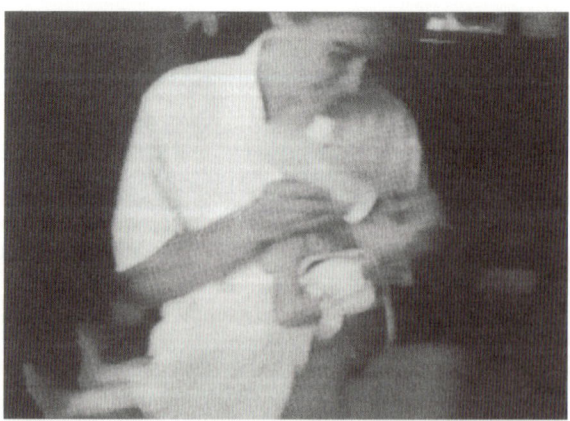

◘ **Abb. 18.1.** Andrea wird von ihrer Adoptivmutter gefüttert (Foto aus der ersten Woche bei der Adoptivfamilie)

Nicht nur in den USA steigt die Zahl von **Auslandsadoptionen**. Von 1984 bis 1994 gab es 8.195 Adoptionen zwischen verschiedenen Ländern. Im Jahr 1996 adoptierten amerikanische Eltern 11.340 Kinder von außerhalb der Vereinigten Staaten (Albers et al. 1997). Gegenwärtig leben in den USA mehr als 18.000 Kinder, die aus osteuropäischen Ländern adoptiert wurden. Kinder, für die ihre Eltern nicht sorgen können, werden dort im

Von allen hören wir: „Andrea wird da schon herauswachsen! Liebe und Aufmerksamkeit ist alles, was sie braucht." Aber ich sehe kein Ende und habe das Gefühl, dass mein Familienleben nicht mehr so ist, wie es einmal war. Niemand hat uns jemals über die verheerenden Auswirkungen des Waisenhauslebens aufgeklärt.

> **Übersicht 18.1.**
> Für die kindliche Entwicklung sind wichtig:
> - adäquate Ernährung,
> - soziale Stimulierung oder Interaktion,
> - liebevolle Fürsorge,
> - aktives Erforschen der Umwelt.

18.1 Faktoren, die für Entwicklung erforderlich sind

Die Entwicklung von Kindern ist ein **dynamischer Prozess von Wachstum, Reifung und Veränderung**. In ◘ Übersicht 18.1 sind die Faktoren zusammengefasst, die für die kindliche Entwicklung wichtig sind.

Jeder dieser Faktoren trägt zur Entwicklung gesunder Kinder bei, wenn er in ausreichendem Maße vorhanden ist. Einschränkungen (oder das Fehlen) dieser Faktoren können zu sozialen Problemen und Entwicklungsstörungen führen.

18.1.1 Einfluss der Ernährung

Ernährung spielt eine entscheidende Rolle für die Entwicklung. Studien belegten den Zusammenhang zwischen **Unterernährung der Mutter** und einem niedrigen Geburtsgewicht ihres Kindes (Meyers & Chawla 2000). Dabei wurde auch die Bedeutung des Stillens aufgezeigt.

> **Exkurs**
> **Die Bedeutung des Stillens**
> Neue Forschungen legen nahe, dass die Muttermilch Nährstoffe enthält, die **für eine optimale Gehirnentwicklung wesentlich** sind. ▸ **Randomisierte** klinische Studien zeigten, dass die Zusammensetzung der Milch, mit der unreife Säuglinge gefüttert wurden (abgepumpte Muttermilch gegenüber Milchersatzprodukten), ihre kognitive Entwicklung beeinflusst (Meyers & Chawla). In einer ▸ **Meta-Analyse** von 20 Studien über Säuglinge und Kleinkinder fanden Anderson, Johnstone und Remley (1999) heraus, dass mit Muttermilch ernährte Säuglinge gegenüber Babys, die Ersatzmilch erhielten, eine bessere kognitive und motorische Entwicklung zeigten – selbst wenn Faktoren wie die soziale Klasse berücksichtigt wurden. Der Effekt war bei Säuglingen mit niedrigem Geburtsgewicht am ausgeprägtesten.

Auch zwischen der **Kalorienmenge**, die Kleinkinder erhalten, und ihren späteren sprachlichen sowie nonverbalen **kognitiven Fähigkeiten** wurde eine positive Korrelation beobachtet (Latham 1997; Sigman et al. 1991). Es wurde auch nachgewiesen, dass **Eiweißmangel** zur **Verminderung von spielerischem Verhalten, explorativen Aktivitäten, Motivation und Erregungszustand** führt und Apathie verstärkt (Frank & Zeisel 1988).

> **Exkurs**
> **Die Auswirkungen von Unterernährung**
> Galler (1993) führte eine ▸ **Longitudinalstudie** mit Kindern in Barbados durch, die in ihren ersten zwei Lebensjahren unterernährt waren. Galler zeigt auf, dass diese Kinder unter adäquater Ernährung an Größe und Gewicht aufholten, jedoch **langfristig Aufmerksamkeits- und Verhaltensdefizite** bestehen blieben. Lehrer und Eltern berichteten von Aufmerksamkeitsproblemen bei 60 % der zuvor unterernährten Kinder verglichen mit 15 % in der Kontrollgruppe. Darüber hinaus zeigten **auch nachfolgende Generationen** viele dieser Effekte auf das Verhalten (Galler & Ross 1998).

18.1.2 Einfluss der sozialen Beziehungen

Ein anderer wesentlicher Einflussfaktor auf die kindliche Entwicklung ist die **soziale Stimulierung oder**

Interaktion. Vygotsky (1978) behauptete, dass Erwachsene und ältere Kinder auf soziale Art die frühe kognitive Entwicklung der jüngeren Kinder unterstützen, indem sie den Kleinkindern helfen, Aufgaben zu meistern, die ihnen noch etwas zu schwierig sind (im Bereich der ▸ **proximalen** Entwicklung).

> ❗ **Beachte**
> Bradley et al. (1986) fanden heraus, dass das mütterliche Engagement und die liebevolle Versorgung im ersten Lebensjahr mit dem kognitiven Entwicklungsstand im Alter von 3 Jahren in Zusammenhang stand.

18.1.3 Einfluss des aktiven Explorierens

Kinder lernen durch das aktive Erforschen der Umgebung, durch Spielen und Manipulieren von Materialien. Es gibt empirische Beweise, dass

- die Verfügbarkeit von stimulierenden Materialien oder Spielsachen,
- die Vielfalt und der Interessantheitsgrad des Reizangebots und
- physische Einschränkungen

die Entwicklung beeinflussen. Bradley et al. (1986) fanden eine positive Korrelation zwischen **Reizvielfalt** bei Kindern mit 6, 12 und 24 Monaten und Intelligenzwerten im Alter von 3 und 4 1/2 Jahren.

> ❗ **Beachte**
> Field (1994) betonte, dass eine interessante, organisierte physikalische Umgebung und eine aufgeschlossene menschliche Umgebung für die Entwicklung junger Kinder entscheidend sind.

Da Heime oft mangelhafte Bedingungen hinsichtlich Ernährung, liebevoller Fürsorge, sozialer Stimulierung und Möglichkeiten zur Umwelterforschung bieten, überrascht es nicht, dass **Institutionalisierung zu signifikanten Entwicklungsverzögerungen** bei Kindern führen kann. Basierend auf Forschungsarbeiten von 1900 bis 1960 werden im folgenden Abschnitt das Leben im Kinderheim und seine Effekte auf bestimmte Aspekte der Entwicklung beschrieben.

18.2 Institutionalisierung: die Auswirkungen von Deprivation

18.2.1 Frühe Forschungsarbeiten

Die Auswirkungen von Institutionalisierung auf die Entwicklung wurden intensiv beforscht. Von 1900 bis in die 60er-Jahre wurden in den USA, England und anderen Ländern Studien durchgeführt. Sie zeigten, dass bei Heimkindern die Deprivation, d. h. das Fehlen der Mutter und einer anregenden Umwelt, zu **Verzögerungen in der sprachlichen, intellektuellen, physischen, emotionalen und sozialen Entwicklung** führt.

> ▸ **Exkurs**
> **Studien zur Deprivation**
> **Provence und Lipton** (1962) beobachteten 75 Kinder über einen bestimmten Zeitraum und beschrieben die Bedingungen in einem Waisenhaus: „Wenn man die Hallen entlangging, um zu den Zimmern der Kinder zu gelangen … war die ungewöhnliche Stille am auffallendsten. Es war schier unglaublich, dass 75 Kinder … hier wohnten." (Provence & Lipton, S. 25)
>
> Die Pflege der Säuglinge lief nach Provence & Lipton (1962) „notwendigerweise in Routinen ab und bezog sich nur gelegentlich für kurze Momente auf die Bedürfnisse eines einzelnen Kindes" (S. 19). Dadurch hatten diese Kinder keine Gelegenheit zu lernen, was und wer Trost oder Vergnügen bringt.
>
> Im Jahr 1953 berichtete **Bowlby**, dass eine institutionelle Umgebung zu Schlafstörungen, Appetitlosigkeit, verlangsamter Sprachentwicklung und Konzentrationsschwäche führen kann. Bowlby beschrieb das **typische Bild, das institutionalisierte Säuglinge unter 6 Monaten**, zeigen:
> - wirken lustlos,
> - sind blass und mager,
> - sind relativ bewegungslos,
> - sind ruhig und still,
> - zeigen wenig Reaktion auf Reize (wie ein Lächeln oder Gurren),
> - sind appetitlos,
> - sind untergewichtig trotz adäquater Ernährung,

18.2 · Institutionalisierung: die Auswirkungen von Deprivation

- haben häufigen Stuhlgang,
- schlafen schlechter,
- wirken unglücklich,
- neigen zu fiebrigen Episoden,
- entwickeln keine Sauggewohnheiten.

Spitz (1945, 1946) prüfte die **Entwicklungsquotienten** von Säuglingen am Beginn und am Ende ihres ersten Lebensjahres unter Berücksichtigung des sozialen Hintergrundes. Spitz verglich eine Gruppe von Kindern, die im Großstadtmilieu ohne Mutter aufwuchsen, mit drei anderen Gruppen von Kindern, die mit ihren Müttern in unterschiedlichen Milieus lebten. Die Gruppe der mutterlosen Kinder zeigte den größten Abfall des Entwicklungsquotienten von 124 im 1.–4. Monat auf 72 im 9.–12. Monat.

Goldfarb (1945) berichtete ähnliche Ergebnisse aus einer Serie von Studien. Er verglich eine Gruppe von 15 Kindern, die ihre ersten 3 Jahre in einer Institution verbracht hatten, mit 15 Kontrollkindern, die nie in einem Heim untergebracht waren. Der durchschnittliche IQ der institutionalisierten Gruppe lag bei 72 im Vergleich zu 95 in der Kontrollgruppe. Soziale Reife, gemessen auf der *Vineland Social Maturity Scale* (Doll 1935), ergab einen Durchschnittswert von 79 für die institutionalisierte Gruppe im Vergleich zu 98 für die Kontrollgruppe. In anderen überprüften Faktoren wie der Fähigkeit, Regeln einzuhalten, Schuldgefühl beim Brechen von Regeln und der Fähigkeit, Beziehungen aufzubauen, erreichten überhaupt nur 2 bis 3 der 15 Kinder der institutionalisierten Gruppe positive Werte. Dies unterstreicht die **dramatischen Auswirkungen institutioneller Pflege auf den Intellekt, die sozialen Fertigkeiten und das anpassende Verhalten.**

Im Mittelpunkt vieler früher Studien über die Auswirkungen von Institutionalisierung stand das **Fehlen der mütterlichen Bezugsperson.** In den 1960er-Jahren zeigten mehrere von **Harlows Primatenstudien** (Harlow 1958; Harlow & Harlow 1966; Harlow & Suomi 1970) sowie Untersuchungen an Heimkindern und langfristig hospitalisierten Kindern (Bowlby 1951, 1953) die wichtige Rolle einer mütterlichen Bezugsperson für die normale Säuglingsentwicklung.

> **Beachte**
> Im Jahr 1961 wies Casler darauf hin, dass die Institutionalisierung **nicht nur durch das Fehlen der Mutter** charakterisiert ist, sondern zusätzliche Deprivationen durch reduziertes Handling, reduzierte Interaktionsmöglichkeiten und **allgemeine verminderte Stimulierung** auftreten.

> **Exkurs**
> **Auswirkungen von mangelnder Anregung**
> Casler (1961, 1968) stellte die Hypothese auf, dass die schädlichen Auswirkungen auf die Entwicklung der Säuglinge, die bisher allein auf das Fehlen der Mutter zurückgeführt worden waren, das Ergebnis **unzulänglicher perzeptiver Anregung** wären. Den Säuglingen in Institutionen fehlt eine konsistente mütterliche Bezugsperson, die ihnen Berührungs- und Bewegungserfahrungen liefert, die wiederum für Wachstum und Entwicklung sowohl im emotionalen als auch im physischen Bereich entscheidend sind.
>
> Provence & Lipton (1962) verglichen die Entwicklung von 75 im Heim lebenden Säuglingen mit 75 Säuglingen, die in Familien aufwuchsen. Wie ihre Kollegen zuvor fanden sie bei den Heimkindern Verzögerungen der Bewegungsentwicklung, der sozialen Fertigkeiten, der Sprachentwicklung und der Entdeckung des eigenen Körpers. Sie stellten auch einen Zusammenhang zwischen der Länge der Institutionalisierung und der Abnahme des Entwicklungsquotienten her.
>
> Weiter berichteten sie von der **sensorisch deprivierten Umgebung** in den Institutionen, sodass die untergebrachten Säuglinge **nur eingeschränkte sensorische Erfahrungen** machen konnten. Zum Beispiel wurden die Babys mit Flaschen, die am Bettchen fixiert wurden, gefüttert, was ihnen die Gelegenheit zu sinnlichen Erfahrungen über Berührung, Geruch, Positionssinn und Blickkontakt mit einer Bezugsperson während des Fütterns nahm.

> **Beachte**
> Mütterliche Fürsorge bedeutet auch sinnliche Stimulierung – besonders taktile und kinästhetische. Diese sensorische Anregung ist bedeutsam für den Aufbau eines Repertoires an Erfahrungen, von denen

ausgehend eine Person externe Reize organisieren und interpretieren kann, um willkürliche Aktionen zu setzen (Provence & Lipton 1962).

Die Autoren schlossen dies aus der Passivität der Heimkinder in vielen Situationen, darunter auch Ess- und Spielsituationen, und sie leiteten daraus ab, dass ein Säugling ohne adäquate Fürsorge häufig apathisch ist und nicht in spielerische Interaktion mit anderen tritt.

Ainsworth (1965) kam zu dem Schluss, dass der negativste Aspekt der Institutionalisierung der **Mangel an Handling und Interaktion mit einer Bezugsperson** sei. In der Folge reagiere das Kind zunehmend weniger auf angebotenes Spielzeug.

Zwei Faktoren führen zu den Entwicklungsverzögerungen und zu Problemen im Spielverhalten institutionalisierter Kinder:

- eine **Umgebung**, der es an adäquater Stimulation mangelt, und
- das Fehlen einer **konstanten Bezugsperson**, die Freude über die Reaktionen des Kindes zeigt und es zu weiteren Erkundungsaktivitäten ermutigt.

Diese Beziehung wird in der Arbeit von **Provence & Lipton** (1962) mit der Beschreibung der Entwicklung des Spielverhaltens besonders betont. Alle im Folgenden berichteten Ergebnisse beziehen sich auf diese Longitudinalstudie über Heimkinder.

> **Beachte**
> Provence & Lipton (1962) stellten fest, dass „bei institutionalisierten Säuglingen eine Diskrepanz zwischen der Reifung des Körpers und seiner Verwendung durch den Säugling zur Anpassung an seine Umgebung ... beobachtet wurde" (S. 61).

Obwohl diese Kinder die Fähigkeit zur Interaktion zu besitzen schienen, setzten sie diese nicht ein, wenn sie älter wurden. So war zu beobachten, dass die Babys bis zum Alter von 5–6 Monaten an Spielsachen und Testmaterialien alterstypisch herangingen, d. h. danach tasteten und sie ergriffen. Das Tasten und Greifen war hinsichtlich der Qualität und des Zeitpunktes normal. Etwa ab dem 6. Monat bis zum Ende des ersten Lebensjahres versuchten die Heimkinder jedoch seltener, Spielsachen zu erreichen, und ihre Armbewegungen waren weniger gut koordiniert. Die Kinder zeigten **vermindertes Interesse an Spielzeug** und wendeten ihre Verhaltensmuster nicht spontan auf eine normale Art zur Anpassung an ihre Umwelt an.

Ab dem Alter von 8–9 Monaten nahm die Diskrepanz zu, und die Säuglinge **zeigten wenig Antrieb**, Spielsachen zu holen, anzugreifen und zu manipulieren. „Das Anschauen, Schlagen, Beißen, Ertasten, Schütteln, Ablecken, Befingern, Hineinstochern, Fallenlassen und Aufheben, das sich bei einem normal entwickelten Kind von Tag zu Tag weiter entwickelt, trat bei den institutionalisierten Säuglingen viel weniger ausgeprägt auf" (S. 99) und „Spielsachen und andere Objekte wurden selten in den Mund gesteckt, abgeleckt oder gekaut" (S. 119).

> **Exkurs**
>
> **Spielverhalten von institutionalisierten Kindern**
> Die Säuglinge zeigten auch eine schlechte Modulation, und ihr Bewegungssystem arbeitete nach dem Motto „es passt schon und los geht's" (S. 63). „Die einzige Art von Bewegungsaktivität, die bei den institutionalisierten Säuglingen zugenommen hatte, war das Schaukeln, das bei den meisten von ihnen mit 5–6 Monaten auftrat und mit 8 Monaten bei allen zu sehen war." (S. 64)
>
> Bei älteren Kindern fiel auf, dass sie sich nicht beklagten, wenn ihnen ein Spielzeug weggenommen wurde, auch wenn es ihnen Vergnügen bereitet hatte. Sie schienen kein Lieblingsspielzeug zu haben. Außerdem versuchten sie nicht, ein verloren gegangenes Spielzeug wiederzubekommen.
>
> Provence und Lipton hatten den Eindruck, dass „die Kinder nicht die Gegenwart des Spielzeugs selbst vermissten, sondern irgendetwas, das ein Spielzeug interessant und wertvoll macht" (S. 49). Sie kamen zu dem Schluss, dass ein Kind Reize wahrnehmen, organisieren und mit anderen Erfahrungen integrieren muss, und betonten, dass **die Mutter zu dieser Organisation beiträgt:** „Unsere Daten unterstützen die Ansicht, dass das Spielen seine Ursprünge im Beziehungsaustausch zwischen Mutter und Säugling hat und seinen Anreiz von dieser Beziehung ableitet." (S. 83) „Die Freude der

Mutter an der Aktivität des Babys mit dem Spielzeug fördert sein eigenes Vergnügen am Spielzeug." (S. 103)

> **Beachte**
> Um Spielsachen mit Vergnügen und Interesse zu verwenden, benötigt das junge Kind die persönliche Zuwendung der Mutter und die Möglichkeit, sich in einer Atmosphäre mit Spielsachen zu beschäftigen, in der es nicht ständig mit einer anderen Person interagieren muss.

> **Exkurs**
> **Das Fehlen einer persönlichen Beziehung**
> Nach Ansicht der Autoren „führt die Vielzahl an Personen, die für die Pflege von institutionalisierten Säuglingen zuständig sind, zu einer Fragmentierung der Pflege und einem Mangel an Konstanz, wodurch es für ein Kind wahrscheinlich schwieriger wird, ein Bewusstsein von sich und seiner Umwelt zu entwickeln" (S. 18–19). Jene Kinder, die die „Lieblinge" einer Pflegerin waren und so eine persönliche Beziehung hatten, waren auch mehr an Spielzeug interessiert.

18.2.2 Die Bedeutung von Berührung und Bewegung für Wachstum und Entwicklung

Sensorische Erfahrungen, besonders Berührung und Bewegung, tragen zum Wachstum und zur Entwicklung des kleinen Kindes bei. Fehlen diese Erfahrungen, stellen sich massive Auswirkungen ein. Tierexperimente ermöglichen die systematische Erforschung der Auswirkungen, wenn Jungtiere in einer reizarmen und/oder stressreichen Umgebung aufwachsen, und geben interessante Einblicke in die Auswirkungen von Stress und Deprivation auf das Verhalten und die Neurobiologie.

Die **Forschung an Tieren** zeigte, dass Interaktionen mit der menschlichen und physikalischen Umwelt zu **strukturellen und funktionellen Änderungen im Gehirn** führen. Diese ermöglichen es dem Tier, Informationen aus der Umgebung effektiver aufzunehmen und zu interpretieren (Liu et al. 1997; Sapolsky 1997; Stein et al. 1995). Die Art, wie das Gehirn Information organisiert oder reorganisiert, spiegelt die Erfahrungen im Laufe der Entwicklung des Tieres wider (◘ Abb. 18.2).

> **Exkurs**
> **Tierstudien zur Deprivation**
> Eine Serie von Studien zeigte, dass Ratten, die in einer reizarmen Umwelt aufwuchsen, im Vergleich zu anderen, die in einer anregenden Umgebung aufgezogen worden waren, reduziertes Problemlöseverhalten und auch eine reduzierte Dicke und ein reduziertes Gewicht des Kortex aufwiesen (Diamond 1967; Diamond et al. 1976; Nyman 1967; Rosenzweig & Bennett 1978). Die anregende Umwelt enthielt „Spielzeug" wie Leitern, Räder, Irrgärten, Schaukeln usw. Die Autoren fanden heraus, dass es entscheidend war, das Spielangebot häufig zu verändern und den Tieren Neuheiten zu liefern, sonst waren die Effekte auf das Gehirn nicht eindeutig.

> **Beachte**
> Das Fehlen von Stimulierung, entweder durch Entzug der Artgenossen oder von anregenden Objekten, schadete Jungtieren mehr als erwachsenen. Eine regende Umwelt hingegen zeigte sowohl bei jüngeren als auch bei älteren Tieren Auswirkungen.

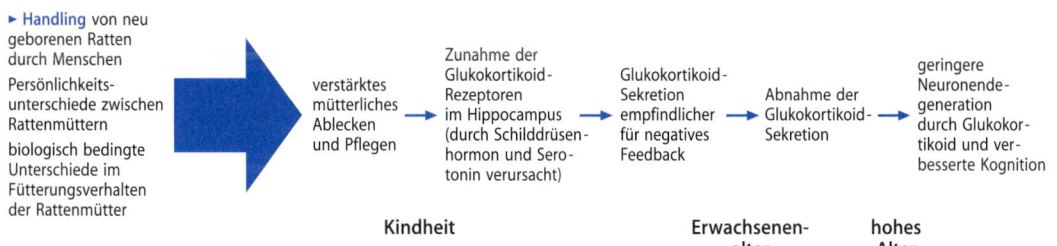

◘ **Abb 18.2.** Frühe Pflege ist wichtig

Berührung

Studien an Tieren und auch an Menschen zeigten, dass Berührung und Bewegung für verschiedene Bereiche der Entwicklung und sozialen Interaktion wichtig sind.

Untersuchungen an Ratten

> **Exkurs**
>
> **Die Bedeutung taktiler Stimulierung**
>
> Schanberg et al. (1990) zeigten an Ratten, dass Berührung für das Wachstum entscheidend ist; **ohne taktile Reize nimmt die Konzentration von Wachstumshormonen ab,** und das Wachstum verkümmert. Dies könnte einer der Gründe sein, warum so viele Kinder in Institutionen zu klein für ihr Alter sind: Trotz adäquater Ernährung wachsen diese Kinder nicht.
>
> Eine neuere Studie zeigt, dass ältere Ratten, die als Junge nicht berührt worden waren, im Vergleich zu Ratten, die als Junge berührt worden waren, schlechtere Gedächtnisleistungen und einen unterentwickelten ▸ **Hippocampus** aufweisen (Meaney et al. 1990).

> **! Beachte**
>
> **Berührungsmangel** hat langfristige Auswirkungen und Spätfolgen!

Die jüngere Forschung brachte mehr Klarheit über die Mechanismen, auf denen die Wichtigkeit der taktilen Stimulierung beruht.

> **Exkurs**
>
> **Die Wirkung taktiler Stimulierung**
>
> Bei jungen Ratten scheint mütterliches Ablecken und Pflege (taktile Stimulierung) die Stressreaktion der ▸ **HPA-Achse** (s. Kapitel 5.4.2) zu „programmieren". Diese Programmierung bleibt anscheinend das ganze Leben lang bestehen (Liu et al. 1997): Je mehr die Jungen von der Mutter geputzt und gepflegt wurden, desto geringer war die HPA-Reaktion auf Stress im Erwachsenenalter. Studien haben gezeigt, dass die vermehrte taktile Stimulierung durch die Mutter eine Freigabe von Schilddrüsenhormon auslöst. Jungtiere, die von ihren Müttern häufiger abgeleckt und gepflegt wurden, schütteten bei Stress weniger Glukokortikoid aus, und der Glukokortikoidspiegel kam schneller auf das Ausgangsniveau zurück (Sapolsky 1997).

> **! Beachte**
>
> Taktile Stimulierung durch mütterliche Pflege bewirkt bei Ratten eine **physiologische Regulation** der Jungtiere und beeinflusst die Entwicklung ihres ZNS.

Schlussfolgerungen für die kindliche Entwicklung

Aus der Beziehung zwischen taktiler Stimulierung und Stressreaktion bei Tieren lassen sich Schlussfolgerungen für die **psychische Gesundheit** (Reaktion auf Stress) von Kindern in deprivierter Umgebung ziehen. Interessant sind diese Überlegungen in Bezug auf die Bedingungen in Kinderheimen.

Heimkinder haben **wenig Körperkontakt** und verbringen oft 22–23 Stunden am Tag in ihren Bettchen (Johnson & Groza 1993). Zum Teil werden sie mit am Bett befestigten Flaschen gefüttert, und die Pflege läuft in Routinen ab. Auf der Grundlage der beschriebenen Studien kann geschlossen werden, dass der **Mangel an taktiler Stimulierung zu einer geringeren Rezeptorzahl im** ▸ **Hippocampus** führt. Da diese Rezeptoren die Produktion des Stresshormons hemmen, werden die Heimkinder im Erwachsenenalter wahrscheinlich **stressanfälliger** sein. Carlson & Earls (1997) nahmen bei diesen Kinder eine „lebenslange Anfälligkeit für bestimmte psychiatrische Störungen" an (S. 424).

Viele Heimkinder und auch viele von jenen, die aus Heimen adoptiert wurden, zeigen **sensorische Abwehr.** Diese Kinder scheinen sich durch körperlichen Trost nicht zu beruhigen und schrecken vor Berührung zurück oder wehren sich dagegen. Als Folge fühlen sich die Eltern oft zurückgewiesen und neigen dazu, die Kinder eher sich selbst zu überlassen. Damit verschlimmern sie aber das Problem!

> **ⓘ Tipp**
>
> Eine erfolgreiche Annäherung an sensorisch defensive Kinder kann gelingen, wenn jene Berührungen identifiziert werden, die sie verarbeiten können (meist starker Druck statt leichter Berührung), und zu günstigen Zeiten **adäquate Reize** angeboten wird.

Affenforschung

Untersuchungen an Affen bestätigten die Wichtigkeit von Berührung und Bewegung für die soziale und emotionale Entwicklung. Im Verlauf der Evolution erhielt Berührung zunehmend emotionale und soziale Funktionen.

> **Exkurs**
>
> **Die Bedeutung taktiler Stimulation**
> Die Studien von **Harlow** und Kollegen (z. B. Harlow & Suomi 1970) waren die ersten, die diese Erkenntnis betonten. Sie trennten junge Affen von ihren Müttern und zogen sie mit Hilfe von künstlichen Müttern aus Draht bzw. aus Frottee auf. Es zeigte sich, dass die Affen sehr unterschiedlich auf die zwei Arten von Müttern reagierten: Die Frottee-Mutter umarmten sie, hängten sich an sie, kletterten auf ihr herum und entwickelten eine Bindung. Die Berührung des Frottees gab ihnen genügend Selbstsicherheit, um ihre Umgebungen zu erkunden, und beruhigte sie, wenn sie ängstlich waren. Im Unterschied dazu entwickelten die Affen zu den Drahtmüttern keine Bindung.

> **Beachte**
>
> Angenehme Berührungsempfindungen sind ein entscheidender Faktor für die emotionale Zuneigung des Säuglings zu seiner Mutter (Harlow 1970).

> **Exkurs**
>
> **Schneider** (1987) verglich Affen, die von ihrer Mutter aufgezogen wurden, mit solchen, die in Fremdpflege in einer Art Heimsituation aufwuchsen. Die Gruppe ohne Mutter zeigte eine gesteigerte sensorische Responsivität. Sie erschraken bei lauten Reizen stärker und überreagierten auf taktile Reize. Schneider meinte, dass der geringe sensorische Input in der Heimsituation die **erhöhte emotionale Responsivität** verursacht hatte. Sie wies darauf hin, dass die von der Mutter aufgezogenen Jungtiere die ersten Lebenswochen an der Mutter hängend verbrachten, und so durch den Körperkontakt taktilen und durch die Bewegung der Mutter vestibulären Input erhielten. Die Bewegungen der Mütter lösten anpassende Reaktionen der Jungen aus, die zu propriozeptiver Rückmeldung sowie zu zusätzlichem vestibulärem Input führten. Die „Heimkinder" unter den Affen machten diese sensomotorischen Erfahrungen nicht.
>
> **Kraemer** et al. (1991) erweiterten diese Forschungen, indem sie die **neurobiologischen Begleiterscheinungen** prüften, wenn Jungtieren ihre Mutter weggenommen wurde. Dabei konnte bewiesen werden, dass **frühe psychosoziale Erfahrungen die Neurotransmitter-Systeme** der Affen möglicherweise **dauerhaft beeinflussen**. Im Liquor der mutterlosen Affen wurden reduzierte Mengen von Noradrenalin nachgewiesen. Dies führt zu einer **Funktionsstörung des noradrenergen Systems des Gehirns**, die in Zusammenhang gebracht wurde mit
> - der Unfähigkeit, sich auf signifikante Reize zu konzentrieren,
> - der Unfähigkeit, Stressfaktoren zu vermeiden,
> - einer Änderung der Schlafzyklen und
> - einer reduzierten Plastizität der Gehirnorganisation.
>
> Kraemer und Kollegen (Kraemer 1992, 1995; Kraemer et al. 1991) stellten eine **psychobiologische Bindungstheorie** vor, wonach der Säugling grundlegende verhaltensregulierende Systeme durch Interaktionen mit der Betreuungsperson und der Umgebung erwirbt. Aus dieser Sicht ist die Organisation und **Optimierung der Gehirnfunktion** eine **Folge der Bindung** an eine Bezugsperson (Kraemer 1995). Bietet die Bezugsperson kein adäquates Modell, so ist langfristig die Regulationsfähigkeit des Kindes gefährdet. Dies kann entweder zu übertriebenen oder zu gedämpften Verhaltens- und emotionalen Reaktionen führen (Kraemer 1992).
>
> Reite (1990) zeigte an Affenbabys auch, dass taktile Erfahrungen Einfluss auf die Entwicklung von Beziehungen hatten und dass diese wiederum die Regulierung von physiologischen und immunologischen Systemen förderten.
>
> Kraemer zeigte die Auswirkungen neurobiologischer Veränderungen auf die Fähigkeit des Säuglings, im späteren Leben mit sozialen Stressoren zurechtzukommen.

Schlussfolgerungen für die kindliche Entwicklung

Andere Studien bestätigten die **Auswirkungen taktiler Stimulierung** auch beim Menschen.

Exkurs

Positive Wirkung taktiler Stimulation

Aufgrund einer ▶ **Meta-Analyse** von 19 Studien schätzten Ottenbacher et al. (1987), dass 72 % der Säuglinge, die auf irgendeine Art taktile Reize erhielten, **positive Auswirkungen** zeigten.

In einer Serie von Studien mit gesunden Frühgeborenen zeigten **Field** et al., dass eine kurzfristige Periode taktil-kinästhetischer Stimulierung (die sie als „Massagetherapie" bezeichneten) die **Gewichtszunahme** der Säuglinge im Vergleich zu einer Kontrollgruppe mit gleicher durchschnittlicher Kalorienaufnahme steigerte (Field et al. 1986; Scafidi et al. 1993; Scafidi et al. 1990). Außerdem schnitten die stimulierten Säuglinge in Entwicklungstests besser ab (Field et al. 1986).

Auch die Auswirkungen der taktil-kinästhetischen Stimulierung auf die sympathische und adrenokortikale Funktion bei Frühgeborenen wurde untersucht (Kuhn et al. 1991). Die stimulierten Säuglinge zeigten gesteigerte Noradrenalin- und Adrenalinwerte. Die Autoren schlossen daraus, dass die Massagen die **normale Entwicklung des sympathischen Nervensystems** unterstützten.

Ein anderes Beispiel für die positive Wirkung von Berührungsreizen ist die **Abnahme der Ängstlichkeit** bei Kindern und Jugendlichen mit psychiatrischen Problemen. Field et al. (1992) zeigten, dass eine 5-tägige Massagebehandlung zu einer Abnahme von Depressionen und Ängstlichkeit sowie zu einem niedrigeren noradrenalinen Stresspegel führte. Am Ende der Behandlung berichteten die Pflegerinnen über eine Abnahme von motorischer Unruhe und über Verbesserungen im affektiven Kontakt und der Kooperation.

Berührungen können auch als **Kommunikationsmittel** für Botschaften (z. B. „ich liebe dich") und Erwartungen dienen. Eine der ersten Fähigkeiten, die jedes Baby braucht, ist, einen ruhigen und **regulierten Verhaltenszustand** zu erreichen und zu erhalten (Greenspan 1995). Dieser Zustand ist die Voraussetzung, damit das Kind interessiert, aufmerksam und aufgeschlossen gegenüber Personen, Dingen, visuellen Reizen, Geräuschen und Gerüchen sein kann.

Die **Entwicklung von ▶ selbstregulierenden Mechanismen** ist komplex und entwickelt sich aus
- der physiologischen Reifung,
- den Reaktionen der Bezugsperson und
- der Anpassung des Säuglings an Umweltanforderungen (DeGangi 1991a, 1991b).

Studien zeigten, dass Kinder einen visuellen Reiz, ein Geräusch oder eine Berührung mit einer emotionalen Regung verbinden, die die Organisation der Informationen begünstigt. Diese Emotionen kommen später bei kognitiven Leistungen (Greenspan 1995) und beim Herangehen an Aufgaben (z. B. „Kann ich der Welt vertrauen?" „Fühlt sich das gut an?" „Soll ich es versuchen?") wieder ins Spiel.

In ◘ Übersicht 18.2 sind die Auswirkungen taktiler Stimulation zusammengestellt.

Übersicht 18.2.
Auswirkungen taktiler Stimulierung

Berührungsreize, besonders die Berührung durch die Mutter oder eine Bezugsperson, haben zahlreiche Auswirkungen auf den Säugling:
- Dem Austausch von Berührungen zwischen Mutter und Kind kommt eine entscheidende Bedeutung für die **Gehirnentwicklung und für die Entwicklung der Mutter-Kind-Beziehung** zu (Ayres 1979; Blakeslee 1995a, 1995b).
- Berührungsempfindungen sind eine wichtige **Quelle emotionaler Zufriedenheit** für den Säugling.
- Berührung ist eine wichtige Komponente bei der **Entwicklung zwischenmenschlicher Beziehungen** (Royeen und Lane 1991), für das frühe Lernen und für die sozial-emotionale Entwicklung (Trott et al. 1993).
- Berührung wirkt **organisierend auf den Erregungszustand**.

Bewegung

Obwohl Berührung und Bewegung, wie Schneider (1987) betonte, im realen Leben meist gemeinsam auftreten und kaum getrennt werden können, wurde in der Forschung besonders die **Bedeutung von Bewegungs- bzw. vestibulären Erfahrungen** dokumentiert.

> **Beachte**
> Vestibuläre Stimulation verbessert das Aufmerksamkeitsniveau, die Wachsamkeit, das visuelle Explorieren und die Bewegungsentwicklung. In Studien an Tieren und Menschen reduzierten vestibuläre Reize auch selbststimulierendes Verhalten (Short 1985).

> **Exkurs**
> **Studien an Affen**
> Affen, die mit beweglichen Ersatzmüttern aus Draht aufgewachsen waren, entwickelten **kein stereotypes Körperschaukeln** (Mason & Berkson 1975.) Sie spielten mehr auf ihren „Müttern" und waren mutiger als eine Vergleichsgruppe von Affen, die mit fix montierten Drahtmüttern aufgewachsen waren. Mit zunehmendem Alter verbrachten die Affen mit den beweglichen „Müttern" mehr Zeit mit dem Beobachten anderer Artgenossen und zeigten weniger Furcht und weniger Impulsivität als die Vergleichsgruppe.
>
> Die Beobachtungen von Schneider, Kraemer und Suomi (1991) stimmen mit diesen Ergebnissen von Mason und Berkson (1975) überein. In den Studien von Schneider et al. erreichten Affenbabys, die unter Artgenossen aufgewachsen waren und darüber hinaus **vestibulär-propriozeptive Stimulation** erhalten hatten, bessere Werte bei Bewegungstests und reagierten besser auf unbekannte und neuartige Situationen als eine Vergleichsgruppe, die zwar unter Artgenossen, jedoch ohne zusätzliche Stimulierung aufgewachsen war. In der Versuchsgruppe wurden sieben Affenjunge mit einer mit Frottee überzogenen Ersatzmutter und mit Frottee überzogenen wassergefüllten Kissen, die sich bei Bewegung der Affen mitbewegten, aufgezogen. Die Affen der Kontrollgruppe wuchsen bei einer stabilen stoffbezogenen Ersatzmutter und Decken auf. Die Jungen mit dem vestibulär-propriozeptiven Reizangebot erreichten in den *Bayley Scales of Infant Development* (Bayley 1969) bedeutend **höhere Werte bei den Subtests „Bewegung" und „Problemlösen"**. Sie schnitten auch in den folgenden Situationen besser ab:
> - Als Reaktion auf eine neue Umgebung verbrachten sie mehr Zeit damit, die Umgebung zu erklettern und zu erkunden.
> - Als Reaktion auf neue Objekte, die in ihre Käfige gestellt wurden, zeigten sie bedeutend weniger Verhaltensweisen wie Finger in den Mund stecken und Klammern.
> - Als Reaktion auf Angstreize im Käfig zeigten sie mehr Spielverhalten, Umwelterforschung, soziale Interaktion, Fortbewegung und Springen als die Affen der Kontrollgruppe. Die Affen ohne Reizangebot waren ungewöhnlich furchtsam oder ängstlich, sobald sie mit Änderungen in ihrer täglichen Umgebung konfrontiert waren.
> - Die Affenbabys der Versuchsgruppe zeigten auch weniger stereotypes Schaukeln als die Kontrollgruppe.

Sweeney und Bascom (1995) berichteten über ähnliche Ergebnisse bei rumänischen Heimkindern, die vestibulär-propriozeptive Erfahrungen angeboten bekommen hatten. Sie zeigten reduzierte Verhaltensstereotypien wie Schaukeln u. a., wie sie auch bei Studien an Affen festgestellt wurden.

> **Beachte**
> Insgesamt weisen diese Studien darauf hin, dass Deprivation maßgeblich an Problemen in verschiedenen Entwicklungsbereichen beteiligt ist und dass eine anregendere Umgebungsgestaltung die Entwicklung verbessern kann.

18.2.3 Rumänien: aktuelle Forschungsarbeiten

Den wissenschaftlichen Untersuchungen an Kindern, die aus rumänischen Kinderheimen adoptiert wurden, kommt besondere Bedeutung zu, da sie es ermöglichen, die langfristigen Wirkungen der Deprivation zu überprüfen und die bleibenden Probleme zu verstehen. Sie belegen auch das erstaunliche Potenzial für die Regeneration des Zentralnervensystems und die Unverwüstlichkeit der menschlichen Psyche.

> **Exkurs**
> **Zur Situation in Rumänien**
> Zwar sind die Bedingungen in rumänischen Heimen nicht einzigartig; die Gründe, warum in Rumänien überhaupt Kinderheime existieren, sind es allerdings! Zwecks Steigerung der Arbeitskraft und Vergrößerung der Armee schrieb der ehemalige rumänische Diktator Ceausescu Frauen eine Mindestgeburtenzahl von fünf Kindern vor (Children's Health Care and Collaborative Group 1994). Für Kinderlose und Unverheiratete über 25 Jahre wurden die Steuern erhöht (Johnson & Groza 1993). Knappe ökonomische Ressourcen zwangen viele Familien, ihre Kinder zu ihrem Schutz und ihrer Versorgung an Leagane (Waisenhäuser oder Heime) zu übergeben. Mit dem Tod von Ceausescu im Jahr 1989 bekam die ganze Welt zu sehen, dass mehr als 200.000 rumänische Kinder in Institutionen untergebracht waren (Marcovitch et al. 1995). Obwohl es heute keinen Geburtenzwang mehr gibt und von staatlicher Seite Geburtenkontrolle und Schwangerschaftsabbrüche erlaubt sind, steigt die Zahl der Kinder, die wegen der schlechten Konjunktur des Landes in Heimen abgegeben werden, weiter an.

Seit 1990 wurden fast 10.000 rumänische Kinder in die USA und nach Kanada adoptiert. Obwohl die meisten Adoptiveltern auf medizinische Probleme und Entwicklungsverzögerungen vorbereitet waren, dachten viele, dass diese mit Liebe und adäquater Ernährung „geheilt" werden könnten. Jüngere Studien zum Entwicklungsverlauf dieser Kinder zeigen aber, wie langfristig die Auswirkungen der Institutionalisierung sind. Obwohl sich ein Großteil der Kinder relativ gut entwickelt, haben doch viele von ihnen bleibende spezielle Bedürfnisse.

Entwicklungsverlauf rumänischer Kinder in den USA und Kanada

Verschiedene Studien der letzten Jahre befassten sich mit dem **Entwicklungsverlauf der adoptierten Kinder**.

> **Exkurs**
> **Studien an adoptierten Kindern**
> Morison et al. (1995) verglichen zwei Gruppen von rumänischen Heimkindern, die nach Kanada und in die USA adoptiert worden waren. Die Kinder wurden nach der Dauer der Heimunterbringung vor ihrer Adoption gruppiert. Die Adoptiveltern mussten ihr Kind zu zwei Zeitpunkten anhand der *Denver Entwicklungsskalen* (Version von Frankenburg 1986) in vier Entwicklungsbereichen (psychosozial, feinmotorisch anpassend, verbal und grobmotorisch) beurteilen:
> — wie sie das Kind in Erinnerung haben, als sie es in Rumänien das erste Mal sahen,
> — nach einem Zeitraum von 1 bzw. 2 Jahren in der Adoptivfamilie.
>
> Die **Dauer der Heimunterbringung korrelierte mit der Anzahl von Verzögerungen**, die das Kind ein Jahr nach der Adoption im Entwicklungsquotient nach Gesell zeigte (DQ; Knobloch et al. 1980). Der DQ wurde bei jenen Kindern erhoben, die an Frühförderprogrammen teilnahmen. Die Eltern beurteilten, wie viele Spielsachen ihr Kind benützte, als sie es aus dem Heim bekamen. Mit der Zunahme der Zahl an Spielsachen, mit denen das Kind spielen konnte, nahmen die Verzögerungen ab und der Entwicklungsquotient zu, was auf einen positiven Einfluss von Spielsachen auf die kindliche Entwicklung schließen lässt.
>
> In einer Studie mit dem Titel „Adoption aus Rumänien: Die Träume, Alpträume und Realitäten der Eltern", berichteten Marcovitch et al. (1995) über die Ergebnisse einer Umfrage in Kanada von 105 Familien mit insgesamt 130 rumänischen Adoptivkindern. Das Durchschnittsalter der Kinder betrug 6 Monate bei der Adoption und 3 Jahre bei der Befragung. Zur Zeit der Adoption lebte ca. die Hälfte der Kinder im Heim und die andere Hälfte bei ihrer leiblichen Familie. Die Adoptiveltern sollten Anfangs- und aktuelle Probleme identifizieren. **Die Gesamtzahl der medizinischen und Entwicklungsprobleme nahm – Tobsuchtsanfälle ausgenommen – mit der Zeit ab. Andere Schwierigkeiten waren Aufmerksamkeitsstörungen, Überaktivität, Ablenkbarkeit und Distanzlosigkeit.**
>
> Die Daten wurden hinsichtlich des Adoptionsalters des Kindes (100 Kinder jünger als 2 Jahre, 30 Kinder

18.2 · Institutionalisierung: die Auswirkungen von Deprivation

älter als 2 Jahre) und der Lebenssituation in Rumänien (71 Kinder im Heim, 59 Kinder in der Familie) analysiert. Die Dauer der Institutionalisierung wurde nicht berücksichtigt. Von den ehemaligen Heimkindern hatten anfangs 68 % medizinische Probleme und 65 % Entwicklungsverzögerungen. Nach 2 1/2 Jahren hatte rund die Hälfte dieser Kinder immer noch Probleme.

Ames et al. (1992) richteten ihr Augenmerk auf das Verhalten von 39 zuvor institutionalisierten Kindern in 34 Adoptivfamilien. Das Durchschnittsalter bei der Adoption war 18 Monate (9 bis 68 Monate), die durchschnittliche Dauer der Heimunterbringung betrug 17 Monate (8 bis 53 Monate). 30 der Kinder wurden mit weniger als 2 Jahren adoptiert, 9 mit mehr als 9 Jahren. Zur Zeit des Interviews waren die Kinder durchschnittlich 10 Monate in ihren Adoptivfamilien (1 bis 18 Monate).

Die Eltern sollten **Verhaltensprobleme** anhand der *Child Behavior Checklist* (CBCL; Achenbach 1991; s. auch Kap. 13, Anhang) beurteilen. Die rumänischen Kinder hatten im Vergleich zu einer Kontrollgruppe von kanadischen, nicht adoptierten Kindern bedeutend mehr Verhaltensprobleme, darunter selbststimulierendes Schaukeln, Essschwierigkeiten und mangelreduzierte Schmerzreaktion. 81 % der Eltern waren durch das Schaukeln ihres Kindes beunruhigt (0 % der Kontrollgruppe). 39 % der Adoptiveltern konnten die Probleme lösen, weitere 39 % beobachteten seit dem Zeitpunkt der Adoption zumindest eine Verbesserung. 59 % der Eltern berichteten über **Schwierigkeiten ihres Kindes mit dem Essen**: 35 % der Kinder hatten Probleme mit fester Nahrung, 24 % aßen zu viel und wussten nicht, wann sie genug hatten (Kontrollgruppe 11 % Fütterprobleme). 29 % der Adoptiveltern von ehemaligen Heimkindern berichteten, dass sich die Essprobleme seit der Adoption gelöst hatten. Ein anderes Thema, das häufig auftauchte, obwohl nicht danach gefragt wurde, war die **Schmerzempfindung**: 14 % der Adoptiveltern erwähnten, dass ihr Kind nie Schmerzempfindungen äußerte.

In einer weiteren Studie (1997) untersuchten Marcovitch et al. 56 rumänische Kinder (adoptiert zwischen Januar 1990 und April 1991), die zur Zeit der Entwicklungsbeurteilung zwischen 3 und 5 Jahre alt waren. Die Kinder, die kürzer als 6 Monate in institutioneller Betreuung verbracht hatten (n=37), erreichten in den Entwicklungsskalen bessere Ergebnisse als jene, die mehr als 6 Monate im Heim verbracht hatten (n=19). Die Auswirkungen des Alters zum Adoptionszeitpunkt konnten nicht isoliert werden, da jene Kinder, die längere Zeit in Institutionen verbracht hatten, auch bei der Adoption älter waren. Die **Entwicklungsquotienten** lagen für beide Gruppen im Durchschnittsbereich: am unteren Rande der Norm (89) bei der länger institutionalisierten Gruppe, am oberen Rand (110) bei der kurzzeitig institutionalisierten Gruppe. Ähnliche Ergebnisse fanden sich in allen Bereichen (Kommunikation, Selbstständigkeit im Alltag, soziale Kompetenzen und Bewegung) der *Vineland Adaptive Behavior Scales* (Sparrow et al. 1984). Bei den langfristig institutionalisierten Kindern bestanden zudem mehr Verhaltensprobleme.

Die Studienergebnisse stimmten mit den Nachfolgestudien durch Ames (1997) überein. Er fand heraus, dass rumänische Kinder, die bei der Adoption älter als 2 Jahre waren, **auch 5 Jahre nach der Adoption niedrigere IQ-Werte** hatten als die jünger adoptierten Kinder.

> ### Exkurs
> #### Studien in England
> Die Ergebnisse einer Serie von Studien (Rutter 1998) über rumänische Kinder, die nach England adoptiert worden waren, deckten sich ebenso wie die Studien aus den USA weitgehend mit jenen der kanadischen Studien von Marcovitch et al. (1995).
>
> #### Heimkinder
> Groza und Ileana (1996) führten an 1.500 Familien in den USA, die zwischen 1990 und 1993 Kinder aus Rumänien adoptiert hatten, eine Umfrage durch. Die Antworten von 462 Familien ergaben, dass ehemalige Heimkinder mehr Probleme hatten als Kinder, die aus Familien adoptiert worden waren. Die Probleme betrafen die Entwicklung, das Verhalten, Selbststimulierung (Schaukeln und Schlagen), das Aktivitätsniveau, Reaktionen auf Umweltreize (über- oder unterreaktiv) sowie emotionale Schwierigkeiten. Diese Auswirkungen blieben auch nach längerer Zeit in der Adoptivfamilie

bestehen. Regressionsanalysen zeigten, dass das Ausmaß der Entwicklungsverzögerung mit der Länge der Heimunterbringung korrelierte.

Ergebnisse

Die Ergebnisse der Studien über die rumänischen Adoptivkinder stimmen weitgehend mit den Berichten über Waisenhauskinder von 1900 bis 1960 überein. Kinder aus Institutionen haben **zahlreiche medizinische und Entwicklungsprobleme**, die meist mit der Zeit abnehmen oder auch völlig verschwinden.

Kinder, die vor der Adoption bei ihrer Familie gelebt hatten oder nur kürzere Zeit im Heim waren, zeigen generell mehr Verbesserung.

Sensorische Verarbeitung

Gale Haradon war eine der ersten Ergotherapeutinnen, die in Rumänien arbeiteten. Sie beschrieb die Auswirkungen der Institutionalisierung auf die sensorische Integration (Haradon 1994) und kam dabei zu dem Schluss, dass die Kombination von **zwei Faktoren für die Defizite der sensorischen Integration** und die Auswirkungen auf das Verhalten ausschlaggebend sind:

1. die **seltenen Interaktionen mit Pflegepersonen** in Verbindung mit Berührung, Bewegen, Herausnehmen, Sprechen und visuellen Anreizen für die Heimkinder,
2. **der ständigen Bewegungsmöglichkeiten** außerhalb ihrer Bettchen (und dadurch eine Einschränkung ihrer Möglichkeiten zur unabhängigen Exploration und Interaktion mit der Umgebung).

> **Exkurs**
>
> **Cermak** et al. führten eine Serie von Studien durch, bei denen die **sensorische Verarbeitung rumänischer Adoptivkinder** überprüft wurde. In der ersten Studie (Cermak & Daunhauer 1997) wurde an rund 400 Mitglieder einer Elternselbsthilfegruppe je ein Fragebogen zur Entwicklungsanamnese und zur sensorischen Verarbeitung verschickt. Dieser Fragebogen enthielt neben demographischen Daten zum Kind Fragen über die sensorische Verarbeitung und damit zusammenhängendes Verhalten. Die Fragen waren hauptsächlich durch Expertenbefragung unter Ergotherapiekolleginnen und anhand von Publikationen (z. B. Dunn 1994) ausgewählt worden.
>
> Die sensorische Verarbeitung sollte in folgenden **6 Bereichen** beurteilt werden:
> 1. Berührungssinn,
> 2. vestibulär-propriozeptive Reizsuche,
> 3. Vermeidung vestibulärer Reize,
> 4. visuelle Perzeption,
> 5. auditive Perzeption,
> 6. Geschmacks-/Geruchssinn.
>
> Der Fragebogen enthielt auch **Fragen zu 5 Bereichen von Verhaltensweisen**, die typisch für sensorische Verarbeitungsstörungen sind:
> 1. zum Aktivitätsgrad,
> 2. zum Essverhalten,
> 3. zur Verhaltensorganisation,
> 4. zur sozial-emotionalen Regulation,
> 5. zum Schlafverhalten.
>
> Die Auswertung ergab in fünf der sechs Sinnesbereiche und in vier der fünf Verhaltenskategorien **signifikante Unterschiede zwischen der Gruppe der ehemaligen Heimkinder und einer Kontrollgruppe** (Cermak & Daunhauer 1997).
>
> In einer neuen Analyse an einer größeren Stichprobe wurden die Effekte der Institutionalisierung auf die sensorische Verarbeitung und das Verhalten mit der Dauer der Heimunterbringung in Zusammenhang gebracht (Kadlec 1997). Erwartungsgemäß zeigten die länger institutionalisierten Kinder die größeren Schwierigkeiten (Gilbert 1997; Kadlec 1997; Liepprandt 1997).

Besonders aufschlussreich sind die **Kommentare der Eltern:**

- Als Hauptprobleme lang institutionalisierter Kinder wurden am häufigsten **Ablenkbarkeit und Aufmerksamkeitsprobleme** genannt.
- Auch wurden häufig Probleme in der Aufmerksamkeit und in der **Verhaltensorganisation** erwähnt.

18.2 · Institutionalisierung: die Auswirkungen von Deprivation

> **Exkurs**
> **Ablenkbarkeit bei mutterlosen Affen**
> Es ist eine interessante Parallele, dass Kraemer (1995) bei mutterlosen Affen eine besondere Ablenkbarkeit durch Neuheit feststellte, während die Affenjungen mit Mutter differenzierter reagierten: Sie wandten sich einem breiteren Spektrum sozialer Stimuli zu, wurden durch Neuheit nicht übermäßig abgelenkt und konnten sich an Veränderungen der Reize anpassen, die sie zum Problemlösen brauchten.

In den Antworten auf eine Umfrage unter Adoptiveltern rumänischer Kinder (Cermak & Daunhauer 1997; Cermak & Groza 1998) fanden sich häufig **Kinder mit Schwierigkeiten in der taktilen Verarbeitung**, wobei es sich vor allem um **Hinweise auf Überempfindlichkeit** handelte, wie die folgenden Beispiele zeigen.

> **Beispiel**
> „… wird nicht gerne umarmt oder geküsst – ist immer noch nicht natürlich für sie. Sie kreischt, wenn Geschwister versuchen, sie zu berühren. Sie hat eine Abneigung gegen Kinder. Sie ‚stößt' gerne mit ihrem Kopf gegen Personen."
> „… er wird ‚wie ein Brett', wenn er umarmt wird, fallweise aber genießt er es, zu schmusen und massiert zu werden."
> „… sie hatte eine Abneigung gegen das Waschen, aber wie bei anderen Verhaltensweisen dachten wir, dass es nur damit zusammenhängt, dass sie nicht daran gewöhnt war."

Während einerseits Überempfindlichkeiten auf Berührungsreize erwähnt wurden, fanden sich andererseits Kommentare, dass die Kinder **Schmerzreize** nicht wahrzunehmen schienen:

> **Beispiel**
> „Meine Tochter wurde im Alter von 4 1/2 Jahren aus einem Heim adoptiert, in dem sie seit ihrer Geburt gelebt hatte. In den ersten 3 Monaten weinte sie nie, auch nicht bei Injektionen oder Blutabnahmen."
> „… sie weinte kaum, als sie zu uns kam, obwohl ein Teil ihrer Zähne durch ihre Unterlippe drückte."

Viele Eltern berichteten über ein **Verlangen nach propriozeptivem Input**:

> **Beispiel**
> „Er findet es lustig, mit voller Geschwindigkeit vom Bett zu fallen; auch stößt er gerne mit Personen zusammen, die das nicht erwarten."

Aktivitäten im Mundbereich (wie Füttern und Zähne putzen) stellten eine große Herausforderung für viele offensichtlich **oral überempfindliche Kinder** dar. Dies war ein häufig genanntes Charakteristikum.

> **Beispiel**
> „… es war herzzerreißend und ein Schock zu sehen, dass mein frisch adoptierter Sohn keinen Keks in den Mund nahm und würgte, sobald er Nahrung sah, die er nicht trinken konnte."
> „Er isst nicht gerne. Noch mit 4 Jahren würgte es ihn bei manchen Nahrungsmitteln. Er isst nur, wenn er am Verhungern ist, oder wenn man ihn dazu zwingt. Er saugt an seinen Fingern, seiner Jacke, seinen Leibchen und bei Angst an seiner eigenen Zunge. Bis 5 Jahre steckte er Spielzeug in den Mund."
> „Sie schrie und weinte beim Zähneputzen oder wenn sie irgendetwas Größeres oder Festes in ihrem Mund hatte (sie spuckte alles aus, was man kauen muss)."

Viele Eltern berichteten auch von **Überempfindlichkeiten auf Geräusche**. Zum Beispiel:

> **Beispiel**
> „… bis heute wird er panisch beim Anblick eines Staubsaugers. Wir nehmen an, dass es ihn an veraltete medizinische Geräte im Heim erinnerte."

Zeigten manche Kinder Zeichen von Überempfindlichkeit, so fanden sich bei anderen Zeichen von **Unterempfindlichkeit oder Diskriminationsschwächen**. Zum Beispiel:

> **Beispiel**
> „… sie stopfte ihren Mund so voll Brot, dass sie es nicht kauen konnte und wieder herausnehmen musste."

Andere Eltern berichteten von Schwankungen zwischen Über- und Unterempfindlichkeit (also **Modulationsproblemen**). Zum Beispiel wurde von einem Adoptivsohn berichtet, dass er

> **Beispiel**
> „... nie feste Nahrung gegessen hatte, und es ihn jedes Mal, wenn irgendetwas (z. B. Keks, Brösel, Brot) seine Lippen berührte, würgte, sodass er erbrach. Als er aber schließlich zu essen begann, stopfte er seine Backen voll und behielt das Essen dort für Stunden. Vor dem Zu-Bett-Gehen mussten wir seinen Mund regelrecht ausräumen."

> **Beachte**
> Heimkinder zeigen viele Zeichen sensorischer Verarbeitungs- und Modulationsstörungen. Bei vielen Kindern bleiben diese Schwierigkeiten auch in der Adoptivfamilie über längere Zeit bestehen.

18.3 Prognose

Eine zentrale Frage für Therapeutinnen ist, wie weit die negativen Auswirkungen der Deprivation behoben werden können und welche Maßnahmen am effektivsten sind.

Mehrere frühe Studien haben gezeigt, dass **ein Teil der Deprivationsfolgen reversibel** ist.

> **Exkurs**
> **Forschungen zur Entwicklung deprivierter Kinder**
> **Bowlby und Ainsworth** (1965) stellten fest, dass „... in der frühen Kindheit die Beendigung der Deprivation, auch wenn sie über Monate bestanden hat, zu raschen und dramatischen Verbesserungen führen kann" (S. 224). Aktuelle Forschungsanalysen zur Intervention zeigen die Anpassungsfähigkeit des Gehirns und des Verhaltens über die gesamte Entwicklungszeit auf (Short 1985; Stein et al. 1995). Folglich haben auch später adoptierte Kinder das Potenzial zur Veränderung.

Veränderungen können auf verschiedene Arten auftreten. Zunächst ist es wichtig, die **Bedingungen in den Heimen zu verbessern,** um die negativen Auswirkungen von Institutionalisierung zu reduzieren. Zwei neue **Studien** in Rumänien haben gezeigt, dass die Verbesserung der Lebensbedingungen im Heim durch die Schaffung einer anregenderen Umgebung tatsächlich etwas bewirkt:

- In der ersten Studie wurde der Kind-Betreuer-Schlüssel auf 4 zu 1 herabgesetzt und ein Programm zur Entwicklungsförderung eingeführt. Die anregende Gestaltung der Umgebung führte bei den Kindern zu signifikanten Verbesserungen in der sensorischen Verarbeitung (Haradon et al. 1994).
- In der anderen Studie berichteten Sweeney und Bascom (1995), dass bei Heimkindern, die in ein Programm zur Entwicklungsförderung eingebunden waren, das selbststimulierende Schaukeln abnahm. Bei Stress oder in unbekannten Situationen sowie beim Einschlafen und Aufwachen trat es weiterhin auf.

Obwohl es also möglich ist, die Bedingungen in den Institutionen zu verbessern und so die resultierenden Probleme zu vermindern, sind Heime natürlich keine ideale Lebenssituation für Kleinkinder. 1951 kam Bowlby zu dem Schluss, dass es für jede Institution schwierig ist, **gut** für die Kinder zu sein. Er folgerte, dass eine Familie die günstigste Lebenssituation für kleine Kinder darstellt.

Damit ist der zweite Ansatz zur Änderung der Situation angesprochen: die **Schaffung von Systemen zur Unterstützung der biologischen Familien,** damit diese ihre Kinder behalten können. Ist dies nicht möglich, sollten die Kinder bei Pflegeeltern untergebracht oder zur Adoption freigegeben werden.

18.4 Intervention

Es konnte wissenschaftlich nachgewiesen werden, dass die **anregendere Gestaltung der sozialen und physikalischen Umgebung deutliche Fortschritte** in der Entwicklung bewirken kann.

18.3 · Prognose

❗ Beachte

Die Folgen der Deprivation können lange anhalten, und viele Kinder und ihre Familien benötigen professionelle Hilfe, um die frühen Auswirkungen der Deprivation zu verbessern.

An dieser Stelle soll der Bericht über Andrea, die bereits am Anfang des Kapitels vorgestellt wurde, fortgesetzt werden.

Fallbeispiel Andrea

▶ Beispiel

Seit dem ersten Brief von Andreas Adoptivmutter hat die Autorin Kontakt mit ihrer Familie. Damals war Andrea 17 Monate alt. Ihre Mutter führte ein Tagebuch über ihre Erfahrungen. Sie schrieb:

„Wenn ich auf den Sommer 1993 zurückblicke, bin ich erstaunt, dass unsere Familie überlebt hat. Am 21. August 1993 schaute ich zum ersten Mal in jene großen braunen Augen. Es tat uns weh, wie deutlich die Auswirkungen von Andreas Leben im Heim sichtbar waren. Als Andrea in meine Arme gelegt wurde, strahlten ihre Augen nicht."

Die **Bedingungen im Heim** beschrieb Andreas Mutter folgendermaßen: „Andrea hatte nur einen roten Plastikbaustein, der an den weißen Metallstäben ihres Bettchens angebunden war. Ich bin sicher, dass Andrea nicht einmal merkte, dass es ein Spielzeug war. Aber immerhin hatte sie irgendetwas zu tun, außer ihre Hände anzustarren. Ich kann mir nicht vorstellen, wie es für Andrea war, 10 Monate lang nichts zum Berühren zu haben. Ich kann mir nicht vorstellen, wie es war, niemand zu haben, der sie herausnahm oder sie badete oder ihr ihre Medizin gab, wenn sie krank war. Ich kann mir nicht vorstellen, was Andrea fühlte, als ich kam und sagte: 'Ich bin jetzt deine Mami.' Sie hatte offensichtlich keine Ahnung davon, was um alles in der Welt eine Mami war. Und das war ja richtig, denn sie hatte keine Mami, die sie liebte und in den Schlaf wiegte. Andrea musste sich selbst in den Schlaf schaukeln.

Ich frage mich, wie sich Andrea wohl gefühlt hat, **als sie das Waisenhaus verließ**. Sie war vorher nie draußen gewesen. Als das Flugzeug startete, schien es, als ob Ketten von ihr gefallen wären. Wie wenig ahnte ich, dass ihre Ketten für die nächsten Jahre mich selbst gefangen halten würden!

Als sie zu uns kam, war Andrea knapp 11 Monate alt und wog 12 Pfund. Ihr Bauch war aufgebläht und ihre mageren kleinen Arme und Beine wirkten wie Zahnstocher, die von ihrem Körper abstanden. Ihr Haar war dünn wie bei einem Krebspatienten während der Chemotherapie. Sie saugte gleichzeitig an beiden Zeigefingern." (◘ Abb. 18.3)

„Mein Mann und ich fürchteten Andreas häufige Arzttermine, denn sie bedeuteten oft schlechte Nachrichten. Ein Neurologe erklärte uns, dass wir uns Andreas Gehirn wie einen ausgetrockneten Schwamm vorstellen sollten, der sich mit Nahrung voll saugen musste. Wir lebten auf ,Sparflamme' und unser **Familienleben** stand unter einer **starken Belastung**. Das Zusammenleben mit Andrea hatte unser Leben völlig durcheinander gebracht. Wir brauchten wirklich Unterstützung, aber bei unserer Familie und unseren Freunden fanden wir nicht viel. Sie konnten keine handfesten Probleme mit Andrea sehen: Immerhin war sie ja nicht im Rollstuhl; und sie nahm ja ohnehin zu (tatsächlich wuchs sie in den ersten 6 Monaten bei uns ordentlich und verdoppelte in diesem Zeitraum ihr Gewicht). Andreas körperliche Erscheinung erweckte den falschen Eindruck, dass es ihr gut ging. Aber uns brachte ihr Verhalten immer wieder zur Verzweiflung: Einmal ging ich zu meinem Kinderarzt, als Andrea jegliche Nahrung verweigerte und ich mir nicht mehr zu helfen wusste. Der Arzt riet mir, die Kekse wegzulassen,

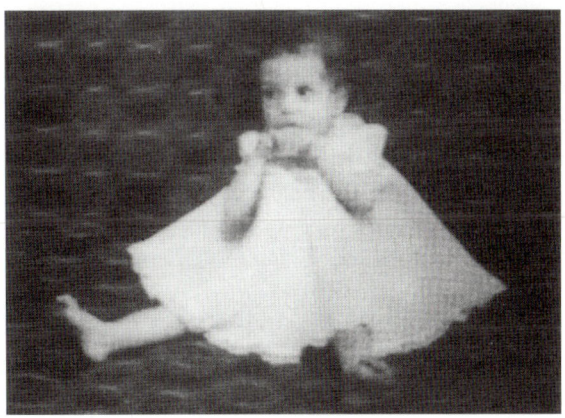

◘ Abb 18.3. Andrea saugt an ihren Fingern

denn wenn sie hungrig würde, würde sie sie schon essen. Hätte ich diesen Rat angenommen, wäre Andrea heute tot. Für Außenstehende war nicht ersichtlich, womit wir kämpften. In den Augen vieler waren wir einfach hysterisch.

In Boston wurde bei Andrea die **Diagnose „Sensorische Integrationsstörung"** gestellt. Ich wusste weder, was das sein sollte noch wie man damit umgeht. Ich war einfach erstaunt darüber, wie übertrieben Andrea auf normale Dinge reagierte, die eigentlich nicht beunruhigend wirkten. Was auch immer sie berührte, wehrte sie ab – und das war so ziemlich alles unter der Sonne einschließlich des Sonnenscheins oder heller Lichter!

Die **Kinderärztin**, die mir riet: ‚Sie müssen Andrea nur genug Liebe geben!', hat die Auswirkungen von 10 Monaten ohne Mutter und ohne ein Reizangebot unterschätzt. Sie hat nicht bemerkt, dass Andrea kein Kind war, das man leicht lieben kann, denn Andrea konnte mit meiner Liebe nichts anfangen. Niemand hatte mich je darauf vorbereitet, dass ein Baby meine Liebe nicht wollen könnte! Ich fühlte mich verraten und zurückgewiesen. Andrea wollte einfach nicht, dass ich sie berühre.

Das erste Jahr mit Andrea verbrachten wir zu Hause, um ihr zu ermöglichen, sich auf ihr neues Leben einzustellen. Wir gingen nicht mehr in Einkaufszentren und aßen nie im Restaurant. Wir vermieden es, irgendwo hin zu gehen, wo sich Andrea nicht wohl fühlte – und das war überall. Wir kamen uns zunehmend **isoliert** vor. Es war traurig, weil wir eigentlich nur ein normales Familienleben wollten, aber wir waren weit davon entfernt.

Als Andrea ein Jahr war alt, begannen wir die **Therapie** bei Spezialisten für Kinder mit sensorischer Abwehr. Die Therapeutinnen kamen gewöhnlich um 9 Uhr in der Früh zu uns: die Ergo- und die Physiotherapeutin je 2 Stunden pro Woche, die Logopädin 3 Stunden pro Woche und eine Heilpädagogin 1 Stunde pro Woche. Die Therapeutinnen erleichterten mir mein Leben, denn sie konnten mir Andreas Verhalten erklären."

Anfänglich lag der **Schwerpunkt der Ergotherapie** auf der Unterstützung der Eltern. Andreas Eltern setzten sich sehr für sie ein, hatten aber alleine keine Chance, ihr Verhalten zu verstehen, und waren mit der Komplexität der Problematik überfordert. Um Andrea helfen zu können, war es entscheidend, zunächst die Sorgen der Eltern zu erkennen und sie aufzuklären. Eines der ersten Themen war Andreas **Essensverweigerung**, da dies die Hauptsorge ihrer Mutter war. Für Andreas Mutter war ihre Weigerung zu essen das ernsteste und herausforderndste Problem. „Andreas Therapeutin versprach, dass Andrea irgendwann ein Stück Pizza nehmen und essen würde. Uns schien das unmöglich, aber innerhalb eines Jahres intensiver Therapie begann Andrea, Pizza und verschiedene andere Sachen zu essen! Andrea lernte, Makkaroni, Käse und Käsegebäck zu mögen (◘ Abb. 18.4). Es war jedes Mal ein großer Erfolg für mich, wenn wir eine neue Speise in Andreas Lieblingsliste aufnehmen konnten! Um die Empfindlichkeit im Mundbereich zu reduzieren, führte Andreas Therapeutin mundmotorische Aktivitäten (Spiele) ein, die ihr nicht nur beim Essen **propriozeptiven Input** vermitteln sollten. Zum Beispiel machte der Vater Andrea vor, auf die Wangen zu klopfen (Tiefdruck) und dabei ein Geräusch zu machen, das beim Klatschen vibrierte. Dann machte er es mit Andrea, und sie imitierte den Lärm. Andere Aktivitäten sprachen das Füttern und die taktile Empfindlichkeit gleichzeitig an. Zum Beispiel wurde Andrea angeregt, mit Schlagschaum auf ihrem Esstisch ‚zu malen'. Anfangs machte sie das mit einem einzelnen Finger. Sie nahm nichts davon in ihren

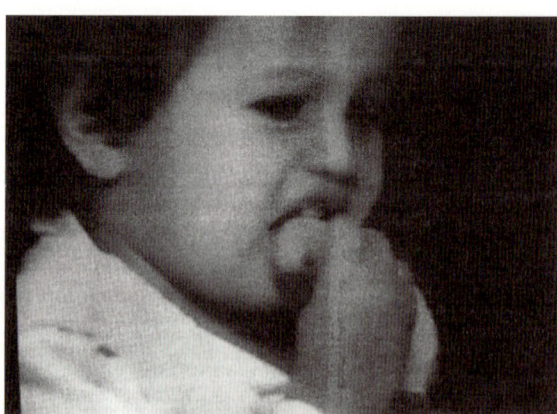

◘ **Abb 18.4.** Andrea isst Käsegebäck

eigenen Mund, fütterte aber uns Eltern. Später akzeptierte sie selbst auch schon eine kleine Menge."

Das Füttern wurde langsam besser. Dennoch berichtete Andreas Mutter, dass sie „sogar im Alter von 2 Jahren immer noch daran erinnert werden musste, ihre Nahrung zu schlucken, zu kauen, ihren Mund zu schließen und weiter zu essen. Das sind so einfache Dinge, dass sie meistens für selbstverständlich gehalten werden. Die Komplexität des Essens überwältigte nicht nur Andrea, sondern unsere ganze Familie."

Andreas Mutter berichtete auch über **andere Verhaltensauffälligkeiten**:
- Das Mädchen schien keinen Schmerz zu fühlen: Es störte sie nicht einmal, wenn sie unabsichtlich mit dem Kopf gegen eine Wand stieß.
- Statt zu spielen starrte Andrea oft ihre Hände an und schaukelte rhythmisch.
- Mehrmals täglich drehte sie sich 15 bis 20 Minuten lang im Kreis. Andreas Mutter beunruhigte dieses Verhalten nicht nur, weil es so unproduktiv war, sondern auch wegen der sozialen Implikationen. Es „sah komisch aus" und ließ Andrea anders als Gleichaltrige scheinen.

Die Ergotherapeutin schlug eine ▶ „**sensorische Diät**" vor, die Andrea im Rahmen von anpassenden sensomotorischen Aktivitäten den nötigen **vestibulären Input** liefern sollte. Sie empfahl ein Trampolin, Schaukeln auf dem Spielplatz und ein Gymnastikprogramm.

Die **Veränderungen**, die Andrea in ihrem zweiten Lebensjahr durchmachte, beschrieb ihre Adoptivmutter folgendermaßen:

„Ich erinnere mich noch, wie glücklich ich war, als wir Andrea das erste Mal zum Lachen brachten. Wir bemerkten, dass sie ein wunderbares Lächeln hatte. Wenn sie lächelte, funkelten ihre Augen. Wir begannen zunehmend, ihre Stärken zu sehen, und allmählich kam ihre Schönheit zum Vorschein. Wir entdeckten auch, dass Andrea auffallend gut imitieren konnte: Sie machte Dinge nach, die ihre Schwester tat. Mit ihr baute Andrea als Erstes eine Beziehung auf. Ich erinnere mich an eine Untersuchung, in der Andrea aufgefordert wurde, mit einem Glöckchen zu läuten. Ich wusste, dass Andrea keine Ahnung hatte, was eine Glocke war, und noch weniger, was es bedeutete, sie zu läuten. Da ging ihre Schwester zu ihr und sagte: „Macht nichts, kleine Andrea, das ist eine Glocke und so läutet man damit. Bim, bim, bim." Nach dieser Demonstration nahm Andrea das Glöckchen und läutete damit. Und sie lächelte uns alle stolz an.

Im Laufe des zweiten Jahres, das Andrea bei uns lebte, begann sie mit dem **Kindergarten**. Die Berichte der Kindergärtnerin waren für uns wunderbare Nachrichten über ihre kontinuierlichen **Fortschritte**. Ich war ja keine positiven Rückmeldungen gewöhnt, aber sie gaben mir jedenfalls Hoffnung für Andreas Zukunft. Langsam sah ich ein Licht am Ende des Tunnels. Wir konnten nun zum Spielplatz gehen, wo Andrea begann, sich anderen Kindern zuzuwenden. Wir konnten im Wald spazieren gehen, auch wenn das Herbstlaub auf dem Weg unter den Füßen raschelte. Wir konnten Picknicks neben rauschenden Bächen machen. Allmählich fühlten wir uns wie eine normale Familie. Dann gingen wir mit Andrea zum ersten Mal Karussell fahren. Das war eine Aufregung – besonders für mich! Wir schätzten die einfachen Dinge im Leben, die meistens für selbstverständlich genommen werden: Glückliche Gesichter und leuchtende Augen, so wie sie alle Kinder haben sollten, waren jetzt bei beiden meiner kleinen Mädchen zu sehen.

Durch Andrea hatte ich gelernt, dankbar für die kleinen Dinge zu sein, die man so leicht übersieht. Andrea brachte eine andere Art von Liebe in unser Haus, und wir sind froh darüber. Ich habe mehrere Jahre gebraucht, um Andrea als das Kind zu akzeptieren, das sie ist. Aber jetzt kann ich sie mir gar nicht mehr anders vorstellen! Sie ist einzigartig, und die Liebe, die ich für sie empfinde, ist unermesslich. Durch Andrea bin ich heute eine viel klügere und freundlichere Person." (◘ Abb. 18.5)

Die **Schlussfolgerungen** von Andreas Mutter lauten: Die Anpassungsfähigkeit jedes Kindes ist anders, jede Heimerfahrung ist anders und jede Therapie ist anders. Gemeinsam haben die meisten Kinder, die eine Zeit lang in einem Heim gelebt haben nur, dass sie irgendeine Art von Hilfe brauchen.

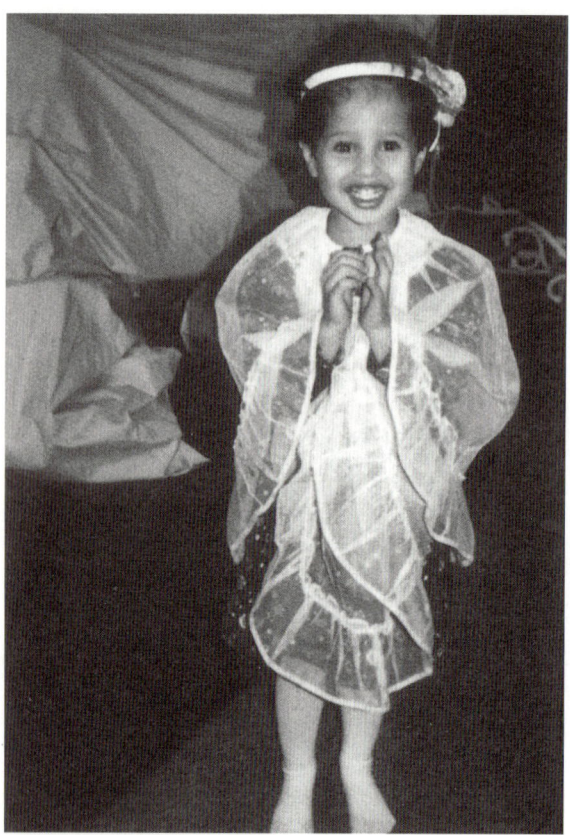

Abb 18.5. Andrea im Engelskostüm. Andreas Adoptivmutter sagt: „Die Kinder sind es wert, in sie zu investieren – Andrea auf jeden Fall! Für mich wird sie immer ein rumänischer Engel sein."

18.5 Behandlungsstrategien und Implikationen der Forschung für die Behandlung

! Beachte
Die Forschung und die praktische Arbeit mit den ehemaligen Heimkindern zeigen, dass die Behandlungsansätze umfassend und interdisziplinär sein müssen.

Sensorische Integrationstherapie ist eine wichtige Komponente, aber nur ein Teil des Puzzles. Bei vielen der Kinder liegen **mehrere Probleme** vor:
- Beziehungsstörungen,
- posttraumatischer Stress,
- sensorische Integrationsstörungen,
- Sprach-, kognitive -, Verhaltens- und Aufmerksamkeitsproblematiken u. a.

Die **therapeutische Intervention** für ehemalige Heimkinder sollte bereits **vor** ihrer Adoption beginnen. Adoptionsagenturen müssen von den zahlreichen Problemen wissen, mit denen diese Kinder konfrontiert sind, und dieses Wissen den Familien mitteilen. Nur wenn die Adoptiveltern ausreichend vorbereitet sind, können sie Entscheidungen treffen, das Verhalten des Kindes verstehen, es auf geeignete Weise unterstützen und für seine Interessen eintreten. Es ist auch wichtig, den Adoptivfamilien Ressourcen und Spezialisten zu vermitteln, die in der Arbeit mit diesen Kindern Erfahrung haben.

18.6 Zusammenfassung

- Aus ergotherapeutischer Sicht ist **sensorische Abwehr das Hauptproblem** vieler Heimkinder.
- Diese führt zu **Beziehungsproblemen** mit Eltern, Geschwistern und Gleichaltrigen, weil sich die Kinder vor Körperkontakt zurückziehen.
- Oft verweigern die betroffenen Kinder Spielsachen, weil diese sich für sie unangenehm anfühlen oder weil sie die Geräusche nicht vertragen. Dadurch kann auch das **Lernen eingeschränkt** werden. Da Kinder normalerweise durch Spielen lernen, kann diese Vermeidung des Spiels Entwicklungsverzögerungen verstärken.
- Sensorische Abwehr **beeinträchtigt die Aktivitäten des täglichen Lebens** wie Baden, Kämmen, Nägel schneiden, Anziehen und Essen. **Füttern** ist oft ein Problem, weil viele Kinder feste Nahrung ablehnen. Zum Teil kann einfach Erfahrungsmangel dafür verantwortlich sein. In vielen Fällen ist es jedoch Zeichen einer oralen Sensitivität im Zusammenhang mit einer sensorischen Abwehr. Diese erfordert professionelle Intervention.

- Ein anderes häufiges **Problem beim Essen** ist das Vollstopfen des Mundes. Ursache könnte eine schwache Diskrimination sein.
- Andere Probleme, die häufig von den Adoptiveltern genannt werden, betreffen die **Aufmerksamkeit, Ablenkbarkeit, Hyperaktivität und Impulsivität**. Viele Eltern ehemaliger Heimkinder berichten, dass die Kinder gierig nach Bewegung und propriozeptiven Reizen sind. Sie werden als „Rempler" und **„Reizsucher"** beschrieben. Wie an anderen Gruppen von SI-Kindern beobachtet wurde, zeigen viele der beschriebenen Kinder **sensorische Abwehr** und sind durch feine Berührungsreize irritiert. Ayres (1964) fand in ihren frühen Studien einen Zusammenhang zwischen Hyperaktivität und taktiler Abwehr.
- Die Zusammenhänge zwischen sensorischer Integration und Aufmerksamkeit, Ablenkbarkeit und Impulsivität erfordern weitere Untersuchungen an dieser Gruppe von Kindern.

18.7 Literatur

Achenbach, T.M. (1991). *Manual for the Child Behavior Checklist/4–18 and 1991 Profile.* Burlington, VT: University of Vermont Department of Psychiatry.

Ainsworth, M.D. (1965). Further research into the adverse effects of maternal deprivation. In J. Bowlby (Ed.), *Childcare and the growth of love* (2nd ed., pp. 191–251). Baltimore: Penguin Books.

Albers, L.H., Johnson, D.E., Hostetter, M., Iverson, S., und Miller, L. (1997). Health of children adopted from the former Soviet Union and Eastern Europe. *Journal of the American Medical Association, 278,* 922–924.

Ames, E.W. (1997). *The development of Romanian orphanage children adopted to Canada.* Burnaby, British Columbia: Simon Fraser University.

Ames, E.W., Carter, M.C., Chisholm, K., Fisher, L., Gilman, L.C., Mainemer, H., McMullan, S.J., und Savoie, L.A. (1992, June). A study of Romanian orphanage children in Canada: Background, sample, and procedure. *Development of Romanian orphanage children adopted to Canada.* Symposium conducted at the Annual Convention of the Canadian Psychological Association, Quebec City, Canada.

Anderson, J.W., Johnstone, B.M., und Remley, D.T. (1999). Breast-feeding and cognitive development: A meta-analysis. *American Journal of Clinical Nutrition, 70,* 525–535.

Ayres, A.J. (1964). Tactile functions: Their relationship to hyperactive and perceptual motor behavior. *American Journal of Occupational Therapy, 18,* 6–11.

Ayres, A.J. (1979). *Sensory integration and the child.* Los Angeles: Western Psychological Services.

Bayley, N. (1969). *Bayley Scales of Infant Development.* San Antonio, TX: The Psychological Corporation.

Blakeslee, S. (1995a, August 29). In brain's early growth, timetable may be crucial. *New York Times, Science Times,* pp. C1–C3.

Blakeslee, S. (1995b, August 31). How a bad beginning can affect the brain. *New York Times,* pp. C1, C6.

Bowlby, J. (1951). *Maternal care and mental health.* Geneva, Switzerland: World Health Organization.

Bowlby, J. (1953). *Childcare and the growth of love.* Baltimore: Penguin.

Bowlby, J., und Ainsworth, M. (1965). *Child: Care, health, and development.* Baltimore: Penguin Books.

Bradley, R.H., Caldwell, B.M., Rock, S.L., und Harris, P.T. (1986). Early home environment and the development of competence: Findings from the Little Rock longitudinal study. *Children's Environments Quarterly, 3,* 10–22.

Carlson, M., und Earls, F. (1997). Psychological and neuroendocrinological sequelae of early social deprivation in institutionalized children in Romania. *Annals New York Academy of Sciences, 807,* 419–428.

Casler, L. (1961). Maternal deprivation: A critical review of the literature. *Monographs of the Society for Research in Child Development, 26*(2), 1–64.

Casler, L. (1968). Perceptual deprivation in institutional settings. In G. Newton, and S. Levine (Eds.), *Early experience and behavior* (pp. 573–626). Springfield: Charles C. Thomas.

Cermak, S., und Daunhauer, L.A. (1997). Sensory processing in the post-institutionalized child. *American Journal of Occupational Therapy, 51,* 500–507.

Cermak, S., und Groza, V. (1998). Sensory integration in post-institutionalized children: Implications for social workers. *Child and Adolescent Social Work Journal, 15*(1), 5–37.

Children's Health Care Collaborative Study Group. (1994). The causes of children's institutionalization in Romania. *Child; Care, Health and Development, 20,* 77–88.

DeGangi, G. (1991a). Part 1: Assessment of sensory, emotional, and attentional problems in regulatory disordered infants. *Infants and Young Children, 3,* 1–8.

DeGangi, G. (1991b). Part 2: Treatment of sensory, emotional, and attentional problems in regulatory disordered infants. *Infants and Young Children, 3,* 9–19.

Diamond, M.C. (1967). Extensive cortical depth measurements and neuron size increases in the cortex of environmentally enriched rats. *Journal of Comparative Neurology, 131,* 357–364.

Diamond, M.C., Ingham, C.A., Johnson, R.E., Bennett, E.L., und Rosenzweig, M.R. (1976). Effects of environment on morphology of rat cerebral cortex and hippocampus. *Journal of Neurobiology, 7,* 75–86.

Doll, E. (1935). *Vineland Social Maturity Scale.* Circle Pines, MN: American Guidance Center.

Dunn, W. (1994). Performance of typical children on the Sensory Profile: An item analysis. *American Journal of Occupational Therapy, 48*(11), 967–974.

Field, T. (1994). Caregiving environments for infants. *Children's Environments, 11*(2), 147–154.

Field, T., Morrow, C., Valdeon, C., Larson, S., Kuhn, C., und Schanberg, S. (1992). Massage reduces anxiety in child and adolescent psychiatric patients. *Journal of the American Academy of Child and Adolescent Psychiatry, 31*(1), 125–131.

Field, T., Schanberg, S.M., Scafidi, F., Bauer, C.R., Vega-Laher, N., Garcia, R., Nystrom, J., und Kuhn, C.M. (1986). Tactile-kinesthetic stimulation effects on preterm infants. *Pediatrics, 77*(5), 654–658.

Frank, D., und Zeisel, S. (1988). Failure to thrive. *Pediatric Clinics of North America, 35*, 1187–1206.

Frankenburg, W.K. (1986). *Revised Denver Prescreening Developmental Questionnaire (R-PDDQ)*. Denver, CO: Denver Developmental Materials, Inc.

Frankenburg, W.K., Dodds, J., Archer, P., Bresnick, B., Maschka, P., Edelman, N., und Shapiro, H. (1975). *Denver Developmental Screening Test*. Denver, CO: Denver Developmental Materials, Inc.

Galler, J. (1993). Malnutrition and mental development. In R. Suskind und L. Lewinter-Suskind (Eds.), *Textbook of pediatric nutrition* (2nd ed., pp. 173–179). New York: Raven Press.

Galler, J., und Ross, R. (1998). Malnutrition and mental development. *POST: The Parent Network for the Post-Institutionalized Child, 20*(6), 1–8.

Gilbert, E.S. (1997). *Sensory deprivation manifested in the domain of touch in post–institutionalized children from Romania*. Unpublished master's thesis, Boston University, MA.

Goldfarb, W. (1945). Effects of psychological depth in infancy and subsequent stimulation. *American Journal of Psychiatry, 102*, 18–33.

Greenspan, S. (1995). *The challenging child*. Reading, MA: Addison Wesley.

Groza, V., und Ileana, D. (1996). A follow-up study of adopted children from Romania. *Child and Adolescent Social Work Journal, 13*(6), 541–565.

Haradon, G., Bascom, B., Dragomir, C., und Scripcaru, V. (1994). Sensory functions of institutionalized Romanian infants: A pilot study. *Occupational Therapy International, 1*, 250–260.

Harlow, H.F. (1958). The nature of love. *The American Psychologist, 13*, 673–685.

Harlow, H.F., und Harlow, M.K. (1966). Learning to love. *American Scientist, 54*, 244–272.

Harlow, H.F., und Suomi, S.J. (1970). The nature of love– Simplified. *American Psychologist, 25*, 162–168.

Johnson, A., und Groza, V. (1993). The orphaned and institutionalized children of Romania. *Journal of Emotional and Behavioral Problems, 2*(4), 49–52.

Johnson, D., Miller, L., Iverson, S., Thomas, W., Franchino, B., Dole, K., Kiernan, M., Gergieff, M., und Hostetter, M. (1992). The health of children adopted from Romania. *Journal of the American Medical Association, 268*(24), 3446–3451.

Jones, M.B. (1993). Decline of the American orphanage, 1941–1980. *Social Service Review, 67*, 459–480.

Kadlec, M.B. (1997). *Activity level, organization, and social-emotional behavior in post-institutionalized children*. Unpublished master's thesis, Boston University, MA.

Knobloch, H., Stevens, F., und Malone, F. (1980). *Gesell Developmental Schedules*. NY: The Psychological Corporation.

Kraemer, G.W. (1992). A psychobiological theory of attachment. *Behavior and Brain Sciences, 15*, 493–511.

Kraemer, G.W. (1995). Significance of social attachment in primate infants: The infant-caregiver relationship and volition. In C.R. Pryce, R.D. Martin, und D. Skuse (Eds.), *Motherhood in human and nonhuman primates, 3rd Schultz-Biegert Symposium* (pp. 152–161). Basel, Switzerland: Karger.

Kraemer, G.W., Ebert, M.H., Schmidt, D.E., und McKinney, W.T. (1991). Strangers in a strange land: A psychobiological study of mother-infant separation in rhesus monkeys. *Child Development, 62*, 548–566.

Kuhn, C., Schanberg, S., Field, T., Symanski, R., Zimmerman, E., Scafidi, F., und Roberts, J. (1991). Tactile-kinesthetic stimulation effects on sympathetic and adrenocortical function in preterm infants. *The Journal of Pediatrics, 119*, 434–440.

Latham, M. (1997). *Human nutrition in the developing world* (FAO Food and Nutrition Series, No. 29). Rome, Italy: Food and Agriculture Organization.

Lieppradt, J.A. (1997). *Sensory processing in post-institutionalized children from Romania: An analysis of the movement scale*. Unpublished master's thesis, Boston University, MA.

Liu, D., Diorio, J., Tannenbaum, B., Caldji, C., Francis, D., Freedman, A., Sharma, S., Pearson, D., Plotsky, P., und Meaney, M. (1997). Maternal care, hippocampal glucocorticoid receptors, and hypothalamic-pituitary-adrenal responses to stress. *Science, 277*, 1659–1662.

Marcovitch, S., Cesaroni, L., Roberts, W., und Swanson, C. (1995). Romanian adoption: Parents' dreams, nightmares, and realities. *Child Welfare, 74*(5), 993–1017.

Marcovitch, S., Goldberg, S., Gold, A., Washington, J., Wasson, C., Kerkewitch, K., und Handler-Derry, M. (1997). Determinants of behavior problems in Romanian children adopted in Ontario. *International Journal of Behavioral Development, 20*(1), 17–31.

Mason, W.A., und Berkson, G. (1975). Effects of maternal mobility on the development of rocking and other behaviors in rhesus monkeys: A study with artificial mothers. *Developmental Psychobiology, 8*, 197–211.

Meaney, M., Aitken, D., Bhatnagar, S., Bodnoff, S., Mitchell, J., und Sarrieau, A. (1990). Neonatal handling and the development of the adrenocortical response to stress. In N. Gunzenhauser (Ed.), *Advances in touch: New implications for human development. Pediatric Roundtable 14* (pp. 11–22). Skill, NH: Johnson und Johnson Consumer Products.

Meyers, A., und Chawla, N. (2000, August/September). Nutrition and the social, emotional, and cognitive development of infants and young children. *Zero to Three*, 5–12.

Morison, S., Ames, E., und Chisholm, K. (1995). The development of children adopted from Romanian orphanages. *Merrill-Palmer Quarterly, 41*(4), 411–430.

Nyman, A.J. (1967). Problem solving in rats as a function of experiences at different ages. *Journal of Genetic Psychology, 110*, 31–39.

Occupational Therapy Associates, P.C. (1993). *Sensory History Checklist*. Watertown, MA: Author.

O'Connor, T.G., und Rutter, M. (2000). Attachment disorder behavior following early severe deprivation: Extension and longitudinal follow-up. *Journal of the American Academy of Child and Adolescent Psychiatry, 39*(6), 703–712.

O'Connor, T.G., Rutter, M., Beckett, C., Keaveney, L., und Kreppner, J.M. (2000). The effects of global severe privation on cognitive competence: Extension and longitudinal follow-up. *Child Development, 71*(2), 376–390.

Ottenbacher, K., Muller, L., Brandt, D., Heintzelman, A., Hojem, P., und Sharpe, P. (1987). The effectiveness of tactile stimulation as a form of early intervention: A quantitative evaluation. *Journal of Developmental and Behavioral Pediatrics, 8*, 68–76.

Perry, B.D. (1993a). Neurodevelopment and the neurophysiology of trauma I: Conceptual considerations for clinical work with maltreated children. *The Advisor, 6*(1), 1, 14–18.

Perry, B.D. (1993b). Neurodevelopment and the neurophysiology of trauma II: Conceptual considerations for clinical work with maltreated children. *The Advisor, 6*(2), 1, 14–20.

Provence, S. (1967). *Guide for the care of infants in groups.* New York: Child Welfare League.

Provence, S., und Lipton, R.C. (1962). *Infants in institutions.* New York: International Universities Press.

Reite, M. (1990). Effects of touch on the immune system. In N. Gunzenhauser (Ed.), *Advances in touch: New implications in human development. Pediatric Roundtable 14* (pp. 22–34). Skill, NJ: Johnson und Johnson Consumer Products.

Rosenzweig, M.R., und Bennett, E.L. 1978). Experimental influences on brain anatomy and brain chemistry in rodents. In G.C. Gottlieb (Ed.), *Studies on the development of behavior and the nervous system* (pp. 314–315). New York: Academic Press.

Royeen, C.B., und Lane, S.J. (1991). Tactile processing and sensory defensiveness. In A.G. Fisher, E.A. Murray, und A.C. Bundy (Eds.), *Sensory integration: Theory and practice* (pp. 108–135). Philadelphia: F.A. Davis.

Rutter, M. (1998). Developmental catch-up, and deficit, following adoption after severe global early privation. *Journal of Child Psychology and Psychiatry, 39*(4), 465–476.

Sapolsky, R.M. (1997). The importance of a well-groomed child. *Science, 277,* 1620–1621.

Scafidi, F.A., Field, T., und Schanberg, S.M. (1993). Factors that predict when preterm infants benefit most from massage therapy. *Developmental and Behavioral Pediatrics, 14*(3), 176–180.

Scafidi, F.A., Field, T., Schanberg, S., Bauer, C., Tucci, K., Roberts, J., Morrow, C., und Kuhn, C. (1990). Massage stimulates growth in preterm infants: A replication. *Infant Behavior and Development, 13,* 167–188.

Schanberg, S., Kuhn, C., Field, T., und Bartolome, J. (1990). Maternal deprivation and growth suppression. In N. Gunzenhauser (Ed.), *Advances in touch: New implications in human development. Pediatric Roundtable 14* (pp. 3–10). Skill, NJ: Johnson und Johnson Consumer Products.

Schneider, M.L. (1987). *A rhesus monkey model of human infant individual differences.* Unpublished doctoral dissertation. The University of Wisconsin, Madison.

Schneider, M., Kraemer, G., und Suomi, S. (1991). The effects of vestibular-proprioceptive stimulation on motor maturation and response to challenge in rhesus monkey infants. *The Occupational Therapy Journal of Research, 11*(3), 135–151.

Short, M. (1985). Vestibular stimulation as early experience: Historical perspectives and research implications. In K.J. Ottenbacher, und M.A. Short (Eds.), *Vestibular processing dysfunction in children* (pp. 135–152). New York: The Haworth Press.

Sigman, M., McDonald, M.A., Neumann, C., und Bwibo, N. (1991). Prediction of cognitive competence in Kenyan children from toddler nutrition, family characteristics and abilities. *Journal of Child Psychology and Psychiatry, 32,* 307–320.

Sparrow, S.S., Balla, D.A., und Cicchetti, D.V. (1984). *Vineland Adaptive Behavior Scales, Revised.* Circle Pines, MN: American Guidance Service.

Spitz, R. (1945). Hospitalism: An inquiry into the genesis of psychiatric conditions in early childhood. *The Psychoanalytic Study of the Child, 1,* 53–74.

Spitz, R. (1946). Hospitalism: A follow-up report. *The Psychoanalytic Study of the Child, 2,* 113–117.

Stein, D.G., Brailowsky, S., und Will, B. (1995). *Brain repair.* New York: Oxford University.

Sweeney, J.K., und Bascom, B.B. (1995). Motor development and self-stimulatory movement in institutionalized Romanian children. *Pediatric Physical Therapy, 7,* 124–132.

Trott, M.C., Laurel, M., und Windeck, S. (1993). *SenseAbilities, understanding sensory integration.* Tucson, AZ: Therapy Skill Builders.

Vygotsky, L.S. (1978). *Mind in society.* Cambridge, MA: Harvard University Press.

Weiterführende Literatur

Kaler, S., und Freeman, B.I. (1993). Analysis of environmental deprivation: Cognitive and social development in Romanian orphans. *Journal of Child Psychology and Psychiatry, 35,* 769–781.

Kimball, J.G. (1993). Sensory integrative frame of reference. In P. Kramer und J. Hinojosa (Eds.), *Frames of reference for pediatric occupational therapy* (pp. 87–175). Baltimore: Williams und Wilkins.

Fragiles X-Syndrom

Lois Hickman

19.1 Das Störungsbild – 442

19.2 Befunderhebung – 446

19.3 Intervention – 448

19.4 Fallstudien – 451

19.5 Zusammenfassung – 453

19.6 Literatur – 454

> Am Ende eines Vortrages über das Fragile X-Syndrom erhielt die Autorin folgende Nachricht von einem Betroffenen: „Ich danke Ihnen dafür, dass Sie die Öffentlichkeit über uns informieren. Wir haben viel zu erzählen, aber wir brauchen Ihre Hilfe. Wir können es nicht allein tun!" Dieses Kapitel ist die Antwort auf die Bitte dieses Mannes und soll den Dialog über das Fragile X-Syndrom aus sensorisch-integrativer Sicht fortsetzen. Das Konzept der Sensorischen Integration stellt eine Basis für das Verständnis der Natur und der Charakteristika dieser genetischen Störung dar und bietet eine einfühlsame und effektive Interventionsstrategie.

Das Fragile X-Syndrom wurde schon in den verschiedensten Disziplinen wie Biochemie, Neurologie, Verhaltenstheorie, Optometrie und von Gesundheitsberufen wie Logopädie, Heilpädagogik und Ergotherapie untersucht (Miller et al. 1999). Diese Untersuchungen ergaben, dass Personen mit Fragilem X-Syndrom ein äußerst **breites Spektrum an körperlichen und verhaltensmäßigen Eigenarten** aufweisen (Hagerman 1996). Im Kontakt mit Klienten und ihren Familien ist es daher entscheidend, die individuellen Besonderheiten, die Umgebung und die Unvorhersehbarkeit der individuellen Bedürfnisse und der Persönlichkeit zu berücksichtigen. Allgemeine Kenntnisse über die typischen Merkmale des Fragilen X-Syndroms sind zwar wichtig, dabei muss aber die Einzigartigkeit jeder Person respektiert werden. Aufgrund der Variantenvielfalt innerhalb dieser Personengruppe sind keine pauschalen Schlussfolgerungen möglich, und es gibt keine „Rezepte", die den Bedürfnissen jedes Betroffenen entsprechen.

Worin liegen nun die **Gemeinsamkeiten von Menschen mit der Diagnose Fragiles X-Syndrom?** Vielleicht steht in Wirklichkeit die Komplexität unseres eigenen Menschseins auf dem Prüfstand, wenn in der Forschung die Chromosomen von Individuen mit Fragilem X-Syndrom analysiert und ihre „merkwürdigen" Manierismen beschrieben werden. Vielleicht macht uns diese genaue Überprüfung unsere eigenen Probleme klarer, vor allem in unserer hektischen, überstimulierenden und mechanisierten Kultur, von deren Tempo sich schon Menschen mit einem intakten und anpassungsfähigen Nervensystem oft überwältigt fühlen. Menschen mit Fragilem X-Syndrom sind es die meiste Zeit (Miller et al. 1999). Ihre übertriebenen Reaktionen zeigen deutlich, wie für sie die Dinge in ihrem Nervensystem und in ihrer äußeren Welt aus dem Gleichgewicht geraten.

Wir können von Menschen mit diesem Syndrom lernen, was es heißt, ein Mensch in einer chaotischen Welt zu sein, in der von uns erwartet wird, dass wir uns anpassen. Ein Kind mit Fragilem X-Syndrom beschrieb seine Probleme beim Verarbeiten von mehreren Sinneseindrücken folgendermaßen: „In meinem Kopf ist ein Verkehrsstau."

19.1 Das Störungsbild

Exkurs

Fragiles X-Syndrom ist die bekannteste Ursache für Entwicklungsbehinderungen. Einer von 1.250 männlichen Personen ist davon betroffen, während der Anteil in der weiblichen Bevölkerung nur halb so groß ist (Reiss 1996). Diese genetische Störung betrifft männliche Personen schwerwiegender als weibliche, aber jede 450. Frau kann Trägerin des Gens sein. Es tritt in allen Rassen gleichermaßen auf.

Genetiker bringen das Fragile X-Syndrom mit einer fragilen Stelle auf dem X-Chromosom in Verbindung (Turner et al. 1978). Das Syndrom ist durch eine exakte prä- oder postnatale DNS-Blutprobe identifizierbar, die betroffene und nicht betroffene Träger feststellen kann (Feng et al. 1995). Sowohl männliche als auch weibliche Betroffene können eine ganze Bandbreite an physischen Merkmalen zeigen (Hagerman et al. 1992) (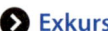 Abb. 19.1). Diese treten mit dem Erreichen des Jugend- und Erwachsenenalters meist deutlicher zutage.

Zu den **Merkmalen des fragilen X-Syndroms** zählen:
- hohe Anfälligkeit für Mittelohrentzündungen im ersten Lebenshalbjahr,
- Prolaps der Mitralklappe (eine gutartige Herzerkrankung),

19.1 · Das Störungsbild

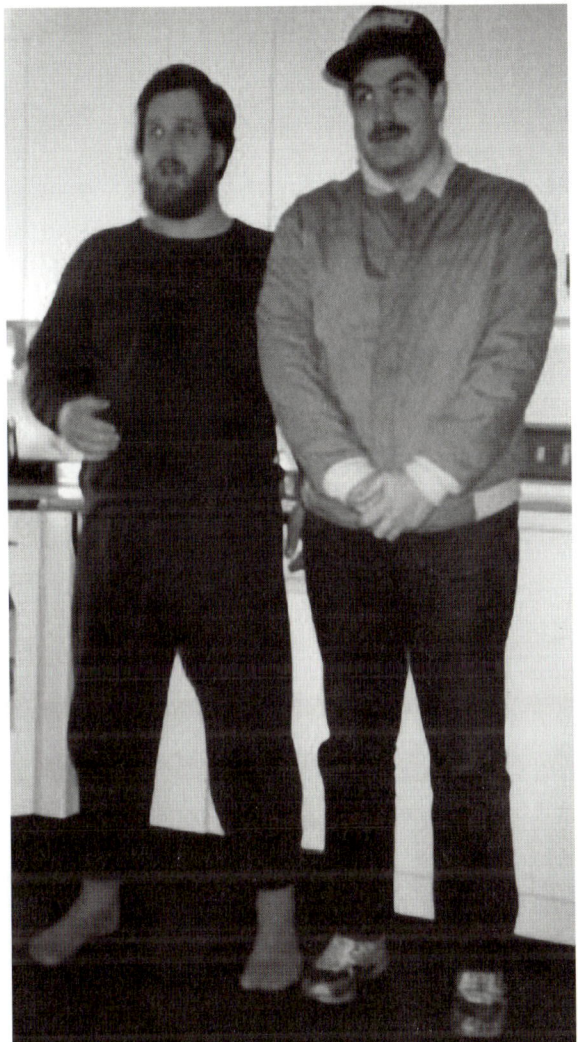

◘ Abb 19.1. Paul und Keith, zwei Brüder mit Fragilem X-Syndrom, zeigen typische Merkmale dieser genetischen Störung

- Dysplasie des Bindegewebes, erkennbar an überstreckbaren Fingergelenken (Extension im Fingergrundgelenk 90° oder mehr), Plattfüßen mit Pronation und lockeren Daumen-, Ellbogen- und Fußgelenken,
- langes, schmales Gesicht,
- verschwollener Augenbereich und enge Lidfalten,
- hohe, hervorstehende Stirn,
- große oder abstehende Ohren,
- Strabismus, sowohl einwärts als auch auswärts,
- geschmeidige, weiche Haut,
- vergrößerte Hoden bei jugendlichen und erwachsenen Männern,
- hochgewölbter Gaumen, mit nah beieinander stehenden Zähnen,
- eine einzelne affenartige palmare Handfurche,
- eingedrückter Brustkorb (Pectum recurvatum),
- hervorstehender Unterkiefer bei älteren Männern,
- Anfallsleiden in ungefähr 10 % der Fälle (verschwindet üblicherweise im Erwachsenenalter).

Zusätzlich wurden am Behavioral Neurogenetics and Neuroimaging Research Center des Kennedy Kreiger Instituts mit Hilfe des Magnetresonanzverfahrens zahlreiche **neurologische Befunde** identifiziert:
- Der **Kleinhirnwurm** (Vermis) ist bei Personen mit Fragilem X-Syndrom kleiner. Der Vermis verarbeitet sensorische Information, er ist involviert in die Regulation der Aufmerksamkeit und Bewegung, und er könnte eine wichtige Rolle für die Sprache darstellen.
- Der **Hippocampus**, ein Bereich des Temporallappens, nimmt im Laufe der Entwicklung an Größe zu. Dies geschieht auf Kosten des superioren temporalen Gyrus, der für die Sprachentwicklung wichtig ist.
- Der **Nucleus caudatus** ist bei Personen mit Fragilem X-Syndrom vergrößert. Dieser Kern hat mit Augenbewegungen, Stimmungsregulung, Impulskontrolle und der Fähigkeit, sich ändernden Umgebungen anzupassen, zu tun.
- Die **Seitenventrikel** nehmen im Laufe der Entwicklung an Größe zu. Diese Größenzunahme hängt nicht mit einem Hydrozephalus zusammen, sondern tritt auch bei anderen neurologischen Zuständen auf und ist ein Zeichen für eine abnormale Gehirnentwicklung oder den Verlust von Gehirngewebe, was sich ungünstig auf die Sprachentwicklung auswirkt.

Der **Schweregrad der Symptomausprägung** wird mit der Proteinbeschichtung im Zentralnervensystem in Zusammenhang gebracht. Bei geringem Proteinmangel sind auch die Merkmale des Fragilen X-Syndroms nur leicht ausgeprägt, je größer der Proteinbeschichtungsmangel, desto ausgeprägter sind auch die Verhaltensauffälligkeiten und physiologischen Anzeichen des Syndroms (Hagerman 1996). Eiweißersatztherapie, bei der Proteininfusionen in das Innere von Zielzellen des ZNS gebracht werden, könnte ein zukünftiger Erfolg versprechender Behandlungsansatz sein, wenn das Problem der Immunreaktionen gelöst werden kann (Ratazzi und Ianni 1996).

Die Kenntnis der wichtigsten medizinischen Folgeerscheinungen dieser genetischen Störung hilft beim Verständnis der daraus folgenden Verhaltens- und sensorischen Störungen, die einen facettenreichen Ansatz unter Einbeziehung der Sensorischen Integrationstherapie erfordern.

19.1.1 Allgemeine Verhaltensprobleme

Personen mit Fragilem X-Syndrom zeigen Verhaltensprobleme unterschiedlichen Ausmaßes, die mit der sensorischen Verarbeitung in Zusammenhang stehen können (Hagerman 1996). Zu den **Problemen, die die Alltagsbewältigung am stärksten beeinträchtigen**, zählen
- Impulsivität,
- Angst vor Änderungen der Routine,
- Überempfindlichkeit gegenüber der Umwelt (Miller et. al. 1999).

Diese Symptome beeinflussen sich gegenseitig, sodass eine einzelne Störung eine Kettenreaktion auslösen kann.

Auf **Überstimulation** reagieren manche Betroffene mit Flattern oder Beißen der Hände oder Rückzug in eine ruhigere oder abgeschiedenere Umgebung. Es kann auch zu schwerwiegenden Reaktionen wie Aggressionsausbrüchen oder Panikattacken kommen. (Panikattacken stehen jedoch nicht immer eindeutig mit Reizüberflutung in Zusammenhang.) Während einer Panikattacke sind die Betroffenen oft äußerst empfindlich, sodass sie keine Geräusche und keinen menschlichen Kontakt tolerieren können.

Die **typischen Überempfindlichkeiten** gegenüber der Umwelt betreffen
- Widerstand gegen Berührung oder Gehaltenwerden,
- Aversion gegenüber bestimmten Lauten bzw. plötzlichen Geräuschen,
- Geruchsempfindlichkeit,
- Empfindlichkeit für visuelle Stimuli,
- Angst, den Kontakt zum Boden zu verlieren.

Da der männliche Chromosomensatz nur ein X-Chromosom enthält, sind die Symptome bei männlichen Betroffenen tendenziell stärker ausgeprägt als bei weiblichen (Chudley und Hagerman 1987).

❗ Beachte
Beide Geschlechter zeigen eine Bandbreite an Problemen von kognitiven Beeinträchtigungen bis zu Verhaltensauffälligkeiten, weibliche Betroffene sind jedoch physisch meist weniger stark betroffen (Hagerman 1996).

Fast alle **männlichen Personen mit Fragilem X-Syndrom** haben
- Aufmerksamkeitsprobleme in Kombination mit Hyperaktivität und
- Überempfindlichkeit gegenüber Umweltreizen (Hagerman und Cronister 1996).

Die **soziale Interaktion** ist oft von einem Schwanken zwischen Annäherung und Rückzug gekennzeichnet: Sie wollen interagieren, sind dann aber vom Augenkontakt oder von der Konversation überwältigt (Braden 1995, 1996; Hagerman 1996). Manche Personen mit Fragilem X-Syndrom haben die Fähigkeit, sich auch nach Jahren noch an Gesichter, Namen und Details von Personen zu erinnern. **Spielerisches Verhalten** und **Humor** können sich innerhalb vertrauter Beziehungen, z. B. zur Therapeutin, entwickeln.

▶ Beispiel
Wenn ihm die Therapie zu ernst wird, sagt ein 32-jähriger Klient gerne: „Lass uns spielen!" Er liebt es, mit Lauten und Phrasen anderer Sprachen zu experimentieren. Wenn die Therapeutin sagt: „Ich verstehe weder diese Sprache noch ein einziges Wort, das du sagst!", antwortet er mit einem Grinsen: „Ich auch nicht!"

Personen mit Fragilem X-Syndrom sind **extrem schüchtern**.

> **Beispiel**
> Ein 11-jähriger Junge, den die Therapeutin gekannt hatte, seitdem er ein Kleinkind war, sollte nach einem Jahr Pause wieder zur Therapie kommen. Er hatte eine Stunde lang geübt, wie er die Therapeutin begrüßen sollte. Als sie sich dann gegenüberstanden, schaffte er es nicht, ihr die Hand zu geben oder sie anzublicken. Sein intensiv geübter Gruß blieb ungesagt.
>
> Einer schwer betroffenen jungen Frau fiel es in der Therapie schwer, mehr als nur zu flüstern oder den Kopf zu heben. Ihr Wunsch nach gesellschaftlichem Kontakt war jedoch offensichtlich und tief. Obwohl ihr Äußeres eher vernachlässigt wirkte, trug sie doch einen Schönheitsratgeber mit sich herum, der ihre Sehnsucht zeigte, attraktiv zu sein und akzeptiert zu werden.

Für alle Betroffenen stellt das Verhalten eine Herausforderung dar. Die Intensität ihrer Reaktionen auf die Umgebung und auf die Interaktionen mit anderen kann stark variieren, ist jedoch letztendlich dafür verantwortlich, ob Beziehungen und Interaktionen möglich sind und gelingen.

> **Beachte**
> Alle, die mit Personen mit Fragilem X-Syndrom zu tun haben, sollten die Bandbreite an Variationen der physischen, kognitiven und verhaltensmäßigen Merkmale berücksichtigen und den individuellen Interaktionsstil schätzen.

19.1.2 Charakteristika der sensorischen Verarbeitung

In der Ergotherapie wird daran gearbeitet, Patienten bei der Entwicklung ihrer Selbstständigkeit zu helfen, sodass sie ihr Leben meistern können. Bei Personen mit Fragilem X-Syndrom beruht die **Beeinträchtigung auf Übererregung und einer atypischen sensorischen Verarbeitung**. Daher muss sich die Therapeutin Klarheit darüber verschaffen, wie diese Personen auf sensorische Reize, Veränderungen und Personen in der Umgebung reagieren, und wie sie ihren Erregungszustand und ihre Sinnesempfindungen regulieren (Miller et. al. 1999).

> **Tipp**
> Personen mit Fragilem X-Syndrom haben oft Schwierigkeiten, mit Dingen umzugehen, die für die meisten selbstverständlich sind. Das ist das untrügliche Kennzeichen, dass eine Sensorische Integrationsstörung als versteckte Behinderung vorliegt!

Im Folgenden sind einige der **Auffälligkeiten aufgelistet, die auf sensorische Modulations- und Verarbeitungsstörungen zurückzuführen sind**:

- Manche Kinder mit der Diagnose Fragiles X-Syndrom fürchten sich davor zu schaukeln, zu rutschen oder hochgehoben zu werden.
- Andere müssen sich ständig bewegen und umherlaufen; sobald sie aber versuchen, sich langsam, fließend und kontrolliert zu bewegen, sind ihre Bewegungen steif, und die Balance ist schwach.
- Andere zeigen heftige, abwehrende Reaktionen bei leichter Berührung.
- Bei ein und derselben Person können fast gegensätzliche Reaktionen auf Geräusche auftreten: Einerseits kann sie eine extreme Abneigung gegen bestimmte Geräusche zeigen, zugleich kann sie aber auch ein feines Gehör für Musik haben.
- Obwohl die Betroffenen Beeinträchtigungen in der sozialen Interaktion haben, imitieren sie manchmal überraschend genau sprechende und singende Stimmen.
- Bei Überforderung oder Aufregung neigen viele zu Perseverationen, sei es mit Flattern, mit Wiegen des Körpers oder mit Geräuschen wie „zzz" oder Summen.

Als Teil einer **generalisierten sensorischen Modulationsstörung** ist **Geruchsüberempfindlichkeit** für die meisten Betroffenen ein Problem. Therapeutinnen schenken diesem Thema häufig zu wenig Aufmerksamkeit.

- Einige Kinder würgen, wenn sie mit bestimmten Gerüchen wie Erdbeere, Kirsche, Zitrone, Pfefferminze, Schokolade und Erdnussbutter konfrontiert werden.
- Andere kommentieren alle Gerüche mit „Gut!". Wenn ihnen das Austesten zu anstrengend wird, greifen sie zu jenem Duft, der entweder am alarmierendsten oder am beruhigendsten auf sie wirkt.
- Andere identifizieren alle Gerüche richtig und sind Gerüchen gegenüber empfindlich, sodass sogar der leichte Körpergeruch anderer Leute sie sichtlich verärgert oder nervös werden lässt.

> **Tipp**
> Aufgrund der Geruchsempfindlichkeit ist es ratsam für alle, die mit Personen mit Fragilem X-Syndrom zu tun haben, auf Parfüm, Aftershave und Deodorants zu verzichten.

Miller et al. (1999) bestätigten diese klinisch beobachtbaren Empfindlichkeiten in Messungen des elektrischen Hautwiderstandes während der Reaktion auf Geräusche, Berührungen, visuelle und olfaktorische Stimuli.

> **Beachte**
> Abwehrende sensorische Reaktionen treten bei allen Modalitäten auf. Miller et al. (1999) stellten die Hypothese auf, dass Übererregung und Überempfindlichkeit auf ein Ungleichgewicht des sympathischen und parasympathischen Systems hinweisen.

19.2 Befunderhebung

Die Verhaltensweisen und Reaktionen, die Personen bei umweltbedingtem Stress zeigen, liefern wertvolle Hinweise auf ihre therapeutischen Bedürfnisse.

Es gibt konkrete Bereiche, die in einem ▶ **Assessment** für Kinder mit Fragilem X-Syndrom auf jeden Fall erhoben werden sollten (◘ Übersicht 19.1).

Die folgende Liste von **Fragen** kann zusätzliche Einblicke in die konkreten Stärken und Bedürfnisse der Person geben:

Übersicht 19.1.
In der Befunderhebung beobachtbare Verhaltensweisen bei Personen mit Fragilem X-Syndrom. (Mod. nach Stackhouse 1994)

Die sensorische Empfindlichkeit betreffend:
- taktile Defensivität: bei leichter Berührung, Kleidungsstücken, Natur- oder künstlichen Fasern, Gewicht der Kleidung,
- orale Defensivität: bei Konsistenzen, Geschmäckern, Temperaturen,
- auditive Defensivität: gegenüber Lautstärken, bestimmten Tonhöhen; kann Hyperakusis haben,
- visuelle Abwehr: Blickaversion, überstimuliert durch visuelles „Wirrwarr",
- olfaktorische Defensivität oder intensivere Wahrnehmung von Gerüchen,
- Bewegungsunsicherheit oder Übervorsicht.

Die Selbstregulation betreffend:
- verminderte Modulation,
- Über- oder Untererregung: kann schwanken,
- Aufmerksamkeitsdefizit.

Die Haltungsmechanismen betreffend:
- niedriger Muskeltonus, einschließlich der orofazialen Muskulatur,
- Hypermobilität der Gelenke,
- schwache Balance,
- zerebelläre Beteiligung: inadäquate Anpassung der Bewegung,
- unzulängliche Atemunterstützung.

Die Praxie betreffend:
- Probleme mit dem Initiieren und der Ideation,
- sensorische Diskriminationsschwäche,
- Schwäche im Sequenzieren (simultan besser als seriell),
- orale und motorische Dyspraxie, kann auf visuellem und somatosensorischem Verarbeitungsdefizit beruhen,

- Störung (Verzerrung) der Verarbeitung von auditivem Input,
- pragmatische Probleme.

Die visuelle Perzeption betreffend:
- Schwäche der Raum- und Formwahrnehmung,
- Schwache visuell-taktil-motorische Integration,
- Lichtempfindlichkeit.

Die Feinmotorik betreffend:
- unreife Greifmuster/Handentwicklung,
- proximale/distale Probleme beim Stabilisieren.

Die Erfüllung der Handlungsrollen betreffend:
- Elternteil-/Kinder-/Geschwisterbeziehungen,
- Beziehungen zu Gleichaltrigen,
- Leben zu Hause, in der Schule, in der Arbeit, bei Freizeitaktivitäten, beim Spiel, in der Gemeinschaft,
- Aktivitäten, Interessen/Möglichkeiten.

> **Tipp**
> - Welche Situationen zu Hause, in der Schule oder in der Gemeinde sind die anstrengendsten, und welche helfen der Person, sich anerkannt, ruhig, glücklich oder organisiert zu fühlen?
> - Welche Verhaltensweisen oder Manierismen sind Warnzeichen für Reizüberflutung?
> - Wie ausgeprägt sind die physiologischen Merkmale, an denen das Ausmaß der neurologischen Beteiligung sichtbar wird?
> - Welche Arten von Unterstützung hat die Person bereits erhalten?
> - Was ist dem Klienten und seiner Familie wichtig? Was sind ihre Überzeugungen und kulturellen Erwartungen?
> - Was erhoffen sich der Klient und seine Familie von der ergotherapeutischen Befunderhebung?

Die Testsituation ist für Kinder mit Fragilem X-Syndrom oft eine Herausforderung. Um beobachtbares Verhalten herbeizuführen, muss die Befundungssituation manchmal von der Therapeutin adaptiert werden.

Die folgenden Beispiele sollen als **Vorschläge für Situationsanpassungen** dienen, die Therapeutinnen machen können:

> **Beispiel**
> Ein 3-jähriger Junge konnte während einer logopädischen Befunderhebung nur dann mitarbeiten, wenn die Ergotherapeutin ihn kräftig auf einem Therapieball hüpfen ließ.
>
> Ein 3-jähriges Mädchen war nur dann in der Lage, sich auf einen Test zu konzentrieren, wenn es vor den am Boden liegenden Testmaterialien auf dem Therapieball vorwärts schaukelte und dabei tiefen Druck auf den Rücken bekam.
>
> Ein 8-jähriger Junge reagierte am besten, wenn er während der standardisierten Testung auf einem Therapieball oder Fass sitzen konnte. Er musste auch mit seinem Rücken gegen die Wand gelehnt sitzen, sodass er die Tür sehen konnte. Die Therapeutin musste alle nicht benötigten Dinge aus dem Zimmer entfernen, um seine Ablenkung zu vermindern.
>
> Immer wieder können Kinder nur dann mitarbeiten, wenn sie sich unter dem Tisch sicher fühlten oder während des gesamten Tests auf dem Boden saßen.
>
> Ein 10-jähriges Mädchen mit starkem Kontrollbedürfnis durfte abwechselnd mit der Therapeutin Aufgaben vorgeben.
>
> Ein 19-jähriger Mann geriet mitten in der ergotherapeutischen Befunderhebung, die als letzte einer zweitägigen Testuntersuchung durch ein ganzes Teams angesetzt war, in helle Aufregung. Er begann, auf seinen Handrücken zu beißen. Die Therapeutin versuchte, seine Gefühle aufzugreifen: „Jetzt reicht es Ihnen, ständig beobachtet und getestet zu werden. Jetzt sind Sie so durcheinander, dass Sie sich in die Hand beißen müssen. Überlegen wir uns doch andere Wege, die Ihnen helfen könnten, wenn es zu hart wird." Sofort entspannten sich seine Schultern, und er seufzte tief. Dieser junge Mann hatte den Geruchstest schon beendet, und nachdem seine Unbehaglichkeit und sein Beißen angesprochen worden waren, sagte er: „Ich will diesen Geruch wieder!", und langte nach

dem Erdbeerfläschchen. Im weiteren Verlauf der Sitzung halfen ihm die verschiedenen Gerüche, organisiert zu bleiben.

19.3 Intervention

19.3.1 Pharmakologische und optometrische Interventionen

Es gibt ein Spektrum von **Medikamenten**, mit denen die Verhaltensauffälligkeiten und die medizinischen Probleme des Fragilen X-Syndroms behandelt werden, um Anfälle, Aufmerksamkeitsdefizite und Panikattacken unter Kontrolle zu bringen (Hagerman 1991, 1996).

Das erste Präparat, das bei Fragilem X-Syndrom angewandt wurde, war **Folsäure** (Hagerman 1996).

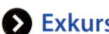 **Exkurs**

Wirkungen von Folsäure

Die Familien der Behandelten berichten, dass sich die Aufmerksamkeit und die Sprache der Kinder verbessert und die Stimmungsschwankungen abgenommen hatten. Folsäure zeigt bessere Resultate bei Jungen vor der Pubertät. Es wird angenommen, dass die Wirkung auf einer Beeinflussung der Dopaminsynthese beruht. Daher kann die Gabe von Folsäure im Gegensatz zu anderen Medikamenten bereits in der frühen Kindheit beginnen.

Medikamente, die zur Behandlung des Aufmerksamkeitsdefizits und der Hyperaktivität eingesetzt werden (wie Clonidine, Methylphenidate, Dexedrine und Guanfacine), können erst Kindern ab drei Jahren verordnet werden.

Die **medikamentöse Behandlung der Ängstlichkeit**, Aufmerksamkeitsstörung und Panikattacken ist immer als Ergänzung zu anderen Therapien, die sprachliche, sensomotorische, familienbegleitende und pädagogische Unterstützung geben, zu sehen (Hagerman 1996; Scharfenacker et al. 1991).

In der **Verhaltensoptometrie** wurde ein visuelles Therapieverfahren entwickelt, das über die **bewusste Kontrolle der Augenbewegungen** zu ihrer Automatisation kommt. Ziele und Methoden dieser Intervention stimmen weitgehend mit jenen der Ergotherapie überein (Martinez & Mainos 1993).

19.3.2 Sensorisch-integrative Behandlungsstrategien

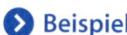 **Beispiel**

Die Autorin machte ihre erste Erfahrung mit Fragilem X-Syndrom mit einem 3-jährigen Jungen, dessen einzige Diagnose „Entwicklungsverzögerung" lautete und der als „untestbar" galt. Die Interpretation seines Spielverhaltens und seiner Reaktionen auf Geräusche, taktile und visuelle Reize ergab eine **Dyspraxie, ein Aufmerksamkeitsdefizit und sensorische ▶ Defensivität**. Seine Balance und Bewegungsmuster zeigten eine schwache Haltungsstabilität. Seine Finger waren überstreckbar und seine Gesichtsmuskulatur schlaff. In der Sprachentwicklung war er verzögert; die wenigen sprachlichen Fähigkeiten, über die er verfügte, waren perseverierend und oft sehr laut. Veränderungen waren für ihn sehr schwierig: Supermarkt, Restaurant oder Geburtstagsfeiern stellten überwältigende Situationen für ihn dar und waren auch für seine Eltern eine große Herausforderung. Etiketten in der Kleidung irritierten ihn extrem, und seine Eltern fanden heraus, dass er lediglich Naturfasern als „nicht juckend" empfand. Bei Nahrungsmitteln tolerierte er nur wenige Konsistenzen und Geschmäcker: nicht zu breiig und weich und nicht zu mild.

Die Probleme dieses Kindes lagen in der physischen Entwicklung, im Verhalten, in der Sprachentwicklung und in der sensorischen Modulation, Diskrimination und Praxie. Der Junge hatte Schwierigkeiten mit der Selbstregulation. Er begann mit Ergotherapie nach sensorisch-integrativen Prinzipien kombiniert mit Logopädie. Er reagierte sehr gut auf diese Intervention. In vielen der genannten Problembereiche zeigten sich Verbesserungen. Ein Jahr später diagnostizierte eine Neurologin Fragiles X-Syndrom und war überrascht, wie gut es dem Kind im Vergleich mit anderen Kindern mit dieser Diagnose ging. Den Eltern gegenüber äußerte sie die Meinung, dass die Art der Therapie einen großen Beitrag zu seinen Fortschritten geleistet haben musste. Seine Probleme in der Sensorischen Integration in Verbindung mit den Sprachproblemen waren der richtige Ansatzpunkt gewesen.

❗ Beachte
Die Prinzipien der Sensorischen Integrationstherapie, die ursprünglich von A. Jean Ayres aufgestellt wurden, können wertvolle Einsichten für die Behandlung von Menschen mit Fragilem X-Syndrom liefern (Ayres 1972; Stackhouse 1994, 1996).

Neue **neurologische Forschungen**, die auf galvanischen Hautreaktionen basieren, unterstützen die klinischen Erfahrungen, dass Personen mit Fragilem X-Syndrom Hyperreaktivität in allen Sinnessystemen aufweisen (Miller et al. 1999). Die daraus resultierenden Verhaltensweisen, die durch hochgradige ▶ **Sympathikus-Reaktionen** charakterisiert sind, sprechen gut auf sensorische Strategien zur Inhibition und Reduktion defensiver Reaktionen an (Ayres und Tickle 1980).

Zusätzlich ist ein **multidisziplinärer Ansatz** in der Intervention für Kinder mit Fragilem X-Syndrom wichtig. Familienzentrierte Ergotherapie und Logopädie mit der entsprechenden medizinischen, optometrischen, psychologischen, ernährungswissenschaftlichen und pädagogischen Unterstützung können die Grundbedürfnisse dieser Patientengruppe ansprechen (Windeck und Laurel 1989).

19.3.3 Ideen für die Therapie, zu Hause und Schule

Es folgen einige Behandlungs**vorschläge**, mit denen Therapeutinnen bei Klienten mit Fragilem X-Syndrom gute Erfahrungen gemacht haben.

Ruhezone
ℹ Tipp
- Stellen Sie einen **ruhigen Bereich** zur Verfügung, in den sich das Kind zurückziehen kann.
- Statten Sie den Rückzugsbereich mit einer weichen Matte, einer bevorzugten Decke, Knautschsäcken, der **bevorzugten Musik und Lieblingsdingen des Kindes** aus, die ihm helfen können, sich selbst zu beruhigen.

Reizreduktion
ℹ Tipp
- **Reduzieren Sie alles, was visuell und auditiv ablenken könnte!** Ein bereits überlastetes Nervensystems weiter zu belasten führt zu Schwierigkeiten in der Aufmerksamkeit und beim Lernen.
- An den Wänden über dem Arbeitsplatz sollten **nur die notwendigsten Informationen** aufgehängt sein. Poster, Bilder und Diagramme können zur Überstimulierung beitragen.
- Helle, pastellfarbene Vorhänge oder Gardinen sind den möglicherweise **visuell überstimulierenden Jalousien** vorzuziehen.
- Teppiche unter Tischen und Stühlen können sowohl in der Schule als auch zu Hause oder am Arbeitsplatz **Lärm reduzieren**.

Dynamisches Sitzen
ℹ Tipp
- **Alternative Sitzgelegenheiten** können hilfreich sein, weil sie Bewegung und propriozeptive Empfindungen ermöglichen. In Frage kommen: Kniestuhl, Schaukelstuhl, stabilisierter Therapieball oder Sitzball, Langbank, Sitzkissen (mit Wasser oder Luft gefüllt), Rolle. Diese Hilfsmittel können dazu beitragen, die eigenen Körpergrenzen besser zu spüren, sich zentrierter zu fühlen, die Haltungskontrolle zu verbessern und dem Bedürfnis nach mehr Bewegung nachzukommen.
- **Ein Schreibtisch mit neigbarer Arbeitsfläche**, an dem man entweder sitzen oder stehen kann, ist möglicherweise günstig.

Einsatz von Geruchsreizen
ℹ Tipp
- Setzen Sie **angenehme Gerüche zur Beruhigung und zur Steigerung der Aufmerksamkeit** ein!
- Mit einem Lavendelstock kann man im Klassenzimmer, zu Hause oder am Arbeitsplatz auf unaufdringliche Weise, einen Duft therapeutisch einsetzen.

Wechsel der Aktivitäten und Umgang mit Veränderungen

ⓘ Tipp
- **Wechseln Sie zwischen Ruhe- und Aktivitätsphasen** und zwischen grob- und feinmotorischen Aktivitäten!
- **Nützen Sie voraussagbare Abfolgen oder Routinen** mit möglichst wenig Orts- und Personenwechsel, wann immer es möglich ist!
- **„Übergangsobjekte"** können nützlich sein. Bei jüngeren Kindern eignen sich dafür Spielsachen, eine Decke oder ein Buch.

❯ Beispiel
Für einen 19-jährigen Klienten, der den Besuch seiner Freunde aus der Wohngruppe erwartete, wurde ein Kuchen zum Übergangsobjekt. Er war wegen des Besuchs so aufgeregt, dass er auf dem Heimweg von der Arbeit eine Panikattacke bekam. Da er sich gerne in der Küche betätigte, konnte das Ritual des Backens helfen, seine Angst zu mindern.

Einsatz von Musik

Musik eignet sich zur Förderung und als Unterstützung der Verhaltensorganisation bei Personen mit Fragilem X-Syndrom (Burns und Hickman 1989; Hickman 1997).

ⓘ Tipp
- **Verwenden Sie Musik als Ankündigung von Übergängen** von einer Aktivität zur nächsten! Musik kann helfen, eine innere Kontrolle zu entwickeln und sich auf das Wesentliche zu konzentrieren. In Wohngemeinschaften lassen Sie die Klienten gemeinsam entscheiden, welche Musik sie für Übergänge, für Übungszeiten, für ruhige Zeiten, zu den Mahlzeiten und zum Schlafengehen und während der Wachzeiten hören wollen.
- **Setzen Sie Musik zur Beruhigung und zur Steigerung der Aufmerksamkeit ein** (William und Shellenberger 1992)!
- **Seien Sie sensibel dafür, welche Art von Geräuschen, Rhythmus und Melodie** für jede Person am besten geeignet sind! Analysieren Sie dazu die Geräusche auf ihre Qualität und auf Vibration, und beobachten Sie die Auswirkung auf die Haltung und auf die orale und motorische Kontrolle des Klienten.
- **Binden Sie Klienten beim Musizieren und Singen ein!**

❯ Beispiel
In einem Sommerlager für Kinder mit Fragilem X-Syndrom im Alter von 5 bis 10 Jahren stellte Musik den Hinweis für einen Übergang von einer Aktivität zur nächsten dar. Die Kinder versammelten sich normalerweise in einem ruhigen Kreis mit gedämpften Licht und sanfter Musik im Hintergrund, wo sie Gelegenheit hatten, sich umzugruppieren, bevor die nächste Aktivität begann. Diese Gestaltung der Rahmenbedingungen – der eindeutige Abschluss jeder Aktivität, die Zeit für den sanften Übergang, die es zulässt, sich auf die nächste Aktivität einzustellen, und die Unterstützung durch Musik – schien dazu beizutragen, dass die Kinder sich organisierter fühlten, kooperierten und Ruhe bewahrten, ohne Druck zu verspüren.

Die Autorin erlebte die regulierende Wirkung von Musik auf ihrem Weg zu einer Befunderhebung in der Schule eines jungen Mannes mit Fragilem X-Syndrom. Sie ging hinter dem jungen Mann und ihr fielen sein trippelnder Gang und seine gekrümmte Haltung auf, die wohl Ausdruck seiner Vorahnung waren, dass er bald „im Rampenlicht stehen würde". Als sie begann, eine Marschmelodie zu summen, richtete sich seine Haltung auf, sein Schritt wurde länger, und er ging mit einem Hauch von Selbstvertrauen in seine Klasse.

Feste Pausenzeiten

ⓘ Tipp
Für Betroffene am Arbeitsplatz sind **geregelte Pausenzeiten** äußerst wichtig! Sie dienen dazu,
- in Ruhe allein zu sein,
- sich zu bewegen,
- einen „Imbiss", der mit geeigneten sensorischen Reizen versorgt, einzunehmen,
- sich auf andere Art sensorischen Input, der für die Person wichtig ist, zu holen.

Tiefdruck und propriozeptives Reizangebot

 Tipp

- **Involvieren Sie die Kinder in spielerische Aktivitäten, die tiefen Druck und Gelenkskompressionen** an Armen, Kopf, Rücken, Schultern, Beinen und Füßen bieten! Aktivitäten wie Hopsen auf einem Therapieball, Kriechen durch einen Tunnel oder über verschiedene Oberflächenmaterialien können die Empfindlichkeit gegenüber Berührung hemmen und die Selbstregulation verbessern.
- Bieten Sie Jugendlichen und Erwachsenen **strukturierte Übungsprogramme;** auch therapeutisches Reiten oder Wandern und Bergsteigen gefällt vielen.
- **Beziehen Sie die Betroffenen in Alltagsaktivitäten ein,** z. B. einen Bücher-, Kinder- oder Einkaufswagen schieben/ziehen, Staub saugen, Getränkekisten oder den Wäschekorb schieben/ziehen/tragen. Diese Aktivitäten können durch die verstärkte propriozeptive Reizsetzung bei der Selbstmodulation helfen.
- **Geben Sie Möglichkeiten zur propriozeptiven Stimulation im Mundbereich,** z. B. Kaugummi kauen, Dickflüssiges durch ein Trinkhalm saugen oder durch einen Plastikschlauch, kleine Happen von verschiedener Konsistenz und Festigkeit kauen. Sie wirken beruhigend oder aufmerksamkeitssteigernd.

Grundhaltung

 Tipp

Egal ob in der Testsituation, in der Therapie, beim Spiel zu Hause oder bei der Arbeit sollte Personen mit Fragilem X-Syndrom **echter Respekt und Akzeptanz** entgegengebracht werden!

Personen mit Fragilem X-Syndrom benötigen ihr ganzes Leben lang Strategien, die ihnen bei der Selbstregulation helfen. Besonders in Situationen, die Veränderung in ihrem Leben bedeuten wie der Verlust eines Elternteils oder während anderer belastender Ereignisse (z. B. Unfall oder Krankheit).

Die Strategien müssen im Lauf der Zeit adaptiert werden, sodass sie altersentsprechend sind.

19.4 Fallstudien

Es gibt viele Geschichten mit unzähligen Variationen von jungen Leuten mit Fragilem X-Syndrom. Verschiedene Faktoren beeinflussen das Ergebnis der Behandlung (Übersicht 19.2)

Im ersten Fallbeispiel geht es um Neil, bei dem erst im Alter von 50 Jahren ein Fragiles X-Syndrom diagnostiziert wurde. Der zweite Bericht handelt von einem Brüderpaar, das vom intensiven pädagogischen und therapeutischen Programm profitierte.

Fallbeispiel Neil

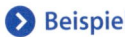 **Beispiel**

Neil war als geistig zurückgeblieben eingestuft und hatte die meiste Zeit seines Lebens in Institutionen mit wenig therapeutischem Angebot verbracht, als man im Alter von 50 Jahren entdeckte, dass er Fragiles X-Syndrom hatte.

Neil wurde aufgrund von Schwierigkeiten in der täglichen Routine und im sozialen Bereich zur **ergotherapeutischen Befunderhebung** überwiesen. Obwohl es ein sehr warmer Tag war, kam Neil mit drei Kleidungsschichten in die Ergotherapie. Er setzte sich mit dem Rücken in eine Ecke gepresst hin und zog seine Ärmel über die Hände.

Die Therapeutin bemerkte, dass er an seiner Kleidung zog und sich gegen die Wand stemmte und interpretierte sein Verhalten als Suche nach Druck.

Übersicht 19.2.
Faktoren, die das Ergebnis der Therapie beeinflussen

- Die Persönlichkeit
- Der Schweregrad der Betroffenheit
- Die beruflichen Möglichkeiten
- Die Wohnmöglichkeiten
- Die Einstellung und der Grad der Akzeptanz der Gemeinschaft
- Die Qualität der Therapie, die eine Person erhält

Seine Atmung war flach und beim Sprechen war er kurzatmig. Die Hüft- und Kniegelenke wiesen Beugekontrakturen auf. Beim Gehen schleifte Neil die Füße am Boden, wahrscheinlich um ständigen Bodenkontakt zu haben. Er war nicht fähig, seine Augenbewegungen von seinem Körper zu isolieren, sodass er auf die Aufforderung, ein Objekt mit den Augen zu verfolgen, den ganzen Körper en bloc mitdrehte. Es war ihm praktisch nicht möglich zu antizipieren, zu reagieren oder anders als auf eine stereotype und furchtsame Art mit Personen oder Objekten zu interagieren.

Neil liefert ein extremes Beispiel für die **langfristigen Auswirkungen** lockerer Gelenke, Schwerkraftunsicherheit und taktiler, visueller, auditiver und olfaktorischer Defensivität. Die Therapeutin war überzeugt, dass mit einer entsprechend frühen Therapie einige seiner Schwierigkeiten zu verhindern gewesen wären.

Fallbeispiele Dan und Tom

> **Beispiel**

Die beiden Brüder, Mitte 20, lebten inmitten einer unterstützenden und liebevollen Großfamilie. Sie hatten Zugang zu allen pädagogischen und therapeutischen Möglichkeiten, die Kindern in den 1980ern zur Verfügung standen. Zusammen waren sie ein reizendes Paar.

Die Logopädin und die Ergotherapeutin arbeiteten mit ihnen an **der sensorischen Modulation, Diskrimination und Praxis**, wobei sie beide Therapieformen im Rahmen verschiedener Aktivitäten kombinierten. Als Behandlungsmaßnahmen wurden dabei u. a. das Umtopfen von Blumen, leichte Hausmeistertätigkeiten in der Klinik und am Ende jeder Sitzung eine Kartenrunde eingesetzt, einerseits zur Förderung des mathematischen Verständnisses und andererseits zur Anregung der sozialen Interaktion.

Dan und Tom setzten die Ergotherapie und Logopädie auch **im Erwachsenenalter** fort. Wie im Folgenden beschrieben, machte Dan aber bessere Fortschritte als sein Bruder und wurde im Alter von 28 Jahren aus der Therapie entlassen. Tom benötigte kontinuierliche Therapie bis in seine Dreißiger.

Dan

> **Beispiel**

Dan war groß, schlank und sportlich und nahm leidenschaftlich gern an den Special Olympics teil. Wenn er Basketball spielte, ließen seine stereotypen Verhaltensweisen und seine Aversion gegen Blickkontakt nach. Dan beendete nach einem Jahr die Therapie und nahm eine Stelle als Tellerwäscher in einem nahe gelegenen Restaurant an. Nebenbei setzte er seine freiwillige Arbeit fort, Essen für Senioren vorzubereiten. Er verließ das Haus seiner Eltern und zog mit einem Zimmergenossen in eine Wohnung. Eine große Enttäuschung war es für Dan, dass ihn die Trainer der lokalen Liga nicht als Punktezähler und Trainingsassistenten akzeptierten, eine Rolle, die er sicherlich gemeistert hätte.

Tom

> **Beispiel**

Im Gegensatz dazu war Tom groß und übergewichtig und verbrachte die meiste Zeit sitzend. Tom brauchte weiterhin Ergotherapie, aber der Zugang änderte sich. Sein Ziel war es, Fähigkeiten für eine Anstellung zu entwickeln, sodass er einer Arbeit nachgehen konnte. In einem Büro erledigte er leichte Hausmeistertätigkeiten und legte Akten alphabetisch ab, wofür er auch bezahlt wurde. Er monologisierte ständig vor sich hin: über seine Gefühle, darüber, was letzte Woche passiert war, oder über das Unwetter, das im Jahr zuvor das Erdgeschoss seines Elternhauses überflutet hatte und einen unauslöschlichen Eindruck bei ihm hinterlassen hatte. Er sprach einfach alle Gedanken, die ihm durch den Kopf gingen, ohne jegliche Zensur laut aus und konnte keinen Gedanken für sich behalten.

Toms Dyspraxie wurde offensichtlich, wenn er Geschirr spülte. Er hatte Schwierigkeiten mit dem Sequenzieren: So gab er etwa das Geschirrspülmittel in das Waschbecken, drehte den Wasserhahn auf, wusch einen Teller, stellte ihn (ungespült) auf die Trockenablage und stöpselte danach den Abfluss zu. Er konnte sich die Reihenfolge erst nach wochenlanger Instruktion einprägen.

Bei Aufgaben, die ihm mehr Spaß bereiteten als Spülen, zeigte er stetige Fortschritte. Tom hatte angegeben, dass er gern Büroarbeit, wie z. B. die

Aktenablage, erledigen würde. Als erster Schritt musste sichergestellt werden, dass er Sachen alphabetisch ordnen konnte. Daher erhielt er die Aufgabe, Karteikarten mit einzelnen Buchstaben alphabetisch zu ordnen. Danach arbeitet Tom mit Karten, die einen kurzen Nachnamen zeigten (nur einen pro Buchstabe). Allmählich wurden die Aufgaben komplexer, z. B. mit zwei identischen Nachnamen, aber mit verschiedenen Vornamen. Schließlich schaffte er es, echte Kundenakten zu ordnen. Damit hatte Tom **zwei potenzielle Arbeitsfertigkeiten**: einfache Reinigungsarbeiten und das Ablegen von Akten.

In seiner **Freizeit** imitierte Tom am liebsten Dialekte und das Verhalten anderer Personen. Er liebte das Theater (besonders Shakespeare) und besuchte gern in Begleitung Theatervorstellungen. Bei einem Shakespeare-Festival bekam Tom die Gelegenheit, das Theater zu seiner Freizeitbeschäftigung zu machen: als Platzanweiser im mittelalterlichen Kostüm. Die freiwillige Arbeit in der Nachbarschaft in einem Pensionistenheim war ein anderes Ventil für seine gesellige Natur.

Zu Hause war Tom der Inbegriff des „Couch potato": Er saß am liebsten vor dem Fernseher. **In der Klinik** waren seine Lieblingsbeschäftigungen die Musik und das Beisammensein mit anderen. Vom Hopsen auf dem Therapieball war er zum Wiegen zur passenden Musik vorangeschritten und konnte in einer rhythmischen Band mitspielen. Nach Arbeitsschluss gab es oft eine Pause mit Musik. Er lernte es, einen Rhythmus auf der Trommel zu schlagen, und konnte den Takt immer besser halten. Er wurde auch kreativ beim Erfinden neuer Techniken, die Trommel zu spielen, um verschiedene Laute oder Tiere zu imitieren. Er schrie z. B. „Schlange" und erzeugte dann bürstende Geräusche, oder „Regen" und erzeugte mit den Fingerspitzen ein anderes Geräusch auf der Trommel. Ein anderes Bandmitglied begleitete auf dem Klavier. Studenten, Angestellte und Besucher beteiligten sich und spielten mit Glocken, Rain Sticks und kleineren Trommeln mit.

Diese Beschäftigung lieferte die Idee für ein spannendes Heimprogramm, das Toms Interessen entsprach. An erster Stelle stand für Tom das Fernsehen. An zweiter Stelle kamen schon die Musik und die Übungen mit dem Therapieball in der Klinik. Als Reaktion auf Toms Bedürfnisse und Interessen verwendeten die Therapeutinnen die gemeinsame Zeit des Musizierens, um eine Übungskassette zu produzieren. Mit Tom als Star und Produzenten. Er konnte sie zu Hause abspielen, um mit seiner Familie und seinen Freunden zu üben. Als Tom sein Werk zum ersten Mal ansah, wurde er sehr ruhig und meinte: „Das ist wirklich gut!"

Der **sensorisch-integrative Zugang** stellte die Basis für alle Interaktionen mit diesen Menschen dar.

> **Beachte**
> Erst nachdem an der Modulation der sozialen und physischen Umwelt gearbeitet worden war, konnten die Therapeutinnen auch zu komplexeren Alltagsaufgaben übergehen.

Wohlbefinden, Sicherheit und Routinen waren nötig, um eine Beziehung aufzubauen, und die Bereitschaft, etwas Neues zu probieren, zu wecken. Die **Therapieeinheiten enthielten**

- sensorische Aktivitäten, die die vorhandene Wahrnehmung herausforderten, und
- Sequenzieren, Imitieren und Konstruieren im Rahmen von Aktivitäten, die für diese Männer sinnvoll und zweckmäßig waren.

Dadurch wurden diese Menschen fähig, sich für verschiedene gesunde Beschäftigungen im Rahmen ihrer Möglichkeiten zu begeistern, sodass sie ein an Kontakten und Aktivitäten reiches Leben genießen können.

19.5 Zusammenfassung

- Personen mit Fragilem X-Syndrom müssen bereit sein und selbst den Entschluss fassen, **mit anderen in Kontakt zu treten** und mit ihnen zu interagieren. Dies ist nur möglich, wenn sie mit ihrer individuellen Sinnesverarbeitung und ihrem Interaktionsstil respektiert werden.

- Es ist unerlässlich, in der Therapie an den massiven Schwierigkeiten der Menschen mit Fragilem X-Syndrom in den **Bereichen der sensorischen Modulation, der Sensorischen Integration und der Praxie** zu arbeiten, damit die Betroffenen mit anderen Menschen und ihrer Umwelt effektiv und angepasst in Kontakt treten können.
- Die Ergotherapie nach einem sensorisch-integrativen Ansatz kann dieser Herausforderung entsprechen. Durch eine pragmatische Umsetzung der SI-Theorie und ein Verständnis dafür, wie günstige Maßnahmen in das tägliche Leben von Klienten eingebaut werden können, sind **Verbesserungen der ▶ Coping-Fähigkeiten** zu erreichen.
- Personen mit Fragilem X-Syndrom **sprechen gut auf Sensorische Integrationstherapie an**. Es gibt kein Heilmittel für das Fragile X-Syndrom, aber es gibt Hilfe, und das SI-Konzept ist dabei ein zentrales Element. Es kann Menschen mit Fragilem X-Syndrom helfen, ihr Leben so zu entwickeln, dass sich zeigt, wer die Person hinter der Diagnose wirklich ist.

19.6 Literatur

Ayres, A.J. (1972). *Sensory integration and learning disabilities.* Los Angeles: Western Psychological Services.

Ayres, A.J., und Tickle, L. (1980). Hyper-responsivity to touch and vestibular stimuli as a predictor of positive response to sensory integrative procedures by autistic children. *American Journal of Occupational Therapy, 34,* 375–381.

Braden, M. (1995, May/June). The social dilemma: Approach-avoidance. *National Fragile X Advocate, 1*(3), 1, 3–4.

Braden, M. (1996). *Fragile X: Handle with care.* Chapel Hill, NC: Avanta Media Corporation.

Burns, E., und Hickman, L. (1989). Integrated therapy in a summer camping experience for children with Fragile X syndrome. *Sensory Integration International Newsletter, 19*(1), 1–3.

Chudley, A.E., und Hagerman, R.J. (1987). Fragile X syndrome. *The Journal of Pediatrics, 110*(6), 821–831.

Feng, Y., Lakkis, D., und Warren, S.T. (1995). Quantitative comparison of FMR1 gene expression in normal and premutation alleles. *American Journal of Genetics, 56,* 101–113.

Hagerman, R.J. (1991). Medical follow-up and pharmacotherapy. In R.J. Hagerman und A.C. Silverman (Eds.), *Fragile X syndrome: Diagnosis, treatment and research* (pp. 282–310). Baltimore: Johns Hopkins University Press.

Hagerman, R.J. (1996). Physical and behavioral phenotype. In R.J. Hagerman und H.A. Cronister (Eds.), *Fragile X syndrome: Diagnosis, treatment, and research* (2nd ed., pp. 283–331). Baltimore: Johns Hopkins University Press.

Hagerman, R.J., und Cronister, A. (1996). *Fragile X syndrome: Diagnosis, treatment, and research* (2nd ed.). Baltimore: Johns Hopkins University Press.

Hagerman, R.J., Jackson, C., Amiri, K., Silverman, A. C., O'Connor, R., und Sobesky, W. (1992). Girls with Fragile X syndrome: Physical and neurocognitive status and outcomes. *Pediatrics, 89,* 395–400.

Hickman, L. (1997). From sound to story: Music encircles life and learning. *Early Childhood Connections, 3*(2), 14–20.

Martinez, S., und Maino, D. (1993). A comprehensive review of the Fragile (X) syndrome: Oculo-visual, developmental, and physical characteristics. *Journal of Behavioral Optometry, 4,* 59–63.

Miller, L.J., McIntosh, D.N., McGrath, J., Shyu, V., Lampe, M., Taylor, A. K., Tassone, F., Neitzel, K., Stackhouse, T., und Hagerman, R.J. (1999). Electrodermal responses to sensory stimuli in individuals with Fragile X: A preliminary report. *American Journal of Medical Genetics, 83*(4), 268–279.

Ratazzi, M.C., und Ianni, Y.A. (1996). Molecular approaches to therapy. In R.J. Hagerman and A. Cronister (Eds.), *Fragile X syndrome: Diagnosis, treatment, and research* (2nd ed., pp. 412–452). Baltimore: Johns Hopkins University Press.

Reiss, Z. (1996, May/June). The neuroanatomy of Fragile X syndrome. *The Fragile X Advocate, 2*(3), 2–3.

Scharfenacker, S., Hickman, L., und Braden, M. (1991). An integrated approach to intervention. In R.J. Hagerman und A.C. Silverman (Eds.), *Fragile X syndrome: Diagnosis, treatment, and research* (pp. 327–372). Baltimore: Johns Hopkins University Press.

Stackhouse, T.M. (1994). Sensory integration concepts and Fragile X syndrome. *Sensory Integration Special Interest Section Newsletter, 17*(1), 2–6.

Stackhouse, T. (1996). Sensory integration concepts and Fragile X syndrome. *The National Fragile X Foundation Educational Files, 1,* 2–3.

Turner, G., Till, R., und Daniel, A. (1978). Marker X chromosomes, mental retardation and macroorchidism [Letter to the editor]. *New England Journal of Medicine, 299,* 1472.

Williams, M.S., und Shellenberger, S. (1992). *How does your engine run: The Alert Program for self-regulation.* Albuquerque: Therapy Works.

Windeck, S.L., und Laurel, M. (1989). A theoretical framework combining speech-language therapy with sensory integration treatment. *Sensory Integration Special Interest Section Newsletter, 12,* 1–5.

Beschäftigungen zur langfristigen Förderung von anpassendem Verhalten[1]

Erna Imperatore Blanche

20.1 Die Suche nach angenehmen sensorischen Erfahrungen – 456

20.2 „Stärkende Nischen" – 458

20.3 Analyse von Beschäftigungen als „stärkende Nischen" – 461

20.4 Praktische Anwendung: Lebensstil als anpassendes Verhalten – 464

20.5 Zusammenfassung – 468

20.6 Literatur – 469

---

[1] Dieses Kapitel basiert auf der Doktorarbeit mit dem Titel „Spiel und Prozess: Die Erfahrung von Spiel im Leben des Erwachsenen" von Erna Imperatore Blanche, akzeptiert zur Erlangung des Doktortitels in Occupational Science an der University of Southern California, 1999.

> „Es liegt innerhalb der Bandbreite menschlicher Erfahrungen, dass wir Gott begegnen. Und ... es liegt besonders an unseren Sinnen ... und an der Schönheit von Kunst, Musik und Literatur, dass wir Gott erkennen." (Pat, zitiert in Blanche 1999, S. 262)
>
> Dieses Zitat stammt von einem Studienteilnehmer. Obwohl Pat auf die Kunst an sich verweist, spielt er doch auch auf die Wichtigkeit unserer Sinne bei der Wahrnehmung von Kunst an. Er beschreibt den **Stellenwert unserer Sinne bei der Entdeckung des eigentlich Wesentlichen**, bei der Entdeckung, wer wir sind, was wir wollen, wie wir unsere Individualität über die Betätigung verwirklichen und uns bei bestimmten Beschäftigungen erholen.
>
> Gegenstand dieses Kapitels ist die Rolle unserer Sinne bei der Wahl der Beschäftigungen, die uns gut tun und unser Wohlbefinden wiederherstellen. Dieses Thema ist deshalb relevant, weil es letztendlich das Ziel jeder Therapeutin ist, die Kinder dabei zu unterstützen, im Rahmen ihrer individuellen Möglichkeiten ein Gefühl von **Wohlbefinden** zu entwickeln. Dieses Gefühl des Wohlbefindens ist Voraussetzung dafür, sich der Herausforderung des nächsten Entwicklungsschrittes zu stellen.

Hilfreiche Fragen, die sich die Therapeutin auf dem Weg zu diesem Ziel stellen kann, sind:
— Wie kann ich als Therapeutin Kinder mit Sensorischen Integrationsstörungen motivieren, sich mit Aktivitäten auseinander zu setzen, die genau diejenigen sensorischen Erfahrungen bieten, die diese Kinder so dringend brauchen?
— Wie bereite ich als Therapeutin die Kinder auf den Tag vor, an dem die Behandlung endet und sie selbstständig Beschäftigungen finden müssen, die heilende Qualitäten für sie haben?

Therapeutinnen, die nach den Prinzipien der Sensorischen Integration arbeiten, wissen, dass Menschen **bestimmte Verhaltensweisen zur Veränderung ihres ▶ Erregungsniveaus nützen**. In der Fachsprache werden diese Verhaltensmuster als „▶ **sensorische Diät**" bezeichnet (Wilbarger 1995).

> **Beispiel**
> Säuglinge beruhigen sich in Stresssituationen z. B. durch Saugen (an der Brust, am eigenen Finger, am Schnuller oder Fläschchen).
> Überforderte oder leicht ablenkbare Schulkinder suchen die Möglichkeit zu laufen, zu springen, zu beißen oder andere zu stoßen, um mit propriozeptiven Reizen ihren Erregungszustand zu beeinflussen. Auch Erwachsene suchen in Stresssituationen nach ordnendem propriozeptiven Input, z. B. durch Rauchen, Laufen oder Radfahren.

Meist gelingt es, im Laufe der Behandlung Verhaltensmuster zu finden, die dem Kind helfen, sein Erregungsniveau selbst zu beeinflussen. Viel seltener gelingt es hingegen, Beschäftigungen zu finden, die dem Klienten ein Leben lang helfen, seine sensorischen Bedürfnisse zu befriedigen und sich ein Gefühl des Wohlbefindens zu verschaffen.

Die **Beziehung zwischen Erregungszustand, Wohlbefinden und der Art der Beschäftigung** wird am Beispiel des Spiels deutlich sichtbar. Deshalb werden in diesem Kapitel Ergebnisse einer Studie der Autorin zum Thema Spiel verwendet (Blanche 1999). Außerdem wird Literatur zum **Thema Reizsuche und Spiel** bei Erwachsenen bearbeitet und der Zusammenhang dieser Themen zu Wohlbefinden und Erregungsniveau erklärt. Unterschiedliche Verhaltensmuster, die Menschen entwickeln, um ihre sensorischen Bedürfnisse zu befriedigen, werden beschrieben. Die Fallbeispiele sollen die Bedeutung der langfristigen Planung bei der therapeutischen Arbeit am anpassenden Verhalten verdeutlichen.

20.1 Die Suche nach angenehmen sensorischen Erfahrungen

> **Beachte**
> Einige Theorien, die einen Zusammenhang zwischen ▶ 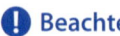 und Spiel herstellen, unterstützen

die Idee, dass Menschen spielen, um einen optimalen Erregungszustand zu erhalten oder zu erreichen.

Die erste Gruppe von Theorien geht von einer ▶ homöostatischen Sichtweise des ▶ Erregungszustandes aus: das bevorzugte Niveau liege im Mittelbereich. Diese Theorien sehen im Spiel ein Verhalten, das „einen für das Individuum optimalen Fluss sensorischer Stimulation aufrechterhält" (Levy 1978, S. 137) oder ein optimales Erregungsniveau ermöglicht, wenn die Umgebung nicht genügend Reize bietet (Ellis 1973). Weder ein zu hohes noch ein zu niedriges Erregungsniveau wird als angenehm empfunden, daher sind diese Extreme auch nicht optimal für die Alltagsbewältigung (Kerr 1994).

Die zweite Gruppe von Theorien bietet Erklärungen für die Suche nach hoher Erregung. Innerhalb dieser Gruppe versuchen zwei Theorien,
- die Umkehrtheorie und
- die Theorie der Reizsuche

zu erklären, warum manche Menschen durch bestimmte Aktivitäten einen hohen Erregungszustand suchen.

20.1.1 Die Umkehrtheorie

> ❗ **Beachte**
> Die Umkehrtheorie besagt, dass es **zwei gleichermaßen stabile bevorzugte Motivationszustände** gibt, zwischen denen jede Person wechselt:

- einen telischen oder ernsthaften Zustand und
- einen paratelischen oder verspielten Zustand (Apter 1992; Apter und Kerr 1991; Kerr 1994).

Eine **Person im telischen Zustand** ist ernsthaft, zukunftsorientiert und bevorzugt einen subjektiv niedrigen Erregungszustand. Eine **Person im paratelischen Zustand** verhält sich spielerisch, spontan, gegenwartsorientiert und bevorzugt einen subjektiv hohen Erregungszustand (Apter 1991, 1992; Kerr 1994). Der paratelische Zustand bietet einen geschützten, nicht realen Rahmen bzw. die Wahrnehmung von Sicherheit innerhalb der Grenzen einer Aktivität. Ein Mensch kann so lange in diesem geschützten Rahmen bleiben, solange er die Auswirkungen in der realen Welt nicht wahrnimmt (Apter 1992). In diesem sicheren, irrealen paratelischen Zustand sind hohe Erregungszustände lustbetont (Apter 1991; Kerr 1994).

> ▶ **Beispiel**
> Manche Menschen suchen diese Aufregung mittels Stimulation, etwa durch laute Musik, grelle Farben oder Inkongruenz, durch Fiktionen und Geschichten (Horrorfilm). Oft suchen diese Menschen die Aufregung auch, indem sie an ihre Grenzen gehen und/oder Regeln und Gesetze brechen. Aktivitäten wie Klettern oder Fallschirmspringen sind spannend und aufregend, aber die Beteiligten halten die Situation für sicher. Auch das Übertreten von Gesetzen kann als aufregend erlebt werden, und solche Menschen empfinden z. B. Fußball-Rowdytum und die Teilnahme an illegalen Aktivitäten als Spiel.

20.1.2 Die Theorie der Reizsuche

Die Theorie der Reizsuche bietet eine andere **Erklärung für die Suche nach Aufregung** (Zuckerman 1971, 1994). Zuckerman (1979) beschreibt die Reizsuche als eine Eigenschaft oder einen Zustand, der definiert ist durch „das Bedürfnis nach unterschiedlichen, neuen und komplexen Empfindungen und Erfahrungen sowie die Bereitschaft, für das Erlebnis physisches, soziales und finanzielles Risiko auf sich zu nehmen" (S. 10).

> ❗ **Beachte**
> Reizsuche ist die Tendenz, anregende Situationen zu suchen. Sie basiert auf individuellen genetischen und biologischen Voraussetzungen und wird von der Umwelt beeinflusst (Zuckerman 1994).

Wissenschaftler beschreiben Reizsucher als Individuen, die versuchen, durch bestimmte Beschäftigungen ihren optimalen Erregungszustand zu erreichen. Diese Beschäftigungen können riskant und/oder neu sein und **bieten meist einen intensiven sensorischen Input**. Laut Zuckerman (1994) ist konstante Veränderung (z. B. Jobwechsel, Partnerwechsel oder wechselnde Lebensumstände) der einzige stabile Faktor im Leben intensiver Reizsucher.

Im Laufe der Jahre verfeinerten Zuckerman und Kollegen diese Theorie und die Skala zur Identifikation von reizsuchendem Verhalten (Zuckerman 1994). Zuckermans erste theoretische Erklärung für die Suche nach Reizen (1994) war an die Theorie des optimalen Erregungszustandes angelehnt. Neuere Fortschritte in der Neurophysiologie bieten aber umfassendere Erklärungen für die Regulation der Erregung.

> **Beachte**
>
> Den neuen Theorien zufolge hängt die Reizsuche damit zusammen, wie empfindlich eine Person auf Reize reagiert, wie sie sensorischen Input verarbeitet und wie hoch ihr Erregungsniveau für die optimale Bewältigung ihres Alltags sein muss (Zuckerman 1994).

Theoretiker sind dazu übergegangen, die Suche nach Reizen als eine **persönliche Eigenschaft** anzusehen, die
- die Physiologie des Gehirns beeinflusst und
- auf einem Zusammenspiel von genetischem Programm,
- individueller Lebensgeschichte und
- den persönlichen gegenwärtigen Umständen beruht (Zuckerman 1994).

> **Beachte**
>
> In Zuckermans Kategorie der Reizsucher fallen wahrscheinlich viele Individuen mit sensorisch-integrativen Defiziten.

Für Geertz (1983) betreiben intensive Reizsucher sog. „deep play". Darunter versteht er „... Aktivitäten mit spielerischem Charakter, bei denen die Latte so hoch gelegt wird, dass es vom zweckmäßigen Standpunkt aus völlig irrational ist, sich überhaupt damit zu beschäftigen" (S. 54). Viele der Beschäftigungen, die als „deep play" bezeichnet werden, sind riskant.

> **Beispiel**
>
> Beispiele für „deep play" sind Klettern, Bungeejumping, Drogenkonsum und Rowdytum oder Vandalismus.

Auch Raine et al. (1998) haben **sensorische Reizsuche mit riskanten Aktivitäten in Verbindung** gebracht. Sie beschreiben einen Zusammenhang zwischen
- Aggression,
- sensorischer Reizsuche,
- dem Fehlen von Angst und
- einem physiologisch niedrigen Erregungszustand.

Die Wissenschaftler stellen die **Hypothese** auf, dass manche Kinder ihren **chronisch niedrigen Erregungszustand durch aggressives Verhalten kompensieren**. Diese Kinder suchen Neuheit über die Interaktion mit anderen, scheinen furchtlos in der Art, wie sie ihre Umgebung erforschen, und holen sich anregende Stimuli schon sehr bald unabhängig von der Mutter.

> **Beispiel**
>
> In einer seiner Studien fand Raine einen Zusammenhang zwischen Reizsuche und Furchtlosigkeit bei Dreijährigen und einer größeren Prädisposition für aggressives Verhalten bei denselben Kindern im Alter von 11 Jahren. Er nimmt an, dass die Aggressionstendenz eine neurologische Basis hat, die mit den neurologischen Mechanismen der Erregungsregulierung zusammenhängt.

> **Beachte**
>
> Unter den Reizsuchern oder scheinbar angstfreien Individuen sind wahrscheinlich zahlreiche Menschen mit Sensorischen Integrationsstörungen, die versuchen, ihr Wohlbefinden zu erhalten.

Im nächsten Abschnitt wird auf die Strategien eingegangen, die Menschen einsetzen, um ihr Gefühl des Wohlbefindens zu erhalten.

20.2 „Stärkende Nischen"

> **Beachte**
>
> Unter „stärkenden Nischen" verstehen wir Orte, an die sich Menschen nach Stresssituationen zurückziehen, um das Gefühl für sich selbst wieder zurückzugewinnen (Little 1998).

20.2 · "Stärkende Nischen"

> **Übersicht 20.1.**
> Sensorische Strategien, die helfen, sich wieder zu erfangen
>
> - **Suche nach intensiverem sensorischen Input** zur Verstärkung der Selbstwahrnehmung
> - **Beteiligung an gefährlichen Aktivitäten**
> - **Rückzug vom Alltagsleben** mit seinen Sorgen und seiner Reizvielfalt
> - **Kurzfristige Steigerung des Erregungszustandes** durch die Suche nach Neuheit

Diese „stärkenden Nischen" können auch Strategien sein, mit denen man sich sensorische Erfahrungen mit erholsamer Wirkung oder auch Herausforderungen für das Selbstgefühl verschafft. ◘ Übersicht 20.1 listet einige Strategien auf.

> **ⓘ Tipp**
> Das Wissen über sensorische Strategien, die dem Klienten helfen, sich wieder zu erfangen, kann für eine Therapieplanung, die den weiteren Lebensweg einbezieht, sehr hilfreich sein.

20.2.1 Zeitliche Dimension von Beschäftigungen – kurzfristige und langfristige Strategien

Beschäftigungen, die Menschen wählen, um ihre innere Balance wiederzuerlangen, lassen sich in **drei zeitliche Typen** einteilen:
1. kurzfristige, konsumierende, gewohnheitsmäßige Aktivitäten bzw. Verhaltensweisen, die meist tagsüber stattfinden,
2. über längere Zeit wiederkehrende Aktivitäten, die für die Alltagsbewältigung wichtig sind und als angenehm erinnert werden,
3. Beschäftigungen mit langfristigen Auswirkungen, die der Person helfen, ihr Leben neu zu gestalten bzw. neu zu strukturieren.

Kurzfristige, konsumierende Aktivitäten

Diese Aktivitäten sind von **kurzer Dauer**, oft nur über wenige Minuten. Sie sind den betreffenden Personen meist **nicht bewusst** und erfolgen (als sekundäre Aktivitäten) im Rahmen einer anderen Beschäftigung. Diese Aktivitäten führen meist nicht zu einer Veränderung des grundlegenden Lebensstils, sondern helfen kurzfristig bei der Stressbewältigung.

> **▷ Beispiel**
> Zu diesen konsumierenden Aktivitäten zählen z. B. Musik hören während des Autofahrens und Smalltalk mit der Kollegin während der Arbeit.

Diese sekundären Aktivitäten sind **intrinsisch motiviert, vergnüglich und spontane** „stärkende Nischen", die zur Erhaltung des optimalen Erregungszustandes beitragen.

Längerfristige Aktivitäten

Diese Aktivitäten werden über längere Zeitabschnitte **immer wieder ausgeübt**. Es sind Betätigungen, auf die sich die Personen schon während des Tages freuen und die sich **von der Alltagsroutine abheben**. Sie bleiben als angenehme und befriedigende Erinnerungen im Gedächtnis und **dienen der Entspannung**.

Die Auswahl an Aktivitäten ist groß; gemeinsam ist ihnen, dass sie **sensorische Stimulation reduzieren** – entweder in Form eines Rückzugs von sensorischen Einflüssen oder durch Beschränkung auf bestimmte sensorische Reize.

> **▷ Beispiel**
> Zu dieser Gruppe zählen z. B. Laufen, ein Nickerchen machen, den Hund ausführen, ein Bad nehmen oder Meditieren.

Langfristige Beschäftigungen

Diese Gruppe umfasst **Beschäftigungen mit nachhaltigen Auswirkungen** auf lange Zeit.

Sie sind für diese Person **einzigartige Erlebnisse** und bleiben **als Geschichten in Erinnerung**. Die Menschen erzählen diese Geschichten oft in Zusammenhang mit belastenden oder schmerzlichen Ereignissen in ihrem Leben, die eine **Veränderung ihrer Beschäfti-**

gungsmuster erforderlich machten. Von diesen Lebenseinschnitten zu erzählen wird ein Mittel, um einen Sinn darin zu erkennen und wieder Ordnung in den täglichen Aktivitäten herzustellen; ein Weg, um das Leben neu zu gestalten (Zemke und Clark 1998).

Zu diesen Beschäftigungen zählen auch Aktivitäten, die zufällig bei einem bestimmten Anlass durchgeführt wurden und dann wiederholt werden, weil sie als angenehm empfunden wurden.

20.2.2 Fallbeispiel

Ian

> **Beispiel**
>
> Ian, der die letzten 11 Jahre am New Yorker Marathon teilgenommen hat, berichtete, dass er an dem Tag, an dem sein Vater im Sterben lag, das erste Mal laufen ging. Er beschrieb diese Beschäftigung wie folgt:
> „Ich laufe jedes Jahr den New Yorker Marathon, und ich begann damit in dem Jahr, als mein Vater im Krankenhaus im Sterben lag. Es schien mir die einzige Möglichkeit, um mit all der Belastung und den vielen Gefühlen fertig zu werden: einfach hinausgehen und laufen. Es war wie in „Forrest Gump": Als er zu laufen begann, war es dasselbe, und ich entschloss mich, den Marathon zu laufen. Das war zwei Wochen, nachdem mein Vater gestorben war, und seither laufe ich ihn jedes Jahr." (Ian, zitiert in Blanche 1999, S. 246)

In diesem Fallbeispiel wird das **Laufen als „stärkende Nische"** benützt, um das Gefühl für sich selbst wieder zu stärken. Mit der Zeit wurde das Laufen ein Teil des Lebens und eine Hilfe, den Verlust eines geliebten Menschen zu verkraften. Höchstwahrscheinlich versorgte das Laufen den Erzähler auch mit dem notwendigen sensorischen Input, der ihm ursprünglich zum Wiedererlangen eines momentanen Wohlbefindens verholfen hatte, und wurde somit zu einer **lebenslangen Beschäftigung**.

> **Beispiel**
>
> Ein anderer junger Mann, der heute ein fanatischer Kletterer ist, berichtete von seiner schwierigen Kindheit. Er erinnerte sich, dass er von seinen Eltern einmal zu einem Tarzan-Film ins Kino mitgenommen wurde. Sobald er wieder zu Hause gewesen war, hatte er ein Seil an das Treppengeländer gebunden und war so lange damit herum geschwungen, bis sich der Knoten gelöst hatte und er abgestürzt war. Diese Aktivität war ihm lange Zeit im Gedächtnis geblieben. In der Pubertät, die er als schwierig beschrieb, hatte ihn dann ein Freund zum Klettern mitgenommen. Er empfand, dass das Klettern ihm helfen konnte, sein Leben in die richtige Bahn zu lenken und setzte es als Hobby bis heute fort.

In diesem Fall war die sensorische Erfahrung des Schwingens an einem Seil unvergesslich, und der junge Mann wiederholte diese Erfahrungen im Klettersport.

> **Beachte**
>
> Manche Menschen machen die stärkenden Aktivitäten, die zumeist Freizeitbeschäftigungen bleiben, sogar zu ihrem Beruf.

> **Beispiel**
>
> In der Studie traf dies auf einen Kletterlehrwart und einen Yogalehrer zu, die beide vor ihrem Entschluss, Sportlehrer zu werden, in anderen Berufen gearbeitet hatten. Als sie noch ihrer anderen Arbeit nachgingen, empfanden sie das Leben als schwierig und sinnlos. Klettern bzw. Yoga waren angenehme Beschäftigungen für sie und dienten ihnen als „stärkende Nischen", bevor sie zu ihrem Hauptberuf wurden.
>
> Fanchiang (1996) beschreibt einen ähnlichen Prozess bei einem jungen Mann mit Sensorischer Integrationsstörung. Dieser neigte dazu, sich mit spannungsgeladenen Aktivitäten zu beschäftigen. In der Kindheit waren das wildes Skateboardfahren, Radfahren oder Laufen, später gefährliche und asoziale Aktivitäten wie Vandalismus oder Bomben bauen. Der Mann beschrieb diese Aktivitäten nicht als impulsiven Akt, sondern als notwendig, um den nötigen Adrenalinstoß zu bekommen. Während solcher Aktivitäten spürte er extreme physische Erschöpfung und ein Gefühl der Kraft (er bezeichnete es als „sich wieder aufladen"). Als Erwachsener entdeckte er, dass er bei der Tätigkeit als Masseur seine Energie ablassen konnte und seine sensorischen Bedürfnisse befriedigt wurden.

20.3 Analyse von Beschäftigungen als „stärkende Nischen"

Bei der Analyse angenehmer Beschäftigungen, mit denen Menschen ihr Gefühl des Wohlbefindens wiederherstellen, zeigen sich verschiedene Charakteristika (◘ Übersicht 20.2).

In diesem Kapitel werden Beschäftigungen dargestellt, die durch sensorische Erfahrungen der Erhaltung des optimalen ▸ **Erregungsniveaus** dienen.

20.3.1 Stärkung durch die Reduktion sensorischer Reize

Häufig genießen Menschen Aktivitäten, bei denen sie **ausspannen** können, indem sie sich zurückziehen oder einfach weniger tun.

> **Beispiel**
> Ein Teilnehmer der Studie gab an, dass Autofahren die Aktivität war, die er während seines Tages am meisten genoss. Auf Nachfragen erklärte er, einen sehr dichten Zeitplan zu haben, wodurch er z. B. oft mehrere Telefonate gleichzeitig führen müsse. Autofahren bedeutete für ihn **Zeit zum Entspannen und Abschalten** von den täglichen Ärgernissen. Außerdem gab es ihm die Freiheit, an Orte zu fahren, wo er sich gut entspannen konnte. So erzählte er, dass er gelegentlich während des Arbeitstages plötzlich alles liegen ließ, um an die Küste zu fahren, dort zu sitzen und den Booten zuzusehen. Durch diese Beschäftigung fand er inneren Frieden und konnte die Dinge wieder in die richtige Perspektive rücken.

Eine andere Teilnehmerin beschrieb die sensorischen Erfahrungen bei profanen Aktivitäten wie Gärtnern oder Autowaschen als **beruhigend und organisierend**. Obwohl sie sich über die sensorischen Erfahrungen bei diesen Tätigkeiten nicht ganz klar war, erklärte sie, dass ihr diese Beschäftigungen erlauben, völlig zu entspannen, an andere Dinge zu denken bzw. überhaupt nicht zu denken.

Viele der Studienteilnehmer erlebten Tätigkeiten als entspannend, die **physisch oder mental weniger anstrengend** waren als ihr restlicher Tag. Sie beschrieben diese Beschäftigungen oft anhand der sensorischen Erfahrungen, die sie dabei machten. Die Aktivitäten stellten reduzierte externe Ansprüche, machten es möglich, den eigenen Blickwinkel zu verändern und wieder ein Gefühl der Kontrolle über sich selbst zu erlangen („sich zu zentrieren"). Meist handelte es sich um einfache, profane Tätigkeiten, wie z. B. auf der Couch sitzen, die Füße hochlegen und für 20 Minuten die Post durchsehen; zur Pediküre oder Massage zu gehen; das Auto waschen; den Garten gießen oder ein Nickerchen machen. Die Teilnehmer beschrieben diese Beschäftigungen als notwendig, um ihren Alltag(sstress) danach wieder bewältigen zu können.

20.3.2 Die Suche nach Neuheit: ein Gefühl von Abenteuer

Für manche Menschen ist es der **Reiz der Neuheit** oder der Wunsch, einen neuen Aspekt der Welt bzw. einer Aktivität zu erfahren, der sie zur Beschäftigung mit bestimmten Dingen veranlasst. Diese Menschen beschreiben **neue Erlebnisse und neue Information als „Energielieferanten"**.

> **Beispiel**
> Das Charakteristische an neuen Erlebnissen ist, dass man sich etwas aussetzt, das man normaler Weise nicht hat bzw. erlebt, z. B. der Schönheit der Natur, einer unbekannten Stadt, einem philosophischen Gespräch oder seltenen Münzen. Das Gefühl des

---

Übersicht 20.2.
Merkmale stärkender Nischen

- **Reduktion von sensorischer Überforderung** durch erholsame, beruhigende Aktivitäten
- **Informationsgewinn** durch neue Aktivitäten
- **Steigerung der Selbstwahrnehmung** durch herausfordernde, stimulierende und oftmals gefährliche Aktivitäten

Abenteuers können Beschäftigungen vermitteln, die physikalische, intellektuelle oder spirituelle Exploration erfordern.

Die Suche nach Neuheit hängt wahrscheinlich mit dem Forschungsdrang, den jedes Kind zeigt, zusammen. Berlyne (1969), Hutt (1978) und Day (1981) unterscheiden **zwei verschiedene Arten von Spiel:**
- unterhaltsames Spiel,
- exploratives Spiel.

Unterhaltsames Spiel wird ausgelöst durch Langeweile oder ein Abfallen des Erregungsniveaus; es ist zweckfrei, kann leicht unterbrochen werden und bedeutet Spaß und Entspannung. Sein einziges Ziel ist, sich zu vergnügen.

Exploratives Spiel hingegen wird durch Neuheit, Unsicherheit und Neugierde initiiert (Day).

> **Beachte**
> Die Suche der Erwachsenen nach Neuheit und Abenteuer zeigt charakteristische Aspekte des explorativen Spiels, wird aber nicht durch Umweltreize ausgelöst. Vielmehr entsteht sie aus Neugierde oder dem Drang, Neuheit und Unsicherheit zu finden. Auslöser ist oft Langeweile.

Zwischen diesen Informationen und **sensorischen Verarbeitungsstörungen** lässt sich eine Verbindung herstellen. Auch in diesem Bereich gibt es Kinder, die offenbar Neuheit suchen, um Konzentration und Interesse an einer Tätigkeit aufrechtzuerhalten.

In der Studie der Autorin gaben Erwachsene an, mindestens die Hälfte ihrer Zeit mit mehreren Dingen gleichzeitig beschäftigt zu sein. Die zusätzlichen Beschäftigungen werden in ihrer Qualität dem Spiel ähnlicher erlebt als die Hauptbeschäftigung. Sie sind intrinsisch motiviert, anregend, angenehm und erleichtern die tägliche Routine.

Kinder mit Aufmerksamkeitsdefiziten werden oft unruhig und brechen gerade laufende Tätigkeiten ab. Im Lichte der Forschung über sekundäre Beschäftigungen könnte die Tendenz dieser aufmerksamkeitsgestörten Kinder, sich ständig andere Aktivitäten zu suchen oder zu stören, als Zeichen der Langeweile oder der Suche nach Neuheit interpretiert werden. Diese veranlasst sie, sich mit mehreren Aktivitäten gleichzeitig auseinander setzen.

In diesem Fall wäre es die **Aufgabe der Therapeutin**, die Entwicklung der Fähigkeit zu unterstützen, sich erfolgreich mit mehreren Aktivitäten gleichzeitig zu beschäftigen.

20.3.3 An die eigenen Grenzen gehen: Reizsuche zur verbesserten Selbstwahrnehmung

Manche Menschen empfinden Beschäftigungen deshalb als genussvoll, weil sie eine **intensivere Selbstwahrnehmung** auf der physischen, intellektuellen oder spirituellen Ebene bewirken. Charakteristisch für diese Aktivitäten sind eine intensive Konzentration und eine tiefe Versunkenheit.

> **Beispiel**
> Für einen Studienteilnehmer war Klavierspielen eine Aktivität, die ihm „ein Gefühl der Erleichterung" verschaffte. Er hatte den Eindruck, dass er während dieses Einlassens auf die Musik etwas über sich lernte. Nach dem Klavierspielen fühlte er sich frei und ruhig und konnte wieder durchatmen.

Beschäftigungen dieses Typs, darunter mystische/religiöse Erfahrungen wie Yoga, Meditation oder die Teilnahme an einer Messfeier, werden als intensive Erlebnisse und **Stärkung für das Selbst-Gefühl** erlebt. Für manche bringen Drogen dieses Gefühl, und wieder andere brauchen Aktivitäten, die speziellen sensorischen Input vermitteln, um dieses Gefühl zu erleben. Zu dieser letzten Gruppe zählen Menschen, die **speziellen sensorischen Input** suchen, um Spannung abzubauen und sich selbst intensiver wahrzunehmen.

> **Beispiel**
> Hermann, ein Richter, spielte regelmäßig einmal pro Woche Tennis; Paloma nahm am Wochenende Flugstunden. Das Tennisspielen diente Hermann als Mittel zum Spannungsabbau, das Erlernen des Fliegens vermittelte Paloma das Gefühl, ihr Körper gehöre zu ihr.

Andere Personen beschrieben ähnliche Aktivitäten wie „in einen Rauschzustand kommen", „einen Berg besteigen" oder „die Möglichkeit, Gott am nächsten zu sein" (Blanche 1999, S. 224).

Aktivitäten, die zur Steigerung des Gefühls der Selbstwahrnehmung führten, wurden als intensiv, oft als aufregend, stressig und Energie verleihend charakterisiert.

> **Beispiel**
> Beispiele, die genannt wurden, waren Unterrichten, Yoga, Kunstflug, Schauspielern, Malen, Klettern, chirurgische Operationen durchführen oder Komponieren. Interessanterweise **erfordern** diese Aktivitäten viel Energie, **verleihen** aber gleichzeitig Energie.

20.3.4 Risikofreude: die Suche nach Neuheit und gesteigerter Selbstwahrnehmung

Manche Menschen suchen Erfahrungen, in denen **intensive Reize mit Neuheit** gekoppelt sind. Diese Kombination kann physisch oder emotional riskant sein. Die Risiken beinhalten ein Element von **Abenteuer** und gesteigerter Selbstwahrnehmung, und manche Menschen nehmen sie unter den verschiedensten Umständen und in den verschiedensten Situationen auf sich. Sie suchen offensichtlich die Intensität einer Erfahrung um jeden Preis.

In der Studie der Autorin wurden **zwei Arten von riskanten Beschäftigungen** identifiziert:
- Aktivitäten, bei denen die Personen ihre eigenen Fähigkeiten so weit herausfordern, bis sie nicht mehr abschätzen können, dass sie sich in einer gefährlichen Situation befinden.
- Aktivitäten, bei denen die Personen das Risiko auf der Suche nach bestimmtem Input absichtlich auf sich nehmen, egal welche Konsequenzen das hat.

Zu dieser Kategorie zählen Aktionen, die keine besonderen Fähigkeiten erfordern, bei denen sich die handelnde Person aber völlig bewusst ist, welches Risiko sie eingeht (◘ Abb. 20.1). So genannte **Sensationssucher**

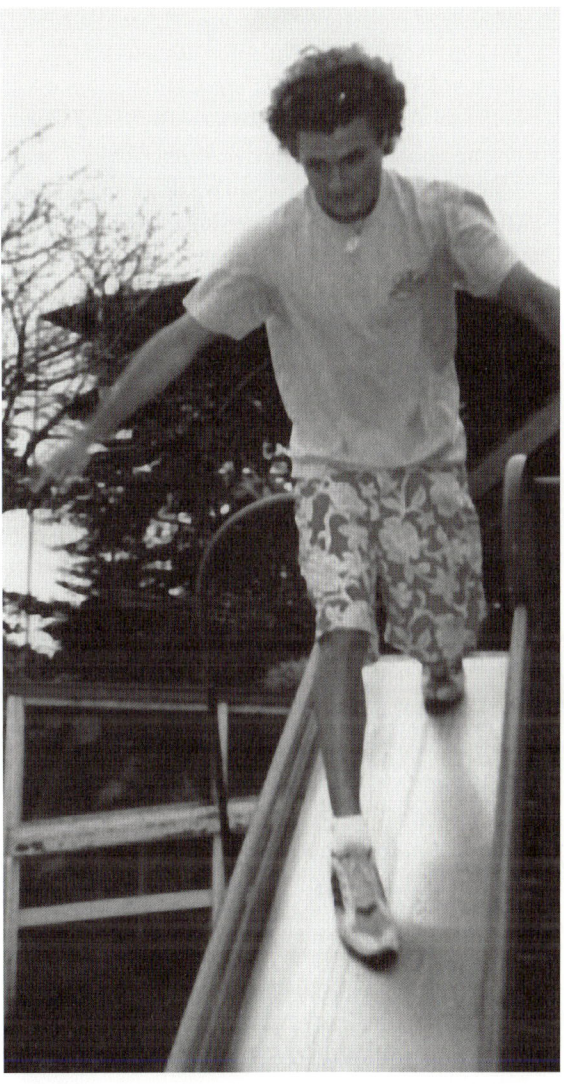

◘ Abb 20.1. Auf der Suche nach Neuheit und sensorischem Input unternimmt dieser Jugendliche riskante Aktionen

(Zuckerman) lassen sich manchmal auf Aktivitäten ein, für die man keine speziellen Fertigkeiten entwickeln muss. Da die Hauptelemente dieser Beschäftigungen Glück und hohes Risiko sind, ist der Begriff „Russisches Roulette" wohl die treffendste Beschreibung.

> **Beispiel**
> Tom, ausgebildeter Motorbootführer und Studienteilnehmer, lieferte ein Beispiel für eine riskante Beschäfti-

gung, die allerdings Können erforderte und dadurch sicherer war. Tom spielte anderen gern Streiche, wenn er auf dem See umherfuhr. Eines Morgens sah er jemanden auf einem Hausboot in der Sonne sitzen und beschloss, ihn anzuspritzen. Er überschätzte seine Fähigkeiten und nahm das Risiko auf sich, mit hoher Geschwindigkeit an das andere Boot heranzufahren, um ordentlich zu spritzen. Er ging an die Grenzen seiner Fähigkeiten und machte dadurch seine Beschäftigung spannender. In diesem Fall reichten seine Fähigkeiten aber nicht aus: Er verlor die Kontrolle über das Boot und verursachte einen Unfall. Tom beschrieb seinen Hang zum Risiko folgendermaßen: „Ich gehöre zu denen, die sagen: Mal sehen, was wir aus dem neuen Tag machen können, denn wenn ich am Abend sterbe, kann ich wenigstens sagen, ich hatte einen tollen Tag … Ich weiß, ich kann mit einem Gips heimkommen. Ich könnte auch mit Platzwunden und Kratzern und blauen Flecken heimkommen. Oder ich könnte gar nicht mehr heimkommen." (Tom, zitiert in Blanche, 1999, S. 254)

❗ Beachte
Gefährliche Beschäftigungen werden ausgeführt auf der Suche nach Neuheit und aufgrund des Dranges, das Gefühl des Risikos zu steigern.

Zu diesen riskanten Beschäftigungen zählen neue physische Aktivitäten und auch das Ausreizen der Grenzen bekannter Aktivitäten, die man an sich beherrscht. Beides vermittelt ein Gefühl des Abenteuers.

▶ Beispiel
Aktivitäten mit Abenteuercharakter sind z. B. riskante sexuelle Begegnungen, Konsum illegaler Drogen oder Hooliganismus. Diese Beschäftigungen oder Verhaltensweisen bieten die notwendigen sensorischen Erfahrungen, ohne eine Ausbildung oder spezielle Fertigkeiten zu erfordern. Ein Studienteilnehmer beschrieb z. B. eine Situation, in der er von einem hohen Felsen in einen Fluss sprang, ohne zu wissen, wie tief er war. Andere Teilnehmer beschrieben Phasen des Vandalismus und des Drogenmissbrauchs im Jugendalter. Interessanterweise hatten sie im Erwachsenenalter Beschäftigungen wie Tanzen, Fliegen, Rettungsdienst oder Klettern gefunden, die sie auf sichere Weise mit intensivem vestibulären und propriozeptiven Input versorgten.

ℹ Tipp
Wenn Therapeutinnen das **Konzept der „stärkenden Nischen"** verstehen, können sie ihre Klienten dabei unterstützen, ihre individuellen regulierenden Aktivitäten zu finden.

20.4 Praktische Anwendung: Lebensstil als anpassendes Verhalten

❗ Beachte
Ayres (1979) definierte ▶ **anpassende Reaktionen** als „geeignete Aktionen, bei denen das Individuum erfolgreich auf Herausforderungen der Umwelt reagiert" (S. 181).

Später erweiterte sie den Begriff auf „▶ **anpassendes Verhalten**" (1984) und differenzierte je nach Komplexität zwischen höheren und niedrigeren anpassenden Verhaltensweisen. Bei wenig komplexen Anpassungsreaktionen „drängt" sich die Umwelt dem Menschen quasi auf, bei einem komplexen anpassenden Verhalten initiiert der Mensch die Interaktion, sobald die Umwelt Gelegenheit dazu bietet.

Die Unterstützung beim Entwickeln der individuellen stärkenden Aktivitäten ist in Wirklichkeit nichts anderes als die Förderung von langfristigem anpassenden Verhalten. Letztendlich dient dies einer gesunden Lebensführung.

❗ Beachte
Gesundheit ist „der Besitz eines Repertoires an Fähigkeiten, das es Menschen ermöglicht, ihre vitalen (lebenswichtigen) Ziele in ihrer Umwelt zu erreichen" (Yerxa 1998, S. 412).

Es gehört zur **Gesundheitsförderung,** Menschen darin zu unterstützen, ein Repertoire von Fähigkeiten zu entwickeln, mit denen sie das heilende Potenzial mancher Aktivitäten in ihrer Umgebung nutzen können.

20.4 · Praktische Anwendung: Lebensstil als anpassendes Verhalten

Langfristige Ziele, die über anpassendes Verhalten zu Gesundheit führen, müssen auch die Entwicklung eines Repertoires von Beschäftigungen berücksichtigen, die

- helfen, den optimalen Erregungszustand zu erhalten,
- ein Gefühl des Wohlbefindens bieten und
- zum Erreichen der persönlichen Lebensziele befähigen.

20.4.1 Zusammenstellung eines Repertoires an gesunden Beschäftigungen

Beobachtungen, wie Personen ihre „stärkenden Nischen" und gesunden Beschäftigungsmuster finden, können Therapeutinnen als Anhaltspunkte dienen, um Klienten zu helfen, ihr **Repertoire an geeigneten Beschäftigungen** zusammenzustellen. Für diese Zusammenstellung **sind drei Faktoren zu berücksichtigen** (◘ Übersicht 20.3).

> **Übersicht 20.3.**
> Kriterien zur Auswahl geeigneter Beschäftigungen
>
> 1. Eigenschaften der Erfahrungen
> 2. Art der Beschäftigungen
> 3. Zeitliche Aspekte der Aktivitäten

1. Die Eigenschaften der Erfahrungen

Beschäftigungen, die Wohlbefinden vermitteln, haben **drei gemeinsame Merkmale**. Sie sind

- vergnüglich,
- intrinsisch motiviert,
- eher prozess- als produktorientiert.

2. Die Art der Beschäftigungen

Welche Art der Beschäftigung ein Mensch benötigt, kann anhand folgender **Fragen** analysiert werden:

- Welche **Art von vergnüglichen und befriedigenden Erfahrungen** sucht der Klient?
- Sucht der Klient
  a) „stärkende Nischen", die sensorische Umweltreize **reduzieren**,
  b) neue Aktivitäten, die das **Abenteuergefühl** oder
  c) **intensive** Aktivitäten, die die Selbstwahrnehmung verstärken?
- Wenn die Person auf der Suche nach **intensiverer Selbstwahrnehmung** ist: Auf welche Art verschafft sie sich diese?
  a) Durch physische Aktivität und somatosensorischen Input,
  b) durch religiöse/mystische Erfahrungen,
  c) durch intensiven auditiven Input
  d) durch illegale Aktivitäten oder
  e) durch andere Beschäftigungen?
- Sucht der Klient das **Risiko**? Wenn ja: Geht es bei den riskanten Aktivitäten primär um die sensorische Erfahrung oder um eine Kombination sensorischer und kognitiver Erfahrungen?
- Wenn sich der Klient mit **illegalen oder riskanten Dingen** beschäftigt: Welche Art des sensorischen Inputs sucht er? Ist es möglich, diese Aktivitäten durch gesellschaftlich akzeptierte und erlernbare Aktivitäten zu ersetzen, die denselben Input bieten?

3. Der zeitliche Aspekt der Aktivitäten

Bei der Zusammenstellung des Repertoires müssen auch die **zeitlichen Zyklen** der Beschäftigungen berücksichtigt werden. Durch Variation in den Zeitzyklen kann die Therapeutin eine abwechslungsreichere Zusammenstellung an Aktivitäten gestalten: Manche Beschäftigungen kann der Klient mehrmals pro Tag, andere einmal pro Tag oder pro Woche und wieder andere nur in einer bestimmten Jahreszeit durchführen.

Den Studienteilnehmern, die ihren Lebensstil verändert hatten, war gemeinsam dass sie eine Beschäftigung gesucht hatten, die ursprünglich als „stärkende Nische" diente und dann zu einem täglichen Bedürfnis wurde.

> **ⓘ Tipp**
>
> In der Praxis können Therapeutinnen nachfragen, ob für den Klienten Erfahrungen existieren, die nur ein- oder zweimal gemacht wurden und trotzdem noch in Erinnerung geblieben sind. Derartige Aktivitäten, die

so lange im Gedächtnis bleiben, sind möglicherweise aufgrund ihrer sensorischen Erfahrung für den Klienten bedeutsam. Eventuell geben diese Aktivitäten auch **Hinweise auf Berufsmöglichkeiten oder geeignete Freizeitbeschäftigungen.** Bei älteren Patienten kann die Therapeutin durch diese Frage möglicherweise auf Aktivitäten stoßen, die als „stärkende Nische" dienen können.

Auch **die Analyse der Form, Funktion und Bedeutung einer Beschäftigung** spielt in diesem Zusammenhang eine Rolle (Clark et al. 1998).

Die Form einer Beschäftigung

Mit **Form** sind die sichtbaren Aspekte einer Beschäftigung gemeint (direkte Verhaltensbeobachtung).

> **Beispiel**
> Bei autistischen Kindern kann die Therapeutin durch die Beobachtung von Stereotypien wie Schaukeln mit dem Oberkörper oder Laufen zu „stärkenden Nischen" hingeführt werden, die diese Menschen brauchen, um ihr inneres Gleichgewicht zu erhalten.

> **Beachte**
> In der Sensorischen Integrationstherapie beobachtet die Therapeutin oft die Form einer Beschäftigung und zieht daraus Rückschlüsse auf ihre Funktion als Bewältigungsstrategie im Alltag des Kindes.

Die Funktion einer Beschäftigung

Funktion bezieht sich auf die Art, wie eine Beschäftigung der Adaptation dient. Der Schwerpunkt liegt auf der Beziehung zwischen Beschäftigung und Gesundheit, Wohlbefinden, Alltagsbewältigung, Umgang mit Stress und Entwicklung von Bewältigungsstrategien (Clark et al. 1998).

In der Sensorischen Integrationstherapie ist mit Funktion oft der funktionelle Wert gemeint, den bestimmte Aktivitäten im Leben des Kindes haben. Die Therapeutin interpretiert die **Vermeidung** bestimmter Aktivitäten und **Wiederholungen** anderer Aktivitäten als **Kompensationsstrategien** des Kindes. Kinder mit Entwicklungsrückständen und Schwierigkeiten in der sensorischen Integration kompensieren z. B. oft, indem sie Aktivitäten meiden, von denen sie annehmen, dass sie nicht können. Das führt dazu, dass diese Kinder ihre Fähigkeiten limitieren (Blanche 1998).

Andererseits kann die Wahl einer Beschäftigung aufgrund ihres ▸ **intrinsischen** Wertes dazu dienen, die sensorischen Bedürfnisse der Person zu befriedigen. Folglich wird die Aktivität wiederholt, und schließlich wird sie Teil des Repertoires.

In Kapitel 10 dieses Buches werden einige der Schwierigkeiten beschrieben, die Kinder in der Organisation ihrer Aktionen haben. Es wird aufgezeigt, wie sie bestimmte Situationen vermeiden und soziale Strategien benutzen, um den Anforderungen der Umgebung gerecht zu werden.

Die Bedeutung einer Beschäftigung

Mit **Bedeutung** ist die Wichtigkeit einer Beschäftigung im realen Leben und vor dem jeweiligen kulturellen Hintergrund gemeint. Beschäftigungen können bedeutsam werden, wenn sie als Ausdrucksmittel für Emotionen genutzt werden.

> **Tipp**
> Durch narrative Interviews kann sich die Therapeutin ein Bild vom Lebensweg des Kindes machen und feststellen, ob sensorische Erfahrungen eine ausgleichende Funktion bei der Wahl der Beschäftigungen des Kindes haben.

Selbstbewusstsein

Selbstbewusstsein entwickelt sich aus täglichen Erfahrungen und wie sich diese Erfahrungen zu einem sinnvollen Leben verbinden. So könnten sich Menschen, die Sport betreiben, als athletisch empfinden und sich selbst auch so beschreiben.

> **Beachte**
> Kinder mit Störungen der sensorischen Integration erleben sich selbst oft als nicht kompetent in verschiedenen Aktivitäten und beziehen diese negative Selbstbeschreibung in ihr Selbstbild ein.

Diese Kinder neigen auch dazu, intensiven sensorischen Input zu suchen, ohne auf Gefahren zu achten. Sie machen wahrscheinlich einen beträchtlichen Prozentsatz von Zuckermans (1994) **Sensationssuchern** oder Raines (1998) **Reizsuchern** aus, die später aggressives Verhalten entwickelten.

> **! Beachte**
> Es sollte eine Pflicht für Ergotherapeutinnen sein, ein Repertoire an Beschäftigungen für sensations- oder reizsuchende Klienten zusammenzustellen, das sensorische Erfahrungen ohne riskante oder gewalttätige Aktionen bietet.

> **ⓘ Tipp**
> **Kinder, die intensiven propriozeptiven Input suchen**, profitieren oft von Aktivitäten wie Klettern oder Kickboxen.
> **Kinder, die sich schnell an Situationen gewöhnen**, benötigen ständig Neuheit, damit ihr Interesse erhalten bleibt. Für den Erregungszustand dieser Kinder ist wahrscheinlich ein stimulierender und anregender Tagesablauf oder die gleichzeitige Durchführung von zwei Aktivitäten, die unterschiedlichen Input bieten, günstig. (◘ Übersicht 20.4)

Menschen, die Neuheit und/oder Stimulation durch die Umwelt brauchen, sind eher gefährdet, sich auf riskante Aktionen einzulassen. Sie sollten daher schon früh entsprechende Fertigkeiten erlernen, damit sie über ein Repertoire an sicheren Aktivitäten verfügen, die ihnen die nötigen Erfahrungen bieten.

> **▸ Beispiel**
> Roller, Skateboard und Fahrrad sind z. B. sowohl Transportmittel als auch Gelegenheiten zur körperlichen Betätigung. Bergsteigen, ein Flugzeug zu fliegen und ein ungewöhnliches Auto zu fahren kann Menschen an verschiedene Orte bringen und gleichzeitig die Erfahrung der Neuheit erhöhen.

Lebensstil

Für Kinder mit Defiziten der sensorischen Integration ist oft der **sensorische Input** der Beschäftigung von Bedeutung. Die Bedeutung einer Beschäftigung macht es aus, ob sie wiederholt und so mit der Zeit fixer Bestandteil des persönlichen **Lebensstils** wird oder zumindest helfen kann, einen Lebensstil zu kreieren.

> **Übersicht 20.4.**
> Beschäftigungen, die bestimmte sensorische Bedürfnisse erfüllen
>
> **Sensorische Bedürfnisse**
> - Interesse und **Aufmerksamkeit erhalten** durch die Schaffung von Möglichkeiten für Neuheit, z. B. durch **sekundäre Aktivitäten** während Alltagsaufgaben: etwas in der Hand kneten, Kritzeln, Tagträumen, Musik hören, Späße machen
> - **Rückzug** als Strategie, wenn Umgebungsreize überfordern
> - Verbesserte Selbstorganisation und Selbstwahrnehmung durch die Suche nach **intensiven körperlichen Aktivitäten** und sensorischen Erfahrungen: Laufen, Fallen, Drehen, Schaukeln, Klettern auf Bäumen, Rutschen über Treppengeländer)
>
> **Tägliche Aktivitäten**
> - Tagespläne, die **Neuheit** und verschiedenste Interessensgebiete berücksichtigen: sich schön anziehen für ein Abendessen, ein neues Restaurant besuchen, auf Aktien setzen, im Internet surfen, Bauchtanzen lernen
> - An den Strand, in den Park oder an andere abgelegene Orte fahren
> - Ein Bad nehmen
> - Meditation
> - Laufen, Tanzen, Radfahren, Trommeln, laute Musik hören, Kickboxen, Fußball
>
> **Langfristige Beschäftigungen**
> - Reisen an Orte planen, die die Person noch nicht kennt
> - Sightseeing
> - Urlaub in abgeschiedenen Gegenden
> - Rockkonzerte besuchen, an Turnieren intensiver Sportarten teilnehmen, Marathon laufen, Klettern, Bungee-jumping

Der Begriff „lifestyle construction", d. h. Gestaltung des Lebensstils, stammt von Bateson (1989) und wird hier auf einen spontanen Prozess angewandt, der auch unabsichtlich ablaufen kann. Menschen mit sensorisch integrativen Dysfunktionen stoßen oft zufällig auf Aktivitäten, die ihren sensorischen Bedürfnissen entsprechen. Daher passt der Ausdruck „einen **Lebensstil gestalten**" für diese Gruppe am besten.

Ein Zitat von Linda, Mutter eines autistischen Kindes und Studienteilnehmerin, passt zum Abschluss des Kapitels:

> **Beispiel**
> Lindas Freunde und Verwandte äußerten oft ihr Missfallen darüber, dass Linda ihrem Sohn Scotty erlaubte, Spaß zu haben und er selbst zu sein, statt ihn strukturiert in seiner Entwicklung zu fördern. Linda ließ Scotty spielen, was er eben gern spielte: Treppen steigen, Öffnen und Zuschlagen von Türen und Laufen. Scotty wirkte zufrieden. Linda sagte:„Für Scotty gibt es wenig passendes Spielzeug. Deshalb ist ihm schnell langweilig. Ich versuche an solchen Tagen, ihm etwas wie „Nahrung für seine Seele" zu geben. Wir fahren zum botanischen Garten, dort kann er herumlaufen. Das sind die Dinge, die er mag." (Linda, zitiert in Blanche 1999 S.258)

Indem sie seinen Bedürfnissen folgt, bietet Linda Scotty nicht nur sensorische Nahrung, sondern auch, wie sie es nennt: **„Nahrung für seine Seele"**.

20.5 Zusammenfassung

- Einige Theorien, die einen Zusammenhang zwischen ▶ **Erregungsniveau** und Spiel herstellen, unterstützen die Idee, dass Menschen spielen, um einen **optimalen Erregungszustand** zu erhalten oder zu erreichen.
- Die **Theorie der Reizsuche** bietet eine andere Erklärung für die Suche nach Aufregung (Zuckerman 1971, 1994). Reizsuche ist die Tendenz, anregende Situationen zu suchen. Sie basiert auf individuellen genetischen und biologischen Voraussetzungen und wird von der Umwelt beeinflusst (Zuckerman 1994).
- Den neuen Theorien zufolge hängt die Reizsuche damit zusammen, wie empfindlich eine Person auf Reize reagiert, wie sie sensorischen Input verarbeitet und wie hoch ihr Erregungsniveau für die optimale Bewältigung ihres Alltags sein muss (Zuckerman 1994).
- Auch Raine et al. (1998) haben **sensorische Reizsuche mit riskanten Aktivitäten in Verbindung** gebracht.
- Unter **„stärkenden Nischen"** verstehen wir Orte, an die sich Menschen nach Stresssituationen zurückziehen, um das Gefühl für sich selbst wieder zurückzugewinnen (Little 1998).
- Diese „stärkenden Nischen" können auch **Strategien** sein, mit denen man sich sensorische Erfahrungen mit erholsamer Wirkung oder auch Herausforderungen für das Selbstgefühl verschafft.
- Das Wissen über die Strategien, die mit sensorischer Verarbeitung in Zusammenhang stehen, kann für eine auf den weiteren Lebensweg des Kindes vorausblickende **Therapieplanung** sehr hilfreich sein.
- Häufig genießen Menschen Aktivitäten, bei denen sie **ausspannen** können, indem sie sich zurückziehen oder einfach weniger tun.
- Für manche Menschen ist es der **Reiz der Neuheit** oder der Wunsch, einen neuen Aspekt der Welt bzw. einer Aktivität zu erfahren, der sie zur Beschäftigung mit bestimmten Dingen veranlasst. Diese Menschen beschreiben **neue Erlebnisse und neue Information als „Energielieferanten"**.
- Manche Menschen empfinden Beschäftigungen deshalb als genussvoll, weil sie eine **intensivere Selbstwahrnehmung** auf der physischen, intellektuellen oder spirituellen Ebene bewirken. Charakteristisch für diese Aktivitäten ist eine intensive Konzentration und eine tiefe Versunkenheit.

- Manche Menschen suchen Erfahrungen, in denen **intensive Reize mit Neuheit** gekoppelt sind. Diese Kombination kann physisch oder emotional riskant sein. Die Risiken beinhalten ein Element von **Abenteuer** und gesteigerter Selbstwahrnehmung, und manche Menschen nehmen sie unter den verschiedensten Umständen und in den verschiedensten Situationen auf sich. Sie suchen offensichtlich um jeden Preis die Intensität einer Erfahrung.
- Verstehen Therapeutinnen das **Konzept der „stärkenden Nischen"**, so können sie ihre Klienten dabei unterstützen, ihre individuellen regulierenden Aktivitäten zu finden.
- Bei der **Auswahl geeigneter Beschäftigungen** sind zu bedenken:
    - die Eigenschaften der Erfahrungen,
    - die Art der Beschäftigungen und
    - der zeitliche Aspekt der Aktivitäten.

20.6 Literatur

Apter, M. (1991). A structural phenomenology of play. In J. Kerr und J. Apter (Eds.), *Adult play: A reversal theory approach* (pp. 13–30). Amsterdam: Swets und Zeitlinger B.V.

Apter, M. (1992). *The dangerous edge: The psychology of excitement*. New York: The Free Press.

Apter, M., und Kerr, J. (1991). The nature, function and value of play. In J. Kerr und M. Apter (Eds.), *Adult play: A reversal theory approach* (pp. 163–176). Amsterdam: Swets und Zeitlinger B.V.

Ayres, A.J. (1979). *Sensory integration and the child*. Los Angeles, CA: Western Psychological Services.

Ayres, A.J. (1984). *Adaptive behavior as a therapeutic process*. Unpublished manuscript.

Bateson, M.C. (1989). *Composing a life*. New York: Penguin Books.

Berlyne, D.E. (1969). Laughter, humor and play. In G. Lindsey und E. Aronson (Eds.), *The handbook of social psychology: Vol. 3* (pp. 795–851). Reading, MA: Addison-Wesley.

Blanche, E.I. (1998). The impact of sensory processing on early child development. In K.N. Inamura (Ed.), *Sensory integration in early intervention* (pp. 1–42). Tucson, AZ: Therapy Skill Builders.

Blanche, E.I. (1999). *Play and process: The experience of play in the life of the adult*. Ann Arbor, MI: UMI.

Clark, F., Wood, W., und Larson, E. (1998). Occupational science: Occupational therapy's legacy for the 21st century. In M. Neistadt und E. Crepeau (Eds.), *Willard and Spackman's occupational therapy* (9th ed., pp. 13–21). Philadelphia: J.B. Lippincott.

Day, H.I. (1981). Play: A ludic behavior. In H.I. Day (Ed.), *Advances in intrinsic motivation and aesthetics* (pp. 225–250). New York: Plenum Press.

Ellis, M.J. (1973). *Why people play*. Englewood Cliffs, NJ: Prentice-Hall.

Fanchiang, S. (1996). The other side of the coin: Growing up with a learning disability. *American Journal of Occupational Therapy, 50*, 277–285.

Geertz, C (1983). Deep play: Notes on the Balinese cockfight. In J.C. Harris und R.J. Park (Eds.), *Play, games, and sports in cultural context* (pp. 39–78). Champaign, IL: Human Kinetics. (Reprinted from *Daedalus*, Winter 1972, *101*, 1–37)

Jackson, J., Carlson, M., Mandel, D., Zemke, R., und Clark, F. (1998). Occupations in lifestyle redesign: The well elderly study occupational therapy program. *American Journal of Occupational Therapy, 52*(2), 326–336.

Hutt, C. (1978). Exploration and play in children. In D. Muller-Schwarze (Ed.), *Evolution of play behavior* (pp. 328–348). Stroudsburg, PA: Dowden, Huchinson und Ross.

Kerr, J. (1994). *Understanding soccer hooliganism*. Buckingham, England: Open University Press.

Levy, J. (1978). Play and the future: A time for renaissance. In *Play behavior* (pp. 183–190). New York: John Wiley und Sons.

Little, B. (1998, March). *Personal projects and occupational science: On the bearable lightness of well being*. Paper presented at the Occupational Science Symposium XI, Play: Occupation for a lifetime, University of Southern California Department of Occupational Science and Occupational Therapy, Los Angeles, CA.

Raine, A., Reynolds, C., Venables, P., Mednick, S., und Farrington, D. (1998). Fearlessness, stimulation-seeking, and large body size at age 3 years as early predispositions to childhood aggression at age 11 years. *Archives of General Psychiatry, 55*(8), 745–751.

Wilbarger, P. (1995). The sensory diet: Activity programs based on sensory processing theory. *Sensory Integration Special Interest Section Newsletter, 18*(2), 1–4.

Yerxa, E.J. (1998). Health and the human spirit for occupation. *American Journal of Occupational Therapy, 52*, 412–418.

Zuckerman, M. (1971). Dimensions of sensation seeking. *Journal of Consulting and Clinical Psychology, 36*(1), 45–52.

Zuckerman, M. (1979). *Sensation seeking: Beyond the optimal level of arousal*. Hillsdale, NJ: Erlbaum.

Zuckerman, M. (1994). *Behavioral expressions and biosocial bases of sensation seeking*. Cambridge, England: Cambridge University Press.

Weiterführende Literatur

Apter, M. (1989). *Reversal theory: Motivation, emotion and personality*. London: Routledge.

Apter, M. (1993). Phenomenological frames and the paradoxes of experience. In J.H. Kerr, S. Murgatroyd, und M.J. Apter (Eds.), *Advances in reversal theory* (pp. 27–40). Amsterdam: Swets und Zeitlinger B.V.

Berlyne, D.E. (1960). *Conflict, arousal, and curiosity*. New York: McGraw-Hill.

Clark, F., und Larson, E. (1993). Developing an academic discipline: The science of occupation. In H. Hopkins und H. Smith (Eds.), *Willard and Spackman's occupational therapy* (8th ed., pp. 44–55). Philadelphia: J.B. Lippincott.

Kerr, J., und Apter, M. (1991). *Adult play: A reversal theory approach.* Amsterdam: Swets und Zeitlinger B.V.

Zuckerman, M. (1984). Experience and desire: A new format for sensation seeking scales. *Journal of Behavioural Assessment,* 6(2), 101–114.

Glossar

Adaptation	Anpassung
Adaptiv	Anpassend
ADS, ADHS	Aufmerksamkeitsdefizitsyndrom und Aufmerksamkeitsdefizitsyndrom mit Hyperaktivität
Afferenz	Im ▸ **ZNS** aufsteigende (sensorische) Impulse
Aktion	Kleinste Einheit einer ▸ **Anpassungsreaktion**, kann eine Bewegung sein, eine Gleichgewichtsreaktion, etwas ergreifen
Aktivieren	Aktueller Begriff für „fazilitieren" (im ▸ **Bobath-Konzept**)
Aktivitäten des täglichen Lebens („activities of daily living", ADL)	Gebräuchlicher Begriff in den Gesundheitsberufen für Aktivitäten der Selbstversorgung (persönliche Hygiene, Anziehen, Essen)
Amblyopie	angeborene oder erworbene Schwachsichtigkeit
Anpassungsreaktion, anpassende Reaktion, anpassendes Verhalten	Zweckmäßiges, zielgerichtetes Verhalten als Antwort auf einen sensorischen Reiz. Die Sinnesinformationen müssen gut verarbeitet werden, um diese Reaktion produzieren zu können. Zentraler Fokus der SI
ANS	Siehe: Autonomes Nervensystem
Antizipation, antizipieren	Vorausschauen. Steht in Zusammenhang mit dem Feedforward, ist entscheidend bei projizierten Aktionssequenzen
Assessment	Beurteilung, auch Beurteilungsverfahren
Assimilieren	Integrieren, aufnehmen, einordnen
Assoziation	Verknüpfung
Aufgabe	Engl.: „task". Eine der vier externen Dimensionen des Systemischen Modells der sensorischen Modulation von Miller (Kap. 4); bezieht sich auf die Beschäftigungen der Person. Für Kinder schließt dies ▸ **ADLs**, Spiel, Schule, Schlaf und gemeinschaftliche Aktivitäten ein
Aufmerksamkeit	Fähigkeit des Gehirns, sich auf wichtige Reize zu konzentrieren. Erfordert das Ausfiltern irrelevanter Informationen, auch Impulskontrolle und Aktivitätsgrad. Entscheidend für das Lernen
	Eine der drei internen Dimensionen des Systemischen Modells der sensorischen Modulation von Miller (s. Kap. 4)
Autonomes Nervensystem	Auch: vegetatives Nervensystem
	Passt die Prozesse im Körper bei Belastung des Organismus an. Reguliert lebenswichtige Funktionen wie Stoffwechsel, Drüsenaktivität, Körpertemperatur, Kreislauf, Verdauung. Unterliegt nicht der direkten willkürlichen Kontrolle, trotzdem sind seine Reaktionen mehr als passive Begleiterscheinungen oder Reflexe: werden aktiv im Gehirn erzeugt und sind integrale Bestandteile von Verhaltensweisen
baseline	Ausgangsniveau
Befähigen	Klienten durch Funktionsverbesserung, Kompensation oder Umweltadaptierung ermöglichen, ihr Potenzial an Fähigkeiten optimal zu nutzen. Hilfe zur

	Selbsthilfe, so viel Hilfe wie nötig, so wenig wie möglich. Zentrales Konzept der Ergotherapie
Behaviorismus	verhaltenstherapeutischer Ansatz
Beschäftigung	Zentrales Konzept der Ergotherapie (vormals „Beschäftigungs- und Arbeitstherapie") Verbindung mehrerer Handlungen zu einer sinnvollen Aktivität aus einem der vier Handlungsbereiche (Selbstversorgung, Produktivität, Freizeit oder Erholung)
	Beispiele:
	Selbstversorgungsbeschäftigung „Körperpflege": Waschen, Zähneputzen, Kämmen in einer zweckmäßigen Reihenfolge inklusive Herrichten und Wegräumen
	Selbstversorgungsbeschäftigung „Anziehen": zur Situation und der Witterung passende Kleidung aussuchen und zusammenstellen, in einer zweckmäßigen Reihenfolge ankleiden, Verschlüsse schließen, kontrollieren, ob alles sitzt
	Freizeitbeschäftigung „in den Park gehen": alles Nötige einpacken und mitnehmen, sich anziehen, den Weg zurücklegen, sich im Park beschäftigen, wieder heimgehen
	Produktive Beschäftigung „Arbeit": Arbeiten nach Dringlichkeit priorisieren; Telefonate erledigen, am Computer schreiben, Unterlagen suchen, sortieren, einordnen; Plausch mit Kollegen etc.
Beziehungen	Eine der vier externen Dimensionen des Systemischen Modells der sensorischen Modulation von Miller (Kap. 4); bezieht sich auf die Interaktionen und Verbindungen mit anderen Menschen
Bezugsrahmen, theoretischer („frame of reference")	Perspektive, unter der die Ergotherapeutin ein Störungsbild betrachtet. Dieselbe Störung kann z. B. von einer biomechanischen, einer sensorisch-integrativen oder einer verhaltenstheoretischen Warte aus beschrieben, interpretiert und folglich behandelt werden
	Im angloamerikanischen Raum übliches, im deutschsprachigen Raum jedoch eher unbekanntes Konstrukt. In ihrem speziell diesem Thema gewidmetem Buch nannten Kramer & Hinojosa (1999) 10 verschiedene „frames of reference" für pädiatrische Ergotherapie
Bobath-Konzept	Bekanntes neurophysiologisches Therapiekonzept ▶ NDT des Ehepaars Bertha & Karel Bobath (Physiotherapeutin und Neurologe), das in der Physio- und Ergotherapie weite Verbreitung für die Behandlung zerebralparetischer Kinder gefunden hat
Bonding	erste zwischenmenschliche Beziehung
Bottom-up-Ansatz	Vorgehensweise von unten nach oben. Das heißt: an den niedrigeren Ebenen oder Komponenten ansetzen und zu höheren bzw. komplexeren Ebenen vorgehen
„Clinical Reasoning"	Siehe: Klinisches Reasoning
Coping	Bewältigung, Auseinandersetzung
„Corrolary discharge"	Siehe: „korrolare Entladungen" und „Efferenzkopie"

Glossar

DCD	„Developmental Coordination Disorder": entwicklungsbedingte Koordinationsstörung; Sammelbegriff, der nichts über die Ätiologie der Koordinationsschwierigkeiten aussagt
„DCML-System"	„Dorsal Column Medial Lemniscus-System"=Hinterstrangbahnen. Das Leitungssystem für diskriminative Berührungsimpulse
Defensivität, sensorische	Auch: sensorische Abwehr. Verhaltensreaktion bei Überempfindlichkeit in einem oder mehreren Sinnessystemen
Dichotom	Zweiteilig
Dimensionen, externe	Einer der zwei des Systemischen Modells der sensorischen Modulation von Miller (Kap. 4); bezieht sich auf die Auswirkungen des Kontexts und der Aufgabe auf das Verhalten
Dimensionen, interne	Einer der zwei Hauptbereiche des Systemischen Modells der sensorischen Modulation von Miller (Kap. 4); bezieht sich auf die Stimmungs- und Fähigkeitsmerkmale der Person, die sich erfahrungs- oder konstitutionsbedingt unterscheiden
Diskrimination	Allgemein: Unterscheidung, Trennung
Diskrimination, sensorische	Wichtiger Schritt in der Reizverarbeitung, bei dem der Reiz hinsichtlich Lokalisation, Qualität, Intensität und Dauer analysiert wird
Distal	Vom Zentrum (oder momentanen Standpunkt) weiter entfernt
	Distale Gelenke: z. B. Fingergelenke
	Distale zeitliche Horizonte: in mehreren Jahren
Distress	negativer Stress, Gegenteil: ▶ Eustress
DSM-IV	Diagnostic and Statistical Manual, 4. Auflage, American Psychiatric Association 1994
Effektivitätsstudien	Studien, die die Wirksamkeit der Behandlung nachweisen
	Nach einem konservativen Wissenschaftsverständnis am günstigsten kontrollierte Studien (d. h. mit parallelisierten Versuchsgruppen, die verschiedene Behandlungsformen erhalten, und einer Kontrollgruppe, die keine Behandlung bekommt), ethisch schwer vertretbar, Gruppen von Personen mit Störungen oder Behinderungen sind schwer zu parallelisieren
	Nach einem modernen Wissenschaftsverständnis sind auch Einzelfallstudien („single system design") aussagekräftig
Efferenz	Im ZNS absteigende (motorische) Impulse
Efferenzkopie	Auch: „korrolare Entladung"
	Begriff aus den Theorien zum motorischen Lernen. Eine „Kopie" des beabsichtigten Bewegungsplanes wird vor der tatsächlichen Ausführung zu den vergleichenden Stellen vorausgeschickt, um zu überprüfen, ob der Plan funktionieren wird
Elektrodermale Reaktion („electrodermal reaction") EDR	Messung der Reaktion auf sensorische Reize anhand des elektrischen Hautwiderstandes (abhängig von der Schweißdrüsenaktivität). Ist ein Indikator für die Aktivität des ANS
	Starke Widerstandsveränderungen zeigen Hyperreaktivität; geringe Widerstandsveränderungen indizieren Hyporeaktivität

Emotion	Eine der drei internen Dimensionen des Systemischen Modells der sensorischen Modulation von Miller (Kap. 4); bezieht sich auf die Fähigkeit einer Person, emotionale Reize genau wahrzunehmen und ihre affektiven und verhaltensmäßigen Reaktionen zu regulieren
Empathie	Einfühlsamkeit; Begriff aus der klientenzentrierten Gesprächsführung nach Carl Rogers
Empirisch	Auf Erfahrung basierend; Empirismus ist eine philosophische Position, die behauptet, dass jedes Wissen von der Erfahrung abhängt
Engramm	im ZNS hinterlassene Gedächtnisspur eines Eindrucks
Ergebnisfeedback	Wird durch die Veränderungen in der Umwelt, die die motorische Aktion bewirkt hat, erzeugt „Was geschieht" Das Wissen über den Erfolg der Handlung ergibt sich aus dem Vergleich zwischen Ergebnisfeedback und angestrebtem Ziel der Aktion
Ergotherapie	Gesundheitsberuf, der sich mit der ▶ **Befähigung** zur Alltagsbewältigung und der Optimierung der Handlungsfähigkeit beschäftigt Früher: Beschäftigungs- und Arbeitstherapie Im angloamerikanischen Raum: „Occupational Therapy"
Erregendes postsynaptisches Potenzial (EPSP)	Löst eine Erregung der postsynaptischen Zelle aus
Erregung („arousal")	Gesteigerte Neuronenerregbarkeit, durch die interne Ressourcen mobilisiert werden, um die Wachheit aufrechtzuerhalten
Erregungszustand od. -niveau („arousal level")	Grad der Erregung bzw. Aktivität des Gehirns bzw. der Wachheit: niedrig im Schlaf, hoch im Alarmzustand bei subjektiv erlebter Gefahr
Erzeugungsfeedback	Wird durch die Kontraktion der Muskeln und die Bewegung des Körpers im Raum erzeugt „Wie sich Bewegungen anfühlen"
Eustress	positiver Stress, Gegenteil: ▶ **Distress**
Evidenz	Beleg, Beweis Aktueller Begriff in den Gesundheitsberufen durch die evidenzbasierte Medizin bzw. Praxis
Evozierte Potenziale	Elektrischer Erregungsanstieg, der nach einem Sinnesreiz mittels EEG im Gehirn gemessen werden kann, z. B. visuell evozierte Potenziale
Exekutive Funktionen	Ausführende Funktionen
Exploration, exploratives Verhalten	Erforschung der Umwelt
Exterozeption	Wahrnehmung der äußeren Umwelt
Extrinsisch	Äußerlich, extern, von außen kommend
Exzitatorisch	Anregend, steigernd, bahnend
Faktorenanalytische Studien	Faktorenanalyse ist ein bestimmtes statistisches Vorgehen, bei dem aufgrund berechneter Zusammenhänge (Korrelationen) auf zugrunde liegende gemeinsame Faktoren geschlossen wird Ayres führte zwischen 1965 und 1977 insgesamt 6 faktorenanalytische Studien an den SCSIT-Ergebnissen von Versuchsgruppen in unterschiedlicher Zusammensetzung (normale, wahrnehmungsgestörte und lernbehinderte Kin-

Glossar

	der) durch. Die Ergebnisse dieser Studien trugen wesentlich zur Theorieentwicklung, zur Definition der Störungsbilder und zur Ableitung von therapeutischen Maßnahmen bei
FAOTA	„Fellow of the American Occupational Therapy Association". Auszeichnung des amerikanischen Ergotherapieverbandes für besondere Verdienste um die Ergotherapie.
Fazilitieren	Bahnen; in neurophysiologischen Therapieansätzen (wie ▸ Bobath) gebräuchlicher Begriff
Feedback	Rückmeldung
	Siehe: Erzeugungs- und Ergebnisfeedback
Feedforward	Wichtiges Mittel zur Bewegungsplanung neben dem Feedback. Vorausgeschickter Bewegungsplan vor dem Beginn der Bewegung, um zu überprüfen, ob die Aktion funktionieren wird
	Siehe: Efferenzkopie bzw. korrolare Entladung
Feuern	Ausdruck zur Beschreibung der Neuronenaktivität
Fokus	Zentraler Blickpunkt, Schwerpunkt
Generalisieren	Verallgemeinern; von einer speziellen (therapeutischen) Situation auf andere, allgemeine Situationen übertragen
Gestalt	Das Ganze, die Gesamtheit, das Wesentliche. Die Figur der Figur-Grund-Wahrnehmung. Begriff aus der Gestalttherapie
Golgi-Apparat	Bestimmter Typ von taktilen Rezeptoren
goodness of fit	Grund der Übereinstimmung zwischen äußeren Faktoren (der Aufgabe, der Beziehungen, Umwelt und Kultur; können förderlich oder erschwerend sein) und Fähigkeiten der Person (bzgl. sensorischer Verarbeitung, Emotionen und Aufmerksamkeit)
Gravitations- oder Schwerkraftunsicherheit	Engl.: „gravitational insecurity" (GI). Eine Form der vestibulären Modulationsstörung, bei der eine ▸ Überempfindlichkeit gegenüber Schwerkraftreizen besteht
Habituation	Gewöhnung; Abnahme des synaptischen Feuerns; Verhaltensantwort auf einen wiederholten, nicht bedrohlichen Reiz
Handling	Handhabung, Umgangsweise. Begriff aus dem Bobath-Konzept, wo die konkrete physische Handhabung des zerebralparetischen Kindes beim Heben, Tragen usw. gemeint ist. Wird auch abstrakter verwendet, z. B. „beim Handling von Situationen"
Handlung	Eine Serie von zweckmäßigen ▸ Aktionen, die ein zielgerichtetes, sinnvolles Verhalten ergeben. Zum Beispiel: ein Glas Wasser trinken, Zähne putzen, in den Park gehen
Handlungsperformanz	Leistung in der Ausführung von Handlungen; abhängig von internen und externen Faktoren. Zentraler Fokus der ▸ Ergotherapie
„Hands-on"	1. Im Zusammenhang mit Kursen: praxisorientiert

2. Im Zusammenhang mit der direkten Therapie sind konkret die Manipulationen mit den Händen am Kind gemeint. In der SI-Therapie findet normalerweise wenig körperliche Führung mit den Händen statt, in der klassischen ▶ **Bobath-Therapie** hingegen sind die „goldenen" Hände der Therapeutin ein zentrales Therapiemittel

Hautwiderstandsmessung	Siehe: elektrodermale Reaktion
„Heavy work"	Aktivitäten, die körperliche Schwerarbeit erfordern. Dadurch wird der propriozeptive ▶ **Input** verstärkt
Hemmung	Siehe: Inhibition
Hippocampus	Bereich des Gehirns (Teil des limbischen Systems), der für Gedächtnisfunktionen verantwortlich ist
holistisch	ganzheitlich
Homöostase	Inneres Gleichgewicht; Erhaltung einer internen Stabilität durch automatische Änderungen und Koordination der physiologischen Systeme
Hyperreaktiv	Übertriebene Reaktion Siehe: Reaktivität
Hypervigilant	Wachsam, alarmiert
Hypoplasie	Unterentwicklung eines Organs
Hyporeaktiv	Zu wenig Reaktion Siehe: Reaktivität
Inhibition	Hemmung an der Synapse, sodass ein Impuls nicht mehr weitergeleitet wird und dadurch in Summe abgeschwächt oder ganz unterdrückt wird. Wichtiger Prozess für die Reizfilterung und Konzentration
Initiieren	Beginnen einer Aktivität
Input	Eingehende Informationen; Begriff aus der Informationsverarbeitung
„Intake"	Aufgenommene Informationen. Wird teilweise anstelle von „Input" verwendet, um den aktiven Prozess der Informationsaufnahme zu betonen
Intention	Absicht
Interaktion	Wechselwirkung. Überbegriff für jede Art des Kontaktes oder Austauschs auf verschiedenen Ebenen (sensorische Systeme interagieren, das Kind interagiert mit der Umwelt usw.)
Intervention, therapeutische	Therapeutisches Einschreiten. Überbegriff für verschiedene therapeutische Maßnahmen, der die direkte Befundung und Behandlung des Patienten, die Anamneseerhebung mit Angehörigen, die Beratung und Aufklärung Angehöriger und anderer Betreuungspersonen und die Umweltadaptierung umfasst
Interozeption	Wahrnehmung der inneren Organe, Eingeweide
Intrinsisch	Intern, innerlich, von innen kommend
Inzidenz	Häufigkeit des Auftretens
Klinisches Reasoning	Klinisches Problemlösen oder klinisch-schlussfolgerndes Denken Die für eine Berufsgruppe oder ein Theoriekonzept typische Art der Interpretation von Beobachtungen und Symptomen
Koaktivierung	neuer Ausdruck für Kokontaktion. Gemeinsame, synergstische Muskelaktivität

Glossar

kongenital	angeboren
Konnektivität, neurale	Verbindungsfähigkeit, Fähigkeit der Neurone, sich zu vernetzen
Komorbidität	Gemeinsames Auftreten von zwei Störungen oder Erkrankungen
Kontext	Zusammenhang, Bedingungen
Kontext, klinischer	Im klinischen ▶ Setting, d. h. in speziell ausgestatteten Therapieräumen einer Einrichtung (Krankenhaus, Ambulatorium, Praxis)
Kontext, natürlicher	In der natürlichen Umwelt des Kindes, d. h. im Kindergarten, auf dem Spielplatz usw.
Konvergenz	Übereinstimmung
Konzeptualisierung	Entwicklung einer Vorstellung; Ideatorische Fähigkeit, vorgestellte Handlungen in zukünftige Zeithorizonte zu projizieren
Körperschema	Unbewusste innere Landkarten des Körpers (Ayres)
Korrelation	Statistische Größe, die den Zusammenhang, die Beziehung zwischen zwei Variablen beschreibt
	Maximum ist der Wert 1, der eine lineare Beziehung ausdrückt (z. B. das Gewicht von Wasser steigt linear mit der Wassermenge)
	0,80 ist eine hohe Korrelation (z. B. könnte dieser Wert den Zusammenhang zwischen Körpergröße und Körpergewicht beschreiben: tendenziell ist das Gewicht umso höher, je größer Personen sind, es gibt aber auch Ausnahmen)
	Werte gegen null bedeuten, dass zwischen den zwei Variablen praktisch kein Zusammenhang besteht (z. B. Haarfarbe und Schuhgröße)
Korrolare Entladungen	Interne Korrelate der motorischen Signale, die nach der Planung, aber noch vor der Ausführung einer motorischen Aktion an die Muskeln weitergeleitet werden
	Siehe: Feedback und Efferenzkopie
Kortikal	Den Kortex (Großhirnrinde) betreffend
Kultur	Eine der vier externen Dimensionen des Systemischen Modells der sensorischen Modulation von Miller (Kap. 4); bezieht sich auf die gesellschaftlichen Sittenkodizes und Erwartungen, die die Person umgeben
Laternzzeit	Dauer zwischen Reiz und Reaktion
MEd	Magister der Pädagogik
Modalität, sensorische	Sinnessystem, Sinneskanal. Innerhalb einer Modalität kann ein Reiz hinsichtlich unterschiedlicher Qualitäten analysiert werden.
Modalspezifisch	Ein einzelnes Sinnessystem betreffend
Modulation, physiologische sensorische	Prozess, bei dem die Intensität von eingehenden neuronalen Signalen reguliert wird, um interne Ordnung sicherzustellen. Zelluläre Mechanismen der ▶ Habituation und Sensibilisierung, die dazu dienen, die Struktur und/oder Funktion von Nervenzellen zu verändern; beeinflussen die synaptische Übertragung (d. h. ob Impulse verstärkt oder gehemmt werden)
Modulation, verhaltensmäßige sensorische	Fähigkeit einer Person, ihre Reaktionen auf Sinnesreize den situativen Bedingungen entsprechend, geordnet und anpassend zu regulieren und zu organisieren
MS	Magister der Naturwissenschaften

„NDT neurodevelopmental treatment"	Entwicklungsneurologische Behandlung nach ▶ **Bobath**
„Occupational Science"	Wissenschaftliche Disziplin, die sich ausgehend von der ▶ **Ergotherapie** („occupational therapy") bislang in den USA, Kanada und Australien etabliert hat. Erforscht die menschliche Beschäftigung aus verschiedenen Perspektiven (gesundheitlicher, sozialer, soziologischer, historischer usw.)
Orchestrierung	Harmonische Zusammenstellung. In der angloamerikanischen Literatur zur Ergotherapie gebräuchlich für die Orchestrierung von Handlungen zu Beschäftigungen oder von Beschäftigungen zur Alltagsroutine
Organisieren	Ordnen und verwalten. Im SI-Konzept häufig zur Beschreibung der Integration der sensorischer Informationen verwendeter Begriff
OTR	Registered Occupational Therapist. In den USA berechtigt die Ergotherapieausbildung noch nicht zur Berufsausübung, dazu ist eine Prüfung und Registrierung erforderlich.
Outcome	Ergebnis
Output bzw. Outcome	Ergebnis; bezogen auf die SI die anpassende Reaktion bzw. das beobachtbare (motorische) Verhalten; bezogen auf die Therapie der Therapieerfolg
Parallelisierte Stichprobe	Kontrollgruppe, die hinsichtlich relevanter Merkmale wie Alter, Geschlecht Schweregrad einer Störung mit der Versuchsgruppe übereinstimmt
Parasympatikus	Anteil des °ANS, der u. a. Abnahme der Herzaktivität, Gefäßerweiterung, Steigerung der Darmaktivität, Speichel- und Tränensekretion bewirkt
perinatal	während der Geburt
Partizipation	Beteiligung, Teilnahme, Teilhabe. Begriff aus dem ICIDH-2 bzw. der neueren Version ICF der WHO
Performanz	Leistung, Ausführung
perseverieren	stereotypes wiederholen, „hängen bleiben"
Perzeption	Wahrnehmung, bei der sensorische Informationen mit kognitiven Inhalten (Interpretation, Bedeutung) verknüpft werden
Perzeptionen oder auch Perzepte	Wahrnehmungen
PhD	Doktor der Philosphie
Postural	Die Haltung betreffend
	Posturale Reaktionen=Haltungsreaktionen
	Posturaler Tonus=Haltungstonus
Praxie	Bewegungs- und Handlungsplanung, praktische Fähigkeiten
PRN	**Postrotatorischer Nystagmus.** Eine reflektorische Augenbewegung, die nach Drehung um die eigene Achse auftritt. Dieser Reflex wurde intensiv beforscht. In der SI dient er als ein Indikator für die Empfindlichkeit des Vestibularsystems
proaktiv	gesteigert aktiv
Projizierte Aktionssequenzen	Engl.:" projected action sequences". Eingeführt von Fisher 1991 Vorausgeplante Bewegungsabläufe
Proliferation	Zellbildung, Zellvermehrung

Glossar

Proximal	Dem Zentrum (oder momentanen Standort) am nächsten liegend
	Proximale Gelenke: Schulter- und Hüftgelenk
	Proximaler zeitlicher Horizont: unmittelbare Vergangenheit und Zukunft
	Zone der proximalen Entwicklung: die unmittelbar nächsten Entwicklungsschritte betreffend
Prozessdiagnostik	Verlaufsdiagnostik. Befunderhebung über einen längeren Verlauf
Reaktivität	Wie stark das ZNS auf sensorischen Input reagiert; früher „Empfindlichkeit"
	Nur auf die physiologische Reaktion bezogen und klar getrennt von ▶ Responsivität
Regulation, neurale	Prozess, bei dem das ZNS das ▶ Timing und ▶ Sequenzieren des ▶ Feuerns der Neuronen kontrolliert, während es interne und externe Vorgänge überwacht. Siehe auch ▶ Selbstregulation
Reizhunger	Bedürfnis nach bestimmter Reizqualität
Reizschwelle	Kleinste Intensität eines Reizes einer bestimmten ▶ Modalität, die gerade noch eine Empfindung hervorruft
Reizsuche	Aktives Verhalten, durch das sich das Kind bestimmte Reizqualitäten verschafft
Reizüberflutung	Überstimulierung, die zu einer Überforderung des ZNS führt und entweder Desorganisation im Verhalten oder totalen Rückzug (▶ „Shut down") bewirkt
Reliabilität	Psychometrisches Gütekriterium, das die Zuverlässigkeit von Tests beschreibt; verschiedene Aspekte bzw. Arten der Bestimmung: z. B. die Objektivität, die Retest-Reliabilität, die Split-half-Reliabilität
Responsivität	Wie stark die Person auf sensorischen ▶ Input reagiert
	Nur auf die verhaltensmäßige Reaktion (Verhaltensantwort) bezogen und klar getrennt von ▶ Reaktivität
	Früher „Empfindlichkeit"
	Siehe: Reaktivität
Reziprozität	Wechselseitigkeit
„Scaffolding"	„Ein Gerüst zur Verfügung stellen" Graduieren, d. h. Abstufen von Aktivitäten
	Gerüst: Die gerade ausreichende Unterstützung, die nötig ist, damit eine Person sich an eine Aufgabe oder Aktivität heranwagt, die etwas schwierig für sie ist
SCIT	„*Southern California Sensory Integration Tests*" (Ayres 1972). Erste Testbatterie, die Ayres bereits im Rahmen ihrer Dissertation zu entwickeln begonnen hatte. Im Rahmen der Normierung definierte sie die sensorisch-integrativen Störungsbilder (siehe ▶ Faktorenanalysen
Selbstkonzept	Selbstbild oder Vorstellung von sich selbst. Beinhaltet über das Körperschema hinausgehend auch kognitive und emotionale Aspekte, die mit der eigenen Person verbunden sind.

Selbstregulation	Fähigkeit, sich mittels interner Prozesse auf wechselnde Bedingungen einzustellen, um einen regulierten Erregungszustand aufrecht zu erhalten und ein Gefühl der Kontrolle zu erhalten
Selbststeuerung	Fähigkeit, in einem organisierten Zustand zu bleiben und zielgerichtet mit der Umwelt zu ▸ interagieren
Sensibilisierung	Steigerung des synaptischen ▸ Feuerns als Reaktion auf einen wiederholten schädlichen Reiz
sensorische Diät	gesundheitsfördernde Zusammenstellung an sensorischen Reizen im Alltag. Ausdruck von Wilbarger, der auf Ayres´ Vergleich des sensorischen Inputs mit Nahrung zurückgreift
Sensorische Dormanz	„Schläfrigkeit". ▸ Hyporesponsivität auf sensorische Reize
Sensorische Verarbeitung	Siehe: Wahrnehmung
Sequenzieren	Zeitliches Ordnen
Setting	Rahmenbedingung
„Shut down"	Zustand der völligen Reizblockade nach Überstimulierung (Kap. 4) Siehe: Reizüberflutung
SIPT	„Sensory Integration and Praxis Tests" (Ayres 1989). Testbatterie aus 17 Untertests zur Beurteilung der sensorischen und praktischen Leistungen
Somatopraxie	▸ Praxie, die auf der Verarbeitung von ▸ somatosensorischen Informationen basiert
Somatosensorik	Durch Reizung verschiedenartiger Rezeptoren unseres Körpers (außer den spezifischen Sinnesorganen am Kopf für Sehen, Hören, Schmecken, Riechen, Gleichgewicht) hervorgerufene Empfindungen; umfasst Sensorik der Körperoberfläche (Exterozeption bzw. taktil), Sensorik des Bewegungsapparates (propriozeptiv), Sensorik der inneren Organe (Interozeption)
Spinothalamisches System	Teil des taktilen Systems, in dem diffuse Berührungsimpulse geleitet werden
Standardabweichung STA	Statistische Messgröße, die den Normbereich definiert: 66,7 % der Werte einer Normalverteilung liegen innerhalb einer STA über und unter dem Mittelwert
Sympathikus	Anteil des ▸ ANS, der u. a. Steigerung der Herzfrequenz und Schweißsekretion, Gefäßverengung, Abnahme der Verdauungstätigkeit, Pupillenöffnung und Gänsehaut bewirkt (Stressreaktionen)
Timing	Zeitliches Abstimmen
Top-down-Ansatz	Vorgehensweise von unten nach oben. Das heißt: an den niedrigsten Ebenen oder Komponenten ansetzen und zu den höheren bzw. komplexeren vorgehen
Überempfindlichkeit	Siehe: hyperreaktiv
Umgebung	Eine der vier externen Dimensionen des Systemischen Modells der sensorischen Modulation von Miller (Kap. 4); bezieht sich auf das physikalische und sensorische Milieu, in dem sich die Person befindet

Glossar

Vagus	N. vagus (X. Hirnnerv), wichtiger Anteil des ▶ **parasympathischen** Nervensystems, der den gesamten oberen Brust- und Bauchraum versorgt
Validität	Gültigkeit; psychometrisches Gütekriterium von Tests, bei dem nachgewiesen werden muss, dass der theoretische Hintergrund des Tests haltbar ist
Varianzanalyse	Statistisches Verfahren, mit dem die Varianz (Streubreite) erklärt werden kann
Vigilanz	Anhaltende Aufmerksamkeit, Wachsamkeit
Wahrnehmung	Sensorische Verarbeitung; eine der drei internen Dimensionen des Systemischen Modells der sensorischen Modulation von Miller (Kap. 4); bezieht sich auf die Fähigkeit der Person, von außen kommende sensorische Informationen aufzunehmen, zu organisieren und zu verarbeiten
Zerebellär	Das Zerebellum (Kleinhirn) betreffend
Zirkadianer Rhythmus	24-Stunden-Rhythmus
ZNS	Zentralnervensystem, dazu zählen Gehirn und Rückenmark; Fokus der SI (im Gegensatz zum peripheren Nervensystem)
Z-Wert	Statistischer Wert, in den andere Werte, z. B. Quotienten, umgerechnet werden können, um auf einen Blick vergleichbar zu sein
20/20	Sehschärfe definiert als Fähigkeit, ein so kleines Objekt wahrzunehmen, wie es eine durchschnittliche Person auf eine Entfernung von 20 Fuß (ca. 6m) wahrnehmen kann.

Sachverzeichnis

A

Abenteuer 463
Acetylcholin 106
AD/HD: SMD 70
Adaptation 338
Affekte: bei Säuglingen 304
Agnosie: des Objektgebrauchs 177
Aktivität: bei Säuglingen 305
Alchemie: sensorische 399
Als 296, 303, 314
Amygdala 105
Amygdala: bei Autismus 397
Anamnese, sensorische: bei Säuglingen 309
Anlage-Umwelt-Diskussion:
 Gehirnentwicklung 34
anpassende Reaktion 6, 9
anpassende Reaktionen 464
anpassendes Verhalten 464
Anpassungsfähigkeit 43
Anpassungsreaktionen 9
Anpassungsverhalten 9
Antizipation und Sehen 337
Anzalone 305
Aphasie 143
Apraxie 143
art of therapy 4
Assessment: dynamisches 246
Assessment: interaktives 246
Ataxie 388
Aufgabenanalyse 248
Aufmerksamkeit 97
Aufmerksamkeit: bei Autismus 398
Aufmerksamkeit: bei Säuglingen 303
Aufmerksamkeitsprobleme: bei FXS 444
Aufmerksamkeitsstörungen: bei SMD 63
Autismus: SMD 69
autonomes Nervensystem, ANS 102
Ayres 174, 237, 295, 298, 347
Ayres: Praxie 134
Ayres: Raumanalyse 349
Ayres: über Autismus 402
Ayres: und FXS 449
Ayres: zur Modulation 62
Ayres: zur Praxie 196

B

Baranek 359, 398
Bauman 397
Bedeutung: einer Beschäftigung 466
Bedürfnisse 316
Befunderhebung: bei Säuglingen 306
Befunderhebungsverfahren:
 nicht standardisiert 233
Befunderhebungsverfahren: standardisiert 236
Befundung: bei Zerebralparese 374
Behandlungsplan 18
Benner 221
Berührungsmangel 424
Beschäftigungsanamnese 233
Bewegungsplan 176
Bewegungsplanung 134
Bewegungsplanung: bei Zerebralparese 376
Bindungsverhalten 358
Blickkontakt 360
Bly 377
Bobath 378
Bowlby 420, 432
Brazelton 303
Brooks 189
Bruner 183
Burke 228
Buttimer 204

C

Cermak 179, 430
Cingulum 107
Cluster 18
Coster 309

D

Dawson 398
DCD 146
Deprivation 7
DeRenzi 177
Deuel & Doar 176
Diagnose 396
Diplegie 386
Diskontinuität 56
Diskrimination 16
Dopamin 100
Dormanz, sensorische 384
Dreyfus 221
DSM-IV 146
Dunn 298, 404
dynamische Systeme: Sichtweise, Theorie
 der 12
dynamische Systemtheorie 56
Dyspraxie: bei Autismus 402

E

Ecological Model of Sensory Modulation,
 EMSM 64
Effekte: auf Neurotransmitter 101
Effektivität 24
elektrischer Hautwiderstand: Messung
 bei SMD 64
Eltern-Kind-Dyade 317
Eltern-Kind-Interaktion 311
Elterninterview: bei Säuglingen 308
Emotion: unterstützend für Adaptation 94
Emotionen: bei SMD 63
Entwicklungsbehinderungen:
 Einsatz der SI-Therapie 19
Entwicklungsdyspraxie 179
Entwicklungstheorie 52
EPSP 37
Erfahrungen: positive emotionale 106
Ergotherapie: Sichtweise 220
Ernährung 419
Erregungsniveau: bei Autismus 398
Erregungsniveau: und Spiel 456
Erzeugungsapraxie 179
Essprobleme 363
Exner 401
externe Dimensionen: EMSM 65
exzitatorisches postsynaptisches
 Potenzial 37

F

Fähigkeiten und Einschränkungen:
 dynamische Interaktion 6
faktorenanalytische Studien 8, 137
Feedback: bei Zerebralparese 377
Feedback: Ergebnis- 139
Feedback: Erzeugungs- 139

Feedforward: bei Zerebralparese   377
Fernsinn   336
Field   426
Fisher   134, 137
Fisher, Murray und Bundy   237
Fleming   223, 228
Form: einer Beschäftigung   466
Fragiles X-Syndrom: SMD   68
Fraiberg   340, 358
Fraisse   202
Freizeitbeschäftigungen   93
Frontallappen   189
fünf Sinne   7
Funktion: einer Beschäftigung   466

G

Gibsons   185
Glucocorticoidreaktivität   43
Goldberg   189
goodness of fit   295, 298
Grandin   401
Gray   413
Greenspan   307, 413, 426
Greifraum   201
Gültigkeit des SI-Konzepts   5

H

Habituation   96
Hagerman   444
Handlungsperformanz   16, 139
Handlungsperformanz: Befundung   233
Handlungsrollen   220
Haradon   430
Harlow   421, 425
Harlow: Deprivationsstudien   32
Hebb-Regel   35
Heilman   179
Held   347
Hemiplegie   379
Hemmung   93
Herausforderungen   9
Hippocampus   106
Hippocampus: bei Autismus   397
Holloway   304
Homöostase   296
Horchtraining   408
Hospitalismus   421
HPA-Achse   104
Hubel und Wiesel   39
Hyperaktivität: bei FXS   444
Hyperaktivität: bei SMD   63
Hypothalamus   101

I

ICD-10   146
Ideation   135, 138, 175
Ideationsprozess   181
ideatorische Apraxie   177
ideomotorische Apraxie   177
Imitationsfähigkeit: bei Autismus   398
Inhibition: bei Autismus   398
innerer Antrieb   21
Interaktion: Mutter-Kind   48
Interaktion: Organismus-Umwelt   32
Interaktion: von dynamischen Systemen   48
Interaktionen, soziale: bei Autismus   410
Interaktionen: mit Objekten   176
interaktive Denkstrategie   228
interne Dimensionen: EMSM   66
Intimsphäre   206
Irlen   401

J

Jeannerod   184

K

Kadlec   430
Kandel   398
klassische SI-Therapie   20
Kleinhirn: bei Autismus   397
klinische Beobachtungen: bei Autismus   404
Klinisches Reasoning   220
klinisches Setting   20
Knotenmodell   186
Knotentheorie   199
Kognition: und Ideation   186
Kolb & Whishaw   200, 206
Komponenten: der Handlungsfähigkeit   16
konditionale Denkstrategie   228
konzeptionelle Apraxie   179
konzeptspezifische Informationen   225
Konzeptualisierung   209
Körperraum   201
Körperschema   206, 294
Kortex: Frontallappen   109
Kortex: orbitofrontaler   110
kortikale Blindheit   344
Kraemer   425
kraniosakrales System   102
Kritische Entwicklungsperioden   39

L

Langzeitpotenzierung   36
Lazare   223
Lebensstil   467
Lebenswelt   204
Lernen   49
Liepmann   176
limbisches System   105, 189
Locus coeruleus   100
LTP   36
Luria   186, 189

M

MacKay   186, 198
Mailloux   240
Mandelkern   105
Marcovitch   428
Mattingly   223
medizinisches Modell   54
Miller   446
Modulation   16
Modulation: bei Autismus   399
Modulation: des Verhaltens   63
Modulation: physiologisch   63
monokulare Deprivationsstudien   40
Montague   295
motorische Kontrolle   138
Mulligan   137
multimodale Verarbeitung   8
multisensorische Stimuli   8

N

N. vagus   101, 102
narrative Interviews   226
natürliches Setting   20
NDT   378
Neuhaus   223
Neuheit   319
neurale Plastizität: im Erwachsenenalter   50
Neurogenese   34
Neuroplastizität: neurobiologische Grundlagen   34
Neurotransmitter   100, 101
Neurotransmitterfunktion   42
Neurotransmitterkonzentration   41
Noradrenalin   100

Sachverzeichnis

O

Occupational Science 139
Orchestrierung 196
Ordnungsschwelle 203
Ottenbacher 426

P

Paillard 175
Papez-Neuronenkreis 107
Parasympathikus 102
Parham 229, 240, 398, 404, 405
Parkes & Thrift 200
Perseveration: bei FXS 445
persönliche Distanz 207
persönlicher Raum 206
Perzeption: visuelle 336
Philosophie: des Mitgefühls und des Respekts 4
physiologische Anzeichen: SMD 64
physiologische Perspektive: der sensorischen Modulation 62
Plastizität: adaptive 55
Poeck 177
Poppel 203
prämotorischer Kortex 138
pränataler Stress 41
Praxie 17
Praxiestörungen 137
Problemlösungsstrategien 220
Provence & Lipton 421
prozedurale Denkstrategie 228
Pubertät: bei Autismus 414

R

Raphé-Kerne 100, 101
räumlich-zeitliche Horizonten 205
Raumwahrnehmung 201
Reflexion-in-Aktion 222, 229
Regio entorhinalis 107
Registrieren 16
Registrieren: bei Autismus 399
Reizschwelle 298
Reizsuche 63, 457
Reizsuche: bei Autismus 400
Rhesusaffen 41
Rhythmus 208
Rindenblindheit 344
Rogers 223
Roy 177
Rutter 429

S

Sapolsky 424
Schlaf-Wach-Rhythmus 363
Schmerz 7
Schmerz: bei Deprivation 431
Schneck 339
Schon 222
Schwerkraftunsicherheit 387
Schwerkraftunsicherheit: bei Autismus 400
SCSIT 134
Sehbehinderung 343
Selbstregulation 92, 296, 426
Selbststeuerung 21
selbststimulierendes Verhalten: bei Autismus 400
Sensationssucher 463
Sensibilisierung 96
sensitive Phasen 39
sensomotorische Rindenfelder 187
sensorische Abwehr 96
sensorische Alchemie 19
sensorische Anamnese 235
sensorische Bedürfnisse 20
sensorische Defensivität 96
sensorische Diät 21, 317
sensorische Kombinationsstrategien 8
sensorische Modulationsfähigkeit 63
sensorische Modulationsstörung 63
sensory modulation dysfunction, SMD 63
Septumregion 106
Serotonin 100
Shumway-Cook 138
Shut down 67
Shutdown: bei Autismus 399
SIPT 134, 236
SIPT: bei Autismus 405
SIPT: bei Zerebralparese 375
Skeffington 347
social stories 413
Spiel 19, 21
Spiel: bei Kleinkindern 319
Spiel: exploratives 462
Spiel: unterhaltsames 462
Spitz 421
Sprache: und Ideation 186
Stereotypien: bei Blindheit 360
Stimulation, sensorische 316
Stress: Auswirkungen auf Gedächtnis 108
Stress: Distress 92
Stress: pränatal 48
Stressanfälligkeit 50
Stressreaktion 104
Stufentheorie: der Entwicklung 56
Substanzia nigra 100
supplementäres motorisches Areal (SMA) 187
Sympathikus 103
Synapsen: Eliminierung 35
Synaptogenese 34, 35
Systeme: dynamische 48
Systemisches Modell der sensorischen Modulation 64

T

taktile Abwehr: bei Autismus 398
taktile Verarbeitung. bei Deprivation 431
Temporallappen: bei Autismus 397
Therapiestillstand 364
Thibault 376
Tiermütter 48
Timings 202

U

Umgebung: Interaktionen mit 57
Umgebungsbedingungen 48, 57
umschriebene Entwicklungsstörung der motorischen Funktion 146
Umweltfaktoren 7
ungeschickte Kinder 144

V

vegetatives Nervensystem 102
Verhalten: mütterliches 49
Verhalten: vorprogrammiertes 49
Verhaltensbeobachtung 403
Verhaltensorganisation 197
Verhaltensperspektive. der sensorischen Modulation 62
Verhaltenssymptome: SMD 63
Verhaltenstherapie: bei Autismus 413
Verhaltenszustand 426
Verhaltenszustände 303
Vygotsky 247, 295, 420

W

Wachstum: und sensorische Stimulation 424
Warren 339
Wilbarger 317
Wirksamkeit 25
Woollacott 138

Z

Zaba 338
Zeit-Raum: Dimensionen 200
Zeitfenster 48
zeitlicher Horizont 202
Zeitparadoxon 204
zentrale Konstrukte: der SI-Therapie 19
zirkadianer Rhythmus 100, 101

I Theoretische Grundlagen

II Praktische Anwendungen